中医学思想史

ZHONGYIXUE SIXIANGSHI

李经纬　张志斌　主编

U0332416

青海人民出版社

图书在版编目（ＣＩＰ）数据

中医学思想史 / 李经纬，张志斌主编 . -- 西宁：
青海人民出版社，2024.1
ISBN 978-7-225-06515-1

Ⅰ . ①中… Ⅱ . ①李… ②张… Ⅲ . ①中医学—思想
史Ⅳ . ① R-092

中国国家版本馆 CIP 数据核字（2023）第 020606 号

中医学思想史

李经纬　　张志斌　　主编

出　版　人　樊原成

出版发行　　青海人民出版社有限责任公司

西宁市五四西路 71 号　邮政编码：810023　电话：（0971）6143426（总编室）

发行热线　（0971）6143516 / 6137730

网　　　址　http://www.qhrmcbs.com

印　　　刷　西安五星印刷有限公司

经　　　销　新华书店

开　　　本　720mm×1010mm 1/16

印　　　张　49.75

字　　　数　750 千

版　　　次　2024 年 1 月第 1 版　2024 年 1 月第 1 次印刷

书　　　号　ISBN 978-7-225-06515-1

定　　　价　268.00 元

序 一

  《中医学思想史》的编撰是中医学学科建设和发展的需要。中国历代医学家、医药卫生管理者及领导者，在叙述或记载其学术成就与管理制度时，几乎都注重实在的理论、技术或体制职能，绝少论及其思维方法、认识论与方法论内容。中国学者关注的这些史实要点固然十分重要，然而多半忽视了哲学思想和理性层面的思考，不能不说是一个很遗憾的缺陷。正是因为有了这样一个缺陷，它给我们今天研讨《中医学思想史》造成了很大的困难，如果作者们要给予中医学发展以哲学层次的总结，就必须从历代医学家们与医药卫生管理者、领导者的自序、著作，或他人叙述的医疗事迹、学术成果、管理制度等的字里行间去寻求其思想方法的脉络或痕迹，从而结合当时哲学思潮去分析研讨其认识论、方法论。这固然可以求得比较符合实际的哲学思想，但也很难不产生不尽符合实际的思想脉络。因为在这些分析研究中，难以避免地要受到作者主观思想的影响。正如主编自序中所叙："我们清楚地自知，此书远未达成理论上所提出的要求。诚惶诚恐之中，想到为了开拓中医学思想史这一研究领域，第一次撰写成书不过是一件马前卒的工作，即使是充满缺憾，此书也起码提供了一个让更多的专家学者来进行批评与修正的相对完整的基点，我们以此聊以自慰而鼓起直面同仁的勇气。我们真诚地希望更多的有识之士，在此领域中倾注你们的真知灼见，也欢迎以这部《中医学思想史》为靶子，展开讨论，提高研究水平，为中医学的发展，为人类医学的进步，为各学科的发展，提供有价值的思想借鉴。"这固然是主编的谦逊，但确也反映了他们在编研过程中的艰辛与苦涩。

纵览《中医学思想史》，上述艰辛与困难不免会给该书之完美增加困扰。但从全书的丰富内容，敢于触及难点、疑点及敏感点等诸多方面来看，仍然清晰可见作者敢于解放思想，在辩证唯物主义与历史唯物主义思想指导下，直面现实，给中医学5000多年的发展史以哲学思想的总结，这是最值得肯定的，也是该书值得称许之所在。

《中医学思想史》是时任中国科学院院长路甬祥院士等为总主编的《学科思想史文库》中的学科之一。该文库由自然科学学科与社会科学学科近40个学科思想史组成，编撰这一巨著，是我国科学发展史上的一次伟大壮举，它必将为我国各学科发展提供有益的理论支撑，对此，我深表赞赏。我提倡用宽容的态度对待各类不同见解，友善地进行探讨，不赞同用小肚鸡肠的情绪去对待与己见相左的各类观点。当然我更为赞赏本书作者们的参与精神、求是精神和创新精神。主编李经纬教授在设计编写计划时，邀我作顾问，书成后我为该书撰序，皆欣然允从。

此以为序。

中国科学院院士

中国中西医结合学会会长

中国老年学学会会长

中国中医研究院首席研究员

陈可冀

2000 年 12 月 20 日于北京

序　二

　　李经纬、张志斌两位教授主编的《中医学思想史》已完稿，作为该书的顾问，自然十分高兴，首先表示祝贺。主编邀我作序。我非思想史学家，何以克当，不敢为辞。然吾观是书卷帙浩繁，颇觉新鲜。细读梗概，已是琳琅满目。确信此书乃是中国医学史研究领域绽开的一枝新葩。

　　众所周知，中医学有几千年的光辉历史，有独特而完整的理论体系。它是我国古代医家在长期的生产、生活斗争与医疗实践中逐渐发展完善起来的。之所以称之为独特，是因为中医理论既不同于现代医学，也不同于世界上其他文明古国的传统医学。作为医学科学，中医学不仅仅是有如现代医学那样研究人体的生理病理、诊断治疗等必不可少的医学领域，更多的是研究整体的人在脏腑经络、阴阳气血等诸方面生理上的协调与平衡，以及病理上的失调与失衡（这里所说的协调与失调、平衡与失衡，均可以用阴阳的互相制约与消长、五行的生克制化等规律加以解释），还要研究这个整体的人作为大自然的一份子与大自然是否协调统一，还要研究这个整体的人与整个社会的复杂关系。正因如此，在中医理论体系的形成过程中，古代医家已将天地自然及社会现象（包括天文、地理、气象、物候、星象、历算等）概括其中，尤其重要的是，还将朴素唯物论和辩证法这一哲学思想——气—元论和阴阳五行学说，有机地融会于其中。从而使中医学具有鲜明的理论特色和无限的生命力。中医学所以历数千年而不衰，经诸多劫难而不灭，根本原因盖出于此。

纵览中医学史，《黄帝内经》等医药典籍的出现实为中医的第一次大总结，标志着中医理论体系的基本形成；张仲景的《伤寒杂病论》的出现标志着中医临床辨证论治理论体系的成熟；金元四大家的学术争鸣可以看作是学术流派的起源，促进了医学思想的更新和医学理论的进步；明、清时期温病学说的形成发展，使中医理论更加全面和完善；民国期间的中西论争与新中国成立后的中西医结合，对中医的衰、盛均起着无法估量的影响。如此等等，均蕴含着不同的医学思想，对几千年的医学思想用历史唯物主义和辩证唯物主义加以分析与研究便演绎出一部《中医学思想史》。

目前，中医学思想史的系统研究缺如，李经纬、张志斌二君所主编《中医学思想史》，恰如"风乍起，吹皱一池春水"。可以肯定，他们下了大力气，洋洋几十万言，使中医思想史的研究初具雏形，希望会有更多的同道起而应之，直到波澜壮阔，蔚为大观。诚然，纵观全书，前后内容安排与体例未必尽善尽美，但毕竟为中国医学思想史之研究开了新生面，其筚路蓝缕之功是十分可贵的。

在新纪元即将到来之际有幸目睹这部研究中国医学思想史之灵魂的新作，我的心情是非常兴奋而愉悦的。有感于斯，寥书数语。刍荛之词，虽弁篇首亦未可以序言视之。

中国工程院院士

中国著名针灸学家

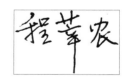

2000 年 12 月 20 日于北京

序 三

先晋者常说，学习中医最要紧的是"悟性"，悟性包含着思想、思考、思辨、思维，还需要有正确的世界观与方法论。毋庸置疑，中医学思想与中医学思想史的研究太重要了。近年来，我越发感觉到中医学思想是构建中医学学科理论框架的核心内容之一，而中医学思想史则是中医医学史的灵魂，同时对医史学的深化研究也至关重要。李经纬老师与其学生张志斌博士主编的《中医学思想史》一书，是源头创新的标志性成果。所谓源头盖因其涉及中医理论的基本问题，当是理论领域的基础。至于标志性成果则在于它对中医学科的建设将起重要的推动作用。同时，历练与培养了从事该领域学术研究的人才，实为难能可贵，值得同道们庆幸与称颂。

20世纪近代科学与技术有长足的进步，它带给人们物质与文化生活的提高，科学家们追求将理论以简单、清晰、明了的形式展现在人们的面前，使人易于接受，能够掌握运用，并能获取巨大的效益。然而，20世纪80年代以后，科学研究，特别是在生态平衡、生命信息、人工智能、神经网络等理论领域，人们产生了一个基本的共识——在自然界和物质世界中，还存在着一个复杂系统。因此，开始有学者提出了复杂性科学的概念。它的提出兴起了一场不同学科融合的科学革命。它是研究自然、社会的复杂性和复杂系统为核心的新学科。联系中医学的学科属性，它是以生物学为基础与理化数学交融，与人文哲学渗透的学科，显然是属于非线性复杂系统的研究对象，所以近代科学的理论与技术运用于中医、中药的研究，经历半个世纪，虽有一定的发展，然而少有标志性的成果，可以说中医药学学科建设与产业发展尚不能符合时代与人民的要求。我认为目前期待着的中医药现代化绝不仅仅是引进、吸收先进技术问题，而更重要的是从事中医药科研工作的学者，与相关学科参与中医药研究的科学家们需要构建新的理念。换言之，即是应用复杂性科学的观念，在混沌与有序的界面上将非线性降阶为线性，将复杂与简单统一，创立一种新型的辩证思维模式。

1993 年，我在编写的《临床中医内科学》弁言中提出：中医学是研究人类生命过程以及同疾病作斗争的一门科学，它具有独特的理论体系和丰富的临床经验。其理论体系的形成受到古代唯物论和辩证法思想的深刻影响；其临床医学从整体观念出发，以辩证论治为核心，研究疾病的发生、发展及防治规律，研究养生、康复，增进健康、延长生命的方法，它是一门理论与实践统一的、具有中国特色的生命科学。那时候，我已经意识到中医学是植根于中国文化的土壤里，但对中医学思想研究重要性的认识还处于朦胧状态。1995 年以后，有学者提出中医文化研究的命题，甚至对实证研究提出异议。而另外一些学者则主张中医研究应剥去人文与哲学的外壳，纳入纯生物学研究的轨道。面对这场争论，为了寻求解答，我学习了惠子（惠施，约前 370—前 310）所论"大一"与"小一"相互包容、辩证统一的观点，从而提出宏观与微观的结合、综合与分析的结合，主张大学科的理论、广兼容的措施。对于中医研究从文化到文化，认为不足取，而应该从文化到医学；对于纯生物学的研究方法忽视了人文哲学作为中医学思想的重要内容，同样不足取。尤其是今天，应强调做好学术继承，保持与发扬中医学科的优势。从 1999 年起我开始阅读复杂性科学的相关论著，渐渐体会到中医中药作为非线性复杂系统的研究对象，将其融入具有丰厚的中国文化底蕴的人文哲学，正是学科的长处。不言而喻，中医学思想史的研究对中医学术研究所具有的重要性。

在迎接新世纪的时候，应该清醒地认识到高新技术迅速发展与理论相对滞后的矛盾更加突出了，难怪某些西方学者以极大的热情学习老聃、邹衍、沈括、朱熹等的相关理论，探索新领域、新思路。中国科学院路甬祥院长在 2000 年 6 月第十次院士大会的工作报告中指出：“历史要求我们面对新形势，抓住新机遇，努力建设国家科学思想库。”又说：“科学的发展在继续分化的同时，更多地走向交叉和综合，人们将更多地关注与研究复杂过程与复杂性问题，科学创新活动的全球化和大科学工程的国际化已成为事实。”正是在这样的前提下，《学科思想史文库》的编撰工作得以顺利完成。李经纬老师牵头的专家群体勇担重任，付出艰辛的劳动，遵循着《中医学思想史》以阐释中医学思想发展的历史轨迹为主线，对影响和指导中医学发展的哲学思想、方法论，以及中医学赖以建立的基本概念、范畴、原理、原则的发展历史做系统、全面的研究，为从事中医药学研究、诊疗、教育工作的学人提供可借鉴的历史经验和可遵循的客观规律。当今，我作为中国中医研究院的现职管理者，衷心地感谢李经纬老师及参加编撰的专家教授为中医药学科建设和中医药事业的发展所作的贡献，这是凭着爱国主义激情所做的一份有意义、有力度的工作，可谓功在当代，利在千秋。

书已脱稿，李经纬老师督序于我，实为对学生的鼓励。诚然，“感编写之仁心，庆梨枣之寿世”，谨致数语，乐观厥成。

中国工程院院士

中国中医研究院院长

著名中医专家

王永炎

2001 年春

自　序

在医学史研究的领域中，中医学思想史的研究还是一个相当薄弱的环节，甚至可以认为是一块尚待开垦的处女地。这次，我们涉及这一课题的研究，可以说是被动的。

其实，类似课题的重要性在 20 世纪 60 年代就已经被认识到了。那时，我曾受中医研究院领导的委托，赴大连参加中央宣传部科学处召开的"自然界辩证发展研讨会"，会议就如何编撰这一大规模学术丛书进行了讨论与说明。这次会议上，我代表中医研究院接了《中医学辩证发展》的编研任务。不料此项重要的工作，刚刚起步，仅作了一些收集资料的工作，就因"文化大革命"而被长久地搁置了。20 世纪 80 年代中，我的朋友，中医学家，湖南中医药研究院欧阳琦教授，在一次学术会议上，与我同住一个客房，闲谈中议论到中医学思想史很值得研究，我们很自然就得到了共识。可惜我当时正忙于中医药学大、中、小型系列辞典的编纂工作，尚无暇顾及思想史研究工作的落实。欧阳老因政务、诊务繁忙也未能深入研讨这一课题，直至他心怀遗憾过早仙逝。1996 年，湖南教育出版社选择了《学科思想史文库》这一课题，并特聘中国科学院路甬祥院长、中国社会科学院汝信副院长为总主编，分工负责自然与社会两大学科思想史的编写。他们邀请我承担自然科学卷之一《中医学思想史》的主编工作，我虽然有上述经历与思想活动，但出于对自己学术专长与知识结构的自知之明，不敢贸然应允。因为我虽然学过西医，又学过中医，从事医学史研究数十年，但对哲学完全是一个门外汉，这是真实的思想，在这一任务面前感到困难重重。因此，我真诚地希望他们另选高明。另一方面，我又深感此项任务十分重要，应当有人牵头，发动学者精诚合作去完成。我表示自己乐意承担部分研究任务。不料数月之后，现任中国科技馆馆长、时任自然科学史研究所副所长的王渝生博士以编委会（筹）秘书长的名义找到我，称："经研究，《中医学思想史》由您主编最合适，请勿再推辞了。"我正是在如此矛盾的心情下走马上任了。

工作一开始，便不是很顺利，全书的提纲设计便历经整整的两年时间，稿凡七易。在一次又一次地修改提纲的过程中，与众多的专家及编委进行探讨，我们深刻地体会到，在进行此项课题研究之前，弄清两个理论性的问题是十分必要的。

一、关于"中医学思想史"的概念与范畴

中医学思想史应该包含三个不同层面的概念，即中医学、中医学思想、中医学思想史，三个概念的层面关系是递进的。那么，首先必须界定的是，什么是中医学？《中国医学百科全书·中医学》为"中医学"所做的解释虽然不能十分令人满意，但毕竟是集中当代若干有代表性的理论家与临床家的共识完成的，是20世纪的权威——"中国传统医学的重要部分为中医学，是通过长期的医疗实践，并在中国古代文化——天文、地理、物候以及阴阳五行等自然科学与哲学的理论基础上逐渐形成和发展的一门科学"。

其次是"中医学思想"。粗略地说，思想是世界观，是主义，是信念，而中医学思想则专注于作为中医学研究前提的自然观、社会观及方法论，亦即确立怎样的研究对象和如何把握对象的方法，包括影响和指导中医学发展的哲学思想和方法论，以及中医学赖以建立的基本概念、原理、原则等等。具体来说，包括中医学的生死观、疾病观、健康观和各种中医学说

等等。中医学思想的发展必须要有载体，因此，谈论中医学思想，离不开中医学家、学派群体，肯定会有主线旁支的交互与嫁接，正反面的影响与对立。

接下来"中医学思想史"的问题可以迎刃而解了，思想史就是世界观的历史、主义的历史、信念的历史；中医学思想史就是影响和指导中医学发展的哲学思想和方法论，以及中医学赖以建立的基本概念、范畴、原理、原则的发展历史。作为一项史学研究，并不是史料与相关理论的简单罗列，而应该以中医学发展的史料或理论为基础，通过哲学思考和概括，总结该学科理论创造过程中的思想轨迹、认识规律与逻辑过程。总的来说，中医学思想史要以阐释中医学思想发展的历史轨迹为主线，反映各个历史时期医家们在认识人体、认识疾病、防治疾病、增强健康、延长寿命等等活动中的思想智慧，其叙述的重点是医学家们的医学认识论、医学方法论和哲学思想。也就是说，必须探讨历代医家在同疾病作斗争中通过形象思维和逻辑思维如何从感性认识飞跃为理性认识；又如何形成一家之学的观点与看法，进而再逐渐形成学说、学派与理论演变，并有效指导中医科学的继续发展与进步，或是产生着相反的结果的历史。思想是无数认识点，多倾向有一个个体局限，或是一个局限问题的某种论点；然而思想史则应当是相对比较全面，比较系统的思想脉络，即由点串联出的线索，应当能够看出中医学的基本概念、范畴、思维方法、学说与学派、理论等的创立、发展、演变的思想发展轨迹，或可供借鉴的历史经验，或可遵循的客观规律。

概念在理论上进行限定的问题似乎比较容易解决，而事实上，研究范畴的把握远不是这么简单。什么是影响和指导中医学发展的哲学思想与方法论，什么是中医学赖以建立的基本概念、范畴、原理、原则？在中国古代文献中找不到现成的答案。有关中医学思想的理论研究，在我国开始比较晚，大约是在 20 世纪 60 年代方较明显地可以看到这方面的文章面世。如早期的有金尚德的《试论〈黄帝内经〉的唯物主义哲学思想》(《天津医药杂志》1962)、王义明的《论祖国医学理论体系的核心》(《广东中医》

1963）、邱仁宗的《1963 年国内医学哲学问题论文评述》（《自然辩证法研究通讯》1964）等。20 世纪 80 年代以后，这方面的研究才真正发展起来，公开发表的论文也很多。但大多是从现代视域出发，将中医学思想当作一个体系已经比较稳定的对象，去探讨它的理论本质、思维方式、研究方法和特色与优势等等。当然，相对于中医学基础理论研究学者的工作任务来说，这种研究是十分必要的。但历史学者的工作与此却颇为不同，史学研究中思想发展的历史轨迹是动态的。历史学家的任务之一就是重构活动者所遇到的问题的情境，以使活动者的行为适合于问题情境，从而达到对历史文献的理解。具体到中医学思想史的研究，医学史史料甚为丰富，而有关医学家的哲学思想、世界观、思维方法、认识论、方法论的资料却十分缺乏，给研究造成很大的困难。研究者就必须将各时期的中医学理论放在各时期的具体环境中，去分析其哲学思维与方法论。研究者不仅要了解某一时期有哪些对医学发展有着重要影响的医家，或医学流派，他们提出了什么理论，有什么成果；而且更重要的是要仔细地阅读他们的原著，综合地了解他们生活的社会文化背景，然后对所有的材料进行哲学思考，才有可能从中分析探讨他们的自然观、社会观与方法论，回答诸如为什么在这样的时期内由这一位医家提出这样的医学理论；他是在什么样的世界观指导下、用什么样的认知手段、什么样的思维方法而产生如此的学术观点；他的这种理论在中医学发展中，甚至人类医学发展中有什么样的意义等问题。更进一步，要将各个时期无数个此类问题串联在一起，才有可能去发现中医学思想的发生、发展、继承、演变的逻辑进程，揭示其发展的规律。所以，思想史讨论的内容是较深层次的东西，是需要透过医学事件、医学人物与医学著作的表层内容去进一步挖掘发现其深层的东西。思想史要回答的问题，不能仅仅从医学著作中找答案，而必须是结合当时社会的文化氛围、意识形态、主流思潮，并与医家的生活环境、个人经历、教育状况等等相关。这就对研究者提出了很高的，甚至是不易实现的理论水平要求。这大概也就是此项研究在医史学科各分支都蓬勃发展的今天仍然如此滞后的真正原因。

有时候，医学家的思想虽然在同时代的思想框架之中，却往往具有超越同时代占支配地位的思想的某些东西，如明代吴又可的戾气病因假说，人痘接种法所包含的免疫学思维等等，应该都属于这样的东西。揭示这些超时代的成分，指出它们有什么超时代之处，为什么是超时代的，也是中医学思想史研究的重要而困难的任务之一。

二、中医学史与中医学思想史的关系问题

为什么要提出这个问题，是因为中医学史是大家都已经熟悉的东西，而中医学思想史至少在目前还是一个比较生僻的话题。如果不把这个问题充分地加以澄清，那么在进行中医学思想史研究的时候，就会在不知不觉中用中医学史的内容来取代中医学思想史的内容。

科技史学者董光璧先生在一次《学科思想史文库》编委会上论及"科学思想史研究中的一些问题与困难"时指出："一般把科学史区分为内史（科学理论史）、外史（科学社会史）和思想史。内史是'发现史'，作为发现史的科学理论史，不论是专题史、分科史，还是综合史，都是专注于科学家的科学业绩。外史是'活动史'，作为活动史的科学社会史，不论是专题史、分科史还是综合史，都是专注于科学活动的社会环境分析。科学思想史是'信念史'，作为信念史的科学思想史，不论是专题史、分科史还是综合史，都是专注于科学思想。这三者，科学理论史是科学史的骨骼，科学社会史是科学史的血肉，而科学思想史则是科学史的灵魂。"以他的这个观点来区分理论史、社会史与思想史是比较清楚的。相对于本专业来说，着重于医学家实绩、理论、技术与成就的中医学学术史是中医学史的骨骼，着重于医学家活动的社会环境分析的中医学文化史是中医学史的血肉，而中医学思想史则是中医学史的灵魂。然而在具体的研究中，思想是需要通过观点、学说、行为、理论等等来体现的。所以，在中医学思

想发展史的撰写过程中，如何安排以下两项内容：①主要学派及其代表人物发明、发展和创立的有关基本概念与范畴，即学术思想与理论；②在思想和方法层面上的如何发生，为什么发生的内容，即哲学思想及方法论。如何合理把握此二者在文中的比例，是十分重要，也是相当困难的。

换言之，一般的中医学史著作大多是描述性的，把主要注意力放在弄清历史上有什么人物，他们做过些什么，说过些什么，写过些什么著作。而中医学思想史要把注意力放在他们在做、说、写这些东西时，是怎么想的？某个医学家于何时信奉何种信仰？为什么信奉这种信仰？某个思想体系为什么恰恰在某时某地产生或得到修正？某种医学思想为什么会从另一种哲学思想中产生出来？这些都是更需要说明的东西。因此，中医学史大多要解决"什么""怎样"的问题，或再对此作一些作用与意义方面的评价，而中医学思想史要解决的是"为什么"的问题，这是两个不同层面的问题。

因此，这就决定中医学思想史在体系框架的结构上，首先，不能简单地以具体人物或著作为框架来代替思想，而应该在深入研究这些代表人物、流派和著作基本思想的基础上，梳理出中医学思想发生、发展的基本脉络，提炼出中医学思想发展体系自身的框架。其次，不能以学科知识体系为基本框架，试图在此基础上渗入或突出思想层面的内容。中医学思想史体系不是学科知识体系本身，而是阐释该学科理论体系如何发生、发展，以及在什么思想观点和理论指导下，沿什么方向发展、演变的思想体系。在演化过程的阐述上，不是侧重"知识"本身，而侧重"知识"形成过程的思想根源，即世界观、认识论、方法论的哲学根源，以及思想动因的演变与启示借鉴。最后，中医学思想史不同于中医学史，不那么注重人物、事件、成果、背景等影响这些基本史实本身的阐述，中医学思想史注重构成中医学思想发展进程的流派、代表人物及其著作的理论观点与方法论思想，重大成果取得的思想方法基础，等等，而与中医学思想发展关系不紧密的人物、事件、成就等则均不在重点论述之列。

研究中医学思想史必须把学科发展的历史事实及过程与学科发展的思想脉络及进程严格区分开来，跳出学科史框架的束缚，从思想层面来把握其发展历程。所以，应该以学科思想发生、发展、演变的进程建构基本框架，从提纲就能看出该学科思想发展的基本脉络和逻辑进程。

在我们这个大课题中将中医学思想史认定为自然科学史之一，但中医学史却有一点不同于一般自然科学史的特点需要略加说明。一般认为，人文学科的思想史不像自然学科思想史那样有严密而完整的思想体系。人文学科的思想史往往是由一些思潮、思想流派及其代表人物的思想与理论构成。不同时代的学术思潮、学术流派及其代表人物的思想，不仅受传统思想的影响，而且直接受当时的政治、经济、文化水平及哲学思想的影响。正是这个原因，决定了该人文学科思想史内在的继承、演变与发展的逻辑进程。中医学思想史由于受到"唯圣"思维与经学方式的影响，带有相当比重的人文学科色彩。因此，人文学科思想史的这些特点，不同程度地存在于中医学思想的发展史中。

我们的几稿提纲的设计，可以说纵横交错。所谓纵，是以历史时期的发展为主，以体现历史进程为主要目的，以历史发展的时间顺序先后明确，毫无参差迂回为主要原则，一个时期一个时期地完全按照时间顺序来论述，一般以时期作为章节的标题。所谓横，是打乱时期的顺序，完全以一种思想观点，或某个专题为提纲，将具有相同观点、相同思维方法的医学历史人物，穿越他们所存在的时代，放到一起来进行讨论。这两种讨论的形式各有优缺点。前者的优点是历史感强，时代的线索非常分明，而缺点是不容易抓住特色与本质的东西；后者的优缺点正与前者互补。我们很希望能扬长避短，因此在第七稿提纲中，我们的原则是：其一，第二章、第三章、第六章、第十三章等等以专题讨论的形式为主，而其他章节则以历史分期为纲。其二，既以历史分期为纲，而又不唯以历史分期为纲。如第九章主要论述明代的中医学思想，而第十章主要论述清代的中医学思想。但是，明代中医学思想的主线是求实革新，而清代的中医学思想的主流趋于守旧，有些医家虽然生活在清代，但具有强烈的革新思想，如王清任，就被归入到第九章中讨论。

虽然我们的提纲经过反复推敲，多方讨论，七易其稿，但我们仍不认为这是无懈可击的。而我们所聘请的作者，在各自的学术专长方面都有着较深的造诣，有着独到的思考。我们非常希望各位作者能够充分地发挥他们的主观能动性，充分发挥各自的学术优势，使我们这一部著作尽可能完善一点，缺点错误少一点。因此，本着文责自负的原则，我们把改换提纲与决定如何写作的权力充分交给每一位作者，只要不背离中医学思想史这一宗旨，不疏漏原提纲中已经注意到的重要内容，作者在自己所承担的任务范围内，对于提纲有充分的修改权力，可以根据需要在以上两个前提下，作任意地修改，写作的自由度也很大。因此，我们完稿后的提纲与我们的第七稿提纲又有较大的不同，有的作者改动的幅度超过了60%。因此，第八稿提纲，应该是集体智慧的结晶。当然，这样做的结果也会造成一定的缺憾，那就是全书各章之间的论述体例及文风都有着较大的差异，但思维的伸展与论述的发挥更为自由，我们认为，这样更有利于作者发挥自己的学术水平。对于一部思想史来说，这应该是比文风体例更为重要的东西。

完稿后的提纲在《学科思想史文库》总要求下，分为13章进行论述：

第一章以《中医学思想萌芽》为题，分别叙述了中国原始人的思维，原始生死观、疾病观与鬼神巫医思想；原始医学思想的萌芽，包括人对人体自身的认识、对疾病的认识，疾病防治思想与技术的积累。认为中医学原始思维具有直观思维、推理批判思维、格致穷理思维、相对对立思维与取象比类思维等特征。

第二章以《中医学思想基础》为题，论述了医学目的——医乃仁术；中医医学观溯源，包括"以气为本的人体观""天人合一的系统论""正邪相争的病因观""应时顺气的养生治疗观"；论述了阴阳、五行、术数与易学等早期的哲学思想对中医学思想的影响；然后论述了中医学诊断思维的方法论基础、中医学治疗思想的形成与特征及本草理论的构建。

第三章以《中国古代医药管理思想体系》为题，论述了在古代贤人作风、先王观念、经学态度等人文哲学思想影响下，古代医药管理思想具有效法先哲、标榜文治、济世仁民、沿袭旧制、借鉴创新等特点。并分析了古代医政发展的基本线索、一般规律、医政特点、历史启示等等内容。认为古代皇帝诏令在医政形成中具有启动作用，宫廷医疗是封建政府医疗工作的重点，陵庙寺院等慈善机构中的医药设置客观上推动了医药民众化进程，社会需求及宽松的政治环境是医药学术发展的契机和条件，政治、经济、思想文化的综合作用是医政形成的外因条件，是否适应医学发展规律是评价医药政策成败得失的基本依据。最后讨论了古代医药法规与认识论、思想方法。

第四章以《辨证论治思想之奠基发展》为题，分别以两汉、魏、晋时期最具代表性的医家为切入点，论述了张仲景在"勤求古训，博采众方"方法论指导下，对传染病、杂病的认识论，以及由此而形成的医学辨证论治思想；华佗外科医学思想与扁鹊、黄帝学派的医学观与医学思想的分析比较；在疾病认识方法论与诊断思想的研究中，论述了切脉诊断与王叔和思想，葛洪道儒观、形神观、天人自然观思想与疾病认识论、方法论，以及陶弘景首创按药物自然属性分类法、诸病通用药分类与科学实验思想；在针灸经络学说方面，论述了皇甫谧的天人相应思想方法，"事类相从"的整理研究方法，首创医学专科书总论、各论分叙的表述方法等重要的认识论及方法论。最后分析了经络学说与人体认识论、方法论，并就延年益寿思想曾导致服石炼丹思想进行了分析。

第五章以《疾病观与方法论之进步——由概括到分析研究》为题，论述了隋、唐时期的中医学思想特点，认为大同思想影响下的医书编撰思想重视人命、重视健康的医学观、重视实践感知的认识论、分析综合法倾向为主的方法论是此期中医学思想的特点。此期病因病机与证候认识得到深化，表现为对传染病与杂病病因的客观化探索，对神鬼病因进行某些反思，重视社会与精神因素在疾病转归中的作用，开始以一个病一个病为研究对象进行客观而细致深入的临床观察，重视诊断指标的确立与病种的鉴别及重视治疗思想的革新。并对此期代表性医家孙思邈、王焘、蔺道人等医学思想进行剖析，如分析了孙思邈的天人相应观、伦理观、医德理论、生命观、健康观、疾病养生观及其关于神鬼、天命及成仙咒禁的思维矛盾。最后，对第一部由政府颁布的药学著作《新修本草》所反映出的认识论与思想方法，及此期已存在的早期择徒与医学校教育两种不同的医学教育思想进行分析研究。

第六章以《儒、道、佛思想对医学思想的影响》为题，分别分析了儒、道、佛思想特点，并从正反两个方面剖析了儒、道、佛思想对医学思想发展的影响，指出既有促进作用，也有制约作用。如认为儒家哲学是推动中医药学发展的思想动力，儒学改变了医家的知识结构和思想方法，并促进了中医药学的社会化，儒家文化与儒家文献对医学发展都有一定的促进作用。但是，儒学中的某些理论制约了医学的发展进步（如伦理观对古代解剖学发展的制约），经学风气阻碍了医学的创新与繁荣。

第七章以《政府重视医学与儒医的产生》为题，分别论述了以范仲淹为代表的文人学士"不为良相，即为良医"的观点及儒医的产生与发展；皇帝惠民思想指导下的医药学进步与发展；儒家思想伦理观对官办医学教育及医生地位与素质的影响，并且讨论了两宋时期辨证论治思想的演变，认为运气学说兴起、重视医学理论探讨及注重对张仲景的《伤寒论》一书的研究是此期医学思想的特点。

第八章以《医学辨证论治争鸣的思想火花》为题，分别论述宋、金元时期学派间在理论与临床方药运用思想上的争鸣。本章首先分析金元学派争鸣的背景及流派形成的思想因素。然后讨论了此期最具代表性的学说观点，如刘完素的火热论、张元素的脏腑辨证理论、张从正的攻邪论、李杲的脾胃论、王好古的阴证论、朱震亨的阳有余阴不足论等，分析这些医学思想的内涵与争鸣，并对其在中医学发展中的作用进行评估。在中药学思想方面，探讨了此期形成一种新的药学理论——法象药理学说，强调了"气味自然，率不过五""法物象以制字命物""性用有尽，制变无穷""升降浮沉""引经报使"等思想观点对用药思想的指导。

第九章以《求实思想指导下的中医学进步》为题，首先从《本草品汇精要》《本草纲目》入手分析了李时珍等人在本草学发展中的求实思想以及在此指导下的认识论与方法论；在传染病的预防思想方面，讨论了古代朴素的免疫思想、稀痘论所体现的免疫思想进步，及人痘接种预防天花成功，使预防接种免疫思想在全球获得成功；在传染病的病因探索方面，分析了吴有性创造性发展"戾气学说"认识论、方法论，同时还分析了吴有性的研究思路与辨证论治模式。在对人体本身的认识方面，讨论了古代解剖的指导思想与成就，并重点分析了王清任在人体解剖学认识论、方法论方面的革新与贡献。最后，从伤寒学派、温补学派的医学思想争鸣、外科学手术与非手术治疗思想争鸣、妇产科领域医学创新与封建伦理思想碰撞等专题论述了临床医学中的思想争论。

第十章以《辨证论治思想趋于完善与守旧思想对医学发展的制约》为题，分别论述了温病学派与传染病认识论、卫气营血辨证、三焦辨证、湿温辨证，以及伤寒学派的不同学术思想，并分析了医学家们在内、外、妇、儿等临床各学科辨证论治方法论与学派思想方面的纷争，最后以最有代表性的医家喻嘉言、徐灵胎、陈修园等人的思想方法为例，论述了清代医学革新与守旧思想的争论。

第十一章以《近代中国的医学思潮》为题，分别分析论述了近代西学东渐、文化转型期医学领域的各种思潮；洋务运动中，中医界、西医界和社会人士的中西医学观；医学改良论、中体西用论、欧化论、国粹保存论、中西医折中论等各种思潮及论争，以及由上述各种思想认识论引申而形成的以余云岫为代表的"废止中医论"思潮与保存中医思潮演变的"中医科学化""中西医汇通论"思潮的激烈论战。

第十二章以《从中西汇通到中西医结合之思想飞跃》为题，首先分析了近现代西学东渐在中国医学界的"民族虚无主义"与"国粹主义"两大思潮影响；然后论述了毛泽东正确对待民族文化遗产的思想及中西医结合认识论与方法论，总结了 50 年间中西医由思想对立到团结合作、结合研究的伟大转变，并分析了由此取得的令人瞩目的成就。

第十三章以《道法自然——中医学思想的内核》为题，分三点总结与论述了中医学"道法自然"的认识论、方法论特点。提出认识世界的方法论、冥想、天命观与自然观是宏观思维从神秘论向唯物论转化的思想轨迹。在这一过程中，自然规律逐渐融入医学理论，表现为医学理论和实践的自然哲学化以及社会与心理情志因素的纳入。中医学理论中彰显生态规律，如中医学的整体观、中医学的生态适应和调谐原理。中医学中的生态适应规律具有重要的现代意义。

最后要说的是，完成这部著作的工作过程十分艰苦，眼高手低的苦恼一直困扰着我们。虽然，现在书稿已经完成，并请未参与写作的专家对全部书稿进行了仔细的审阅，得到较高的评价。但是，我们清楚地自知此书远未达成理论上所提出的要求。诚惶诚恐之中，想到为了开拓中医学思想史这一研究领域，第一次撰写成书不过是件马前卒的工作，即使是充满缺陷和遗憾，此书也提供了一个让更多的专家学者来进行批评与修正的相对完整的基点，我们以此聊以自慰而鼓起直面同仁的勇气。

我们真诚地希望更多的有识之士在此领域中倾注你们的真知灼见，也欢迎以这部《中医学思想史》为靶子，展开讨论，提高研究水平，为中医学的发展，为人类医学的发展，为各门科学的发展，提供有价值的思想借鉴。

李经纬　张志斌

于中国中医研究院

2000 年 11 月 19 日

目　录

第一章
中医学思想萌芽

　　中医学作为一个学科，应该说是在 20 世纪中后叶逐渐规范并丰富其内涵，才为学术界所认同的。这是因为"中国医药学是一个伟大的宝库"，5000 年来为中华民族的繁荣昌盛、医疗保健，作出了非常巨大的贡献，并从中积累了极其丰富的医疗理论知识与经验；创造发明了许许多多医疗技术与方法，将人类对疾病的认识与诊断，提高到了新的更科学的水平上，为人类作出了不可磨灭的贡献。这一点已经为世界学术界越来越多的学者所认同，也必将为更多学界同道所认识。就此而言，作为一个学科所应具备的条件，在很早很早以前已经是一门中医学了，只是在近半个世纪以来才逐渐为学术界认识的基础上，将"中医"与"学"联结为一个完整的内容非常丰富的学科词条。

　　中医学与中医学思想萌芽，是一个相距比较遥远的历史过程，或者说其相关性还不明显。其思想萌芽在千百万年前还十分混沌，甚至在原始社会人类的思维尚未产生，谈医、论学之道就无从产生。即使认为在原始社会原始思维已经产生，也还无法谈论中医思维方法，因为这仍然是一个很遥远的问题。中医学思想恐怕有三个历史时期，即中国原始人原始思想及医学思维之萌芽时期，此期尚处于混沌及思想萌芽阶段，它是一个相当漫长的历史时期；其次是中医思维之进步发展时期；第三是中医学思想之进步发展时期。本书讨论的重点是第二和第三两个时期，为了对其源头有所了解，其第一时期也必须有所涉及，但其与医学之关系尚不很密切，加之史料缺乏，思想方法、认识论多需依据推理或现代原始部落之思想方法类比而得出。

第一节
中国原始人与思维

中国原始人化石的发现，已有 50 万年前的北京人，70 万年前的蓝田人，170 万年前的元谋人，最近又发现 200 万年前的繁昌人，雄辩地说明中国是人类起源的中心之一。

中国原始人语言、思维、意识、观念的产生，是与其物质生活活动、劳动、物质交流等实践密切相关的。

"北京人虽然已经摆脱一味盲目适应环境的动物本能状况，对自己的行为的目的性有了一定的自觉，知道使用不同的石器工具能得到不同的效果，甚至知道使用和保存天然火种，烧烤兽肉以熟食，或用火来防御猛兽侵袭。但是，北京人的思维水平，还只能说是走出动物界不久（或是超出古猿不久）的原始人的意识。"

人类学家研究认为，北京人平均脑量约 1059 毫升，大于现代猿脑量 415 毫升的一倍以上，只有现代人脑量 1400 毫升的 2/3。根据其下颚骨、牙齿等之特征，认为其"语言音节简单，表达意愿仍需借助手势和动作、表情"。[①] 虽然已能思考，但思考的对象往往离不开他们正在进行的活动。他们尚不具有概括能力，不能推断周围或较远的事物。或认为其思维约相当于婴幼儿的"感觉动作思维阶段"。

山顶洞人距今约两万年，脑量已与现代人近似，下颚、牙齿已失去北京人的特征，说明其语言、思维能力明显提高，这与他们生活、劳动和工具创造有关。在装饰品方面可以制作出相当精美的物件，其钻孔、刻纹、染色已十分精细，说明山顶洞人已善于总结前人的经验，有了相当的创造

---

① 彭林等：《中华文明史》，第 1 卷，石家庄：河北教育出版社，1989 年，第 264 页。

力。砭石、骨针虽然还主要用于生活、生产，但已过渡为医疗保健工具。

灵魂观念已经产生，生老病死现象已引起思考，原始人思维逐渐进步，认识自然的最初意识，形成了"万物有灵"思想，把自然界的生生杀杀、灾害疾病都归之于神秘的自然力的支配。原始人的思维通常从自身体验与主观感受出发，用自我类比去比附和想象这种神秘的自然力，并用以理解或释疑万物的多样与变迁。万物有灵就成为其时最高的思想，通行的认识论与方法论。在这种思维方法指导下，万物有灵、图腾崇拜、鬼神观念逐渐成为人们解释自然的主要思想方法。生老病死均被视之为上天的安排，其苦痛也就依靠祈求祖宗、鬼神、上天予以解脱，并逐渐在此认识与思想指导下，运用着原始的保健经验积累与祈求上天的方法，谋求胎儿的顺利诞生与健康，疾病的康复。

一、中国原始人的体质与脑

从中国原始人体质与脑的进化来看，先是四肢骨骼关节的进化，然后才是头颅的进化，也就是原始人体力劳动先于脑之运用，思维活动较肢体劳动滞后，北京人化石对此规律反映得尤为清楚。这说明北京人已能自由运用两手，若将北京人与蓝田人、元谋人作一番比较，则更能说明原始人进化的特点。

北京人的股骨最小直径部的左右径大于前后径，此与猿股骨相似，而与现代人相反。然其大小、形状、比例、肌肉附着点等，则与现代人相近。据研究北京人身高男约 162 厘米，女约 152 厘米。现代中国人男高 168 厘米，女高 160 厘米；山顶洞人之体质有所发展，男高约 174 厘米，女高约 159 厘米；半坡村人男高平均 169.5 厘米；大汶口人男高平均 172.26 厘米。从身高来衡量，中国原始人与现代人相比并不很矮。

根据面部骨骼与肌肉附着点及脑壳形状分析，北京人已有了语言能力。人类学家贾兰坡先生认为，"我们不能把他们的语言看得过于简单"。确如所言，北京人用火、控制火的历史已经很长，吃熟食的生活经历也很久，这对促进其智力发育、思维能力与语言等，也是可以肯定的。北京人头高 97.4 毫米，比蓝田人（87 毫米）显著高起；颅骨壁厚为 7—9.9 毫米，也比蓝田人颅骨壁（16 毫米）要薄得多；下颌角前倾 58—63 度，比蓝田人（前倾 55 度）也已见收缩；鼻子、颧骨、嘴、下颚等均较蓝田人进化。山顶洞人的短颜面、方眼巢、高颧骨、广下颏等，更接近现代中国人。

中国原始人思维之发展，主要从脑容量的发育增长可以看出。古猿的脑容量平均为 450 毫升，北京人脑容量平均为 1059 毫升。而蓝田人脑容量平均为 780 毫升，但山顶洞人脑容量平均则增至男 1500 毫升，女 1380 毫升，已与现代人脑容量 1300—1500 毫升一致。蓝田人、北京人、山顶洞人的脑容量之发育、增长与其思维、语言能力的发展是成正比的，这从他们的阶梯性增长已十分明显地看出来。当然这也不是绝对的，重要的还要看其脑回、脑沟及脑细胞等之发育，才能作出更科学的结论。

二、中国原始人的食饮与居处

（一）原始人食饮

在中国元谋人、蓝田人、北京人生活遗址，均发现了大量用火之灰烬。火的应用对人类进化意义巨大，是人类第一次支配了一种自然力，并最终将人与动物分开。火的应用极大地改善了人的健康保障及自身的进化，提高了人类体格与大脑的思维能力，并最终从自然火的应用，逐渐过渡到保留火种与人工取火的发明——钻燧、钻木取火。据研究，北京人时代已能人工取火。《韩非子·五蠹》："上古之世，民食果蓏蚌蛤，腥臊恶臭而伤害腹胃，民多疾病。有圣人作，钻燧取火，以化腥臊，而民悦之，使王天下，号之曰燧人氏。"燧人氏发明钻木取火，使民熟食，反映了我国原始社会由茹毛饮血过渡到熟食的历史时期。钻木取火之发明，虽然有其偶然性，但离不开经验积累与思维方法的进步。炮生为熟不但使食物易于消化吸收，更能为人体提供所需的营养物质，有着重要的营养价值。

陶器之创造直接源于应用火之启发，从而改善了熟食的器物条件和方法，使食物结构也在不断变化。除肉食、野果等大自然所给予者外，原始农业已有黍、稷、麦、菽、麻五谷，还有稻。从而使中国人食物发生了变化，逐步过渡到以植物蛋白为主的结构，这对中国人的体质、体格、智力发育不无影响。副食也日渐丰富，神农尝百草的传说，与之密切相关。凿井而饮，比饮用河湖水的卫生条件大大改观。饮开水与饮茶，更是中国人思维方法进步，善于总结卫生保健经验的一个生动的例证，据《茶经》追述"茶之为饮，发乎神农氏"。或谓"以茶解日遇七十二毒"者，这一发明既与陶器之广泛应用相关，也与原始人寻求植物类食品不可分割，煮茶是原始社会末期中国人一次杰出的创造。

酒的发明，一般认为始于果酒，由含糖野果自然发酵而成。用五谷酿酒，其历史可推至 7000 多年前的磁山文化时期，因为那时已有粮仓贮存[1]。《酒诰》："酒之所兴，肇自上皇……有饭不尽，委余空桑，郁积成味，久蓄其芳，本出于此，不由奇方。"可见酒之发明也是来自自然发酵之中国原始人思维与经验总结。此后酒之种类在原始社会由于耕作进步，余粮日丰，制酒经验不断总结扩展，能用以酿酒之原料也多，酒的种类及用途也逐渐增加，《内经》强调"自古圣人之作汤液醪醴者""酒为百药之长"，可推知酒在原始人生活与卫生保健上的重要地位与价值。甚至，造医字者，也把"醫"从酉，以肯定其医疗中不可缺无的历史过程。

（二）原始民居

中国原始人类居处最初栖息于大自然洞穴或树穴之中，尚谈不到建筑居室，其意识尚存有防风雨、避寒暑的本能，与动物还不能明显区别。原始人的思维进步，经验总结能力的提高，洞穴的改进，树巢的改进，使之在居处方面与禽、兽的利用自然洞穴等逐渐明显区别，主要表现为原始人已有保健卫生之要求，经验总结能力提高，促成人类居住条件的改进。

由于原始人类思维的进步，由利用自然到改造自然，改善居住条件以适应防兽害、防风雨、避寒暑、除潮湿等保持健康意识之增强，栖息自然

---

① 彭林等：《中华文明史》，第 1 卷，石家庄：河北教育出版社，1989 年，第 258 页。

洞穴、树穴之居处，一步一步改进为干栏式房屋、半穴居房屋，进而发展为接近现代的房舍、殿堂、厅馆。《韩非子·五蠹》总结了原始人思维进步与经验总结改善居处方面的进程，指出"上古之世，人民少而禽兽众，人民不胜禽兽虫蛇，有圣人作，构木为巢，以避群害，而民悦之，使王天下，号曰有巢氏"。这是中国原始人为求改善居住条件而创造建屋的生动写照。

河姆渡遗址是约 7000 年前浙江余姚的民居，已是技术水平很高的干栏式建筑遗迹。房屋梁柱间用榫卯接合，地板用锁口密拼，这说明建造者有了科学的设计知识，并达到成熟的技术水平，他们的思维能力、总结前人经验并予创造发扬的思想方法已达到很高的境界。与这座建筑遗址同时发掘的还有大量生产工具如农耕骨耜、生活用釜、钵、罐、盆等黑陶，大量稻谷及饲养猪、狗、水牛等家畜，也证明此时之中国在居住与食饮等生活保健方面的先进水平。

约同时期的北方，原始人类也逐渐由自然洞穴走出，建造半穴居以改善居处卫生保健条件，进而设计创建卫生条件更佳的大房屋。这种大房屋遗址在陕西、河南、甘肃等都有发现，可见在五六千年前已较普遍为先民所享有。例如，河南洛阳王湾大房屋遗址，东西长 20 米，南北长 10 米，残缺面积已达 200 平方米。西安半坡村大房屋遗址，东西长 10.5 米，南北长 10.8 米，此建筑虽不如王湾大房屋大，但在这座 120 平方米的建筑内，设有 4 根立柱，西边分隔为三间居室，只占总面积约 1/3，东边 2/3 约 70 平方米是大厅，中间为火坑。三间居室之中间一间较大约 15 平方米，其两旁之居室较小，约 10 平方米。上述结构之设计建造表明人们已经掌握了建筑的基本奥秘。他们为了防野兽袭击，并如同洞穴能保持夏凉冬暖，加固大房屋周壁使墙体厚达 90—130 厘米，他们为防潮湿、御寒保暖、美观舒适，对屋内地面、内壁涂以草筋泥，并经陶化处理，使居室的卫生要求，均已有了较好的保证。没有经验总结、比较，没有思维方法的进步，这些在原有基础上的提高改进是不可能的。

三、中国原始人的疾病

在讨论原始人疾病之前，先看看他们的寿命。判断原始人寿命的唯一依据是发掘的骨化石，这些化石能被发掘和有幸保存至今，是有极大的偶然机会的，因此提供的统计论断只能是一个大致的参考。据研究，元谋人只见有两颗牙齿，其咬合面磨蚀程度小，不平滑，证明其寿命短，年龄较小时即夭折；北京人共有 40 多个个体化石，测定 38 人，有 15 人死于 14 岁以下，3 人约 30 岁故去，40 至 50 岁者有 3 人，活到 50 至 60 岁者仅 1 人，其平均寿命仅 20 多岁；山顶洞人共有 7 个男女老幼化石，60 岁以上男性仅 1 位，两位妇女只有 20 至 40 岁，其他为两个小孩、一个少年，平均寿命与北京人无明显差异；新石器时期的人均寿命已见延长，平均可能超过 30 岁。半坡人成年死亡者多达 30 岁左右，但小儿瓮棺较多，平均寿命可能比以前下降。

原始人寿命，据以上很局限的资料推知是较短的，虽然并非完全反映实际，但原始人寿命较短可能是实在的。原始人生产能力低下对大自然变幻莫测的灾害防御能力有限，易受到猛兽的袭击，部落之间时常斗殴、战斗，甚至自相残杀等，这些都是造成原始人寿命较短的原因。

疾病是造成原始人平均寿命短的另一重要因素。北京人头盖骨留有生前打击之痕迹，山顶洞人有骨折外伤的痕迹。人类学家贾兰坡教授曾提供一个女性头骨，其左侧额顶骨之间，有一个前后长 15.5 毫米，上下宽 10 毫米之穿孔，同时其头骨也多处破裂，如此严重的头骨破损，竟有生前愈合黏连的痕迹，说明这位女性死因并非尖锐器外伤之直接结果，而是愈合过程中或愈合后出现并发症而死亡的。山顶洞人 7 个骨化石中竟有一具尚未出生而死于母腹的胎儿，显然因难产而致母婴俱亡。原始人骨上发现带有野兽咬伤、骨镞箭伤或带有多枚石镞者并不少见。此外如骨质增生、骨性关节炎、骨结核病灶、骶腰椎变异和众多的齿病，以及婴幼儿高死亡率等，都说明疾病是造成原始人寿命较短的重要原因。当然，生活、饮食等条件也是相关的因素。

可以想象，原始人早期之思维还很幼稚时，对生老病死可能尚未有任何思考。随着思维能力的进步，为什么生？为什么会有痛苦折磨？为什么好端端的人会死去？这样的思维促成了对男性生殖器的崇拜，对外伤的防护，对病因的经验总结乃至形成鬼神的崇拜，对尸骨的善待和祈求灵魂不死，对生活居住环境的改善及原始保健卫生之讲究等。人体的伤痛疾苦或发自外部者，其因易识，或有发自内在者，其认识与经验总结则更要一个漫长的时期。在原始人思维发展的过程中，由不自觉到半自觉经验感受，到自觉总结前人的种种感受与经验认识，又是一个十分漫长的过程，具体联系到对伤病防治之认识，特别是对实实在在有效经验的总结，则更当经过一个更为漫长的历史发展。例如，《吕氏春秋·古乐》所追述："昔陶唐氏之始，阴多滞伏而湛积，水道壅塞，不行其原，民气郁阏而滞着，筋骨瑟缩不达，故作为舞以宣导之。"[①]应当说这是原始人防治因严重潮湿引致腠理滞着、关节不适、肌肤重腿等病证的一次天才的经验总结。

第二节
原始生死观与疾病观

生老病死是客观存在的，是什么原因或什么条件促使原始人去观察与认识，这是研究原始生死观与疾病观的重要课题。

一、最早的生死观

人类早期对自己生命的认识还处在神秘互渗之概念中，认为自己的生

---

① 吕不韦：《吕氏春秋》，卷5，见：《百子全书》，第5册，杭州：浙江人民出版社，1984年，第417页。

命，与自然界的动物、植物乃至山、石、土、风、火之类一样消长，这种荒唐的认识，却正是后来自然哲学医学观产生的基础。

（一）原始人对生的认识

人之所生，从何而来，当原始人观察到人之生系自男女交媾，故有男性生殖器崇拜之产生。在肉体生命与灵魂方面，对其所生之源，中国有着十分丰富的传说故事，其认识虽有观察猜想，但基本上属于神秘互渗思想之推断。例如，《诗经·小雅》中"父兮生我，母兮鞠我"的意思是父亲给予我生命（灵魂），而母亲给予我肉体并加养育。这种推断以其长期观察与经验总结为基础的。另一类对人之所生就完全出于神秘互渗思想之推演了，他们认为人之始生源自卵生，如认为简狄吞卵生契，禹、后稷娩出为卵形等等，这或许与观察恐龙、巨大鸟类之卵生而推演有关，借以宣示其生之非凡。卵生之思想认识甚至演化为求子送蛋的民俗至今流传民间。陕西有民俗：送红蛋以求送子娘娘，并口念祷词，"手捧金蛋入房中，王母娘娘下凡庭，贵子送怀中，定心定心。"求子妇女红蛋抱于怀中，并答曰："多谢娘娘恩宠。"反映了原始人对人之生源于卵生的认识，并一代一代相传成为民俗之一种。

（二）原始人对死亡的认识

人类早期对死亡现象由毫无所知的状况，向着逐渐有所认识的状况前进，此刻当系人们有了原始思维之后，对死亡从观察中逐渐形成了认识，其认识之启蒙当与观察、总结自然界动物、植物之生之死的现象相连接，即形成"神秘互渗"之思维方式，扩大对自然界诸般生物生生死死的联想、互渗，以形成对人的死亡的原始认识。

人的生，有肉体，有灵魂。人的死，自然也包含着肉体与灵魂。在原始人看来，肉体可以死亡、腐朽，化为灰烬，但灵魂是不死的。他们认为，人肉体死亡之后，其灵魂约有5个归宿，即：回老家、升天、安息九泉、转生投胎、游魂在人世间。因此，回老家之说，促使人死外乡者，多愿"送回故乡安葬，入土为安"；升天之说又叫"归天"，此多为帝王将相之有功德，或一生潜心修炼者、贤者，死后予以神化，乃为升天、归天；

安息九泉之下，俗称黄泉路上无老少，多数正常死亡的一般人死后多数都是走这条路；转生投胎，人死后其灵魂转投孕妇之胎而再生；游魂，多指横死恶鬼，或屈死冤魂而转生无着游荡不定者。

上述种种不死的灵魂，往往成为原始人在神秘互渗之联想中概括出来，又从中设想出用以为解释死亡之原因、生病之原因等，借以自己恐吓自己，从而形成祖先崇拜、鬼神崇拜观念。

鬼魂之最为人所不齿者，为恶鬼，妖魔鬼怪，魑魅魍魉，凶神恶煞。在古代活着的人几乎无不对鬼魂存在一种畏惧心理，这些原始社会一直流传下来的生死观，显著地影响着人们的观念，甚至为其所制约。在一个相当长的历史时期，一直直接地或间接地影响着中国人的生死观、疾病观、医药观等，这也是在此简述原始人对生与死认识过程的原因所在。

二、最早的疾病观

原则上讲，自从有了人类就有了人类的疾病。但就认识疾病、探求病因以求治疗疾病，则要晚许多许多时间。在中国，对疾病的认识，最初大约有两种倾向：一种是出于实际观察的写实；一种是出于万物有灵的神秘互渗而推演的鬼神致病论。

观察写实疾病观：今天我们能有确凿依据者，当仍显现于先民有关各种疾病的文字创造上，这些疾病“字”的创造，生动地表现了原始社会晚期学者求实的思维方法，以及对各种疾病病因、症状的认识水平。例如：

“疾”字，甲骨文作“”，或作“”“”，有多种书写，、为床，为人，表示汗滴。但归根到底，是人躺在床上大汗淋漓的形象，或认为那些点滴为血或其他分泌物。这就代表了原始人对“疾”之认识，以及其对“疾”病状之形容。金文在甲骨文基础上，由发展演变为，《说文》中小篆的“”，便形成了后世对疾病的总称。

关于外伤致疾，甲骨文写作“”“”，、表示人体，表示箭镞，前者表示伤腹背部，后者则指示箭伤腋下部。此字正是原始人对“疾”的

生动描述，即"疒"字头，下为"矢"镞而构成疾字。《说文》作𤕫两相结合考虑，原始人对构成疾病的病因、症状已有了相当客观的描述，充分说明他们在此认识水平上已表现了客观的观察、分析能力，并有了很出色的表达能力。

再如，"𡀽""𡀾"两字的上半部鼻字，下半部为从鼻孔中长出的肉赘。一个字就生动形象地论述了"鼻息肉"的疾病特征。

还有，"齲"字，即今之龋字，造字者在前人认识龋齿是由齿内生有蠹虫所致的基础上，才能造出该字，认识龋齿之疾病观、病因观，并没有半点神秘鬼神观念之影响。

还有，"𧗬"字象征腹中有物，以示人腹部痞结胀满之症状。这一字之造出，至少说明远古医者对腹部胀满之疾病不但进行过较长时间的观察，甚至分析研究，很可能还进行过仔细的腹部扣诊检查，否则不大可能造出腹内有物、有虫（蛊）的认识。如此生动例证还可举出很多，说明中国人在原始社会晚期对疾病的思考能力已相当进步，而且已有了综合分析能力。这些字从目前发现是殷商时期的，但其积累过程应当是在殷商之前很久远的时期，当比此类字之通行应用，不知要早多少个世纪。通过分析、辨认这些字，可以肯定这些字的创作，仍然浓厚地保持着客观观察各种疾病的朴实态度，很少沾染鬼神疾病观。

三、鬼神疾病观

自然界的天灾人祸与疾病之发生，随着生产之扩大与人们交往之逐渐增多而增多。在原始人面前，对其认识可以说基本上是无能为力的。除了上述种种比较显而易见的疾病，在人们的观念、经验积累、认识水平提高，而慢慢将其认识表现在创造语言文字上，这给我们今天的研究创造了很好的条件与宝贵的依据。但是，必须指出，有许许多多疾病、痛苦，是非原始思维所能客观实际地认识的，特别是巨大天灾造成的伤残死亡，疫疠的流行造成同样疾病证候下大量人员伤亡的现实，他们面对这些残酷的局面，万般无奈，只能归之为"天意"，鬼神作祟，或祖宗作祟……这就逐渐强化了鬼神致病观的理论认识，在这一思维方法引导下，致人疾病、疫疠及伤残的种种神祇、疠鬼、恶魔，不知有多少种名目，这在各民族、各地区的神话传说中比比皆是，在此，没有必要一一予以介绍，但以疫疠为例，由西王母之"司天之疠及五残"，演绎而为"五瘟神"，即春瘟张元伯，夏瘟刘元达，秋瘟赵公明，冬瘟钟仕贵，总管中瘟史文业。以上五瘟神主管一年四季之瘟疫流行，还有颛顼为"疫神帝"，其三个儿子死而为疫鬼等等，名目繁多，无非均能使人病疫而大量杀伤之。这些疫死之鬼魂，以及非正常死亡之凶神、恶鬼，也要在人间寻找替死者，借尸还魂，这就形成了一个令人恐惧的鬼魂世界。这种鬼魂世界当源于社会生产发展而脑力劳动从体力劳动分离出来之后，巫阶层对如此生生死死，疫疠流行无能为力，在求因中逐渐观念化而形成的理论认识。因此，对诸般传染病的病因，都认为是瘟神、疫鬼有意向人们降临的。对不同季节不同传染病，也都通过神秘互渗之思维方法，想象安排出各种各样的神祇鬼怪作为其主宰，从而完成鬼神疾病观的理论，一种完全虚幻的理论。

四、巫医思想

原始人在大自然千变万化及人们生老病死莫测的生活中，他们强烈感受到有一种超自然的，能够主宰一切的神秘力量，在操纵着自然界，也主宰着人世间的一切，包括人们的生老病死。万物有灵，灵魂不死，就成为他们认识人世间一切生生死死与相互间关系的理论指导与依据。人的生老病死都有神祇主宰，或鬼魂操纵，是为原始人解释人们生老病死原因的基本思维方法与理论。在这一思维理论指导下，人们所做的就是去区分鉴别该人生死病因是来自何方的神鬼，或是何魑魅魍魉，或是何祖宗作祟，或是何鬼魂作凶……由此产生了巫医并进而成为医疗疾病的主力。

现今社会已经进步到，人们只要提及巫，就会自然地认为是腐朽没落的非科学的。然而在原始社会，巫之初生则是一股进步力量，是由体力劳动逐渐分离出来最初的知识分子阶层。巫医较之更原始的人类医疗活动来说，其明显的特点是，真实地开创了将人类疾病及其生老病死现象，作为其探索的对象来认识，他们试图用自己的神秘理论体系，解释各种病因及其发病之间的因果关联，并用巫术的方式，或"操不死之药"去控制它、治疗它，甚或是预防它。医字，在其时被书写为"毉"，可知医在其时的主流。从这种意义上说，将巫医比喻为原始社会的"科学"，而非"迷信"，是有其道理的。我们不能全盘否定人类医疗发展都必然经过的这一重要历史时期的认识发展，否则就会割断历史，割断对人类疾病的认识史。

对巫医及其医疗的记载，名见经传的如《山海经》所述有"巫彭、巫抵、巫阳、巫履、巫凡、巫相，夹窫窳之尸，皆操不死之药以距之"，[①]"巫咸、巫即、巫盼、巫彭、巫姑、巫真、巫礼、巫抵、巫谢、巫罗十巫，从此升降，百药爰在"。《世本》中也记有"巫咸，帝尧时医，以鸿术为尧之医，能祝延人之福，愈人之病，祝树树枯，祝鸟鸟坠"；《韩诗外传》中称"苗父之为医也，以菅为席，以刍为狗，北面而祝，发十言耳，诸扶而来者，举而来者，皆平复如故""踊跗治病，不以汤药，搦木为脑，芒草为躯，吹窍定脑，死者复生"。

巫医虽然"皆操不死之药"，亦即继承了原始社会人们经验积累之药物知识，但皆因其病因上之认识，决定了咒禁、祝由之治疗方式，大傩驱疫，必属首选之缘故，真正能由此而治愈者甚少。其发展及认识上的进步，对巫之能治病的认识逐渐发生动摇，司医之巫开始分化。

---

① 郭璞：《山海经》，卷11，《百子全书》，第7册，杭州：浙江人民出版社，1984年，第151页。

第三节
医学思想萌发

原始社会早期人的思维虽然尚处于原始认识阶段，但中医药却不断积累着朴素的经验，并随着语言形成而相互传递着，不断扩展着。医药之经验积累虽然仍在不断丰富中，但由于社会分工产生了职业巫医并不断壮大，医药却成为巫医垄断的专利。随着社会思维方法的进步，认识水平的提高，人们对巫的方法论、认识论及其防治疾病的方式，由逐渐动摇到公然决裂，这是中医药惊天动地的一次大进步。这个大进步当然是建立在数以万年计的经验积累与理论认识基础之上的。

一、对人体自身的认识

关于人体解剖之认识，可惜在今天我们只能根据甲骨文的描述而知其大概。甲骨文虽系商周文字，但它是数千年前人们对自身认识经验积累的总结，没有这些积累，也就不会有如此总结认识而形成的文字。体表之解剖认识可以来自不断的观察，造以形象之字以表示之。而头颅骨、脊骨与内脏之心等，如无剖视是不可能获得如此形象认识的。下面例举几个有关体表解剖、骨骼与内脏解剖的文字，考其当时造字蕴含的人体解剖知识，分析其认识水平。

头：有多种表示头的文字，如：🖐、🖐 等。

目：有多种表示目的文字，如：🖐、🖐 等。

眉：有两个表示眉的文字，如：🖐、🖐。

耳：有多种表示耳的文字，如：🖐、🖐 等。

鼻：有多种表示鼻的文字，如：🖐、🖐 等。

舌：有多种表示舌的文字，如：、等。

齿：有多种表示齿的文字，如：、（齲）等。

颅骨：有多种表示颅骨的文字，显而易见是由解剖观察而造出的，其字为：、，未经解剖观察，是不会用颅骨之间的纹理表示其特点的。

脊椎骨：写作吕，亦由解剖观察而造出，单靠揣摩是不会有此形象的表示的。

心：也有多种关于心之造字，一方面说明解剖内脏是多人多次而有不同造字者；另一方面可以看出除心之解剖认识外，对其功能也有所表示。如为心字，而则表示心中有血，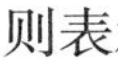为恙字，示心主忧之意等。

甲骨文中有关人体解剖部位的名称是比较丰富的，中国文字为象形文字，这就为我们探索原始人认识自身的过程与历史发展，提供了极其珍贵的资料。

原始人认识自身，除来自十分久远的体表观察经验积累外，确曾进行过人体“解剖而视之”观察，其经验、知识积累既有可能来自人体，如原始社会存在的相互残杀，甚至杀死食用，另一方面很可能来自剖视观察食用动物的知识积累。

生理认识：这比之解剖当更高一个层次。范行準先生认为：解剖、生理知识的开创人不是医生，而是渔猎时期的劳动者，他引用《尔雅·释鱼》“鱼枕谓之丁，鱼肠谓之乙，鱼尾谓之丙”，特别是篆书、甲骨文中之丁写作“”，乙写作“”，丙写作“”或“”，说明范老之意见很有依据[①]。范老还认为《内经》之天癸，寓有男子之精子、女子之卵珠等内分泌生理之认识。他认为《老子》“未知牝牡之合而全作”之全，作“朘”，一作“峻”，即精液。认为《老子》的这句话，即两性本不知交配之事，但因“天癸至”标志着两性成熟而内分泌腺刺激才有性交之冲动。以下我们仍可通过剖析甲骨文，来探索原始人对生理知识的认知水平。例如：

泪：甲骨文中作“”。

① 范行準：《中国医学史略》，北京：中医古籍出版社，1986年，第7—8页。

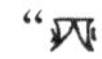

见：甲骨文中作"🀲"。

听：甲骨文中作"🀲"。

嗅：甲骨文中作"🀲"。

涕：甲骨文中作"🀲"。

乳：甲骨文中作"🀲"。

男性生殖器：甲骨文中作"🀲"。

孕：甲骨文中作"🀲""🀲"。

《吕氏春秋》记述商纣王之暴虐无道："截涉者胫而视其髓""剖孕妇而观其化""剖比干妻以视其胎""杀比干而视其心""吾闻圣人心有七窍"。纣死后"民之观者，皆进蹴之，蹈其腹，蹴其肾，践其肺，履其肝……犹未肯止"。

从这些记载中虽然反映的是商纣之残暴，却也说明中国人在商纣及其以前，对人体解剖与生理已有了很正确的认识。例如，一人善涉水，纣与时人知其与胫之骨髓相关，为了证明竟斫断双腿，观察胫骨髓与常人有何不同？为何能耐于寒冷而善涉；他们为了观察胎儿在母腹之形态变化，竟将孕妇之腹部、子宫剖开，观察胎儿发育变化的情况。比干见纣过于暴虐无道，不怕杀身而死谏，商纣竟怒而曰："吾闻圣人心有七窍。"这里一方面说明远在商代之前，中国的知识分子对心脏之形态与内部结构已有所认识，同时也暴露了刽子手于此时曾以活体解剖而观察人之心脏形态与动脉静脉相连之孔窍。比干死谏，为何要剖视其心，而不是其他脏器，因其时乃至数千年来，医学家们一直认为心是思维器官，是主宰人体思想、意识活动的，甲骨文的材料说明在商之前的原始社会晚期，人们对自身内脏的认识已达一定水平，尽管其命名与实际并非尽合，但一直沿用至今。

二、对疾病的认识

中国医学史上从人们认识疾病之始，一般而言，似乎很少认真为其通过研讨而下一个确切的定义，事实上这个确切的定义犹如医学之定义一样，是很难用短语给予完整科学的界定的。《说文》释疾："倚也，人有疾病，象倚箸之形。"是说人有疾病时必会依坐躺息，不能劳动而病痛。《内经》："人有卧而有所不安者何也？岐伯曰：藏有所伤及，精有所之寄，则安。故人不能悬其病也。"给疾病所作的定义是：人卧床不起与有所不安为疾病。这种认识，基本反映了两三千年前人们对疾病认识的深刻水平。从甲骨文中反复卜问"有病？""无病？""病是否为初萌？""病迁延转移？""病久久不愈？""其死？""不死？"等等。所有这类卜问之辞，清楚表明在殷商及其以前，已经十分关注何之为有病？何之为无病？何之表现为疾病的最初症状？疾病为迁延不愈或转移？为何久病不愈？甚至十分关注疾病之预后，能否治愈不死？何为而死？这些都充分反映出医家、病家对深入认识各种疾病病因、病理、诊断、治疗及其判断预后的迫切心情。这种心情之要求是绝非卜辞所能予以正确回答的。我以为正是这些客观的期望，促使医学从巫术中解脱。

其实，甲骨文中有关疾病之文字，生动地反映出原始社会晚期认识与叙述疾病病因与病证的科学态度。尽管甲骨文中所反映的治疗几乎全是求神、问鬼或祈祷祖宗保护与宽恕等巫医之理论，但其表述有关疾病的文字本身，却很难看出鬼神致病的痕迹。例如：

秋、秫：此两字为疒、为疾，形示病人发烧汗出，或大汗淋漓之疾病表征或形象，并不涉及鬼神。

矢、矸、矴：此三字均释为疾，形示病人因中箭镞而受伤，为外伤之疾病，病因、体征十分清楚。今"疾"字即由此演变而来。

瓶、舫、将：此三字均可释作疫，《说文》演为瓶、寝，释作"民皆疾也"。甲骨造字者将疒与役相联结，对叙述之特点意义深刻。虽然疫多被释为鬼神作祟，甚至有五瘟神使疫灾之种种传说，但甲骨之疫字，却借用统治者之徭役（人多难免）予以定位，在造字上也丝毫没有星点鬼神作祟之痕迹。

毓：此示怀孕妇女因病卧床，为孕妇生病的生动写照。

蛊、蛊、蛊：甲骨文中的这三个字也很有意思，前两者为蛊毒的蛊字，后者为龋齿的龋字。蛊，被《说文》释为"腹中虫也"。《周礼》甚至记载有专门管理"除毒蛊"的官员。古文献对蛊颇多论述，蛊，以毒药药人，令人不自知者为蛊；热毒恶气而害人者；毒蛊而害人者；使人蛊惑祸乱之疾；鬼疰、阴蚀虫蛇所伤者；近女室疾者；枭磔死之鬼也……或更认为蛊乃人工培养之毒虫而害人者。虽然也有杂以鬼神使人致病之说，但归结种种认识，主要还是指带有毒物质之虫类、毒药为致病因。例如蛊胀，甲骨文"𧉪"字，虽释文尚有分歧，但认为是腹中有物之形，似无不同意见，有一种意见释为腹内痞结之征。此字很符合《说文》释蛊为"腹中虫也"的观点，而此腹中虫能引致如此胀满，当系后世所讲的蛊胀之病。再说龋字，为齿生虫，龋齿至今在民间仍被视为虫牙。

𥄕：甲骨文中之此字被释为"瞢"，为目不明。

𤕟：甲骨文中之此字，示人以两手抱头之状，似头部剧烈疼痛。

总之，甲骨文通过象形、会意，已对不少疾病进行了生动的描绘，反映了商代及其以前对这些疾病的认识水平，他们的观察能力与经验总结能力，使之已能比较正确地反映不少疾病的病因、证候。

三、疾病防治思想与技术积累

针灸治疗思想与技术积累：针灸医疗当源于新石器时期砭石之打制及应用，曾有人释为原始人偶然碰伤身体某部位，意外发现人体某疾病或某部位疼痛由此而获愈的经验积累，从而开始在此总结、提高意外碰伤经验，从而主动以砭石刺其某部以治疗或减缓疾苦的互渗实践，自然之砭石从而也过渡到人工的打制。捕猎或战争用的矢镞，也就成为此期最好的由砭石过渡到石针的最佳用针。

在远古时期，弓箭是人类狩猎、作战不可缺少的工具。弓与箭、矢镞组合成为复合工具，是生产工具、武器的一大进步，这是旧石器时期与新石器时期交替的中石器时期的一大特点。与此同时或较晚时期，骨镞日益增多，特别在黄河中下游地区。恩格斯对人类发明弓箭给予了很高的评价，将之与不同时期之铁剑、枪炮的发明相比。这是原始人聪明才智的一次集中表现。这一发明改进与应用范围之扩大，也间接促进了砭石、石镞过渡到石针。其发展与改进的动力，是生产与医疗活动的需要。甲骨文清晰地反映出我国原始医疗技术中的针法与灸法实际。

⿰：释为尹，形象示人之手执针之状。

⿰：释为伊，形象示人之手执针以刺人背部之状。

醫字，在鬼神观念浓厚，医疗几乎完全掌握在巫医手中时，醫字是以"毉"为特点表现的。而醫字之初文，也就是在"毉"之前，醫字的书写则为"殹"，形象示人以手执矢镞（↑）之形器以刺胸腹机体。在甲骨文中"殹"被造字者作"⿰、⿰、⿰、⿰、⿰、⿰"等形。如此多的甲骨"殹"字说明并非少数人创造了象形的医字，这些不同形象的医字，在形象上虽然大体相似，但手持矢、↑、1，以刺胸腹部位的中心要点则完全相同。也就是说，该医字之创制，几乎都源自原始人用砭石、石矢、石针治病的大量经验积累。还有一种对"殹"这个医字初文的解释，他们认为殹中之左半医为人中矢镞之伤，右半殳为兵器之伤，甲骨文作"⿰"或作"⿰"形，《说文》作"⿰"，示人手持兵器为受矢伤病人进行医疗之状。

"殹"与"殷"有一体二化之解。同样，殷也可作为针刺治病解。殷字之甲骨文作"⿰"，金文作"⿰"，均形象示人以手执针刺腹之状。从殷字之释义上看，《尔雅》"中也，正也"，应是治病之中正方法。又"血色久则殷"，殷红与殷作为砭刺原意相关。《广雅》又训殷"痛也"。《尔雅》有病用砭，故"殷殷，忧也"。砭刺治病须周到殷勤。由上引证，也可证殷字之本意，确曾包含有砭刺治病之意。

再让我们剖析一下叙字，叙字在甲骨文中也有多种书写之形象。例如，⿰、⿰、⿰、⿰、⿰等，学者训释中多有"本意为锐首有炳之器"，抑或用以为砭针治病。《释名·释典艺》曰："叙，杼也。杼泄其实，宣见之也。"从甲骨文：不孼，叙。意为：没有恶化，还要砭针治疗吗？还有商器文癸卣有"⿰"字，学者训释其意虽有小异，但均谓其为病人卧于室内床上接受医疗。所不同者：有的释为医者用按摩器作腹部按摩医疗；有的则认为是用砭针及火进行医疗。从字形所示，作针刺火灸即针灸疗法确似更切实际。

总而言之，3000 多年前的古文字反映了史前医疗救治经验。没有如此众多的经验积累并代代相传，绝不会有如此聪明的相关文字的创造，反映了此时期我国针刺医疗技术已相当进步。

关于灸疗法：灸疗之原始恐更为古老，或自然火之应用熟食祛寒除湿，或进而人工取火之进步，即可能被逐渐运用于祛寒除湿，火烧石以热熨，借燃草（艾）以灸疗之。火熨灸疗之法，从其始初之被用以为一种医疗技术，或更富有本能性治疗、救助行为的色彩。

人体受寒，或因疾而寒慄，自然要近火取暖祛寒，故谓其为本能使然，因此认为火熨、灸疗或源于此。为了探索原始人至商时期人们对其认识发展过程，分析我国现存最早之文字，仍然是富有说服力的证据。以下请允许我们逐字剖析几个有代表性的甲骨文字。

灸：象形示人之腋下有火灸、火熨之形状。

灸：象形示四处火灸人体膝关节部位周围之形状，释为灸字。其火灸之形，颇像艾灸炷之状，含义深刻。

艾：象形示人之两手持有一"乂"形物体，学者释"乂"为"乂"字，即艾字。《说文》作"乂"，释作冰台也，《说文通训定声》注艾作"削冰令圆，举以向日，乾艾于后承其影则得火"。可知上古用艾绒作取火者。金文艾字作"乂"，或作"乂"，可知殷商及其以前用艾，人们对之已有比较深的认识，用以作为火灸之材料，已掌握了艾易燃不易熄灭的特性。甲骨卜辞中治疗疾病也已有广泛应用艾灸的资料记录，例如：

巫妹乂（艾）子？卜问是否用艾灸治疗子疾？

☐丑贞：子又（有）乂（艾）？卜问子有艾灸吗？

戊午卜，贞：妻又（有）乂（艾）？本月（夕）？……妻邻（御）

父戊，良，又（有）乂（艾）

又（有）乂（艾）？本月（夕）？……月（夕）又（有）乂（艾）？

以上两卜辞均系卜问妻病用艾灸治疗之情况。

取 ㄨ（艾）每（母）？

此卜辞之艾母与前卜辞之巫妹，可能均属其时专司艾灸治疗疾病之医者，或巫医，或专管艾灸之小官员。

㷋、㷊：两字均象形人手持加热而灸熨人背之形状，其熨灸之物似热石，或为示火之燃物，我以为该字可释为熨疗法比较切合实际，熨疗法与灸疗法在上古似无严格之区别。

㪍（甲骨文）、㫧（金文）：释为燮字，甲骨文字很似手执燃烧着的艾条，而金文所示很像手执燃烧着的针刺向人体。形象示人以灸疗施治，或进行火针刺疗之状。

㿗：训解为匋，《说文》中此字作㶇，仍可看出其渊源关系。㳠字被释为"热"字的省文。全字形象示人以手持束扎的草炷灸灼人的身腹状，很似《内经》之灸炳之炳字。唐代王冰次注《内经》谓："火艾烧灼谓之灸炳。"

灸疗法，与人类本能反应自救有关而发展为一种治病方法，看来它可能是中国人创造的人类最早的医疗技术之一，从其创造灸的原始面貌，也令人钦佩先医与造字者合作，借以表示其认识过程的一番苦心与巧妙之构思。这给我们探索此一历史时期原始人用火、取火，以及用火于人体疾病的防治方法演变发展脉络，创造了有利条件，提供了珍贵的实物依据。这是中国形象、会意字独具的史料价值。

按摩治疗思想与技术积累：按摩治疗思想之原始，当与人类之本能反射性保护思想有着更密切的关系。无论人体任何部位受到外来伤害，或因内在疾病表现出来的疼痛、胀满与不适，人们都会很自然地呈现出某种本能反射性保护，而这种保护性反射最常出现者，几乎都是按摩一类之动作、手法，如按压、揉、搓、抚、摩……这些按摩动作最初是个人自己的救护，同伴、亲朋也会在有受害者痛苦时，作出相同的反射性保护与救助性按摩。

原始性按摩随着原始人思维之进步，其间的思想方法与认识总结也就会不断进步。语言是开创其经验交流很有效的手段，而文字，特别是中国的象形文字，无疑在解此困惑中独具重要的历史价值。

殷：一般认为即金文之 𦣞，于省吾释为"古文殷字，人内脏有疾病，用按摩器以治之"。谓之按摩术。以甲骨文之字形，其象形示人以病人腹胀满卧床上，医者以手按摩腹部。而金文之字形，无床，只显病人腹胀，腹内有物（或可释为虫蛊症患者）为患，医者非徒手按摩，而是借以按摩器之类提高按摩效果。金文显现出字体简省与按摩技术之进步，符合文字发展规律，也能清楚说明作为原始按摩医疗技术在观察、总结等思想方法指导下，逐步得到了改进与提高。

被释为殷字的多种书写（已如前述），从其字形所示，释为徒手按摩，或持器按摩，也并非没有依据。这也从另一方面说明远古之按摩与针灸，在原始之初可能是十分密切的，彼此不甚分别的。

𦥑：学者多认为其形象示人以手抚摩腹部之状，是抚或摸字之初文，近又被释为付字，是拊之初文。按《说文》书写为"拊"，解释：拊，循也。段注：循者摩也，古作拊循，今作抚循，并有抚也、击也、拍也等释意，视拊为按摩者应是有道理的。

𠂤、𠃜：此二甲骨文被释为"抑"字，《说文》中"抑"字书写为 抑，其渊源关系是明显的。按抑字，有释为按者，而按字又有被释为抑者，其关系示有一定之相关性，这也说明中国在造字之初，对远古流传下来有关按摩相关字之表述上，仍然是多元的，在3000多年前尚未统一。

甲骨卜辞中还有一个较常用的字，即"疛"，被释作"疛"。其形象示人以病人仰卧床上，有医人之手触摸其腹，释之为腹部按摩，即以腹部按摩治疗腹部疼痛之复合文句，不无道理。甲骨卜辞中，既有单拊字出现者，也有疛拊合词出现者，这都为我们现代人了解原始社会后期中国学者在造其相关字词时，对医疗技术的了解，表述其确切性等诸多方面的思想与认识水平，提供了相当直接的史料依据。且看相关卜辞中之运用：

甲申卜，争贞：尹氏（氏）付（拊）子？

贞：尹弗其氏（氏）付（拊）子？

辛亥卜，宾贞：易（勿）取臭眔（暨）付（拊）？

贞：疛付（拊），龙（宠）？

易（勿）疛付（拊）？

疛凸（骨）？

丁酉卜，争贞：乎（呼）媲疛，克？

以上 7 条甲骨卜辞，前 3 条是单问按摩的，或可理解为无病的保健按摩，其中勿取臭则似为不要薰香沐浴，从而也可推知当时有用薰香沐浴并按摩之保健者；其第四、第五之"疛拊"，则表现了有腹疾、腹痛诸般不适的治疗性按摩；而"疛骨"或可释之为腰背部疼痛之骨部按摩；至于"媲疛"似乎很有意义，或能说明当时已有专职之女按摩师。

草药治疗思想与技术积累：草药，准确讲应是植物药。植物药用于医疗，特别作为内服药可能较晚些，其经验之积累与认识作用被人们口耳相传，当始自原始人采集食物的全过程，此类口耳相传而后经古文献记述者十分丰富，譬如《淮南子·修务训》记述："神农……尝百草之滋味，水泉之甘苦，令民知所避就，当此之时，一日而遇七十毒。"《史记补三皇本纪》更明确指出："神农氏以赭鞭鞭草木，始尝百草，始有医药。"《通鉴外记》还指出："氏有疾病，未知药石，炎帝始味草木之滋，尝一日而遇七十毒。"神农氏反映了我国原始社会农业出现时期，距今六七千年。分析这些追记性论述，其内容确实生动地反映了其时人们在寻求食物、药物方面的认识水平，其经验积累始自实践的真实史貌。同时，不难看出其朴素的思维方式以及强烈的寻求医疗技术的愿望，使之置于与寻求食物以同等的地位。

一代一代的传说如此，现在再让我们分析一下中国现见的最早文字的有关内容。虽然在药字的创造上，用食物作为药用以治疗疾病上，其内容在甲骨文中尚不丰富多样，但也能以真实的历史事实、认识水平，确切地反映 3000 多年前对药、药疗的思考方法。

㼸，或作㼸：此甲骨文字之释，尚存不同看法，一种意见释为像人卧于床上，以一撮草敷之，或释为灸治；一种意见则释为像病人卧床上，以草药进行治疗，该字应释为药字，当是药字之初文。其实两种意见并无原则之分歧。甲骨文中之两字，皆从病、从木，所不同者，前字象形示人以人卧床上腹部作胀满状，而后者则省去腹部胀满之象形。然其所用草木以敷贴，或施揉抚以治疗疾病者，似无明显之不同。《说文》释药为：药，治病草，从草乐声。甲骨文之㽱，或㽱字，则从疒从木，实则与治病草木之意无异。所以，学者释甲骨文中之㽱字为药字之初文，药是㽱字的后起形声字。这个文字之演变过程，给予我们研究、理解药起之思维与认识水平以宝贵的启发。以下引用几条甲骨卜辞，借以帮助对该时期人们思维方式、认识水平的理解。

　　　　贞：㞢（有）㽱（药），龙（宠）？

　　　　……不其㽱（药）？

以上两条甲骨卜辞，都是卜问用药是否可以，或卜问是否可以不用药。

　　　　丙戌卜，贞：疛，用鱼？

　　　　□□卜，宾贞：……疒，王秉棗（枣）？

　　　　甲戌卜，贞：㞢（有）疟（疟），秉棗（枣）？

疛，为小腹病，卜辞问该病痛可否用鱼治疗，卜辞则同用枣作为药物治疗。

《诗经》是西周至春秋中叶的一部民间诗歌总集，其中也曾记述有用鱼类作为药用者，如鳢鱼、鲤鱼、鲂鱼以及鳣、鲔等。《山海经》不但记述更为确切，而且大大丰富了，总计竟多达28种之多。例如：鲑……食之无肿疾；鳝鱼……食之无蛊疾；滑鱼……食之已疣；箴鱼……食之无疫疾；鲐鱼……食之不眠，等等。可见甲骨文中所记述用鱼于医疗或保健是有价值的，帮助我们对上古人探索疾病治疗，寻找药物之广泛实践经验总结，其所反映的思维方式与认识过程，富有重要的意义。动物药、鱼鳞类药在寻求可食性、可药性的认识过程中，在有益经验积累相传过程中，均不乏原始人探寻药用价值思维方法之体现。

关于用枣，在医圣张仲景的医疗经验中，乃至历代医学家中无不重视枣在临床医疗中的应用。伟大药物学家李时珍在《本草纲目》中引用《峋嵝神书》资料，生动反映了上古巫医使用枣为人治疟的情况："咒枣治疟。

执枣一枚，咒曰：吾有枣一枚，一心归大道，优他或优降。或劈火烧之。念七遍吹枣上，与病人食之，即愈。"这段记述虽然晚出，但其内容与甲骨文中用枣治疟，却是那么一致。相信《岣嵝神书》之资料，其原始资料必然来自民俗这个载体，不知经过了多少代人的口耳相传。两相印证，不难推知甲骨文卜辞中所反映的用枣治疟，必是一个源头。

酒的治病思想与经验积累：酒，起源甚早。酒作为一种饮料及医疗用药，约可分为两个阶段。一为旧石器时期，酒类之发现尚处于非人工制造之天然酒时期。这种天然酒在晋人《断酒戒》中已指出："盖空桑珍味，始于无情，灵和陶醯，奇液特生。"又《酒诰》亦称："酒之所兴，乃至上皇……有饭不尽，委余空桑，郁积生味，久蓄气芳，本出于此，不由奇方。"明确指出酒之发现乃出自自然发酵所成，并非人工发酵使然。说明酒是无意中发现自然界野果自行发酵，而后被作为饮料，发展为药用的。而果品、粮食之人工发酵造成酒类当比天然酒不知要晚出几千年甚至万年的经验积累，特别是酵母菌之应用还要更晚。通过原始人的无数次观察、总结和模拟试验，才有可能模仿发酵制出美味芳香的果酒、鬯酒……至于认识酵母，并能造出酵母，则是人工制酒的认识水平与制酒技术跨出了一大步。

《战国策》曰："昔者，帝女令仪狄作酒而美，进之禹，禹饮而甘之，曰：后世必有亡其国者，遂疏仪狄而绝旨酒。"这当是人工制酒，或已掌握了酵母技术。此期之酒已是一种很甘美芳香的饮料，是故禹才有担心统治者或因贪酒而亡国之忧虑，此时或尚未被用于医疗者。鬯酒，可能是最早用于医疗、尸体防腐处理的药酒。

甲骨文中有：

丙辰卜，贞：福告吴病于丁，新鬯？

鬯酒：鬯，甲骨文有多种写法，如♉、♉、♉等，鬯酒，祭祀所用之香酒，以郁金草酿秬黍为之，所以降神也。显然，已完全过渡到人工发酵之阶段。《周礼》已设鬯人以管理鬯酒之事。鬯字，从凵，器也，中像米，则鬯酒为秬黍由芳草以煮而酿造者。《诗·大雅》曰"秬鬯一卣"。秬黍，黑黍酒也，谓之鬯者，芳香条鬯也。条鬯即条畅。由此可知，鬯酒一则用以祭祀神祇、宗祖以求平安无疾；一则降神以求心畅神怡，祛疾除痛，还有则用以洗浴尸体以求不腐技术之一种，这一习俗在《周礼》《礼记》中都有记述。

酒的甲骨文也有多种写法，如𤔔、酓、酒等，西为盛酒器形演变而来。《说文》中作酒，已与现代字形相当。酒因原料之不同，逐渐有了不同种类，在医疗保健之用途上也日益广泛。其间，自然有着认识上的不断提高，酿造方法上的不断改进。《礼记·射义》在总结前人经验与认识水平时指出："酒者，所以养老也，所以养病也。"再看医字古写作毉，也是医疗与西密切关系的生动体现。《说文》在释医时指出："医，治病工也……医之性，然得酒而使。"也给人关于酒在医疗上重要地位以很好的说明。所以《内经》视酒为"百药之长也"，"其见大深者，醪醴主治，百日已"。酒之作为药用，或用以助药性，或用以为保健养生，御寒增力等，确实非常广泛有效。而嗜酒成癖，或沉迷酒色，也是诸般祸害之根源。

手术治疗思想与技术积累：在奴隶社会及其以前的原始社会晚期，氏族战争、刑罚是非常残酷的，《周礼·秋官·掌戮》记有五种刑罪，即"墨者使守门，劓者使守关，宫者使守内，刖者使守囿，髡者使守积"。甚或砍头、割耳、剖心、剖割子宫视胎等。所有这些刑罚之类，特别是割鼻、断足、割去男子生殖器等，还必须要求被刑罚者能恢复健康，并继续为统治者守护服务，如此，则从一个侧面证明对如此残酷的刑罚，掌戮者必须有较好的止痛、止血技术，对局部解剖也相当熟悉。原始人早期以肉食为主，其炮生为熟，对动物之解剖、切割，必然积累了丰富的经验，代代相传，在奴隶社会，屠夫、厨师多出之奴隶，他们对禽兽之解剖多能熟练掌握，所谓后世之"庖丁解牛"即此。战争中之杀戮，某种"食人之风"，以及解牛知识之互渗，或多或少对人体之解剖有其启迪意义。

𠛬、刖：甲骨文中的这两个字，虽形象略有差异，且刀之部位有左右之别，但均为"刖"字。𠃌、𠃊为刀。𠂤、𠁣为男性阴茎，表示了割去男性阴茎之"宫刑去势"。

🦴、🦴：甲骨文中的这两个字，均释为"刖"字，《说文》中作刖，释为绝也、断也。《广韵》作去足。《周礼》作断足也。为五刑之一。从甲骨文形象可以看出，特别是后一字所示：为掌戮者手持锯在断其奴隶之左脚。

🦴：甲骨文中该字象形所示，为掌戮者以刀割鼻之状。

亝：甲骨文中该字被释为颈字。🦴，甲骨文中此字被释为以刀断其颈者。

🦴：甲骨文中此字被释为以刀取敌之耳。

🦴：甲骨文中此字被释为以斧砍头。

🦴、🦴：甲骨文中该两字，前者为妇女之孕，后者之象形则示人以掌戮者持刀剖解孕妇之子宫，使胎儿肢解之状。

上述各字，是对原始社会或奴隶主残酷杀戮、残害奴隶的血泪控诉。同时，这些血泪斑斑的文字也告诉我们此期人们已积累了丰富的解剖知识与手术技巧。前曾提及原始社会解剖知识积累，讲过商纣王暴虐无道，《吕氏春秋》记述"截涉者胫而视其髓"，"剖孕妇而观其化"或谓"剖比干妻以视其胎"等等。由于纣过于暴虐，比干死谏，纣怒而曰"吾闻圣人心有七窍""杀比干而视其心"。所有这些实例，都是在活人体进行之解剖。在此，仅就"吾闻圣人心有七窍"而言，可知远在商纣之前我国学者对人体心之解剖已有了比较正确的认识，这些认识必然来自大量之实践观察，这些观察的确还是相当仔细的，也是比较正确的。现代解剖证实，人心确有上下腔静脉孔，左右房室孔、肺动脉孔、静脉孔与主动脉孔。心有七窍（孔）之正确认识，至春秋时期之名医文挚，仍以之为据诊断心窍不通之病证。谓："子心六孔流通，一孔不达……治之遂愈。"

很可惜，这些手术都是反映原始社会、奴隶社会的残酷暴虐，并无以此手术而用于疾病治疗者。甲骨文多为卜辞，也未能以文字分析而能知其治疗手术者。但稍后之记载，还是可以说明一些情况的。举几例以说明：

《周礼》记述周代医学分科中有疡医一科，疡医掌肿疡、溃疡、金疡、折疡之祝、药、劀、杀之齐。很明显外科之分为四科，绝非于西周一时形成的，它必然是西周前数千百年经验的积累，其理论知识与医疗技术达到如此高度，始能有此分工医疗之必要，不可能是空想而成。无此经验之大量积累，也不可能空想出如此合乎实际的科学分科。再就其金疡、折疡而言，显然是由战争、械斗而引致者，其副、杀固然可释为刮去脓血、去除腐肉，但施行手术治疗也是肯定的。《史记》记述黄帝臣踰跗治病以"割皮解肌，诀脉，结筋，搦髓脑，揲荒爪幕，湔浣肠胃，漱涤五脏"，联系到《列子·汤问》描述的扁鹊为鲁公扈、赵齐婴二人，因疾换心之故事："扁鹊遂饮二人毒酒，迷死三日，剖胸探心，易而置之，投之神药，既悟如初。"这个手术故事虽然富有神话色彩，其手术之水平被扩大了，但与踰跗之传说等等印证，在我国原始社会晚期、奴隶社会早期，手术作为一种医疗手段，确曾施用于疾病之治疗。这些手术治疗之施行，也是在人体解剖、止血、麻醉技术进步的基础之上的。大多掌戮者，特别是医学专职之疡医，他们通过一代一代口耳相传继承下来的知识与技术，通过实践之事不断有所创新，最终形成了如文字创造者所示，如古文献追记下之有关传说与故事，所反映出的手术治疗思想与经验积累。同时也反映了一代一代人的手术思想、认识水平接近实际，以及他们思想方法的进步。

有趣的是，我国山顶洞人有一个女性头骨颞颥线经过处，有一前后长 15.5 毫米、上下宽 10 毫米的穿孔，按其骨质可以肯定为生前所作，这显然是原始人治疗其脑病所施之穿颅手术遗留下的痕迹，绝非外伤打击所能形成者。青海柳湾 1054 号墓出土在颅右顶骨中部，有新石器时代曾做过穿颅手术的直径 7 毫米的整齐穿孔。1995 年，山东广饶傅家大汶口文化遗址发掘出土 35—45 岁男性头骨，其右侧顶骨靠后部有一个直径为 31mm × 25mm 近圆形颅骨缺损。经中央、山东有关专家研究与实验研究观摩，一致确认为"是生前开颅手术所致"，"距今已有 5000—5200 年"，"该例为开颅手术后长期存活之标本，为中国 5000 年前实施的开颅手术"[①]。拔牙手术在远古也是比较普遍的一种医疗手术，从骨化石中可见，在甲骨文中也较多记述：

① 李经纬：《中国古代外科学文明》，西安：西安交通大学出版社，2018 年，第 20—22 页。

甲子卜，殼贞：王疒齿，佳易？

甲子卜，殼贞：王疒齿，亡易？

贞，其㞢（有）𤔲齿，若？

贞，㝬（祈）氏（氏）之疒齿，鼎龙（宠）？疒齿，龙（宠）？

第一条卜辞是卜问王疒齿是否拔除，第二条卜辞是卜问王疒齿已拔除，第三条卜辞之𤔲字为系字，指以细丝系齿拔下之意，第四条卜辞之㝬为祈佑，氏为致送，之为出，即祈求送出病齿，亦为拔掉病齿之意。

甲骨文中还有正骨手术之痕迹可寻。虽然目前尚未发现有骨折之诊断，但骨字、折字已经出现，而对骨关节脱臼已有叙述，并有了复位手术。例如：王㞢佳㞢（有）𢀖？乎（呼）。彐𠃟？按甲骨文专家研释：彐为肘之初文，𠃟即纠字，有正也、合也、缠结等意。由此可知，该卜辞为一肘关节脱臼纠正之复位术记录，推测商代对骨关节脱位已能做手法复位手术。

环境卫生、个人卫生、驱疫与防病思想：

𡊄、㧻或作𤕎：甲骨文之形象似一手持帚，一手持畚箕，作打扫卫生之状。远在山顶洞人时期，人们已十分讲究装饰之美，美与清洁卫生是密切相关的，环境美洁必然对人体健康产生重要的保证作用。这种自觉、不自觉的思想认识，指导着原始人群乃至殷商时期人们的环境卫生意识。

𥁑：甲骨文被释为盥字，其形象示皿中洗手之状。盥字说明远在商代及其之前很久，人们已十分重视保持手的清洁卫生，这显然对预防肠道疾病有着重要意义。

𥁕：沫字，其形象示人以手在皿中掬水洗脸面之状。这是远古人们注意个人卫生的优良传统。

𣽥：𣽥字，洗发、洗头也，释为沐。远古人之个人卫生注意到洗头、洗发是一大进步。这一进步自然与人们讲究美容与保持清洁相关联。将洗头发作为人们生活的一部分，显然与河浴带给人们的舒适感启发密切相关，经过无数次实践的感受与口口相传，逐步形成了原始人群的共识，形成了卫生习惯。

　　㿭：湔，洗也，其形象示人在皿中洗足之状。洗足虽然尚不如洗手对饮食卫生那么直接相关，但在甲骨文中已造出湔字，以强调洗足，更能说明商代对个人卫生的普遍重视，也是很有意义的。

　　㿼：温，此字象形一人在浴盆中洗澡之状，释为温字，还有将水加温沐浴之意，即温水澡。

　　或有认为殷商时期不但已经形成洗面、洗发的习惯，而且对洗面、洗发之用水还有着特别的要求，例如强调用潘，即用淘米水以增加光泽美观感。更或强调以"汤"（热水）洗足，这种在实践中积累的宝贵经验，一直一代一代地传承着，是我国人民远在原始社会晚期至殷商时期，对讲究卫生、预防疾病所作的一次重大的贡献。是中华民族的优秀文化传统。这些传统在殷商及其以后，更是得到了极大的丰富与科学的继承发扬，从而对保持人们的健康产生了很大的作用。

　　大傩与巫术驱疫思想：前已述及，巫之产生是社会进步，一部分人可以脱离体力劳动而转为知识领域的探索。在远古的原始社会，人们虽然逐渐脱离愚昧而开始探索为什么的时代，万物有灵仍然居于统治地位，山有山神，河有河神，疾病自然为疾病神所掌控，瘟疫之病乃瘟神所为。既然疾病与瘟疫均有神祇操纵，由他们降给人们疾苦灾难，很自然在互渗思想方法指导下，产生祈祷、咒禁……之仪式，以求有关神祇之保佑和免于疾病、瘟疫之灾难。这种"医疗"或寓有"预防"之祈祷方式、手段，曾在数万年乃至数十万年间居于主导地位，但这样的"医疗"模式并未完全取代朴素医疗实践经验的积累，以及人们对非药物医疗技术与药物治疗经验之再认识，甚至在巫神医疗中也往往有着与药物或非药物治疗的合并应用。例如：《周礼》"女巫掌岁时拔除衅浴"。郑玄注"岁时拔除，……衅浴谓以香薰草药沐浴"。甲骨文确切反映了商、周时期或其以前的有关状况，譬如甲骨文之"㼈"字，我国甲骨文专家胡厚宣先生释之为"小疾臣"，小疾臣即商代专管疾病之小臣，或即小巫。当统治者感受疾病时，就会令小疾臣通过占卜以问神祇、祖宗……寻求卜知吉凶或可否得愈。一般均期望通过占卜以求得愈，但也不乏卜问可否用按摩、艾灸等非药物方法治愈，或问能否用药治疗之。远古人类稀少传染病流行并不频繁，所以流行并不十分严重。但只要瘟疫流行，必然造成比一般疾病严重得多的杀伤力，也最易引起人们的恐惧，也最易将其病因归之为神鬼的役虐作祟，所以按当时之认识水平，在统治者圈子内几乎完全采用卜问、祈祷的方法，寻求疾病之治愈或免除瘟疫之降临，也就并非不可思议。

大傩是远古祈求神祇保佑健康不病的诸种仪式之发展，在统治者认识与思维方法的指导下，逐渐形成规范化制度，每年在一定时间举行大规模驱疫活动，其时间多在每年瘟疫最易流行前的冬春间举办。《周礼》对傩之记述：逐疫除不祥也；《说文》谓"驱逐疫鬼也"。所谓大傩，通俗地说就是巫师组织舞乐、享牲等活动讨好神鬼，使其不祸祟人们。《后汉书·礼仪志》总结前人大傩仪式甚详，足为范式者："先腊一日，大傩谓之逐疫，其仪：选中黄门子弟，年十岁以上，十二以下，百二十人为侲子。皆赤帻皂制，执大鼗。方相氏黄金四目，蒙熊皮，玄衣朱裳，执戈扬盾。十二兽有衣毛角。中黄门行之，冗从仆射将之，以逐恶鬼于禁中。夜漏上水，朝臣会，侍中、尚书……皆赤帻陛卫，乘舆御前殿。黄门令奏曰：'侲子备，请逐疫。'于是中黄门倡，侲子和曰："甲作食殇，胇胃食虎，雄伯食魅，腾简食不祥……穷奇腾根共食蛊……持炬火，送疫出端门……设桃梗、郁儡苇茭毕，执事陛者罢。苇戟、桃杖，以赐公、卿、将、军、特侯、诸侯云。"[①] 此举可谓举国上下以求健康无瘟疫之大典，反映了商、周前后相当长时期对疾病、瘟疫病因的思想认识及其对策方法。燃放爆竹之习俗，也即源于驱除疫鬼之仪式项目。前者以舞乐享牲媚神，后者则以爆竹巨响之声恐吓疫鬼恶神。

中医学思想之萌芽，亦即中国医疗保健由愚昧不知之原始状态到人们有了思维认识，从而对客观事物产生了探求因果的要求，从万物有灵、联系互渗到对疾病归因于鬼神作祟，导致对鬼神之献媚或恐吓以求免除灾害

---

① 司马彪：《后汉书志·礼仪中》，点校本，北京：中华书局，1965 年，第 3127—3128 页。

与疫病之办法频出，对抗或者顺从祈求免除其疾病或瘟疫灾害。如此原始思维方法，虽然对客观认识水平较低，但其探求未知之意需加肯定。

从理论上讲，巫产生之前人类对疾病之认识虽然十分低下，但克服自己疾苦的尝试，本能反射经验之总结，必定是数十万年甚至更久远的历史过程，才逐渐过渡到巫阶层的产生。巫医随即在前人经验的基础上，作出了他们的理论概括，使鬼神观念主宰了病因的解释与占卜疗疾方法之扩展。在这一思想主导下，使朴素经验的积累、提高受到了遏制。但从上述史实分析，遏制是存在的，这些思想方法虽然未能得到如同神鬼观念连篇累牍地提供给后世，但从早期神话传说故事中，从朴素经验的积累中，尚不难被识别、被分析而面后。

民俗、传说故事，甚至神话仍是原始医疗思想方法之认识的珍贵载体，是认识原始人医疗思维不可缺少的知识源泉，特别是我国独具的象形文字。因为，这些民俗与文字是多少万年前的经验传承与认识性总结。否则，是不会有商周的认识水平。总结其发展过程，原始人在医疗实践中，已逐步掌握了原始直观思维、推理判断思维、取象比类思维和相对对立及格致穷理思维能力。例如对病因的分析，不单重视鬼神，还重视伤折脱臼……对治疗不单重视祈祷占卜，还应用了按摩、热熨……这些都反映了原始人思维方法的进步。当然，这里所讲的原始人已初步掌握的种种思维方法，也只能是原始思维方法，与现代的这些方法还是有着原则的质的差异。中国原始社会人们在探索人体生理、解剖、病理以及认识疾病、防治疾病中，表现出了出色的认识论、方法论。

（李经纬）

第四节
中医学原始思维特征

从人类发展史讲，自猿人起我国人类已有 200 万年的历史。一般来讲，人类进入猿人时期，已具有了一定的思维能力，否则就不可能有打制石器。但是猿人期间，不论早期猿人还是晚期猿人，他们的思维能力都很有限。大约 30 万年前，猿人进化为古人，至 5 万年前古人又进化为新人。古人类学家对人类进化过程的划分除依据骨骼、体态的进化外，还有重要的一面，就是神经系统及大脑的进化，就是语言、记忆、思维的建立。距今 5 万年左右的许家窑人创造了飞石索，2.8 万年前的峙峪人发明了弓箭，距今 2 万年左右的山顶洞人采用多种工艺制作出十分精细的、可以缝制皮衣的骨针。足见新人以来由于人类大脑进化到一定水平之后，往事记忆能力增强，为积累原始生活知识创造了条件。原始生活知识的积累丰富了人类的思维内容。人类的早期思维主要是建立在直观思维基础之上的。现在让我们对原始中医学的思维特征作些探讨。由于受限于原始思维资料之缺乏，我们不得不借助商、周、秦、汉间所形成的若干理论认识予以分析研究。

一、关于原始医学思维问题

既往人们很少将医学知识的起源问题与人类进化史及人类思维进化史结合起来考察，那是因为建立在考古学及古人类学基础之上的人类进化史、人类思维进化史都起步较晚。历史进入 20 世纪 80 至 90 年代，我国古人类学家纷纷利用考古资料著书立说，将我国古人类进化史、人类思维进化史之内涵不同程度地展现在我们面前，为探讨我国医学知识的起源及我国的原始医学思维问题提供了可能。

原始医学思维的出现，是建立在人类远事记忆能力增强基础之上的。而远事记忆能力的增强，据考察是近 5 万年左右，当古人进化为新人（如许家窑人）的一大特征。假如许家窑人没有远事记忆能力，他们就不可能将狩猎中的经验积累起来进行总结提高而发明飞石索。

原始医学思维的出现与早期人类原始医事活动有关。如人类对水的认识过程：早期人类对水的依赖（如渴了要寻找水喝），那是一种本能行为；人类在生存活动中，难免掉入水中，最初掉入水中的人或冻或溺，九死一生，人们十分恐惧；当人类的大脑进化到可以积累经验，并从经验中认识到流水与静水、深水与浅水的时候；当天气炎热的时候掉入浅水中能体会到舒适感觉的时候，人们开始认识到水并不可怕，甚至当天气闷热时，便主动寻找浅水跳入以求避暑。当某些患有各类感染或者患有各种皮肤病的人们跳入水中避暑（浸泡）的时候，那些存在伤口的地方或痒或痛，并用手去摸去搔，或者剥掉已经泡软了的痂壳，这些举动无疑对于各种伤口的愈合是有益的。当人们的上述实践经过若干万年的积累与传承之后，至山顶洞人、裴李岗人时期，人们终于可以理解清清的溪流对伤口愈合是有益的，后来当人们伤口感染、经久不愈时，便在"求治愈欲"的支配下主动寻找溪流蹲在水旁洗涤……人类的这种在"求治愈欲"的思想支配下的主动行为包含了原始医学知识的积累与原始医学思想萌芽的双重过程。所以"原始医学知识的起源与原始医学思想的萌芽是一对'孪生'兄弟"。

二、直观思维

前文讲到人类对水的认识过程从始至终贯穿着直观思维过程。其实直观思维是新人以来人们认识事物的总体特征。新人离开了他们亲身经历的事物就无法借用推理判断方法认识事物。如许家窑人中的男子汉外出狩猎时，碰到一些小的野兽，如兔、野猫、狐狸等便顺手捡一块石头打去，有时也可打着猎物；当寻找不到石块时，有时也可能顺手拔起一株小植物连同带泥土的植物兜一同甩出，发现较重的植物兜在前，也可打着猎物；但刚拔的植物兜易破散，且打击力量不大，许家窑人的男子汉在上述直观思维的启迪下，为方便狩猎，便在平时将黄泥捏作一团，中间夹以树枝或藤条，待泥土干后，投掷较为顺手，也可打着猎物。但泥团易破，打击较大猎物难以致死。于是他们想到石质球状器，不知经过多少代人的努力，小石球终于在许家窑人手中诞生了，狩猎用的飞石索终于在许家窑人手中诞生了。

其实，许家窑人以降的峙峪人、山顶洞人、裴李岗人等他们对各类外伤中的疼痛、痈肿、齿槽脓肿所致痛的认识过程；给疼痛命名过程；他们给伤口中流动着的红色血液的命名叫"流血"等都是在直观思维过程中感知与命名的。我们曾分析过山顶洞人以来的人们对于"目之于色"的认识过程：当他们从强烈的阳光下走进黑乎乎的山洞时，感到眼前一片漆黑，本能地摇摇头，或本能地用手揉一揉眼球。当他们在山洞中多站一会儿以后，眼前又明亮起来，或者顺着某一缝隙射进来的一束光线望去，便感到这束光线给山洞带来一线生机。他们的上述审视过程，都是采用直观方法主动注意与观察自己身边的自然现象及生理现象的，他们的目的似乎在于探讨"目之于色"的生理功能，人们对"目之于色"的认识深化了，从医学理论讲，作为医学知识的人体生理学已处于萌芽状态。

我们说直观思维是新人以来人们认识事物的总体特征，在科学知识不发达的殷商时期人们的直观思维仍然占着十分重要的地位。甲骨文史料告诉我们，殷人已命名疾病 34 种[1]，已有"内病"与"外病"之分，但在多数情况下它仍属于直观认识范畴。如依局部解剖部位命名：疾首、疾目、疾齿、疾足。属于内病的命名，如腹不安、疾软、疾心等。殷人对于内病的认识多数是从临床表现中依直观感知而命名的，如前所述。

直观思维在原始中医学知识的积累与发展中起着重要的作用。

---

① 袁庭栋、温少峰：《殷墟卜辞研究——科学技术篇》，成都：四川省社会科学院出版社，1983 年，第 299—348 页。

三、推理判断思维

人类的思维有一个发展过程，如果人类单凭直观思维认识世界，那么人类就无法改造世界。假如人类的原始思维仅停留于"领悟"，而不在"领悟"的基础上作推理判断思维，那么人类的思维就会停顿下来，因此世界上的事物就不可能向前发展。

原始人类从何时开始才具有了推理判断的思维能力呢？从整个人类的发展史讲：由于各氏族处于人类发展的阶段不同，他们所积累的原始知识的数量不同，他们所掌握的原始知识的层次不同，因而他们进入推理判断阶段的时间也有差异。在中国，以吴越、中原文化发展为例：属百越范围的河姆渡遗址曾出土过人工种植的水稻，说明我国的种植农业在 7000 年前已有了一段相当长的发展史了[①]，许多学者推导我国的种植农业大约起步于全新世早期，与传说中神农氏所属年代大体一致，已有近万年的历史。我们认为：这一推导，与河姆渡人工种植水稻的发展历程应该是一致的。河姆渡人的业绩不仅在水稻，而且还有原始纺织、编织、建筑、水运等许多反映原始科学水平的遗存，都证明河姆渡人的思维早已从直观思维中解脱出来。在河姆渡人以前人们已经积累了较多的原始生活知识，已经具有了推理判断的能力。我国素以生产陶器著称，考古证明我国的红陶史已有 8000 年历史，著名的仰韶彩陶文化在世界文明史上首屈一指。彩陶所代表的不仅是陶器史，彩陶之彩色图案是原始社会中华民族先祖们所创造的丰富的文化内涵的集中体现。它反映了人们的推理判断思维能力是很强的。但是由于历史的原因及医学发展的特殊性，在考古史料中尚无史料证明河姆渡人时期、仰韶文化时期我国的先民们已在原始医疗实践中采用推理判断。但历史跨越数千年，殷商时期殷人的推理判断思维能力表现，为我们提供了有力的证据，填补了历史的空白。

在传统中医理论中，"心之官则思"早已被视为真理。一般认为它产

---

① 　浙江省博物馆自然组：《河姆渡遗址动植物遗存的鉴定研究》，《考古学报》1978 年第 11 期。

生于秦、汉，其实它产生于殷商。殷商时期由于各类原始科学技术的迅猛发展，包括青铜铸造等高科技技术的发展，对文字提出要求，促进了甲骨文的诞生与发展。应该说殷商甲骨文的创造与逐步规范化，是在数千年陶文化发展的基础上发展起来的。每一个甲骨文字的创造，几乎都包含了造字者发达的推理判断思维能力，在前节我们已通过大量甲骨文字做了论述。如殷商时期，人们对心的解剖部位早有"目染"，在反复的"目染"中，对心的生理功能也开展了推导。于是人们有了造出一个"心"字的迫切要求。由此出于造字的目的，造字的人们对人体心脏开展了有目的的反复解剖，先后造出了五个心字[①]，甲骨文中出于不同时代的五个心字证明了殷人在 200 余年的解剖实践中基本摸清了心脏内外的解剖结构特征。结合纣王"吾闻圣人心有七窍"分析，那时的人们已将人的思维功能赋予心脏了。这种"赋予"没有实验依据，是建立在"人有思维能力，心脏有搏动；当心脏停止搏动，人的思维能力也停止"基础之上的。从思维方法讲，纯属推理判断。因此我们说推理判断是殷商时期创建中医学理论的另一个重要思维方法。

四、格致与穷究思维能力

我国古代有一种学术思想支配着人们的言行，这个学术思想就是格物致知，就是穷究精神。一般认为格致思维产生于两周，其实不然，进入新人以来，我国先民就养成了对未知事物穷追到底的格致精神。山顶洞人如果不在"格致"的思维过程中追索，能够采用原始综合工艺制作出可以缝制皮衣的骨针吗？早在数万年前中华民族的先祖们就在征服自然的斗争中养成了对事物的格致与穷究精神。

从传统文化分析，格致思维首见于《礼记·大学》："致知在格物，物格而后知至。"说明了对事物的穷究根由。春秋鲁国的孔夫子十分注重穷

---

① 严健民：《论殷商时期的心脏解剖》，《同济医大郧阳医学院学报》1992 年第 2 期。

究。"学而不思则罔，思而不学则殆。""多闻阙疑，慎言其余。"①以及"疑思问"②等都充分反映了孔子的严格治学与穷究精神。"易穷则变"(《周易·系辞》)、"穷天地，被四海……矢志不渝"(《管子·心术》)都是中国先民们穷究精神的写照。假如用格致精神来考察我国殷商至两汉中医学理论的发展情况，不难看出是格致与穷究精神支配着先民们，医家们抓着人体调节理论不放，进行了长达数千年锲而不舍的追求，创造了独具中国特色的脏腑、经脉调节理论。

我国的人体心—经脉调节理论，源于殷商末期人们对心脏的生理功能及心脏底部几条大经脉的认识，到春秋齐景公时，便有了"心有四支，故心得佚焉"③之说；四经调节理论继续发展，丰富了经脉主病内容，发展为十脉及指导灸疗的十一经脉理论④，两汉时期经脉学家又借天文、历法中的周而复始理论完善经脉学说，借自然界的十二条江河水系，发展为"循环往复，如环无端"的十二经脉理论。在十二经脉理论完成之后，医家又结合临床取自然界的风寒可使水结冰之象，类比于经脉中流动的血液进行推导，从此经脉理论与风寒结合派生出风寒致病理论及"通则不痛，痛则不通"等三条疼痛理论，指导临床数千年。因此，我们可以说殷商至两汉的千余年间是格致与穷究精神促进了心脏大体解剖的完成，促进了人体经脉学说的诞生，促进了中医理论的深化、发展与形成。

五、相对对立思维方法

我们的祖先在"日出而作、日入而息"的习俗中，在水旱交替的变迁中，在风雨寒暑及春萌秋杀的生活环境中领悟到许多相对对立事物的存在，并逐步形成了一些相对对立的概念，如发明弓箭的峙峪人他们对于坚

---

① 《论语·为政》，天津：天津古籍书店，1988年，第6—7页。
② 《论语·季氏》，天津：天津古籍书店，1988年，第71页。
③ 《晏子春秋·景公从畋十八日不返国晏子谏第二十三》，北京：中华书局，1962年，第83页。
④ 马王堆汉墓帛书整理小组编：《五十二病方》，北京：文物出版社，1979年，第1—19页。

柔、锐钝、曲直的相对性质领悟较多。距今 6000 余年的半坡人在陶器上留下了许多陶文，如 ⚊、⚌、⚍、⚏、⚎ 等等都具有浓厚的相对对立概念的性质。

原始人类在对自然界直观认识的过程中建立起来的相对对立概念，后来发展为辩证思维，大禹治洪水时吸取先人的治洪经验，从"堵"改作"导"，成功地将洪泛引入江海，充分显示了禹的辩证思维才能。在传统文化中如诗、书、易、礼及诸子著作中辩证思维的内容十分丰富。将辩证思维引入医学首见于《周易·噬嗑》："噬肤灭鼻，剽刚也。"《左传·僖公十五年》："阴血周作、张脉偾兴、外强中干"，以及秦医和的六气致病理论都是先辈们采用辩证思维探讨医理的尝试；在仓公 25 例诊籍及八问中，仓公熟练地利用阴阳学说解释了许多生理病理现象，成为传统中医理论中的重要组成部分。一般认为仓公诊籍早于《内经》，是因为自司马迁以后没有他人更改、修饰的原始医案，具有重要的医史学意义。考古史料证明：长沙马王堆出土的两种十一脉灸经及《五十二病方》《养生方》等许多医理的建立都充分显示了辩证思维的能力。江陵张家山《脉书》和甘肃《武威汉代医简》，无不包含着先辈们采用辩证思维观念建立医学理论的内容。今本《内经》中的"阳予之正、阴谓之主"，"阴在内、阳之守也；阳在外，阴之使也"和"阴平阳秘，精神乃治"成为 2000 余年来中医辩证思维的核心。由原始相对对立概念发展而来的辩证思维，是建立传统中医理论的重要思想武器。

六、取象比类思维方法

原始人类发展到一定阶段后所获得的一些思维能力，是建立在大脑发育与大脑生理功能逐步进化基础之上的。早期人类的思维能力都比较简单，当人类进化为智人后，人类的思维能力有了飞速发展。当人们对自身的生、老、病、死现象，情感、思考问题等有了一些粗浅的认识以后，他们又将人类的这些生理现象推断到天上的星辰、地面的山川及动、植物，认为它们都如同人类一样有生命、有情感。这就是法国学者列维·布留尔的人类的原始思维——互渗律①。可见原始思维除直观思维外，还具有拟人化的思维内涵，具有类比、比拟、比照等功用。

《周易·系辞》："是故易也者，象也；象也者，像也；像，相似之谓也。"孔颖达疏曰："谓卦为万物象者，法象万物。"可见，取象比类就是人们在思考问题的过程中取已知的自然之象或已知的事物类比于需要说明的问题；换句话说，是人们取已知甲对象的某些已知属性类比于乙对象，推导出乙也可能存在与甲相同的某些性能的一种思维方法，可见互渗律是将人类的情感等比拟于他物；取象比类则是将已知的事物通过类比、推导，用于需要说明的问题。取象比类在我国有一个发展过程，如"仰则观象于天"。除了可以弄清"天"的某些规律外；也为利用"天象"（如北半球可见的北斗七星现象及金星之春启明、冬长庚现象）类比于人事积累了知识。当人们根据许多植物春萌、夏长、秋收、冬藏规律总结出："天地欣合，阴阳相得……草木茂""天地之道、万物自然"及"天地之道，寒暑不时则疾"①等一系列朴实无华认识的时候，取象比类为进一步认识事物（含医理）创造了条件。取象比类在中国传统文化中使用频率很高。《诗》《书》《易》《礼》《春秋》等诸子百家均广泛采用。在《内经》理论的形成过程中，依取象比类说明人体生理病理的事是很多的，以下仅从三个方面做些介绍：

（一）取已知的天象、历法知识与人体生理、病理相参

《素问·阴阳应象大论》曰："地气上为云，天气下为雨，雨出地气，云出天气。"这是当时已知的气象学知识，古人在这里将已知的气象变化过程类比于人之生理。指出："故清阳出上窍，浊阴出下窍，清阳发腠理，浊阴走五脏。"这里的"清阳"指五谷在胃中腐熟之后的精微物质。"浊阴"指胃肠中的食物残渣。并将"清阳"类比于"天气"，将"浊阴"类比于"地气"，在古人看来利用"天气"和"地气"之变化规律，比较合理地解释了消化生理及体内某些新陈代谢的规律②。历代学者认为这种比拟是合理的、成功的。《素问·六节藏象论》在讲古历法理论时曰："……日行一度，月行十三度而

---

① 朱狄：《原始文化研究》，北京：生活·读书·新知三联书店，1988年，第59—61页。
② 《史记·乐书》，西安：三秦出版社，1990年，第719—721页。

有奇焉，故大小月三百六十五日而成岁，积气余而盈闰矣。"这是已知的古四分历历法理论。在这段文字中按古四分历大小月推算应为"三百五十六日（或三百五十五日）而成岁"，因而才产生"积气余而盈闰"的十九年七闰制。古历法中的盈闰理论，即有余不足理论或损有余而补不足理论，被《内经》中广泛采用。在《内经》成书的数百年间，各篇作者采撷了当时的许多科学成就类比于医理，取得了很好的效果。"五脏者，所以参天地、副阴阳而连四时"就是将已知的某些天地之自然现象及四时变化规律类比于五脏生理功能提出来的。历代学者都将上述诸多内容视作传统中医理论中的"天人相应整体观"。从《内经》中的许多资料分析，"天人相应"应指人类在长期的进化历程中，每向前发展一步，都接受天地之自然现象（因素）的制约。《内经》中的"天人相应观"是合理的。《内经》中的"天人合一""天人感应"问题，它的内涵略有区别，尤其"天人感应"，强调"天"与"人"的相类、相通；强调天有意志，能干预人事；人的行为也能感应上天；自然界的灾难和祥瑞表示天意对人的谴责和嘉奖。国内外历代统治者恰恰是利用了这一"天威"统治着臣民。所以"天人感应"属于社会学范畴。

古代医学家取已知的天象、历法知识，类比于人体生理、病理，为创立传统中医理论作出了一定贡献。

（二）取"寒则地冻水冰"类比于人体生理病理

在人类的生活史上长期与风寒搏斗，"天寒地冻"或者"寒则地冻水冰"现象早已司空见惯。医家正是在这一认识基础上联系到风寒对人体经脉、血气的影响。他们观察到"天地温和，则经水（较大的河流）安静，天寒地冻则经水凝泣；天暑地热，则经水沸溢；卒风暴起，则经水波涌而起"等自然现象。古代医家依上述自然现象推断（类比）风寒侵入人体后的变化，指出："夫邪之入脉也，寒则血凝泣……""寒则地冻水冰，人气在中，皮肤致，腠理闭，汗不出。"认为风寒致病的病理机制是"积寒留舍，荣卫不居"，导致"卷肉缩筋，肋肘不得伸……"。最为可贵者，古代医家还由此引申出数条疼痛假说，指导中医临床2000余年。如"寒气入经而稽迟，泣而不行，客于脉外，则血少；客于脉中则气不通，故卒然而痛"。这则假说则是有名的"通则不痛，痛则不通"。"寒邪客于脉外则脉寒，脉寒则缩踡，缩踡则外引小络，故卒然而痛"以及"风寒湿气客于分肉之间，迫切而为沫，沫得寒则聚，聚则排分肉而分裂也，分裂则痛"等秦、汉时期的疼痛理论假说，都是建立在取已知的风寒导致"地冻水冰"基础之上的。在治疗方面古代医家亦取已知风寒知识进行类比："善行水者，不能往冰；善穿地者，不能凿冻；善用针者，亦不能取四厥。"强调："故行水者，必待天温，冰释，冰解，而水可行地可穿也。"进而类比指出："人脉犹是也，治厥者，必先熨调其经，掌与腋、肘与脚，项与脊以调之。火气已通，血脉乃行"，然后再根据病情采取治疗措施。上述医疗思想至今仍不失色。

（三）取"流水不腐、户枢不蠹"类比于人体血气、痈病理论

我国先民对痈病的认识，在殷墟卜辞中已有记载。那只是对痈病外型的描绘，秦朝吕不韦组织学者在修《吕氏春秋》时，于《尽数》篇中取那一时期人们已经观察透彻的自然现象，"流水不腐"及"户枢不蠹"是因为"流水"和"户枢"长期处于运动状态的原因。人们将这两组自然现象类比于人体生理和病理，指出："形气亦然。形不动则精不流，精不流则气郁，郁处头则为肿为风……"，"流水不腐"帮助人们深刻认识"形不动则精不流"是痈病产生的根本原因。

"形不动则精不流"成为《内经》许多篇章中论述痈病病理的重要理论。如"……营卫不行，乃发为痈疽"，"……邪溢气壅，脉热肉败，荣卫不行，必将为脓"，"寒邪客于经（脉）络（脉）之中则血泣，血泣则不通，不通则卫气归之，不得反复，故痈肿"。取"流水不腐、户枢不蠹，动也"之自然现象类比于气血，推导出"形不动则精不流"这一生理现象及"精不流则气郁"的病理过程，指导了秦、汉中医理论的发展。

许多史料证明原始中医学的产生是朴实无华的。新人以来的中国人在与各类外伤、痈肿及内病的斗争中，他们的思维特征除直观思维方式外，还表现为推理判断、格致穷究及取象比类思维方式，都具有原始思维性质，是中国人的原始思维促进了早期中医学的发展。

（李经纬　严健民）

第二章
中医学思想基础

　　中医学的思想基础，系指中医学的科学思想、技术思想的线索或思维过程、思维方式的渊源和发展的根本或起点。它们是中医人员在医疗实践中所形成的关于科学和技术活动本身的理性认识。其科学思想的基础是实证和逻辑的统一，仅有实证形成不了思想，仅有逻辑难以保证其成为科学。而技术思想的基础，它是科学性、创造性和社会性的统一。中医学的科学思想和技术思想及其基础是有区别的，但从历史和现实来看，二者又是紧密相联的，往往又难以截然区分。由此，我们对中医学的科学思想和技术思想一并从结构上加以论述，大体分四个层面，医学目的和医学观、医学方法论、临床操作原理、中药学理论。

第一节
医学目的——医乃仁术

在医学思想中，指导医生行为的思想是最为重要的，在明确医生个人行为的基础上，又发展为对行业行为的要求，这些都反映在医学目的论中。

中国古代医学家对于医学目的有很精辟的论述，如汉代名医张仲景在《伤寒论·序》中说："上以疗君亲之疾，下以救贫贱之厄，中以保身长全，以养其生。"历史在发展，当代医学对于目标的追求还要考虑心理健康，保护环境，控制人口，以实现全人类的可持续发展等。医学目的是全社会的，它包括普遍享有，全面受益，平等接受，公平负担，代间互助，明智分配，有效治疗，优质关怀，有效管理，个人选择，专业尊重，公平程序等价值和操作原则。由此目标而确立的行为要求，用中国传统医学所崇尚的"医乃仁术"的提法来概括，可谓恰切之至。这一观念得到了历代医家的认同，如《重刻本草纲目序》所言："夫医之为道，君子用之以卫生，而推之以济世，故称仁术。"

随着社会的演进，尽管医学目的向多元化发展，但"医乃仁术"仍为医学目的的核心思想。"医乃仁术"这一思想的形成，总的来说，是社会伦理、宗教民俗、科技文化的综合。在几千年的中国文化发展史上，先秦有诸子百家，汉代以后又有儒家、道教、佛教等诸多思想派别和宗教，但儒家文化一直为主流文化，儒家所提倡的仁学是儒家思想的核心，"医乃仁术"是仁学在医学的反映。汉、魏以后，道家、佛家等也形成了医学学派，也有不尽相同的医学实践和目标，如道家追求长生不老和仙术，佛家医学重形体和外功，但道、佛两派医学在医学目的上，也都尊崇医乃仁术的信条。可以说，对医学目的的选择上，儒家思想的影响最为根深蒂固。下面就以医乃仁术为纲目，援以诸子各派，阐述医乃仁术的各方面含义和形成的思想基础。

一、倡仁修德，博施济众

中国古代，从《周易》到孔孟，都讲求人在社会上要积善修德，孔子创立儒家学派以后，便竭力倡导仁学，这种思想也成为中华民族思想的主流，反映在医学里，便把仁当作医学的目的。

《周易·坤》说："积善之家，必有余庆；积不善之家，必有余殃。"说一贯做好事的人家，必然获得许多的快乐和幸福；一贯做坏事的人家，必定遭到很大的灾祸和惩罚。孔子以修德为义理的原则，说："德之不修，学之不讲，闻义不能徙，不善不能改，是吾忧也。"孟子则进一步说："仁者爱人，有礼者敬人。爱人者，人恒爱之；敬人者，人恒敬之。"这些思想渗透到医学中，铸成了医乃仁术的医学目的论。

历代名家都认为医学是仁术，强调对任何病人都要关心、体贴、爱护，做到竭诚尽智、全力救治。孙思邈主张不分贫富贵贱，一视同仁。他说："凡大医治病，必当安神定志，无欲无求，先发大慈恻隐之心，誓愿普救含灵之苦。若有疾厄来求救者，不得问其贵贱贫富、长幼妍媸、怨亲善友、华夷愚智，普同一等，皆如至亲之想。"凡属患者求治，当医生的应当摒弃一切私心杂念，不问病人贵贱贫富、年龄老少、容貌美丑、聪明愚蠢，也不管他属何民族，都要精诚诊治，把所有病人都当作自己的至亲好友看待。北宋唐慎微的医技十分高明，"治病百不失一"，凡病家来请，"不以贵贱，有所召必往"。元朱震亨主动去贫病之家诊治，尤其照顾"困厄无告"的病人。相反，对于那些颐指气使、盛气凌人的豪贵，不仅不予逢迎，而且敢于藐视。有一次，"权贵人以微疾来召，危坐中庭，列三品仪卫于左右。先生脉已，不言而喻。或追问之，先生曰：三月后当为鬼，犹有骄气耶？"对于列三品仪卫以逞威风的权贵，朱氏不屑与之言，而对贫苦患者却热忱相待，表现了古代良医那种刚正不阿的精神。

明代医学家龚廷贤主张"博施济众"，强调"贫富虽殊，药施无二"。

他对当时社会那种重富轻贫的风气很不满。曾在所著《万病回春》中写道："今世之医……每于富者用心，贫者忽略，此固医者之恒情，殆非仁术也。以余论之，医乃生死所寄，责任非轻，岂可因贫富而我为厚薄哉！"龚氏认为，治病以贫富分厚薄，是很不人道的，违背了医生的职守，因而予以批评。明代陈实功对贫苦患者尤为关怀，他在所著《外科正宗》中说："凡病家大小贫富人等，请观者便可往之，勿得迟延厌弃。"又说："贫富之家，及游食僧道衙门差役人等，凡来看病，不可要他药钱，只当奉药。再遇贫难者，当量力微增，方为仁术。不然有药而无火食者，命亦难保也。"陈氏悉心专攻外科40余年，毕生治愈的人无数，其中有相当一部分是贫苦患者。对于个别极端贫困的病人，他不仅免费供给医药，还酌情赠送生活费。这种博施济众的精神，一直为后人所传颂。

治病贵速，一发千钧，凡病家有请，就得不顾艰险疲劳，立即出诊。孙思邈对于求治的患者，总是有求必应，做到了"勿避险巇，昼夜寒暑，饥渴疲劳，一心赴救"。北宋唐慎微应诊也是"寒暑雨雪不避"。元代朱震亨更是不惮路途远近，有请必往。"四方以疾迎候者无虚日，先生无不即往，虽雨雪载途，亦不为止。仆夫告痛，先生谕之曰：病者度刻如岁，而欲自逸耶？婺人求药无不与，不求其偿。其困厄无告者，不待其招，注药往起之，虽百里之远弗惮也。"四方有请，朱震亨随时启程，风雨无阻。其仆人为了照顾他的健康，曾代为向病家诉说辛苦疲惫，要求免予出诊。朱氏得知以后，便启发开导仆人说："病人度日如年，痛苦不堪，当医生的怎能自图安逸呢？"说罢拎起药箱出诊，甚至往返百里以上也在所不辞。

治病不分生熟亲疏，即使是有宿怨旧恨的人家，也绝不拒绝诊治。在这一方面，明代万全做得很突出。他不念旧恶，不计前仇，曾经千方百计地救治好一怨家小儿的危重病症。万全在所著《幼科发挥》中记载：怨家胡元溪，有个四岁的儿子患咳嗽吐血，遍延名医，百治不愈。无可奈何，只好来求万全。万氏"以活人为心，不记宿怨"，立即前往病家诊察。经过确诊以后，便诚恳地对胡元溪说，此病"可治，吾能愈之，假一月成功"。万氏当即处方治疗，服药五剂以后，"咳减十分之七，口鼻之血止矣。"不料胡元溪嫌其子之病愈"太迟"，而且"终有疑心""终不释疑"。总认为万全与自家有嫌隙，不一定会用心治疗，便决计换请别的医生，于是"又请万绍治之"。按理说，万全完全可以撒手不管了，可是当有人劝说他离去时，万氏却说："彼只一子，非吾不能治也。吾去彼再不复请也。误了此儿，非吾杀之，亦吾过也。且看万绍用何方，用之有理，吾去之。如有误，必力阻之；阻之不得，去未迟也。"看了万绍新开的处方以后，万全认为药不对症，服了有危险。于是诚恳地劝阻说："此儿肺升不降，肺散不收，防风、百部，岂可用耶？"万绍却拒不采纳，反而强辩说："防风、百部，治咳嗽之神药也。"胡元溪亦从一旁附和说，"这是秘方"。万全十分严肃地说："吾为此子忧，非相妒也。"他不忍见死不救，临行之际，还再次看望患儿。"抚其子之头曰：且少吃些，可怜疾之复作奈何？嘱毕不辞而退。"果然不出所料，病儿服了万绍的药，才一小杯，咳复作，气复促，血复来如初。其子泣曰："吾吃万先生药好些，爷请这人来，要毒杀我！"至此，病情急转直下，眼看就有生命危险。胡元溪的妻子"且怒且骂"，胡元溪本人也开始后悔。在这千钧一发之际，只好再次来请万全。万全并不计较，只是诚恳地劝告说："早听吾言，不有此悔。要我调治，必去嫌疑之心，专付托之任，以一月为期。"结果只花了 17 天的时间，就把患儿治好了。这不仅在古代是难能可贵的，即使在今天，也是不可多得的。万全心怀宽广、情操高尚，将个人恩怨置之度外，一心以拯救患者为务，这种高尚的品德，堪称医生之楷模。

二、热爱事业，勤学苦练

《周易·乾》说："天行健，君子自强不息。"认为天地永恒运动着，人应该图强向上，永远向前。对于事业，《论语·雍也》说得好："知之者，不如好之者；好之者，不如乐之者。"这段话揭示了这样一条真理：勉强学习的人，不如爱好学习的人，而爱好学习的人，又比不上以学习为乐趣的人。当医生的尤其是这样，只有无比热爱自己的专业，并以从事医学专业为乐时，才有可能最大限度地发挥其聪明才智，也才有可能真正做出成绩来。晋代杨泉在《物理论》中说："夫医者，非仁爱之士，不可托也；非聪明理达，不可任也；非廉洁淳良，不可信也。是以古之用医，必选名姓之后，其德能仁恕博爱，其智能宣畅通解……贯幽达微，不失细小，如此乃谓良医。"这就是说，医学不是随随便便可以学好的，也不是随便什么人都可以当医生的。因此，古人对医科学生的挑选十分严格，必须品德高尚，热爱医学专业，加上聪明好学，才有可能获选。《素问·金匮真言论》明确提出："非其人勿教，非其真勿授。"不是适合于学医的对象，绝对不教；不是准确无误的医学知识，也绝不传授。长桑君收扁鹊为徒，乃是经过"出入十余年"的观察了解，知道"扁鹊非常人"，才把全部秘方书传授给他。公乘阳庆为西汉医学名家，他因家资殷富，从不轻易给人看病，更不受授学徒，就连子孙也不教。当他看到淳于意十分酷爱医学，而对待老师又很恭谨时，便破例收了这个学生。并且很高兴地说："我家给富，心爱公，欲尽以我禁方书悉教公。"据宋濂《丹溪先生墓志铭》记载，元代朱震亨 30 岁时始攻《素问》，40 多岁时游学各地，遍访名师。当他得知在武林（杭州）修道的罗知悌擅长医学时，便毫不犹疑地前往拜师。罗知悌是金代刘完素的再传弟子，旁通张从正、李杲的学说，颇负盛名，但为人很傲慢。朱震亨前后往返十次，罗氏竟不接见。朱震亨求师心切，并不因此而灰心，恰恰相反，他"志益坚，日拱立于其门，大风雨不易"。此种精神，使罗知悌深受感动，于是整理衣冠出来接见。交谈甚欢，有如故旧，只恨相见之晚。罗知悌尤喜朱氏之精诚好学，便倾囊倒箧，和盘托出，将全部医术传授给他。

东汉张仲景年轻时曾跟从张伯祖学医，由于刻苦钻研，勤学苦练，后来医术"精于伯祖"，竟是青出于蓝。他对医学的高度热爱和重视，已在《伤寒论·自序》中款款抒诚。他批评当时的士大夫"曾不留神医药，精究方术"，只知道"竞逐荣势，企踵权豪，孜孜汲汲，唯名利是务"，指斥他们是蒙蒙昧昧的"游魂"。张氏处在战祸绵延、疫病猖獗流行的东汉末年，到处是"白骨露于野，千里无鸡鸣"的惨状。张氏家族原为南阳郡的世家大族，一向有200多口人（也有认为是200多户的）。可是从建安元年（196年）以来不到十年的时间，竟有2/3的人罹病死去，其中死于外感发热之伤寒病症的占了7/10。严酷的现实迫使他更加重视医学的研究，于是悉心钻研《素问》和《九卷》（即《灵枢》）、《八十一难》（即《难经》）等古典医学名著，结合自己丰富的临床实践经验，终于写出了《伤寒杂病论》这部不朽的名著。现存的《伤寒论》和《金匮要略》两书，实质上就是由此书一分为二的。张氏不仅有功当世，而且泽及后世子孙，后人因而立祠纪念他。不仅在他的家乡南阳一带建有医圣祠，外地亦有纪念性建筑。据《长沙县志》记载，长沙原有一所张公祠，"建在湘城中贤良祠之西，祀汉太守张机，字仲景。汉代时长沙大疫流行，治法杂出，公为作《伤寒论》《金匮方》行世，全活无数。祭法曰：有功德于民者则祀之，此之谓也。"由于张氏的研究成果能为子孙后代造福，所以人们纪念他。

《素问·灵兰秘典论》说："至道在微，变化难极。"张仲景的《伤寒论·自序》也说："自非才高识妙，岂能探其理致哉！"医学的道理很艰深，疾病的发展千变万化，若非多闻博识、勤学苦练，又怎么能掌握它呢？很难设想，一个坐井观天、孤陋寡闻的人能够精通医学。究竟医生应当具备什么样的知识结构？对于这个问题，历代医家多有论述。《素问·著至教论》提出：一个好的医生必须"上知天文，下知地理，中知人事"。《素问·阴阳应象大论》又说："治不法天之纪，不用地之理，则灾害至矣。"东汉华佗之所以在医学上造诣很高，与他"游学徐土，兼通数经"是分不开的。张仲景强调"勤求古训，博采众方"，认为自己绝非生而知之者，必须通过后天的刻苦学习来掌握方术。晋代皇甫谧家贫好学，常常"带经而农"，一边生产，一边读书，文、史、哲、医各方面的书籍都读。直到中年得了风痹症，处于偏瘫状态，仍然"耽玩典籍，忘寝与食，时人谓之书淫"。他几乎读遍了州郡的藏书，竟至直接写信向晋武帝借书，晋武帝便赠送了他一车书。其嗜书成癖，亦可见一斑了。晋代葛洪家贫，常"饥寒困瘁，躬执耕穑"，自恨"农隙之暇无所读"，便千方百计借书。"乃负笈徒步行借，又卒于一家，少得全部之书。益破功日伐薪卖之，以给纸笔"。他背着书箱，到处借书，很难在某一人家借到所需之书。于是起早贪黑，上山砍柴变卖，换来纸笔抄书。劳动时，还经常用树枝在田头地边练字，"常乏纸，每所写，反复有字，人鲜能读也"。由于缺乏纸张，常常在每张纸的正面和反面都写上字，致使别人很少能看清。即使在这样艰苦的条件下，仍然博涉群籍，"但贪广览，于众书乃无不暗诵精持，曾所披涉，自正经诸史百家之言，下至短杂文章，近万卷"。后来他在医药学和其他学术上有的很高造诣，与他勤学苦读是分不开的。

孙思邈主张医生博览群书，认为医学、史学、哲学、文学、天文、地理等，都要阅读，才能于医道无所窒碍。否则如"无目夜游，动致颠殒"。李时珍更是一位博学多才而又刻苦钻研的典型。他曾向王世贞作自我介绍说："长耽典籍，若啖蔗饴，遂渔猎群书，搜罗百氏。凡子史经传，声韵农圃，医卜星相，乐府诸家，稍有得处，辄著数言。"他以学习作为生活中的最大乐趣，读书就像吃甘蔗饴糖一般。他广为涉猎，除了医书之外，文学、史学、哲学、语言学、音韵学、农学、天文、历法，乃至诗歌小说，无不披阅浏览，只要遇上有关医药学的内容，就立即加以摘录。这就为他后来编书准备了充分的条件。

明代徐春甫说："医学贵精，不精则害人匪细。"南齐褚澄在《褚氏遗书·审微》中说："病有微而杀人，势有重而易治，精微区别，天下之良工哉！"他们的话是对的，一个医生必须技术专精，否则就会贻误人命。技术低劣的医生，可以把轻病患者治死；而技艺高超的医生却能化险为夷，使垂危病人得救。《难经·十三难》指出："阳绝补阴，阴绝补阳，是谓实实虚虚，损不足，益有余，如此死者，医杀之耳。"因此，当医生的绝不能浅尝辄止，"不得道听途说，而言医道已了"，甚至略略记下几个处方，就以为"天下无病可治"，那样只能误己害人。医学知识的精与博是辩证的统一，没有博就不可能精，而只博不精也不能解决问题。要学好专科，首先必须学好基础知识，要攻外科，必须先学内科。明代李梴在《医学入门·习医规格》中说得好："如欲专小科，则亦不可不读大科；欲专外科，亦不可不读内科。盖因此识彼有之，未有通于彼而塞于此者。"知识就好像连通器，是彼此渗透、相互补充的。古代许多医学名家，常内、外、妇、儿、五官、针灸各科兼通，如扁鹊、华佗、孙思邈等无一不是如此。

在儒家为实现仁政而努力和献身精神的影响下，从医人员历来重视事业心和不懈努力。古今以来凡是卓有成就的医药学家，没有一个是不热爱本专业的，也没有一个不乐意为医药事业献身的。如果朝秦暮楚、见异思迁，没有牢固的专业思想，是任何成绩也做不出来的。

三、认真负责，作风正派

孔子提出了社会的文明礼貌原则，指出"非礼勿视，非礼勿听，非礼勿言，非礼勿动"。做事要以"九思"的态度认真负责，九思是"视思明，听思聪，色思温，貌思恭，言思忠，事思敬，疑思问，忿思难，见得思义"。这些高标准的人格信条，将使医生在以仁术为目标的实践中形成良好的医德医风。

医生一生系着病人的安危，凡看病施治，必须严肃认真、一丝不苟，切忌粗心大意、敷衍塞责。《素问·征四失论》就曾指斥过那些看病草率的庸医，指出他们"诊病不问其始，忧患饮食之失节，起居之过度，或伤于毒。不先言此，卒持寸口，何病能中，妄言作名，为粗所穷"。诊病之时，不详细询问饮食起居情况、起病始因经过，仓促之间，只抓住两手寸、关、尺三部切脉，又怎么能中肯地分析出病情来呢？至于妄评辩说，巧立名目，实乃诳言惑众，只不过是取败之道而已。对于这种粗心大意的庸医，张仲景有过更为严厉的批评。他在《伤寒论·自序》中写道："省病问疾，务在口给，相对斯须，便处汤药。按寸不及尺，握手不及足；人迎、趺阳，三部不参；动数发息，不满五十。短期未知决诊，九候曾无仿佛；明堂阙庭，尽不见察，所谓窥管而已。夫欲视死别生，实为难矣。"这种不负责任的医生，看病只满足于花言巧语的口头应付，望诊病人，装装样子，相对片刻，就随随便便开个处方。诊脉更是不全面、不细致，连寸、关、尺三部的脉象都未摸清，甚至切脉的搏动不够 50 次就停止按脉，致有反映脏器衰弱的代脉亦无法发现。患者最近期间的病情尚不能判断，对于全身的症状，更是毫无印象。这样的医生又哪里谈得上什么"视死如生"呢！

不仅诊察情志病需要认真仔细，而且有些外感病也不是轻而易举就能观察出来的。清代陆以湉在《冷庐医话》中记载：安徽太平县有个名医叫崔默庵，有一次出诊一位新婚的男青年。这个青年正在出痘，"遍身皆肿，头面如斗，诸医束手。"崔氏诊之，觉得"六脉平和，唯稍虚耳，骤不得其故"。因出诊路远，崔氏腹饿，便在患者床前吃饭。只见患者目眶尽肿，却用手擘开眼皮看医生吃饭。崔氏问他想不想吃东西？回答说，非常想吃，就是医生们叫他禁食。崔氏便说："此症何碍于食？"急令病人用餐。只见他食量很大，食欲非常旺盛，崔氏愈加疑惑不解。于是仔细观察居住环境，寻思其病因。"久之，视其室中床榻桌椅，漆气熏人，忽大悟曰：余得之矣。亟命别迁一室，以螃蟹数斤生捣，遍敷其身。不一二日，肿消痘现，则极顺之症也。盖其人为漆所咬，他医皆不识云。"原来这个新婚青年，卧室里摆满了新的漆器，对漆产生过敏反应。先前几批就诊的医生都没有注意到，而崔默庵却能在别人所忽略之处下功夫，终于找到了病因，使问题迎刃而解。这个生动的事例告诉我们，凡遇疑难病症，医生必须头脑冷静，仔细观察，多方思考，并且尽可能地和周围环境，以及各种有关因素联系起来考虑，就可能发现其中的奥秘。"唯用心精微者，始可与言于兹矣"，孙思邈的这句话，说得一点也不错。

医生必须忠于自己的职守，不能怕脏怕臭。即使碰上"疮痍下痢，臭秽不可瞻视"的病人，也要认真负责地予以医治，绝不能产生半点厌恶心理。孙思邈在这方面做得很好，明代外科医学家陈实功尤为突出。陈实功经常给人排脓、除腐、洗疮、敷药，从不顾虑什么臭秽。特别值得提出的是，宋代法医学家宋慈，他在所著《洗冤集录》中指出，法医必须严肃认真，高度负责，对于死伤人员必须亲自检验查看，绝不能怕脏怕臭。如果玩忽职守，就会出冤假错案。"倘检验不真，死者之冤未雪，生者之冤又成。因一命而杀两命、数命，仇报相循，惨何底止。"为了避免产生这种冤错现象，他特别强调"即时亲验"。不得让下人代庖，更不能因嫌尸臭而拒不检验。宋慈写道："尸格挨次亲手填注，不得假手吏胥。切勿厌恶尸气，高坐远离，香烟熏隔，任听仵作喝报，吏胥填写，以致匿重报轻，减多增少。"宋慈曾经做过多任高级法官，在湖南任提点刑狱时，每遇死伤疑案，必亲赴现场检验。他在钻研历代有关法医学的著作以后，结合自己的丰富实践经验，编成这部《洗冤集录》，其目的就是为了避免出冤错案件。

宋代许叔微所著《小儿卫生总微论方》曾经指出："凡为医之道，必先正己，然后正物。"又说："凡为医者，性存温雅，志必谦恭，动须礼节，举乃和柔，无自妄尊，不可矫饰。"明代李中梓在所著《医宗必读》中也说，医生必须"宅心醇谨，举动安和，言无轻吐，目无乱视，忌心勿起，贪念罔生，毋忽贫贱，毋惮疲劳，检医典而精求，对疾苦而悲悯"。他们的话，概括起来，不外乎这样一些意思：医生应当品行端正，举止大方，待人诚恳，作风正派，服务热忱，彬彬有礼。救死扶伤是医生的天职，医者绝不能啬术以自贵，挟技以邀财。孙思邈说得好，"所以医人不得恃己所长，专心经略财物"，"但作救苦之心"而已，否则有悖医德。金代李杲十分重视医德教育，他与学生罗天益第一次见面时，劈头就问："汝来学觅钱医人乎？学传道医人乎？"意思是说，你是为了赚钱来学医，还是为了继承发扬医药学来投师呢？得到罗天益回答说："亦传道耳"，这才感到满意。

历代名医都是志存救济，不贪财利的。据《神仙传》记载，三国时期有个医生叫董奉，他住在庐山，给人看病不要钱，被救活的人无数。"奉居山不种田，日为人治病，亦不取钱。重病愈者，使栽杏五株，轻者一株。如此数年，得十万余株，郁然成林。""后杏子大熟，于林中作一草仓，示时人曰：欲买杏者，不须报奉，但将谷一器置仓中，即自往取一器杏去。""奉每年货杏得谷，旋以赈救贫乏，供给行旅不逮者，岁二万余人。"

董奉给人看病，唯一所希冀的报酬，就是让痊愈后的病人给栽一到五棵杏树。几年之间，杏树蓊郁成林，待到杏子黄熟，又让人们自动持粮换杏，并把卖杏所换粮食，用来赈济贫苦人民，资助那些旅行在外而发生了经济困难的人。这就是有名的"杏林佳话"，至今读来还非常令人感动，无怪人们常以"杏林春暖"之类的话来感谢医生的治疗呢！

北宋唐慎微为人疗疾"不取一钱，但以名方秘录为请，以此士人尤喜之，每于经史诸书中，得一药名，一方论，必录以告"。他给人治愈疾病之后，只需病人告诉一两个民间单方验方，或代为在经史子集诸书中抄录一二条有关方药的内容。因此，士人们都乐意满足他的要求。就这样，经过几十年的努力，既治愈了大批病人，也积累了大量医药素材。后来他编撰了一部《经史证类备急本草》，共30卷，计60余万字，共收药物1746种，列附方近3000首。其中许多附方，就是当年的患病群众作为报酬抄录给他的。北宋庞安常"为人治病，率十愈八九。踵门求诊者，为辟邸舍居之，亲视粥药物，必愈而后遣；其不可为者，必实告之，不复为治。活人无数。病人持金帛来谢，不尽取也"。庞氏医术高超，治愈率达百分之八九十。对于远道来求诊的患者，还专门腾出房间，作为临时病房，并且亲自为病人熬粥煎药，躬身护理。必定让病人痊愈之后才打发回去。实在无法医治的病，也诚恳地将真实病情告知患者家属或亲友，让他们早有精神准备。病人送来财礼，他坚辞不受。宋代黄庭坚曾撰文称赞庞氏治疾"不问贫富""轻财如粪土，耐事如慈母而有常"，一旦给人治好病，"便脱然不受谢而去"。明代李时珍常常义务给人看病，后人以"千里就药于门，立活不取值"而称赞。

明代龚廷贤曾在《万病回春》中写道："凡病家延医，乃寄之以生死，理当敬重，慎勿轻貌。贫富不在论财，自尽其诚，稍亵之则非重命者耳。"明代李梴在《医学入门》中进而指出："病愈而希望贪求，不脱市井风味者，欺也。"他们对那种贪财渎职的庸医，是十分鄙视的。作为一个品德淳厚的医生，不但不图财物，更不希求淫邪之报。据张杲所著《医说》记载，北宋宣和年间，有一士人抱病缠年，耗尽家财，百治不愈。当时有个医生叫何澄，医术颇高明。士人的妻子决计去请何澄为其丈夫治病。她觉得室如悬磬，无法开支诊金，便把何澄引入密室，很羞怯地对他说："妾以良人抱病日久，典卖殆尽，无以供医药，愿以身酬。"何澄很严肃地回答说："娘子何出此言，但放心，当为调治取效，切毋以此相污。"经过何澄的精心治疗，那个士人果然痊愈。何澄憨厚淳朴、作风正派，在病家急难之际，绝不挟技贪图色欲，这确是一种值得称赞的美德。

医生诊病，还必须遵循一定的规章制度，尤其在诊察妇产科疾患时要注意，不可造次。明代李梴说："寡妇室女，愈加敬重，此非小节，及其论病，须明白开论辨析。"明代陈实功说得更明确具体："凡视妇女及孀尼僧人等，必候侍者在旁，然后入房诊视。倘傍无伴，不可自看。假有不便之患，更宜真诚窥睹，虽对内人不可谈，此因闺阃故也。"这就是说，检查妇产科疾病时，一定要有人陪伴，切忌独自进行检查。治疗时要严肃认真，输之以诚，不可有丝毫轻浮的表现。对于妇科病、性病、生理缺陷，乃至某些情志病等，不要随便对人乱说，要严守秘密，否则可能引起不良后果。古代医家的这些论述，有许多直到今天还是很有生命力的。这些和儒家的"礼之教"不无关系。

四、谦虚谨慎，尊重同道

中国古代各派思想家都告诫人们要谦虚谨慎，并善于向同道学习。如孔子说："如有周公之才之美，使骄且吝，其余不足观也已。"历代有成就的医学家，都是谦虚谨慎、实事求是的。扁鹊救活虢太子以后，当人们称赞他有起死回生之术时，扁鹊却回答说："越人非能生死人也，此自当生者，越人能使之起耳。"汉文帝问淳于意："诊病决死生，能全无失乎？"回答说："时时失之，臣意不能全也。"这些话，既表现了扁鹊、淳于意那种实事求是的科学态度，更反映了他们那种谦虚谨慎的美德。孙思邈为人十分谦恭，一贯反对"炫耀声名，訾毁诸医，自矜己德"，认为如果那样，便是医生本身的膏肓之疾。龚廷贤曾对那些褒己贬人的庸医痛下针砭，他在《万病回春》中说："吾道中有等无行之徒，专一夸己之长，形人之短。每至病家，不问疾疴，唯毁前医之过以骇患者。设使前医用药尽是，何复他求？盖为一时或有所偏，未能奏效，岂可概前药为庸耶！"医生究竟应当怎样看待自己，又怎样对待同行！这个问题，明代医家陈实功有过精辟论述。他在《外科正宗》中写道："凡乡井同道之士，不可生轻侮傲慢之心，切要谦和谨慎。年尊者恭敬之，有学者师事之，骄傲者逊让之，不及者荐拔之。如此自无谤怨，信和为贵也。"这些话，语重心长，足以启迪后学，堪为医务工作者的座右铭。

同行之间，应当互相尊重，互相切磋砥砺，以便取长补短，共同得到提高。虽然历代名医技艺专精的因素很多，但他们都有一个共同点，那就是善于虚心诚恳地向别人学习。孙思邈闻人有"事事长于己者，不远千里，伏膺取决"。李时珍采访四方，到处向老农、老药工、山人、皮工、渔民、猎人等请教。明代专攻麻风病的医家沈之问，"每遇知风者，即礼币款迎，研搜讨论"，"苟得一言善法，即珍而笔之"。清代名医叶天士只要听说哪位医生有某种专长，就立即前往请教，十年之内，拜了17位老师。由于他们虚怀若谷，多得高人指点，故能集思广益，使自己的医术日益精进。

"不耻下问"，这是学习上的美德。在医学界这样的事例不少，李时珍就是典型的一例。清代赵学敏也是如此，他在编撰《本草纲目拾遗》之前，曾到处向劳动人民请教，单是书中所记"某仆""某妪""渔海人""土人""辛苦劳碌人"及有姓名的群众等不下200人。他很重视民间医学，曾和草医赵柏云合作编写了《串雅·内外编》。赵学敏在《串雅序》中指出，许多国医看不起草医，其实有些草医比国医还要高明。据宋代张杲的《医说》记载，北宋徽宗时，有个宠妃患咳嗽，"终夕不寐，面浮如盘"，命医官李防御治疗。李曾多次用药不效，徽宗下诏说："若三日不效，当诛。""李忧挠技穷，与妻对泣"，以为再治不效，自己性命难保，正在嗟叹绝望之中，忽听得外边呼叫卖药声："咳嗽药一文一帖，吃了今夜得睡。"李便派人买来十帖。只见颜色浅碧，说是用淡齑水滴麻油数点调服。"李疑草药性狠，或使脏腑滑泄，并三为一，自试之。既而无他，于是取三帖合为一，携入掖庭授妃，请分两服以饵。"李防御经过自己亲自尝试，觉得没有什么副作用。便把草药带进宫内，让那位妃子内服。妃子服药以后，当晚"嗽止"，等到第二天天亮，"面肿亦消"。李防御庆幸草药的神效，又怕诏问方药情况，于是把那位草医请到家里，待以上宾之礼，然后叩问方药成分。得知"只蚌粉一物，新瓦炒令通红，拌青黛少许尔"。就这样，官医忧劳无计的难题，竟然由一位草医圆满解决了。《医说》还记载北宋文学家欧阳修患痢疾，百治不愈，后来请教一位牛医，用车前子给治好了。清代周学霆在《三指禅》中曾赞叹说，病有大医不能治者，而草医却有办法治疗，故"大医见草医而惊讶，名医见草医而肃然起敬也"。由此可知，当医生的各有所长，也各有所短，理当彼此敬重，互相学习，切不可持门户之见而互相鄙薄。

综上所述，在中医学中，至为重要的医学目的和医生行为，主要是受中国传统思想的影响，特别是儒家思想的影响。儒家的仁学思想的光辉折射在医学之中，推进了中医学和医生的健康成长。这也是中医学的特色之一，也是全人类的宝贵的精神财富。

第二节
中医医学观溯源

医学观是对人体健康和疾病的总体看法，包括健康和疾病的概念。它是自然观、科学观、伦理观、哲学观等的总和，其内容主要体现于中医学的基本理论之中，主要内容有以下四方面。

一、以气为本的人体观

以气为本的人体观导源于先秦的各家的气论。无论是《管子》的精气论，还是《鹖冠子》的天气论，乃至《庄子》的通天下一气耳，都认为人生命的本质是气。例如《管子》说："有气则生，无气则死，生者以其气"，"凡物之精，比则为生，下生五谷，上为列星"；《鹖冠子》[①] 说："天地生成于元气"；《庄子》提出"变而有气，气变而有形""通天下一气耳"。在以上诸种气论的影响下，医学家也认为，人体是由气构成的，人体的功能也是气，以此建立了以气为本的人体观。

气是中国传统哲学和科学的初始观念，也是贯穿中国传统学术发展的主要范畴。由气而演成了气论。气字在《说文解字》中释为："云气也，象形。"其原始意义是云气、烟气、蒸气、雾气、风气和寒暖之气、呼吸之气等气体状态的物质。由这些可以直接感觉到的物质升华发展为哲学上的气，又发展为气论。气论在汉代以前有《管子》的精气论、《鹖冠子》等的元气论和气一元论等。在中医学著作中，言气和连缀气的词语最为广布多见，据王明辉等人的统计，一部《黄帝内经》中就记载各种气名271类，2997个。从生理、病因、病机、征候到药性、治法、养生，无不贯穿着气的理论，并坚信，"善言气者，必彰于物"的理念。

气的理论被引入中医学中，又在中医学的实践中有了新的认识，二者互相润染。作为明确的哲学范畴的气概念产生于西周。《国语·周语上》记有"土气震发""阳气俱蒸"，论及阴阳之气与农事的关系。又载伯阳父云："阳伏而不能出，阴迫而不能蒸，于是有地震"，朴素地表达了气的对抗、流转、变化与地震等自然界变异的关系。又引伯阳父对周幽王语："夫

---

① 《鹖冠子》过去被许多人判为伪书，因而各种思想史、文化史著作都疏略该书。近年来随着《黄老帛书》的出土，侯外庐、唐兰、张岱年等先生在论著中肯定了该书的价值，并认定是先秦古籍。吴光在《黄老之学通论》一书（浙江人民出版社，1985年6月版）中作了关于"《鹖冠子》非伪书"的详细考辨，并认为此书是成于战国时代的吴国。

天地之气，不失其序；若过其序，民乱之也"，讲了气的变化与人事之间的关系。《左传·昭公元年》记医和之言："天有六气……六气曰阴、阳、风、雨、晦、明也。分为四时，序为五节。"这里讲到了气的物质性、多样性和变动性，已包含有哲学范畴的意义。以六气配五行、四时，则是在极其暧昧的形式中，暗示着空间与时间的统一，蕴含着四时五行的宇宙架构的最初萌芽。

到了战国，关于气的理论概括逐步深化。《管子》最早把气作为宇宙万物的本原，指出自然界的一切事物都是"根天地之气""有气则生，无气则死，生者以其气"，并提出了唯物的"精气"说："精也者，气之精者也"，"凡物主精，比则为生，下生五谷，上为列星，流于天地之间，谓之鬼神；藏于胸中，谓之圣人，是故名气。"认为精气是万物中最精微的气，这就赋予气以更普遍的哲学意义。庄子提出"通天下一气"的观点，说："人之生，气之聚也，聚则为生，散则为死……故通天下一气耳。"荀子进而把万物的产生归结为阴阳二气的交合："天地合而万物生，阴阳接而变化起""水火有气而无生……人有气、有生、有知亦且有义。"

汉代的《淮南子》进一步把物质性的气范畴引进了宇宙生成论，说："天地和合，阴阳陶化，万物皆乘一气者也"，"天地之袭精为阴阳，阴阳之专精为四时，四时之散精为万物。积阳之热气生火，火气之精者为日；积阴之寒气为水，水气之精者为月；日、月之淫（气）为精者为星辰"，明确指出了气是物质世界（天、地、日、月、星辰、万物）的本原。王充说："天地，含气之自然也""天地合气，万物自生""万物之生，皆禀元气"，"物之变，随气也""气自变"。可以说，在王充那里，唯物主义的气一元论才算进一步完善了。但是，在董仲舒、杨雄、王符等人的宇宙论中，气论也占有一定的地位。

二、天人合一的系统观

《黄帝内经》一书多次强调"人与天地相应"或"人与天地相参"。这是把人与天地视为一个大系统考虑问题的系统观念。这一观念使中医学的理论框架远远大于生物医学的框架，也导致中国文化和中医学重视求同思维，过去，学术界有一些人把天人合一说作为唯心主义哲学加以批判。20世纪80年代以后，学术界对天人合一说有了新看法。张岱年认为："中国古代哲学家所谓'天人合一'，其最基本的含义就是肯定'自然界和精神的统一'，在这个意义上，天人合一的命题是基本正确的。"[①]

天和人怎么合到一起的呢？开始可能只是用于比喻。例如，《易·象言》说："天行健，君子以自强不息。"天象运转很快，君子也要像天那样，自强不息。孔子说："唯天为大，唯尧则之。"只有天最大，唯有尧也像天那么伟大。《易·系辞上》更加扩大了，它认为圣人在各个方面都跟天相应，都是效法天的。为了说明天人关系，《序卦》说："有天地然后有万物，有万物然后有男女，有男女然后有夫妇，有夫妇然后有父子，有父子然后有君臣，有君臣然后有上下。"在这里，"天地"是从来就有的，后来派生出万物和人。人既然是天派生的，因此就要象天、则天、顺天、应天。这就是董仲舒的"人副天数""天人一类""天人感应"的思想渊源。

中国远古时期的思维有三种模式：阴阳、五行、八卦。这三种模式都是把天人编入统一的体系中。例如《黄帝内经》中的阴阳学说，讲天、火、日、男、表、北、六腑都是阳；而地、水、月、女、内、前、五脏都属于阴。《尚书·洪范》讲五行，把人事的"貌、言、视、听、思"和天气的"雨、畅、燠、寒、风"都跟五行相联系。这是五行框架中天人合一的先声。在易传《说卦》中把天地和人事都附会于八卦。例如，乾为天，为父，为首；坤为地，为母，为腹；震为雷，为长男，为足；巽为风，为长女，为股；坎为水，为中男，为耳；离为火，为中女，为目；艮为山，为少男，为手；兑为泽，为少女，为口。后来，《吕氏春秋》与《淮南子》等著作中的宇宙系统论，把人和自然界完全融为一体，特别是董仲舒的哲学体系更是典型的天人合一思想体系。而在《黄帝内经》中的天人合一则强调人要适应

---

① 张岱年：《中国哲学中"天人合一"思想剖析》，《北京大学学报》1985年第1期。

季节性的气候变化。

《黄帝内经》中的天人合一系统观念，构筑了一个宇宙的系统模型，它是在《管子》《吕氏春秋》和董仲舒天人观基础上，融合而成的。

首先，我们从战国时代成书的《管子》中可以看到以"四时"和"五行"为框架的宇宙系统论的雏形。《管子·四时》是以四时为框架的，在这个系统中，四季、四方、五行的对应关系已为后来的各种系统奠定了基础。之后《管子·五行》又以五行为框架，提出了它的宇宙系统论，又被《吕氏春秋》等继承发展。

《吕氏春秋》有十二纪，实际上相应的是十二月。这是按春夏秋冬四季来统辖宇宙万物的。例如，十二纪的第一纪《孟春纪》载："孟春之月，日在营室，昏参中，旦尾中，其日甲乙，其帝太暤，其神句芒，其虫鳞，其音角，律中太蔟，其数八，其味酸，其臭膻，其祀户，祭先脾。东风解冻，蛰虫始振。鱼上冰，獭祭鱼，候雁北。天子居青阳左个，乘鸾辂，驾苍龙，载青旂，衣青衣，服青玉，食麦与羊。其器疏以达。"下面还有"盛德在木""天子亲率三公九卿诸侯大夫以迎春于东郊"等。这些话很不好理解，可以暂时不去解决它。我们再看别的《纪》，就发现春天三《纪》类似，然后，夏、秋、冬也都有各自的三《纪》。

这个体系除了《管子·四时》中有的四季、四方、五行之外，增加了虫、音、数、味、臭、色等各系列，内容丰富多了。

在这个体系中，五行缺土。《吕氏春秋》将"土"附在冬季的"水"的后面，没有明确的地位。《仲冬纪》称"土事无作"，《季冬纪》提到"出土牛"。《淮南子·时则训》也是以季节为框架的体系，与《吕氏春秋》大体相同。主要差别在于：《吕氏春秋》中的季夏之月跟孟夏、仲夏差不多，而《时则训》的季夏之月与孟夏、仲夏完全不同，形成另一套系统，即"其位中央，其日戊己，盛德在土，其虫蠃，其音宫，律中百钟，其数五，其味甘，其臭香，其祀中霤，祭先心……天子衣苑黄，乘黄骝，服黄玉，建黄旗，食稷与牛。"这一系列都是《吕氏春秋》中所没有的。

汉代儒家董仲舒杂糅了天人观和阴阳五行，提出以天为主，数（定数）主宰一切事物规律的宇宙系统。董仲舒把阴阳、五行、自然现象统统包摄在"天"的体系中，他说："天地之气合而为一，分为阴阳，判为四时，列为五行。"这个天是有意志的，是天创造了人。因此人所具有的一切都是从天那里来的，这叫"人副天数"，即天人合一。

在上述系统观的影响下，医学家们以实用和客观的原则，提出了《黄帝内经》的以五行为纲的天人合一的思想体系，包括五时、五方、五气、五音、五声、五化等，在人体则包括五脏、六腑、五体、五志、五官、五色、五味等，构建了天地人的系统模型。现在中医仍然根据这一系统诊断、用药。

三、正邪相争的病因观

中医学以正气与邪气相争之胜负过程概述人体健康和疾病。认为健康和疾病都是生命过程，体现于正邪相争的平衡状态，正气能胜邪气或二者处于平衡状态为健康，否则为疾病，以邪气为病因。

古人以不正为邪。如《尚书·大禹谟》载："任贤勿贰，去邪勿疑。"《论语·为政》也说："《诗》三百，一言以蔽之，思无邪。"邪与气结合为邪气，即不正之气。如《管子·形势》说："朝忘其事，夕失其功，邪气入内，正色乃衰。"汉朝东方朔的《七谏·自悲》中也有"邪气入而感内兮，施玉色而外淫。"中医学把致病之气称为邪气。如《素问·生气通天论》说："春伤于风，邪气留连。"自《内经》以后，即把致病之气称为邪气。

《内经》之邪气大致分三类，一是六淫之气，即风、寒、暑、湿、燥、火之六气之太过；二是七情乖戾，是喜、怒、忧、思、悲、恐、惊等超乎常态；三是伤于内外之气，伤于内如饮食、痰瘀、各种寄生虫，伤于外之气如金刀创伤、烫伤、虫兽伤和疫疠等，明代吴又可已经天才地推测到一些传染病是由于肉眼看不到的戾气所致，这虽然没有明确指出细菌和病毒，但在没有显微镜条件下的病因推论，诚为可贵。

正邪观的要害并不限于提出邪气的概念，而在于以正邪相争的胜负判断发病。人之抗病力为正气，并非是人受邪气后一定要患病。《内经》说："正气存内，邪不可干""邪之所凑，其气必虚"，以邪气强弱与正气虚实的相互作用来分析发病与否。《素问·通评虚实论》说："邪气盛则实，精气夺则虚。"证是中医学的特有概念，如果从正邪观言证，可简言气乱即是证，包括正虚邪实、正虚无邪、正不虚邪实等情况。

《灵枢·贼风》有这样一段对话："曰：今夫子之所言者，皆病人之所自知也。其毋所遇邪气，又毋怵惕之所志，卒然而病者，其故何也？唯有因鬼神之事乎？曰：此亦有故邪留而未发，因而志有所恶，及有所慕，血气内乱，两气相搏。其所从来者微，视之不见，听而不闻，故似鬼神。"这段对话的意思是，风寒暑湿一类的邪气袭人，病人自己事前能感觉到。而有些猝然病者，病前似乎并未遇到邪气，也没有惊恐之类的过度情志活动，那是什么原因呢？《内经》指出，即使这种看来很奇怪的现象也绝非鬼神作祟，而是由于早有邪气侵入人体，不过当时没有发病，只是潜伏积留下来，后来，遇到了一定适宜的条件，病才暴发。当初邪气袭人时来势较微，人未觉察，好似鬼神而实则是气。《内经》的结论是，任何疾病都有物质根源，都可以用气来说明。这一论述有潜伏期的含义，后世温病学家提出伏气温病的概念。

因于以气论述发病，又强调正气即内因的重要，《内经》进而提出病机的概念，《素问·至真要大论》非常重视病机在诊治中的作用，说："审察病机，无失气宜。"中医学由正邪相争的病因论发展为病机学说。正是基于这种认识，《内经》提出了著名的"治未病"的指导思想，号召人们平时注意身体锻炼和养成良好生活习惯，善于适应气候的变化，做到防患于未然。

在治疗上，《内经》主张统筹兼顾扶正和祛邪两个方面的同时，特别注意扶正。扶正就是培补人体的正气，增强体质，提高抗病能力，如果正气充盛，邪气自然容易驱除。《内经》要求医生诊病时必须细心观察病人胃气状况。因为脾胃主司营养物的消化吸收，为后天之本，所以《内经》认为有胃气则生，无胃气则死。胃气弱者必须小心加以培补。《内经》治病的基本原则是调整体内阴阳平衡，以恢复机体功能，这种原则本质上侧重于从内因方面解决问题。当然《内经》并不否认外因的作用，不否认用药物等手段直接祛邪的必要，但其治疗方法的着眼点在于提高和调动机体本身的抗病能力。

四、应时顺气的养生治疗观

应时顺气的养生治疗观导源于中国传统文化的"贵时"观念。中国古代的先民们对时间非常重视，很早就注意到一年有四季，一日有四时的变化，提出了年、月、日、天干、地支、二十四节气等与时间有关的概念，还认识到年、月等的周期循环，并把这些与人体的生理、生长、发育联系起来。在古代医学家看来，人体不仅是由器官组织等空间物质构成的，其生命还是时间的函数，具有时间结构，这种时间结构是气的运动的结果。由此，凡养生治病非常强调要应时顺气。

先民在经验的生活劳作中，便"日出而作，日落而息"，以太阳为时间单位。《尚书·尧典》曰："历象日月星辰，敬授人时"，人们通过观测天象而计时。最早时间单位是"日"，记日方法是"结绳计日"。从考古发掘出来的甲骨文中得知，我国自殷商时代就有了干支记日法，即用 10 个天干和 12 个地支组合成 60 个干支，以 60 为周期循环记日。据历史文献记载，我国从春秋时期的鲁隐公三年（前 720 年）二月己巳日起开始连续记日，一直到清宣统三年（1911 年）为止，经历 2600 多年。白天为日即太阳所主，晚上为月即太阴所主。古人已经知道月的圆缺显现有周期性，这个周期又与潮起潮落乃至妇女的月经周期有神秘的联系，《内经》中称妇女月经周期为月事。月亮的周期又提供了一个记月的时间单位。这是以观察到一年有 12 个月和春夏秋冬四季为基础的。战国时代成书的《夏小正》就记载着从正月到十二月的物候情况。这个周期称为"年"。上古时代对年有不同的称谓。《尔雅·释天》说："夏曰岁，商曰祀，周曰年，唐虞曰载。"

中国古人对时间有特殊的领悟，把时间概念和生命特征结合起来。中国人最早测度时间概念的是"宙"。《尸子》说："四方上下曰宇，往古来今曰宙。"《管子·宙合》已认识到时间的无限，说："宙合之意，上通于天之上，下泊于地之下，外出于四海之外，合络天地以为一裹。散之至于无间，不可名而山，是大而无外，小而无内。"《庄子·庚桑楚》说时间无开头也无结尾，指出："有实而无乎处者，宇也；有长而无本剽者，宙也。"中国古代的农业社会，论述时间总要与生物学特征联系起来。例如《吕氏春秋·十二纪》说："春言生，夏言长，秋言收，冬言藏。"在"天行健，君子以自强不息"的天人相感相通观念的意识下，应时就是顺天。在农业，必须顺天应时。如：

《孟子·梁惠王》："不违农时，谷不可胜食也。"

《荀子·王制》："春耕，夏耘，秋收，冬藏，四者不失时，故五谷不绝，而民有余食也。"

《吕氏春秋·审时》："凡农之道，候之为宝。"

上述应时观念同样体现在治病救人的医学上。医学上的应时包括应病的关键时刻即时机，把握"机不可失，时不再来"，还包括与自然节律的顺应。

《素问·生气通天论》说："平旦人气生，日中而阳气隆，日西而阳气已虚，气门乃闭。"《素问·诊要经终论》指出每两个月，人体脏腑之气与自然之气的顺应："正月二月，天气始方，地气始发，人气在肝。三月四月，天气正方，地气定发，人气在脾。五月六月，天气盛，地气高，人气在头。"由于人体生理与天时如此关联，应时变得极为重要，《素问·八正神明论》说："凡刺之法，必候日月星辰，四时八正之气，气定乃刺之。"《素问·诊要经终论》也说针刺也应季节，不能乱刺，说："春刺夏分，脉乱气微，八淫骨髓，病不能愈，令人不嗜食又且少气。春刺秋分，痉挛逆气，环为咳嗽，病不愈，令人时惊又且哭。"

气的概念一经提出，便与阴阳紧密联系起来。阴阳本指背阴和向阳，如《诗经·公刘》所言："既景乃冈，相其阴阳"，又指气候之寒暖，如《诗经·七月》之"春日载阳",气和阴阳结合遂引发为阴气与阳气,成为时间序列及时序循环的因素,注意到"春秋冬夏,阴阳之推移"的自然规律,进而提升为"阴阳消息"的精辟论断,这不仅是古人贵时观念的体现,也认定这是宇宙运动变化的总规律和原因。以此,阴阳失衡,是发病之总原因,调节阴气阳气使之平衡,是治病之总则。《素问·至真要大论》以此说:"谨察阴阳之所在而调之,以平为期。"清代唐容川则指出,医生用药之关键,是用药之阴阳偏向,去调人体阴阳之偏,说:"设人身之气,偏盛偏衰,则生疾病;又借药物之偏,以调吾身之盛衰,则不病矣。"

气与阴阳结合之后,在战国时气也和五行学说结合,这样"气—阴阳—五行—万物"思想体系的构架就形成了。《素问·天元纪大论》中就曾阐述这种气一元论的思想:"太虚寥廓,肇基化元,万物资始,五运终天,布气真灵,总统坤元,九星悬朗,七曜周旋,曰阴曰阳,曰柔曰刚,幽显既位,寒暑弛张,生生化化,品物咸章。"既然天地人之气为一元,人体的疾病也因于气乱,那么,养生和治病当然也要求诸于气了。养生要通晓"生气通天""四气调神"之理,诊断则要"立形定气",合乎"脏气法时"的规律;治疗用药时,要以药物的四气,与疾病的表现相对应,才能"无失气宜",取得疗效。《内经》以此提出养生治病的总要领就是顺气和逢时。《灵枢·顺气一日分四时》说:"顺天之时,甚病可与期,顺者为工,逆者为粗。"《灵枢·卫气行》指出针刺时要"谨候气之所在而刺之,是谓逢时"。《素问·疏五过论》用"治病之道,气内为宝"这句话概括了治病的要领,可谓知其要者一言而终。古代的养生家则在顺气理论指导下创立了导引行气之功,也即近代所谓的气功。这是中华民族对人类保健事业的贡献之一。

第三节
中医学的方法论渊薮

中医学方法论是指中医认识疾病和治疗疾病的方法的理论。中医方法论也有哲学方法论、一般方法论和具体学科方法论之分。因在中医学理论体系中，哲学方法论和一般方法论往往融合在一起，而具体学科如内科、外科、妇科等不同疾患的方法论又以临床理论的形式出现，故通常所言中医学方法论，主要指和一般方法论结合的哲学方法论。方法论和医学观是一致的，一定的医学观原则在认识过程和实践过程中的运用表现为方法。方法论则是有关这些方法的理论。方法和方法论还是随着实践的拓展不断发展的。例如，20 世纪以后中医学产生了中西医结合派别，并运用了流行病调查群体分析方法和实验研究方法，这就改变了经典方法独为一尊的局面。关于中医学方法论的称谓，最早见诸于 20 世纪 70 年代末期，在 20 世纪 50 年代和 60 年代的中医论文中，仅有"说理工具"的提法。对方法论的研究将有助于认识中医学的科学特征和理论源流。值得提及的是，本节中所介绍的阴阳、五行、术数和五运六气等，不仅仅是方法论，还具有观念、原理、法则等理论含义。

一、阴阳

阴阳是中国古代哲学的基本范畴，是哲学"本体论"的主要内容，无论言气、言理、言道都不能离弃阴阳。在《汉书·艺文志》中就有阴阳 16 家，凡文 249 篇、图 10 卷。阴阳的观念很早就被医生们运用和发展，成为中医学医学观的主要内容，进而归纳出一些基本规律，但并不止于此，之后又在这些规律基础上，演为观察疾病、分析疾病、治疗疾病的方法论了。以阴阳为方法论在中医学的运用，获得了很多新的认识，又丰富了哲学的阴阳学说。可以说，关于阴阳学说的理论直到目前仍是中医学的重要理论内容之一。

阴阳学说是中医学的理论根基。整套中医理论和中医学说史，离不开阴阳二字。关于阴阳观念的产生，任继愈先生指出与草原文化的生殖崇拜有关，他在所著《中国哲学史》第一卷中写道："万物在阴阳势力的推动、矛盾中产生、变化的过程里通过交感。这一概念的形成，可能是由男女交合产生子女的普遍现象概括出来的原则。"认为阴阳以人的生殖而外推的概念，当源于北方草原文化，在狩猎、驯养中人的交媾、生殖与其产业的动物交媾、生殖是一致的。因此，在这种文化中，把人的男女普遍化为阴阳两种属性，把男女交媾普遍化为阴阳交媾——阴阳相交，把人类生殖普遍化为万物化育的原则。之后，又在长期的生产生活实践中，把阴阳与时间、空间观念联系起来。最早提出阴阳概念的，从流传下来的资料看是《国语·周语》：周宣王即位（前827年），大臣虢文公劝谏宣王不可废弛籍田的仪节。他说，每年春耕时令一到，稷官"则遍诫百姓，纪农协功，曰：'阴阳分布，震雷出滞，土不备垦，辟在司寇'"。周幽王二年（前780年）有地震，伯阳父曰："周将亡矣，夫天地之气，不失其序，若过其序，民乱之也。阳伏而不能出，阴迫而不能蒸，于是有地震，今三川实震，是阳失其所而镇阴也。阳失而在阴，川源必塞。"从《周语》这两个材料可以看出，西周晚期，人们已用阴阳的矛盾运动来解释节气、地震等多种自然现象。值得注意的是，伯阳父对天地系统的秩序性和阴阳两种力量的平衡给予了高度重视。秩序和相对平衡对于任何系统的稳定和正常运转都具有决定意义，自然界秩序和平衡的破坏意味着混乱和灾难。伯阳父的这一认识是对《易经》的发挥，标志着中国系统思维在继续深入、前进。如果说，《易经》以六十四卦严整的编排从正面向人们显示秩序和结构对于系统运动的重要，那么伯阳父则以其破坏而导致的不良后果，从反面说明了它们之间的本质联系。

阴阳概念有很强的生命力。又由于它与八卦的爻象有关，所以很快被人们接受并广泛应用起来。至迟春秋时，医家开始将阴阳概念用于医道。秦朝医和在为晋侯诊病时发表了一番议论："天有六气，降生五味，发为五色，徵为五声。淫生六疾。六气曰阴、阳、风、雨、晦、明也。分为四时，序为五节，过则为灾；阴淫寒疾，阳淫热疾，风淫末疾，雨淫腹疾，晦淫惑疾，明淫心疾。"医和把阴阳与影响气候的六气以及四时、五节联系起来，认为构成天地系统的任何一种要素都必须适度而不可"过"，过则为灾，引起疾病。这段论述表明，天地是一个整体，万物"同类相应"，人体与自然环境相统一，天地系统的不协调会影响人体出现不适。

中医学的阴阳学说认为，世界上无论有形的物体或无形的太虚，无论宇宙中的天体或大地上的物类，都发生着普遍的联系，处在无休止的运动之中，而一切事物的变化都是在两种对立势力的相互作用之下发生的。诸如天与地，日与月，水与火，昼与夜，明与暗，寒与热，动与静，表与里，上与下，生与死等等，无不是一些相互联系而又相互矛盾的事物和现象。整个世界就是由这样一些矛盾着的事物和现象构成的。在阴阳学说看来，所有相互对立的事物尽管千差万别，但他们有着共同的特点，就是矛盾的双方在形态上总表现出两类特定的相反趋向：一类趋向为明亮、活跃、向前、向上、温热、充实、外露、伸张、扩散、开放等；另一类趋向为晦暗、沉静、向后、向下、寒凉、虚空、内藏、压缩、凝聚、闭阖等。古人把前一类形态称之为阳，把后一类性态称之为阴。由于阴阳是从具体事物与现象中抽象出来，用以标示事物形态的范畴，并不代表某种具体的事物，所以《灵枢·阴阳系日月》说："且夫阴阳者，有名而无形。"

对于阴阳这两类属性，《素问·阴阳应象大论》认为可以用"水"和"火"的特性来代表。它说"水火者，阴阳之征兆也"。在古人看来，火性炎热、升腾、轻浮、活动，集中体现了阳性特征；水性寒冷、沉静、下降，正好反映出阴质的本性。因此可以利用水和火这对形象的矛盾，来理解阴阳这对抽象的概念。

阴阳学说认为，阴阳两个方面之间存在着对立统一的关系，二者既相互对立又相互依存，并且在一定条件下相互转化。例如：季节上寒与暑虽然是相互排斥的，然而它们之间又有相互关系，当寒冷到达顶点的时候，就蕴含着向暑热转变的契机，接着寒冷逐渐为温暖、炎热的气候代替；当暑热到达顶点的时候，又为寒冷气候的出现准备好条件。于是，暑热逐渐为寒冷的气候代替。一年四季寒来暑往，体现了气候上的阴阳双方相互依存和相互转化。又如，在气化理论中形与气的矛盾，气主动，主散，属阳；形主静，主凝，属阴。动与静、散与凝是相互对立的，但是形为气合而成，气为形散而来，因此二者相互依存、相互转化。《素问·天元纪大论》说："动静相召，上下相临，阴阳相错，而变由生也。"动静、上下都是阴阳的具体表现，就是说，正是阴阳的对立统一引起了世界的运动和变化。

在阴阳学说看来，阴阳关系是普遍存在的。这种普遍存在表现在事物之间的关系无论多么复杂，都可以纳入到阴阳这两类范畴中去。《素问·阴阳离合》说："阴阳者，数之可十，推之可百，数之可千，推之可万，万之大，不可胜数，然其要一也。"意思是，五光十色变化万千的事物和现象，无一不是阴阳矛盾的展开和体现。明代张介宾说："阴阳者，一分为二也。"肯定任何事物都包含着阴和阳两个矛盾的方面。阴阳关系的普遍性，不仅表现在空间方面，而且表现在时间方面。就是说，万物的产生和消灭，自始至终贯穿着阴阳矛盾。正如《素问·四气调神》所说："阴阳四时者，万物之终始也，死生之本也。"认为阴阳矛盾存在于一切事物的全过程之中。

依据阴阳学说，阴阳矛盾无处不存、无时不在。阴阳这两种势力此消彼长，此长彼消，互相制约，互相转化，由此推动着世界万物的运动、变化和发展，所以《素问·阴阳应象大论》说："阴阳者，天地之道也，万物之纲纪，变化之父母，生杀之本始，神明之府也。"断定阴阳，是一切事物运动的泉源和动因，是世界的根本规律。

由于万事万物发生着错综复杂的联系，从而使阴阳在划分上具有相对性和灵活性。就是说，事物的阴阳属性不是绝对不变的，它通过与自己的对立面相比较而确定，随着时间、地点和条件的变更而发生改变。在某种场合属阴的事物，在另一种场合则属阳；在某种场合属阳的事物，在另一场合则属阴。例如六腑位居胸腹腔之内，四肢显露于机体之外，二者相对，六腑属阴，四肢属阳。但在内部脏器之中，六腑"传化物而不藏"、五脏"藏精气而不泻"，腑以通为用，脏以藏为主，所以就腑与脏说来则脏属阴，腑又属阳。阴阳的划分具有变化性，但是在变化之中包含着不变，灵活之中不能违背一定的原则，在每一特定的场合，阴阳划分是确定的，不是任意的。如上面所举的例子，当六腑与五脏相对时属阳，而与四肢相对时属阴，这是根据阴阳概念和事物本身的实际性质划分的，不能更动。

物质世界纵横交错的复杂关系还使事物表现出无限多的层次，具有无穷可分的特性。阴阳学说对于这一点也作出了朴素的反映，它指出，把事物或现象分解为阴阳两个方面以后，对这两个方面还可再进行分解，继续找出它们各自所包含的阴阳矛盾。所谓阴阳之中复有阴阳就是这个意思。例如《素问·金匮真言》说："平旦至日中，天之阳，阳中之阳也；日中至黄昏，天之阳，阳中之阴也；合夜至鸡鸣，天之阴，阴中之阴也；鸡鸣至平旦，天之阴，阴中之阳也。"白天为阳，黑夜为阴。白天可分日中之前和日中之后两部分，前半日阳光越来越充足，故为阳中之阳；后半日阳光越来越减弱，故为阳中之阴。同样道理，黑夜也可分前后两部分，鸡鸣之前，夜色和寒气越来越深沉，故为阴中之阴；鸡鸣之后，夜色逐渐消退，晨曦慢慢来临，故为阴中之阳。再如根据其功能性质，五脏相对于六腑属阴。而五脏中又可再分阴阳：心、肺在横膈以上属阳，肝、脾、肾在其下属阴。不仅如此，各脏内部还可分阴阳，如心阴、心阳，肾阴、肾阳等。阴阳学说通过阴阳之间既对立又统一的关系，反映了矛盾法则的基本要点，是我国古代朴素的对立统一理论。它把自然界纷纭众多的事物和现象归纳成为阴阳两大类，提出阴阳是宇宙的根本规律，这对于指导人们提纲挈领地认识世界，把握事物的本质，在一定程度上辩证地理解事物的矛盾运动具有积极意义。

《内经》不仅以阴阳为"天地之道也，万物之纲纪"，而且提出一系列关于养生保健方面的基本规律，主要有：

（1）阴阳相贯。是阴中有阳，阳中有阴，即《素问·阴阳应象大论》之"阴在内，阳之守也；阳在外，阴之使也"。《灵枢·营卫生会》也说"营在脉中，卫在脉外，营周不休，五十而复大会，阴阳相贯，如环无端"。阴内阳外，阳左阴右。阴阳连系在一起，互相贯通。

（2）阴阳相错。《淮南子·天文训》有"阴阳相错，四维乃通"，阴阳要点是运动，有动静之分才有阴阳。《素问·天元纪大论》所谓："动静相合，上下相临，阴阳相错，而变由生也。"又称为阴阳动静，明代张景岳在《类经》中深入阐述阴阳相错和动静的含义，指出："一动一静，互为其根"，"天下之万理，出乎一动一静"。

（3）阴阳匀平。《素问·调经论》说："阴阳匀平，以充其形，九候若一，命曰平人。"以阴阳的平衡观念定义为健康人，称为平人，《灵枢·终始》说："所谓平人者不病，不病者，脉口人迎应四时也。上下相应而俱往来也，六经之脉不结动也，本末之寒温之相守司也，形肉血气必相称也，是谓平人。"民国初期的恽铁樵说："健体本无阴阳可见。"

（4）阴阳乖戾。《素问·生气通天论》所谓："阴阳乖戾，疾病乃起。"人体阴阳平衡的破坏，呈偏盛偏衰状态为疾病。宋代的《圣济总录》也说："偏阴偏阳谓之疾。"

（5）阴阳离合。《吕氏春秋·大乐篇》说："太乙出两仪，两仪出阴阳，阴阳变化，一上一下，合而成章，混混沌沌，离则复合，合则复离，是谓天常。"《素问·阴阳离合论》指出阴阳有离有合生命才能"气里形表而为相成也"。

（6）阴阳相移。阴阳之运动除有离有合外，或有相移甚至转化的情形，如《素问·热论》说："阴阳上下交争，虚实更作，阴阳相移。"在相移中消长，消长到一定程度，即《素问·阴阳应象大论》指出的"重阴必阳，重阳必阴"。

（7）阳生阴长，阳杀阴藏。这是《内经》概括的生物生长规律。句出《素问·阴阳应象大论》。《素问·天元纪大论》也说："天以阳生阴长，地以阳杀阴藏。"原意是上半年天气主之，阳生阴长，就是阳生阴也生；下半年地气主之，阳藏阴也藏。如农作物，春夏之际，阴阳二气均旺盛，秋冬之际，阴阳二气均衰败。如人类，在儿童、少年、青年之际，阴阳均旺盛，壮年、老年阴阳均衰退。这里论述了阴阳二者的统一性，实际揭示了生物生长的规律。

（8）阴阳合和。这是《内经》继承古代儒道各家的中和观而确立的。《周易》提出"保和太和"的思想。春秋时的史伯说："和实生物，同则不继。"《老子》说："道始于一，一而不生，故分为阴阳，阴阳含而万物生。"对于阴阳之和，《内经》的作者正是吸收了上述的观念，从天人之和、正邪之和、食药之和中上升为阴阳之和。《素问·生气通天论》说："凡阴阳之要，阳固乃密，两者不和，若春无秋，若冬无夏，因而和之，是谓圣度。"所谓"圣度"是最高的准则。《内经》以调阴阳至和为治疗原则，故《素问·至真要大论》说："谨调阴阳之所在而和之，以平为期。"后世医家也谨遵此论，如《伤寒论》之 58 条云："阴阳自和必自愈。"

综上可见，中医的阴阳理论启导于哲学，但又以自家的创造而丰富，从而发展了阴阳学说。

二、五行

五行也是中国古代的哲学概念。五行最早见于箕子答周武王问《尚书·洪范》。其后从五方、五材等观念发展为抽象的五行学说。春秋末年，晋国的史墨曾以"水胜火"来预断战争的胜负，到战国百家争鸣的时期，五行的流派很多，如墨家的五行交胜、相丽说，阴阳家的五德终始说等。其中交胜说提出了"五行毋常胜"的理论。《孙子兵法》也提出"五行无常胜"。最众多的为五行相胜派，其中又有天文学五行（按相生顺序排列，即木、火、土、金、水）、哲学五行（按天一生水排列，即水、火、木、金、土）和道家五行（按炼丹顺序排列，即金、木、水、火、土）。五行以阴阳家五行为主流，源于邹衍的"五德终始"，到西汉董仲舒吸收了阴阳家的五行，明确提出"五行相生"的观点，著有《五行相生篇》，使五行学说成为汉代的主流哲学。《汉书·艺文志》记载当时五行 31 家，凡652 卷。五行学说以方法论的价值影响着医学，用以解释疾病的演变法则，甚至被确定为治疗规范。

五行学说的渊源很早。其滥觞可以追溯到商代的五方说。五方说把殷人所在地域称作"中商",与"东土""南土""西土""北土"相并列,说明那时已经有了东、南、西、北、中五个方位的观念,而且人们把春、夏、秋、冬四时风雨气候的变化与五个空间方向联系起来观察,认识到五个方位的重要意义,发现不同方向的风雨与不同的季候有着密切联系,对于农业生产会产生各不相同的影响。五方说显示出古人欲用五方概念总括空间整体的意向,这种思想包含着最早的整体观念的萌芽。

继五方说之后,西周出现了五材说。关于五材说,史书中有不少记载,如《尚书大传·周传》:"水火者,百姓之所饮食也;金木者,百姓之所兴作也;土者,万物之所滋生也,是为人用。"《左传·襄公二十七年》曰:"天生五材,民并用之,废一不可。"《国语·郑语》曰:"故先王以土与金、木、水、火杂,以成百物。"五材说总结当时的科学知识,认为金、木、水、火、土五种物质是构成和滋生万物的基础。五材说表明,古人试图从五种物质构成的关系上来把握一切有形物体的整体,反映了人们对物质多样性的认识。

五行学说是在五方说和五材说的基础上发展起来的。如果说五材之论还把木、火、土、金、水当作五种主要物质材料来赞颂,那么由于中国传统思维方式的影响,对这五种物质材料的性质方面的研究却没有深入下去,注意力很快集中到五材的动态功能及其属性的外在表现上,于是产生了五行学说。五行学说比它的前身已经有了质的变化。五行理论的提出,应以《尚书·洪范》为标志。它写道:"五行:一曰水,一曰火,三曰木,四曰金,五曰土。水曰润下,火曰炎上,木曰曲直,金曰从革,土爰稼穑。润下作咸,炎上作苦,曲直作酸,从革作辛,稼穑作甘。"这段话对五行中每一行的性质作了分析,并且说明,在五行理论中,水、火、木、金、土已主要不再是关于五种物质材料的概念,它们的主要含义已由五种物质材料升华为润下、炎上、曲直、从革、稼穑等五种功能属性。这五种功能属性并不单纯属于水、火、木、金、土五材,而且属于咸、苦、酸、辛、甘五味以及其他一些事物。《礼记·月令》《吕氏春秋》《黄帝内经》等著作把这五种功能属性抽象出来，作为五个相互关联的方面，分别由木、火、土、金、水来代表，形成一种稳定的结构模式。同时，这五个方面被提升为划分世界的五项标准，从而完成了五行与五方、五季、五气、五色、五味、五音、五化等等的配列。因此五行学说认为宇宙间万事万物统一地具有这种五行结构。正是基于这样的理论观点，形成了完整的五行学说。

在五行学说形成过程中，认识的重心发生了由五种物质材料向五种功能属性的转移，然而五材的名称没有改变。五行学说的基本特点是，它不研究自然界的实体究竟是什么材料构成的，也不考察事物之间具体的作用方式。五行学说着意研究的是事物内部和事物之间最一般的结构关系，并用五行结构观念构成关于自然的理论体系。木、火、土、金、水实际上变成了代表五种功能属性的符号，而与阴爻、阳爻、六爻、八卦相类似。

在五行结构中，五行之间的相生相克是最基本的关系。乘侮、胜复和制化关系是在相生相克的基础上产生出来的。相生，即滋助，养长，促进的意思；相克或相胜，则包含克制、压抑、约束之意。依照五行法则，相生相克关系是固定不变的，即木生火，火生土，土生金，金生水，水生木；木克土，土克水，水克火，火克金，金克木。可见，五行中的每一行，都承受着"生我""我生""克我""我克"四种关系，虽然就任何两行之间的直接关系（或生或克）看来，是不平衡的。但是就每一行的关系总和以及五行结构整体看来，相生相克是平衡的。五行之间的这种生克关系，是事物在正常情况下的内在联系，它们维持着事物的正常生化和协调发展。这就是所谓五行制化。

相乘相侮，则属于事物的异常现象。所谓异常包括太过或不及两种情况。如木太过，则它对土会发生超过正常限度的克制，称之为相乘，并反过来对克它的金加以欺凌，名之曰相侮或反侮。如木不及，则金就会来乘木，土也会给木以反侮。相乘和相侮的出现，将造成五行系统的局部不平衡，但是一旦出现克制太过的情况，那么由于五行之间交错的连锁式的生克关系，在五行结构内部必然会产生出一种刚好相反的力量，将其压制下去，古人把超过限度的克制称作"胜气"，把反过来压制胜气的力量称作"复气"。经过复气对胜气的调节作用，最后仍然会使五行结构恢复相对平衡的状态。

五行学说认为，凡是具有五行结构的不同事物之间，也会按五行法则发生一定联系。属于同一行而不同种的事物，由于它们有一定的相同的功能属性，因而同气相求，相应相通。如五味入胃，各归其所喜攻，酸先入肝，苦先入心，甘先入脾，辛先入肺，咸先入肾。因为酸（木）、苦（火）、甘（土）、辛（金）、咸（水）依次与肝（木）、心（火）、脾（土）、肺（金）、肾（水）属于同一行。属于不同行的不同种事物，也可能发生一定的相生相克关系。如《素问·藏气法时》说："夫邪气之客于身也，以胜相加。"意思是六淫邪气侵入人体，将按照五行相克的法则戕害五脏，即风淫伤脾（风属木，脾属土，木克土），暑淫伤肺（暑属火，肺属金，火克金），湿淫伤肾（湿属土，肾属水，土克水）等等。

为什么所有事物都具有五行结构，遵从五行法则呢？在五行学说看来，宇宙万物的运动并非杂乱无章，各行其是，而是步调相应，秩序井然。春、夏、秋、冬四时的更替和东、西、南、北、中五方的变换对于事物的形成和变化具有决定性影响。如《素问·四气调神论》说："故阴阳四时者，万物之终始也，死生之本也。""夫四时阴阳者，万物之根本也。"《素问·阴阳应象大论》说："天有四时五行，以生长收藏，以生寒暑燥湿风。"一年四时为阴阳的消长所形成。它直接决定和影响着万物的生长、壮大、衰老和死亡，使万事万物的运动变化按照同一节奏进行。唐代王冰也解释道："时序运行，阴阳变化，天地合气，生育万物，故万物之根悉归于此。"在直观所及的范围内，自然界经常有节律的变化，同时又是对万物和人体影响最大的变化，的确首推四时的更替，而四时的变换与来自不同方向的风雨又有密切关系，并且五方不同，气候也各异。

为了使时间观念与空间观念统一起来，适应古代已经流行的五方说和五材说，古人将四时也分为五个变化阶段，即在夏秋之间再独立出一个

"长夏"又叫作"季夏"。古人认为，既然万物的生死取决于阴阳四时的变化，因此，万物的运动，必然随着季节的周而复始，表现出相应的周期性和阶段性。这种运动的周期性和阶段性，又使各种不同事物的内部必然统一形成相应的五行结构。这样，在古代天文学、地理学、气象学、物理学、生物学和哲学等多种知识的基础上，形成了五行学说，提出五行生克作为一切事物普遍适用的整体结构模型。

由上可见，五行学说把整个宇宙看作是一个按五行法则构成的庞大的五行母系统，它以四时和五方为核心，向外伸展开去。每一项具体事物各是一个五行子系统。它们和它们的每一部分按其不同的功能属性，各自配列到宇宙的五行体系之中。所有子系统都从属于母系统，它们之间具有鲜明的同构关系和统一的运动节奏。

古人把五行学说应用于医学，对研究和整理古代人民积累的大量临床经验，形成中医学特有的理论体系，起了巨大的推动作用。它促使人们从系统结构的观点观察人体，有助于比较辩证地认识人体局部与局部、局部与整体之间的有机联系，以及人体与生活环境的统一。五行学说的应用，使中医学的整体观念得到进一步加强和系统化。

五行学说在中医学中，不仅起到分类系统和理论框架的作用，而且还进一步引发或推导出一些重要的规律，特别是在阴阳学说结合以后，其理论的外延几乎涉及医学的各方面内容。五行理论在医学的发展主要有以下四方面。

（1）五行藏象，各异其性。五行学说从五材说发展为五种运动形式和五种属性以后，便和人体五脏结合起来。在《内经》里，在《灵枢·九宫八风》篇中有脏腑和八卦结合的八卦藏象论，《素问·六节藏象论》中脏腑和六节结合形成了六节藏象。《素问·三部九候论》中还有"神藏五、形藏四"的"九藏"。但唯有脏腑和五行结合者最富生命力而沿用下来。其中五脏和五行相配还经历了古文经学与今文经学相配的不同。肝心脾肺肾五脏，在古文经学中是分别与金、土、木、火、水相配，在今文经学中才是《内经》的样子，即分别与木、火、土、金、水相配。这是实践的选择，此种配法，能很好地说明脏腑间的关系及脏腑与其他事物的关系而促进了中医学的发展。

（2）化生有序，相关维系。《素问·玉机真藏论》："五脏相通，皆有移次。"通过五行表明五脏中任何一脏都与其他四脏联系与沟通，互相影响。并且从五方、五时、五气、五化到人体的五脏、六腑、五体、五官、五色、五音、五味、五志等，形成五个系统。这五个系统的有关内容，体现了中医学理论合乎系统的有序性原理和联系性原理。

（3）生克乘侮，亢害承制。《内经》较多论述了相克，即制约、克服的关系。《素问·玉机真藏论》以"五脏受气于其所生"，论述了五脏相生，即五行间的资生助长关系。在《素问·五运行大论》中："气有余，则制己所胜而侮所不胜；其不及，则己所不胜侮而乘之，己所胜轻而侮之。"提出了相乘与相侮的关系。相乘的是超过限度的克，相侮是反克。对生克关系的观察，《素问·六微旨大论》还提出了"亢则害，承乃制，制则生化，外列盛衰，害则败乱，生化大病。"《素问·天元纪大论》也说："五行之治，各有太过不及也。故其始也，有余而往，不足随之；不足而往，有余从之。"从控制论而言，此二论即是负反馈原理，既符合自然现象之间的关系，也符合人体。明代张景岳深知"亢害承制"之理论的重要意义。他在《类经》中说："造化之机，不可无生，也不可无制。无生则发育无由，无制则亢而为害。必生中有制，制中有生，才能运行不息，相反相成。"亢害承制是中医学发现的自然规律之一。

（4）旺休法时，圜道终始。五行也与四时联系，一年五个时节各有旺休。《素问·藏气法时论》说："五行者，金木水火土也。更贵更贱，以知死生，以决成败，而定五脏之气，间甚之时，生之期也。"古人注意到，人的脏腑功能，在一年四季，功能各有旺衰，而且具有年周期的变化。古代医学家，把这种各脏盛衰年周期的变化，称为"脏气法时"，这是最早的"生物钟"学说。是世界最早的医学发现和理论概括。在这里还以五行的循环、轮次来描述周而复始的生命，《内经》称为终始。终始这样也能解释一些有关的医学现象，对临床也有一定指导作用。

但是，五行学说是有其缺陷的，例如把诸多事物全归于五类则失之于牵强，其生克程式难免演成封闭的机械循环。这一点，早在《内经》中，就曾多次运用五行无常胜的观点阐述病机。如《素问·六节藏象论》说："太过，则薄所不胜，而乘所胜也……不及，则所胜妄行，而所生受病，所不胜薄之也。"《素问·水热穴论》也有言"金将胜火"。《素问·气厥论》则有"肾移寒于脾""脾移寒于肝""肝移寒于心""心移寒于肺""肺移寒于肾"等。后世医学家更有系统地阐述，例如新安医学家程艺田在《医学心传》中有《颠倒五行解》这么一章，专事反驳五行的机械循环论。我们如果认定五行是以方法论为主的理论，就可以在临床上摆脱其束缚了。

三、术数

术数是关于天文、历法、占卜等方面的学问。运用数理机制推断人事吉凶、解说自然现象、测定国运兴衰等活动。术数又称数术，汉代刘歆在编撰《七略》时，将天文、历谱、五行、蓍龟、杂占、刑法等统归入术数略。古人坚信"数"能代表事物的规律，认为万物皆有"定数"，并认为"数"可由"象"推出。这种理念来源于推演《易》学的占筮者，如《左传·僖公十五年》记韩简子云："物生而后有象，象而后有滋，滋而后有数。"以象为主论述事物的有序性。"数"和"象"联系在一起。至于取象的方法主要靠占，占星以取天象，占龟取龟象，占筮取卦象，占候取气象等，正如《周易·系辞》谓："夫象，圣人有以见天下之赜，而拟诸其形容，象其物宜，是故谓之象。"占以取象实际上是现象的类比，但它却深深地反映人类认识能力由感性向理性发展的一种萌动，"象"具有思辨和抽象的含义。周代的学者们就已运用象的概念。在春秋时期，演述《易》的学者们，已经有象数派和义理派之分，汉代象数派大兴于世，流布甚广，乃至汉人事事言象。在象数派的论述中，象指卦象、爻象，数指大衍数、蓍数。象数派在数术中占有重要地位，对医学理论的构建也产生重要而深远的影响。《素问·上古天真论》中开宗明义地道出，医生要"法于阴阳，和于术数"。除术数家的象数外，尚有"图书之学"，也即"河图"和"洛书"，虽然图书之学在先秦的典籍中就有其提法，但大兴于世还是宋代的事，由于图书的内容也被用于解说医理，甚至说成是五行学说的源始。现仅从象、数、图和医学的关联，以说明中医学理论的思想基础。

（一）"象"与藏象

"象"是中国文化的原型系统之一。这种原型是超个人意识的，是集体的历史积淀物。从原始先民的"观物取象"，到《易经》，特别是《易经》关于"象"的诸多论述，"象"已成为中国古代科学、艺术、哲学等对认识原型的理论表述，其中最富于联系和富于传统的是，它是古老的象征系统。古代对"象"的观念发轫于占筮。《左传·僖公十五年》说："龟，象也；筮，数也。物生而后有象，象而后有滋，滋而后有数。""象"和"数"是通过占筮的形式表现出来的。象数之学，企图以符号、形象和数字来推测宇宙变化，当然也包括人。对"象"的认识由浅而深，其范畴从现象、意象而有法象。开始是"见乃谓之象"的直观所见，以后"拟诸形容，见其物宜"，用最简单的物象，经过"近取诸身，远取诸物"的守约而施博的过程，成为涵盖广大的事物演变规律，最后又据"易则易知，简则易从"的原则，以"象"为简约的模型，即《易传·系辞》所说的"象也者，效此者也"。《易经》之"象"，就是通过卦爻等抽象的符号或数字系统来表现事物的特征的。这样，"象"就从所见实物发展成为象征系统。其发展的结果，"象"规定了研究对象的层次。《易经》的卦爻之象，都是"效天下之动者也"，"象"是动态观察的结果，只有"象"才分阴阳，故"一阴一阳之谓道"。所谓"道"就是规律，是动态规律，但"道"所论述的是高层次的动态规律，而非低层次的实体和行止，故"形而上者谓之道，形而下者谓之器"。因此，在中国传统文化中，以动态功能之象为事物之本，重视规律的道，轻视器物。

《内经》的藏象来源有三：一是关于"藏"的知识；二是"象"的观念；三是联系"藏"和"象"及建立藏象学说的方法论。

对事物认识的一般过程是，对结构研究在先，功能研究在后。《内经》

对深藏于内的人体脏腑的研究也是如此。古人对人体认识的一个主导观念是：人体的外部功能受体内脏腑的主宰，即有诸内必形于外。因此，所建立的藏象虽然是一个说明模型，也概然从内部实体研究入手。故《灵枢·经水》篇开宗明义地说："若夫八尺之士，皮肉在此，外可度量切循而得之，其死可解剖而视之。"运用解剖学而获得了关于深藏于内的，诸如肝、心、脾、肺、肾、胃、胆、膀胱、肠等脏腑的形态学和体位方面的知识，也从形态结构中推测出脏腑的有关功能，如心主血脉、胃为水谷之海等等。

《内经》把"藏"和"象"联系起来建立藏象学说的方法论，是《灵枢·外揣》和《素问·阴阳应象大论》等所提出的"司外揣内""以表及里""由发知受""以病知不病"和"阴阳应象"等方法，是把"所见于外，可阅者也"的象一一分组，把各组特征与"解剖而视之"的形体特征联系起来，从而形成了"藏居于内，形见于外"不同系统的藏象。每个系统都包含有形与神、精与气、生长化收藏等不同要素的综合模拟。但因"象"以"形而上者谓之道"，故藏象学说在发展中，对"形而下者谓之器"的解剖方面的研究逐渐冷漠。

以上论述表明，藏象学说的建立，是从解剖到功能，从经验到概念，从具体到抽象，从实体到模型的过程。

《内经》关于藏象有"脏""腑""器""官"四种称谓，"脏"和"腑"已为诸篇所习用，"器"见于《素问·六节藏象论》："脾、胃、大肠、小肠、三焦、膀胱者，仓廪之本，营之所居，名曰器。"把六脏合称为"器"以应一节，以司盛为主要功能；"官"即是《素问·灵兰秘典论》之"十二官"，乃脏腑功能之谓。"器"和"官"因其应用褊狭，渐被扬弃，此两篇在很大程度上为文献保存之模本而辑入。西医传入中国以后，翻译西医著作的学者，把人体脏器和独立的解剖功能单元笼统译为"器官"，以示与藏象学说中脏腑的区别。随着关于"藏"和"象"认识的发展，医学家在进行理论建制化之时，必须有一个框架，才能把诸理论要素串联成一个系统。最早在《周礼》中曾言"九藏"，《庄子》有"六藏"，《素问·三部九候论》及《素问·六节藏象论》也均提及"九藏"。《素问·三部九候论》以"九野为九藏，故神藏五，形藏四，合为九藏"，其意在于"九候之相应也"；《素问·六节藏象论》也言"九野为九藏"，但意在说明"六六九九之会也"。两篇所言之九藏均未形成完整系统，故流传不广。《庄子》六藏之说并无详论，因而"九藏""六藏"都被其他的藏象模式所取代。在构建藏象学说时，随着传统文化发展的时代不同，也就有不同的理论模型，其构建思路不变，但框架不断递嬗，主要有三种：八卦藏象、六节藏象和五行全息藏象。

八卦藏象乃是从巫史文化之占病而孑遗于医学。《周礼·春官》言："以八卦占筮八故"，依八种卦象推测所占之八事：征、象、与、谋、果、至、雨、瘳。其中的"瘳"就是推占病愈与否。从八卦之卦象来推占病变之脏腑，其各卦所应如《易传·说卦》所言："乾为小肠，坤为脾，震为肝，艮为大肠，离为心，坎为肾，兑为肺，巽为胃。"这种占测脏腑的因迹在《灵枢·九宫八风》篇中有进一步的发挥，是篇从观测之八个方位而定八风，八风所伤害乃应于九宫八卦之位的八个脏腑：在离卦位之南方大弱风伤心，坤卦位之西南方谋风伤脾，兑卦位之西方刚风伤肺，乾卦位之西北折风伤小肠，坎卦位之北方大刚风伤肾，艮卦位之东北方凶风伤大肠，震卦位在东方婴儿风伤肝，巽卦位在东南方弱风伤胃。随着诊法的发展，八卦藏象之占测逐渐淡化而趋于消弭，但脏腑的"象"的内涵和时空方位的特征却作为合理的内核而被保存。例如，各种藏象学说都以离卦的特征指心，坎卦的特征指肾等等。

六节藏象是以复卦之六爻为原型，按"以象为本"的原则，建制起以六脏六器模拟六节的藏象理论。恪遵"人与天地相参"的命题，天与人被视为同源同构之物，故人之六脏六器，要与天地时序六节之三阴三阳相应。《素问·六节藏象论》指出六脏即：一是心，为阳中之太阳；二是肺，为阳中之太阴；三是肾，为阴中之少阴；四是肝，为阳中之少阴；五是统称为"器"的脏，为"至阴之类"（笔者认为至阴即阴中之太阴）；六是胆（原文中关于胆的三阴三阳属性阙如，笔者据文意分析，胆应为阴中之少阳），但对其功能则强调："凡十一藏，取决于胆也。"其六器，即是脾、胃、大肠、小肠、三焦、膀胱六者。明代张景岳深知此篇立意是模拟六爻的藏象理论，故他在《类经图翼·医易义》中说："故以爻象言之，天地之道，以六为节。"六节藏象比之八卦藏象，不仅在内容上有所完善，而且各脏与一年时间节律的对应，在逻辑上进一步契合。

秦、汉之际，五行之说盛行于世。西汉之初的易学家们就曾把易学的卦爻象数之学与五行相结合，例如：京房始创"纳甲说"，包融卦爻和五行。医学家们则沿此思路，建立了以易理为引导，以五行为核心的五脏六腑全息藏象论。

《易传·系辞》认为"天五地六"。"天五"可推测从五星到五行的类比系列；"地六"可衍为六气或六合的系列。医家遂以此象数为原象，应象出五脏六腑。即如《白虎通》所说："人有五脏六腑，何法？法五行六合也。"《内经》宣称，它的方法论之一就是"法于阴阳，和于术数"。《素问·五藏别论》说："五脏者，藏精气而不泻也，故满而不能实；六腑者，传化物而不藏，故实而不能满也。""天五地六"以天统地，故与之相应的五脏六腑也以五脏统六腑。由此，五脏成为人体五行系统的核心，加之，五行能很好地表示横向的生克关系，用以为脏腑说明模型的原型是比较切合的。

以五行之理论说藏象，其配合方式也曾有其沿革。按古文经学所论的五脏与五行相配是：脾配木，肺配火，心配土，肝配金，肾配水。仅肾配水和《内经》的记载一致。《内经》关于五脏和五行相配，和今文经学的说法相同。汉代经学大师郑康成在《礼记·月令·祭先脾孔疏》中说："今医疾之法，以肝为木，心为火，脾为土，肺为金，肾为水，则有瘳也；若反其术，不死为剧。"可见，《内经》确定的五脏与五行的配合方式，是实践的选择。

以五行为构架的藏象，除吸收八卦藏象和六节藏象中的合乎于实践的因素和优点外，更有新的发展。一是基于运用五行生克规律，使五脏所表述的人体功能，不再是简单的相加，而是通过彼此的生克制约，成为一个能够自调的稳态系统。二是具有多维和全息的特征，这是受西汉初象数派的易学的影响，特别是京房的"纳甲说"。"纳甲说"即是把阴阳、八卦、五行、月相和天干等诸因素结合为统一的象数图式。《素问·金匮真言论》等篇的作者按此思路，建立了以五脏为核心，以五行为构架，联系时间、空间等不同层次的多维的藏象理论。《易经》本身即含全息的思想，六十四卦已经构成一个全息系统。它的每一别卦，又潜含着所有六十四卦的内容；从时序而言，它有六爻；从演进而论，其太极、两仪、四象至八卦，有全部吉凶大业的演进过程；从空间方位看，每一别卦又隐藏着其他六十三卦阴阳推荡刚柔相摩的全部变化。可谓"象中有象"。现代全息理论指出，在一个有联系的整体中，任何一个局部都能反映出整体的属性。《灵枢·五色》篇的作者，在实践认识的基础上，创造性地发挥了《易经》的全息思想，提出了按五行藏象系列的面部五色诊的全息图。把《内经》各篇关于五脏六腑藏象的各种论述综合起来，则呈现出多维的和全息的特征，我们把这种藏象学说称为五脏六腑全息藏象。

中医学的经络学说的建立及经络的特征也和藏象一样，也有类比，也曾用外揣的"黑箱"方法建立，经络其实也是藏象。《内经》称此为"援物比类"。古代医家援用地理学之"穴"的概念来譬喻针灸在经络上的窍位，而称为孔穴。《说文解字》言"穴，土室也"。故穴位是类比地穴而来。《千金翼方》说："凡诸孔穴，名不徒设，皆有深意"，这里所说的深意，很多是指穴位之名称系与地理地貌名称如山川、五陵、河谷等类比而来。其中有海（照海、小海、少海、气海），河（四渎），溪（太溪、后溪、解溪、侠溪、阳溪、元溪），沟（支沟），地（地仓），井（天井），泉（涌泉、阳陵泉、曲泉、廉泉、天泉），池（阳池、曲池、天池），山（承山、昆仑），丘（商丘、梁丘、丘墟），陵（大陵、下陵、外陵），谷（合谷、然谷、陷谷、通谷、阳谷、阴谷、前谷、漏谷）等。脉的称谓也是与地学的类比。物之贯通联络有条理而分布成一个系统的称为脉，如地脉、山脉、矿脉。《管子·水地》篇说："水也者，地之血气，筋脉之通流者也。"古人最初把循经感传称为"脉"，继后又以人身之脉中流行气血以喻地脉流通的水而言经脉。宋代地理名家赖文俊在《披肝露胆经》中指出：地理上的龙脉与穴位概念至少在上古时代就有了，以此可以想到经络学说之"穴"与"脉"与地学类比的关系。"经络"一词也援引自地理学，《河图括地象》说："荆山为地雌……岐山为地乳……汶山之地为井（经）络。"古人把人身之经络与大地纵横如网的通道相类比而有经络的称号。元代滑寿在《难经本义》中为"一难"所作的注文中说："经者，径也；脉者，陌者。"用经道和阡陌来比喻经络的分布与功能。也是从他开始，把经与脉区别开来，将有专穴者称为经，无专穴者称为脉。因任、督之脉皆有穴位，故和十二经相提并论称为十四经，而阳维、阴维、阳跷、阴跷、冲脉、带脉只能称脉。此后经络概念分明。

黑箱方法进一步充实了经络功能又使十二经互相连接，方法论把内部结构一时无法直接观测而靠从外部去认识的现实系统称为黑箱。靠信息辨识来判断黑箱结构和功能的方法称为黑箱方法。它不仅是一种使复杂问题简化的方法，并且对黑箱的信息观察是以整体性和动态性为特征。古人靠观象识藏的黑箱方法建立了藏象学说，《内经》称此法为"外揣"。《灵枢·经脉》篇说："经脉者，常不可见也，其虚实也，以气口知之。"因为经络也是居于内而象于外的，它在一般情况下是潜在的，自体无法觉察，这就只能从针刺感觉传导现象和疾病的对应关系来确定各条经脉的功能和所主的是动病，所生病，这即是"司外揣内"。《素问·经脉别论》明确指出了经脉的藏象特征："帝曰：太阳藏何象？岐伯曰：象三阳也。帝曰：少阳藏何象？岐伯曰：象一阳也。"古人用黑箱方法把一些穴联成经或据经的特性推出经上孔穴的功能；根据每经的特性又配以相应的脏腑；按照阴阳对称的推理把十一经发展为十二经；又从黑箱的逻辑推理，十二条开放的经，必须连接闭合起来才能圆满地完成气血循行，于是经络如环无端，气血终始而行。临床疗效证实了靠黑箱方法建立的理论的可行性。

（二）数、数学与中医学理论

中国古代数学研究对象也是"象"，《左传·僖公十五年》记载简子云：

"物生而后有象，象而后有滋，滋而后有数。"它以象为主论述客观事物的有序性，又以文辞数学形式为用，遵循着抽象性与应用辩证统一的道路不断发展，形成了以有机论数学观念为理念的非构造性数学体系。在古代，它也受传统经学的影响，致使数学方法的经学化与思想的哲学化，明显表现出重视归纳法的倾向与几何代数化的倾向，这与古希腊数学的重演绎法倾向和代数几何化倾向交相辉映。

中医学一直认定养生保健要循"法于阴阳，和于术数"的原则，中医学理论也应是数的阳奇阴偶及"象为主，数为用"的数字抽象象征的体现。例如，"1"是"道在于一"，又是五行中肾水的生数；"2"是两仪，是阴数之始，是五行心火的生数；"3"是《老子》"三生万物"的小成之数，《素问·三部九候论》言："三而成天，三而成地，三而成人。"又是五行中肝木的生数；"4"是四象，五行中肺金的生数；"5"是天地之数的总概括，《易·系辞上》说："天数五，地数五。"在五行又是脾土的生数；"6"是筮法老阴之数，阴爻称六，又为六合、六律、六吕之数相合。在五行为肾水之成数；"7"是《周易》"七日来复"之数，《伤寒论》也言热病七日转愈，在五行用为心火的成数；"8"为八风，在五行为肝木的成数；"9"是阳数的极数，阳爻用九为老阳，应九州、九野、九候的黄钟数，《灵枢·九针十二原》说制九针系"始于一，终于九"之应。在五行为肺金的成数；"10"是9以后晋上之数，在五行为脾土的成数。中医学除用数外，还用图以示数，即用河图、洛书表示阴阳、五行间各元的关系及人体五脏系列和四时、四方的关系，其在河图、洛书上的定位，规定了脏腑的生理特性。如肾位北方则主冬，生数一，成数六，则有补无泻。李中梓在《医宗必读》中提出了"现九会五"的规律，用生成数可以推导五脏补泻特征。

古代医学家在积累大量临床经验之后，以哲学和数学为理论化手段，数学对中医学的影响主要有以下四方面：

（1）用数学模型构建中医学理论。

受《周易》影响，中国古代哲学以天人合一为特征，在数学和医学均持有机论的观念，在一致性的基础上，医学家坚信数的规律也是生命活动的规律，在"和于术数"意识的启发下，把数学模型作为人体模型。例如，用现代数学方法分析，五行是用群论的方法来说明稳态规则的数学模型，六经是运用集合论的方法来概述时序和热病关系的证候模型。中医学就把五行用于表述脏腑关系和特征，在《内经》建立了五行脏象论；把六经用于表述热病按病序演变的六种类型，在《伤寒论》作为六经辨证。此外在《灵枢·九宫八风》篇中，也有八卦数学模型的特征。

（2）提出生命是时间函数的科学命题。

我国古代思想家很早就认识到生命存在的基本形式是空间和时间。《老子》称人为"神器"，由"神"和"器"二者构成。"神"是形而上者能变化妙用的生命机能，"神"体现于时间结构和功能；"器"则是形而下者的形体，包括器官、骨骼、肌肉、肢节等，是人体的空间结构。中医学独钟于神，生命机能称为"神机"，对医生的评价也"粗守形，上守神"，把主宰思维并统帅全身生命活动的作用称为"神明"。因于对"神"的重视，提出了生命是时间函数的数学关系的命题，即《素问·玉版论要》和《素问·玉机真脏论》都强调的"神转不回，回则不转"的策语箴言，恽铁樵称此语为《内经》全书的关键。《内经》关于"神""器"之论，正承《老子》，以"神"为人体时间结构的功能体现，以"器"为人体的空间结构。《素问·六微旨大论》说："器者生化之宇，器散则分之，生化息矣。"《素问·五常政大论》则说"神"的特性是"化不可代，时不可违"，指出时间的不可逆是生命特征。在物理学，时间是可逆的，在生命科学，时间是不可逆的。和西医学重视人的构造性（即空间结构）相比，中医学重视人体的时间结构，重视生命的过程、节律和节奏，以此认识了脏气法时，即生命节律和疾病应四时、应日月等生命现象特征，这是中医学对生命本质的揭示。

（3）疏略构造性而重视实用性的发展路径。

中医学理论体系以功能性认识为主，虽然具备一定的解剖学认识，但在发展过程中，研究人体也如数学的抽象一样，不刻意追求对构造性人体知识，视"守形"者为"粗工"，定量观念模糊，以辩证逻辑思维为主。这一方面与受"身体发肤，受之父母，不敢毁伤"的封建意识影响有关；

另一方面，也因科学意识（包括数学意识）漠视人体的构造性，重综合分析，"不以数推，以象之谓"，特别是受中国数学思维方式的影响，形式逻辑不发达，致使中医学在漫长的古代中，没有走上实验科学的道路。数学是实验的孪生儿，中国数学在古代没有经过缩写阶段发展为符号数学，抽象性不强，分析思想不占主流，形式逻辑不发达，在古代没有形成推助医学向实验科学发展的动力，这也是中医学在近代驻足不前的原因之一。

（4）神秘主义与思维的随意性。

古代中医学著作中存在的某些神秘主义及论述中思维的随意性与古代数学的影响不无关系。中医学"法于阴阳，和于术数"，一直坚信"数"的规律对人有先验性，甚至可以不从对人体的直接研究，用数的图式和模型，就可以援为人体模型，从河图、洛书、八卦、太极图等都可推用为人体模型的理论。以脏象模型为例，在《内经》中就有《素问·金匮真言论》的五行脏象模型、《素问·六节脏象论》的六脏六器模型和《灵枢·九宫八风》篇的模拟八卦的八脏模型等。至于经络，在《内经》则有四经、五经、六经、九经、十经、十一经、十二经等多种模式。数字神秘主义认为"数字不取决于被知觉或被描绘的物体的实际经验的多元性，相反是那样一些物体，其多元性是根据一个事先决定的数字（好像在一个预制的结构中那样）取得的形式来确定的"。中国古代的数字神秘主义把数字标识的易图（河图、洛书等）视为宇宙原型，用为各种学术的原始，甚至是终极真理。中医学也同样浸有此等神秘主义，因于坚信"数"和易图的价值，把临床经验与之附会，在建立理论模型时，因个人的经验不同随意援用，如明代孙一奎、张介宾、虞天民等人，都是模拟太极图，却分别提出了动气命门、水火命门、肾间命门等不同的命门学说，这些学说缺乏普遍性，难以被公认验证为确定的理论，仅是不能被实验证实的一家之言。

以上四点，前两项为中医学的特点，是中华民族智慧的体现，而后二点则有一定的负面作用，是中医学的不完备之处。中医学发展到今天，我们应该根据时代的需求，在大科学的背景下，充分利用现代科学技术，促进其不断完善和发展。有鉴于此，能够深刻认识中医学特质和正视某些不足，无疑是非常必要的。

（三）"河图""洛书"与太极图

"河图""洛书"与太极的称谓虽然早在先秦的典籍中就有所见，但在典籍中见诸于图形还是宋代以后的事，在北宋时盛行有"河图"与"洛书"，称为"图书"之学，并成为易学的一支，南宋以后文献中又有太极图面世。三者都被术数家所运用，又被医学家援用于解说中医学理论，即成为阐释中医学理论的一种方法。太极图还成为道教和医学的志徽，道观、道服、道教和中医书籍上都印有太极图。明、清以后，在孔府的大成殿上，也画有太极图。太极的理论，深深影响着医生们的思维方式。

1. "河图"与"洛书"

《周易大传·系辞》首先指出画八卦的依据是河图、洛书。孔安国、刘歆、马融、王肃、姚信等易学家也持此说。《汉书·五行志》云："《易》曰：'天重象，见吉凶，圣人象之；河出图，洛出书，圣人则之。'刘歆以为伏羲氏继天而王，受河图，则而画之，八卦是也；禹治洪水，赐洛书，法而陈之，《洪范》是也。"关于伏羲之来历，有待稽考，"继天而王"也难从信，但河图、洛书却可变易为八卦，古人据此而说河洛为八卦之源。因八卦又是六十四卦之经卦，便称河图、洛书为《周易》之先导。

河图是"天一生水，地六成之；地二生火，天七成之；天三生木，地八成之：地四生金，天九成之；天五生土，地十成之。"西汉杨雄在《太玄经·玄图》中的解说是："一与六共宗，二与七为朋，三与八成友，四与九同道，五与十相守。"东汉郑玄在《易图书引》中也解释道："天地之气各为五，五行之次：一曰水，天数也；二曰火，地数也；三曰木，天数也；四曰金，地数也；五曰土，天数也。以五者，阴无匹，阳无偶，故又合之地六为天一匹也，天七为地二偶也，地八为天三偶也，天九为地四偶也。"奇数为阳称天数，偶数为阴称地数。在图上，用小圈表示奇数，黑点表示偶数。这又蕴发出五行生成数的理论来：三和八在左，为木的生成数；四和九在右，为金的生成数；二和七在上，为火的生成数；一和六在下，为水的生成数；五和十在中央，为土的生成数。因河图共由1至10组成，故又称十数图。又有因其总和是 55 而称 55 数图者（河图图意解析略）。

洛书之图，即《黄帝九宫经》所说："戴九履一，左三右七，二四为肩，六八为足，五居中宫，总御得失。"洛书是 1 至 9 组成，故又称九数图。其总和是 45，也有称之为 45 数图者。

历代以来，研究《周易》的学者，多据朱熹的《周易本义》之图，把十数图称河图，把九数图称洛书，但与刘牧、朱震等人所传者正相反，刘牧、朱震以十数图为河图、九数图为洛书。此说法从宋代开始沿袭，清代易学家胡渭等经过考证，认定九数图为河图、十数图为洛书。主要理由有二：一是根据郑玄所说的"河图洛书盖取龟象"，龟象无非是象征天圆地方。龟背象征天圆，天为奇数，与 1 至 9 相合，九数图当为河图；龟腹四足象征地方，地为偶数，与 1 至 10 相合，十数图当为洛书。二是依据《汉书·五行志》引刘歆之语："伏羲氏继天而王，河出图，则画之，八卦是也。禹治洪水，赐洛书以陈之，《洪范》是也。圣人行其道而宝其真。"九数图才可以直接演成八卦，故当为河图。十数图才能表示五行生成数，《尚书·洪范》是最早论述五行的，洛书与《洪范》相因，故十数图当是洛书。胡渭又依郑玄对《易纬·乾凿度》中对"故太一取其数，以行九宫，四正四维，皆合于十五"一段注文，论述了九数图与后天八卦图像相合，他在《易图明辨》卷 2 展示了其变换。

《文物》在 1987 年 8 期中的《阜阳双古堆西汉汝阴侯墓发掘简报》中介绍：从阜阳县汝阴侯墓出土的"太乙九宫占盘"审视，该盘分上下两盘，上为圆形，象征天圆，下为方形，象征地方。其上盘刻的河图正是九数图。由上而知九数图当是河图，也表明该图是八卦的先源。

十数图的意义如《周易大传·系辞上》所说："天一、地二、天三、地四、天五、地六、天七、地八、天九、地十，天数五，地数五，五位相得，而各有合，天数二十有五，地数三十，凡天地之数五十有五，此所以成变化而行鬼神也。"所谓"天数五"指天一、天三、天五、天七、天九，五个奇数，"地数五"指地二、地四、地六、地八、地十，五个偶数。五位指上下左右中，"相得而各有合"，即五位各配上奇数与偶数。汉代易学家始把 1、2、3、4、5 这五个数看成"生数",将 6、7、8、9、10 看作"成数",十数图正好是生数与成数相配,它又能表述《尚书·洪范》所述之五行的方位和时间。清代傅以渐在《易经通注·系辞上传》中说:"河图(指十数图)中宫之五为衍母,十为衍子……四四数之,以象四时,迭运经过,来去相仍不穷也。"在十数图和五行都具有方位和时间含义的一致性基础上,五行学说中也有了生数和成数的概念,这也是八卦学说能和五行学说相结合的契机。在太乙九宫占盘的方形地盘上刻的十数图正是洛书。当代刘大钧、赵国华等学者均赞同九数图为河图、十数图为洛书。

宋代张浚就指出河图、洛书是作《易》的先至之祥。河图、洛书是先民从记号向八卦符号的一种过渡状态。如果把圈点的九数图变换成阳爻、阴爻便成为八卦了。又按《周髀》,九数图的圆和十数图的方可以互相变换。河图和洛书可以互相变易并变换为八卦再由八卦演为六十四卦。以此可以说,河图、洛书是《周易》之源。

象数学家认为,卦爻以及特定数字(如天地之数、大衍之数)能概括一切自然现象和社会现象的联系与发展、变化的规律。受此影响,"法于阴阳,和于术数"的医学家以河图、洛书为概括生命规律模式的原型。《内经》的作者们曾援用河图和洛书构建了有关医学理论。

十数图的河图在《内经》中有三种作用:一是表述阴阳五行之"阴道偶,阳道奇"及五行的时间、方位等和脏腑相配的规律。《素问·刺禁论》的"肝生于左,肺藏于右",是说人体肝和肺的功能特征与河图中的位置一致。肝生数为三,成数为八,在河图左方,故主木,主春,主升发;肺生数为四,成数为九,在河图右方的位置,故主金,主秋,主肃降,与肝肺的解剖毫不相涉。二是由河图推演出的五行生成数来概指五脏的新(不及)陈(太过)代谢。生数为万物发生,成数为万物形成,即《内经》多次提到的"不及者其数生,太过者其数成"的规律,生成数相配,含阴阳交合才形成万物之理。三是以大衍数(《系辞》脱"有五"二字误为五十)作为人与天地相应整体观的抽象概括,例如"五十营"即是。大衍数虽然被术数家用为推筮的基数,但毕竟是推演天人相应的数学凭藉。对此,清代毛奇龄说："河图即天地生成之图也。"

九数图的洛书在《内经》之用也有三：一是《内经》以"其生五，其气三"表述五脏与天地之气相应。洛书方阵又称九宫格，是数学上的三阶幻方。三行、三列及两对角线之和是 5 的 3 倍为 15。九个格"三而成天，三而成地，三而成人"的天地人"三才"，十五则合"三五与一，天地至精"之义。在脉学上三部九候与之相应。将洛书矩阵的行列式展开计算等于 360，为阴历一年的天数。《灵枢·九宫八风》依洛书格局配布脏腑和四时方位，并从观天象而推节候，据风向而预测脏腑受病；二是洛书可以概括五脏间的生克关系。如以五为中轴，水的生数 1 与金的成数 9，水的成数 6 与金的生数 4 相对为金水相生；木的生数 3 与火的成数 7，木的成数 8 与火的生数 2 为木火相生。从中央 5 起逆时针旋转为相克顺序：5（土）→ 1.6（水）→ 2.7（火）→ 9.4（金）→ 3.8（木）→ 5（土），示五行相克规律；三是洛书的数字运算，可阐发藏象全息理论。《周易》六十四卦中，任意一卦可具全卦之信息，具有全息思想。《灵枢·五色》《灵枢·师传》《灵枢·大惑论》等篇提出人体某一局部有全身缩影的全息特征。这一规律性的认识，恰好可用九宫格的数字乘方相加运算来表示。九宫格 1 到 9 的和是 45，如把其中有格再三行三列分之共 81 个二级小格，每小格的行和列的总数是 15 的平方 225；而 81 小格的和是 45 的平方 2025。这种数字关系可以表述，在九宫格中任意一个局部小格，都与整体数字有按平方放大的层次性联系的规律。以此引喻人体局部和整体的缩影现象，洛书堪为人体全息构造特征的数学模型。

河图、洛书首次和阴阳五行交合赋予五行方位观和生成数的概念。西汉著名易学家京房，创立了纳甲说。例如京房把干支、二十八宿、八宫、五行、四气、世应、飞伏、律吕和卦气等纳入一个体系，使阴阳五行和卦气系列化。这一演进也渗透到《内经》之中。在《素问·阴阳应象大论》《素问·金匮真言论》中也多有记述，如"东方青色，入通于肝……其类草木……其数八""南方赤色，入通于心……其音徵，其数七"等皆是医学吸收纳甲说的履迹。到东汉，又有虞翻、郑玄等以《周易》结合十二星辰发展为爻辰说，医学家们又把爻辰和河图的"天五地六"说结合起来，演为五运六气学说，贯穿于"七篇大论"之中。例如《素问·五常政大论》中的"木曰敷和，敷和之纪……其数八"，"火曰升明，升明之纪……其数七"等等，仍不离河图之数。此外，《内经》的脉诊理论，也以应河图的四时方位为规范，春脉弦、夏脉钩、秋脉浮（毛）、冬脉石（沉）的四时脉应河图。五脏脉的脉性诸如肾为"天一生水，地六成之"，故肾脉沉而濡滑，属水，为阴中之阴；心为"地二生火，天七成之"，故心脉浮而大散，属火，为阳中之阳等。综上所述，河图、洛书与《周易》有其源流关系，也是营建中医学理论的框架之一。从这点来说，古人所谓的"医易同源"并不悖谬。

2. 太极图

太极图也是易学图像派内容之一。太极图在医学中兼具理论原型和思维方法两种作用。通称为太极图的有两种：一是周敦颐《太极图》。此图源自道家象数之论，由儒者推演其说以解《周易》，其图最上曰"无极而太极"，次曰"阳动而阴静"，次曰五行定位，次曰"乾道成男坤道成女"，次曰"化生万物"；又有《太极图说》一卷，论道体根源。一般认为是五代陈抟传种放，种放传穆修，穆修传周敦颐。此图融和了《老子》无中生有、阴阳和五行说，创造了一种完备的宇宙生成图式。另一种太极图即"阴阳鱼太极图"，其图为圆圈中有左白右黑，中间以S形曲线相隔，左白示阳其中又有小黑圈，右黑示阴其中又有小白圈。如以两小圈象征鱼眼的话，则左为阳鱼，右为阴鱼，左右交互，故称此太极图为阴阳鱼。文献记载朱熹托蔡元定入蜀寻找易图，蔡从蜀之隐者手中求得三图。有"河图""洛书"，另一是"先天图"，多认为"先天图"即是"阴阳鱼太极图"。最早载有"阴阳鱼太极图"的是南宋张行成所著的《翼玄》，书中称此图为"易先天图"。此图又经过明代赵㧑谦、章潢、赵仲全等人的改造，便成为现今这个样子。两种太极图中，流传广泛的又对中医学有深远影响的乃是"阴阳鱼太极图"。目前通称为太极图的就是阴阳鱼太极图，其图义和对中医学思想影响的内容大致有以下三点：

一是图解阴阳一分为二的关系，可看为阴阳二气消长变化的动态图解。而阴阳二气消长变化规律则是自然界变化的根本规律。天地之间万事万物都随着它的变化而变化。所以《素问·阴阳应象大论》曰："阴阳者，天地之道也，万物之纲纪，变化之父母，生杀之本始，神明之府也。"作为人类生活在天地之间的首要之务是认识阴阳变化这个天地之道，遵循这个根本规律。仅此一图即表示阴阳之对立、消长、包含等关系。

二是图中 S 曲线表示"含三为一"和阴阳对峙互补。S 曲线将圆分为黑白的二，如加上划分阴阳的 S，即是"含三为一"，S 为中介，"S"既是卦爻阴阳分立之后的中介联系，是《老子》生万物的"三"，又是对峙互补、对立统一律的唯象表述。太极图的 O 结构与 S 结构是密切关联的，有时两者趋于等同，有时两者各有侧重。为了叙述方便，姑且将 S 结构与对峙互补律结合在一起。S 结构同 O 结构一样也是宇宙物质运动的一种普遍表现形态。宇宙生命运动凡出现正反向对旋、波浪式回旋、螺旋等循环形式都可看成是 S 结构。

三是鱼眼象征"阳中有阴，阴中有阳"及事物"至道在微"的全息规律。白鱼黑鱼，一阴一阳，它两个是相对的；白鱼中有黑眼，黑鱼中有白眼，这便是阳中有阴、阴中有阳。如一年四时之中，冬为阴，夏为阳。然而夏天之夜为阳中之阴，冬天之昼为阴中之阳。此鱼眼之局部圆圈，又可视为一太极图，其内又可有更小的阴阳鱼，鱼中又有鱼眼。鱼眼有整个太极图的全息。

自太极图问世以后，医学家引进太极图的思想以解说医理。明代张景岳以太极图来说明中医生理、病理，他在代表作《类经图翼》中将"太极图论"列为全书之冠，太极之学实为"理气阴阳之学"，是中医的"第一要义"。他诠释太极图含三为一："夫一者，太极也；二者，阴阳也；三者，阴阳之交也。阴阳交而万物生矣。"清代的《医宗金鉴》也绘有阴阳鱼太极图，但图形与世传略异，图亦圆分黑白，不过不是简单地一分两半，而是由两条曲线，一条曲线由内圆下侧渐至外圆上侧，使白区由少而渐多；一条曲线由内圆上侧渐至外圆下侧，使黑区由少而渐多，内圆中空表太极。其注曰:"来知德《易经注》曰:对峙者数,流行者气,主宰者理。即此三句,而天地万物无不包括其中矣。"是说通过阴阳相对峙的数的变化,反映出阴阳二气的流行,起主宰作用的是太极之理。太极之理,指中间之空白圆。这里已经是动态地表现阴阳消长之理了。这个图可以说是最接近我们现在看到的太极图了。

四、五运六气理论及方法

五运六气,又称运气学说,它是以古代自然科学的观测和实践为基础,以"五六相合"的阴阳应象方法为推演格局,论述和推求大自然气候变化对生态系统,特别是对人类生命活动影响的一种理论。其内容除医学,尚包含着天文、历法、气象、生物、逻辑和哲学等,以其系统思维和独特的方法论称著,属于综合性的理论,以其深奥被历代医家称为"医门之玄机"。自宋、元至明、清,曾被广泛地应用于中医学而为防治疾病的理论之一。但其价值和存废问题,又一直是中医各家学说争论的焦点之一。

(一)《素问》运气七篇的源流

运气学说的系统理论,肇源于《素问》中《天元纪大论》《五运行大论》《六微旨大论》《气交变大论》《五常政大论》《六元正纪大论》《至真要大论》等七篇大论,又称"运气七篇"。"五运六气"之语,也出自《六元正纪大论》中"此天地五运六气之化"和"五运六气之应见"句。由于王冰在《素问·序文》中言及所补第71卷,乃是他"受得先师张公"的秘本,故自宋代林亿以来,多疑非《素问》原文,林氏根据《甲乙经》《隋书·经籍志》等史书,七篇卷帙浩大,"所载之事,与《素问》余篇略不相通"等,认为是王冰"并《阴阳大论》于《素问》中",后人也因《太素》中无此内容,故赞成林氏之论者颇多,这就形成了"并论补亡"一派见解。

由于《阴阳大论》失传,在涉及有其印迹之《伤寒例第三》《甲乙经》等所载之文,均无与七篇之文相同者。故丹波元简言:"宋臣之说,乃难从焉。"有人认为其是王冰之前的道家委托之书,为王冰所信从。于是又有七篇为"后世所撰"的说法。如缪希雍在《本草经疏·论五运六气之谬》中，以张仲景、华佗之书"不载"为据，断言七篇"起于汉魏之后"。

还有一种见解，既肯定《素问》中有运气内容，又强调已经后世有所补充。如日人香川修德在《一本堂行余医书言》中说"疑是王冰所增加者不少"。日人物徂徕也言"亦多后人厕入之言"（见浅田惟常《牛渚漫录》）。

多数学者认为七篇是成书于东汉以前的古医经，它和《内经》属于一个理论系。其理由是：

第一，运气七篇和《内经》他篇都以整体恒动观和阴阳五行学说为指导思想，理论渊源一致。《内经》他篇也有许多与运气相似的内容。《灵枢·五变》说，要了解疾病形态，必须"先立其年，以知其时"；《素问·诊要经终论》中也有一年分六季的思想；《素问·阴阳应象大论》和《素问·六节藏象论》分别可为《五运行大论》《六微旨大论》之纲要；《素问·藏气法时论》与《气交变大论》都提出了五运太过之模型；《素问·四时刺逆从论》和《六元正纪大论》都有较一致的六气有余、不足之论等等。《诸氏遗书·辨书》所说"运气之宗，起于《素问》"是言而有据的。正是有这些互通之处，唐代王冰在次注《素问》时，发现七篇后，用之"一以参详，群疑冰释"，使《内经》理论完整了，这是王冰注本较全元起之《训解》优越之处，宋校正医书局理所当然地采用了王冰注本。

第二，运气学说的内容，并不是汉代医书不载。张仲景在《金匮要略》首篇中就运用了《素问·六微旨大论》中"有至而至，有至而不至"的理论，这在林亿"新校正"中早已提到，清代赵以德在《金匮衍义》中详加论述。张仲景在《金匮要略》中之论风，是对运气学说的六气为病的风的发展。张子和有《伤寒论》六经从六气之说。伤寒六气之为病，系经络之为病和六气之为病的综合含义，《伤寒论》在辨证论治中，都贯穿着运气学说中的"标本中气"理论原则。

第三，运气学说所运用的天文历法知识理论甚古，天文工作者认为，这"或是平行于秦汉时代已经失传的古代天文学理论"。从它已用干支纪年表明，它是东汉中晚期，即汉章帝颁布四分历至灵献时期的著作。

第四，从语言文字风格来看，运气七篇有不少"饶有古意"的韵语。《内经》多数文字是秦、汉以后的语词，多作后起义。故刘奎在《温疫论类编》中说《内经》："今观其笔墨，半似秦汉文字。"在这一点上，七篇与《内经》他篇是一致的。《内经》诸篇就已引用古代文献了，如在《素问》中，《病能论》《气交变大论》《疏五过论》和《阴阳类论》都引用了《上经》，《病能论》和《阴阳类论》又都具体引用了不同的内容，不存在互相转引的问题，文风的相近和相用文献的相重，说明成书时相距不久。

从五运六气的框架和格局看，其渊源与《礼记·月令》的思想有相继关系，《礼记·月令》说："孟春行夏令，则雨水不时，草木早落，国时有恐；行秋令，则其民大疫……行冬令，则水潦为败……"把时令、气象、农业生产等统理起来。其推步望气与《易经·通卦验》等有相近之处。如从历法角度审视，五运六气是一种医学气象历法，其思想体系，大抵与《三统历》的"太极元气，函三为一"的思路一致，其构架是"元气—三统—五运—六气"的系列模式。《三统历》是中国古代历法，西汉刘歆修订《太初历》而成，东汉郑玄最为熟悉与推崇。七篇大论中许多名词术语，诸如"天元纪""气交""六元""七政"等语，其辞句均与郑玄注《礼记·月令》《易经·乾凿度》中的词语相同。"五运六气"之词，也系来自郑玄注《易经·河图数》中的："五运皆起于月初，天气之先至乾，知大始也。六气皆起于月中，地气之后应坤，作成物也。"合此二句为"五运六气"，颇合乎郑玄联用五六的用词习惯。据此孟庆云曾撰文指出，七篇大论的作者可能是东汉郑玄及其弟子们，七篇即是《天文七政论》[①]。

（二）五运六气格局原理及方法

五运六气格局是根据"人与天地相应"的整体观思想，运用阴阳五行学说的理论，以干支配合为推演要素，提出了运气等概念，论述自然界气候的产生和致病规律，进而确定人体对疾病防治原则的一套程式。

《天元纪大论》指出："夫五运阴阳者，天地之道也，万物之纲纪，变

---

① 孟庆云：《七篇大论是东汉郑玄解〈易〉之作》，《中国中医基础医学杂志》1995 年第 3 期。

化之父母，生杀之本始，神明之府也，可不通乎！"明确地指出阴阳五行理论是统一万物的规律。并且还认为它可以引申推断，如《灵枢·阴阳系日月》篇说："阴阳者有名而无形，故数之可十，离之可百，散之可千，推之可万。"运气学说就是立足于可以根据阴阳五行理论，按"推之可万"的规律来推导和认识有关事物的。

所谓五运，就是以木、火、土、金、水五行之气的属性来论述宇宙运动和变化，源于天主五星，自有规律。对五运的分析和推断，是用天干来表达的，叫作"十干统运"，即《天元纪大论》所说"甲己之岁，土运统之；乙庚之岁，金运统之；丙辛之岁，水运统之；丁壬之岁，木运统之；戊癸之岁，火运统之。"这里的天干以及表述六气的地支，即干支，是古代历法的纪年、纪月、纪时的符号。天干和五行配合的"十干统运"的关系，来自天象学"五运经天"的理论，它是古人实际观测宇宙大气中的五种颜色之气分属五行（丹天之气、黄天之气、苍天之气、素天之气、玄天之气）而来。此五色之气出现在星空二十八宿的某些星座有固定的联系，因星宿和干支也有相应的定位，这就推出天干和五行的关系了。可见，十干化运是依空间推时间，落实到历法上。

五运之用于候岁运，即说明每年气候的五行属行，如"土主甲己"就是说天干逢甲年或己年，其气候是属于"湿土"类型，此为大运，五年为一个周期。之外又有主运和客运。主运指一年分五季的常规季节，客运述五个季节的特殊气候变化。五个季节是依动植物在一年内的生、长、化、收、藏五个时序相应的，一般为平气，又有太过和不及之变，三者合之称为五运三气之纪。这种运季的划分，与农、牧业生产有一定联系。如果从逻辑学来分析，五气经天化五运所用的主要是归纳方法。六气为地面所应见之气，即三阴三阳，亦即风、寒、暑、湿、燥、火六种气候，从在一年内的时令季节来看，分别标以厥阴风木、太阳寒水、少阴君火、太阴湿土、阳明燥金、少阳相火。这种"因天之序"的季节划分，也是和五行相配合发展而来的，只不过是将火分为君火与相火。以三阴三阳为六步来主一年二十四节气称为主气，每步四个节气，经时 60.875 日，年年不变。各年气候的异常变化为客气。它可以表示全年度的主要变化特点，又以司天、在泉分别表示上、下半年的气候特征。如从一年分六季来考虑，司天、在泉和左右四个间气各分属一步（四个节气）的气候特点。司天之气可从年支的属性推出，即：子午年少阴君火司天，丑未年太阴湿土司天，寅申年少阳相火司天，卯酉年阳明燥金司天，辰戌年太阳寒水司天，已亥年厥阴风木司天。在泉与司天有相对应的关系，如少阴君火司天，则阳明燥金在泉，故可由司天而推出在泉。其原因在于客气运行是依一阴（厥阴）、二阴（少阴）、三阴（太阴）、一阳（少阳）、二阳（阳明）、三阳（太阳）的顺序进行的，一阴对应一阳，二阴对应二阳，三阴对应三阳。把一年分为三阴三阳六种气候类型，适合我国中原大部分地区。三阴三阳和十二地支相配合称为"十二支化气"，从逻辑学上看，这是一种演绎方法。

五运六气确定之后还要进一步分析五运和六气两个系统之间的制约关系。常分两方面来分析，一是把每年轮转的客气加在固定的主气上是为客主加临，依五行生克规律则有客主之气相生、客主同气、客气克主气等"相得"的情况和主气克客气的"不相得"情况。主气和客气二者，以客气为主，故《至真要大论》言"主胜逆，客胜从"。其在发病学上的意义，一般是"气相得则和，不相得则逆"，相得为正常之气，不相得为致病之气。在客主之气相生和客主同气的情况下，有逆顺之别，客气生主气为相得为致病之气。在客主之气相生和客主同气的情况下，又有逆顺之别，客气生主气为顺，客气大于主气（如客气是少阴君火，主气是少阳相火）亦为顺，反之为逆。顺、逆与相得、不相得同义，只不过有程度之差而已；二是五运和六气之间具有盛衰与同化关系，因五运和六气两者比较，以六气变化对人健康影响较大，故以六气为主，但又当具体分析。如在运盛气衰的情况下，运生气为小逆，运克气为不和，此时气候变化较大，推断全年气候当以五运为主。在气盛运衰时，气生运为顺化，气候变化较为和平；气克运为天刑，气候变化特别激烈。顺化和天刑之年，推断气候变化都应以六气为主。又有大运与客气或年支五行属性相同的运气同化关系，分别有天符、岁会、太乙天符、同天符、同岁会等情况。因同化是纯一之气的同气相加，有亢害为灾的致病可能。盛衰或同化的两种情况都可能有太过之运被气抑，或不及之运由气而得助，是为平气。平气之年皆属正常气候，即使有变化也很微弱。

运气学说以"五六相合"来论述宇宙间变化的一定节律和周期性。

在一年里，主宰生、长、化、收、藏的五季气候，和分司风、寒、热、湿、燥、火的六季气候各轮一遍，会合于显明即大寒日，为年周期，称"小运气"。从各年的特点来看，五运每五年一周，六气六年一转，即"五六相合"，集 30 年 720 节气为一纪，太过不及合起来为 60 年 1440 节气为一气象周期，称为"大运气"。大小运气都以五六相合为谐调周期是为五运六气格局。由此可推出 60 年中任何一年、一个月的气候情况，再根据值年气候的淫郁胜地复，可进一步确定六气致病的病源、病症流行情况乃至人体左右脉的应与不应和自然界的灾患、动植物的衰耗等。

预测学一般采用两种方法，即理论模型法与逻辑推演法，运气格局推演包括如下三步：①依天文知识确定历法的值年干支；②据干支格局推算五运、六气和太过、不及的各种气候、疾病模型；③根据各年气运特点进一步确定人体对疾病的防治和保健原则。这是依历象规律，索自然运气以防病的发生之故。本质上是理论模型法和逻辑推演法的综合。它立足于整体观，认识到宇宙变化有一定节律性和周期性，指出气候变化对疾病有重要影响。运气格局引喻比证的类推形式，是所谓"阴阳应象"的逻辑形式，其推断的结论，都是从一定的归纳分析方法得来。这种引喻比证的方法，在中国古代逻辑思想史中，也具有一定位置。

运气学说具有节律周期思想并非偶然，也不只是数学运算，而是与古代主要生产活动——农、牧业生产实践密切联系的。把一年分为生、长、收、化、藏五个生长阶段和风、寒、热、湿、燥、火六个运季，都和作物的生长收割、家畜的脱毛繁殖等生长周期有关。除年周期外，古人还观察到更大的周期，如战国时代的《计倪子》中就有农作物六年一丰收、十二年一欠收的记载；西周时期，天文学已发现岁星（木星）十二年运行一周天，开始用岁星来纪年，古籍中类似例子还很多，可为运气学说节律与周期的思想来源。现代物候学也注意到物候有一定节律与周期，如根据日本京都樱花开放 1100 多年记录，最早开花与最迟开花出现日期相隔 62 年；英国马绍姆家族祖孙五代连续纪录诺尔福克地方的物候达 190 年之久。经过详细分析得出物候有波动周期结论，其平均周期为 12.2 年，物候迟早与太阳黑子周期有关：太阳黑子活动最多年或为物候特早年，或为物候特迟年。太阳黑子活动周期为 11—12 年，平均 11.2 年，也近似地支数。古人综合了天文、历法、物候、医学等方面关于节律周期的知识，创立了运气学说。

从现代自然科学来分析，运气学说具有大系统理论的思想。它从整体出发，把涉及生态系统的广大复杂多变量的诸因素如时间、空间、气象、地理、体质、生物、疾病等，根据比较的原则，分属为木、火、土、金、水五个子系统和六种致病情况。根据动态观和互相联系的因果关系，把疾病流行周期和历法结合起来，它对历法的处理没有采用闰月的方法。通过格局的抽象推演，由博返约，把六气直接伤人和六气相兼致病所导致人体脏腑经脉病变的情况，包括内科、外科、妇科、眼科、口腔和耳鼻咽喉等各科 400 多个病证的关系综合起来，概括出六气致病的模型，最后定出病机和治则，把系统的最优化落实到对疾病的诊治上。上述六气致病的模型是具有普遍意义的，虽因时间和地域之不同，也总能"看与何年运气同，只向某年求治法"，而找到与其相近的一种模型，古代这种大胆的尝试对现代自然科学也深有启发。

（三）运气学说对中医理论的贡献及对后世医学的影响

运气学说以六气论发病，以气化阐发生理病理，并使用了病机的概念为诊治之枢要，又把中医的治则加以系统化，这些都促进了中医学的发展，对宋、元各家学派的形成有重要的影响，而且它的辩证法思想，也在中国哲学史上发生了深远的影响。

1.首论六气致病

中医学很早就重视外界气候变化对人体的影响。《左传》中有医和述："阴、阳、风、雨、晦、明"之六气。《素问·阴阳应象大论》中有"天、地、风、雷、谷、雨"致病的六气，但同篇也提到了对应五脏的"寒、暑、燥、湿、风"的五气。五气致病即是四时气候可以作为致病因素的思想，《素问·宣明五气篇》所述之五恶等均属此论。尽管《素问·阴阳应象大论》中已有火和热之别，然而把对应五脏的五气，发展为对应三阴三阳的六气，并指出它在正常情况下对人体是无害的全面论述首见于《素问》"七篇大论"。

运气学说中的六气理论是根据天象运动的规律而创立的。《素问·六微旨大论》指出六气盛衰是"因天之序"而出现的。《素问·至真要大论》说："夫百病之生也，皆生于风、寒、暑、湿、燥、火，以之化之变也。"《素问·天元纪大论》称此六气为六元。六气气化异常或非其时而有其气者，就会直接或间接影响人体，引起疾病发生，是为六气淫胜，简称六淫。

六气之变即气运胜复，以太过、不及、齐化、兼化等几种情况概括天地四时气候之变，并可据格局推演来预测一定时间内六气的常变及盛衰生克规律。《素问·五常政大论》论述了六气司天引起气候变化及人体发病之规律。如：少阳司天，火气下临，肺气上从，此时多发病为咳嚏，鼻衄，鼻窒口疡，寒热胕肿；心痛，胃脘痛，厥逆，膈不通等。阳明司天，燥气下临，肝气上从，此时多发病为胁痛目赤，掉振鼓栗，筋萎不能立；小便变，寒热如疟，甚则心痛等。也分叙了太阳、厥阴、少阴、太阴等司天时，寒、风、热、湿等气引起人体之发病规律，指出了"天气制之，气有所从也"的六气致病模型。在《素问·六元正纪大论》里归纳出六气正常之化和异常之变之胜复致病的六种模型。在《至真要大论》里还提出了三阴三阳司天在泉客胜主胜的六种致病模型。上述论述全面地概括了气候环境对人体健康的影响情况、六气对人体脏腑经络的生理病理情况和致病流行情况，并总结出防治原则。这比单一对应五脏的五气致病的理论更复杂、更完备。实际上这是最早的医学气象学和流行病学理论。张仲景所著《伤寒论》就以六气致病而分别命名为太阳病、阳明病、少阳病、太阴病、少阴病、厥阴病的。吴鞠通所著《温病条辨》的首条，就引《六元正纪大论》中有关六气的七条以原温病之始。

历代医家对六气病的理论不断发展，如张仲景之论风寒，刘完素之论火热，张介宾之论暑，吴鞠通之论风，石寿棠之论燥湿等。六气之论，又是各家学说之渊源，如刘完素提出六气皆可以火化；朱丹溪以相火为人身动气，创阳有余阴不足之说；张子和的相火为龙火之见；李东垣以相火为阴火，有火与元气不两立之论，金元诸家已经把六气的概念由外感病因推广到内伤病因的范畴了。明代张介宾在《类经》中指出："凡岁气之流行，即安危之关系，或疫气遍行，而一方面皆病风湿，或清寒伤脏则一时皆病风湿，或清寒伤脏则一时皆犯泻痢……以众人而患同病，谓非运气使然？"他已经思考到六气为病显然是有它的病原体为物质基础的。

2. 推演出气化学说和病机学说

在《内经》其他篇论里已经有气化的论述。如《素问·灵兰秘典论》言"气化则能出焉"，《素问·阴阳应象大论》指出"阳化气，阴成形"为形气转化之根源，并在"味归形，气归精，精归化"一段里，论述了形气转化的一般过程。他如《灵枢·营卫生会》等篇，具体论述了三焦和营卫气化，但明确气化要领又完整气化理论者，还应该说是演绎于运气学说。

运气学说以升降、出入、转化、循环之理来论述自然环境阴阳变化的规律和原因，以天地变化应象人体生理变化，这就导出了人体气化的概念，成为独特的气化学说。《气交变大论》把五运的特征、生化、运动、表现等原因归于"各从其气化也"。《六微旨大论》也说："物之生，从于化；物之极，由乎变。"把物质代谢和功能的转化命名为气化，指出是生理活动之源，又是天地及诸身共具的普遍性质，因此说："是以升降出入，无器不有。"自然界和人体之气化规律是左升右降、阳舒阴布。气之升降为"天地之更用""升已而降，降者谓天；降已而升，升者谓地。天气下降，气流于地；地气上升，气腾于天。故高下相召，升降相因，而变作矣。"人体生命过程中，气血、津液、清浊也循此规律而升降。肝主升发为左升，肺敷津液为右降，脾胃为升降之枢。《五常政大论》以升降之理解释气候的寒温和人之夭寿："东南方，阳也，阳者其精降于下，故右热而左温；西北方，阴也，阴者其精奉于上，故左寒而右凉。"与此相应，"阴精所奉其人寿，阳精所降其人夭"。气化学说所论之出入指人和自然界的物质交换，它是靠脏腑功能的直辖而实现的。《六微旨大论》以"出入废则神机化灭"来说明出入在气化过程的重要意义。出入过程又与精气的转化和循环密切相关。转化是指精与气之间、体与用之间的消长变化。《五运行大论》论述了五脏和五味、体表组织、情志的转化过程："木生酸，酸生肝，肝生筋……在志为怒""火生苦，苦生心，心生血，血生脾……其志为喜"等。五脏间的生化关系是和一年中六个季节气化转化相应的："显明之右，君火之位也；君火之右，退行一步，相火治之；复行一步，土气治之；复行一步，金气治之：复行一步，水气治之；复行一步，君火治之。"与自然界气化相应，人体生、长、化、收、藏间的转化，也五气更立，如环无端地进行着。五脏间靠相互间的生克得以实现平衡："五行之治，各有太过、不及也。故其始也。有余而往，不足随之，不足而往，有余从之。"这是负反馈自动调节的机制。当某一过季或人体某一脏腑的气化功能亢而无制则发生疾病，故《六微旨大论》说："亢则害，承乃制，制则生化，外成盛衰，害则败乱，生化大病。"

气化学说在金元以后得到了发展，如李东垣以脾胃为升降之枢而立论，著有《脾胃论》。清代张志聪用气化学说注解《伤寒论》也卓然成家。

运气学说在阐述由气运变化推演防治原则时，首次提出病机的概念，用来概括五运致病和六气之为病的枢机，作为辨证论治的关键。《至真要大论》列举了 19 条，于是病机学说肇始于此。

病机的含义，不仅指疾病发生、发展的转变问题，还包括了病因、病位、病变和辨证等诸方面，它强调六气和五脏相互作用引起的病理变化，重视疾病的内在机理，以"审察病机，无失所宜"之语示人以规矩。

病机 19 条中，属于五脏应五运者为 7 条（包括属于上、下者各一条），属于六气致病者 12 条。从病证来看，虽然有眩晕瞀瘛、强直、泄泻、狂躁等 40 多个症状，但只是举例而言。这些症状都和五脏及六气致病特点密切相关，如风善行数变，证见掉眩；脾主湿，则病诸湿肿满。这对辨证具有提纲性的意义，因此论中强调，如欲"知其要者一言而终"地掌握五运六气致病规律，要"谨守病机，各司其属，有者求之，无者求之，盛者责之，虚者责之，必先五胜，疏其血气，令其调达，而致和平，此之谓也"。病机19条不仅在辨证时具有指导意义，它还成为祖国医学最早的辨证论治理论纲领。

病机学说受到后世医家的重视。如刘完素著《素问玄机原病式》，强调火热为病的广泛性，并倡用辛凉，对温病学说的诞生起到了先导作用；他以五运六气作为病证的分类提纲，比之巢元方的《诸病源候论》，简明扼要而强于系统性；他还补列了"诸涩枯涸，干劲皴揭，皆属于燥"一条，虽不因补引一条而完整所有病证之病机，但后世喻嘉言据此提出秋燥论。近年来有人根据病机19条"谨守病机"的精神，倡导辨证论治的规范化问题，提出按定位、定性、位性合、必先五胜、各司其属、治病求本、发于先机等七步分析疾病，以求辨证论治系统化起来，向更高阶段发展。

3. 系统的治疗法则

运气学说所论的治疗理论，是《内经》中论述治疗最系统者，主要有治病求本、三因制宜、药物性味之用和组方原则等几方面。

七篇大论在论述气候淫郁胜复的基础上，在《至真要大论》中概括了"伏其所主，先期所因"的治病求本的总则。从"正者正治，反者反治"两方面具体运用来调节阴阳寒热使之平衡："高者抑之，下者举之，有余折之，不足补之，佐以所利，和以所宜，必安其主客，适其寒温，同者逆之，异者从之。"这不单适用于主客之气胜复的外感病，也可为中医治病的普遍原则。具体又有十二大法："治诸胜复，寒者热之，热者寒之，温者清之，清者温之，散者收之，抑者散之，燥者润之，急者缓之，坚者软之，脆者坚之，衰者补之，强者泻之，各安其气，必清必静，则病急衰去，归为所宗，此治之大体也。"反治法有"热因热用""寒因寒用""通因通用"等以上之法，针药皆宜。之外，七篇中还有不少专题法的论述，如《五常政大论》中论及的"无使过伤其正"，《六元正纪大论》所提及的"大积大聚其可犯也，衰其大半而止"和"通郁五法"（"木郁达之，火郁发之，土郁夺之，金郁泄之，水郁折之"），《至真要大论》指出要防止长期片面用药造成"久而增气"等情况，都贯穿着治病求本，保护正气的精神。

运气学说把三因制宜的原则具体化了。《五常政大论》说："故治病者，必明天道地理，阴阳更胜，气之先后，人之夭寿，生化之期，乃可以知人之形气矣。"强调在论治前要分析病者所处的时间、地域和体质等因素，又提出要根据每岁所见客气淫胜与多发病候联系起来分析病情，要"必先岁气，毋伐天和"。据六位之气盈虚不同，《六元正纪大论》指出逢寒热季节在用寒热药时尤应注意，是为用药"用畏"，即"用热无犯热，用寒无犯寒，用温无犯温，用凉无犯凉"，又指出"发表不远热，攻里不远寒"等治表里证时应注意之点。说明《内经》运气学说上主张灵活辨治用药，而非机械地按格局推病套药。

按整体观的思想，天有四时之气，人的脏腑也和四时相应，药物也有四气五味之异。《至真要大论》提出"五味阴阳之用"的理论："辛甘发散为阳，酸苦涌泄为阴，淡味渗泄为阳。"在此基础上，又提出六气司天、在泉的调配之法。如诸气在泉时，"风淫于内，治以辛凉，佐以苦，以甘缓之，以辛散之。热淫于内，治以咸寒，佐以甘苦，以酸收之，以苦发之……"这是后世配伍用药理论的嚆矢，李时珍在《本草纲目》中所载《五运六淫用药式》即发挥此论。在讨论药性和配伍的基础上，《至真要大论》又论述了制方原则："君一臣二，制之小也；君一臣三，制之中也；君一臣三佐九，制之大也。"这就把用药落实到方剂上，由此而奠定了中医学的治疗理论。

4.发展了"气一元论"的辩证思想

运气学中的气，既为物质，又具功能。它不仅表现为气候，乃构成万物的本源。《天元纪大论》说："太虚寥廓，肇基化元"，认为万物始于元气，并说："在天为气，在地成形，形气相感而化生万物。"气的运用和变化使物质世界具有多样性，《五常政大论》说："气始而生化，气散而有形，气布而蕃育，气终而象变，其致一也。"气组成的万物虽多，但都以五运阴阳为纲纪，而具有统一性。天体的演化和气象现象及人体的生长、代谢、发育、情志等都是气化所致，这就比单用阴阳五行学说来解释人体更为深刻。永恒的运动是气的特点，如《六微旨大论》所说："成败倚伏生乎动，动而不已，则变作矣。"形、知、气是互相转化的，终和始是不可分离的对立两极，"善言始者，必会于终"，故一切物质生成后就一定要毁灭，正因气散则分之，所以"无形无患"。

运气学说发展的气一元论对医学和哲学有很重要的意义。其一，它使中医学具有整体恒动观。以这种哲学原理为间架，脏腑、气化、病因、病机、诊断治则等医学内容都绊结于其上，形成了独特的理论体系；其二是它为古代唯物主义学说提供了论据，显示出自然科学是唯物主义哲学的天然同盟。特别是它形气转化的思想，尽管叙述得比较简单，但已潜藏着现代科学关于物质形态相互转化和物质既不能创生，也不能消灭的思想萌芽和猜测，后世哲学家张载、王夫之等人都深受此影响。

5.各家学说的理论基蕴

运气学说与中医各家学派的崛起饶有意义，"医之门户分于金元"。金元四大家在总结自己的经验而上升为理论时，都曾以运气的某些内容为据。刘完素在阐归病机 19 条的基础上，导出六气都从火化之论，从而主寒凉，为后世温病学派启示了途径。张子和在《儒门事亲》中所提的六门三法也是以运气理论为据。六门是把一切病因都概括于风寒暑湿燥火之下，既然病因在于六因，则"治病在于驱邪，邪去则正安"，而有汗、吐、下三法。李东垣补土派的理论，也是基于时运变迁所促成，诚如徐灵胎所说："人之疾病随时运而变迁，乱世之民，苦而多劳，故体质多虚，因药宜偏于培补。"东垣为富家子弟，其社会接触多是富有之人，体质多虚弱。而操业时又逢元兵南下，征战围城，人民起居不定，饮食不调，营养不足，故其用补中益气多效。朱丹溪所创"滋阴降火"之说，其因正如他自己所说："东南之人阴火易于上升，苟不如此，而徒守其法，则气之降者固可愈，而于其升者亦从而用之，吾恐其反增其病矣。"以上所述，金元四家的形成，其理论或借助于运气学说，或基于时代和环境之异而形成。陆九芝曾总结和推算了从金元至清代，从 1144 至 1883 年共 13 个甲子的运气年表，得到历代著名医学家凡生在燥火运中都主张用寒凉药，凡生在寒水运中都主张温补的结论，认为学派的不同完全由于岁运的转变。其结论虽有进一步探讨的必要，但他看到了气候地理种种自然条件的不同与医学实践有密切关系，以此探讨疾病与治疗的规律性，这是有实践意义的。正因如此，在古代医籍中，有不少成功应用运气理论为实践验证的记载。如清代叶天士的《临证指南医案》中，有200多案都运用运气理论论治疾病；于1955、1956、1958年在石家庄、北京、广州三地对乙型脑炎的治疗中用中药取得了较好的效果，也是由于灵活地运用运气学说的某些理论而成功的。自此以来，自然科学家沈括和医学家刘完素、张志聪、陆九芝等人都承认它，因它本身也是经验和实践淘汰的结果。

（四）运气学说的局限

运气学说是历法、气象和医学相结合的综合性的理论。限于历史条件和科学水平，它有很多局限。它的格局推演方法是粗略而不完备的，它的周期循环理论是闭合的，一元论也给唯心主义留下了空隙，使之披上了一层神秘的外衣。

运气学说所阐述的气象内容，只是主观感觉和经验判定，没有定量参数和客观指标。它"五六相合"的60年大谐调周期也缺乏用统计学方法的证明。这种包括运用演绎法单链锁式的层层推理而来的远期气象和流行病预报，一方面夸大了演绎推理的作用，另一方面又把复杂的事物诸如气候和发病等看得过于简单了，事实上它们是多因素所定的，而不是线性函数关系，远非一个或几个公式所能概括。张介宾也曾说："欲以有限之年辰，概无穷之天道，隐微幽显，诚非易见。"运气格局也认识到五运和六气两个系统有矛盾之处，因之在推演时采用了客主加临和气运胜复等多种分析方法，在一定程度上起到了相互补充的作用，但也由于结论导出而模棱两可，这也使推演方法烦琐到非用图表难以说清的程度。推演中又要求医者必须掌握古代已经失传或不用的历法，深奥难用往往使运气学说束之高阁，披上了神秘的外衣。

运气学说的60年大周期，认为气运变化是"五运相袭""周而复始""如环无端"等，这是形而上学机械循环的认识论。事实上，任何循环都有变化和发展，是螺旋式前进的而不是闭合不变的。

运气理论中的气一元论思想也不够完善。它把人的思想感情、伦理等精神心理现象，也视为升降出入的气而和天地之气加以类比应象。如在《气交变大论》有"省下""省遗过""议灾与其德"和"德者福之，过者伐之……大则喜怒迩，小则祸福远"之论，以天体星象亮度变化分析人类之祸福。

《内经》运气学说的上述局限给唯心主义留下了可乘的空隙。例如在宋代，由于程朱理学的影响，以机械不变的态度对待运气理论，《三因方》《圣济总录》等书大力提倡"司岁备物"，造成了某些医生不论病情和医理，不具体分析病情，机械地运用运气格局处方投药的风气。也有人如马宗素、程德斋、熊宗立等人发展为宿命论运气学说，断言天符岁会可以决死生。宋儒和宿命色彩的运气学说之步入唯心主义的歧途，不能归咎于《内经》中运气学说，但因它的理论不完备而给唯心主义留下空隙可乘。

综上所述，运气学说对中医学的发展是有贡献的。但是运气学说也是有其局限性的，主要在于它的格局推演是粗略而不完善的；它的机械的闭合循环论又限制了其理论的自身发展。然而，运气学说的思想精神比它的格局更重要，这是应该首先吸收的合理内核，对它的格局等，应通过长期实践来检验，有待于用现代自然科学方法加以研究。

（孟庆云）

五、易学与中医学思想

易学与中医学的关系，历来有"医易同源"和"医源于易"等讲法，并有一些专门研究医易关系的专著。

易学被认为是中国古代研究宇宙根本原理及事物变化法则的学问，反映了古人对自然和社会普遍规律的总体认识。易学在中国传统文化中占有极重要的地位，班固在《汉书·艺文志》中称《易》为"大道之源"；《四库提要》谓"易道广大，无所不包，旁及天文、地理、乐律、兵法、韵学、算术，以逮方外之炉火，皆可援易以为说。"其影响了中国传统文化的各个方面。在以易学思想为学术源头的中国古代文化背景下形成的中医学，不可避免地打上了易文化的烙印。

（一）易学思想与中医学基本理论体系的关系

1. 首先，从自然观看，易学的自然观有两个基本特点：一是"天人合一"，认为天、地、人是相互联系的整体，天道和人事的运动变化规律具有一致性；二是以天地阴阳二气的交感变化为产生宇宙万物的本源，所谓"天地感而万物化生"[①]，认为"盈天地之间者唯万物"[②]。易学的这两个基本观点，在中医学中有充分体现。中医学的经典著作《黄帝内经》中反复论述了"人以天地之气生，四时之法成""天地合气，命之曰人"[③]"人与天地相参也，与日月相应也"[④]等。将人与自然环境看作密切相关的统一体，依据人与自然的相应和协调关系来讨论人体的生理、疾病及摄生、治疗等一系列问题，这一大整体思维模式，是中医学的一大特色，而这一特色正是发挥了易学的自然观。

2. 认识客观世界的思维方式。易学认识客观世界的途径，主要通过观察物象来体会客观事物的性能，用取象比类来归纳事物特性，立卦象以表达对客观世界的认识。《易·系辞》云"古者包牺氏之王天下也，仰则观象于天，俯则观法于地，观鸟兽之文，与地之宜，近取诸身，远取诸物，于是始作八卦，以通神明之德，以类万物之情……是故易者象也，象也者像也"[⑤]"圣人有以见天下之赜而拟诸形容，象其物宜，是故谓之象""圣人立象以尽意，说卦以尽情伪，系辞焉以尽其言"[⑥]。中医学引卦象论病，可以上溯到春秋时期，《左传·昭公元年》记载秦国名医和为晋侯诊病，断为"蛊"病，并引《周易》蛊卦为说："在《周易》，女惑男、风落山谓之蛊。"

① 尚秉和：《周易·下经》，《周易尚氏学》，北京：中华书局，1980年，第152页。
② 尚秉和：《周易·序卦》，《周易尚氏学》，北京：中华书局，1980年，第331页。
③ 《黄帝内经素问·宝命全形论》，北京：人民卫生出版社，1963年，第158—159页。
④ 《灵枢经·岁露》，北京：人民卫生出版社，1963年，第149页。
⑤ 尚秉和：《周易尚氏学·系辞下》，北京：中华书局，1980年，第307—310页。
⑥ 尚秉和：《周易尚氏学·系辞上》，北京：中华书局，1980年，第293—304页。

《黄帝内经》虽未直接引用卦象，但观物立象、取象比类、借象表意的思维方式与易学是一致的。《内经》"藏象"的"藏"，是"言腹中之所藏者"[①]，"象"是"所见于外可阅者也"[②]。藏象学说是通过人体外在的表现来推测人体内脏生理规律的学说，故《内经》所讲的五脏六腑，主要是对内脏功能系统反映于外的"象"的概括，是古人为内脏功能系统立的法象，不能等同于解剖学上的脏器实体。

3. 阴阳辩证法思想的影响。《易·系辞》云："一阴一阳之谓道"[③]，阴阳原理是卦爻组合排列的基本原则，易学反映了古代阴阳思想的最高范畴。从《左传》《老子》《庄子》《吕氏春秋》等大量先秦文献中可以看到，以易学为代表的阴阳学说，在先秦已相当流行。形成于这一时期的中医基本理论，受到阴阳学说的支配，也是显而易见的事实。《内经》强调指出："阴阳者，天地之道也，万物之纲纪，变化之父母，生杀之本始，神明之府也。"[④] 阴阳原理贯穿于中医理论的各个方面，例如，生理方面认为"人生有形，不离阴阳"[⑤]，"阴平阳秘，精神乃治，阴阳离决，精气乃绝"[⑥]，以阴阳的平秘和谐作为人体健康的最高准则；摄生方面强调"法于阴阳，和于术数"，才能"尽终其天年"[⑦]；诊法方面提出"善诊者，察色按脉，先别阴阳"[⑧]；治疗时要求"谨察阴阳所在而调之，以平为期"[⑨] 等等。

要之，阴阳学说为中医学术的指导思想，而易学为阴阳学说之渊薮，《黄帝内经》虽然在文字上没有引用《易经》条文，但贯穿中医学术的阴阳学说明显是遵循易学原理的。

① 王冰注：《黄帝内经素问》，北京：人民卫生出版社，1963 年，第 58 页。
② 王冰注：《黄帝内经素问》，北京：人民卫生出版社，1963 年，第 67 页。
③ 尚秉和：《周易尚氏学·系辞上》，北京：中华书局，1980 年，第 291 页。
④ 《黄帝内经素问·阴阳应象大论》，北京：人民卫生出版社，1963 年，第 31 页。
⑤ 《黄帝内经素问·宝命全形论》，北京：人民卫生出版社，1963 年，第 160 页。
⑥ 《黄帝内经素问·生气通天论》，北京：人民卫生出版社，1963 年，第 21 页。
⑦ 《黄帝内经素问·上古天真论》，北京：人民卫生出版社，1963 年，第 2 页。
⑧ 《黄帝内经素问·阴阳应象大论》，北京：人民卫生出版社，1963 年，第 46 页。
⑨ 《黄帝内经素问·至真要大论》，北京：人民卫生出版社，1963 年，第 507 页。

4.借取易学模式构建医学理论框架。易学对客观世界变化规律的表达，除了卦画外，还采用了一些图形模式，如河图、洛书、太极图等。从《内经》理论的一些具体内容看，明显借取了易学模式，例如藏象学说与四时五方的配应与河图模式相一致；肝气左升、肺气右降说源于河图洛书的天体左旋运动;《灵枢》九宫八风图是洛书九宫图的翻版;《内经》中出现的一些特定数字，如《金匮真言论》各脏的"其数 ×"，运气七大论中的"眚于 ×""灾 × 宫"等的具体数字，均是河图洛书的方位数；三阴三阳的六经辨证模式依据河图洛书方位演绎;《素问·气厥论》中五脏寒热相移的次序遵循脏腑方位后天卦传先天卦的规律[1]等。由于河图洛书、先后天太极等内容在《易经》中无载而常被一些儒易学家所排斥。其实，易学的范围远不止今本《易经》。相传古有三易：连山、归藏、周易，"周易"只是三易之一；而通常所说的《周易》又已专指《易经》（包括易传）。《汉书·艺文志》列《易经》于儒家"六艺略"中，另有"周易"书数种，如《周易》38 卷、《周易明堂》26 卷、《周易随曲射匿》50 卷等入"术数略"中，可证"周易"不止《周易》，今本《周易》只是"周易"流派中的一个分支——"儒家易"。因此，研究易学不能以《易经》为藩篱。可以认为，没有易学的河图洛书模式，就不会有《内经》现在这样的藏象系统。

（二）《内经》以后易对医的继续影响

《易》对中医基本理论体系形成的影响主要反映在《黄帝内经》中。据《汉书·艺文志》，《黄帝内经》只是西汉时期医学流派之一。在六朝、隋、唐时期，《内经》的流传还很有限，唐代王冰身居太仆令优越地位，为觅《素问》全本，"精勤博访，历十二年方臻理要"，则一般人欲见《内经》之难可以想见。汉末至宋初的医学著作大多为方书，理论著作相对较少，对易理的引述，除王冰的《素问》注外，其余只是偶有提及，例如《伤寒例》中用卦爻与时令的阴阳消长变化来阐述外感病的发病规律，《诸病

---

[1] 顾植山：《易学模式对〈内经〉理论体系形成的影响》,《南京中医学院学报》1991 年第 4 期。

源候论·风病诸候》中以八卦配邪气八风，《千金要方》中提出欲为大医者必须精熟《周易》等。

北宋以后，情况有了变化。一是《素问》经北宋政府校正医书局校定付印颁行后，成为学医者必读经典，《内经》理论被确立为中医学的基本理论。随着医家对《内经》理论研究的深入，蕴含在《内经》中的易理也逐渐引起医家的重视和讨论。二是受宋代理学大家周敦颐、二程、朱熹等热衷易学的影响，医家谈易也成为时风。宋、金元时期易学对医学的影响较著者有如下几端：

1. 医学理论方面：各家理论著作中，常引易说作为方法论依据。例如，《圣济经》以坎离二卦阐释精与神；刘完素在《素问玄机原病式》中引易理论述鼻窒、衄等病证的火热病机，又在《伤寒直格》中引《说卦》"乾为寒"为其主用寒凉的观点辩说；成无己在《注解伤寒论》中每引易象注释《伤寒论》；李东垣在《脾胃论》中以两仪四象阐释水谷气味的升降出入变化；朱丹溪在《格致余论》中多处援引易说，如《相火论》《夏月伏阴在内论》《房中补益论》等篇。

2. 药性理论方面：张元素融易理于药理之中，创药物性味阴阳厚薄升降理论。李东垣继承发扬张氏学说，在《东垣试效方》中有"药象阴阳补泻之图"，把药物的四气、五味和升降浮沉配以十二消息卦，结合四时、五脏，构成一系统模式。李东垣还对单味药物借卦象推求药理，如《内外伤辨惑论》论枳术丸用荷叶云："荷叶一物，中央空虚，象震卦之体。震者，动也，人感之生足少阳甲胆也。……胃气、谷气、元气，甲胆上升之气一也。……食药感此气之化，胃气何由不上升乎？"[1]张、李药性理论对后世医家影响较大，李时珍在《本草纲目》中称颂张元素为"灵素之下一人而已"，清代尤怡在《医学读书记》中撰有"制方用药必本升降浮沉之理"一文，对李东垣药性理论倍加推崇。清代医家对药物的易象分析进一步展开，吴鞠通在《温病条辨》中提出了"草木各得一太极论"；唐代宗海在《医

---

① 李杲：《内外伤辨·卷下》，南京：江苏科学技术出版社，1982年，第52页。

易通说》中提出"凡辨药能详卦气，则更深远""药物之升降浮沉，全视爻位为衡"①等论，并列举分析了大量药物的卦象。

金元医家在创立方剂时亦常蕴含易理，如刘完素的《伤寒直格》中的"天水散"，李东垣的《脾胃论》中的"交泰丸"，《兰室秘藏》中的"丽泽通气汤"等。后世此类方名不断出现，如"太极丸""两仪膏""坎离既济丸""乾坤一气膏"等。至于清代沈金鳌在《杂病源流犀烛》中以六十四卦名作为治痧胀六十四方的代名，似很难将药方与卦义一一对应，只能看作是为了方便记忆而编的序号代码。

3. 针灸方面：主要表现在子午流注针法。子午流注的纳干法和纳支法，可追溯到汉易家京房的纳甲、纳子法。经气运行有盛衰周期和经穴随时开阖的思想，虽在《内经》《难经》中已有论及，但形成完整的子午流注针法则在宋、金时期，显然是宋、金时期谈易风气盛行的产物。另外，窦杰的《针经指南》中论述"针灸避忌"也是依据了易学的洛书九宫方位学说。

4. 诊断方面：张元素之子张璧所著《云岐子脉法》论"九道脉诀"时，以八卦加中土配九脉；张元素和李东垣的学生王好古在《此事难知》中载有《面部形色之图》，将后天八卦方位用于面部望诊。

明代中后期，医易研究进入新的阶段，出现了一批以善谈医易为特色的著名医家和论著，如孙一奎在《医旨绪余》中著有"太极图说""不知易者不足以言太医论""命门图说""右肾水火辨"等专论；赵献可在《医贯》中通篇贯彻易理，张介宾则在《类经附翼》中撰有"医易"专卷，全面地阐述了医易关系，明确提出"医易同源"的观点。他们依据易理创立的命门学说，对中医学理论的发展产生了重大影响。

针灸方面，在子午流注针法以外又出现了"灵龟八法"和"飞腾八法"，更是直接采用八卦配八脉交会穴施行按时取穴。

推拿出现了"运八卦法"，主要用于小儿推拿。

诊断方面，虞抟在《苍生司命》中以八卦论寸口左右三部脉；李时珍

①　唐宗海：《医易通说》，北京：中医古籍出版社，1989年，第58—73页。

在《濒湖脉学》中以乾、坎、离、坤、震五卦说浮、沉、洪、缓、弦五脉。王肯堂的《证治准绳》、傅仁宇的《审视瑶函》等将眼部"八廓"配以八卦之名，按后天八卦方位与脏腑相应。

清代中期以后，出现了一些论医易的专著，如金理的《医易图说》、茅松龄的《易范医疏》、李雨村的《医易引端》、邵同珍的《医易一理》、唐宗海的《医易通说》、芬余氏的《医源》等；还有一些单论某一专题的医易著作，如车宗辂和胡宪丰合著的《伤寒第一书》、葛自申的《医易脉部》等。这些专著的出现说明医易在清代已成为一门专学。

清代医易专著把易对医的影响提到了前所未有的高度。他们认为医理本于易理，因而提出了"医源于易"的命题。但这些专著大多偏重于易理和医理之间的沟通而缺少新的建树，具有临床实际意义的内容不多，故在中医学术中的影响也很有限。

民国时期论医易较著名的是恽铁樵的《群经见智录》。恽氏认为四时的变化规律是《内经》和《易经》的共同基础，并强调指出：《内经》之理论，即《易经》之理论。易理不明，《内经》总不了了。"[1]

综观易学对医学的影响，最主要的是在中医学基本理论形成阶段。宋以后出现过一些新的影响，较突出者有金元时期易水诸家的药性理论、明季温补派的命门学说和针灸方面的子午流注、灵龟八法、飞腾八法等。清代一些医易专著在阐述医中易理方面作了较多探索，在某些方面有助于对医理的认识，但也有一些著作过多地附会易理，难免牵强，实际意义和影响均不大。

（三）对医易关系有关问题的几点讨论

1. 关于"医易同源"。最先明确提出医易同源的是明末张介宾的《类经附翼·医易义》。张氏认为："天地之道，以阴阳二气而造化万物；人生之理，以阴阳二气而长养百骸。易者，易也，具阴阳动静之妙；医者，意也，合阴阳消长之机。虽阴阳已备于《内经》，而变化莫大乎《周易》。故

---

[1]　恽铁樵：《群经见智录·卷上》，武进恽氏铅印本，1922年，第17页。

曰，天人一理者，一此阴阳也；医易同原者，同此变化也。岂非医易相通，理无二致？”[①]与张介宾同时而稍早的名医孙一奎虽未有“医易同源”的提法，但他在《医旨绪余》中有意思相仿的论述：“阴阳，气也；一气屈伸而为阴阳动静，理也。理者，太极也，本然之妙也。……但经于四圣则为《易》，立论于岐黄则为《灵枢》《素问》，辨难于越人则为《难经》，书有二而理无二也。……故深于《易》者，必善于医；精于医者，必由通于《易》。术业有专攻，而理无二致也。”[②]从张、孙两家的论述可知，医易同源之“源”，主要指的是阴阳太极变化之理。他们强调的是医易之间理无二致。故所谓“医易同源”，其实就是“医易同理”。因为同理，就可以“谨摭易理精义，用资医学变通”[③]。

2. 关于“医源于易”。清代的一些医易著作中，常出现“医源于易”或“医本于易”的提法，今颇有人在医易同源和医源于易之间辩论是非，其实，两者并不矛盾。张介宾等所论医易同源之“易”，主要是指《周易》而言，这从上文孙一奎所云“经于四圣则为《易》”、张介宾将《内经》与《周易》对举等可知。而清代医家讲医源于易时，“易”的含义已由《周易》上溯到先《周易》而存在的易象，如章虚谷云：“易象为大道之源，医理、儒理俱在其中;《易》辞为儒者之言，可用治世不可治病也。”[④]这就清楚表明了“医源于易”的“易”不是指“不可治病”的《周易》。治世的《周易》与治病的医经同取法于易象，在易理上自然同源相通。若不了解“医易同源”之“易”是狭义的《周易》，而“医源于易”之“易”是广义之易，就会对两说并存无法理解。当然，“医源于易”说也不排除部分医理直接取法于《周易》。

3. 一般认为，八卦符号来源于占筮，故有人把医易同源理解为医和易都起源于原始蒙昧时期的巫术。其实，作为历史素材的筮辞，经过一些思

① 张介宾：《类经图翼·类经附翼》，北京：人民卫生出版社，1982 年，第 390—391 页。
② 孙一奎：《医旨绪余·上卷》，南京：江苏科学技术出版社，1983 年，第 4—5 页。
③ 张介宾：《类经图翼·类经附翼》，北京：人民卫生出版社，1982 年，第 391 页。
④ 章楠：《医门棒喝·卷三》，北京：中医古籍出版社，1987 年，第 135 页。

想家的研究整理，结合了天文、地理、气象、社会人事等知识，糅入了阴阳五行等常识，形成了中国思想史上最有影响的一门学问。尽管占筮卜卦等迷信活动仍在利用易说，但原始的占筮易与后来发展起来的作为一门学问的易学，是应该加以区别的。庄子云"易以道阴阳"[1]；荀子云"善为易者不占"[2]；医易同源说的最早倡导者孙一奎也说："以卜筮视易者，亦蠡测之识，窥豹之观也"[3]，可见古人早就把易学与占筮区别了。

易学对中医学形成和发展的历史功绩不容置疑，但医学发展进入近现代阶段后，易学模式造成中医理论的局限性也逐渐显现，中医理论面临新的突破和完善。今人研究医易，有利于探究中医学理论的来龙去脉，加深对前人理论的认识，仍属必要，但应恰如其分地评估其现实意义。若过分拔高医易的地位，过多沉溺于对《周易》的研究，舍医理之实去易理之虚，对当代中医学的发展恐会带来负面影响。至于一些江湖术士的算卦看病和玄谈怪说，已属左道旁门，就不能归入学术性的医易研究了。

（顾植山）

第四节
中医学诊断思维的方法论基础

中医诊断学理论，包括"诊法"与"诊道"两方面。"诊法"一词，见于《素问·脉要精微论》等，指诊、审、察、候、阅、视、切、循、扪、按等一套认识病证的操作方法；"诊道"一词，见于《素问·方盛衰论》，指揆度、外揣和以意和之等辨别判断、意象推求的思维方式。在诊法方面，有色脉诊、闻诊、问诊、尺肤诊、经络诊、弹踝诊法等，堪为丰赡。

---

[1]　刘文典：《庄子补正（上下）》，昆明：云南人民出版社，1980年，第975页。

[2]　刘文典：《荀子大略》，上海：上海古籍出版社，1986年，第355页。

[3]　孙一奎：《医旨绪余·上卷》，南京：江苏科学技术出版社，1983年，第5页。

之外，对健康状态和某一特定生理过程（例如妊娠）的判断也归之于诊法的范畴。其中的脉诊，是祖国医学的重大发明之一。在诊道方面，基于"合而察之，切而验之，见而得之"的前提下，运用辩证思维、全息思维，以及"意"的悟性思维，发挥想象力，予以创造性地判断病证。

在《内经》以前的巫医时代，巫医们对疾病的确定主要靠"占筮"，《史记·扁鹊仓公列传索隐》说："诊，占也"，说诊是由"占"演化而来。当医学理论建立以后，医生们总结了临床经验，在方法论指导下，形成了诊断学。《内经》既奠定了诊断方法的理论，又具代表性。中医诊断方法又称"四诊"，这在《内经》中就已经很系统了。四诊是望、闻、问、切四诊，本是综合应用，不可分割的，唯重点则在望色和切脉。故《素问·脉要精微论》说："切脉动静而视精明，察五色，观五脏有余不足，六腑强弱，形之盛衰，以此参伍，决死生之分。"所谓"参伍"，就是指望色与切脉的配合。正因为必须把两者配合好，才能进行较全面的诊察。所以《五脏生成篇》强调说："脉之大、小、滑、涩、浮、沉，可以指别，五脏之象，可以类推；五脏相音，可以意识；五色微诊，可以目察；能合脉色，可以万全。"这里尽管把望诊、闻诊、切诊都提到了，但最后的结论，还是在于"能合脉色"。古人把色与脉的关系，看作是根与叶的关系，根生则叶茂，根死则叶枯。《灵枢·邪气脏腑病形篇》说："色脉与尺之相应也，如桴鼓影响之相应也，不得相失也，此亦本末枝叶之出候也。""色青者，其脉弦也；赤者，其脉钩也；黄者，其脉代也；白者，其脉毛；黑者，其脉石。见其色而不得其脉，反得其相胜之脉则死矣；得其相生之脉，则病已矣。"

中医诊断学依据"象"和"气"，以及"神"和"形"。"象"导源于先民之"观物取象"，象有现象、意象、法象的不同。"见乃谓之象"的现象是最主要的。医家把"形见于外"的人体征象和关于脏的知识结合起来，构建了脏象论。据脏象论进行诊断，其要旨在于观病人之象。脏象论是关于整体的、活的机体的理论。《内经》中诊法也极重视整体性和动态性，以功能变化审视病能，故而重视神气和神色。即"粗守形，上守神"。形是现象，神是动态显露的本质，以守神为上工。既是守神，就要注目于变化的病情。《素问·六节藏象论》说："气合而有形，因病以正名"，应根据变化了的病形，来不断改变以前的认识。《内经》中的脏象论，经历了《灵枢·九宫八风》之八卦脏象、《素问·六节脏象论》之六节脏象论之后，发展为以五行为框架的五行全息脏象论，此论天才地发现了人体各器官的功能的信息，在人身某一局部的表象有如缩影一样的同一性，即部分中有整体的信息。例如，《灵枢·五色》论说了面庞有五脏六腑肢节"各有部分"的投影；《素问·五脏别论》《素问·脉要精微论》记述寸口脉可昭示五脏六腑的信息，故气口可"独以五脏主"；《灵枢·大惑论》提出眼诊之五脏全息；《灵枢·厥病》指出耳穴可有体病之全息；《灵枢·经脉》《灵枢·经别》《灵枢·奇病论》分别指出脏腑的信息可通过经络反映在舌上。这种"见微而知著"的全息理论，用诸于诊断，形成了中医脉诊、舌诊等独具蕴义的诊法。

在《内经》部分篇论里，尚有占筮和相术的内容，例如，《灵枢·九宫八风》篇中的以九宫八风占病；《灵枢·师传》《灵枢·五阅五使》篇等，以相面术先辨五官之形与色气，以推测脏腑病变和吉凶；《灵枢·寿夭刚柔》《灵枢·天年》等篇，以观察耳廓和面部来推测寿夭等。其内容的科学性有待进一步研究。但这些篇论为我们认识中医学诊断思路的发展脉络提供了线索。说明在《内经》诊断学确立之前，有一个巫术文化时代的占断阶段，其特点是以占与相术（有些相术与一定的经验相联系）来推断疾病。但是《内经》的作者，扬弃了占与相术，脱却了巫术，把医学经验与哲学结合起来，建立了内容丰富的诊断学。

一、诊断方法的技术特征

中医的诊断，为"形能"之学，有其一套独特的操作技术规范，具有实用性。诊断之操作，素以"平人"为参照对象，《灵枢·始终》以此提出了健康人的定义："所谓平人者，不病。不病者，脉口、人迎应四时也，上下相应而俱往来也，六经之脉不结动也，本末之寒温之相守司也，形肉气血必相称也，是谓平人"，适应外界环境与内部机能和谐地统一为健康，反之为疾病。对病的诊断依据是据象论病，把疾病视为人体机能变化的一种自然过程。这是过程论的思想。《素问·玉机真脏论》说："善者不可得见，恶者可见"，无功能变化的"善者"当然见不到病象，而有功能变化的恶者有病象可见。因此，诊断的前提首先是"知病知不病"。对于病脉的诊断，《素问·平人气象论》提出了用医者（健康人）的呼吸来测定脉搏迟速的方法："人一呼，脉再动；一吸，脉亦再动；呼吸定息，脉五动，闰以太息；命曰平人，平人者，不病也。当以不病调病人。医不病，故为病人平息以调之，为法。"一呼一吸合为一息，脉跳五次，平常呼吸时偶然有一息较长超过五跳的，这时的一息，犹如闰年闰月一样，叫作闰以太息，也为平人。闰以太息如与今日之心脏听诊对照的话，即是窦性心律不齐或呼吸性心律不正，属于健康人的心律。以息断脉的技术，显示了《内经》时代医家的智慧。

诊断始于观察。包括"审察于物""立形定气""详察间甚"等，在操作上，应该"必察其上下，适其脉候，观其意志与病能"，要"明于日月，微于毫厘"，宏观与微观相结合，"诊可十全"，才能"视其外应，以知内脏"。《内经》高度重视诊断的规范化问题，如《灵枢·逆顺肥瘦》所说："必有明法，以起度数，法式检押，乃后可传焉。故匠人不能释尺寸而意短长，废绳墨而起平水也，工人不能置规而为圆，去矩而为方。"在度量上，《内经》继承了古代以人为度，即以人体某一部位为标准的测量方法。《史记·夏本纪》说禹定度数的方法是"声为律，身为度"，禹将自己的身长定为一丈，其十等分之一为一尺。《素问·方盛衰论》言"诊有十度"，其骨度、脉度等皆循此法。《素问·上古天真论》将成年男子称为"丈夫"，也因该时男子身高一丈左右而以"丈夫"称谓男子。《内经》腧穴测量定位之尺寸也循此法，科学而方便。

《内经》记载的检测方法很多，大抵以实用性为特征。《灵枢·水胀》篇记述了以腹诊候臌胀的方法："以手按其腹，随手而起，如裹水状，此其候也。"《灵枢·寒热》记载了以"反其目视之"，用翻眼睑去诊察病情，并以观瞳子来判定预后。《灵枢·骨度》运用表面解剖知识以骨定脉。《素问·三部九候论》述有弹踝诊法检查脉气相应的程度。《素问·通评虚实论》记有测小儿脉与手足寒温定病情的方法。《内经》的经络诊法是诊治一体的。《灵枢·百病始生》记有："察其所痛，以知其应"，《素问·八正神明论》也言："问其所痛，索之于经"，而《灵枢·背腧》则是"欲得而验之，按其处，应在中而痛解，乃其腧也"，以及《灵枢·经筋》之"以痛为腧"等，都把诊察到的经脉和痛处作为治疗的部位，援诊断为治疗，具有实用性。《内经》之脉诊有数篇论及，其诊法由繁而简，向精练方便的路向发展。《素问·三部九候论》系采用九个部位的遍诊法，《灵枢·始终》《灵枢·禁服》等则采用人迎、寸口脉法，而在《素问·五脏别论》已经独取寸口了。这种简练的脉诊方法更趋实用。《素问·疏五过论》说："凡诊者，必知始终，知有余绪。""必知始终"，是说要了解疾病的整个过程，"知有余绪"，是要能预见疾病的后果。《素问·三部九候论》根据脉之虚实？"以决生死"《灵枢·邪客》则"因目视之五色，以知五脏而决死生"；而《素问·脉要精微论》采用综合的"参伍以决"的方法，即"以此参伍决死生之分"。《素问·玉机真脏论》《素问·三部九候论》等论说了死候的真脏脉。系把阴阳失其冲和而尽露五脏本质的脉称为真脏脉。该脉已失代偿而全无胃气，即"但代无胃""真脏之气独见，独见者病胜脉也，故曰死"。这种诊断思想也贯穿于五色诊中，例如《素问·五脏生成》篇云："故色见青如草兹者死，黄如枳实者死，黑如炲者死，赤如衃血者死，白如枯骨者死，此五色之见死也。"也以五色尽露为死候。

二、诊断方法的思维特征

《内经》的诊断思维，并非是一因对一果的线性逻辑方式，乃是辩证逻辑的思维方式，其特点有三：

一是诸诊合参与凭一而断相结合。《灵枢·胀论》认为，脏腑"若匣匮之禁器"，故其诊治手段尽宜非手术方式，以达宝命全形的目标。"视其外应，以知内脏"属黑箱方式，这种诊断方式，信息量愈大，准确率愈高，能综合多种候病、诊法所得的信息，即《灵枢·邪气脏腑病形》所谓："见其色，知其病，命曰明；按其脉，知其病，命曰神；问其病，知其处，命曰工。"各种诊之所得综合起来"能参合而行者，可以为上工"。《素问·脉要精微论》也说："以此参伍以决死生之分。"这种思想与《易大传·系辞》所言"参伍以变，错综其数"相一致。另一方面，《内经》又提出了"至道在微"的全息诊法。某一局部的病征也可以显示整体的全部特征，即后世《伤寒论》所言的"但见一证便是"。这种全息观也出自《周易》，即以卦爻为信息码的全息思想。《内经》的作者正是把上述两种诊断思维结合起来运用而有此理蕴的。

二是用标本理论统一主观与客观。诊断是由主体参与的操作行为。例如切脉，是"切者合也"，包含了医生的学识与经验，如何使主客观统一起来，《内经》提出了重信息、重客观的标本理论，即以病为本、工为标。本是根基，标是枝末，病能是本，而医生、医学理论乃至诊断技术等是标。《素问·汤液醪醴论》提出："病为本，工为标。标本不得，邪气不服。"病是客观存在的，而工则是主观因素。在处理主观与客观、意识与存在的问题上，《内经》坚持了尊重客观的反映论。《素问·移精变气论》以此告诫医生："逆从倒行，标本不得，亡神失国。"

三是重视鉴别诊断，坚持逻辑思维与悟性思维的统一。《素问·示从容论》说："别异比类，犹未能以十全。"《素问·疏五过论》也强调："善为脉者，必以比类奇恒，从容知之。"而《素问·征四时论》则警示医生："不知比类，足以自乱，不足以自明。"此般论述，说明比较、鉴别是《内经》诊断思维的要点之一。可概括为一个"辨"字。而"辨"的内容是非常丰富的，如《素问·方盛衰论》所说："知丑知善，知病知不病，知高知下，知坐知起，知行知止，用之有纪，诊道乃纪，万世不殆。"这说明，《内经》的诊道，决不仅是收录工作，而是要医生们用头脑进行分析比较，诊道的作用不下于诊法。在诊断时，一方面遵循理论进行逻辑思维，包括运用规范"以起度数，法式检押"，定方圆、辨逆顺。但在某些无规范可

"检押",不能运用模式思维的时候,医家应该"以意和之"。"意"即是悟性思维或灵感思维。《素问·著至教论》说"臣治疏愈说意而已"。把医生的创造性思维提到一个超越经验的高度。《素问·八正神明论》说这便达到了"神"的境界:"请言神,神乎神,耳不闻,目明心开而志先,慧然独悟,口弗能言,俱视独见,适若昏,昭然独明,若风吹云,故曰神。"此时医生的直觉判断难以言表,即《庄子·天道》所谓:"语之所贵者意也;意有所随,意之所随者,不可以言传也。"后世医家称此为"医者意也"。在《内经》中,将逻辑思维与悟性思维综合而用,形成了以运用辩证逻辑为主的诊断思维方式,这也是祖国医学的特色之一。

第五节
中医学治疗思想的形成与特征

中医学治疗思想形成的基础是临床实践,这种实践历史久远,包括原始先民对创伤的救治本能,新石器时代运用砭石和艾灸,在漫长的与疾病斗争中积累了丰富的经验并发明许多新疗法,在将这些丰富经验升华为理论过程中,又吸收了某些哲学思想,包括儒家及道家的中和思想、法家的法规思想、兵家的奇正思想等等,成为初步理论。《内经》称此为"杂合而治",这些初步理论又经过实践的筛选提炼,终成为一整套的系统理论。

中医学治疗思想是中医学理论体系的精华,它筑基于《内经》,定鼎于《伤寒论》,发展于后世。可以说,对于疾病治疗的基本原则,在《内经》已基本悉具,而在《伤寒论》中,一个理、法、方、药一线贯通的辨证论治体系已经形成,在唐、宋以后,主要表现为治法的丰富和治疗观点的革新。如对外感热病,在《伤寒论》中主要从"寒"论治,用温药,而到金元四大家中的刘完素,则从"热"论治,重用寒凉药。此等治疗思想的发展,体现于治法、处方和用药之中。中医学总的治疗思想表现在以下三方面。

一、重视正气与"和"

中医持以正为本的人体观论说生理，以正气、邪气相争之论阐述病理，在此前提下治病时则以人为本、病为标、"和"为贵。

在春秋时期，周定王强调"血气"，认为血气既是人的生理基础，也是道德基础。其后，思想家则重视人体的正气，《管子》重视"精气"，《管子·内业》说："精存自生，其外安荣，内藏以为泉原，浩然和平，以为气渊。"《孟子》则重视"其为气也，至大至刚，以直养而无害"的浩然之气。战国末年屈原以正气为人身刚正之气，他在《楚辞·远游》中说："内唯省以端操兮，求正气之所由。"医学则以正气为人体之元气，如《素问·刺法论》言："正气存内，邪不可干。"在确定治疗方案时，首先考虑正邪两方面，即"扶正"和"祛邪"，而扶正和祛邪二者总以扶正为主，即便在邪气很旺的伤寒，治疗时虽以祛邪为主，但也要兼固正气。如《伤寒论》中时时提及要"保胃气，存津液"。在祛邪为主的方剂中，也要有一两味补气血之品为佐药以护正。

中医治病既以"和"为目标，又以"和"为总则。这也与"和为贵"的传统文化意识有直接关系。《国语·郑语》载伯阳父云："夫和实生物，同则不继。以他平他谓之和，故能丰长而物归之。"道家和儒家都重视和，晏子也说："和如羹焉。"《老子》说："万物负阴而抱阳，冲气以为和"，《管子·内业》说："和乃生，不和不生。"至于儒家言"和"之论尤多，孔子说："礼之用，和为贵""君子和而不同"，《论语》《中庸》也说："和也者，天下之达道焉。"在这些尊崇"和"为至上的理念中，医学家也以"和"为治病的至高原则，此种"和"包括天人之和、阴阳之和、正邪之和、食药之和及药物中各种性味之和等。从《内经》成书一直到今天，中医师在治疗时，仍然是首先考虑一个"和"字。《素问·生气通天论》说："凡阴阳之要，阳密乃固，两者不和，若春无秋，若冬无夏，因而和之，是谓圣度。"《伤寒论》58条也说："阴阳自和者，必自愈。"

二、治则与治法

先秦儒家、法家等，因重礼仪和律法而都讲求轨范、法式、准则。如《尚书·序》曰："典谟训诰誓命之文，凡百篇，所以恢宏至道，示人以轨范也。"《尚书·大禹谟》曰："儆戒无虞，罔失法度。"《荀子·礼论》曰："大象其生以送其死，使死生终始莫不称宜而好善，是礼仪之法式也。"《荀子·非相》曰："度己以绳，故足以为天下法则矣。"中医学在形成理论之后，便注意到理论的规范化，而且把规范进行推广，成为辨证论治的一环。

治则总称治疗法则，是辨证论治的一个重要环节。辨证论治是中医临床的操作系统，可以概之为理、法、方、药四方面内容。理是关于诊断和治疗的理论，四诊揭示诊断以后，就可以确立治则，治则是属于辨证论治中"理"的一部分。治法就是辨证论治中的"法"，治则和治法厘定处方、用药。

在辨证论治的发展过程中，最早是随机治疗，之后是经验的对症治疗，当医学形成较完备的系统理论之后，临床医生就在明确诊断的前提下，提出相应的治则和治法。《素问·移精变气论》称治则是"治之大则"，也有谓之治疗大法者，而具体的治疗手段是为治法。

《内经》把治疗法则比拟为匠人之规矩和绳墨。在有些情况下，治法和治则可以同名共用，例如对于淤血证，活血化瘀既是治则也是治法。但在多数情况下，二者有层次、目标、体用和思维方式的不同。确定治则的前提是诊断，直接对应于病机，其目标是为治疗做战略决策，是医学思想或对疾病规律认识的体现；治法的层次低于治则，是在治则指规下用之于治疗的具体方法，其目标是为治疗做战术决策，是医疗技术或技巧的体现。从体用而言，治则是原则性，是方；治法是灵活性，是圆。治则抽象概括，治法具体变通。如从思维方式而论，治则属于决定论，一旦阐明病机，治则循规而定；而治法属于选择论，可以按三因制宜和具体的医疗条件，以及医生的经验、学派观念之异选择不同的治法。治则的运用，反映了医生的理论水平和判断能力；治法的选取则体现了医生的主观能动性和治疗的艺术，可以"医者意也"，从悟性思维中启发治疗的"圆机活法"，可以同病异治，也可以异病同治，即所谓的"医之法在是，法之巧亦在是"。

从总体上看，治法和治则有三大特征：

一是用诸于临床的实践性与连接性。治疗法则中概括了治疗的硬技术和软技术，具有成效性。如果说，治法是医疗的硬技术，治则便是抽象的软技术，但二者都是经过长期的实践积累和理论升华的产物。有时还受到除医学外的诸多方面学术的启发与借鉴，才被确立为治法与治则的。例如临床发现，一些毒性较大的中药往往同时具有较强的独特治疗作用，可用于急、危、淤、痰、顽、怪等证，像用蛇毒、水蛭治疗淤血，用雷公藤、马钱子治疗顽痹，用山慈菇、长春花治疗癌症等。这些丰富的实践被概括为"以毒攻毒"的治法，而将此治法用之于临床，便可以从容地选方、议药，以其临床疗效显示了治疗法则是医学理论和临床实践之间的桥梁。

二是在治疗法则语义中蕴含哲学特质。治疗法则往往采取"舍事而言理"，以富于哲理性的术语来概括。如"虚者补之，实者泻之""寒者热之，热者寒之"等，很多是《易经》《老子》等哲学思想与医学理论的结合，愈是简要，愈有较大的外延，有宽阔的普适性，精确不磨，颠扑不破，沿用至今。

三是有些治疗法则的语言具有文学艺术性，体现了传统文化的特征。常用取类比象以喻医理，用四字句的艺术语言来概括。像逆流挽舟法、添水行舟法、斩关夺隘法、釜底抽薪法、引火归原法、提壶揭盖法、养正除积法等不胜枚举。有些思路和称谓，与传统文化格调的熏染有关。例如，"以毒攻毒"的概念形成就蓄势已久，其称谓演变也情趣妙然。《诗经·伐柯》曰："伐柯如之何？非斧不克。"柯即斧柄，说是由斧头才能制出斧柄，东汉郑玄在《笺》中对此进一步解说道："伐柯之道，唯斧乃能之，此以类求其类也。"医家们就按此伐柯之道的"以类求其类"用为治法要言。例如东汉王充在《论衡·言毒篇》就曾提出："以类治之也，夫治风用风，治热用热，治边用密丹。"在《素问·至真要大论》把这种方法称为"甚者从之"。魏晋南北朝佛教盛行以后，在翻译佛经时译家们率先采用了"以毒除毒"一词，在译书《乐璎珞庄严方便经》中有："犹为蛇所螫，以毒灭于毒。欲嗔亦复尔，亦以毒除毒，如人为火烧，还以火灸除。"后世医家又把"以毒除毒"发展为"以毒攻毒"的治法。治法与治则作为中医学理论体系的一个层面，对其科学内涵的分析，也能展示中医学的范式特征。历代名家名著每每能够"大匠示人以规矩"，以其创立的治疗法则传世。中医学理论发展过程中的几次革新是医学思想的改变，其实质是治疗观念的转变，即治则的转变；医学实践发展的重要一方面是治疗手段的发展，表现为治法的丰富。

《内经》奠定了中医学的科学范式，包括阴阳五行、脏象经络、诊法理论和一系列的治疗法则。有通治法则，也有专治法则。《素问·至真要大论》在阐述治疗法则时提出了"病机"的概念。

《内经》后的第一次范式改变是《伤寒论》。是论虽然启导于《内经》"三篇热论"，但它脱却了五行而奠定了辨证论治的理论基础，创立了对外感热病的六经分证方法。六经病各有提纲，也有各经的治疗总则：太阳病辛温解表，阳明病清热通腑，少阳病和解表里，太阴病温中燥湿，少阴病回阳救逆、温中散寒（少数热化证益阴潜阳、急下存阴），厥阴病寒温并用，开窍治厥。《伤寒论》还提出了针对各种变证的丰富治法，以"397法"垂法于后世。

《内经》后的第二次范式改变是金元四家争鸣和温病学派的崛起，四家各执一说，打破了一脉相传的格局，金代医家刘河间的主火论是温病学派的先声，他重用寒凉药物治疗热病初起，与《伤寒论》太阳病重用辛温、宋初"局方"用辛温香燥截然对立。至明、清温病学派的创立，热病初起首用辛凉，正堪言"若论治法，则与伤寒大异也"。

可以说，中医学理论的创新与突破，在某种程度上是以治疗法则的改变作为医学观念改变的标志。治疗法则的改变，体现了中医学范式的演变和发展，丰富了辨证论治，增加了理论的可检验性和可重复性。

三、辨证论治

辨证论治是中医临床的操作系统，与西医的辨病论治比较，其诊病的视角、思维方式都大相径庭，成为中医学的特色。从中医的医疗实践和传统的思维方式、哲学观念看，发展和形成辨证论治势所必然，其形成因素有三：

一是先民"贵时"，中医学重视人体的时序性。《内经》一再强调"神转不回，回则不转"，认为生命是时间的函数，疾病万变，治疗也要随时而应变。

二是主要以"证"的形式描述疾病。遇及疑难只能凭借个人的悟性思维，即"医者意也"来释惑解难，当代中医师置身于综合医院，在病房连续观察病人，因而加深了"病"的概念，会诊和病例讨论制度的施行，减少"医者意也"的用场，多种辅助诊断手段的开展促使辨证论治向规范化和检测化发展。

三是哲学和思维的因素。古代把临床经验升华为理论时，系以哲学为间架来归纳和综合。例如，《内经》用阴阳五行，《伤寒论》用六经，明代温补派的几种命门学说都以太极图的模式来论说人身命门。辨证逻辑是中国古代学人们的主导思维方式，从《周易》的"辨物正言"到《孙子兵法》的"以正合，以奇胜"，都非常强调"善乎明辨"，因此在医学上也形成了以辨证逻辑为思维主体的辨证论治。近代以来，形式逻辑方法日趋普及，数理逻辑方法也援用于医学，因果决定的意识也加强了人们对病的重视，从辨证论治导向于辨病论治。

辨证论治有以下四个特点：

（一）证为论治单元

证即证候的简称。最早言证，乃凭证、验证之意，概括症状、体征。如《素问·至真要大论》言"病有远近，证有中外"，《难经·十六难》之"是其病，有内外证"。《伤寒论》中"脉"与"证"合称。陶弘景在《肘后方·序》中始提出"证候"一词，以"候"字突出证的时间要素，故证候就是患病时的人体功能状态。证候中，症状与体征的出现固属随机，但也有其内在联系。近年来，医著中把有共同病机、经常一起出现的症状和体征所组成的、有相对独立存在意义的证候称为证型。证型有可重复性，也可出现在多种疾病过程中，用统计学分析，证型中的症状和体征的显现有相关性。在一个疾病过程中，可以先后或同时由不同证型组成。证候除表现为相对独立而稳定的证型之外，尚有层次性。例如，《伤寒论》六经病下的证候分三级：一级证候如结胸证、心下痞证、蓄水证、蓄血证、发黄证、脏厥证等；其下又有低层次的分类证，如结胸证又可分为大、小结胸证和寒实结胸证等；最基本的证候即是汤证，如桂枝汤证、五泻心汤证等。

辨证就是认识和辨别证候，除知道证候的属性（阴阳、表里、寒热、虚实）外，主要是对证型进行模式识别，即把病人的证候和前人经验、文献上记载的证型"对上号"。例如，患者有脉浮缓、自汗、头痛、项强痛而恶寒者，与《伤寒论》的太阳中风证相一致者，就循仲景之规矩，辨为太阳中风证，用桂枝汤治疗。古代称这种方法为"效"，如《墨辨·小取》所说："效者，为之法也，所效者，所以为之法也。故中效则是也，不中效则非也。"《灵枢·逆顺肥瘦》把这种辨证方法叫"法式检押"，当代称为模式识别，是以利用前人经验为前提的最常用的辨证方法。

（二）因时而异，圆机活法

即具体问题具体处理的原则。辨证论治虽然重在求索证候，但又重视疾病的动态变化和三因制宜，其辨证分型及处方用药取决于疾病的复杂性，病人的体质、患病时的时间和地理因素等，虽然是按"方者仿也"立意，"有是证，用是方"，但其用方也有随证加减之别，有时用成方，也有时随机组方或使用单味药物而收功。辨证论治尚有理、法、方、药固定的程式，但也有时因病机之明而"慧然独悟"，引发了灵感，豁然启扉了证治概念和处治活法。从晋朝程子华的"医者理也，理者意也"，到东汉郭玉的"医之为言意也"，以及陶弘景的"仲景用药，善以意消息"，都重视在辨证论治时发挥思维的主动性，故唐代王焘在《外台秘要》中评曰："陶隐居云：医者意也。古之所谓良医，盖以意量而得其节，是知疗病者，皆意出当时，不可以旧方医疗。"如果把方药和技术比为辨证论治的硬件，思维视为软件，则从古代起就非常重视辨证论治的软件。

（三）证的主体意识因素多样

在辨证论治时，医生与患者耦合于一个系统之中，医生不仅对病人检查操作，也同时审慎思维，由是而受"人择原理"规律的支配，即由于认识主体与认识对象的相互影响，在辨证论治过程中，医生的学识和经验悉心足取，堪称独步。同诊一脉，诸医言人言殊；同辨一证，各家见仁见智；处方用药真是大相径庭。受各家学说的影响，更是卓见纷呈。同诊热病，伤寒家言寒，河间学派称火，温病学家或云卫气营血，或云三焦，体现了辨证论治的多途径性和多解释性。

（四）实用性和万用性

辨证论治贯穿着目标决定论的思想唯象论病，不管体内器官有何器质改变，而以显见的症状和体征为凭，外象推证，分析症因也是审证求因，属于外特性的理论。故其诊断和治疗都以非损伤性手段为主。古代医家辨证论治不尽力追求病名的明确和统一，辨证的目的在于论治，以能开方用药为目标。有时病名不清，甚至具体的病因不详，但可因于证候的明析而方药取效，以证应病，以少应多。因辨证论治是诊治一体，辨证明确，治法也应手而出。例如经络辨证，一旦明确病在何经，就可循经或取穴施治。

第六节
本草理论的构建

自《神农本草经》问世以来，"本草"二字就有了特殊的含义。中药学在 1840 年以前叫作本草学，药物学专著称为本草书，药学史称为本草史。究其原因，是由于"诸药中草类最众也"。《墨子·贵义》说："譬若药然草之本"，可以说是最先用"本草"言药者。

人类最初也有诸如用火、用砭石等医疗手段，但药的概念主要是与接触植物有关。《说文解字》云："药，治病草也，从草。"反映了古人造字之初只有植物药的状况。

一、食药同源的实践及本草名称的形成

我国的药物学导源很早，远在原始社会，人们在采集和渔猎的过程中便逐渐发现了植物药和动物药。《淮南子·修务训》中有神农"尝百草之滋味""一日而遇七十毒"的记载，《尚书·说命》篇亦有"药不瞑眩，厥疾弗瘳"的论述，即服药后如无反应，病是不会好的，表明古人在尝试和探索药物的过程中，不可避免地会出现某些中毒性的反应。到了夏商时代，奴隶们就发明了酿酒，而"醫"字从"酉"（酉就是酒，其字像酒坛之形），说明古代的药物与酒是分不开的，后世的酊剂与酒精消毒便是它的必然发展。梁朝陶弘景曾经正确地指出，"藕皮止血，起自庖人；牵牛逐水，近出野老"，意即藕皮的止血作用是厨师的发现，而牵牛子的逐水利尿功能则是老农的认识。上述事例雄辩地证明了一条真理：药物学知识来源于劳动人民的实践。

在先秦的大量文化典籍里，涉及药物学知识的就不少。例如，《诗经》曾谈到葛、蒿、芩、芍药、苤苢（车前草）等多种植物药，在《山海经》里记载了动物、植物、矿物各类药物 120 多种，所治疾病达 50 种以上。《五十二病方》所载药物，基本上反映了先秦时期用药状况，植物类药多，动物、矿物类药次之。

药物名称的产生是文字发展到一定程度的产物。最早应为单字名，如姜、兰、术、艾、虻、杞、蒿、芩、茶等。随着物品和药物名称的增多，根据其固有特征，逐步加一些修饰形容词，多以色泽加在前面。如白蒿、黄芩、白术、赤芍等。形声字在药物名称中应用最多。《五十二病方》中的药物名称已趋成熟。

春秋、战国时期的科学文化已有相当的发展，本草学已具雏形。《神农本草经》是当时的代表作之一，是前人用药的经验总结。实际上《神农本草经》之前，已有不少关于药学的文字记载，由于种种原因未被保存下来。这时的植物类药明显增多，认识到了植物药的优点：疗效显著和易得、易服、易保存等。动物、矿物类药物也有所发展。汞剂、砷剂的出现是当时化学发展的标志。本草的品种具有一定规模，《神农本草经》只是受当时的阴阳五行学说和天人相应思想的影响，才取舍为 365 种。药物品种将远多于此，《五十二病方》中所载的药物不见于《神农本草经》《名医别录》两书者的接近一半。这证明在先秦时期还有许多民间常用药物，绝不是《神农本草经》的 365 种药物所能概括的。

二、从三品说到四气五味的药性论

对于本草，医家如欲应用，得把握两方面的内容，一是把诸多的药物进行分类，使其"从乱到有秩序，从杂糅到有条理"，即作"分别科条，区畛物类"的工作；二是掌握各药的药性，按照药性理论制方用药。这两者都是构建中药学理论的工作。我们已经知道，中医学理论的构建是以哲学理论为框架，医学经验攀附其上，便形成中医理论，药学理论也是这样，如《神农本草经》的三品分类法，以及四气、五味、归经之论也皆如此。

《神农本草经》将药物按君、臣、佐使分为上药、中药、下药。上药"主养命以应天"，中药"主养性以应人"，下药"主治病以应地"。这无疑是封建礼制思想在药学的反映。其时，在战国时代医生开方也循此秩序而制方。如《庄子·徐无鬼》说："药也，其实菫（乌头）也，桔梗也，鸡痈（芡实）也，豕零（猪苓）也，是时为帝者（君药）也，何可胜言。"是说，可以根据病情选用各药为君药。三品分类笼统而带有封建等级观念，但一直为后世本草著作沿用，到明代李时珍著《本草纲目》时，才以 16 部的新分类法所取代。诚如李时珍在《本草纲目·神农本经名例》中说："神农本草药分三品，陶氏别录倍增药品，始分部类；唐、宋诸家大加增补，兼或退出，虽有朱墨之别，三品之名，而实已紊矣。或一药而分数条，或二物而同一处，或木居草部，或虫入木部，水土共居，虫鱼杂处，淄渑罔辨，玉珷不分，名已难寻，实何由觅？今则通合古今诸家之药，析为十六部，当分者分，当并者并，当移者移，当增者增。不分三品，唯逐各部。物以类从，目随纲举。每药标一总名，正大纲也。大书气味、主治、正小纲也。分注释名、集解、发明、详其目也。而辨疑、正误、附录附之，备其体也。单方又附于其末，详其用也。大纲之下，明注本草及三品，所以原始也。小纲之下，明注各家之名，所以注实也。分注则各书人名，一则古今之出处不没，一则各家之是非有归，呈旧章似乎剖析，而支脉更觉分明，非敢僭越，实便讨寻尔。"

中药药性理论建立的方法，即是《周易》的取类比类。四气五味、升降浮沉和归经等皆是如此。《周易》的核心方法就是以象比附万物，其六十四卦能形象反映各种事物。根据这一原则，古人把万事万物都融进一个以易符号为核心的象的世界里。进而认为在同一个象的类别中，其性相通，尤其是矿物、植物、动物之间存在着互补关系，便成为中药理论的基本指导思想，具体表现在四气五味、升降浮沉和归经及功效等方面。

四气是指药物的寒、热、温、凉四种属性，五味是指药物的辛、甘、酸、苦、咸五种药味，但四气五味并非凭空产生，而是以象比类于四时五行的结果。如明代缪希雍在《本草经疏·续序例》上说："天布令，主发生，寒热温凉，四时之气行焉，阳也；地凝质，主成物，酸苦辛咸甘淡，五行之味滋焉，阴也。"即把四时当作天的阴阳，随四季而变化，五味由地所生，随五行属性而分别。通过这种取象方式，中药基本性质与产地和采收时间密切地联系起来，并以象为媒纳入了能囊括万事万物的巨大符号体系。

总之，医家以五行理论为纽带，为动物、植物、矿物和人建立了普遍联系，并在五气互补思想的指导下，建立了中药的理论模式。即使易学在早期很少直接参与中药理论的建构，但"取象比类"的"易学"思维和阴阳、四象、五行的模型对中药学体系的建立在方法论方面起到了指导作用。更何况后来人们把八卦与五行相配，进而直接运用易理来分析药理，越到后来，这种联系就越密切，几近水乳交融。

三、本草理论的特点

据以上药性特征和中医临床对药物的使用情况，可以简要地概括以本草称谓的中药学，在理论上有如下三方面的特点：

一是药学理论与医学理论的嵌合对应。医学讲阴阳、藏象、经络，本草则讲究四气、五味、归经，二者一脉相连。

二是从功能论药性，无视其化学成分。各味药的功效，是从病人病后用药治疗的效果而知，是信息反馈的结果，包括一部分药的四气五味属性也是这样确定的。因此说，中药的药理是"形而上者的道"，而不是像化学成分那样的形而下者的"器"，这也反映中药理论重实用的一面。

三是中药的应用系主要以方剂形式联袂用药。虽然也有单味用药和提炼的某些化学制品，但主要应用的形式是复方，即所谓"药有个性之长，方有和群之妙"，其复方也按七情和合依君臣佐使的建制来构筑。这一切都体现中药药理和中国哲学、中国传统文化的密切关系。

（孟庆云）

第三章
中国古代
医药管理思想体系

　　中国从原始社会到现今，其间社会形态演变、政权更迭异彩纷呈，管理模式一变再变，变化多端。但是，万变不离其宗。其宗是什么？其宗即是中国的人文哲学思想。由于社会管理的模式、方法靠人来制定，而制定者又必须有文化积累，或以古鉴今，或推陈出新，都必须站在文化知识基础上，否则便是无源之水。因此，中国历史上出现的各种管理思想，包括医药管理思想，无不受着人文哲学思想的支配或影响。中国的人文哲学思想对于管理思想的形成具有潜移默化作用。这是不依人的意志为转移的客观规律。由于这种潜移默化作用，使中国的人文哲学思想呈现出历史的继承性或称作连续性。在这种历史承继链条中，尽管有不同的形式，但在本质上或在其思想内容的大部或部分都有历史连续踪迹。然而，历史是螺旋式发展的，每次循环往复，并不是简单的重复，而是一种提高。这种提高，一是表现了时代特征，二是表现了对原来思想的扬弃。管理思想从哪些方面表现出来呢？主要从机构、制度、法规等方面表现出来。尽管历代医药管理机构、制度、法规不尽相同，但所反映的管理思想则大同小异。其共同的思想中又有若干特点，这些特点又与中国固有的人文哲学思想息息相关。

第一节
中国古代医药管理思想特点

一、古代人文哲学思想概要

　　毛泽东主席指示我们如何对待祖国文化遗产时曾说："从孔夫子到孙中山，我们应当给以总结，承继这一份珍贵的遗产。"[①]为什么要从孔夫子开始研究？孔夫子之前人类历史很长，从猿变成人起，人就有了思维活动。但严格地讲，哲学思想并不是从人有思维就开始的，而只有当这种思维过程形成一个体系，有了定形的逻辑结构，换句话说，从有了私人讲学、私人学派和私人著作的时候，才算是哲学思想的起点。从孔夫子作"春秋"起，我们的文献始终持续不断，学派纷争，所以，从这一时期开始，我们认为中国才有了哲学思想。

　　中国的哲学遗产，时间最长久，文献最丰富，争鸣最激烈，有其独特的面貌和风格。归纳起来，主要有以下三个特点：

　　（一）贤人作用

　　中国哲学思想家所反复致意、自古至今绵延不断的问题，都是关于人生修养、政治问题、伦理问题。这种"作风"，对于中国哲学思想发展，始终处于支配地位。例如儒家所讲的不出乎所谓"君子之道"。宋儒的"格物致知"，本来是认识论方面的命题，可是最后还是归结为正心、诚意、修身、齐家、治国、平天下。墨家著作《尚贤》《兼爱》《非攻》等也都是围绕社会人生问题展开讨论。魏、晋、隋、唐的佛老思想，其追求的目的仍是"人生解脱"。孙中山先生在三民主义中也讲修、齐、治、平。因此，在中国哲学思想中，这种"贤人作风"特点是一个事实。

---

　　① 　毛泽东：《毛泽东选集》，第 2 卷，北京：人民出版社，1966 年，第 499 页。

（二）先王观念

贤人作风主要表现为处世哲学，如待人接物、立身行己等。从这一要求出发，哲学家就必然要讲"君子之道"，其模范就是"先王"，其身上不但可找到"君子"的标本，而且由此可找到"太平盛世"。从孔夫子到孙中山，"法先王"一语成了各个是非相反的学派所共同遵守的思想路线。孔子在《论语》中一面赞美尧、舜、文、武，一面又叹息"礼坏乐崩"。墨子三表法，第一个标准就是本之于古者圣王之事，而对于春秋以降，则作为"别君"的衰乱时代加以批评。《韩非子·显学篇》所谓孔墨俱道尧舜，而取舍相反。庄子托言于神农、黄帝，老子寄怀于"小国寡民"，都是以先王之世为自己的理想世界。荀子明言"法后王"，但仍以"古者圣人"为"礼仪之化"的代表。从这种先王观念出发，便形成了一种特殊历史观。大家都认为上古好。康有为变法时，明明是要求发展资本主义，但也要打孔子的招牌。这种观念，直到近代才有所动摇。如孙中山先生说：本总统可以创造一种新思想，推翻古人旧学说。

（三）经学态度

中国古代的哲学思想，从孔子起，就是一种"述而不作"的态度。到秦、汉时就变成"经学态度"。所谓经学态度，就是哲学家不敢有自我作古的创造，所有意见必托圣人之言而后才能说。其著作多不采取创造形式，而多采取疏解经书的形式。例如，汉代的今古文学之争，宋、明间的道学、心学之争，明、清间的道学、反道学之争，清代的宋学、汉学之争等。尽管他们意见相反，然而都说自己合乎古圣之言。这种对于经书只敢解释不敢研究，对于古人只敢信仰不敢批评的经学态度，贯穿于古代哲学思想方法论中。中国传统医学中也留有这种思想痕迹。

中国古代哲学思想所以有上述特点，这与中国古代社会的发展有关。由于氏族社会的长期存在，中国人从图腾崇拜演变为祖先崇拜，在周初就喊出"型仪先王"的口号，在这样的气氛中，贤人作风、先王观念便自然产生。这种氏族意识的遗留与以后的封建正统思想相结合，便产生了经学态度。中国封建社会的历史很长，也很典型，因此，在奴隶社会形成的贤人作风、先王观念和以后形成的经学态度，便依附在哲学思想中传承下来，对各门自然科学尤其是医学产生了很大影响。

二、古代医药管理思想特点

中国古代医学的发展受人文哲学思想影响很大。如描述心的功能时说，心者，君主之官，所谓君主就是古代社会的帝王。在医药管理方面，受人文哲学、社会政治的影响就更大。如封建等级思想在医官设置中有明显体现。据《周礼·天官冢宰》记载，周代医师分上士、中士、下士三级，其下还设有府、史、徒等职事。另如分类管理的思想也体现明显。周代已将医学分为食、疾、疡、兽等四科进行管理。春秋战国时期，医药管理分作两条线：其一是宫廷医生管理，多沿袭西周的制度；其二是允许民间医生自由行医，师徒传授制度基本确立。如《史记》所记长桑君与扁鹊，扁鹊与子阳、子豹的师徒传授是春秋战国时医疗实践中形成的一种制度。这种承传形式到现代仍在沿用。因为这种形式反映了医疗实践的需要，符合医药知识经验传播的客观规律。中国古代医药管理的思想特点主要有以下几点：

（一）效法先哲思想

受古代人文哲学思想影响，古代统治者在医药管理方面仍体现出效法先哲的思想。如宋太祖赵匡胤曾说："朕每于行事，必法前王，思得巫咸之术，以实太医之署。"[①]我国在隋、唐时已设立了医政兼医学教育机构。到了宋代，统治者仿效隋、唐仍置太医署，后改为太医局。

（二）标榜文治、粉饰太平

各封建王朝的统治者，为了稳定人心，每在设置医药慈善机构时大加宣扬，以示朝廷惠养元元之意。每校完一部医书，必先加序，诸如"盛德承统，深仁流化，颁此方论，惠及区宇，赞天地之生育，正万物之性

---

① 《宋大诏令集》，卷 219，北京：中华书局，1962 年，第 842 页。

命……"① 如此等等，各朝较为普遍。

（三）济世仁民思想

古代统治者在策划筹建医药机构或与健康有关的慈善机构时，其动意表述中多突出济世仁民思想。如"朕尊居亿兆之上，常以百姓为心……"宋徽宗表述他编撰《圣济经》之动机是可以养生，可以立命，可以跻一世之民于仁寿之域……如此，凡政府在医药方面要做事之前，必先突出济世仁民的思想。这一思想几乎贯穿于整个封建社会中。

（四）沿袭旧制

在中国古代医药管理事业中，后朝继承前朝医政制度具有普遍性。但是，这种继承不是全面的、生吞活剥的，而是"扬弃"式的，多根据当朝需要而有所取舍。另外，这种继承不是完全顺序式的，有时是跨越式的。如北周与西周相隔甚远，且其为少数民族政权，但为了获得华夏正统称号，在医官设置和命名上均沿袭西周的六官制度。最高医政长官称之为太医下大夫，医生中设有上士、中士、下士等。

（五）借鉴创新

后朝医政除对前数朝医政有继承一面外，还有借鉴创新一面。如宋朝借鉴唐代设置太医署管理医政和医学教育的经验，将医学教育的功能专门赋予太医局实施，而医政管理则专设翰林医官院。这样，各机构职能较为专一，能够很好地发挥作用。还如，金政权在总结金以前医药管理经验基础上，删繁就简，设置太医院，统一管理医政、医疗、医学教育等。我们且对这些创意的作用不加评论，但就形式而言，各朝在医药管理上都有特点，或说都有一定建树。

三、古代医药管理阶段性特点

纵观中国古代医药管理的发展历史，大致可以分作四大阶段，各阶段

---

① 孙兆：《外台秘要方原序》，《影印文渊阁四库全书》，北京：中医古籍出版社，1986年，第736页。

均有明显特点。

（一）医官和制度管理（周至三国）阶段

这一阶段是奴隶社会晚期至封建社会早期阶段。这一阶段的社会特点是统一，战乱，再统一，再战乱。第一次统一是指周取代商后的文武之治，第一次战乱是春秋战国。第二次统一是秦、汉，第二次战乱是汉末三国。在这长达 1300 余年间的治乱过程中，封建生产关系终于取代了奴隶制，社会毕竟向前迈进了一大步。这一阶段在思想文化领域也出现了巨大飞跃。尤其是先秦诸子争鸣，丰富了思想文化内涵。在医药管理方面，宫廷实行医官和制度管理，民间则属自由职业。医官设置诸如周代的医师（上士），秦、汉的太医令；业务性医官还有医师（中士、下士）、食医、疾医、疡医、兽医、侍医、太医、乳医等。医事制度制订很多。诸如周代医学分属食、疾、疡、兽四科，每科设置对应医官，使其"分而治之"。年末进行考核，根据治疗情况评定等级，十全为上，十失一次之……十失四为下。根据等级决定分配方案。周代的医官和医事制度在医药管理史上具有里程碑意义。其对后世具有重大影响。秦、汉时，医药管理制度逐步具体。如最高医政长官太医令一般隶属于九卿之一的太常或少府，明确规定其俸禄为六百石。地方也设有相应医官"医工长"，其接受地方行政长官的领导。遇有重大灾疫，中央统一组织医药人员巡视赈济医药。军队中也有固定的医药人员编制。宫廷医生设置有一定限额，人手不济或遇疑难病时，常重赏征召民间医生进宫诊治。如医修氏治愈汉武帝的病，一次便赏 2000 万。另外，政府在校正、编纂医药书籍时，常集中征调一批医药人员开展工作。王莽实施新法时，首次把地方医药纳入工商管理系统内，规定"十一而税"，即 10% 的税率。同时还制定了漏税处理办法，即没收一年的医药全部收入，归入地方财政。总之，这一时期医官设置和有关医药管理制度都给后世医药管理积累了经验。

（二）机构管理（两晋、南北朝）阶段

这一阶段是早期封建社会不稳定阶段。尽管秦、汉已建立了封建生产关系，但因封建统治者还没有足够智慧和经验完善这种关系从而兴利除弊求得稳定。加上思想领域"君权神授"的观念被彻底冲破，因而争夺皇权王位的斗争愈演愈烈。正如马克思指出的那样："在东方各国，我们经常看到社会基础不动，而夺取到政治上层建筑的人物和种族不断更迭的情形"。[①]两晋、南北朝跨越 300 余年，是自秦始皇统一中国后最长的混乱阶段。在思想文化领域，儒、道、佛三家渐成并立局面。《易经》《老子》《庄子》被引证改造和发挥，形成一个重要的哲学思想体系，即玄学。受玄学的思想影响，医药界也面临新的情况。如玄学影响形成的服食炼丹世风，导致新病种增加。为炼制仙丹，北魏太祖拓跋珪置仙人博士，煮炼百药。南朝梁武帝萧衍迷信佛法，诏令"太医不得以生类为药"，[②]因而制约了动物类药物的发展。尽管如此，两晋南北朝在医药管理方面具有开拓性进展。其特点是肇建了许多医药管理机构如医署（太医署）、尚药局、药藏局等，制订并完善了许多医药管理制度。这种由秦、汉时期的医官和制度管理演进为两晋南北朝时期的机构管理是一大进步。因为医官管理人为因素很多，制度靠人去执行，对制度的理解有时不尽一致甚或争议，管理者和被管理者的矛盾更是一种客观存在。诸如此类，都说明人和制度的管理是有限的，某些方面存在不可克服的困难。而机构就其原意而言，是指各组成部分间具有一定的相对运动的装置，引申泛指工作机关或工作单位，也指机关、单位的内部组织。机构首先具有相对稳定性，同时包含人员和制度等项内容。更重要的是机构具有各组成部分相互依存、相互制约平衡的机制。医药管理机构的诞生，标志着医药管理事业的发展，也同样具有里程碑意义。

（三）不断完善，借鉴创新（隋、唐、宋、元）阶段

这一阶段是封建社会的中期，封建生产关系在此时得到高度发展封建制度在此时得到不断完善。唐代的"贞观之治""开元盛世"，成为当时国际社会政治、经济、文化中心。医药管理制度在此时也传到朝鲜等地。鉴真和尚东渡日本，将中国医药传播开来。宋朝重文轻武，科技文

① 马克思：《马克思恩格斯全集·中国记事》，北京：人民出版社，1965 年，第 545 页。
② 李延寿：《南史·梁本纪第六上》，北京：中华书局，1975 年，第 196 页。

化事业有较大发展。医药管理事业是古代医药管理史上最辉煌的时期。元朝是以蒙古贵族为主体形成的封建军事专制主义王朝。这一时期，疆域扩拓，中外文化交流面扩大，医药事业也有较大发展。隋、唐、宋、元这一阶段社会思想文化特点是：贵族地主和新兴的庶族地主的斗争愈加激烈。大体上科举出身的人都与庶族地主有关。所谓"朋党""党禁"，唐、宋、元各代都有。庶族地主阶层多数是知识分子，常能揭发贵族地主的残暴，引古证今，分析批判，富有正义感，客观上传达了被压迫阶层的思想要求，而且也有较多的唯物主义者，如唐代的吕才、柳宗元、刘禹锡，宋代有王安石、叶水心（永嘉学派）、陈龙川（永康学派）等，他们都是反对道学、反对贵族地主的。他们都被贵族地主视为异端，受尽摧残。辽、金元时期，其思想文化特点主要是交流融合。入主中原的少数民族文化与汉文化交流包容、升华提高。隋、唐、宋、元阶段医药管理的特点是不断完善、借鉴创新。所谓不断完善是指由两晋、南北朝创设的医药管理机构和制度，在隋、唐、宋、元时期得到不断完善和发展，如太医署、尚药局等机构，在唐、宋时不论从组成人员到管理制度，都较以前规范完备。所谓借鉴创新，即是这一阶段的几个王朝或政权，都是在借鉴前朝或同一时期其他割据政权管理经验基础上，结合本朝或本辖区具体情况而创建了新的机构或制度。如宋朝沿袭隋、唐太医署之建制传统，为使医政与医学教育分开管理，所以又创设太医局主管医学教育，还创设翰林医官院管理医政。元朝在继承唐、宋医政传统基础上，结合蒙古民族文化传统，设置官医提举司、医学提举司，分别管理医政和医学教育。元朝还继承金代医政管理中设置太医院的传统，加强对全国医药的管理。此外，在医药律令方面，《宋刑统》沿袭《唐律》，《元典章》沿袭《唐律》和《宋刑统》等，都标志着这一时期医药管理思想继承创新的脉络。

（四）集中统管（明、清）阶段

从明朝中叶至清朝鸦片战争爆发，是中国封建社会的晚期阶段。这一时期封建制度除绝对专制统治发展这一特点外，另一特点即是资本主义已经萌芽、发展，但没有达到瓦解封建生产关系的程度。从思想上来看，文学上的章回小说与城市经济发展和资本主义萌芽不无关系。这一时期，西方自然科学大量输入，如天文学、地理学、数学等。西方哲学也逐步介绍过来，如《寰有诠》（解释宇宙原理）、《名理探》（研究逻辑）等。此时，唯物主义的发展也较以前为高。王船山、顾亭林、颜习齐、李恕谷等都是该阶段的杰出代表。尽管在思想、文化界出现了新的气象，但由于封建统治者为维护其统治，致专制腐败在各种管理制度上都体现出来。这一时期医药管理方面也具有集中统管的特点。如明、清时都设立太医院管理全国医政并兼管宫廷医疗。在制度上，多具有专制刻板腐败特点，如明朝的世医制度，规定医户人员不准改籍，这样便使医药队伍的发展受到制约。另外，有钱人捐钱可授予相应医官。政府无力支付医生俸禄，便以药代俸，导致药物的普遍浪费。官员得不到薪水，以领得的药物与百姓易换生活物品，从而降低了生活水平，同时也扰乱了药物市场。明朝医药管理中诸多腐败现象，体现了封建制度发展到晚期必然走向灭亡的历史趋势，预示着应该有一种符合医学发展客观规律的管理模式来剔除腐败制度。但是，由于中国封建性因素沉积多，历史长，因而明王朝的覆灭不仅没有使新的制度出现，而且产生了更加封建专制的清王朝。清朝的医药管理更加集权。中央医政仍设在太医院，管理宫廷药品和接受贡奉专设御药院。虽然在康雍乾三朝励精图治，各方面政策制度都出现向好势头。但是，为了大清江山，为了彻底清除反清复明思想行为，清朝大兴文字狱，使人们的思想更加禁锢，医药界也出现了考据医学文献的倾向，医药管理除原有制度外，也无创新思想。

综上所述，中国古代在医药管理思想形成和发展过程中，客观上呈现出一些特点。本节虽从上述四个阶段来论述，但并不是各阶段只具有这些特点，而从宏观来讲，其医药行政管理和具有法律法规性的具体内容，将在下两节中加以讨论。

第二节
古代医政及其思想方法

中国古代医药领域受古代管理思想的影响，也逐步形成一套医政管理体系。这个体系的形成，一方面受客观需要的拉动，有其事，必然要有其制；另一方面，以医药为管理内容创建的机制，凝结了古人丰富的智慧。中国古代医政管理模式，基本上反映了最高统治阶层对医疗保健的认识和管理思想。本节从古代医政发展的内外因条件等概要论述如下：

一、古代医政发展的基本线索

中国古代医政事业经历了发生、发展、鼎盛、衰落这样一个过程。其基本的线索是：西周萌芽、发端，首次设置全国最高医政长官——医师（上士），食、疾、疡、兽的医学分科制度基本确立。春秋战国时，医政经验不断积累。秦、汉时期，医政奠基，政府保护、整理医药文献的政策首次出台，医官队伍初步组建。魏晋南北朝，医政组织肇构，太医署等机构先后成立。隋、唐、五代，医政日臻完善，医学校诞生，国家药典修订颁行，医药律令增加，陵庙寺院医药发展。北宋时期，医政事业多具有革新倾向，校正医书局成立，官办药厂、药店诞生，太医局成为专门教育机构，国子监中设医学，医药慈善机构增多。辽、金元时期，南北医政交错结合，医学提举司、官医提举司等机构诞生，医生地位提高。明朝医政相对协调发展，有机统一的医政体系初步形成，地方医学教育发展。清朝医政由盛转衰，逐步废弛。

二、古代医政发展的一般规律

（一）皇帝诏令在医政形成中具有启动作用

由于整个封建社会具有专制集权的特点，所以，封建社会医政事业的兴衰与皇帝（或听政皇后、摄政大臣）等对医药的倾向性思维方法紧密相关。如北宋皇帝普遍重视医学，因而北宋医政事业呈现出兴旺发达的局面。清朝道光二年（1822年）皇帝诏令在太医院中废止针灸科，从而使清代针灸事业遭受了严重损失。总的来说，由于医药是保障人类健康的事业，因此，封建社会先后20多朝的数百个皇帝，多数标榜仁政，医学属仁术，因此，对其采取扶持的态度，从而使中国医学沿着大部顺利、间有曲折的历史道路发展过来。就医政的形成而言，固然有其内外因条件，但就其形成过程而言，一般来讲都是以皇帝的医药诏令为启动机制的。

（二）宫廷医疗是封建政府医疗工作的重点

纵观中国2000多年封建社会医政发展之历史，多数统治者在医疗工作方面一般的政策导向是首先加强宫廷医疗，其次加强军队医药建设，再其次是加强流行病的防治工作，最后考虑平民医疗及医药抚恤工作。

之所以说宫廷医疗是封建政府工作的重点，是因为：第一，在封建社会的医药组织中，宫廷医疗组织占绝对多数。如专为皇帝服务的组织就有太医署（院）、尚药局（御药院）等。专为太子、王子、皇后嫔妃服务的医药组织有药藏局、良医所、安乐堂等。而平民医疗组织几乎没有专门机构；第二，宫廷医官增多。如专为皇帝诊疗的人员有侍医、太医、御医等，专管药品的有奉御（典御）、尚药监、直长等。专门负责制作御药的有典药、主药、药童等。宫廷中每一具体医药事务基本上都有专职人员配备；第三，宫廷医疗还有一些具体的制度，如皇帝服药前的层层尝药制度等；第四，耗巨资满足皇帝个人的长生愿望，如秦皇汉武寻忤求仙，北魏太祖拓跋珪置仙人博士等都挥霍了大量的钱财。以上事实充分说明，在封建社会中宫廷医疗是政府医疗工作之重点。

（三）陵庙寺院、慈善机构中的医药设置客观上推动了医药民众化进程

重视并加强宫廷及军队医疗是古代政府医药政策导向的本质，但是宫廷医疗向陵台寺庙的延伸，以及统治者为标榜仁政文治而设立的医药慈善机构等，在客观上搭起了官方医药走向民间的桥梁。如唐代宫廷医药的膨胀便首先延伸至唐陵中，使各陵台中皆储有医药。较大的陵台，如昭陵、乾陵等，守陵官员及民户人数多达 400 多人。所以，一般至少设主药 4 人为这些人员治病。与此同时，陵台周围的平民也有了接触官方医药的机会。同样，唐代在宗庙中设置的普济病坊，不仅对护庙人员进行诊治，而且宗庙四周平民有时也能得到一些医疗。此外，一些慈善机构，如普济堂、养济院等，对平民医疗也发挥了一定的作用。另外，封建统治者宣扬的"仁政"往往和佛教、道教等的"功德""慈善"说相呼应，以医传教的活动多受到政府的保护。隋代佛教徒那提黎耶舍主办的收养麻风病人的"疠人坊"、唐代佛教寺院中设立的"悲田养病坊"等，都在一定程度上为平民医疗作出了贡献。综上所述，陵庙寺院及慈善抚恤机构中医药的设置在一定程度上推动了医药的民众化进程。

（四）社会需要及宽松的政治环境是医药学术发展的契机和条件

总结中医学数千年发展的历史经验，每一次较大的学术进步都是以当时社会的迫切需求为契机的。如《伤寒杂病论》的诞生，是中医学术发展的一个里程碑。然而，这一次较大的学术进步与当时社会的迫切需要紧密相关。东汉时期，战乱频仍，流行病较为猖獗。张机所经历的时代（150—219 年）发生较大的流行病至少 12 次。建安年以来尤甚。张氏家族约 200 多人，死亡者有 2/3，其中死于伤寒者有 7/10。面对这样严峻的现实，张机感往昔之沦丧，伤横夭之莫救，从而勤求古训、博采众方，在伤寒杂病等临床及理论方面都取得了巨大成就。又如金元时期的学术争鸣、元代骨伤科之发展、明末清初温病学派之诞生等无不与当时社会的医药需求有关。

宽松的政治环境是医药学术争鸣发展的根本保证。这里所说的宽松政治环境，主要是指政府对学术争鸣的支持保护态度。如宋代政府对科技文化的支持促进了学术的昌盛。其次，由于战争等原因，政府对学术方面的管束减少，客观上也为学术争鸣提供了自由环境。如金元政府注重军事战争，因而对科学技术，尤其是医学发展的管束甚少，医生可以自由行医并进行学术争鸣，从而诞生了金元四大家。相反，清代政府实行文化专制政策，大兴文字狱，造成了拘谨、压抑的政治环境，因而在这种环境下，医药学术方面也就很少有突破。

（五）政治稳定、经济繁荣是医学事业发展的根本保证

医学事业的发展必须借助政府的力量。换句话说，这些事业也只有在稳定的政治、繁荣的经济条件下才能取得成功。

以古代医学教育事业的发展为例，它经历了在两晋、南北朝萌芽，隋朝初具规模，唐朝日臻完善，北宋进一步发展，明代充实地方医学教育等这样一个发展过程。医学教育的成就主要是在政治稳定、经济繁荣的唐、宋、明朝等取得。这种情况并非偶然，而其中存在着历史必然性。首先，政治稳定给医学教育提供了环境保障，经济繁荣又为其提供了发展条件；其次，强盛的封建王朝多标榜文治，发展教育事业常是被选择的重要方面；再其次，医学是保障人类健康的事业，因而培养医生、防治疾病、稳定社会也是政府较为重视的内容。由于以上原因，医学教育兴旺与稳定强盛的历史时期也就成为一种历史规律。

从医药文献角度看，古代政府对其多采取保护的态度。秦始皇焚书不烧医药文献，赵匡胤攻城略地时先收图籍等。但是大规模的征集、校正、编纂、颁行，多出现在稳定强盛的历史时期。如中国历史上第一次征集校正医药文献是在西汉成帝时进行的。此后在唐朝盛世，王焘又对医药文献进行了广泛系统的整理研究，从而诞生了历史性巨著《外台秘要》。第二次也是封建社会中最大的一次征集、校正、编纂、颁行医药文献工作，同样是在科学文化颇为发达的宋朝进行的。嗣后，明、清政府又组织人力完成了《永乐大典·医药编》《古今图书集成·医部全录》《四库全书·子部医家类》等大型的医药文献汇编。文献的整理编纂既需要政府的重视和支持，又需要众多的人力、财力。因此，这样的工作只有在稳定强盛的历史时期，依靠政府的力量才能完成。

从防治流行病方面看，由于流行病具有传染性、群体性等特点，因此，在防治上也需要有统一协调的措施才能奏效。而这种统一协调的工作必须依靠政府的力量才能完成。从秦始皇统一中国至鸦片战争爆发的2000多年中，有记载的流行病至少发生过316次，曾出现过魏晋南北朝和元、清等三个流行高峰。这三个时期中尽管也出现过像南北朝时期刘宋政府那样积极采取防治措施、较好地控制瘟疫流行的典型，但从总体上说，这三个时期的防治措施是不够得力的，因而造成了人民生命财产的巨大损失。而在两汉和唐、宋、明等代的大部分时期中，由于政治稳定、经济发展，政府也采取了较为得力的措施，如掩埋腐尸骸骨、编纂颁行简便易用方书并录于大板上，在村坊要路晓示，从而使这些时期疫疠流行的频率降低，流行范围缩小。事实证明防治流行病的工作必须依靠政府的力量才能收到实效。

三、古代医政特点

中国古代医政是中国历史文化的重要组成部分。因而，它具有中国历史文化的一般特性，即继承性、时代性、民族性和融合性。

就医政的继承性而言，一般来说，后一时期医政都对其前朝医政有所承袭，并为下朝医政提供历史参考资料。这样便使医政事业呈现出了历史的连续性。如以医药管理机构的沿袭演变为例，西晋之医署是在继承秦、汉太医令制度的基础上诞生的，且又为南北朝医政管理提供了经验。北魏因袭此制仍置医署，刘宋稍易其名而称太医署，其职能基本未变。隋、唐太医署偏重于医学教育。北周与西周相隔甚远，且又为少数民族政权，但由于其据关陇，为了获得华夏正统文化继承者的称号并借此取得中原地区汉族地主阶级的拥护和归向，便采用西周的六官制度。如最高医政长官称之为太医下大夫，医生中设有上士、中士、下士等。这种做法的指导思想与目的完全是为了肯定其现实统治的合法性，而不是勉强模仿旧的形式。总之，医政发展具有继承性，前后朝医政从本质上说是以"扬弃"的形式联结起来的。

所谓医政的时代性，是指一定历史阶段医政所表现出的特点。医政作为上层建筑的范畴，它必然是一定社会经济基础的反映，同时又受到一定时期认识论与思想方法的影响。尽管整个封建社会医政具有一些共同特点，但由于各个历史阶段的经济形态以及由此决定的上层建筑及思想意识形态不尽相同，因而医政事业也表现出时代性。如果局限地观察某一朝代或某一阶段的医政，这种时代特点往往不易察觉，而纵观整个封建社会的医政时，则各阶段的特点便明显地显示出来。如北宋医政管理多具有革新思想倾向，辽、金元医政之交错结合等。当然这种情况也必须是在与其他朝医政相比较的情况下而存在的。

所谓医政的民族性是指在中国境内生存的汉、蒙、女真、契丹等民族，适应本民族意识形态而建立的医政体系。如辽、金元时期适应游牧生产方式设置的行御药院、行典药局等组织以及在医学教育中将正骨科独立的措施等都是医政的民族性表现。所谓医政的融合性，是指各民族医政传统在一定的历史条件下互相交流包容，从而产生的新的医政体系。如南北朝时期北朝之医政、元朝及清朝之医政等都具有融合性特点。整个中国封建社会医政也都是以汉民族医政传统为主体又吸收包融各少数民族医政经验形成的融合性体系。

四、古代医政具有服务皇室思想的系统性

医政事业是医学事业这个整体中的一个重要组成部分。医政事业本身又是一个整体，它又由医药政策思想、服务对象、医药机构、制度、律令等部分组成，且这些部分之间又存在一定的联系。如政府制定整理校正医书的政策，必然相应地设置校正医书局等机构作为组织保证。有了机构还必须建立相应的工作制度。医药政策、机构、制度相互联系、相互依存的

性质反映了医政的整体性结构。

从古代医政组织结构方面看，既设有宫廷医疗机构，又设有军队及地方医疗组织。宫廷医疗组织中，既有专为皇帝医药服务的太医署（院）、尚药局，又有专为太子和宫妃等服务的药藏局和安乐堂等。就医学教育而言，既有中央医学教育，又有地方医学教育等。这些特点都表现了医政的多层次性结构。

在医政体系中，某一医药机构在不同的历史阶段中，组织规模、功能等都不尽相同。如最高医政管理机构在两晋南北朝时为医署或太医署，其功能是医政管理兼宫廷医疗。而到隋、唐时期，太医署名称未变，但其功能已偏重于医学教育。两宋时废除了太医署之名，专设太医局，负责承担医学教育任务。医政管理兼宫廷医疗的任务则由新设置的翰林医官院负责。金元以后，医政管理兼宫廷医疗机构变为太医院。各阶段医政管理机构之间在名称、功能、官员设置等方面都存在着更替性和连续性，因而构成了医政管理机构的序列性结构。

由于医政发展中表现出的这种整体性、层次性和序列性等特征，因而我们认为古代医政发展具有系统性。

五、政治、经济、思想文化的综合作用是医政形成的外因条件

中国古代医政形成的内因根据主要是医学发展的客观规律、客观需要和医政经验的积累，而医政发展的外因条件则是政治、经济、思想文化等因素的综合作用。这种外在作用在一定程度上左右医政的形式、发展规模和速度。如北魏孝文帝太和年间和宣武帝永平年间所以能够设置医馆、医坊等平民医疗组织，一方面由于北魏政府对发展平民医疗较为重视，另一方面也由于这一时期经济较为发达，有能力兴办平民福利事业。再如，宋代之所以能大规模校正医书，除皇帝推行仁政，皇帝多喜好医学视为仁术，以及重文轻武的思想意识，政府重视的原因外，印刷术的发明，经济的发达也是一个重要原因。此外，思想文化因素对医政的影响也是不容忽

视的。秦皇汉武迷信长生不死之术，便演出了劳民伤财的历史悲剧。魏、晋以来统治者迷信服石长生，因而使服石成为一种世风。梁武帝迷信佛法，因而，制订了禁用生类药物的政策。这些事实说明：思想文化对医政的形成具有较大影响。在医政的外在影响因素中，政治因素是关键，经济因素是基础，思想文化因素是根本。

六、是否适应医学发展规律是评价医药政策成败得失的基本依据

医学发展有其自身的规律性，但这种规律性只是医学发展的内因根据。医学发展还有其外部的环境条件，其中政策性因素至为关键。适应医学发展规律的政策能够对医学发展起到促进作用。如隋、唐以来医学教育的创办，宋代医书的校正颁行等都是适应医学发展之需要而采取的政策措施。因而，这些措施对当时医学的发展都起到了推动作用。相反，不符合医学发展规律的政策，则对医学发展产生阻碍作用。其中包括两个方面：第一方面是不利于医学发展的政策措施。如清道光时在皇室保健上废除针灸；梁武帝禁止生类药物的政策等。第二方面是某些抬高到不适当程度的医药政策。如秦皇汉武由重视养生延年药物而导致支持方士寻求长生不死之药的措施等都属于这一类。

综上所述，不利于医学发展的政策直接阻碍医学的发展，而过分不适当的政策措施则也会出现揠苗助长之作用。2000 多年的经验证明：一切不符合医学发展规律的政策都会给医学发展带来损失。

第三节
古代医药法制及其思想方法

中国地处东亚大陆，具有 5000 多年有文字可考的历史，是世界公认

的文明古国之一。在中国历史上，形成过浩如烟海的典章、法规、条例，保存着大量兴利革弊的文章和著作。曾经在中国历史舞台上扮演重要角色，继承历史文化传统，结合当时现实，创造性地解决某一方面或整个社会诸多问题的精英不胜枚举。中国在医药法制方面也具有悠久历史，其中许多篇章蕴含有高深的思想方法论智慧，时至今日仍有很重要的借鉴意义。

正如毛泽东主席所说："清理古代文化的发展过程，剔除其封建性的糟粕，吸收其民主性的精华，是发展民族新文化提高民族自信心的必要条件；但是决不能无批判地兼收并蓄。必须将古代封建统治阶级的一切腐朽的东西和古代优秀的人民文化即多少带有民主性和革命性的东西区别开来。"[1]中国古代曾产生过许多医药法规性质的政令制度，但由于受封建政治制度的影响，其中不少带有浓厚的帝王思想色彩。但只要对这些政令制度的内容进行分析，仍可从中吸取教益。

一、殷、周、秦、汉医药法制端倪

《尚书》云：殷罚有伦，是指商代刑法有条理、规则，所以在卫生立法上曾有殷之法弃灰于公道者断其手的传说。西周时期，诞生了较为完备的医事制度，其中也包含有法规性条款。据《周礼·天官》记载：那时已制订了对医师的管理制度和对医疗失误的处理方法。例如，死终则各书其所以，而入于医师。即要求对于死亡病例应分别记录死亡原因，向医师报告。岁终则稽其医事，以制其食。即医师在年终详细汇总各医生治疗情况，据此确定其待遇。对医生工作成绩评定的原则为：十全为上，十失一次之，十失二次之，十失三次之，十失四为下。治疗中失误率越高待遇越低，富有实事求是的思想方法。

秦王扫六合，全国归一统。各项事业兴废与天下至尊的思想行为发生了紧密联系。在震惊古今中外的焚书事件中，先秦以来丰富的中华文化典籍在大火中几乎焚烧殆尽，而医药文献却安然无恙。这是因为，在

---

[1] 毛泽东：《毛泽东选集》第 2 卷《新民主主义论》，北京：人民出版社，1966 年，第 668 页。

焚书之前，秦始皇明令"所不去者医药、卜筮、种树之书"①。在封建社会中，皇帝诏令事实上就是法律，所以，焚书时保存医药文献的规定，对后世统治者产生了重大影响。西汉效法秦始皇的做法，不仅对已存医药文献妥加保存，而且还聘用当时著名的专家学者广泛征集医书并系统地辑校整理，汉成帝河平三年（前 26 年）命"陈农求遗书于天下，侍医李柱国校方技"②。这次辑校整理的医书颇多，有医经类 7 家 216 卷；经方类 11 家 274 卷；房中类 8 家 86 卷；神仙类 10 家 205 卷。这种归类反映了当时的医学分科和汉代皇帝重视医药学的思想，也反映了他们医为仁术的思想认识。在这种思想指导下，医药卫生保健领域的立法意识增强了。

此时，医药和神仙巫术的界限进一步划清。秦皇汉武的武功使世人折服，因而他们的长生欲望也随之滋长蔓延。在耗资巨万寻求长生不死药宣告失败后，这两位皇帝切身认识到世上根本不存在长生不死药，因而对各路神巫进行打击，促进了医药的健康发展。如秦始皇禁民二业，要求业务专精，给皇帝用药治病不得超过两剂，试之不验辄赐死。汉武帝追悔自己过失曾自叹何时愚惑，为方士所欺，天下岂有仙人，尽妖妄耳，节食服药，差可少病而已。

随着民间医生的不断增加，医药纳入工商税收管理的思想在汉代逐渐形成。如王莽实施新法时曾明确规定"……工匠、医……及他方技、商贩、贾人，皆各自占所为于其所之，县官除其本，计其利十分之一，而以其一为贡"③。即利润的 1/10 作为国家税收。如不申报或申报不实，其惩罚规定是"敢不自占，自占不以实者，尽没入所采取而作县官一岁"④。即一年的全部收入都要由地方政府没收。这一法规是中国关于医生纳入工商管理的最早记载。秦、汉时未曾专设法医，政府规定：地方暴死案件，由亭长来检视判断处理。

---

① 司马迁：《史记卷六·秦始皇本纪第六》，北京：中华书局，1959 年，第 255 页。
② 司马光：《资治通鉴·卷 13·汉纪二十二》，北京：中华书局，1956 年，第 976 页。
③ 司马光：《资治通鉴·卷 37·汉纪二十九》，北京：中华书局，1956 年，第 1182 页。
④ 司马光：《资治通鉴·卷 37·汉纪二十九》，北京：中华书局，1956 年，第 1182 页。

二、魏、晋、隋、唐医药法律雏形

秦统一中国后度量衡曾一度统一，经两汉发展各地出现差违。西晋元康中（291—299 年），政府鉴于医方民命之急，再次改治权衡。其方法是先改太医权衡。此若差违，遂失神农、岐伯之正。药物轻重，分两乖互，所可伤天，为害尤深。古寿考而今短折者，未必不由此也。改治原则，是改今而从古。如今尺长于古尺，几于半寸。故要按古医书规定的尺寸标准处方用药。其次，统一药方格式。在统一医药度量衡基础上，对药方书写作了统一规定。正如《旧唐书·韦述传》记载：魏、晋以来……药方格式……无不毕备。并且奖励生育。如南朝齐明帝曾诏："民产子者，蠲其父母调役一年，又赐米十斛。新婚者，蠲夫役一年。"[1] 北齐也规定："……生二男者，赏羊五口，不然，则绢十匹……"

唐朝中期，统治者总结隋朝以前神仙巫术干扰医学发展的教训，多次以诏令立法形式打击神巫。如唐玄宗执政时期，曾发布禁卜巫惑人诏曰："占相吉凶，妄谈休咎，假讬卜筮，幻惑闾阎，矜彼愚蒙，多受欺诳，宜申明法令，使有惩革，自今以后，缘婚礼丧葬卜择者听，自余一切禁断。"[2] 将此措施法制化，是一次不小的进步。此外，玄宗时对医药度量衡再度立法统一。开元八年（720 年）9 月敕格规定：

"诸度，以北方秬黍中者一黍之广为分，十分为寸，十寸为尺，三尺为大尺。诸量，以秬黍中者容一千二百粒为仑，十仑为合，十合为升，十升为斗，三斗为大斗，十斗为斛。诸权衡，以秬黍中者百黍之重为铢，二十四铢为两，三两为大两，十六两为斤。"并强调以此度量权衡"调钟律，合汤药及冕服制用之处。官私悉用大者，京诸司及诸州，各给秤尺及五尺、度斗、升、合等样，皆铜为之"。同时还规定："关市令，诸官私斗、尺、秤、度，每年八月诣金厂太府寺平较。不在京者，皆所在州县平较。

---

[1]　萧子显：《南齐书明帝纪第六》，北京：中华书局，1972 年，第 89 页。

[2]　董诰：《全唐文》，卷 31，北京：中华书局影印，1982 年，第 347 页。

并印署然后听用。"①此次统一的度量衡标准执行100多年后，发现当时世人有假伪度量衡工具。于是，唐政府立即组织打假。大和五年（831年）八月，"太府奏斗秤旧印本是真书，近日以来，假伪转甚，今诸省寺各撰新印改篆文。敕旨宜依……每年校勘，合守成规……不得致有差殊。"②唐代度量衡的统一和打假，对医药事业发展起到积极作用。

唐代开始，关于保护医生的诏令逐步增多。如唐僖宗于文德元年（888年），在其遗诏中明确提出：医官及技术人等"宜各安存，勿或加罪"。晚唐时从顺宗至僖宗七任皇帝均对曾因治病无效而获罪的医生宣布释放。唐代开始在国子监中置律学，讲授《隋律》《唐律》。随此，医药事业也明显向制度化、法律化迈进。如：①有关医生道德，《唐律》规定诸医违法方诈疗病，而取财物者，以盗论。诸有诈病及死伤，受使检验不实者，各依所欺，减一等。若实病死及伤，不以实验者，以故入人罪论。诸诈疾病，有所避者，杖一百。②有关医生选任，唐代实行生徒、贡举和制举三种科举方法。生徒，由太医署及地方医学选拔成绩优良的学生，经太常考试，合格者可授相应官职。贡举，不入学校，先在州县考试及格，再至京师经太常考试合格后录用。制举，对医术特别精良的医生，由皇帝亲自选择。③有关医生考核，唐代规定有多种方法，但最根本的标准是治疗效果。所谓效验居多，为方术之最。④有关医生奖惩，唐代奖励医生多赠以钱物或官职，标准不定。而惩处则有明确规定。如《唐律》规定：合和御药误不如本方及题封者，医绞。料理拣择不精者，徒一年；未进者各减一等。监当官司，各减医一等。和合普通人药有误也要判刑。《唐律》规定：诸医为人合药及题疏，针刺误不如本方杀人者，徒二年半。其故不如方杀伤人者，以故杀伤论；虽不伤人，杖六十。即卖药不如本方杀人者，亦如之。诸以毒药毒人及卖者，绞。买卖未用者流放2000里。所谓买卖未用，指买者为毒人，卖者也知情，但未付诸实施，属行为罪，要流放1000里。⑤在婚姻方面，规定同姓为婚者各徒二

---

① 王溥:《唐会要》卷66，中册，北京：中华书局，1955年，1154页。

② 董诰:《全唐文》卷5，第1册，北京：中华书局影印，1982年，66—67页。

年，缌麻以上以奸论。所谓缌麻即指上下亲属关系。唐代对佛教、道教、景教的寺院内设置医药给予保护，但规定要"依附内律，参以金科，具陈条制，务使法门清整"。

三、宋、辽、金元医药法制的深入探索

医药法制经魏晋隋唐时期的实践，到了宋代又在许多方面进行了探索。如王安石变法将药物列入国家专卖；统一中成药制药规范，各种剂型制作都有专人负责；政府在生药购买上责成户部派专人管理，经常委官检查"收买药材所"，及时消除陈旧腐烂药物；中成药出售前须检验合格；昼夜售药，对影响急症患者购买药者，规定杖一百以示处罚。另外，宋代在继承唐代医药律令基础上有所发展。如对已录用医生经常考核，其技术不精者常被撤职。在监狱医药卫生立法方面不断完善，如规定狱吏升降依据之一是罪囚医治和死亡情况。

辽、金元是由北方三个少数民族分别建立的政权。这三个政权的建立经历了大规模战争，但在医药立法上也有许多建树。①保护医生，提高地位待遇。他们在攻城略地时都诏令保护医生、匠人。元代将人民分为十等，即一官、二吏、三僧、四道、五医、六工、七猎、八匠、九儒、十丐。医生地位高于工匠儒等。元代医官品位在历史上最高，太医院院使为正二品。②严格管理，"医人非选试及著籍者，毋行医药。"[①]治死病人要治罪。③禁绝假医假药。至元六年（1269年），政府规定：行医不通经书，不著科目之人，尽行禁断。至元九年又明令：禁止货卖假药毒药，否则要各杖六十七下，并追至元钞一百两正赏于原告人。④元代将正骨兼金镞科单列一科。⑤政府在各路置官医提举司、提领所等机构，规定：每月初一、十五日，各地医生都要定时聚会，各自通报医疗情况，以及时革除冒滥。⑥至元八年（1271年），政府出台《选试太医法度》六卷，规定三年选试一次太医，不合格者不准行医，有纵容者，交监察御史廉

---

① 宋濂：《元史仁宗一·本纪二十四》，北京：中华书局，1976年，第546页。

访司察之。

四、明、清医药法制的不断发展

明代在继承唐、宋律令基础上又有新规定：如和合御药有误或封题错误由绞刑改为杖一百，其他环节有误的判刑也相对减轻。针对庸医做了两条规定，一是庸医为人用药、针刺，误不依本方，因而致死，责令别医辨验药饵穴道，如无故害之情者，以过失杀人论，不许行医。若故违本方因而致死及因事故用药杀人者，斩。二是转雇庸医冒名顶替（如随军出征等）各杖八十，雇工钱入官。

明代比起元代的制度，又制订了一套更加严格的分行分户、子袭父业的行户世袭制度。《大明会典》规定：凡军、民、医、匠……不许妄行变乱，违者治罪，仍从原籍。其官司妄准脱免及变乱叛籍者，罪同。由行户制派生的世医制度包括医学生要从医户中选拔，无嫡系子孙者可在亲枝弟侄中选任等内容。

清朝政府对神仙巫术的批判比前几朝都彻底，表现在医学教育中不再设置祝由、书禁科。人痘接种术自康熙开始作为一种国策推行开来。英人琴纳发明的牛痘接种法传入中国后，政府即在北京、上海、天津等地设立牛痘局，并在全国迅速推广。清朝政府在保护野生贵重药材方面有部分立法：如规定对私创人参者要送刑部究治，刨人参过五百两者，照例拟绞，对政府组织的放票刨参者设行店权税，这样对有秩序开发野生药物资源起到了积极作用。乾隆时关于医药有三项立法：①严禁选卖毒药酒；②严禁毒箭；③严禁假扮医生行医。清朝在医药立法方面没有多少建树。

（梁峻）

第四章
辨证论治思想
之奠基发展

　　中医学思想经过战国前后百家争鸣，在其医疗经验积累与理论探索活跃的基础上，形成了以《内经》为代表的思想方法论、认识论的宝库，在一定程度上可以认为：《内经》是一部医学哲学思想专著，代表着先秦中医学思想的先进水平。同时，从医学诸多领域反映着诸子百家（特别是老庄、阴阳家、孔孟、墨子、易经等）哲学思想与医学理论结合的成果。这一复合思想指导着秦、汉及魏、晋医学家的理论思维，使此时期医学领域富有深远影响的"辨证论治"思想得以形成发展，得以比较完整的确立，成为中医学思想理论在 2000 年发展中最富有生命力的指导思想体系。在这一奠基中，医圣张仲景、外科鼻祖华元化、脉学大师王叔和、炼丹家葛洪、药学思想家陶弘景、针灸理论家皇甫谧等发挥了重要的作用。

第一节
张仲景医学辨证法思想

一、张仲景医学思想形成之背景

张仲景是一位"宿尚方术"的饱学有识之士，生当汉末战乱频繁、疾疫广为流行之世，正如其所述："余宗族素多，向余二百，建安纪年以来，犹未十稔，其死亡者，三分有二，伤寒十居其七。感往昔之沦丧，伤横夭之莫救，乃勤求古训，博采众方。"[①]参考《内经》等先贤著作与经验，撰《伤寒杂病论》，总结了自己在传染病、流行病以及杂病等的理论知识与临床经验，用以指导后学。以上是仲景感慨其家族因传染病流行而大批死亡得不到有效治疗，从而奋发攻读医学有成的社会背景。

张仲景还气愤地强调："怪当今居世之士，曾不留神医药，精究方术"，"但竞逐权豪，孜孜汲汲，唯名利是务……赍百年之寿命，持至贵之重器，委付凡医"，贬斥了当时社会不重视医学，不关心疾疫流行之社会风气。接着他还对医学界存在的陋习与医生们"不念思求经旨，以演其知"的风气，也进行了不留情的揭露，这也自然成为他攻读医学经典、学习先贤经验的思想背景。他批评说："观今之医，不念思求经旨，以演其所知，各承家技，终始顺旧，省疾问病，务在口给，相对斯须，便处汤药。按寸不及尺，握手不及足，人迎趺阳，三部不参，动数发息，不满五十，短期未知决诊，九候曾无髣髴，明堂阙庭，尽不见察，所谓窥管而已，夫欲视死别生，实为难矣。"[②]

在如此社会与医界、医生存在种种不良背景下，他决心以"上以疗

---

① 成无己：《注解伤寒论·伤寒杂病论集》，上海：商务印书馆，1955 年，第 7 页。
② 成无己：《注解伤寒论·伤寒杂病论集》，上海：商务印书馆，1955 年，第 7—8 页。

君亲之疾，下以救贫贱之厄，中以保身长全，以养其生"的思想，遵循孔子"生而知之者上，学则亚之，多闻博识，知之次也"的思想指导，用自己的勤奋改进上述之弊端，促进传染病与杂病治疗水平的提高。张仲景医学思想之辉煌，在近 2000 年的时间里，传染病、流行病以及杂病治疗技术的不断提高，以及他为人类所作的贡献、取得的巨大成就，用辉煌两个字概括是符合历史实际的。

二、"勤求古训，博采众方"之方法论

张仲景的方法论、认识论思想，正是他"勤求古训、博采众方"形成的。任何一门科学思想都是在继承前人思想基础上发展的，张仲景医学思想当然也不会例外。他对前代先贤的医学思想是十分崇敬的，也是他继承学习的重点所在。他在论述自己对扁鹊之崇敬心情时，在总结自己的医学成就时，强调："余每览越人入虢之诊，望齐侯之色，未尝不慨然叹其才秀也。"[①] 这两个有关扁鹊医疗事例，所展现出的关于秦越人思想与医疗才华，至今令人肃然起敬。《史记·扁鹊列传》记述：扁鹊在询问了虢太子的突然暴厥，向中庶子介绍了自己的情况后指出："闻太子不幸而死，臣能生之"，中庶子表示极大的怀疑。扁鹊仰天叹曰："……越人之为方也，不待切脉、望色、听声、写形，言病之所在。闻病之阳，论得其阴，闻病之阴，论得其阳"，批评中庶子"子以吾言为不诚，试入诊太子，当闻其耳鸣而鼻张，循其两股，以至于阴，当尚温也"。中庶子闻扁鹊言，大惊之下，"乃以扁鹊言入报虢君"，扁鹊向虢君分析了太子"尸厥"之种种情况，指出："凡此数事，皆五脏厥中之时暴作也。良工取之，拙者疑殆。""扁鹊乃使弟子子阳厉针砭石，以取外三阳五会。有间，太子苏。乃使子豹为五分之熨，以八减之剂和煮之，以更熨两胁下，太子起坐。更适阴阳，但服汤二旬而复故"。扁鹊运用针灸、热熨、按摩、服药等综合治疗思想指导完成对虢太子尸厥的抢救，确实令人钦佩。技术上的卓越成就，更显现着秦越人高

---

① 成无己：《注解伤寒论·伤寒杂病论集》，上海：商务印书馆，1955 年，第 7 页。

尚品质与思想修养，他在"故天下尽以扁鹊为能生死人"的一片赞扬声中，反能实事求是地强调："越人非能生死人也，此自当生者，越人能使之起耳。"这是多么宝贵的思想。张仲景"慨然叹其才秀"而学习继承之，则是中国医学思想的优良传统。

"望齐侯之色"也是扁鹊诊疗病例之一，张仲景为何由此而"慨然叹其才秀"呢？原来通过此例，充分展现出扁鹊在望诊与疾病发展过程中卓越的才华。《史记·扁鹊仓列传》记述：

> 扁鹊过齐，齐桓侯客之，入朝见曰："君有疾在腠理，不治将深。"桓侯曰："寡人无疾。"扁鹊出。桓侯谓左右曰："医之好利也，欲以不疾者为功。"后五日，扁鹊复见曰："君之疾在血脉，不治恐深。"桓侯曰："寡人无疾。"扁鹊出，桓侯不悦。后五日，扁鹊复见曰："君有疾在肠胃间，不治将深。"桓侯不应。扁鹊出，桓侯不悦。后五日，扁鹊复见，望见桓侯而退走。桓侯使人问其故。扁鹊曰："疾之居腠理也，汤熨之所及也；在血脉，针石之所及也；其在肠胃，酒醪之所及也；其在骨髓，虽司命无奈之何！今在骨髓，臣是以无请也。"后五日，桓侯体病，使人召扁鹊，扁鹊已逃去。桓侯遂死。[1]

扁鹊在望诊齐桓侯有病之病例中，所叙述的疾病由"腠理—血脉—肠胃—骨髓"的发展过程，以及其各个阶段的相应治疗技术与手段，其所表现出的思想方法与认识论水平，给予张仲景在《伤寒论》中论述传染病、流行病等疾病发展阶段性，其由"太阳—阳明—少阳—太阴—少阴—厥阴"之六经辨证，以十分明显的影响。同时，也清楚地说明了扁鹊对疾病的认识与思想方法，对张仲景方法论与认识论的形成，也有着密切的关系。

张仲景的另一个方法论、认识论思想，是来自"神农"与"黄帝"，

---

① 司马迁：《史记·扁鹊仓公列传》，北京：中华书局，1982 年，第 2793 页。

也就是《神农本草经》与《黄帝内经》。张仲景的《伤寒论》的太阳病、阳明病、少阳病、太阴病、少阴病、厥阴病"六经辨证"理论体系，其思维方法与对疾病分类之认识论，基本上源自《黄帝内经》对热病、伤寒认识之思想脉络，《素问·热论》认为："今夫热病者，皆伤寒之类也"，"伤寒一日，太阳受之，故头颈痛，腰脊强；伤寒二日，阳明受之，阳明主肉……故身热目疼而鼻干不得卧也；伤寒三日，少阳受之，少阳主胆……故胸胁痛而耳聋；伤寒四日，太阴受之，太阴布胃中……故腹满而嗌干；伤寒五日，少阴受之，少阴贯肾络肺……故口燥舌干而渴；伤寒六日，厥阴受之，厥阴循阴器络肝，故烦满而囊缩。"这一论述伤寒病证的理论框架、逻辑推理思维方法，以及各种证候表现与传变规律，对张仲景在《伤寒论》中对传染病、流行病的理论思维与证候归类等，几乎有着决定性影响。如果有区别者，也只是认识上的调整及更多证候之丰富与发展。

张仲景的《伤寒论》的疾病之方法论、认识论思想，也与当代医学家的理论思维有关，虽然他在论述《伤寒论》之思想来源时还提到"汉有公乘阳庆及仓公，下此以往，未之闻也"。但他的"六经辨证"理论思维，除上述之外，显然与略早于他的华佗也有一定的关系。因为，华佗在论述伤寒思想理论时，也与《内经》和张仲景在伤寒理论之方法论、认识论上密切相关。

众所周知，华佗由于受曹操的迫害等因素，其著作未能系统流传于后世，但在医学家著作中往往从引用中知其一二。例如，孙思邈在《备急千金要方》中论述伤寒病证时，曾引用华佗对伤寒理论思想："华佗曰：夫伤寒始得，一日在皮，当摩膏火灸之即愈。若不解，二日在肤，可依法针，服解肌散发汗，汗出即愈。若不解，至三日在肌，复一发汗即愈。若不解者，勿复发汗也。至四日在胸，宜服藜芦丸，微吐之则愈。若病困，藜芦丸不能吐者，服小豆瓜蒂散，吐之则愈也。视病尚未醒者，复一法针之。五日在腹，六日入胃，入胃乃可下也。若热毒在外，未入于胃，而先下之者，其热乘虚入胃，即烂胃也……胃虚热入，烂胃也。其热微者，赤斑出，此候五死一生；剧者，黑斑出者，此候十死一生……"可惜，孙思邈在撰写《备急千金要方》时，遗憾地指出："南阳诸师秘仲景方不传"，所以对张仲景与华佗之伤寒理论之相互关系难以知其详。

张仲景在总结治学方法时，强调自己"勤求古训，博采众方"。选用《素问》《九卷》《难经》《阴阳大论》《胎胪药录》《平脉辨证》等秦、汉前医学著作外，对秦越人的医学思想尤为崇敬钦佩。强调："上古有神农、黄帝、岐伯、伯高、雷公、少俞、少师、仲文；中世有长桑君、扁鹊；汉有公乘阳庆及仓公（淳于意）"①，他们的思想、学术都是他参考学习的内容。甚至非医学家孔子的思想，也是他治学思想之指导。这就是他将自己治学的要求与方法，归结为"勤求古训，博采众方"八字格言的依据。张仲景的治学格言是这样宣示的，大量史实都充分说明他确确实实以此格言为准则，严格规范自己的治学方法。他的成功与此密切相关。

张仲景总结的治学格言——勤求古训，博采众方，引导张仲景取得辉煌成功。历代以来，凡能以张仲景为楷模，严格遵循这一治学格言者，无不取得学业与学术上的成功。

三、传染病、流行病之认识论

仲景论伤寒，在此何以称之为传染病、流行病，因其实则所论并无殊异，只是为了现代读者更易理解与接受。我们所称"伤寒"即秦、汉之前所称之传染病、流行性热病，或有不易理解之处。但如果称"伤寒"即古代所称是时行、瘟疫，对古今读者来说就算不得不易理解了。如将时行、瘟疫作为现代之传染病、流行病理解，则很少能提出非议者。其实，这三者之间虽不能完完全全等同，但其实质所指并没有根本之差异。《小品方》在论述伤寒时，已明确指出："古今相传，称伤寒为难治之疾，时行温疫是毒病之气，而论治者不判伤寒与时行温疫为异气耳。云：伤寒是雅士之辞，天行温疫是田舍间号耳，不说病之异同也。"可见在南北朝之前，在学术界对伤寒之为时行、温疫已有了一致看法，只是在学术界、士大夫阶

---

① 成无己：《注解伤寒论·伤寒杂病论集》，上海：商务印务馆，1955年，第7页。

层称传染病为"伤寒"，而在群众中称之为时行、温疫。

随着人们对传染病、流行病发展之认识水平不断提高，潜伏期、初发乃至发展到预后，从中积累的症、证、候及客观表现、治疗反映等经验认识也就日益丰富。《伤寒论》所描述的各个阶段的脉、因、证、候，较之《内经》所叙述者，不知丰富了多少倍。因为《内经》对传染病证候的观察记述，是在战国前历代医家认识基础上的总结，那时的医学发展尚处在比较早期的阶段。《伤寒论》时代则大不相同，张仲景在《内经》理论指导及其经验的基础上，又有扁鹊学派、淳于意乃至华佗等诸多医学家四五百年对伤寒观察研究的经验积累作为参考，更有自己数十年防治伤寒的经验与理论思考，促使其在方法论、认识论方面颇具建树。

据统计，《伤寒论》所论述传染病比较规范的症状种类如下，属全身性的症状有发热、恶寒、汗出、自汗、疼痛、发黄等 30 余种；与脏腑相关的症状有烦躁、不得眠、惊悸、咳逆、下利、呕吐等 60 余种；头面部症状有头痛、头眩、直视、口苦、嗌干、目赤、鼻燥等 20 余种；属四肢症状有手足不温、厥逆、拘急等 10 余种；胸腹部症状有胸胁满、胁下硬满、腹痛、腹胀满、心下痞硬、胁痛、痞等 20 余种；在脉象方面的症状有浮、沉、迟、数、结、代、滑、涩等 20 余种。《伤寒论》所总结记述之症状、证候、脉象共计近 200 种，其中有的在全书中仅有一两次出现，有的如发热等在出现次数超过百次，其发热之程度、形成之原始等等更有种种不同，以为脉证辨别诊断之参考，或为有力之证据。

张仲景在《伤寒论》中对传染病的规律性总结，在当时历史条件下，不可能对其病因作出确切的认识而加以论述，只能凭借证候之规范、相互之关系来分析综合；观察其间之发生发展及变化规律等，作出尽可能符合实际的推断。如此以客观所得之症状（病人主观的感受）、候（病人感觉之能由望、闻、扪而作的主客观映象）及脉象（医生切脉所得之结论），经过脉因证之互参，综合分析、辨别其主次、真假，最终形成张仲景认识论的诊断意见，并以之给予选药处方治疗。脉、因、证、治的过程，即反映了张仲景对传染病的认识论、方法论全过程，也细微反映出张氏思维方法之特点。

张仲景总结、论述传染病、流行病的《伤寒论》，在大量证候脉象认识基础上，出色地将其条理化，形成了六经病的主证、客证、变证、坏证等，从而产生出各种传染病演变的规律性认识。他按各种传染病、流行病的共性特点，在人体对所谓感发于"寒"与"风"等致病因子作用下，所反映的不同证候与有共性的证候，加以分析、综合，形成了不同发展阶段的共性证候，以及与之相关的含混但又明显的个性，或特异的证候特点，这就是他在运用先贤"六经证候分类模式"，从而形成了自己的"六经辨证治疗"新体系。

四、六经辨证论治之方法论

六经辨证论治方法论是在其比先贤对证候认识明显扩大而更加深刻的基础上达到的，是一个具有唯物、辩证特点的体系，虽然仍较含混，但已达到时代的最高水平，在一定程度上揭示了若干传染病、流行病在其发生、发展过程中的实质与规律性特点。六经病的证候，基本上概括了传染病、流行病发生、发展的程序性和阶段性特点，以"太阳病—阳明病—少阳病—太阴病—少阴病—厥阴病"的模式予以论述，并各予以分条叙述其主证、传变，以及治疗适当与治疗不当的种种反映性证候，并各予以不同的辨证论治，这就形成了相当完整而富有科学性、指导性与实践性的理论思维体系。1700 多年来，这一理论思维体系，指导着千百位历代医学家的临床实践，不断获得着成功的经验，在"理论思维指导—实践检验—再总结再实践"中得到不断的丰富与提高。按张仲景的分析综合，提出六经病的提纲：

> 太阳之为病，脉浮、头项强痛而恶寒；
>
> 阳明之为病，胃家实是也；
>
> 少阳之为病，口苦咽干，目眩也；

太阴之为病，腹满而吐，食不下，自利益甚，时腹自痛，若下之必胸下结硬；

"少阴之为病，脉微细，但欲寐也"；

厥阴之为病，消渴，气上冲心，心中疼热，饥而不欲食，食则吐蛔，下之利不止。①

在这一概括、总结认识其主证的基础上，治疗也有了一定的规范。例如：

太阳中风，阳浮而阴弱。阳浮者，热自发。阴弱者，汗自出。啬啬恶寒，淅淅恶风，翕翕发热，鼻鸣干呕者，桂枝汤主之。

太阳病，头痛发热，身疼，腰痛，骨节疼痛，恶风，无汗，而喘者，麻黄汤主之。

太阳病的两个主方，主要的鉴别依据，除其太阳病的主证共性外，有汗用桂枝汤，无汗用麻黄汤。根据其他种种不同表现，则又有其两方基础上的加减。限于篇幅，在此不再举例说明了。不过需要指出的是，由于太阳病多为各种传染病、流行病发病之初，又有中"风"、中"寒"等不同致病因子之不同，又是发病之初，结合病人体格强弱各异，证候反映也多种多样。因此，在论述上所用的篇幅、治疗所用之方剂等，也特别丰富，辨证上由于证候迅速多变，所以要求医家更要细心观察，随时予以严格的分析，视其变化适时处理之。

阳明病主证胃家实也，所以在治病上要掌握：阳明病脉迟，虽汗出，不恶寒者，其身必重，短气腹满而喘，有潮热者，此外（指表证）欲解，可攻里也；手足濈然而汗出者，此大便已硬也，大承气汤主之。若汗多微

---

① 成无己：《注解伤寒论·辨太阳病脉证并治》，上海：商务印书馆，1955年，第59、141、167、171、173、189页。

发热恶寒者，外未解也，其热不潮，未可与承气汤；若腹大满不通者，可与小承气汤，微和胃气，勿令大泄下。张仲景在此运用自己对伤寒太阳表证传至阳明里证的规律性认识，辨别胃家实主证与汗之多少、恶寒与否、热之有否潮等之关系，确定是否用攻下、和下、不下之治疗原则。其对立统一法则的辩证法思想方法指导，以及对此阶段伤寒病证入微辨析之认识论成就，都十分令人赞赏。可以这样说，仲景对证候观察之细微，远高于今天的水平。

少阳病主证口苦咽干目眩，张仲景在论治时强调："本太阳病不解，转入少阳者，胁下硬满，干呕不能食，往来寒热，尚未吐下，脉沉紧者，与小柴胡汤。"对治疗伤寒者是否转入少阳病，提出了明确的指标与注意掌握的原则。也就是说张仲景在运用小柴胡汤治疗少阳病半表半里病证中，提出了严格的界定。其要求掌握辨证论治理论原则作为思想方法，这是比较明确的。

太阴病主证腹满而吐，食不下，自利益甚，时腹自痛，若下之，必胸下结硬。此证候群之出现，说明该传染病、流行病已由最初的浅表证候三阳证转入更为深入、严重的三阴证之初期。治疗上虽然在出现表证（脉浮）时尚可应用太阳病之桂枝汤，但必须仔细观察证候变化，如果出现"自利不渴者属太阴"，张仲景认为这是"脏有寒"的缘故，应当投以"温法"治之，宜用四逆汤辈。

少阴病主证为传染病、流行病已发展至较晚期，病人呈现"脉微细，但欲寐也"，说明抗病能力已经减弱，张仲景用之较多篇幅强调了"不可发汗""不可下"的证候，以及可愈、可治、难治、不治等证候的辨析要领，对预后的阐述也都建立在临床细微观察而作出结论的基础之上的。少阴病之治疗由于已进入较晚期，证候变化也较复杂，因此治疗方法原则也要予以适应，所用方剂较多。

厥阴病主证消渴，气上冲心，心中疼热，饥而不欲食，食则吐蛔，下之利不止。是传至三阴之最后阶段，证候表现也日益严重，甚至危象时作。所以仲景在叙述其种种严重并发症的同时，指出："当不能食，今反能食，此名除中必死""胃气已绝，故云必死""厥不还者死""躁不得卧者死""其人汗出不止者死"等等。治疗除四逆汤与加减辨证应用外，根据具体证候选用乌梅汤等。

上述简要的举例，已可清楚看出张仲景对掌握传染病、流行病各发展阶段诸多症状、脉象等变化过程之本质与现象，疾病内部本质变化之主证与外部现象之表现，已有比较正确的认识，而且能够抓住主证，从现象分析入手，通过现象的综合分析，对其不同阶段之本质，判断内在病理，以确定其主要证候，作出了比较符合实际的结论，作为选方用药的客观依据。以辩证唯物论者的思想方法认识对疾病本质，是不单凭表面现象而作结论的，必须透过诸多现象，辨析主证、从证，才能得出能反映疾病的本质与各个不同阶段之主证。张仲景在其辨析传染病发生、发展过程及大量不同证候的现象反映中，抓住本质矛盾，首先按其发展规律，借用《内经》六经病证之框架，加以改造，填充以新的内容，论证诸多证候发展的规律性，即"六经辨证论治"模式。在仲景辨证论治模式中，还有丰富的量变与质变相互转化的认识。这一认识在《伤寒论》六经辨证论治中也有多处论及。例如："太阳病，初服桂枝汤，反烦不解者，先刺风池、风府，却与桂枝汤则愈。"其意强调：太阳病，初服桂枝汤，本是正确治疗，应该出现汗出获效而愈。但结果相反，反而烦闷不解，此刻加用针刺风池、风府两穴，疏通其经络，再用桂枝汤则可治愈。说明虽然出现了量变，但邪仍在太阳肌表，尚未入里而出现阳明里证的质变，所以仍用解表之剂治疗。其又一条"服桂枝汤，大汗出后，大烦渴不解，脉洪大者，白虎加人参汤主之"说明"治疗太阳表证服桂枝汤未如法，本该汗出而解，今大汗出后，大烦渴不解，出现了津伤，脉洪大，呈现出阳明里热之证候。此刻已不再是太阳表证了，已由量变而达到质变，故而治疗也要从解表转而为清里热。

有意义的是，张仲景医学方法论思想还涉及普遍性寓于特殊性之中的辩证法思想。例如，他在论述阳明里证时曾有这样一段论述："阳明病，不吐不下，心烦者，可与调胃承气汤""伤寒吐后，腹胀满者，与调胃承气汤"。此两例均为调胃承气汤证，即阳明腑之燥实证，主证应为腹满痛，不大便，说明张仲景对调胃承气汤证之论述，是将主证寓于特殊之心烦证之中，医者在辨伤寒阳明证之脉证以决定治疗原则时，是应予以辩证法思维，不可只着眼于特殊性现象，而忽视了普遍性之主证。

哲学中对立统一规律之方法论与认识论，在张仲景的医学思维方法中也是十分普遍的。列宁曾指出：关于对立面的统一与斗争，是一切发展的源泉的学说，是马克思主义辩证方法的核心精髓。事物的对立统一与斗争规律在人类社会是普遍存在的，在医学领域，人与自然，人与疾病，疾病在人体的发生发展过程中，人体与之斗争，抵抗力之消长，疾病证候之出现与变化，疾病自愈或治愈，预后之转归与死亡等，无不为对立事物统一斗争的规律性所制约。医疗方法之正确使用，其获效与无效，治愈与死亡，也都在对立矛盾统一与斗争法则中进行。

张仲景的《伤寒论》的六经辨证论治传染病、流行病等不同时期各种证候变化的论证中，充满着对立面双方的互相排斥、斗争与统一的证候论述，使其总结出规律性的理、法、方、药，达到了时代的高水平的科学性，在其后的 1700 年间，若能遵之而运用得当，在认识其证候的辨证基础上，处之以适当的原方药治疗，仍然可以获得比较理想的治疗效果，这就是仲景医学理论、学说现今在国内外学者影响颇大的所在。以下仅就《伤寒论》中有关对立面矛盾统一与斗争的论述内容作简要摘录说明之：

脉静与不静辨：伤寒一日，太阳受之，脉若静者为不传；颇欲吐，若躁烦，脉数急（不静）者，为传也。

阴与阳辨：病有发热恶寒者，发于阳也；无热恶寒者，发于阴也。

寒热部位深浅辨：病人身大热，反欲得近衣者，热在皮肤，寒在骨髓也；身大寒，反不欲近衣者，寒在皮肤，热在骨髓也。

邪陷与不陷、气上冲与不上冲辨：太阳病，下之后，其气上冲者（里实不受邪，与邪争而不陷），可与桂枝汤，方用煎法；

若不上冲者（里虚不能与邪争而邪陷），不可与之。

汗出与不汗出辨：太阳中风，脉浮紧，发热恶寒，身疼痛，不汗出而烦躁者，大青龙汤主之；若脉微弱，汗出恶风者，不可服，服之则厥逆。

表虚与实、恶寒与不恶寒辨：发汗后，恶寒者，虚故也；不恶寒，但热者，实也，当和胃气，与调胃承气汤。

渴与不渴辨：伤寒，汗出而渴者，五苓散主之；不渴者，茯苓甘草汤主之。小便数与不数辨：太阳病二日反躁……足下恶风，大便硬，小便当数，而反不数，及不多，大便已，头卓然而痛，其人足心必热，谷气下流故也。

有血与无血、小便不利与自利辨：太阳病，身黄脉沉结，少腹硬，小便不利者，为无血也；小便自利，其人如狂者，血证谛也，抵当汤主之。

结胸与痞辨：伤寒五六日，呕而发热者，柴胡汤证具，而以他药下之，柴胡汤证仍在者，复与柴胡汤。……若心下满，而硬痛者，此为结胸也，大陷胸汤主之；但满而不痛者，此为痞，柴胡不中与之，宜半夏泻心汤。

以上皆伤寒太阳病证治中对立统一规律之方法论、认识论辩证思维法。

阳明中风与中寒、能食与不能食辨：阳明病，若能食，名中风；不能食，名中寒。按其注：阳明病，以饮食别受风寒者，以胃为水谷之海，风为阳邪，阳邪杀谷，故中风者能食；寒为阴邪，阴邪不杀谷，故伤寒者不能食。

阳明多汗与无汗之虚实辨：阳明病法多汗，反无汗，其身如虫行皮中状者，此以久虚故也。

呕而咳与不呕咳辨：阳明病反无汗，而小便利，二三日，呕而咳，手足厥者，必苦头痛；若不咳不呕，手足不厥者，头不痛。

有燥屎与无燥屎、转矢气与不转矢气辨：阴明病，潮热，大便微硬者，可与大承气汤；不硬者，不可与之。若不大便，六七日，恐有燥屎。欲知之法，少与小承气汤，汤入腹中，转矢气者，此有燥屎也，乃可攻之；若不转矢气者，此但初头硬后必溏，不可攻之，攻之必胀满，不能食也，欲饮水者，与水则哕，其后发热者，必大便复硬而少也，以小承气汤和之；不转矢气者，慎不可攻也。

阳明汗出多与少辨：脉阳微而汗出少者，为自和也；汗出多者为太过。

以上为伤寒阳明病证治中对立统一规律之方法论、认识论辩证思维方法之规律性认识。

厥阴病脉浮与不浮辨：厥阴中风，脉微浮，为欲愈；不浮，为未愈。

临床诊疗，是否能抓主要矛盾，能否抓住疾病的本质是检验医生水平的重要方面。当然也是反映一位医生方法论、认识论思维能力的关键所在。张仲景对传染病、流行病诸般证候表现，在抓疾病本质所反映的主证方面，也是十分强调的。他在论述伤寒太阳病脉证并治时强调"伤寒中风，有柴胡汤证，但见一证便是，不必悉具"。此画龙点睛之论断，虽是在论述伤寒太阳病时强调的，但实际上是张仲景医疗思想上抓主要矛盾或矛盾的主要方面的思维方法、指导思想。

在结束阐述张仲景伤寒论有关传染病、流行病论证中丰富的辩证法思维表现时，我们还要着重指出：在这里，他实际上已经进行了方法论、认识论的总结性提示。事实上他在《辨太阳病脉证并治法》的第 16 条已明确强调："观其脉证，知犯何逆，随证治之。"观其脉证，概括了医生对疾病望闻问切检查判断的全过程，是医师对疾病与病人的感性认识阶段；知犯何逆，则是医师在感性认识基础上，经过"分析研究—理性思维活动—对疾病的本质主证"，作出切合实际的判断即诊断结论，即认识的理性阶段。随证治之，强调的是在感性认识基础上作出理性认识的判断后，作出思维活动目的实施阶段，即投以正确的治疗，是人们认识疾病、治疗疾病的方法论、认识论的完整过程。这一诊治传染病辨证的认识论，正是千百年来医家所弘扬的"辨证论治"方法论之原型。

五、杂病的认识论

张仲景在诊治传染病、流行病的过程中，创造性运用先贤六经传变之理论，分类归纳成为六个基本上能反映病程的辨证论治体系，这一体系的具体论述，表现了仲景诸多辨证法思维的方法论、认识论水平，既重视各种传染病症状的共性，同时还时时分析其个性特点，使他及后世许多医学家正确掌握该思想方法而取得了成功，达到了历史时期的高水平。也正是仲景将这些思想方法与分析综合的认识能力，同时用于临床各科杂病的诊疗中，使他在此领域也获得不少的成就。众所周知，传染病与各种杂病发作之不同点是突出的，杂病的特殊证候是明显的，缺乏共性，仲景在研究种种杂病的过程中，掌握了杂病与伤寒（传染病、流行病、急性热病）显著的不同特殊证候，并予以分别论述。若与其证候相关时，也作出相关的论述与处理。以下举几个例子加以证明：

　　肺痈：从现代临床结合张仲景的理论论述与治疗方药，大致可以认为：张仲景所论述的肺痈与现代临床内科所见之大叶肺炎、肺脓疡相似。肺炎球菌引致之大叶肺炎、肺脓疡，发病急，高热寒战，呼吸急促，面色潮红、头痛胸痛，咳嗽吐痰铁锈色，心率快，不安嗜睡，食欲不振，呕吐腹泻，腹胀，口周青紫等。

其主症为高热寒战，呼吸急促，咳嗽吐痰铁锈色，有此诸症大多可以确诊。现在让我们看看张仲景对肺痈之认识，他在《金匮要略·肺痿肺痈咳嗽上气病脉证治第七》首先突出论述了肺痿与肺痈之鉴别，指出："热在上焦者，因咳为肺痿。"并叙述了肺痿之病因，认为"寸口脉数，其人咳，口中反有浊唾涎沫者"为肺痿之病。"若口中辟辟燥，咳即胸中隐隐痛，脉反滑数，此为肺痈。"又指出："咳唾脓血，脉数虚者为肺痿；脉数实者为肺痈。"[①]接着张仲景进一步强调二者鉴别诊断之要点：寸口脉微而数，微则为风、汗出；数则为热、恶寒；风中于卫，呼气不入，热过于荣，吸而不出；风伤皮毛，舍于肺；热伤血脉，其人则咳、口干、喘满、时唾浊沫、时时振寒；血为之凝滞而蓄结为痈脓，吐如米粥。而肺痿为肺中冷，吐涎沫或不咳，或遗尿、小便数，或多涎热唾。两者肺痿或为慢性支气管炎、肺炎之类；而肺痈则发病急、高烧寒战、咳即胸部疼痛、脉滑数，咳唾脓血等，其要点与现代之大叶肺炎、肺脓疡几乎完全一致，这充分说明张仲景观察、分析、综合并加鉴别能力之强，以及认识其疾病本质之思维方法已达到较高的方法论、认识论水平。张仲景在对肺痈预后的认识上，富有实事求是的精神，出色地指出："始萌可救，脓成则死"，"上气面浮肿，肩息（呼吸严重困难出现的举肩喘息），其脉浮大，不治"。然后历述了肺痈不同阶段、不同证候的辨证论治原则与应予选择的处方用药，以及与肺痈不同的肺痿、肺胀等的脉、因、证、治方药。

肠痈："肠痈"可以说明张仲景对外科病证——化脓性阑尾炎的认识。《金匮要略·疮痈肠痈浸淫病脉证并治第十八》首先对化脓性感染之诊断与鉴别是否成脓作了确切的论述，指出："诸浮数脉，应当发热，而反洒淅恶寒，若有痛处，当发其痈。"用

---

① 张仲景：《金匮要略》，《金匮要略语译》，北京：人民卫生出版社，1959 年，第 50 页。

最简明的语言，十分确切的脉证叙述，论证了化脓性感染之诊断要点，这对发于腹内之肠痈诊断，是否痛肿、是痛是否脓已成，是一个重要的依据。接着张氏强调："肠痈之为病，其身甲错，腹皮急，按之濡，如肿状，腹无积聚，身无热，脉数，此为肠内有痈脓。"又说："肠痈者，少腹肿痞，按之即痛，如淋，小便自调，时时发热，自汗出，复恶寒，其脉迟紧者，脓未成。可下之，当有血；脉洪数者，脓已成，不可下也。"在这里张仲景对阑尾炎的炎症期与化脓期均命名为肠痈，前一条着重论述了阑尾炎发炎期或慢性炎症期，腹诊检查时腹皮急，但按之仍较濡软，如有肿状感，但腹内无积聚肿块，身不热，但脉数则反映出肠内有炎症病灶。由于长期迁延不愈，病者全身由于缺乏营养与脱水等而皮肤粗糙犹如甲错。后者虽也名之为肠痈，但确已形成阑尾炎化脓形成阑尾周围脓肿阶段，下腹部形成痞块，按之即痛，由于脓肿与周围粘连延及膀胱，所以按压肿块病人有如淋之感觉，但小便自调，全身症状有时发热恶寒。在诊断其是否化脓形成阑尾周围脓肿方面，张仲景强调了脉诊心率指标，即"脉迟紧者，脓未成；脉洪数者，脓已成"。这显然是张仲景对体内脓肿形成与否的科学总结，源于张仲景对方法论系列重要范畴深刻研究、总结而形成肠痈是否化脓表现于脉象的客观反映性依据。当然，这一客观依据依然必须以其所论述之证候体征为前提。

辨析肠痈不同阶段的不同体征表现，使人们对阑尾炎之急性期、慢性期、化脓期、周围脓肿形成以及脓肿穿破期等有了比较清楚的认识，从而依据辨证论治的思维方法与要求，予以不同的治疗。

总之，从张仲景对大量因传染病所反映的症状、证候表现的分析，以及综合研究而形成的辨伤寒脉证并治思维体系，形成了具有继承、创新性的六经辨证论治方法论，可以说已经达到了时代的高水平。因为这一对传染病由发生、发展到预后、转归的认识论思维方法，确已比较客观地记述了各种传染病、急性热病的共性规律、特点，以及共性、个性间的相关性。其论述虽然由于时代局限，但其方法论、认识论思维方法，无疑是很先进的。正是如此先进的思维方法，例如重视病因辨别、变异，主证与客证，规律性与偶然性，本质与现象，特殊与一般等等相互关系的分析辨别，指导着张仲景及其历代继承发扬者诊断、治疗传染病、急性热病的临床实践，从而取得了重大成就，形成了仲景学派，建立了传染病与杂病辨证论治理论体系。甚至至今，张仲景的方法论思想及其创立的许多医疗方剂，仍然被视为经方学派而指导着国内外学术界有效的运用与弘扬研究。自宋代以来，中医界尊仲景为医圣，并非偶然。他确实从理论思维到临床实践，创造了不朽的业绩。

第二节
外科疾病观与华佗医学思想

中国外科疾病观与认识，同其他历史悠久的民族一样，在同化脓性感染、外伤的斗争中，都是最早为人们所关注的领域。作为医疗技术的手法、手术治疗，也较药物治疗等较早被认识。例如，止血、脓肿切开等，新石器时期或更早的外科医疗工具——砭石之发现，也给上述论点以有力的支持。原始人的钻颅术、拔牙成形术，目前虽然还不能确切说明其为原始人治疗颅压过高的钻孔减压手术，牙关紧闭不能食饮而拔去一牙以便饲养给药的手术，但足以证明此时人们在经验总结基础上，认识到脓肿需要用砭石切开放出脓液可以减少疼痛而促进治愈，外伤流血不止会致人死亡，止血可以挽救生命，以及钻颅术、技除牙齿等外科手术的指导思想。

一、外科领域的扁鹊学派

继承发扬原始社会外科医疗经验与技术者，可能扁鹊学派更为杰出，只是史料留存甚少。从现今可以参考的资料分析，《黄帝内经》学派，似更倾向于外科疾病的保守治疗，而扁鹊学派似更精于外科医疗。例如，《周礼·天官冢宰》中关于手术之记载，应当说是很先进的，但在《黄帝内经》中未见有较好的论述。相对而言，有关扁鹊内经、外经之专著已佚无存，但据研究属扁鹊学派的医家，知其名者有踰跗、涪翁、程高、郭玉和华佗及其弟子、淳于意及其弟子；富有扁鹊医学思想之著述，有《扁鹊内经》《扁鹊外经》《黄帝扁鹊脉书》《扁鹊踰跗方》《难经》《中藏经》《五十二病方》等。现仅就扁鹊学派思想作脉络分析。

首先要指出，据研究扁鹊并非专指战国时期名医秦越人，扁鹊之名是古时人们对所敬仰名医的一种誉称。扁鹊十分重视从疾病表现的证候，观察分析其所属五脏之是否有病，除注意五脏疾病所表现的症状外，还注意给五脏病在脉象上的反映。所以，太史公司马迁撰《史记·扁鹊仓公列传》时，据先贤所论称："长桑君亦知扁鹊非常人也，出入十余年，乃呼扁鹊私坐，间与语曰：'我有禁方，年老，欲传与公，公毋泄。'扁鹊曰：'敬诺'，乃出怀中药予扁鹊，'饮是以上池之水，三十日当知物矣。'乃悉取其禁方书尽与扁鹊……以此视病，尽见五脏症结，特以诊脉为名耳。"又说"至今天下言脉者，由扁鹊也"。应该说，扁鹊已知道脉证互参可以确定疾病所属脏腑部位、疾病病程深浅及预后。他是一位朴实的民间名医，扁鹊除了擅长内科杂病之诊断治疗外，对外科疾病之手术治疗也有一手；在此我们着重讨论扁鹊对外科疾病的手术治疗。《列子·汤问》有这样一段记载："扁鹊遂饮二人（指鲁公扈、赵齐婴）毒酒，迷死三日，剖胸探心，易而置之，投以神药，既悟如初。"这一换心手术显然是不可能的，富有神话色彩，可能是时人出于对扁鹊偏爱而对其外科手术技巧的一种夸张渲染，不足为信。但所述"饮二人毒酒，迷死三日"，则是其时以药酒作麻醉剂的可靠记述。因为，这种麻醉术在中国医学史上曾沿用过 2000 多年。古文献记载的毒酒、药酒，或单纯用酒作为麻醉剂，常常为外科手术者所应用。扁鹊应用毒酒作为手术麻醉剂，当是上古人们酒醉经验的总结，也是先贤临床应用效果的发展，此点是经验总结而予发扬的真实写照，是完全可信的。那么，扁鹊的外科手术技巧与手术麻醉剂之应用，从何处而来呢？《汉书·艺文志》除记载有《扁鹊外经》之外，还有一部佚书《泰始黄帝扁鹊踰跗方》，今天我们虽然很难知其具体内容，但书名《扁鹊踰跗方》已将扁鹊与踰跗紧密地联系在一起了。那么，踰跗何其人？已知为早于扁鹊的一位精于外科医疗手术的医生。其事迹见《史记·扁鹊仓公列传》论述扁鹊自荐创救虢国太子"尸厥"证时，在与中庶子争辩中，中庶子怀疑扁鹊医术时所讲的一段话，以踰跗高明的外科手术技术，料扁鹊不能与踰跗相比也。

> 中庶子曰："臣闻上古之时，医有踰跗，治病不以汤液醴酒，石镶挢引，案扤毒熨，一拨见病之应，因五脏之输，乃割皮解肌，诀脉结筋，搦髓脑，揲荒爪幕，湔浣肠胃，漱涤五脏，练精易形，先生之方能若是，则太子可生也；不能若是而欲生之，曾不可以告咳婴之儿。"终日，扁鹊仰天叹曰："夫子之为方也，若以管窥天，以郄视文。越人之为方也，不待切脉望色听声写形，言病之所在，闻病之阳，论得其阴，闻病之阴，论得其阳，病应见于大表，不出千里，决者至众，不可曲止也。子以吾言为不诚，试入诊太子，当闻其耳鸣而鼻张，循其两股以至于阴，当尚温也。"
>
> 中庶子闻扁鹊言，目眩然而不瞚，舌挢然而不下，乃以扁鹊言入报虢君……[1]

---

① 司马迁：《史记·扁鹊仓公列传》，北京：中华书局，1982 年，第 2788—2790 页。

中庶子所讲上古名医踰跗，治病不用汤药、醪醴、针刺、导引、按摩、药熨等疗法，使用"割皮解肌、诀脉结筋，搦髓脑，揲荒爪幕，湔浣肠胃，漱涤五脏，练精易形"的手术疗法。后人据此认为踰跗是一位上古时期医术高明的外科医生。《汉书·艺文志》记有《扁鹊踰跗方》一书，内容显示扁鹊与踰跗之医术密切相关。对扁鹊、踰跗医术之分析，必须剔除神秘之面纱，究其实际可信之思想与技术，就能为我们了解上古或春秋战国时期，为我国外科手术治疗的实际水平得出一个比较确切的结论。必须指出：他们的实质是朴实的。他们的手术技巧来源于自然经验的总结，或被迫无可奈何地在冒险中求生存。例如，脓肿之用砭石切开达到引脓出而治愈，源于脓肿患者意外碰撞或狩猎中撞击使脓肿处破裂，脓出而疼痛缓解获愈的经验总结传授，实践中的不断改进，并从而逐渐在实践中分辨何证为脓未成，何证出现为脓已成，脓未成则不可切开引流等医疗原则。古代甚至远古之剖宫产手术在文献记载者不少，这种手术之进行，既有难产不下而被迫无奈，不得不剖宫取胎以求万一之母子完全无恙，也存在着他们对妇女怀孕的生理解剖认识，但剖宫产之进行，被迫无奈以求万一的冒险，确是当时医家的主要思想指导。《史记·郑世家》记有"武公十年，娶申侯女为夫人，曰武姜，生太子寤生，生之难，及生，夫人弗爱。后生少子叔段，段生易，夫人爱之"。这个故事说明武姜头胎虽然难产，但生下了，武姜因其难产而不爱长子；二胎顺利产下，武姜钟爱。这是难产尚能产下的病例，自然不会想到剖宫而产的术式了。《史记·楚世家》还记载："陆终生子六人，坼剖而产焉。其长一曰昆吾、二曰参胡、三曰彭祖、四曰会人、五曰曹姓、六曰季连。"此例显然是剖宫而产了，限于当时的医疗水平，人们多不能相信其为事实，但确实是事实，且看刘宋时期裴骃所作的考证。他在注解"陆终生子六人，坼剖而产焉"的历史事实时，于《史记集解》中对远古有关记载与近世事实作了如下的评论，明确指出：

　　　干宝曰：先儒学士多疑此事。谯允南通才达学，精核数理者也，作《古史考》，以为作者妄记，废而不论。余亦尤其生之异也。然按六子之世，子孙有国，升降六代，数千年间，迭至霸王，天将兴之，必有尤物乎？若夫前志所传，修己背坼而生禹，简狄胸剖而生契，历代久远，莫足相证。近魏黄初五年（224年），汝南屈雍妻王氏生男儿从右胳下水腹上出，而平和自若，数月创合，母子无恙，斯盖近事之信也。以今况古，固知注记者之不妄也。天地云为，阴阳变化，安可守之一端，概以常理乎？诗云："不坼不副，无灾无害。"原诗人之旨，明古之妇人尝有坼副而产者矣，又有因产而遇灾害者，故美其无害也。

难产在等待与各种催生失败之后，采取剖腹取出胎儿并非幻想，因为人们对妇女胎孕之生理解剖，已经积累了不少知识，例如：对十月怀胎、胎儿发育、胎在母腹，在实践观察中已有了认识，能够确切证明者，集中表现于殷纣王暴虐无道"剖孕妇而观其化""剖比干妻以视其胎"这一残酷的事实，说明在其前在其后，人们对胎孕之生理解剖，已经有了比较正确的认识，在此基础上想到用剖腹取出胎儿以避免母子双亡的后果，是不得不为的选择。当然，在那种条件下其危险是不言而喻的，但施此剖宫产手术，毕竟可以有成功之希望。死马当活马医的思想，在被迫无奈的情况下，选择冒险手术也就理所当然了。

采取外科手术治疗的原则，我在上文中提出了远古可能的两项指导思想的发展，至东汉华佗时，对外科手术治疗疾病种类之原则，始有明确的规定。

继承扁鹊学派思想者，以汉代淳于意为代表，淳于意有志医学，先拜公孙光为师，后以公乘阳庆为师，接受老师传授的《黄帝扁鹊脉书》等，成为西汉时期最著名的医学大家。可惜其身后无子，加之地方统治者诬告，尽管有宋邑、高期、王禹、冯信、杜信、唐安等不少学生，但其医学学术特别是外科手术治疗技术，未能得到较好的传于后世，只有他在应对汉文帝审问的辩护中，所答辩提到的 25 个病例得以流传于今。淳于意是一位扁鹊学派的继承发扬者，我国著名医史学家范行准先生曾研究强调：

"他和阳庆都属扁鹊学派的医家""他所治的病相当广泛……外科创伤、脓疡、胃出血、胃癌、肠癌、难产、脊骨离位等。"① 又说"以内科擅名的扁鹊、淳于意，在传说上他们二人都有开胸切脑的高级外科手术"，又说"扁鹊和淳于意诸人，虽也精于外科……也是以外科擅名的"。由此可知，淳于意并非单以精通内科而著名，如 25 例病案（诊籍）中之齐中郎破石病"得之堕马僵石上""肺伤不治""溲血死"；其外科诊断医疗技术也十分高明，其开胸切脑外科手术曾与扁鹊齐名，只可惜其具体方法与确切适应症未能得到文献记述而失传，其真实可靠的科学性一时也难做论断罢了。

二、华佗（扁鹊学派）与张仲景（黄帝学派）比较

华佗（？—208 年），是扁鹊学派在后汉时期的一位代表，其学术思想特点是兼重内科与外科之学术思想，与扁鹊、淳于意一脉相传。他崇尚医疗经验、疾病认识与求实的治疗技术的积累，并未出现（或已被淹没）高深理论的概括，且看大约同时代的张仲景理论思想与华佗理论思想特点之比较，即可明显看出两大学派——扁鹊学派与黄帝学派——的异同与特点。

首先，我们看看华佗与张仲景在伤寒病上的理论思想与疾病认识之异同。如上所述，张仲景对传染病、流行病，在疾病发生发展过程中出现的大量症状表现，体征变化，脉象状况等观察总结基础上，归纳其证候演变之规律性，发展了《黄帝内经素问·热论篇》理论，将各种传染性热病发展具有共性的体征变化规律，绳之以六经辨证理论，其纲领即："今夫热病者，皆伤寒之类也""一日巨阳（按：即太阳）受之；二日阳明受之；三日少阳受之；四日太阴受之；五日少阴受之；六日厥阴受之"。这一六经辨证论治伤寒理论体系，即张仲景之《伤寒论》论述各种急性热病、传染病、流行病之总纲。那么，华佗也以在伤寒病上的理论思想与疾病认识、辨证论治传染病、流行病治疗而著称于世，但却与张仲景思想与认识存在着较大的差异，华佗论伤寒不用《素问·热论篇》中六经传变之理论

---

① 范行准：《中国医学史略》，北京：中医古籍出版社，1986 年，第 32—33 页、38 页、40 页。

思维模式，他或继承扁鹊学派对伤寒病的理论概括思想，或经自己临床实践经验之总结，或来自前人与传染病、流行病发生发展中大量证候之共性、个性经验总结，归纳出一个认识伤寒、诊断伤寒、治疗伤寒与判断伤寒预后的"表里辨证论治伤寒理论体系"，其纲领与张仲景"六经辨证论治伤寒理论体系"明显不同。华佗所论述之纲领为："夫伤寒始得，一日在皮，二日在肤，三日在肌，四日在胸，五日在腹，六日入胃。"[①] 在这一思想理论指导下的辨证论治，显然与张仲景之辨证论治思想体系也有很大的不同。例如：伤寒始得，一日在皮，当用涂以膏作按摩火灸即可治愈；若不愈，二日则传至肤，就要用针刺、内服解肌散发汗，待汗出即愈；如不愈，三日则传至肌，此时仍可用发汗法治愈。此时，是伤寒始得治疗的一个转折点，如果还不能发汗而治愈者，就不可再用汗法治疗。四日已传至胸，其治疗用吐法治疗，就要内服藜芦丸微吐之即可治愈，或用小豆瓜蒂散吐之则愈；此时若病尚未清醒还可针刺法治之；如果入腹入胃，则可用下法治疗。如果热毒乘虚入胃，即烂胃也，微者赤斑出，剧者黑斑出，此为五死一生或十死一生之重危证，等等。从孙思邈所引述者，华佗对伤寒之理论概括，较张仲景对伤寒之理论概括，显然要简要得多，是其优点所在；若与《伤寒论》的 397 法相比，又显然不够全面系统了，是华佗之不足，这也许正是由于华佗所论之佚失散乱所造成的结果。但仍然可以看出，两人虽然均系总结伤寒病证脉候大量资料而加以归纳，即思想方法、治学方法有雷同之处，都用的是归纳法，却因对各种传染病引起的共性、个性，疾病发生发展所表现的症候、趋势等，在人体反映即抗病能力之不同表现等诸多条件，在归纳论证之认识上，显然存在着较大的差异，张仲景以《内经·素问》之热论思想为指导，绳之以六经辨证，形成认识与治疗伤寒的"六经辨证论治理论体系"，强调临床要重视伤寒的六经传变规律；而华佗的"表里辨证论治理论体系"并非来自黄帝学派，而可能是扁鹊学派之继承发扬，强调临床医学家要重视伤寒的表里传变规律。虽然在

① 孙思邈：《备急千金要方·伤寒上》，卷 9，北京：人民卫生出版社，1982 年，第 173 页。

表里这一思想方法上有些共同点，但终究是有很大的原则差异。

华佗与张仲景外科学思想：张仲景被宋朝之后医学家们尊之为医圣，并非外科上有杰出成就，应该说是完全出于他对传染病及内科杂病的辉煌成就。而华佗被历代医家尊之为外科鼻祖，虽然其外科手术几乎早已湮没不传，但影响之大未有能与之相比者，尽管华佗在传染病与内科杂病方面也颇多贡献。

张仲景对肺痈、肠痈之论述认识是很杰出的，对化脓性感染、金创创伤以及外科皮肤病，也有很出色的认识与论述，充分说明他在外科疾病的诊疗也是很富有经验的，其治疗之效果也可以肯定，但从其论述中看不出半点手术治疗的迹象。当然，我们也注意到《抱朴子》在提到张仲景时，曾指出张仲景能"穿胸以纳赤饼"的手术，但终因史料旁证之缺无，很难得出仲景精于外科手术治疗的结论。我们只能说他善于用内科疗法治疗外科疾病，此即仲景外科思想。

前已提及华佗外科思想，华佗乃扁鹊学派之继承、发扬者，在外科疾病观、认识论及治疗手术之激进思想，对踰跗、扁鹊、淳于意思想的发展，作出了卓越的贡献。虽然其后来者由于种种因素，未能予以很好的继承发扬，但在中国外科学发展史上，不愧为"外科鼻祖"之美誉。

华佗是一位学兼数经、游学徐土之名士名医，在医学上他躬身实践、不尚空谈，他对病人一视同仁，视疾病之需要给予力所能及的治疗，在统治阶级面前绝不阿谀奉承，一生不求功名利禄，为人耿直豪爽。由于不愿做曹操侍医而遭杀害。当曹操要杀华佗时，荀彧劝曹曰：佗术实工，人命所悬，宜加全宥。曹操不但不听，反以"不忧天下当无此鼠辈耶"恶言讥讽，竟还恶狠狠地说："然吾不杀此子，亦终当不为我断此根原耳"，可见其杀佗完全出于私利。天下也有此报应之事，华佗被曹操杀死后，曹操爱子苍舒病困，无医能治。此刻，曹操发出哀叹"吾悔杀华佗，令此儿僵死也"。华佗在曹操面前宁死不屈的思想品格，曹操出于私利，以手中生杀大权，不顾荀彧劝告，还讥讽恶言相伤，最终杀死民间名医华佗，不料在苍舒病死后，又发此哀叹，真乃一代奸雄小人。两相比较，更显现华佗思想品格之高尚。其实华佗还在中年时期，已一再谢绝沛相陈珪举孝廉，太尉黄琬辟，皆不就，曹操虽然手握大权，势及天下，华佗已是名震安徽、江苏、河南一带民间名医，岂肯只为曹操私人所有。况且，曹操所患为头风眩之疾，针法虽可缓解其痛苦，一时也难彻底治愈，怎肯毁弃自己一生不图功名利禄，但愿作一民间医生的人生观世界观呢？也正是这一选择，才符合华佗的秉性，符合他的思想品格。也正是这一选择，华佗思想、人生观才更显得高大，尽管曹操诬骂华佗鼠辈……但他在群众中更得尊崇爱戴，为千秋万代所称颂。

三、华佗外科医学观与医疗思想

《后汉书》《三国志》关于华佗的医疗思想与医疗技术叙述："晓养性之术"，"精于方药，其疗疾处剂不过数种，心识分铢，不复称量，煮熟便饮，语其节度，舍去辄愈。""若当灸，不过一两处，每处不过七八壮，病亦应除。""若当针，亦不过一两处，下针言当引某许，若至语人。病者言已到，应便拔针，病亦行差。"华佗对药物治疗、针灸治疗皆有适应症原则之掌握，适于药物治疗者用方药汤剂治疗，适于针法治疗者用针法治疗，适于灸疗者用灸法治疗，可见其临床实践中之求实思想。

《后汉书》《三国志》之华佗传，对华佗的外科医疗思想作出了富有科学性的叙述："若病结积在内，针药所不能及者，当需刳割者，乃先令以酒服麻沸散，须臾便如醉死，无所觉，因刳破腹背，抽割积聚。病若在肠胃，则断截湔洗，除去疾秽，既而缝合，敷以神膏，四五日创愈，不痛，人亦不自寤，一月之间，即平复矣。"①这段文字可以说明华佗对疾病与选择治疗方法的认识论与方法论思想。首先"若病结积在内"所示的诊断水平，是通过对疾病认识经验的积累，分析综合，治疗经验之再实践、观察，疗效之取得与预后良否之经验总结，才能确定结积于内的疾病，哪些经过药物、针灸可以治愈，哪些是药物、针灸是难以取得或根本不能取得治疗效果的。华佗在

① 范晔：《后汉书·华佗列传》，北京：中华书局，1982年，第2736页、2740页。

前人经验基础上，经过自己实践观察、分析总结，得出结积于内的疾病，用针灸、药物治疗是不能治愈的，即所谓"针药所不能及者"，必须采用外科手术切除病灶。这是华佗确诊疾病的思想方法，以及经过分析、鉴别而选择最佳的手术治疗原则与方法，这在今天一般而言或者并不为难，于古并非易事。对结积于内的疾病，必须用外科手术治疗的结论已经作出，从逻辑上讲，自然要对手术术式以及相关条件进行严格的界定。就此而言，这段文字的叙述，显然并不理想，但比华佗之先辈，如踰跗、扁鹊等，又要确切、具体得多。这里必须指出，《后汉书》《三国志》有关华佗事迹及学术之记载，并非出于医学家之手，更不是华佗本人的叙述，而是南朝刘宋时期史学家范晔、晋代史学家陈寿之记述，他们虽然各有原始资料为依据，但涉及医学学术、外科手术方法步骤及具体要求、要领，就不能要求其完全符合实际。因为，华佗之著作在被曹操狱禁将要杀害之际，给狱吏而不敢受时，"索火烧之"。范晔、陈寿撰写《华佗传》时，虽距华佗被杀之时并不算远，但华佗书已不存在，所据可能只是来自官府资料、华佗之学生口述，或群众之口碑等，故其欠详欠具体，缺少方法、步骤之描述。可贵的是这段文字仍然为我们分析华佗外科手术治疗之认识论、方法论提供了比较真实的资料。

关于手术方法与步骤，两书指出："当须刳割者，乃先令以酒服麻沸散，须臾便如醉死，无所觉。"这是华佗对手术前麻醉剂之选择，以及对麻醉深度效果之要求，也有科学依据。因为，酒本身就是一种比较好的麻醉剂，20世纪初在外科手术中还在应用。麻沸散之药物组成，今天虽不确知，但据研究当系麻黄、乌头、莨菪之类具有麻醉作用的药物所组成，因为在华佗时代及其以前已有类似记载。医史考据学家范行准认为"就中医'麻谇'而言，和'麻沸'同音，古同居麻、未二部，则应为大麻，故有麻醉作用"。华佗经过对前人诸种麻醉法、麻醉药之比较，为使手术能在病人无痛苦之下顺利进行，保证手术取得理想效果，将酒与麻沸散并用之思想，也反映了他求实、分析鉴别，以求平稳有效的科学思想方法。

在手术方式与不同疾病的选择上，叙述了不同疾病手术切口部位之选择，以及肿瘤（积聚）之摘除。对肠胃部位之疾秽，则进行断截湔洗，"既而缝合"。可见华佗确曾进行过腹腔肿瘤以及肠胃部分切除缝合的手术，这种手术在现代也并非小手术，在后汉、三国时期，可谓人类外科学手术之先进水平，是一个创造性的高科学技术成就。华佗的科学思维方法，对手术适应症之严格掌握，对疾病鉴别诊断的思想方法，对手术术式、方法、步骤的选择与设计，以及他对人体腹腔脏腑解剖生理知识的纯熟，还有严格有效麻醉剂的运用，所有这些建立在他的认真求实，善于实践经验总结，敢于打破禁区，勇于实践的思想品格，不无密切的关系。

华佗外科思想之先进，除上述严格的手术适应症原则方法，有效麻醉术之选择，不同疾病选取不同手术切口、手术方法与步骤等，条理分明，逻辑有序，在原则上几乎无不符合科学思维之要求。在手术完成后，强调了缝腹膏摩以结束手术之全过程。即是对手术后，也明确指出：四五日刀口即可愈合，不痛，一月之间，即平复如常。给予医患一个正常的修复值，以供观察判断之依据。不难理解，它寓有：如果超过四五天还不能愈合，而且刀口仍然不时疼痛，或虽按时愈合，但时过月余仍不能平复如初，自然说明在手术中或伤口愈合中出现了问题、或有并发症、刀口感染等等，医生当即早处理。这也出色地反映了华佗建立在经验总结基础上的预见性思想。

华佗的腹腔肿瘤摘除术、肠胃部分切除吻合术等，虽未能在医学著作中传留后世，对之我们仅能依据距华佗很近的历史学家范晔、陈寿为华佗立传之所述，作如上分析以求对华佗外科思想之了解，似有一些遗憾。不过，在两传及其他文献所记述华佗的外科疾病之认识与手术，对理解其手术思想不无补益与参考价值。例如：《后汉书·华佗传》注文中叙述："有人病腹中半切痛，十余日中，须眉堕落。佗曰：是半脾腐，可刳腹养疗也。佗便饮药令卧，破腹视，脾半腐坏，刮去恶血，以膏傅创，饮之药，百日平复也。"又如："有疾者，诣佗求疗，佗曰：君病根深，应当剖破腹。然君寿亦不过十年，病不能相杀也。病者不堪其苦，必欲除之（接受华佗手术治疗），佗遂下疗，应时愈。"又如："军吏李成苦咳，昼夜不寐。佗以及肠痈，与散服之，即吐二升脓血，于此渐愈，乃戒之曰：后十八岁病当发动，若不得此药，不可差也。复分散给之，后有里人如成病，请药甚急，成愍而与之……成病发，无药而死。"按此李成所病当属阑尾炎已化脓为周围脓肿，佗予保守治疗，或不适外科手术，或病家不愿接受外科手术，保守治疗虽然获效，但终未能根除，故在复发后在无药治疗情况下，其脓肿溃破，脓血入腹腔而引起弥漫性腹膜炎而死亡，其病程及预后预见之正确，也说明华佗对肠痈（阑尾周围脓肿）深刻的认识，这是他躬身实践，重视经验总结思维方法的一个颇有说服力的证明。又如：有李将军妻病，请华佗诊视切脉，佗曰：伤身而胎不去。将军言间实伤身，胎已去矣！佗曰：按脉，胎未去也。将军以为不然，妻稍差，百余日复动。再呼佗，佗曰：脉理如前，是两胎，先去者，去血多，故后儿不得出也。胎既已死，血脉不复归，必燥者母脊。乃为下针，并令进汤，妇因欲产而不通。佗曰：死胎枯燥，势不自生。使人探之，果得死胎，人形可识，但其色已黑。这是华佗取除死胎的妇产科手术。综上所述，华佗在求实、严谨、科学思想指导下的外科手术，已达到了后汉前后历史的最高水平。

第三节
疾病认识方法论与诊断思想

疾病认识方法论在两晋南北朝时期有了新的发展，以王叔和为代表，在前人基础上，对切脉诊断与脉证互参以确诊疾病者，作出了不少创造性贡献。以葛洪为代表，在前人基础上创造性对若干个疾病的证候进行深入观察，综合分析，得出了确切的诊断，并创造性提出了有效的防治措施。他们认识疾病、诊断疾病的思维方法，共同开创了各个领域之先河，使此期医学家们的思想出现了比较活跃的特点。

一、切脉诊断与王叔和医学思想

切脉诊断疾病与判断疾病治疗效果、预后等，历来备受医学家的重视，也为病家所信赖。其源当与先医者寻求人体生理、病理现象能于体表触知者相关。人体不同部位之有跳动现象，不同人之相同部分均有相类似的跳动现象，健康人与病人的脉搏跳动常常有不同之节律、强弱，这就引起医者之关注，从而开始了观察、鉴别和形象命名，记录不同脉象与各种病证的关系，逐渐在经验积累的基础上，形成切脉诊断之学科。

切脉诊断对许多疾病之诊断，特别是心血管疾病之诊断，其科学性、可靠性是不容置疑的，特别是在古代条件下尤为重要。春秋战国时期著名医学家秦越人，敢于自荐确诊众人皆以为已死之虢太子未死，且经他们师徒综合抢救而治愈，依据的是脉诊，当然还有望、闻、问诊。所以，司马迁在撰写《扁鹊仓公列传》时，誉谓："至今天下言脉者，由扁鹊也"的结论。其实，脉诊并不始于扁鹊，只是扁鹊"特以诊脉为名耳"。马王堆医书《脉法》中已有"以脉法明教下"，《足臂十一脉灸经》强调："三阴之病乱，不过十日死。揗脉如三人参舂，不过三日死""脉绝如食顷，不过三日死"。经考证认为"揗脉如三人参舂"，即现代医学所报告的"三联音律的奔马律"杂音①，记录这一脉象特点的医生，其智慧不但源自对病人心律脉搏的精心体察揣摩，知其节律脉态与三人参与用杵臼捣米谷之音响，故以之而命名。这是一次在脉诊上的杰出贡献。因为该杂音的出现，反映病人心力衰竭，特别是左心室衰竭的临床表现。西方对此杂音是在19世纪时认识的，应该说晚了2000多年，足可证明2000多年前的中国医师切脉诊断是如何高明了。

关于切脉部位，到战国时期的《内经》已逐步简化"三部九候诊脉法"到现代仍沿用的寸口诊法。切脉诊断首先必须对生理病理脉有一正确的鉴别，脉之属于生理性者，在《内经·灵枢》已有明确的界定，例如所强调

---

① 何宗禹：《马王堆医书考证译释问题探讨》，《中华医史杂志》1981年第2期。

正常人呼吸之次数、脉动次数及相关比率的关系，指出："一呼脉再动，一吸脉亦再动。"此即生理性呼吸与脉动的比值。古代无钟表，以现代一分钟考查，正常人一分钟呼吸为 18 次，其脉乘 4，则为 72 次，可见这些来自实践的观察之细微严谨了。

西汉名医淳于意，师从公乘阳庆，学习《黄帝扁鹊脉书》，十分重视切脉。强调"医治病人，必先切其脉，乃治之""心不精脉，以期死生，视可治，时时失之"。将切脉结果用以指导疾病诊断与治疗置于决定性地位，说明战国至秦汉时期医学家们，视切脉为重要手段，决定治疗原则与取得效果、观察预后的重要依据。例如，医圣张仲景以治疗急性热病与杂病而名震古今，外科鼻祖华佗精于外科手术、临床针灸而享誉华夷，他们也都擅长切脉诊疗，并各自对切脉技术与学理作过重要贡献。

张仲景集前贤之理论与经验，特别是总结自己数十年临床脉诊之体会，深刻提出"平脉辨证""脉证并治""观其脉证，知犯何逆，随证治之"的理论思想，将脉诊结论与临床证候紧密结合。可贵的是：他的思想既不偏执脉诊结论，也不仅仅依靠证候之辨析，而是在临床辨证论治中，根据病人之实际于必要时，也可舍脉从证，或舍证从脉，可见其从实际出发的思想与思想方法。在脉诊中，他也同样遵循了自己"勤求古训，博采众方"的治学思想与原则方法。

脉诊是中医学诊断的重要内容，秦、汉及其以前的医学家们，在此领域以自己临床中的不断体察揣摩、经验总结、理论概括、临床运用、指导疾病诊断、判断疾病、确定治疗原则与方法，估计预后等等，使之不断积累与丰富。脉诊与其他学科发展一样，同样经过兼容并蓄的阶段，真知灼见与一般经验甚至掺有主观臆测之成分混为一体。在脉诊的发展中，也同样在一定规律指导下，有专门研究者予以取精去粗地整理研究，使之在相对的历史条件下，得以发扬与提高。

王叔和的《脉经》之完成，是中医学脉诊发展史上第一次最富有学术价值的整理研究。王氏在整理研究中医学脉诊理论与技术中，对切脉诊断之认识论思想，以及整理研究之方法论等，在其《脉经》之序文中交代得比较清楚。他首先强调指出："脉理精微，其体难辨。弦、紧、浮、芤，辗转相类。在心易了，指下难明。"①意思是说：切脉诊断疾病这门学问的理论技术十分精微细微，其脉象之形体很难辨别，例如弦脉、紧脉、浮脉、芤脉，在其脉形体态与生理、病理性变化过程中，也往往有辗转相类似的表现。因此，医生诊脉时往往在思想上、理论上似乎很清楚，但确切宣示指下之感觉开加以鉴别，却是很困难的。在王叔和脉诊如此明白的评述后，他接着举例说："谓沉为伏，则方治永乖；以缓为迟，则危殆立至。况有数候俱见，异病同脉者乎！"王叔和在论述了他对脉诊之认识及有关评估后，指出：医生在切脉诊断疾病以确定治疗原则时强调：沉脉为"重按之乃得"，伏脉为"极重按之，着骨乃得"，二者是很难鉴别清楚的。如果将伏脉误诊为沉脉，那么治疗就会永远地错误下去；而缓脉为去时与来时均较缓慢，只是比迟脉稍快些，迟脉则为去时与来时均极迟缓，这也是很不容易鉴别的，但若在临床上将缓脉诊断为迟脉，并以之为治疗原则予以处方用药，则会立即出现危险与不安。何况有时诊脉时会出现数种脉象同时显现，或不同疾病而出现相同脉象呢！王氏继续深入论述他对切脉诊断疾病存在"其体难辨""指下难明"的思想认识，这是王氏对脉诊本身存在问题之基本看法。至于掌握和运用脉诊理论与技术的医生，以及记载与描述脉诊理论与技术的文献等所存在的问题、思想与水平，对正确发挥脉诊这一理论与技术的功能作用，又有着很大的差异。王氏对这些问题，也较有条理地论述了自己的思想观点。他指出："而遗文远旨，代寡能用；旧经秘述，奥而不售。逐令末学，昧于源本，互滋偏见，各逞己能。"意思是前代医学家留传下来的脉理技术含义深远，后世医学家很少能掌握运用，那些时代久远的旧经典与秘密记述的文献，更多深奥难懂而很少能传播于众。因此，致使后之学人，对其实质本源多不能理解，所以在学界慢慢滋生不同的理解与偏见，他们不求其真实而各逞其能，使偏差形成谬误，贻害病患。因此，王叔和强调指出："致微疴成膏肓之变，滞

① 王叔和：《脉经·序》校释本，北京：人民卫生出版社，1984年，第7页。

固绝振起之望"，王氏对因以上种种原因造成如此严重的后果是深恶痛绝的。也正因为如此，启发了他的思想感悟，要对前代与当代名家在脉诊上的理论成就，以及切脉之技术等，进行一番认真的整理研究。所谓："今撰集岐伯以来，逮于华佗，经论要诀，合为 10 卷。"并自我宣示"百病根源，各以类例相从，声色证候，靡不赅备"。说明王氏所撰《脉经》对先贤之成就与所达到的水平。因此，其整理研究虽然也删繁就简，但指导思想还是偏于尊经崇古的，而且在方法上也倾向于兼容并蓄，很似现代的资料汇编性方法。在这一思想方法指导下，他不但对其前贤如《内经》《难经》《伤寒论》《金匮要略》以及华佗之经论要旨广泛引以为经典脉论（据统计在《脉经》一书中，有近 60% 文字直接来自上述文献与名家），而且对前辈与同时期研究记述脉理之医学家，如王遂、阮炳、傅戴霸、吴普、葛玄、吕广、张苗等所传之脉理亦"咸悉载录"。在编撰要求方面，更强调"百病根源，各以类例相从，声色证候，靡不赅备"。体现了王氏重视疾病分类，主张望、闻、问、切四诊之综合运用，不单以脉诊判断疾病之理、法、方、药与疗效预后。如此思想方法之表露，说明王氏虽未能严格鉴别先贤脉理技术孰属真正实践经验之概括，也未能指出孰属来自医者意也之思辨甚至臆测。由于时代科学水平之局限，更多地在包容思想指导下兼收并蓄。但同时他又在科学发展规律思想指导下，强调了脉证互参及四诊综合运用的诊断学思想，这是很先进的，代表了中医诊断学步入一个新的水平。正因为如此，他的《脉经》一书之完成，为中医学脉诊或中医诊断学之发展，奠定了学科基础。主要表现在以下方面：

（一）删繁就简，顺应医学科学发展趋势

在诊脉部位上，《内经》时期总结前人经验，提出"三部九候诊法"，医生检查病人疾病证候时，必须从头到脚切取人迎、寸口、趺阳三个部位的九个脉理，这充分反映了早期医家寻找切脉有价值部位的普遍性过程，凡是人体体表能触及之动脉跳动处，几乎都列为诊脉之有效部位。然而这些部位在实际观察中，其反复切得的结果基本上是相类似的，或完全是一致的。这就为秦、汉时期的医学家们提出了一个问题：繁复不便的"三部九候诊脉法"可不可以简化，能否用"一部三候诊脉法"取代"三部九候诊脉法"呢？事实上，《难经》在《内经》三部九候诊脉法的基础，已经赋予"三部九候"以崭新的内容，提出寸、关、尺三部各有浮、中、沉而成九候诊脉的方法。认为采用"独取寸口"诊脉法的道理是：寸口为手太阴肺经之脉，而百脉均朝会于肺，五脏六腑之气亦终始于此。故寸口脉之变化，可以反映人体气血、五脏六腑与经络病候之情况。因此，《难经》给予《内经》三部九候以新的诠释，提出"三部者，寸关尺也；九候者，浮中沉也""上部法天，中部法人，下部法地"。医圣张仲景在临床实践中，虽然多用"寸口诊脉法"，但并不废除趺阳脉诊法，甚至还用寸口、趺阳、少阳、少阴等 4 种诊脉法。说明《难经》提出的寸口诊脉法之新"三部九候论"，并未取得张仲景等医学家之共识，虽不提出反对，但也未被全部接收。王叔和的《脉经》在《辨尺寸阴阳荣卫度数》一节明确指出："夫十二经皆有动脉，独取寸口，以决五脏六腑死生吉凶之候（一作法）者，何谓也。……太阴者寸口也，即五脏六腑之所终始也，故法取寸口也。"[1] 实际在诠释上与《难经》并无新义，只是王氏完成了由《内经》之三部九候诊脉法，改进为"独取寸口诊脉法"的转变，是切脉诊断的一大进步。《脉经》的这一改进，千余年来一直为历代医学家所遵循，从而规范了中医学脉诊体系。

（二）规范脉象名称，力求易学易用

太史公司马迁之《史记·扁鹊仓公列传》，在论述战国名医秦人越、西汉名医淳于意二人之医疗理论与经验时，已经论述各种脉象达 25 种，《内经》所论脉象据统计达 51 种之多，《难经》所述较其《内经》又增加 6 种，张仲景著作中之脉象更多至 54 种，可见在王叔和之前文献记述除去重复者已多达 80 余种，其重复繁杂混乱可见一斑。80 多种脉名之命名不是个别人的个别认识，而是源自先秦医家群体思辨体会的各自命名，其脉象、波形、节律之叙述，也是源自这些群体各自切脉之经验积累。所以这些命名与脉象之形容，在千百年的形成过程中，既有个别人之体验，也有

---

① 王叔和：《脉经》校释本，北京：人民卫生出版社，1984 年，第 8—9 页。

医家群体之共识，既有不分辨真实与否之尊贤循古为尚的包容兼蓄，也有不分真伪虚假思辨臆造之因袭。王叔和面对如此庞杂历史脉诊经验致后学难辨难用的实际，立志规范脉象名称，力求使脉学理论与技术易于学习掌握与运用。王氏的指导思想虽然仍未摆脱中国传统思维之研究方法，仍沿袭援物类比、取类比象之治学思想，进行着十分繁杂、混乱的脉诊之整理研究，将复杂重复的脉名予以整理。

王叔和整理研究了前世医家们积累的 80 多种脉名脉象，最后确定浮、芤、洪、滑、数、促、弦、紧、沉、伏、革、实、微、涩、细、软、弱、虚、散、缓、迟、结、代、动脉等 24 种为统一规范的脉名脉象。这一规范意见虽然并非无瑕之玉，但确是一件非常艰巨的科学研究，达到了王氏之初衷。24 种脉象之叙述，使脉诊确实简化规范了，但并未解决"心中了了，指下难明"的困难，其至相关脉象鉴别之难依然如故，其至在简化规范中，将诊断危重病人的若干"怪脉"置于 24 种脉象之外，或使之居于次要不为临床所重视的位置，使后人逐渐淡化而湮没无闻。例如，三人参春脉、屋漏脉、雀啄脉、釜中汤沸脉……有的漏记，有的虽记而不详，总之均置于 24 种脉之外，使之逐渐被忽视，这是一个很大的失误，其思想根源当是王氏对这些重要的脉缺乏认识，不知其脉在临床上的重要性，当然也可能因为这些脉象在临床上少见的关系。不过，王叔和并非单纯之医学理论家，他整理张仲景之《伤寒杂病论》之水平，说明他对处理急慢性传染病与临床各科杂病等，有着很高的鉴别诊断能力，又善于在诊断上运用"脉证互参"的思想理论。以此来看我们不能不认为王氏在《脉经》中，对三部脉之屋漏脉、雀啄脉、釜中汤沸脉及三人参春脉未予应有的阐发与重视，实在是一个十分重要的失误。

（三）实事求是，知之为知之，不知为不知

王叔和对整理研究中医学切脉诊断这一学术问题基本上是实事求是的，也是本着知之为知之、不知为不知的思想方法，对脉诊敢于明确地强调"脉理精微，其体难辨"，在《脉经》一书开宗明义，第一句话便承认自己对脉诊切脉的脉象"难辨"，承认自己知识不足。更为可贵的是，王氏不但承认自己对"脉体难辨",缺乏鉴别能力与技术,更以"知之为知之,不知为不知"的谦虚态度,进一步指出脉诊"在心易了,指下难明"。他对当时脉学理论与技术水平,作出上述科学的评估。他这种评估,深刻地将脉诊的继续发展寄望于未来的学者,这种既充分肯定脉学成就与价值,又指出脉学在临床实践中存在的问题的意义是十分深刻的。"知之为知之,不知为不知,是知也"的科学态度生动反映出王叔和在认识论思想与方法论思想上的重要特点,给予我们深刻的启发。

二、葛洪思想与疾病认识论、方法论

在一段历史时期,中医学发展曾受道家、道教思想影响。《黄帝内经》的理论思维与道家思想关系密切,不少医学家之思想方法或多或少源自道家理论,或与道家理论相关(另文研讨)。葛洪是一位道教理论学者,在医药发展方面曾有过杰出的贡献。讨论道教思想理论与医学之关系,不能不涉及其与道家之关系。

葛洪,字稚川,号抱朴子,丹阳句容(今江苏句容)人,约生于283年,卒于343年(一说是363年),晋代著名炼丹家、医学家、道教理论家。葛洪幼年丧父,家境贫困,好学读儒,立志文儒,自认为"才非政事",以"不仕为荣"。青年从祖玄弟子郑隐习道炼丹,后往交、广各州访贤学习神仙方术,与南海太守方术家鲍靓之女鲍姑结婚,再回原籍潜心著述。他的道教理论、炼丹术名震一时,约50岁时他又去广州,欲往扶南(今柬埔寨、越南)搜集优质丹砂,以供炼丹之用未果,乃入罗浮山炼丹修行。

(一)葛洪道儒观

葛洪才思过人,著述颇富,躬身实践,探理研究,尤以道儒之理论为世人所仰慕。《晋书·葛洪传》称"洪少好学……遂以儒学知名",但竟不成纯儒,后渐渐消极遁世,从儒学皈依神仙道教,"遂究览典籍,尤好神仙导养之法""洪就隐学,悉得其法焉",专心致志长生不老之道,成为划时代道教学者。故《晋书》赞颂葛洪"博闻深洽,江左绝伦,著述篇章,富于班马。又精辩玄赜，析理入微"①，这是少有的评述。

葛洪既"少以儒学知名"，可见其对儒家学问已有很高的修养，但其后又不满足儒学理论，而皈依道教，攻读研习道家著作与躬身炼丹实践，成为划时代的道家理论代表。那么他对儒、道理论是如何评估的呢，他的儒学观、道学观的思想又有什么特点呢，他的一生又为何而有此转变呢，其认识论表现如何？是值得研讨的。

关于葛洪之道儒观，应当说集中反映在他的两部代表作中。即《抱朴子·内篇》20卷，主要论述道家之神仙方药、鬼怪变化、养生延年、禳邪却祸等内容。《抱朴子·外篇》50卷，则主要论述儒家之人间得失，世事臧否等社会问题。葛洪以号抱朴子命名自己的著作，并分内、外篇论道、儒，充分反映出葛洪以内神仙而外儒术的根本立场、思想与观念。他在《抱朴子内篇·明本》首先强调："道者，儒之本也。儒者，道之末也""今苟知推崇儒术，而不知成之者由道。道也者，所以陶冶百氏，范铸二仪，胞胎万类，酝酿彝伦者也""大道者，内以治身，外以治国"。他接着指出"疾疫起而巫医贵矣，道德丧而儒墨重矣。由此观之，儒道之先后可得定矣"②。强烈论述了道为本、儒为末之理论思想。葛洪为了说明自己道为本、儒为末之理论思想，还对道、儒两家之作为等进行了分析比较，现举其要引述如下："儒者祭祀以祈福，而道者履正以禳邪；儒者所爱者势利也，道家所宝者无欲也；儒者汲汲于名利，而道家抱一以独善；儒者所讲者相研之薄领也，道家所习者遣情之教戒也"③，"而末世庸民不得其门，修儒墨而毁道家，何异子孙而骂詈祖考哉，是不识其所自来，亦已甚矣！"④他反复论述了对儒、道关系的理论思想，甚至举出儒家对道教的批评诋毁为"何异子孙而骂詈祖考哉，是不识其所自来"，换句话说，儒家批评诋毁道家，是忘本、忘祖，不知自己由道家而来的历史事实。所有这些都充

① 房玄龄：《晋书·葛洪传》，北京：中华书局，1974 年，第 1911—1913 页。

② 葛洪：《抱朴子内外篇》卷 10，丛书集成本，上海：商务印书馆，1936 年，第 169—173 页。

③ 葛洪：《抱朴子内外篇》，卷 10，丛书集成本，上海：商务印书馆，1936 年，第 177 页。

④ 葛洪：《抱朴子内外篇》，卷 10，丛书集成本，上海：商务印书馆，1936 年，第 178—179 页。

分说明葛洪"道者，儒之本也；儒者，道之末也"的道儒观理论思想，而且视之为道儒的根本立场、思想、信念。

（二）葛洪形神观

葛洪的形神观，精辟地论断了形体与精神，物质与思想，机体与功能的辩证关系，富有辩证法与唯物论思想。他在《抱朴子·至理》中首先论述了人类认识自然万物之疑惑，并勇敢承认自己认识上之偏解与不足。他说："'大自然界''微妙难识，疑惑者众'。吾聪明岂能过人哉，适偶有所偏解，犹鹤知夜半，燕知戊己，而未必达于他事也。亦有以校验知长生之可得，仙人之无种耳。夫道之妙者不可尽书，而其近者又不足说。"①然后总结性论述了自己对有与无、形与神、身与气的观点，葛洪在此所论述的形神观，集中代表了他对宇宙、大自然万物乃至中医医疗养生理论的哲学思想。他强调："夫有因无而生焉，形须神而立焉。有者，无之宫也。形者，神之宅也。故譬之于堤，堤坏则水不留矣；方之于烛，烛糜则火不居矣。形（身）劳则神散；气（神）竭则命终。"接着还比喻说："根竭枝繁则青青去木矣；气疲欲胜则精灵离身矣。夫逝者无返期，既朽无生理，达道之士，良所悲矣。"②葛洪这段形神论的文字，深刻地论述了葛氏关于形神关系的哲理，他的哲理就是说，有是从无中产生的，形体的活动是借助神才能表现出来的。他形象地比喻"有者，无之宫也""形者，神之宅也"。为了将形神辩证关系说得更通俗些，又以堤水关系、烛火关系予以说明。最后总结性指出："形（身）劳则神散，气（神）竭则命终。"说明其像点燃的蜡烛一样，烛灭了，火也就不存在了。形体劳累过度则精神疲惫，精气枯竭则生命也就终结了。

葛洪在论证形神关系时，还举了自然界事事物物，强调了形神的辩证统一、形神相互影响的观点，论述了疾病的可愈性、寿命的可延性。他举例指出："……泥壤易消者也，而陶之为瓦，则与二仪齐其久焉；柞栖（栖）速朽者也，而燔之为炭则可亿载而不败焉；辕豚以优畜晚卒，良马以陟峻

---

① 葛洪：《抱朴子内外篇》，卷4，丛书集成本，上海：商务印书馆，1936年，第87页。
② 葛洪：《抱朴子内外篇》，卷4，丛书集成本，上海：商务印书馆，1936年，第88页。

早毙；寒虫以适己倍寿，南林以处温长茂，接煞气则雕瘁，于凝霜值阳和则郁蔼而条秀。物类一也，而荣枯异功，岂有秋收之常限，冬藏之定例哉。"他进而联系到人，认为"人之受命，死生之期，未若草木之于寒天也，而延养之理，补救之方，非徒温暖之为浅益也"。这些观点都能说明葛洪的思想观点是富有唯物辨证的认识论思想与方法论观点的；据哲学家评述，认为葛氏之形神观虽有二元论色彩之局限性，但也肯定其论点毕竟还是那个时代所能达到的最高水平，应该说他的哲学思想是时代医疗保健之佼佼者。

当然，这里还必须指出，葛洪由于对道教理论深信不疑，竭尽全力为道教修行之不老神仙辩护、论证，在这方面用了大量的精力与笔墨。他认为，扁鹊能救虢太子死而复生，有上药"何为不能令生者不死乎"，他举了大量的例证指出："夫人所以死者，损也；老者，百病所害也，毒恶所中也，邪气所伤也，风冷所犯也。"今导引行气、还精补脑、食饮有度、兴居有节、将服药物、思神守一、枉天禁戒、带佩符印，伤生之徒，一切远之。如此则通，可以免此六害……此则又有仙之一证也。总之，葛洪对不老神仙是坚信不疑的，结合他一生追求炼制不老仙丹之作为，反映他的思想坠入了违背自然规律的深渊，陷入了唯心主义的泥潭。

（三）葛洪天人自然观

如前所述，泥土乃大自然一种物质，但经火烧则变成一种新的物质——陶器，变易消为久存；柞栩之木经烧燔而变成一种新的物质——木炭，变易腐朽为不败。特别他所总结与发展的烧炼丹石之化学变化（后述），给予他天人自然观极大的启发，并坚定其信念与思想。他认为大自然万事万物，虽有其生老病死的自然规律，但也并非"秋收之常限，冬藏之定例"，也就是说自然界的万物，即有常限、定例，同时也有非"常"非"定"之变化。他对这些新物之产生，归结为人能使之千奇万变。所以他提出"变化者，乃天地之自然"，坚信人的创造智慧和力量。人既可以模拟宇宙天地间的千变万化，又可制造出各种新鲜事物。由此得出结论，自然界万物是可变的，新奇物质是可以制造的，从而认为神丹可炼，黄金可作，人寿可延，不老神仙之目标也可以实现。这也是道家理论与实践的特点。特别是葛洪作为道家的忠实信徒，而且在教派上原属方仙道中左慈一派的道士。因此，更具有反抗自然、征服自然的坚强意志与思想。他认为："人是自然所生之物，而不是天地所生之物，犹草木虽生于山林，但与山林无涉，故天地非万物之父母，万物亦非天地之子孙。所以，不应受自然节制，而应节制自然。"很有一些人能胜天的思想。众所周知，人与自然界万物一样，都有一个生老病死的规律。由于葛洪坚持道家的上述信念与理论思想，他认为人是可以永生的。他强调只要人们虔诚坚持与实践道教之理论思想，就可实现"得道者，上能竦身于云霄，下能潜泳于川海"。对如何修道则明确指出："修道者必须依靠内修与外养。"内修者，使之守一存真，乃可通神，炼得守气存气，使气存则身存。外养者，服食炼制丹药，以及符术、按摩、导引、房中之类。如所强调："以药物养身，以术数延命，使内疾不生，外患不入。"葛洪之《抱朴子·内篇》20卷，基本内容都是叙述这些理论思想与方药术数的。葛洪对人能胜天的道家理论是坚信的，但也并非一点没有怀疑。我们体味他的一段文字："列仙之人，盈于竹素矣。不死之道，曷为无之"，在字里行间似乎是信而又有一点疑惑的思想存在。

总之，葛洪对人能永生、不老神仙，虽然在理论上作了不少的论证，其结论乃违背自然规律。但他认为自然界的常限是可以改变的，并非不变的定例。这一思想是积极的，也是符合自然规律的。也正是因为他在这些方面的积极思想，才引导他在医学方面与炼丹化学方面作出了许多重要的贡献。

（四）葛洪对"贵远贱近"观念之批判

在中国古代科学技术的发展过程中，是古非今、贵远贱近的思想倾向是比较明显的，影响也是比较大而普遍的。这种思想对医学发展是弊大而利微的，葛洪对这种思想持批判态度。作为医学科学与其他学科一样，从事者对待前人之成就与贡献，都要具有一个正确的态度，即：既要充分地尊重与继承，又要能够分辨其科学性与不足；既不可一概肯定而泥古，也不可一概否定而虚无；既不可以盲目抱着凡是古人的经验理论就一定是对的"是古思想"，也不可以盲目否定今人的经验与理论的"非今思想"。科学的发展规律要求其研究者必须抱有实事求是的态度，正确对待古今经验与理论思维，寻找出继续发展的切入点，可以作为科学基础的切入点，在前人成功的高台上继续攀登。若盲目崇古终致失败。葛洪对待前人、古圣人的理论经验，应该说是比较实事求是的，而且或多或少对盲目是古思想有所批判，至少属于不完全"是古非今"者。

　　葛洪在自己百卷巨著《玉函方》的基础上，"患其混杂繁重，有求难得"，故而编撰《肘后卒救方》时，其指导思想是在自己认识水平的基础上，保持了实事求是的认识论、方法论思想。他认为《玉函方》对广大人群而言，"非有力不能尽写"；而诸家备急，既不能穷诸病状，又多用珍贵之药，"岂贫家野居（之人）所能立办""余今采其要，约以为《肘后救卒》""率多易得之药。其不获已须买之者，亦皆贱价。草石所在皆有，兼之以灸，灸但言其分寸，不名孔穴；凡人览之，可了其所用。或不出乎垣篱之内，顾眄可具"①。他对古人经验理论之选择，有一个科学的指导思想，即简、便、验、廉，也就是要求所选之医方必须简单，所用药物必须得之方便，用以治病必须有效验，必须购买的药物还要价廉易得。因此，对古圣人之理论经验，也必须经得起简、便、验、廉的检验。否则，哪怕是黄帝、扁鹊、仓公、医和、踰跗，也不收录以为目，概不采用。葛洪这一指导思想是十分可贵的，尽管他这样做也有些疑虑，但他也并不怕人们的非议而决然为之。他在《肘后备急方》完成后，所撰序文的后段明确指出"苟能信之，庶免横祸焉"，并强调："世俗苦于贵远贱近，是古非今，恐见此方，无黄帝仓公、和鹊踰跗之目，不能采用，安可强乎。"葛洪还是本着既不泥古，也不非今，选方本着简、便、验、廉的指导思想，完成了影响千古的名著《肘后备急方》。近人视之为临床救急手册，是比较切合实际的。段成己为该书所撰序中，也肯定了葛氏的思想与业绩。他说：古医

① 葛洪：《肘后备急方·序》，上海：商务印书馆，1955年，第3页。

方"篇帙浩瀚，苟无良医，安所适从。况穷乡远地，有病无医，有方无药，其不罹夭折者几希。丹阳葛稚川，夷考古今医家之说，验其方简要易得，针灸分寸易晓，必可救人于死者，为《肘后备急方》。葛之此制，利世实多。"

（五）葛洪的疾病观

葛洪是一位有神鬼论者，然而他在其自然观、形神观等哲学思想指导下，其改造自然、除病延年的强烈思想，趋使他在认识疾病、防治疾病方面也富有非鬼神观念和疾病可治、寿限可延的思想。综观葛洪对疾病的论述，对一个病一个病分别辨析，论述其诊断与治疗等，可以看出他的科学求实思想特点。葛洪在认识疾病、提高疾病防治水平上的出色贡献，也正说明其在认识论、方法论上之成功。

葛洪对待疾病的非鬼神观：葛洪是一位虔诚的道教理论家，有神论者。但在疾病病因学上，不承认鬼神能使人病的鬼神作祟论学说。他在叙述疾病病因时明确指出："当风卧湿，而谢罪于灵祇；饮食失节，而委祸于鬼魅；蕞尔之体，自贻兹患，天地神明，曷能济焉！"[1]这一观点可以颂之为站在唯物主义立场上得出的结论，对一位道教信徒，有神论者的医学家尤为可贵。在他的形神观、自然观的指导下，他不但未教人向鬼神投降，祈祷治病，向鬼神哀怜、献牺牲、讨饶，而是教人们采取更加积极的思想，要鬼神向人投降，他强调"当恃我之不可侵也，无恃鬼神之不侵我也"，并有力揭穿社会上存在的种种以鬼神向病人行骗的黑幕。他举例说明：病人祈祷桑李、墓前石人（翁仲），以及服用墓中石灰汁可以治病的说教，都是可笑的骗术。在他的《肘后备急方》中，是不收载此类骗术的。

葛洪强调疾病预防思想：为了说明葛洪重视疾病预防的思想，在此举出两个比较成功的思想实践。即：葛洪在《肘后备急方》所叙述的狂犬病预防与恙虫病预防。狂犬病在晋、唐时期可能是一种常见病，而且是一种致死率很高的疾病，若已发则很少能治愈。因此，唐代著名医学家孙思邈

---

[1] 范行准：《中国医学史略》，北京：中医古籍出版社，1986年，第65页。

讲他在初行医之时，"经吾手而死者不一"。他警告人们"凡春末夏初，犬多发狂，必诫小弱，持杖以预防之"①。从孙氏所引述的预防、治疗狂犬病的资料看，多引自葛洪的著作。在葛洪所记述的方法中，有两条是富有科学价值的。其一，疗狂犬咬人方：先嗍却恶血，灸疮中十壮，明日以去，日灸一壮，满百日乃止；又一方更富有创造性科学价值，即"仍杀所咬犬，取脑敷之，后不复发"②。前者强调被狂犬咬伤后，首先吮吸伤口恶血，灸伤口十壮，这对预防狂犬病发作，应当说是很有功效的。即使不能保证不发病，至少可以减轻发病证候，创造治愈的可能。葛洪这一创造性贡献，可能源于中国"以毒攻毒"的思想认识方法。包括稍后孙思邈所记述的接种自身脓汁以防治疖病，再后所发明的人痘接种以预防天花等，以及日本学者北里柴三郎（1852—1931 年）运用中国"以毒攻毒"思想启迪德国贝林（1854—1917 年），二人在 1890 年共同在破伤风免疫血清疗法、白喉抗毒素血清研究上获得成功，贝林由此而获得首次诺贝尔生理学、医学奖（1901 年）。1913 年贝林将毒素与抗毒素混合给儿童注射，使之获得了抗白喉自动免疫力。

那么，葛洪在以毒攻毒思想方法指导下，创造性运用狂犬脑敷被咬伤之伤口，使之不发狂犬病的技术，实在是一伟大的创举。是谁启迪了葛洪，葛洪为何会想到以狂犬脑敷被该犬咬伤伤口以防狂犬病复发，我们现在能说的恐怕只有"以毒攻毒"的思想方法了。近代科学实验证明，狂犬脑与唾液中均有大量病毒存在。法国科学家路易·巴斯德（Louis Pasteur 1822—1895 年）正是从狂犬脑组织分离和培养出狂犬病毒，并制成病毒疫苗，为一被狂犬咬伤的少年接种而获得成功。我曾碰到一位现代预防医学专家，无知地指责葛洪的思想方法可能治不了病，反能造成狂犬病。是的，由于未经减毒有这种可能，但可惜这位专家没有弄明白葛洪特别强调"杀所咬犬"这一前提，怎么能说反能造成呢？如此苛求古人，甚至吹毛求疵，实在可悲。我们虽然没有证据证明巴斯德从狂犬脑分离培养狂犬病

① 孙思邈：《备急千金要方·备急》，北京：人民卫生出版社，1982 年，第 453 页。
② 葛洪：《肘后备急方》，上海：商务印书馆，1955 年，第 212 页。

毒而即制成狂犬疫苗，是从葛洪"杀所咬犬，取脑敷之，后不复发"思想启迪下完成的，但至少可以说明葛洪（284—364）在早于巴斯德1500多年的思想实践与认识是非常先进的。

恙虫病的预防：葛洪对南方湖河水乡多发沙虱毒（恙虫病）、溪毒与射工等之认识与描述，可以说是十分认真也较为确切的。例如，治卒中沙虱毒方描写其发病，指出"山水间多有沙虱，甚细略不可见，人入水浴，及以水澡浴，此虫在水中，著人身，及阴天雨行草中，亦著人，便钻入皮里"[①]。在《抱朴子》一书中更清楚地指出："山间多沙虱，其虫甚细，大如毛发之端，初著人便钻入皮里，所在如芒刺之状，可以针挑取之，得虫子，正赤如疥虫，着爪上映光，方见行动也。"在论述该病之诊断方法时强调："初得之皮上正赤，如上豆黍米粟粒，以手摩赤上，痛如刺。三日之后，令百节强，疼痛赤热，赤上发疮。此虫渐入至骨则杀人。"可贵的是葛氏记述了检验恙虫的方法，他说："已深者，针挑取虫子，正如疥虫，著爪上映光，方见行动也。"更可贵的是葛氏在上述证候描述与诊断要点后所作的预防本病发作的方法。其方法有多种，他强调人们"自有山涧浴毕，当以布拭身数遍，以故帛拭之一度，乃敷粉之也"，又说"若（检验）挑得（虫），便就上灸三四壮，则虫死病除"，还强调恙虫病预防"亦依……溪毒及射工法"。溪毒、射工法又是如何预防的呢？其中溪毒的一种预防法强调："取蛇莓草根，捣作末，服之，并以导下部，亦可饮一两升。夏月常行，欲入水浴，先以少末投水中流，更无所畏。又辟射工家中，虽以器贮水浴，亦宜少末，投井中大佳。"其法不见得均有效，但至少这一预防思想是很先进的。隋朝巢元方在《诸病源候论》中论述沙虱病时，所述内容与葛洪所记基本相同，可以明显看出巢氏所论源自葛洪《肘后备急方》。关于预防，葛洪虽强调了"方并杂治中、溪毒及射工法"，但因《肘后备急方》散佚严重，又几经多家学者整理，其预防思想与方法多失原貌。从晚于葛洪200多年成书的《诸病源候论》的内容来校阅，前已

---

① 葛洪：《肘后备急方·治卒中沙虱毒》，上海：商务印书馆，1955年，第236页。

说明其内容"基本相同"，那么《诸病源候论》所叙述之沙虱、射工之预防思想与方法，当可补今本《肘后备急方》之散佚。众所周知，《诸病源候论》是一部论述诸病证候之专书，很少论及治疗预防的，但该书之"沙虱候"强调："人行有得沙虱还至，即以火自炙燎令遍，则此虫自堕地也。"在"射工候"也强调了预防方法："此虫冬月蛰在土内，人有识之者，取带之溪边行亦佳。若得此病毒，仍以为屑，渐服之。夏月在水中者，则不可用。""初见此疮，便宜疗之……亦取细屑麝香涂之。"已用内服、外涂虫屑的方法预防之。在论述"水毒候"时指出"彼土辟却之法略，与射工相似"。由此可知其时"用虫屑渐服""取细屑麝香涂之"的方法预防已较普遍，也能说明巢氏所记述者，亦当源自葛洪。关于沙虱形态之描述，葛洪指出其形态与疥虫相似。1810 年日本学者桥本伯寿报道了恙虫，80 多年后日本学者北里柴三郎再次证实了桥本的报道。葛洪在《肘后备急方》中曾描述的内服恙虫屑与用虫屑外涂伤处的预防方法，是葛氏在疾病预防上又一次卓越贡献。因为，这一技术连同他强调的用所咬狂犬之脑敷被咬伤伤口法预防狂犬病发作，实则是近现代免疫学思想与技术之先驱。1945 年美国学者立克次（Ricketts）始证实恙虫病的病源是一种"立克次体"，弄清了携带病源的小红蜘蛛（沙虱）的生活史，从而制出了疫苗。所有葛氏上述记述与认识及其预防思想技术，几乎都与中国的"以毒攻毒"思想与实践活动紧密相关。

葛洪疾病诊断思想与实验诊法：葛洪十分重视每一个病的临床证候特点之描述，并以之为临床诊断之依据，例如，他对天花传入我国之历史与该传染病发作、流行特点之描述，可以说是我国在此领域描述最早而且比较确切的，在此不一一赘述。关于疾病诊断，除依据其所述之发病季节、特点，临床早、晚期表现，甚至病因、病原体探讨外，更创造性地总结出一些实验方法进行疾病病程之观察与诊断。例如，诊断人中水毒，与射工相似而无物，葛洪在论述"其诊法"中，除仔细强调发病之症状特点与发展中之表现、预后外，指出："欲知是中水毒，当作数升汤，小蒜五寸，咬嚼投汤中，莫令大热，热即无力，捸其滓，适寒温以浴。若身体发赤斑纹者，又无异证，当以他病疗之也。"①这段文字有些难解，现摘《诸病源候论》一段，则十分清楚。"适寒温以自浴，若身体发赤斑纹者是也。"说明发赤斑纹者即可诊断为中水毒。可以说是我国医学早期的实验鉴别诊断，没有客观求实、总结实践经验的思想，是不会有此出色的描述的。再如对黄疸病证病程疗效之观察实验法，葛洪在叙述"比岁有病时行"后，详论了天花传入中国的经过及其流行史，同时还明确叙述："比岁又有肤黄病，初唯觉四体沉沉不快，须臾，见眼中黄，渐至面及举身皆黄。"显然是对传染性肝炎早期比较确切的描述。更可贵的是葛洪接着所叙述的尿检查，成为一种确诊疾病的方法。他指出："急令溺白纸，纸即如（黄）蘗染者，此热毒已入内，急治之。"②黄疸检查尿在葛洪记载中虽然还比较简单，但确实是一次创造性尝试。这一成功的发明，在唐代王焘的论述中，已改进为用白帛各书记日，按日置于病人 24 小时之尿中，并按日期先后排列以观察其病程或治疗是否取效等。这一创造性尿检验，很可能就是葛洪的创造发明，至少是现存文献的最早记述者。

葛洪对疾病的确切记述与有效治疗：前已提及葛洪在医学研究中十分重视一个病一个病的论述，这是他的一个显著的思想特点。表现了他更重视每个疾病特点的分析，以求获得不同疾病间的鉴别要点。若与张仲景论伤寒着重综合分析传染病的共性，则是医学发展又一次明显进步的标志。葛洪在《肘后备急方》中"分别病名，以类相续，不相错杂""便种类殊，分缓急易简"，分别论述了近百种疾病、病证与外伤等。例如，传染病自古以来皆归之为伤寒，其病因多被认为"冬伤于寒，春必病温"，几成为历代治传染病者的传统认识。葛洪不但跳出传统认识的圈子，还大胆提出："疠气兼挟鬼毒相注"的学说，而且分别论述了霍乱、伤寒、时气、瘴气、疫疠、诸疟等，并分别对天花、流行性钩端螺旋体病、传染性肝炎、恙虫病、结核病等进行了比较确切的描述。例如天花，他首先系统记载说"比岁有病时行，仍发疮头面及身，须臾周匝，状如火疮，皆载白浆，随决随生。不即治，剧者

---

① 葛洪：《肘后备急方·治卒中溪毒方》，上海：商务印书馆，1955 年，第 233 页。

② 葛洪：《肘后备急方·治伤寒时气温病方》，上海：商务印书馆，1955 年，第 43 页。

多死。治得差后，疮瘢紫黑，弥岁方灭，此恶毒之气。世人云：永徽四年，此疮从西东流，遍于海中"，"以建武中于南阳击虏所得，仍呼为虏疮"①。叙述了烈性传染病天花的传入与发病的全过程，以及预后等。再如结核病，其类似描述在葛洪之前虽有记述，但均不如葛洪所论的具体、明确、详尽，他指出："尸注、鬼注病者，即是五尸之中尸注，又挟鬼邪为害也。其病变动，乃有 36 种，到 99 种，大略使人寒热、淋沥、恍恍默默，不知所苦，而无处不恶，累年积月，渐就顿滞，以至于死。死后复传之旁人，乃至灭门。知此候者，便宜急治之。"他对结核病的传染途径，虽然只观察到结核病人死亡后尸注的关系，但对其发病的典型症状、一般规律，即共性表现之论述十分确切，并准确地指出了其变化多端的种种特殊症状等，为正确认识该病提供了可靠的基础。特别是他反复论述的"疠气""相注"的学说，正确强调了传染病的病因与相互传染的特点，这一认识是明、清温病学发展的先河。关于寄生虫病，前已简要提及恙虫病，至于血吸虫病、姜片虫病等在此也不赘述。在疾病症状描述上，葛氏也有创造性贡献。例如：他在描述中风诸急病时，创造性运用"角弓反张"一词，形容全身肌肉强直痉挛，尤其是背肌收缩而导致头颈部极度向后弯曲，使人体形若一弓。葛洪创用的"角弓反张"一词，一直被沿用至今。再如对脚气病的系统描述也是很准确的。他说："脚气之病，先起岭南，稍来江东。得之无渐，或微觉疼痹，或两胫小满，或行起忽弱，或小腹不仁，或时冷时热，皆其候也。不即治，转上入腹，便发气则杀人。"这一比较确切的描述，可以说是现代所说的维生素 E 缺乏所致的两种脚气病。即湿性者所主要表现的两腿肿胀、麻木不仁；干性者所主要表现的心脏型症状，虽无水肿，但可因侵犯心脏而突发死亡。上面所述出色表现了葛氏对疾病入微的观察与客观的论述。

在疾病治疗上，葛洪也多有创造性贡献，除前已提及的狂犬病、恙虫病等防治思想与技术外，他还提出了许多特效治疗药物与医疗技术。最为突出者，如用含有丰富维生素 B 的食品——大豆、牛乳等，治疗因维生素

---

① 葛洪：《肘后备急方·治伤寒时气温病方》，上海：商务印书馆，1955 年，第 42 页。

B 缺乏引起的脚气病。尤为可贵的是他创造性提出用青蒿治疗疟疾。他科学地强调："青蒿一握，以水二升渍，绞取汁，尽服之。"[1]简单 15 个字的叙述，饱含着科学的理论与成果。现代科学实验研究证明：青蒿中含有一种青蒿素，是一种新型的治疗疟疾的特效药，它与以往的奎宁、氯喹不同，对恶性疟疾，特别是脑型恶性疟疾，以及对氯喹等抗药性疟疾均有理想的疗效，被誉为继氯喹之后抗疟史上的一个新突破。应该指出：青蒿中的这一有效成分，若按传统方法煎服，会因该成分不耐热而失效。现代科学家的实验研究，不单遵循葛洪用青蒿治疗疟疾有效的思想启迪，更严格按照葛洪强调青蒿只能水渍、绞汁服用的告诫，才取得了一项为世界学者所珍视的成果。我们不禁要问，葛洪的真知灼见是如何成就的呢？

葛洪治疗疾病的医疗技术，除药物防治外，他还创造性设计医疗器械，进行若干急症的创救。例如咽喉部鱼骨、针钗等异物鲠塞不下之刎出术的发明。其器械与方法之设计是"小嚼薤白，令柔，以绳系中，医持绳端，吞所系薤（团）到鲠处，引之，鲠当随出"。又如"误吞钗方，取薤曝令萎，煮使熟，勿切，食一大束，钗即随出。生麦菜若节缕，皆可用"。这些医疗器械之设计虽然还比较原始简陋，成功率或者还不高，但其思想方法是符合科学要求的，在当时无疑也是先进的。

（六）葛洪养生炼丹思想

葛洪的养生保健思想是与他的炼丹实验研究息息相关的。他曾强调："以药物养身，以术数延命，使内疾不生，外患不入"的思想，他推崇这一思想，更躬身实践这一思想，因此在炼丹化学实验上取得丰硕的成果，其贡献之影响不仅在国内，而且在国外也很广泛。据《西巴伦集》记述：中国炼丹术的基本思想，经印度、波斯、阿拉伯和西班牙向西推进，传遍了整个欧洲。葛洪的理论和方法，甚至他所用的术语，在他以后的几个世纪中，普遍地被这些国家的炼丹家所采用……如果我们承认炼丹术是近代化学的前驱，那么中国炼丹术原有的理论，便可看作制药化学最早的雏

---

[1] 葛洪：《肘后备急方·治寒热诸方》，上海：商务印书馆，1955 年，第 57 页。

形。①世界著名中国科学史家英·李约瑟博士在评述中国养生与炼丹术时认为："在希腊作家的著作中找不到任何有关长生不老药和永生的论述。有些论述看来似乎像的，又总是隐喻的。然而中国人却是极其唯物的，他们并不是隐喻的。阿拉伯是世界上第一个接受中国影响的民族，在阿拉伯文化中，这方面的端倪见于《巴林那斯》——即太阳神和8世纪其他的阿拉伯著作中……极有意义的是，正是700年左右，我们在阿拉伯文明地区中，首次听到了长生不老药。自此之后，诸如此类的传说就纷至沓来。在800至950年间的哲伯（Jabir）流派人员和其他阿拉伯炼丹家的著作中，有着大量的记载。"②以上所引叙西方两位科学史家的论点是很有代表性的，说明了以葛洪为代表的中国养生学与炼丹术，经由阿拉伯而传到欧洲，葛洪养生、炼丹思想学派对阿拉伯世界乃至欧洲的影响，是广泛而深远的。

葛洪带着改变自然的强烈思想与观点，论述金丹何以能使人长生久视的学说时，曾有一段精辟的理论论述："子不得还丹、金液，虚自苦耳。夫五谷犹能活人，人得之则生，绝之则死，又况于上品之神药，其益人岂不万倍于五谷耶。夫金丹之为物，烧之愈久，变化愈妙；黄金入火，百炼不消，埋之毕天不朽。服此二物，炼人身体，故能令人不老不死。此盖假求于外物以自坚固，有如脂之养火而不可灭。"他还强调："凡养生者，欲令多闻而体要，博见而善择，偏修一事，不足必赖也。"又说："若未得其至要之大者，则其小者不可不广知也。盖藉众术之共成长生也。""服药虽为长生之本，若能兼行气者，其益甚速。若不能得药，能行气而尽其理者，亦得数百岁。"葛洪在强调延年益寿、不老神仙必须发挥种种综合方法，多途径实践才能有效的思想基础上，还强调了人的思想意识、行为品德之修炼。他提出："欲求长生者，必欲积善立功，慈心于物，恕己及人，仁逮昆虫……如此乃为有德，受福于天，所作必成，求仙可冀也。"甚至明确指出："欲求仙者，要当以忠孝、和顺、仁信为本。若德不修，而但

---

① 马伯英、高晞、洪中立：《中外医学文化交流史》，上海：文汇出版社，1993年，第196页。
② 马伯英等：《中外医学文化交流史》，上海：文汇出版社，1993年，第194页；李约瑟：《中国古代金丹术的医药化学特征及其方术的西传》，《中华文史论丛》1979年第11期。

务方术，皆不得长生也。"葛洪对待养生长寿就必须炼丹服食，为了寻找有效金丹神药就必须兢兢业业躬身炼丹实验，其求长生不老神仙的思想，确是道教理论的荒诞不经，但其强调有利于人体健康的综合因素的学说，则是唯物的，值得发扬光大的。至于强调道德修养，并将其归之为根本条件，虽然有道教、儒家之说教，但也不可一概否定。

众所周知，葛洪继承师祖辈炼丹理论经验，以及总结自己与同道多年炼丹实验所得，在其著作中记载了不少炼丹化学变化之结果，有些是现代仍能重复实验的科学结论。例如，"丹烧之成水银，积变又还成丹砂"。现代实验证明，以上所述即以下两个反应，只是葛氏将鲜红色之 HgO 误作为 HgS：

$HgS+O_2 === Hg+SO_2$

$2Hg+O_2 === 2HgO$

葛洪又说："铅性白也，而赤之以为丹；丹性赤也，而白之以为铅。"其化学反应式为：

$3Pb+2O_2 === Pb_3O_4$

$Pb_3O_4+2C === 3Pb+2CO_2$

又如葛氏所述："以曾青涂铁，铁赤色如铜，而外变内不变也"，所讲显然正是以下金属交换反应：

$3CuCO_3+2Fe+H_2O === 3Cu+2FeO（OH）+3CO_2$

葛洪炼丹实验中的种种化学变化结果更加坚定了他"变化者，乃天地之自然"的信念，坚信自然界天地间之物质是可以改变的，人的生老病死规律也是可以改变的，人生的长生不老神仙是可以实现的。这些思想违背自然规律，当然是非科学的幻想。但他在躬身炼丹化学之实验中，作出了举世瞩目的成就。他重视实践的思想值得我们借鉴。

三、陶弘景医药学思想

陶弘景（456—536 年），字通明，丹阳秣陵（今江苏南京）人，隐居茅山后自号隐居先生。因其隐居茅山时梁武帝仍以国家大事请教，人称山中宰相，佛教徒有尊之为胜力菩萨者。据陶弘景自述：十岁时因读葛洪《神仙传》而产生求仙之志，后以通儒而想做尚书郎，但因虽有官名而无官实，便将朝服挂在神武门，上书辞禄而登茅山欲求仙去。从陶氏自述与简历即可看出其世界观与思想特点。

陶弘景一生十分崇敬葛洪，亦属道家丹鼎派，与葛洪一系，在医药学上受葛洪思想影响很深。虽然由于当时梁武萧衍迷信佛教，难免在与其交往中受其影响，或时与释家有所交往，但其道家思想仍是陶氏之主流思想。他遗命死后当用道人道士的士俑为殉葬品。范行准先生以"这与齐张融遗命死时左手执《孝经》《老子》，右手执《小品》《法华经》一样，是'儒冠僧服道人鞋'三教一体的人"①。范氏认为陶弘景虽然"不能如葛洪那样猝然的方仙道，不过他的中心思想还是属于道家"。

陶弘景的道教思想在药物学方法研究方面如葛氏在医方方面一样，作出了杰出的贡献，尤其是他所撰《本草经集注》（500 年）在药物学分类方面首创"诸病通用药"分类法，以及对药物学改错正误的成就是值得推崇的。

（一）首创按药物自然来源与属性分类法

中药学历来称之为本草，第一部中药学著作名为《神农本草经》，其书名本身已寓有崇古遵循神农氏之思想。该书之作约成于西汉时期，其作者多遵循道家之思想方法，故其药物分类基本上反映了道家的世界观，例如，其分类采用上、中、下三品法，上品 120 种为君药，主养命以应天，其作用为轻身、益气、延年；中品 120 种为臣药，主养性以应人。其作用为遏病，补虚羸；下品 125 种为佐使药，其除寒热邪气，破积聚。总计三品 365 种，法 365 度，一度应一日，以成一岁。这种分类法随着人们认识水平的提高，药物的不断丰富，品种与自然属性知识的提高，到两晋、南北朝时期已不能适应要求，陶弘景整理研究前代本草学文献，已深感《神

---

① 范行准：《中国医学史略》，北京：中医古籍出版社，1986 年，第 66 页。

农本草经》三品分类法不能确切反映药性的属性与药效价值，他在前人基础上，首先创造性按照药物的自然来源、自然界的属性，分药物为玉石、草、木、虫兽、果菜、米食与有名未用六大类，并于每类之下再别之以上、中、下三品。陶弘景以药物属性分类法为纲，以《神农本草经》三品分类法为目，开创了中国药物学分类的新方法，他的这一分类法曾指导中国药物学分类法千余年。历经唐、宋、明、清，虽然中药品种成倍增加，按药物自然属性的分类方法并没有发生重大改变，只在丰富、充实该法上有了进一步的发展。

陶氏在上述首创分类的基础上，为了将《神农本草经》和《名医别录》的内容，以及自己研究心得，加以区别，使读者能够一目了然，他还创造性运用色彩与字体大小对三者加以严格的区别。即：用朱色书写《神农本草经》的内容；用墨色书写《名医别录》的内容；凡自己心得体会及研究论点，则于上述有关朱书、墨书大字之下，用双行小字体书写。这一创造也反映了陶氏严肃、严谨的治学思想。在陶氏这一创造性启迪下，《神农本草经》内容以阴文即白色文字表示；《名医别录》内容以阳文即黑色文字表示；陶弘景之注释等内容则加以"隐居"字样以示区别。

（二）首创"诸病通用药例"

陶弘景首创的"诸病通用药"，方便医生治病时对各种具有类似作用的药物进行辨别与选择，使医生处方用药更为方便。正如"至于药性所主，当以识识相因，不尔何。由得闻"所强调的思想方法，这种由经验到理论，再由理论指导临床实践的思维方法，是陶弘景思想方法一次很好的表现，实开后世本草学家、临床医学家按药物功用进行分类叙述之先河。例如，陶氏经过分析、综合，按照各种药物的单项或多项作用功能，将其分述于60多种病证之下，其病证名：诸风、伤寒、大热、劳复、温疟、中恶、霍乱等77种，解毒有蛇、蜂、蜈蚣及药毒、食物中毒等47种，计124个病证。陶弘景强调："又按诸药，一种虽主数病，而性理亦有偏者。立方之日，或致疑混，复恐单行径用，趁急抄撮，不必皆得研究，今宜指抄病原所主药名，仍可于此处治。"

陶弘景"诸病通用药"综合分析法之运用是很先进的。我们并不否认其思想方法可能受徐之才《药对》之影响，但陶氏序录所论述者，已趋当代之成熟水平，其影响后世之脉络可循者逾千年。例如，唐代著名医药学家孙思邈在《千金翼方·药录纂要》（682年）中基本继承了陶氏"诸病通用药"思想，以《用药处方》为题，强调"聊举所全，以发后学"，其诸病则简约为"凡62章"。即以65种病证为纲，"总摄众病，善用心者，所以触类长之"。他还指出《用药处方》之设，在于"临事处方，可得依之取诀也"。实际上对陶氏"诸病通用药"思想是一次发展。其病证为"治风、湿痹腰脊、挛急疼曳、身瘙痒、惊痫、鬼魅、蛊毒等65种，对陶氏诸病加以简约，而用处则大大丰富了，包括一药多作用多次出现，共计有1390多品次"。宋代著名本草学家唐慎微在《经史证类备用本草》（1082年）之中也基本上以陶弘景的《本草经集注》、唐代的《新修本草》为主要依据，故在陶氏"诸病通用药"、孙氏"用药处方"思想指导下，其序例下之有关内容，与陶氏所叙述者基本相同，甚至文字用语均完全一样，如治风通用药，陶氏的《本草经集注》载述药物73种次；而唐慎微的《经史证类备用本草》之"疗风通用"药则发展到166种次，增长了一倍多。在病证分类上，应该说基本一致，只是唐慎微增加了"出汗、止汗、惊悸心气、肺痿、下气、蚀脓、女人血气历腰痛、女人腹坚胀"等病证的通用药项，并对陶氏之病证项作了一些归并。明代著名医学家、本草学家李时珍在《本草纲目》（1593年）中对诸病通用药做了新的整理，对病证名、用药名等按自己的心得体会进行叙述。他以《百病主治药》为题，论述了陶氏首创的"诸病通用药"。李时珍的百病实则为113种，主治药也大大丰富，仅诸风通用药不但对诸风之界定更加严格，而且将主治药由陶氏的73种、唐氏的166种，丰富为336种。到清代，陶氏这一先进思想指导下的用药分类更为进步。此前经历唐、宋、明代千余年诸家之丰富发展，虽然在病证、用药上多有异同，但基本上未从其序列中作为一个重要原则加以叙述。清代医药学家黄宫绣的《本草求真》（1769年）完全改变了传统的三品分类，或药物自然属性分类方法，大胆按药物的性能功用将521种常用药分为补剂、收涩剂、散剂、泻剂、血剂、杂剂与食疗类 7 大类。在每一大类中，再分为若干小类，共计 32 个小类。他在叙述 7 大类、32 小类之前，结合个人经验，叙述了人体生理、病理及临床用药经验，对药物之功用及应用原则予以叙述。该书继承前代医家重视药性药理的思想，使《本草求真》具有临床药理学性质，是中国本草学一大进步。

（三）治学谨严，注重调研，实践观察，改错正误

陶弘景是一位博学多识的学者，他的治学态度严谨，善于调查研究，在中药的真伪鉴别、前人错误改正等方面都有着杰出的贡献。反映了他实事求是、不迷信古人的科学思想。他批评当时"众医瞎不识药""皆委采送之人"，使药材"真伪好恶莫测"的现象。关于道地药材，他指出："诸药所生，皆有境界……江东以来，小小杂药，多出近道，气力性理，不及本邦。假令荆益不通，则全用历阳当归、钱塘三建（指天雄、附子、乌头），岂得相似。所以疗病不如往人，亦当缘此故也。"指出当时由于交通不便，医生临床得不到川当归、川附子等，不得不以安徽和县所产之当归、杭州所产之天雄、附子、乌头代用，因而影响了治疗效果。陶氏除重视道地产品外，还很重视对药用植物的形态鉴别，这种比较研究的思想方法也是十分可贵的，因此也取得了重要成绩。例如他对术的形态学鉴别，指出："术有两种，白术叶大有毛而作桠，根甜而少膏，可作丸散用；赤术叶细无桠，根小苦而多膏，可作煎用。"又如他强调："麻黄应在秋收时采，功效为胜，常山以形似鸡骨者为真。"对药物采收时间与药效的关系，药物形态以辨真伪的知识，也都反映了陶氏重实践的思想方法。

尤其重要的是陶弘景从实践中入微观察的科学方法，指导其在生物学领域，改正前人千年之错误，这在当时科学研究方法尚较原始的状况下，确是十分不易的。从其研究之历程、研究之方法、严谨之态度中充分反映出陶弘景在中药研究上先进的认识论、方法论思想。例如，从《诗经·小雅·小宛》所述："螟蛉有子，蜾蠃负之"，认为蜾蠃衔螟蛉幼虫为己子。唐代训古学家、经学家陆德明（550—630 年）释文："即细腰蜂，俗呼蠮螉是也。"《诗经》对蜾蠃之错误记载，千百年来传之久远而未有疑其误而改正者。陶弘景不但疑其有误，而且在其严谨治学思想指导下，躬身观察，终于得出了科学的结论。陶弘景的研究在论述蠮螉时强调指出："土蜂衔泥于人室及器物边作房，如并竹管者是也。其生子如粟米大，置中，乃捕取草上青蜘蛛十余枚满中，仍塞口，以拟其子大为粮也。其一种入芦管中者，亦取草上青虫，一名蜾蠃。《诗经》云：螟蛉有子，蜾蠃负之，言细腰物无雌，皆取青虫教祝，便变成己子，斯为谬也。"这一科学结论已为现代生物学所证实，陶氏认识论、方法论思维与躬身实践的严谨态度，为后世树立了典范。

陶弘景严谨治学的态度与不迷信经典的思想，也是令人叹服的。例如关于矾石的评述，指出"以疗齿痛，多即坏齿，是伤骨之证。而云坚骨齿，诚为疑也"，实事求是地批评了《神农本草经》中坚骨齿之错误。现代科学实验证明，低浓度矾石有消炎止痛之效果，高浓度矾石则能造成溃疡。他一再用自己的实践认识，改正经典及古圣之错误。但必须指出：陶弘景的思想方法并非完全摆脱了泥古思想之影响。

（四）陶弘景"科学实验"思想方法

陶弘景是葛洪的崇拜者、追随者，企图炼制不老神仙丹药。为此，他也深得梁武帝的重视与支持，从梁武帝天监四年（505年）到普通六年（525年），他进行了长达20年的炼丹，做过近10次大规模的炼丹实验，虽然他的炼丹著作——《合丹药诸法式节度》《服云母诸石消化三十六水法》等5部专著已散佚，但从残存的《本草经集注》中仍可窥其一二。以下仅举数例陶氏所述之炼丹实验结论，分析其科学实验的成绩与思想方法。

世界化学史上最早记载的钾盐鉴定法。陶弘景在记述自己水法炼丹的实验结果时指出："（硝石）仙经多用此消化诸石，今无正识别此者。""先时有人得一种物，其色理与朴硝大同小异，朏朏如握盐雪不冰，强烧之，紫表烟起，仍成灰，不停沸，如朴硝。云是真硝石也……化消石法在《三十六水方》中。"实际上他已清楚地记述了现代化学上的钾盐火焰分析法，也是世界化学史上最早的钾盐鉴定法。

关于金属置换的正确记载：在《本草经集注》中的矾石条上陶弘景明

确记述了自己的实验结果，他说："其黄黑者名鸡屎矾，不入药，唯堪镀。作以合熟铜，投苦酒中涂铁，皆作铜色。外虽铜色，内质不变。"说明鸡屎矾中含有铜盐，实验中才可能发生铁对铜盐的置换反应。这个化学实验，即铜盐中的铜离子被铁置换后，成金属铜附在铁的表面，正确地揭示了金属置换的化学反应。

首先记述汞剂的杀虫作用：陶弘景在论述炼丹实验中认识汞剂有杀虫作用时指出："（水银）烧时飞著釜上，俗名汞粉，俗称为水银粉，最能杀虫"。陶弘景在这里所讲的汞粉、水银粉即氧化汞。水银在空气中缓慢加热，会生成红色氧化汞，陶氏从炼丹中发现这种汞粉最能杀虫，是人们运用氧化汞杀虫的先驱。

陶弘景一生好学博采，对道教、儒家以及天文、历算、地理、兵学、医药、炼丹、文史等都有着较深的修养，尤其对道教、炼丹、医药，取得卓越的成绩。他说："假令为仙者，以药名炼其形，以精灵莹其神，以和气濯其质，以善德解其缠，众法共通，无碍无滞。"陶氏强调了"众法共通"，方可"无碍无滞"。即要坚持炼食丹药为外丹，坚持存思、行气、导引、房中为内丹，以及用道德修养除内心之困惑等诸种方术，以求达到成仙之目标。这个目标是荒诞的、违背自然规律的，认为自己一定可以达到这一神圣目标，因此在其炼丹、服食、用药等实践中，数十年如一日，执着追求，严谨实验，真实记录。其求实精神与认真态度，实在令人钦佩。

第四节
针灸与经络学说

针灸与经络学说的形成与发展关系十分密切，与中国医学家在早期的宇宙观、人体观、天人相应的思想方法息息相关。《黄帝针灸甲乙经》理论源于《内经》，在《素问》《灵枢》之论述中，天人相应思想十分浓厚。

仅引其数段，以理解其渊源关系。例如："夫自古通天者，生之本，本于阴阳，天地之间，六合之内，其气九州九窍，五脏十二节，皆通乎天地。"强调了人体阴阳、脏腑解剖生理之气，皆与天地间之气相应。宇宙间之九州，与人体眼、耳、口、鼻，与前后阴之九窍相应。宇宙间之十二节气，与人体之十二脏腑、十二经脉之气相应等等。又如"天有四时五行以生长收藏，以寒暑燥湿风；人有五脏化五气以生喜怒悲忧恐""天在以六六之节以成一岁，人以九九制会，计人亦有三百六十五节，以为天地久矣""人之合于天道也，内有五脏，以应五音五色五时五味五位也；外有六府，以应六律，六律建阴阳而合之十二月、十二辰、十二节、十二经水、十二时、十二经脉者，此五脏六腑之所以应天道"。天人相应思想方法对针灸与经络学说的理论思维，应该说也是有影响的，除上述天地之形态气化与人体之解剖生理有紧密联系外，它既是医学理论思想方法，又指导针灸、经络学说之形成，还与针灸经络学说更紧密之天人相应思想理论而言，也并不显见。例如："地有十二水，人有十二经。""经脉十二者，外合十二经水"，即足太阳外合于清水，足少阳外合于渭水，足阳明外合于海水，足太阴外合于湖水，足少阴外合于汝水，足厥阴外合于渑水，手阳明外合于江水，手太阴外合于河水，手少阳外合于济水，手厥阴外合于漳水……说明了经络与天人相应思想之密切关系。在腧穴部位之命名上，也与天人相应思想紧密相关，如山谷之有合谷、阳谷、漏谷穴等；如水溪之有天溪、阳溪、太溪穴等；如水池之有天池、风池、曲池穴等；如海之有气海、血海、小海穴等；如泽之有曲泽、少泽、尺泽穴等；如渊之有太渊、渊腋穴等；如水泉之有廉泉、涌泉、阳陵泉穴等；如水渎之有中渎、四渎穴等；如水渠之有经渠穴等；如水井之有肩井、天井穴等；如水都之有大都、阴都穴等等，将穴名与宇宙间之大川河流湖海联系。在针具、治疗思想等等也都清楚可见天人相应思想方法之影响。例如"凡刺之法，必候日月星辰四时八正之气，气定乃刺之"。皇甫谧在参考《内经·素问》《针经》《明堂孔穴针灸治要》编撰《黄帝针灸甲乙经》时，天人相应思想对其影响是很大的。

一、皇甫谧针灸学及天人相应思想方法

皇甫谧（215—282年），字士安，号玄晏先生，安定朝那（今甘肃灵台朝那镇）人，祖上官居要职，祖、父两代衰落，家境日渐贫困，父亲将幼年之谧过继给叔父，谧17岁时仍游荡无度，经叔母严加责备，20岁后始"耽玩典籍，忘寝与食"，嗜书如命，有人称谧为"书淫"。从而成为一位博学广识者，但他淡于仕途，以终生之力用于著述，《帝王世纪》《高士传》《逸士传》《列女传》《玄晏春秋》等皆其所撰。但时风服石，士大夫几乎无不染者，谧亦好服石，致中石毒，痛苦不堪，甚至曾欲轻生。42岁时又患风痹，半身废用，从而触发了攻读医学之决心，他"习览经方，手不释卷，遂尽其妙"。《黄帝针灸甲乙经》之成，即为其研读医学之代表作。

（一）天人相应思想方法

皇甫谧研究针灸学的思想方法，是以继承《素问》《灵枢》与《明堂孔穴针灸治要》之天人相应观思想方法为特点的，也可以说天人相应观正是皇甫谧整理研究针灸学的思想方法，无论是对待针灸理论的十二经脉、经络俞穴和治疗学思想等等，无不体现了皇甫氏天人相应思想方法的特点。正如其在《黄帝针灸甲乙经》所撰序中所说："内考五脏六腑，外综经络血气色候，参之天地，验之人物，本性命，窍神极变，而针道生焉。其论至妙，雷公受业而传之于后。"他在论述针灸学之理论时，可以说处处强调了这一思想方法。例如："人有五脏，脏有五变，变有五腧，故五五二十五腧，以应五时（即春、夏、长夏、秋、冬）"，又如"经脉十二者，外合于十二经水，而内属于五脏六腑，夫十二经水者，受水而行之。五脏者，合神气魂魄而藏之；六腑者，受谷而行之""人有四海十二经水者，皆注于海，有髓海、有血海、有气海、有水谷之海。胃者，为水谷之海……""周天二十八宿……人经络上下左右前后二十八脉，以应二十八宿"等。将天人相应思想方法联系到入微，甚至对脏腑疾病的理论释疑，也多引述天人相应思想方法以说明之。总之，皇甫谧撰述针灸学著作《黄帝针灸甲乙经》的思想方法，是以传统的天人相应思想为指导的，虽然多系直接源于《内经》，但更重要的是他把这一思想方法用之以指导针灸学之思想方法，并给予了系统化，并论述腧穴、经络、疾病理论、针灸治疗理论与思想方法等等。

（二）"事类相从"整理研究方法

针灸学理论、学说、技术、方法等，虽然是一个有着悠久历史的学问，但在皇甫谧之前并未形成专书，亦未见有专门之方书。确实，在《内经》一书中，特别是《针经》《明堂孔穴针灸治要》中，应该说已积累了极丰富的针灸理论与方法技术，但终未能成为针灸学专著。无怪乎皇甫谧曾尖锐评述曰："其学皆出《素问》，论病精微。《九卷》是原本经脉，其意深奥，不易觉也。又有《明堂孔穴针灸治要》，皆黄帝、岐伯选事也，三部同归，文多重复，错互非一。甘露中（256—259 年），吾病风加苦聋百日，方治要皆浅近，乃撰集三部，使事类相从，删其浮辞，除其重复，论其精要，至为 12 卷。"皇甫谧在这段序文中，一方面评述了没有一部简明扼要的针灸学专书之状况，一方面指出他阅读三部书的亲身感受，又叙述交代了自己撰著《黄帝针灸甲乙经》的指导思想与思想方法。皇甫氏整理研究的思想方法可以说是科学的，达到时代的先进水平。他的思想方法源于《易经》，序文中强调："《易》曰：观其所聚，而天地之情事见矣，况物理乎，事类相从，聚之义也。"对照现存之《素问》《灵枢》及《针灸甲乙经》，其渊源关系确实甚为密切，但同时发现皇甫氏整理研究之思想方法，也严格按照"事类相从"的方法，进行了严肃认真的归并论述。

（三）创医学专科书总论、各论叙述法

如上所述，皇甫氏整理研究撰写《针灸甲乙经》之方法，是以《易经》所述之"事类相从"思想方法为指导的，这是确实的。但他同时还指出："其本论，其文有理，虽不切于近事，不甚删也。若必精要，后其闲暇，当撰核以为教经云尔。"说明皇甫氏对自己"事类相从"的整理研究方法还是很不满意的。"虽不切于近事，不甚删也"，强调"若必精要，后其闲暇，当撰核以为教经云尔"。把完善的高水平针灸学精要工作，留待闲暇时再作仔细地核实、查对，使之更为翔实科学。这种实事求是的态度是十分可贵的。

皇甫谧遵循"事类相从，聚之义也"思想方法的指导，对《素问》等三部经典著作中有关针灸理论与经验，进行了系统的整理研究，作出了卓越的贡献。同时，对针灸学理论经验还作出了新的贡献，如他比《内经》增加 188 个新穴，还将《内经》十二经循经取穴的方法，改为分部位依经络线检穴法，从而方便了初学者的学习掌握。医史学家范行准在论述皇甫谧的贡献时指出："但其主要内容，重在明堂针灸之事，故于脏腑气血经脉流注，经穴刺入分寸，及下针留呼多少等，言之甚详。因此，他在医学上树立了新的学风，即删繁去复，以类相从，作了综合性的编辑，故文简意赅，以实用为依据。考订旧文，打破汉儒徒守一经的旧习，此种循名责实工作，可能受当时'名学'的影响，同时给后人开辟了研究医经之门。"由于皇甫谧整理研究针灸学的思想方法符合医学科学发展之规律，加之又注入了新的丰富内容与科学的思维方法，不墨守成规，敢于在前人基础上创新，使《黄帝针灸甲乙经》反映了时代的先进水平，并影响后代千百年而不衰，甚至在国外也以之为学生之教材，近年相继英译、法译以作国际针灸学界研习中国针灸学之范本。还有一个重要方面，就是他在上述思想方法指导下将中国针灸向前推进了一大步。也正因为其思想方法先进，《黄帝针灸甲乙经》一书的分类叙述，也表现了该书还具备了医学专科著作之总论、各论科学体裁的框架结构，使皇甫氏在发展针灸学思想方法方面又做出一重要贡献。

如果我们将《黄帝针灸甲乙经》的 12 卷框架结构与内容加以综合分析，不难发现其严谨的规范功夫。为什么以"甲乙"命名，考"甲乙"二字，当为等级次第之意，则卷数之差异也就不成为问题了，但皇甫谧将自己针灸学著作以甲乙命名，也可看出其等级次第规范思想的架构要求。分析一下《针灸甲乙经》12 卷，其结构与丰富内容的事类相从，使人感觉到其论述之层次是十分严谨的。即第 1 卷为医学总论，综合简要叙述人体之生理解剖知识，对五脏六腑、营卫气血、精气神及体表与内脏之关系等，作了重点的论述；第 2—6 卷，则是针灸学总论，分别系统论述人体之经络系统，包括 12 经脉、奇经 8 脉，以及骨度、肠度、肠胃所受之解剖、生理与病理。次则厘定 348 穴及俞穴，更对传统循经取穴法改进为分部位依线检穴法，即将头、面、项、胸、腹、四肢等部位分作 35 条线检穴。次则总论诊法一节叙述针灸之望、闻、问、切四诊，特别重点对切脉诊断予以详述。再次总论针道，对针灸工具、针灸手法技术一一详论其要。再次则就针灸学之阴阳五行学说，作为针灸之核心理论指导进行论述；最后，以第 7—12 卷为针灸学之各论，详述了临床各科疾病的针灸治疗原则与方法等。此框架结构与内容之鉴别分述是富有创新的，影响也是比较深远的。

（四）服散中毒而欲叩刀自杀的教训

魏晋以来，士大夫阶层、上层剥削阶级中人，大多生活荒淫无度，在何晏（？—249 年）鼓吹提倡下，认为服散不但可以治病，而且还觉神明开朗，社会人士服散者日众。到南北朝时期，甚至连平民中一些男女僧道也服用寒食散，中毒甚至死亡者屡见不鲜。皇甫谧在此风潮之影响下，轻信其服散之功效，也参加了服散的行列，中毒致残当然也难幸免，由此痛苦不堪，甚至曾想叩刀自杀。皇甫谧为了总结经验教训，曾撰《论寒食散方》《解寒食散方》等书，论述服散中毒的解散方法，提倡用冷法（寒药与下剂）、冷浴法减轻中毒症状。可惜该书已佚，不得知其具体内容。不过，从巢元方的《诸病源候论·解散病诸候》所引用之内容来看，"皇甫云：寒食之疗者，御之至难，将之甚苦。近世尚书何晏，耽声好色，始服此药，心加开朗……晏死（249 年）之后，服者弥繁，于时不辍，余亦豫焉，或暴发不常，夭害年命，是以族弟长互，舌缩入喉。东海王良夫，痈疮陷背。陇西辛长绪，脊肉烂溃。蜀郡赵公烈，中表六丧，悉寒食散之所为也。"他还进一步强调："失节之人（服散者）多来问，余乃喟然叹曰：竞服至难之药，以招甚苦之患，其夭死者，焉可胜计哉！"正因为众多士人服散中毒而致严重后果，加之自己也深有体会，他总结教训，历述其害，力贬服石的陋习。同时，为了解救中毒患者，详论了种种治疗之方法与对症技术。服散对皇甫谧的教训是十分深刻的，他面对自己苦欲叩刀自杀的教训，著书历述其害，其思想也是很可贵的，显示了皇甫氏实事求是的思想。

皇甫谧是一位亲身遭受服石之害的著名医学家、历史学家，曹歙、靳邵、释道弘、释慧义等也都以撰《论寒食散方》类著作而著名，他们或也多有亲身体验者，其所作都记述了如何解救服散中毒的方法。可惜他们的著作与皇甫氏《论寒食散方》一样，也都佚失了，但仍可从隋朝巢元方、唐代孙思邈的著作中知其一二。巢元方在《诸病源候论》中曾叙述说"皇甫推欲将冷廪丘公欲得暖将之意""江左有道弘道人深识法体，凡所救疗，妙验若神，制解散对治方云"。又说"览皇甫士安撰解散说，及将服消息节度""复有廪丘家，将温法以救变败之色，亦无对和的动之说""当从皇甫……便为良矣"。又引皇甫云："赖亡兄士元，披方得三黄汤方，合使吾服，大下即瘥。"由上诸家解救之法，不过冷法、温法与对和法三派，而以皇甫氏之冷法影响较大。孙思邈《备急千金要方》对服五石之害认识更加清楚，强调："人不服石，庶事不佳，恶疮疥癣，温疫疟疾，年年常患，寝食不安，兴居常恶，非止已事不康，生子难育，所以石在身中，万事休泰，要不可服五石也。"又强烈指出："慎勿服之，多皆杀人，甚于鸩毒""自皇甫士安已降，有进饵者，无不发背解体，而取颠覆，余自有识性以来，亲见朝野仕人，遭者不一，所以宁食野葛，不服五石，明其大大猛毒，不可不慎也。有识者遇此方，即须焚之，勿久留也。"可见晋、唐医学家，或亲身体验服散之毒害，或从解救中毒患人中得到启示作出了科学的结论。魏晋兴起之服散风，到唐代中叶得到控制。前前后后约300年间，不知有多少知识分子遭其毒害而疾苦而丧命，也不知有多少人因而"生子难育"，或罹祸子孙后代。我们尚不能说此时此刻，不老神仙思想已经完全破产，其思想之残余难免不变换面谱再行欺世盗名之勾当。

二、经络学说与人体认识论、方法论

经络，简单讲，经为12条人体运行血气的主要通道之经脉；络为由

12 经脉分出而网络全身之 15 络脉，络脉纵横交贯、遍布全身，将人体内外、脏腑、肢节等联成一体。经络之解剖、生理、病理等系统理论构成了经络学说。这一学说千百年来指导着中医学特别是针灸学的理论与临床，是中医学特别是针灸学、导引气功推拿按摩学的理论核心。那么这一学说又是在什么认识论与方法论指导下形成的，在上一章与前节已有涉及，但未做深入论述。鉴于经络学说在中医药学中，特别是在针灸学中的核心理论地位，在讨论针灸学理论思维方法时，再次就其起源形成做些比较深入系统地叙述。这里仅就认识方法之重要者加以叙述。

（一）源于"天人相应"的认识论与方法论

如前文所述，中医学、针灸学对人体解剖、生理、病理的认识，主要依据天人相应之思维方法，"援物比类"方法论，即以宇宙间山川河流、地理地貌之谷、穴来比类人体的血脉、眼目九窍、经络孔穴，甚至人体血脉、九窍……之生理功能等。一部现存的最早的中医理论专著——《内经·素问》与《内经·灵枢》，几乎处处能见其涉及天人相应的认识方法与结论之论述。《黄帝针灸甲乙经》之理论源于《内经》，其天人相应认识论、方法论也一脉相承。《内经》时代的诸子百家哲学思想，也几乎无不涉及天人相应观念。譬如，《国语·越语》曰："夫人事必将与天地相参，然后可以成功。"《墨子·天志上》曰："我有天志，譬若轮人之规，匠人之有矩，轮匠执其规矩，以度天下之方圆。"《庄子·达生》曰"天地者，万物之父母也，合则成体，散则为始""人之生，气之聚也，聚则为生，散则为死……故曰通天下一气耳"。《易传》曰："有天地然后有男女，有男女然后有夫妇，有夫妇然后有父子，有父子然后有君臣，有君臣然后有上下，有上下然后礼仪有所错""天地细缊，万物化醇；男女构精，万物化生"；《荀子·天论》曰"耳、目、鼻、口、形能各有接而不相能也，夫是之谓天官"，在论述"心"时指出"居中虚以治五官，夫是之谓天君"；《韩非子·八经》曰"言会众端，必揆以地，谋之以天，验之以物，参之以人，四征者符，乃可以观矣"；《吕氏春秋》认为天人相应理论是从宇宙是一个整体系统的思想派生出来的，它从人与自然的相互关系，人与自然的统一性上去把握人与世界。强调："天地万物，一人之身也""故古之身与天下者，必法天地。"论述了人身是一个小宇宙，与天地万物有着相同的秩序与结构，统一的联系方式，受同一时空节奏的影响。因此，人们应当自觉将自己的行为、心理活动与自然界相一致相统一。《吕氏春秋·情欲》中更是明确指出："人之与天地也同，万物之形虽异，其情一体也。"也就是说宇宙中的一切，包括自然、人、社会，尽管殊类异形，但都有统一的法则，结构与运动节奏，并组成一个系统的整体。上述诸子对天地与人体的相统一、相应的认识与方法论思想，与医学家们的相关认识是一脉相承的。医学家的相关思想方法与实践联系，也自然对诸子有颇多借鉴。也正因为这个相互借鉴与影响，在医学领域的人体解剖、生理、病理，以及由之而完善着的疾病认识、证候诊断甚至治疗法则之确定，处方用药之选择，或多或少受天人相应思想方法的影响，或以之为思想指导。

经络学说的起源与形成思想在《内经》中也有广泛的论述，然以《灵枢》所述更为明确。《灵枢·经水》在论述这一问题时，指出："黄帝问于岐伯曰：经脉十二者，外合于十二经水，而内属于五脏六腑。夫十二经水者，其有大小、深浅、广狭、远近各不同，五脏六腑之高下、小大、受谷之多少亦不等，相应奈何？……经脉者，受血而营之，合而以治奈何？刺之深浅，灸之壮数，可得闻乎？"岐伯在回答黄帝所问时，强调两点，即天人相应的认识论与解剖而视之方法论。关于解剖而视之将在以后论述，在此仅对天人相应的思想方法引述如下："此人之所以参天地而应阴阳也，不可不察，足太阳外合清水，内属膀胱，而通水道焉；足少阳外合于渭水，内属于胆；足阳明外合于海水，内属于胃；足太阴外合于湖水，内属于脾；足少阴外合于汝水，内属于肾；足厥阴外合于渑水，内属于肝；手太阳外合淮水，内属小肠，而水道出焉；手少阳外合于漯水，内属于三焦；手阳明外合于江水，内属于大肠；手太阴外合于河水，内属于肺；手少阴外合于济水，内属于心；手厥阴外合于漳水，内属于心包。凡此五脏六腑十二经水者，外有源泉而内有所禀，此皆内外相贯，如环无端，人经亦然。"①这十二条水系，是我国先秦地理学家对中原十二条主要河流的描述，以天人相应认识论思想，以援物比类的方法论思想，将其与人体之十二经相对应，人体十二经脉又与人体五脏六腑相对应，从而构成了人体的经络理论。

岐伯在《灵枢·经水》中进一步指出："故天为阳，地为阴，（人）腰以上为天，腰以下为地。故海以北者为阴，湖以北者为阴中之阴；漳以南者为阳，河以北至漳者为阳中之阴，漯以南至江者为阳中之太阳，此一隅之阴阳也，所以人与天地相参也。"若以现代地理加以说明，则天津海河以北属阴，北戴河、北海关以北为阴中之至阴；河北与河南两省交界之漳河之南为阳，黄河以北至漳河为阳中之阴；漯河以南至长江者则为阳中之太阳。在天人相应认识论指导下，人体解剖部位阴阳属性也与之紧密相关，这一认识论在春秋、战国时期深深地渗透到了医学家们对人体的解剖、生理认识，甚至对人体孔穴命名等，孙思邈在《千金翼方》中深刻指出其紧密之关系："凡诸孔穴，名之徒设，皆有深意。"孙氏所言多寓意天人相应之想象。例如，365穴中有海、河、溪、沟、地、井、泉、池、山、丘、陵、谷等，至少有38个。其后之千百年间，未见有坚决与之决裂批判者，而或多或少予以充实、发展者屡见不鲜，特别是病理与治疗学之发展。今天来评价，其中主观联系之成分太大了，由于其自圆其说之便利，医学家对认识人体之解剖生理，无须躬身解剖、实验，可以以己之见而予以发挥论述，这就严重压制了解剖学的发展。通过对生理实验的经验总结，逐步将中医学发展到轻视物质形体而重视动态功能的模式，体现了中国文化、哲学的思想特点。

（二）解剖而视之的思想方法

解剖为发展医学之需要，《内经·灵枢》指出："天至高，不可度，地至广，不可量，此之谓也。且夫人生于天地之间，六合之内，此天之高、地之广也，非人力之所能度量而至也。"因此，为了确切掌握人体之经络、

① 《黄帝内经·灵枢·经水》，北京：人民卫生出版社，1963年，第41—42页。

脏腑、气血之解剖部位与生理功能，强调了"若夫八尺之士，皮肉在此，外可度量切循而得之，其死可解剖而视之，其脏之坚脆，腑之大小，谷之多少，脉之长短，血之清浊，气之多少，十二经之多血少气，与其少血多气，与其皆多血气，与其皆少血气，皆有大数。其治以针艾，各调其经气，固其常有合乎？"①可见春秋、战国时期或更早些时期的医学家们，并非完全依赖天人相应的思想方法来认识人体的经脉、脏腑、气血的形态与生理功能的，而且实事求是地指出"天至高，不可度。地至广，不可量"，而人体则不同，其人体表面解剖，在生时即可"度量切循而得之"，至于脏腑、气血虽然不能在活体上求得，但"其死可解剖而视之"。对通过尸体解剖探索人体脏腑、经络、气血之形态与生理，提出了细微而严格的要求，要求观察五脏之实体、张力软硬、六腑之大小形态，各能蓄谷之多少；对血脉则要求度量其长度，察脉中血之清浊，察气之多少及十二经中所蓄血气多少之情况等，这一相当周到之解剖方法认识论，按时代而言，可谓世所罕见，自然也是人类认识自身所能达到的先进水平。如果我们对《内经》一书加以综合分析，也不难看出那时虽然解剖而视之也有推断认识。例如，在论述人体血脉与心脏关系时，《素问·痿论》中指出"心主身之血脉"；《素问·五脏生成论》中也强调"诸血者，皆属于心"；《素问·脉要精微论》在叙述血与脉的关系时也指出"夫脉者，血之府也"；在论述血之所储藏时指出"肝藏血，心行之"明确指出肝是藏血之脏器，心脏是推动血液循环的脏器。接着《素问·五藏生成论》又科学地认为："人（运）动则血运于诸经，人静（止）则血归于肝脏。何者？肝主血海故也。"此之谓肝脏藏血之生理功能，在叙述人体如何造血与发挥血液生理功能时虽有几分推断，但《灵枢·营卫生会》也不无根据地指出："中焦亦并胃中，……此所受者，泌糟粕，蒸津液，化其精微，上注于肺脉，乃化为血，以奉生身，莫贵于此"，又说："中焦受气取汁，变化而赤，是谓血。"关于血液之生理功能其更进一步认为："人之血气精神者，所以奉生而周于性命者

① 《黄帝内经·灵枢·经水》，北京：商务印书馆，1963 年，第 41 页。

也。经脉者，所以行血气而营阴阳，濡筋骨，利关节者也。"《素问·五脏生成论》中又强调："心之合，脉也，其营色也。""故人卧血归于肝，肝受血而能视，足受血而能步，掌受血而能握，指受血而能摄"；在叙述血脉生理、病理的界限时指出："心应脉，皮厚则脉厚""皮薄则脉薄"，然后叙述了脉厚、脉薄之种种病理现象与证候。又说"脉实血实，脉虚血虚，此其常也"，即生理常数。接着强调"反此者病"，也就是若与此常数相反，则是病理之象。很显然上述之论述，多经得起今日之生理科学检验。

（三）病理反应与感传现象之经验总结

由疾病之病理性反射所得的线路经验，在《内经》中的记述者甚多，这种经验之积累形成经络概念，在经络学说之形成上也起着比较重要的作用。医学家们无意或有意而联想之方法，完善经络系统概念也是重要的。相比于针灸讲究得气之感传，显然居于较小的地位。针灸治疗之能否获效，医学家们都十分重视下针之是否得气。而得气之感觉及得气之传导线路，往往比较强烈，不但为医学家所重视，同时也多引起患者之关注，这一感传现象之观察、记录，是完善经络理论与学说的重要方法之一。《灵枢·四时气》曰"四时之气，各有所在，灸刺之道，得气穴为定"（按：有的书无"穴"字，有的书"定"字为"宝"字），强调了针灸是否得气这一重要指标。《灵枢·邪气藏府病形》曰："中气穴，则针游于巷。"也就是说如果针刺中穴位，则气可以从一条经络通道中行走，寓意着将要获得好的疗效。又如《灵枢·九针十二原》关于针灸疗法要点之论述。明确强调："刺之要，气至（得气）而有效，效之信，若风之吹云，明乎若见苍天。刺之道毕矣。"又说："刺之而气至，乃去之，勿复针。"这两句有关针灸疗法得气关键的论述，是中医针灸千百年的重要指导。《黄帝针灸甲乙经》引述这两段文字时，只做了文字之精简与语气上的进一步肯定，基本上维持了原意。现引述以为比较，《黄帝针灸甲乙经》中的内容为："刺之要，气至而效。效之信，若风吹云。昭然于天，凡刺之道毕矣。""刺之气至，乃去之勿复针。"这两句话的意思是：总之，针刺的关键，是要得气，针下得气，必有效果，疗效之可靠，犹如风吹云散，看到万里晴空一般。针刺之道理也就尽在其中了。后一句的意思着重强调：如果针刺已得气，那就不用再针刺了。千百年来，针灸医学家无不重视临床针刺之是否得气，而针刺得气之感觉，往往给人以循经络感传的若干启示。这种感传虽然并非如经络学说那样系统、全面，但仍能常常示人经络系统线路以启迪。因此，无数的经验总结，对经络学说的系统化必然有其一定的启发，加之以联想、推断，也就在完善经络学说上发挥了必不可少的作用。

（四）气功之启示

气功也是一门古老的强身健体的学问，与道家思想延年不老有着比较密切的关系。气功锻炼讲究小周天、大周天功法。小周天即练功者静坐，主观意念，自体之气由意守丹田下行至会阴，而尾骶，上行沿腰背中线至颈项而巅顶，由百会前行印堂经人中，下行经胸腹中线再回到丹田（脐），此任督脉之循行一周为小周天；大周天则包括了全身与四肢的经脉循行。无论小周天或是大周天，所谓气行者几乎都是主观意念性所为，如此看法与若干气功家是有原则分歧的。

（李经纬）

第五节
服石炼丹的思想基础

中国古代盛行过一种内服自然矿物或矿物的人工炼制品，以求强壮身体、延年益寿，乃至长生不老的养生修炼活动，这就是首先由方士们推展开来的服石和炼丹。

服石、炼丹虽非一事，但二者之间却存在着非常密切的联系。从历史的发展来看，炼丹是在服石基础上产生的，二者的手段、目的、效果以及兴衰过程都有着基本的一致性，所以在此一并进行论述。

服石炼丹活动兴起于汉代，盛行于晋、唐，宋代以后开始衰落。它作为保健医学的一个侧面，在中国医学史上占有一定地位，可以说是中国古代医学的一股支流。它是以延长人体寿命为主题的一种盲目实践活动。

服石炼丹活动的兴起和盛行，与多种社会因素有关。如以帝王为首的历代上层统治者的大力支持，方士或道士的直接经济利益的驱动，采矿、冶炼、药物炮制等技术成就所提供的科学基础，一定历史时期的政治、经济、宗教、道德观念等构成的特定社会氛围等，都对服石炼丹活动的兴盛发展产生了重要的促进作用。然而，服石炼丹活动之所以在中国历史上盛行千余年之久，除了上述因素的促进作用外，根本的原因还在于从事和支持这种活动的人们坚信已经掌握或必能掌握达到自己目的的技术和手段，丝毫不怀疑人类在这方面的智慧和潜能。而支撑他们这种坚定信念的基石，正是服石炼丹的思想基础。对其思想基础进行探讨，可以理解他们为什么热衷于服石炼丹和根据什么理论从事这些活动。

任何一种科学研究活动总是以当时盛行的思想理论为依据，所以不同的时代孕育了具有不同理论特点的学术体系。服石炼丹活动兴起于汉代，除不可避免地受到早已渗入多种学术领域的阴阳五行理论的影响外，还受汉代盛行的不死观念、神仙学说、物性互渗等意识影响。六朝时期形成的具有广泛社会影响的"服散"风习，则有赖于魏晋玄学和重阳观念构成的文化背景。

一、关于人体寿命极限的错误认识对保健活动的误导

生存是人类的第一需要，所以《尚书》把"寿"列为五福之首[1]。

人类追求长寿的活动有着悠久的历史。随着物质生活和精神生活水平的不断提高，人们会自然地发出"人生朝露"之叹，进而去研究怎样才能增长寿命、延缓衰老。但对于生命活动这一高级运动形式的认识水平，不可避免地受到认识手段的种种限制，所以人类对于长寿的追求，必然长期带有一定的盲目性。比如在寿命极限问题上，古人就产生过这样一种观

---

[1]　阮元：《十三经注疏》，影印本，北京：中华书局，1980年，第193页。

念，认为只要通过一定的手段，人就可以永久地活下去，即所谓"长生不老"。

在世界不少民族的历史上，都先后产生过"长生不老"的幻想，当然都毫无例外地失败了。单从文献记载来看，中国人萌发长生不老观念的时间，至迟要推到春秋时代去，如春秋时的齐景公曾问晏子："古而无死，其乐何如？"[①] 到战国时期，人们的不死观念已相当普遍，《山海经》中记有"不死树""不死民""不死国"[②]；《战国策·楚策》中记载"有献不死之药于荆王者"[③]。至秦代则出现了以帝王为首大规模追求长生不老的实践活动。秦、汉之后，中国盛行过多种长生不老术，房中、行气、服食是古人最为重视的三端，而服石炼丹正是服食的重要内容。

所谓"服食"，是一个与"食疗"完全不同的概念，它不是指通过选择充饥的食物来治疗疾病，而是指通过内服药物，以求延年益寿、长生不老。古人服食的范围很广泛，在动物、植物、矿物中，都有被选中的长生不老药，与一般治疗疾病的药物的发现过程相一致。对长生不老药的选择也是以植物、动物为先，这是由动植物的可食性所决定的。然而，终因所选动植物未能如愿而在互渗思维方法指引下，把目光转移到矿物药上来，这就出现了服石和炼丹。孙思邈关于服食药物次序的认识，体现了与服食活动历史发展过程的统一：先服植物，次服动物，次服矿物，即所谓"阶粗以至精者也"。

任何形式的物质的存在都是一个有限的历史过程。人有生必有死，就像春、夏、秋、冬四时更替一样是常人共知的事实。而为什么总有人要对长生不老孜孜以求而屡败不馁呢？他们并非不懂常识的愚顽之辈，反而大多是才过中人的能人智者，我们与其讥讽他们哲学底蕴的浅薄，倒不如肯

---

① 阮元：《十三经注疏》，影印本，北京：中华书局，1980 年，第 2094 页。

② 《山海经·海内西经》："开明北有不死之树。"《山海经·海外南经》："不死民在其东，其为人黑色，寿不死。"《山海经·大荒南经》："有不死之国，阿姓，甘木是食。"见：袁珂：《山海经校注》，第 1 版，上海：上海古籍出版社，1980 年，第 196 页、第 370 页。

③ 刘向：《战国策》，排印本，上海：上海古籍出版社，1978 年，第 565 页。

定他们的科学探索精神。他们在不能正确认识人体寿命极限的情况下，误认为一般人的死亡都是夭枉祸厄，指出人体内有上尸、中尸、下尸"三尸虫"，分别居于上、中、下三丹田，是人体早亡的根本原因。这种认识在汉、晋时期颇为流行，以致有《三尸集》这样的专门著作行世。[①] 他们设想若能驱除"三虫"，人就可以无限长寿，坚信"修炼者用术及药以去之，则年长不死"[②]。

这些具有科学探索精神的古人，还将动物试验的方法引入自己的研究中来。据《抱朴子内篇》所引陈思王《释疑论》记载，汉武帝"令甘始以药含生鱼，而煮之于沸脂中，其无药者，熟而可食，其衔药者，游戏终日，如在水中也。又以药粉桑以饲蚕，蚕乃到十月不老。又以往年药食鸡雏及新生犬子，皆止不复长。以还白药食白犬，百日毛尽黑"[③]。其记载的试验结果固然未足取信，但这些试验方法曾被采用却似无可疑，现代仍有用蚕进行抗衰老药物研究者，说明古人使用过的动物试验方法确有可取之处。

通过服食求长生不老的努力失败了，因为他们的主观意愿违背了客观规律。但应该看到这种违背客观规律的近乎荒诞的观念并不是凭空产生的，而是人们把长寿愿望推至极端的结果。我们与其把它看作历史的歧途，倒不如视之为认识发展的必然阶段更合乎历史的逻辑。随着科学的发展，"长生不老"的观念被人们抛弃了，然而保健医学在整个医学领域中却占有越来越重要的地位。人体寿命的极限问题还未能看到得出正确结论的希望，抗衰老的研究正日益深入，人类追求长寿的活动将日益普及。抚今追昔，从开始追求长寿，到后来追求长生，再到更科学地追求长寿，人类对于寿命的认识史，同样经历了一个曲折的发展过程。

---

① 葛洪：《抱朴子内篇·遐览》，著录有《三尸集》1卷，第199页。

② 张君房：《云笈七签》，卷82，四部丛刊本，第589页。

③ 王明：《抱朴子内篇校释》，北京：中华书局，1985年，第16页。

二、神仙学说——关于不同生命形式转化的思想

古今不少人把"不死""神仙"相提并论，但不能因此把不死观念与神仙思想混为一谈。不容忽视二者在关于人体寿命极限认识方面的统一性，但更应看到它们的区别：长生不死是以自己感到满意的现实生活方式永久地存活下去，神仙则要离开现实社会，甚至转化为一种异乎常人的生命形式。

长生不死的愿望根源于人们对今世的迷恋，因此高高在臣民之上的帝王，必然对长生不老有着比别人更为迫切的追求，自齐威王、齐宣王、燕昭王至秦始皇，都曾使人求蓬莱、方丈、瀛洲三神山，但其目的只是寻找长生不老药，以求永远居于至高至上的帝王之位，而绝没有移居神山、永做仙人的企图。

神仙思想是在不死观念的基础上产生的，但它的思想渊源还与鄙薄尘世、超脱人生的丰富想象密切相关。庄子在《逍遥游》中宣扬的绝对自由的人生观、《楚辞》中的隐逸思想等等，都给神仙信仰者提供了重要的思想素材。《抱朴子内篇·论仙》中指出"学仙之法，欲得恬愉淡泊，涤除嗜欲，内视反听，尸居无心"[1]，可见迷恋于当世的物质和精神享受不可能与求仙有缘。

神仙方士最早出现在渤海之滨的燕、齐两国，与海市蜃楼的自然现象有直接关系。据《史记·封禅书》记载："自齐威宣燕昭使人入海求蓬莱、方丈、瀛洲。此三神山，其传在渤海中，去人不远。患且至则船引风而去。盖尝有至者，诸仙人及不死之药皆在焉。其物禽兽尽白，而黄金银为宫阙。未至，望之如云，及到，三神山反居水下。临之，风辄引去，终莫能至云。"[2]沿海一带容易出现的光线折射形成的蜃景，成了神仙方士日夜神往的仙境，他们对神山仙境的描述，连秦始皇都觉得不容置疑。

---

[1] 王明：《抱朴子内篇校释》，北京：中华书局，1985年，第17页。

[2] 《二十五史》，影印本，上海：上海古籍出版社、上海书店，1986年，第174页。

　　总之，鄙薄尘世的超脱隐逸思想与不死观念相结合，加之于对神秘自然现象的幻想，导致了战国时期神仙思想的出现。

　　神仙思想虽然产生于战国，但作为一种完整的学说形成于汉代，这与秦始皇之后追求长生的活动愈演愈烈的汉代崇尚黄老思想有关。《抱朴子内篇》引《仙经》曰："上士举形升虚，谓之天仙；中士游于名山，谓之地仙；下士先死后蜕，谓之尸解仙。"[①] 这种把仙人分为三等的《仙经》不会成书于汉代以前。神仙思想产生后，曾经受到不少人的质疑和批判，《抱朴子内篇·论仙》就是针对非仙论者的质疑和批判而作的一篇辩驳文章。通过下述文字，可以了解非仙论者的立论依据和神仙家辩驳的思想要点：

　　　　或问曰："神仙不死，信可得乎？抱朴子答曰：虽有至明，而有形者不可毕见焉。虽禀极聪，而有声者不可尽闻焉。虽有大章竖亥之足，而所常履者，未若所不履之多。虽有禹益齐谐之智，而所尝识者，未若所不识之众也。万物云云，何所不有，况列仙之人，盈乎竹素矣。不死之道，曷为无之？"

　　　　于是问者大笑曰："夫有始者必有卒，有存者必有亡。故三五丘旦之圣，弃疾良平之智，端婴随郦之辩，贲育五丁之勇，而咸死者，人理之常然，必至之大端也。……世间亦安得奇方，能使当老者复少，而应死者反生哉？"

　　　　抱朴子答曰："夫聪之所去，则震雷不能使之闻，明之所弃，则三光不能使之见，岂辒磕之音细，而丽天之景微哉？而聋夫谓之无声焉，瞽者谓之无物焉。……暗昧滞乎心神，则不信有周孔之在于昔矣，况告之以神仙之道乎？夫存亡终始，诚是大体，其异同参差，或然或否，变化万品，奇怪无方，物是事非，本钧末乖，未可一也。夫言始者必有终者多矣，混而齐之，非通理也。"……

① 　王明：《抱朴子内篇校释》，北京：中华书局，1985 年，第 20 页。

　　"若夫仙人，以药物养身，以术数延命，使内疾不生，外患不入，虽久视不死，而旧身不改，苟有其道，无以为难也。而浅识之徒，拘俗守常，咸曰世间不见仙人，便云天下必无此事。夫目之所曾见，当何足言哉？天地之间，无外之大，其中殊奇，岂遽有限，诣老戴天，而无知其上，终身履地，而莫识其下。形骸己所自有也，而莫知其心志之所以然焉。寿命在我者也，而莫知其修短之能至焉。况乎神仙之远理，道德之幽玄，仗其短浅之耳目，以断微妙之有无，岂不悲哉？"[①]

　　非仙论者怀疑并否定神仙不死之说，一是因为他们坚持"有始者必有卒，有存者必有亡"的哲学信条；再是相信自己的感觉经验：自古圣人、智士、辩者、勇夫等出类拔萃之人皆无不死，所以老者复少、死者复生的说法实属荒谬无稽。

　　除了具有时间无限性和空间无限性的茫茫宇宙可说是无始无终之外，宇宙间的任何物质形式都是暂时的，它们的存在都是一个有限的历史过程。"有始者必有卒，有存者必有亡"的非仙论，完全符合唯物辩证法思想，抱朴子用物质的差异性对这种观点加以辩驳显然是苍白无力的。然而不曾见过仙人，是否就可以论定世间没有仙人，而且无论如何也永远不会出现仙人呢？这涉及对认识过程中的感觉经验和归纳思维方法的评价问题，抱朴子在这一点上对非仙论者的反驳倒有值得回味之处。

　　感觉经验是人类认识产生的基础，科学认识活动总是从个别事实开始，进而总结出事物的普遍规律，形成理论。这一过程中使用的方法就是归纳法，即从个别的单称陈述推导出一般的全称陈述的方法。传统经验论的归纳主义（亦称古典的归纳主义）认为，实际观察到的一定数量的事实即单称陈述是确定无疑的，归纳方法又是科学、合理的，所以用归纳法推论出来的全称陈述也是真实可靠的。非仙论者的"不见仙人，故仙人必无"

①　王明：《抱朴子内篇校释》，北京：中华书局，1985年，第12—15页。

的论断正属于这种古典归纳主义。然而，当 18 世纪的英国哲学家休谟提出归纳法的合理性问题，要求对归纳原理进行证明时，归纳主义者在逻辑方面和经验方面都未能予以解决。因为即使归纳推理的前提为真，其结论也未必为真。如澳大利亚第一只黑天鹅的发现，则使"一切天鹅都是白的"这个由归纳法得来的结论的虚假性大白于天下。如果通过列举用归纳法引出的科学定律和理论的正确性来证明归纳法的合理性，这个推论本身就是一个归纳推论，循环推理显然是不能立足的。总之，归纳推理的合理性无论在逻辑上还是在经验上都不能得到证明。实际上 4 世纪的葛洪（抱朴子）对非仙论者的驳论，正是指出了归纳法在认识过程中的局限性，他在论述了人的感知能力和观察范围的有限性之后，得出结论说："不见仙人，不可谓世间无仙人也。"[①]

当然，"不见仙人，不可谓世间无仙人也"的论断只能告诉人们世间未必无仙人，而不能令人坚信世间有仙人。这就对神仙思想的进一步完善有了需求，因而将仙分为天仙、地仙、尸解仙三等的神仙学说便应运而生了。

不论何种仙药，都不可能使人服后不死成仙，相反，一些含有铅、汞等有毒物质的矿物，服之过量却可中毒致死。世世代代的毕力修炼者都未能如愿，而为什么以神仙不死为终极目的的服食炼丹活动却能经久不息呢？重要的原因之一就是对神仙学说的坚定信念，在修炼者看来，服石饵丹者虽然最终离开了人世，但他们并没有真正走向死亡，而是有的羽化飞腾于太虚之上，有的改换常形游于名山之间，有的则像蚕变蛹、蛹变蛾一样蜕变成另外一个生命体继续生存下去。总之，他们认为丹石之类的长生药可以使人体生命转化成另外一种生命形式，从而得以无限期地存活。

关于神仙学说的起源，学术界尚有不同看法，以上所述并不着意于神仙学说源流的考证，而只是在于说明，对神仙学说的虔诚信仰使人们不能理解服石饵丹者的死亡与常人无异，却认为是"尸解"变了仙人中的一种。这样，人们不但不能接受前人的教训，反而更加坚定了成仙的信念。《抱

---

① 王明：《抱朴子内篇校释》，北京：中华书局，1985 年，第 21 页。

朴子内篇·遐览》录有《更生经》《尸解经》《举形道成经》等书目，足见尸解成仙的理论确曾一度盛行。此类理论在汉代即曾受到唯物主义哲学家王充等人的批判，但作为服石炼丹活动的重要思想基础，并没有因此而被抛弃，晋代葛洪就依然认为李少君、费长房、李意期等人的死亡都是尸解成仙，并以此宣扬神仙学说。[①]

三、物性互渗意识与长生药的选择

从延年益寿到长生不老，再到不死神仙，人类的长寿愿望被一步步推向极端。从古人对服食药物的功用的描述上，往往看不清上述三种目的的确切界限，因而不妨把古人所说的"延年药""长生药""不老药""神药""仙药"统称为"长生药"，尽管有人服食并不是为了长生。

从神农尝百草的传说来看，人们寻找祛病疗疾的一般药物是从植物界开始的。最初的长生药也主要以植物为筛选范围，稍后又扩及动物药。选择长生药的依据，则或以其有补益之功，或以其有奇异之状，或以其生长缓慢、生存长久。

健康强壮是长寿、长生的先决条件，所以具有补益作用的药物如地黄、麦冬、天冬、黄精等被选作长生药是顺理成章的，现代仍有人研究它们的抗衰老作用。然而，形色奇异或寿命长久的植物、动物何以被选中，却有必要探讨其思想根源。

《抱朴子内篇·仙药》记载："松柏脂沦入地千岁，化为茯苓，茯苓万岁，其上生小木，状如莲花""千岁之栝木，其下根如坐人""松树枝三千岁者，其皮中有聚脂，状如龙形""又有樊桃芝，其木如异龙，其花叶如丹罗，其实如翠鸟鹥""参成芝，赤色有光，扣之枝叶，如金石之音，折而续之，即复如故""千岁黄檗，木下根有如三斛器""万岁蟾蜍，头上有角，额下有丹书八字再重""千岁蝙蝠，色白如雪""千岁灵龟，五色具焉""千岁鹥，其窠户向北，其色多白而屈掘""菌芝，或生深山之中，或生大木之

下，或生泉之侧，其状或如宫室，或如车马，或如龙虎，或如人形，或如飞鸟，五色无常……"① 这些动植物都具有形色奇异、生存长久的特点，而这些特点正是被选为长生药的主要依据。

形色奇异就具有延年益寿的奇异作用吗？生存长久就能使人服后长生不老吗？在遵循逻辑规律的思维中，两者之间并没有必然联系，然而这种联系却在服食者的思维中牢固地建立起来，实际上是物性互渗意识在起作用。②

所谓"物性互渗意识"，是指这样一种意识：通过人为的某种方式，一种物质可以占有全不相关的其他物质的特殊属性。这种意识不仅成为最初选择长生药的思想基础，而且最终使服食者把选药的重点转移到矿物上来，兴起了盛行千余年之久的服石炼丹活动。

矿石何时开始做内服药，现在已难以确知。《史记·扁鹊仓公列传》记载："齐王侍医遂病，自炼五石服之，臣意往过之，遂谓意曰：'不肖有病，请诊遂也。'臣意即诊之，告曰：'公病中热。《论》曰：中热不溲，不可服五石。石之为药精悍，公服之不得数溲，亟勿服，色将发痈。'遂曰：'扁鹊曰：阴石以治阴病，阳石以治阳病。夫药石者，有阴阳水火之齐，故中热即为阴石柔奇治之；中寒即阳石刚齐治之。'臣意曰：'公所论远矣！……'臣告之后百余日，果为痈发乳上，入缺盆，死。"③ 从以上记载来看，扁鹊已有了"阴石以治阴病，阳石以治阳病"的理论，淳于意引的古《论》中，也已有"中热不溲不可服五石"的告诫，可知春秋战国时期，人们服用石药已经相当普遍。

古人最初服用石药的目的是治病还是养生，已无法作出确切的判断，所以上述记载不足作为断定服石发端时期的依据。而当时的文学作品《楚辞》中，已有"登昆仑兮食玉英，与天地兮比寿，与日月兮齐光"④ 等语，

---

① 王明：《抱朴子内篇校释》，北京：中华书局，1985年，第199—202页。

② 法国社会学家列维·布留尔在研究"原始社会"思维类型时，提出"互渗论"这一概念：他的"互渗"是指存在物或客体通过一定的方式占有其他物体的神秘属性。本文的"互渗"一词即自"互渗律"引借而来。

③ 《二十五史》，影印本，上海：上海古籍出版社、上海书店，1986年，第311页。

④ 屈原：《涉江》，见：朱熹：《楚辞集注》，排印本，上海：上海古籍出版社，1979年，第79页。

我们可以认为这些诗句或许反映了战国时期的服石活动。当然，更可靠的资料是马王堆汉墓出土的帛书《养生方》中的记载："冶云母"以麦麴为丸如酸枣大，服后"令人寿不老"①。据此可知，秦、汉以前确实已有服石活动。

秦始皇为求长生，多次派人寻找仙人不死之药，"当此之时，燕齐之士释锄耒，争言神仙方士，于是趋咸阳者以千数，言仙人食金饮珠，然后寿与天地相保。"②秦始皇病死沙丘半个多世纪之后，汉武帝统治的西汉社会，政治空前统一，经济空前繁荣，武帝追求长生的活动也达到了空前的规模，他为餐玉屑，曾"立仙掌以承高露"③，还派数千使者去寻找蓬莱仙人，当时"齐人之上疏言神怪奇方者以万数"④，方士队伍真可谓浩浩荡荡。

秦皇、汉武的笃信挚求，造成了严重的社会影响，"食金饮珠""餐玉"的服石活动渐渐盛行于世。《淮南万毕术》中记载："曾青为药，令人不老。"⑤刘向在《列仙传》中记载：方回炼食云母；赤须子好食石脂；任光善饵丹砂；邛疏煮服石髓；陵阳子明"上黄山采五石脂，沸水而服之"；赤斧"上华山取禹余粮饵，卖于苍梧湘江间"⑥。可知西汉时期已有多种矿物被选作长生药，人们不仅自己采食，而且作为商品进行交易。

现存最早的药物学专著——《神农本草经》，基本上总结了汉代以前的药学成就。书中把药物分为上、中、下三品，每品都把矿物药列于篇首，说明汉代医学家特别重视矿物药的应用。"轻身益气、不老延年"的18 种上品石药，在一定程度上反映了汉代服石的具体内容，为理解汉代服石提供了一定帮助，所以在此不厌其烦地将药名录下：

丹砂、云母、玉泉、石钟乳、涅石、消石、朴石、滑石、石胆、空青、

---

① 马王堆汉墓帛书整理小组：《马王堆汉墓帛书（肆）》，第 10 版，北京：文物出版社，1985 年，第 113 页。

② 桓宽：《盐铁论》，卷 6，排印本，上海：上海人民出版社，1974 年，第 71 页。

③ 《二十五史》，影印本，上海：上海古籍出版社，上海书店，1986 年，第 1139 页。

④ 《二十五史》，影印本，上海：上海古籍出版社，上海书店，1986 年，第 51 页。

⑤ 刘安：《淮南万毕术》，见：《丛书集成初编》，第 694 册，排印本，上海：商务印书馆，1937 年。

⑥ 杨溥、刘向：《列仙传》，见：《丛书集成初编》，第 3347 册，排印本，上海：商务印书馆，1936 年。

曾青、禹余粮、太乙余粮、白石英、紫石英、五色石脂、白青、扁青。

炼丹术是在服石基础上产生的，"炼丹"的最初含义就是炼丹砂，而炼服丹砂活动的出现，也就标志着炼丹术的起源。当然，早期的炼丹术与后来有所不同，因为炼丹技术和设备一直在不断发展和改进，"炼丹"的含义也就不只是炼丹砂了。

同服石一样，炼丹起源的时间也已无法确知，只能根据文字和实物资料，推论它至迟出现的时代。有关专家对马王堆一号汉墓的古尸进行了研究，结果表明，尸体组织内铅、汞含量超过正常人的数十倍至数百倍。根据组织内铅汞化合物结构与棺液中的化合物不同，以及铅、汞在各器官分布极不均匀的选择性蓄积现象，排除了体内高量铅、汞系由棺液经皮肤渗入的可能性，另外尸体小肠内还有大量含汞物质残留，所以研究者认为："口服仙丹之类的药物可能是古尸体内铅汞的主要来源。"[①]墓主人下葬于汉文帝十二年（前168年），这表明在汉初已经有人炼服下"仙丹"。不言而喻，炼丹术的实际发端时间必然更早。

炼丹术产生之后，在两汉时期发展很快，不仅有大量的方士从事炼丹活动，而且出现了专门的炼丹著述。淮南王刘安"招致宾客之士数千人，作《内书》二十一篇，《外书》甚众。又《中篇》八卷，言神仙黄白之术，亦二十余万言"[②]。据陈国符先生考证，现存的《太清金液神气经》《黄帝九鼎神丹经》《太清金液神丹经》都是先于《周易参同契》出世的汉代炼丹专著。[③]东汉魏伯阳的《周易参同契》第一次把易理和炼丹联系起来，从哲学的高度对炼丹家的经验进行了概括和总结，标志着炼丹术发展到了新的阶段。

汉代炼丹术的发展，还给当时的本草学著作打下了时代的烙印。

《神农本草经》记载了丹砂能化为汞；石胆能化铁为铜成金银；空青

① 　湖南医学院：《长沙马王堆一号汉墓·古尸研究》，北京：文物出版社，1980年，第224页。

② 　《二十五史》，影印本，上海：上海古籍出版社、上海书店，1986年，第567页。

③ 　陈国符：《〈道藏经〉中外丹黄白法经诀出世朝代考》，见：赵匡华主编：《中国古代化学史研究》，北京：北京大学出版社，1985年。

能化铜铁铅锌为金；曾青能化金铜；石硫磺能化金银铜铁奇物；水银杀金银铜锡毒，熔化还复为丹等，这些都是炼丹家的认识成果。

汉代丹家除自己服饵之外，还把丹药卖于他人，刘向的《列仙传》记载："任光者，上蔡人也，善饵丹，卖于都市里间积八九十年……晋人常服其丹也。"①联系前面引过的赤斧采禹余粮"卖于苍梧湘江间"的记载，可知汉代已经出现了丹石贸易，当时服石炼丹之盛由此亦可想见了。

虽然有关服石的最早记载只提及玉石和云母，但实际上汉代服石最重丹砂，所以《神农本草经》把丹砂列在第一位，《抱朴子内篇·仙药》也指出："仙药之上者丹砂，次则黄金，次则白银……"②

丹砂这种赤色矿物，在中国石器时代已见应用，如安特生在甘肃石器时代遗址里即发现墓葬中采用了丹砂。从殷墟出土的甲骨刻文到后世历代宫室及应用器具上，都以丹砂作为涂料。《史记》《汉书》的《货殖列传》均载有"丹砂千斤"，可以想知古人丹砂用量之大。

丹砂受到社会的普遍重视，可能与古人从对日和火的崇拜而产生的尚赤观念有关，但服石者首重丹砂，则主要由于他们注意到丹砂和水银相互转化的特性，并持有一种丹砂能使尸体不朽的信念。

《抱朴子内篇·金丹》指出："凡草木烧之即烬，而丹砂烧之成水银，积变又还成丹砂，其去凡草木亦远矣，固能令人长生。"③服食了具有可逆性变化特性的物质后，人体便能同样产生可逆性变化即"返老还童"，这是把丹砂选作第一味长生药的思维过程的原逻辑特征。

除作颜料使用外，古人还常把丹砂用于墓葬，这时的丹砂必然被赋予了特殊的意义。曾有人证明，组织中汞的含量增高可以延缓尸体的腐败④，前述完好保存了 2000 余年之久的马王堆汉墓女尸中含有高量铅汞，也在

---

① 杨溥、刘向：《列仙传》，见：《丛书集成初编》，第 3347 册，排印本，上海：商务印书馆，1936 年。

② 王明：《抱朴子内篇校释》，北京：中华书局，1985 年，第 196 页。

③ 王明：《抱朴子内篇校释》，北京：中华书局，1985 年，第 72 页。

④ 陈康颐：《死体现象》，《内科学报》1951 年第 3 期。

一定程度上证明了这一观点。结合古代文献的记述，可以断定古人把丹砂放入墓穴的主要目的是使尸体得到长久的保存。《史记·秦始皇本纪》记载，始皇陵内"以水银为百川江河大海"①。20 世纪 80 年代初，曾有人两次将勘查地球化学中的汞量测量技术应用于秦始皇陵的勘查，结果在 125900 平方米的陵墓封土范围内，发现了一个约 12000 平方米的强汞异常区，从《史记》中的记载可以得到初步证实。②《抱朴子内篇》说"金汞在九窍，则死人为之不朽"③，《本草衍义》中也说"水银灌尸中则令尸后腐"④。可见，丹砂水银不仅被服食者所首选，而且秦、汉以来一直被当作重要的炼丹原料，是与古人关于尸体防腐的认识分不开的。尸体不朽与活体不死，就这样通过物性互渗意识在古人的头脑中建立了紧密的联系。

前所引述"仙药之上者丹砂，次则黄金，次则白银"一语，已经说明稀有金银在长生药中的地位仅次于丹砂。此外，《抱朴子内篇》中还常有丹砂与黄金并重的论述。如"余考览养性之书，鸠集久视之方，曾所披涉篇卷，以千计矣，莫不皆以还丹金液为大要者焉"⑤。

金银作为货币形式在一个相当长的历史时期内具有货币的所有职能。研究中国货币金融史的学者指出："我国发现和使用金银有很早的历史，在原始社会末期，金银可能已成为宝贵之物。……我们的祖先早就把金银视为财宝，这是没有疑问的。黄金在古代既不能制作武器，又不能制作工具，为什么能得到人们的重视呢？这可能是由于它具有美丽的光泽，或者古人把它象征太阳，或者迷信它有某种神秘的功效。"⑥当然把金银作为长生药和作为货币一样，无疑与对它的珍视和神秘感有一定关系。

服金延年长生之说的产生，不会晚于战国时代。西汉桓宽在《盐铁论》记述，数千燕齐方士释耕耒，趋咸阳，向秦始皇陈述"食金饮珠，然

---

① 《二十五史》，影印本，上海：上海古籍出版社、上海书店，1986 年，第 31 页。

② 常勇、李同：《秦始皇陵中埋藏汞的初步研究》，《考古》1983 年第 7 期。

③ 王明：《抱朴子内篇校释》，北京：中华书局，1985 年，第 20 页。

④ 寇宗奭：《本草衍义》，卷 5，排印本，北京：商务印书馆，1937 年，第 28 页。

⑤ 王明：《抱朴子内篇校释》，北京：中华书局，1985 年，第 70 页。

⑥ 石毓符：《中国货币金融史略》，天津：天津人民出版社，1984 年，第 14 页。

后寿与天地相保"的仙人之道。《史记·孝武本纪》记载，著名方士李少君也向汉武帝进言以黄金"为饮食器则益寿"①。秦皇、汉武都笃信方士之说，并给予了全力支持。

"食金可使寿与天地相保"的认识，首先是根据黄金的化学稳定性即强抗腐蚀性推论而来的。《抱朴子内篇》引《玉经》说"服金者寿如金，服玉者寿如玉"②；著名炼丹著作《周易参同契》指出："金入于猛火，色不夺精光；自开辟以来，日月不亏明，金不失其重。""金性不败朽，固为万物宝，术士服食之，寿命得长久"；《抱朴子内篇·金丹》指出"黄金入火，百炼不消；埋之，毕天不朽"，服后"炼人身体，故能令人不老不死"③。这些记述都是物性互渗意识的典型体现。

另外，黄金被视为最重要的长生药之一，也与尸体防腐认识有关。前引《抱朴子内篇·对俗》"金汞在九窍，则死人为之不朽"一语是将黄金与丹砂一并论述的。河北满城出土的刘胜墓中的金缕玉衣，极可能被认为具有尸体防腐作用。

黄金作为金属固体直接服用是有困难的，所以古代服食者常常置之于沸腾的"清酒""猪负革脂""淳苦酒"等液体中，经过长时间煎煮，最后取液服用。他们这种"饵黄金法"或"小饵黄金法"，虽然远胜于服食一般长生药，但比直接服食"金液"终究不及，所以又刻意研究黄金液化法。化学史研究者曾对《太清金液神丹经》《三十六水法》《抱朴子内篇》等丹书中的"金液"方进行了模拟实验研究，结果证明"某些'金液'配方是的确可能有微量黄金溶解在内的"④。

稀有的金银被列为上等长生药之后，炼制药金药银的"黄白术"也在汉代应运而生。李少君对汉武帝进言"丹砂可化为黄金"是最早的有关记

① 《二十五史》，影印本，上海：上海古籍出版社、上海书店，1986年，第50页。
② 王明：《抱朴子内篇校释》，北京：中华书局，1985年，第204页。
③ 王明：《抱朴子内篇校释》，北京：中华书局，1985年，第70页。
④ 孟乃昌等：《中国炼丹术"金液"丹的模拟实验研究》，《自然科学史研究》1985年第4期。

载①。汉景帝中元六年十二月颁布了"伪黄金弃市律"②，说明当时"黄白术"已发展到一定规模。

对于人工炼制药金药银的必要性，葛洪在《抱朴子内篇》中通过师徒问答的形式进行了论述。"金可作也，世可度也。银亦可饵服，但不及金耳。""何不饵世间金银而化作之？作之则非真，非真则诈伪也。""世间金银皆善，然道士率皆贫。故谚云，无有肥仙人富道士也。师徒或十人或五人，亦安得金银以供之乎？又不能远行采取，故亦作也。又化作之金，乃是诸药之精，胜于自然者也。仙经云，丹精生金，此是以丹作金之说也。故山中有丹砂，其下多有金。且夫作金成则为真物，中表如一，百炼不减。故其方曰，可以为钉，明其坚劲也。此则得夫自然之道也。"③从以上对话可以看出，炼服药金药银的原因，一是由于自然金银稀贵难得，再是药金药银的性能优于自然金银：集诸药之精，得自然之道，比自然金银更加稳定，也更加坚硬了。

综上所述，古人无论是寻找、选择自然长生药，还是人工炼制药金药银和"神丹妙药"，其思维过程中一直充满着物性互渗意识：长生药的某些特殊属性通过服食互渗到人的躯体中来。

物性互渗意识是原逻辑思维的重要特征，但原逻辑思维和逻辑思维并不是人类思维发展史上截然可分的两个阶段。正如提出"互渗律"这一概念的法国社会学家列维·布留尔在给《原始思维》俄文版写的序中所说："在人类中间，不存在为铜墙铁壁所隔开的两种思维形式——一种是原逻辑思维，另一种是逻辑思维。但是在同一社会里，常常（也可能是始终）在同一意识中存在着不同的思维结构。"④这种观点或能为我们正确评价物性互渗意识提供帮助。

---

① 《二十五史》，影印本，上海：上海古籍出版社、上海书店，1986年，第50页。

② 《二十五史》，影印本，上海：上海古籍出版社、上海书店，1986年，第382页。

③ 王明：《抱朴子内篇校释》，北京：中华书局，1985年，第286页。

④ ［法］列维·布留尔，丁由译：《原始思维》，北京：商务印书馆，1985年，第3页。

四、儒道兼综的玄学与六朝服散风习

3 世纪至 6 世纪末的 300 年间，一般称为六朝时期。这一时期的服石活动虽然也涉及多种矿物药，但其最突出的特点是服散之风的盛行。

人们习称的"服散"是指服"寒食散"而言的。"寒食散"的名称来自服药后的节度方法，凡服后须寒饮、寒食、寒卧将息的方药，都称之为"寒食散"，因而"寒食散"并不是某一具体方剂的特指，而是一类方药的泛称。

"寒食散"的来源，可以追溯到东汉时期。最早注明"宜冷食"将息的"侯氏黑散"和最早直呼"寒食"的"紫石寒食散"，都首载于《伤寒杂病论》中，[①] 所以皇甫谧得出"寒食草石二方出自仲景"的结论[②]。魏晋时期，在仲景方的基础上又衍生出"五石更生散""五石护命散""三石更生散""靳邵散""五石肾气散""三石肾气丸"等多种方剂，这些方剂虽然都曾被当作"大药""上药"服用，但其中最著名的却是"五石更生散"和"五石护命散"，所以"寒食散"在概念上几乎等同于"五石散"。

六朝人为什么服散，是个值得讨论的问题。有人认为，服食"寒食散"者，在名义上多称治病强身，而实际上是济其嗜欲，肯定没有借此成仙的企图。[③] 这种观点影响深远，以致在很多人的印象中，"五石散"只是一种房中药。其实这种观点带有很大的片面性，综合古代文献记载发现六朝人服散的目的大致有三个方面，以主次为序排列，则是补虚、长寿、增强性功能。

皇甫谧的《寒食散论》是考察服散可以依据的最早文献，他说："近世尚书何晏，耽声好色，心加开朗，体力转强，京师翕然，传以相授，历

---

① 张仲景：《金匮要略方论》，影印本，北京：人民卫生出版社，1956 年，第 17、58 页。

② 巢元方：《诸病源候论》，卷 6，影印本，北京：人民卫生出版社，1955 年，第 33 页。

③ 范行准：《中国医学史略》，北京：中医古籍出版社，1986 年，第 53 页。

岁之困，皆不终朝而愈。"①何晏耽声好色，实有可征，但他服"寒食散"未必为了济其嗜欲。以上引文只能这样理解：何晏贪欲过度，以致精神委顿，身体虚羸，服"寒食散"后，精神转佳，体力转强，因而京师翕然相从，每每多获良效。十分明显，"寒食散"一开始就被用来补虚，也是以强壮剂行世的。

从广义来讲，服散补虚也可算作治病，但"寒食散"不是被当作具有特异疗效的药物用于某些特定疾病的治疗，而是作为高级补药被人们自觉地用来强壮身体。余嘉锡的《寒食散考》罗列了50余个六朝服散事例，②读过余文的人定会对这一点有较深的理解。

服"寒食散"的另一目的是延年益寿。秦承祖说："夫寒食之药，故实制作之英华，群方之领袖，虽未能腾云飞骨，练筋易髓，至于辅生养寿，无所与让。"③《千金翼方》论"五石护命散"功效说："能久服则气力转强，延年益寿。"④《医心方》引《释慧义论》说："五石散者，上药之流也，良可以延年养命，调和性理，岂直治病而已哉？"⑤在人们印象中，能使弱者复壮的药物自然可使壮者延年，所以无病之人服"寒食散"多是用作延年药。隋朝江总在《姬人怨服散篇》中云："薄命夫婿好神仙，逆愁高飞向紫烟，金丹欲成犹百炼，玉酒新熟几千年。"⑥在这首诗里，"寒食散"竟被当作和金丹等同的仙药了。

"寒食散"用于房中的记载极少见，前人根据何晏耽于声色，服后觉神情开朗，而认为"寒食散"是被用作房中药，至于更可靠的记载尚未寻得。不过《诸病源候论·消渴病诸候》中的"强中候"条下记载："强中病者，茎长兴盛不萎，精液自出，是由少服五石，五石热住于肾中，下焦虚。"⑦

① 巢元方：《诸病源候论》，卷6，影印本，北京：人民卫生出版社，1955年，第33页。
② 余嘉锡：《余嘉锡论学杂著》，北京：中华书局，1963年，第181—226页。
③ 丹波康赖：《医心方》，卷19，影印本，北京：人民卫生出版社，1955年，第425页。
④ 孙思邈：《千金翼方·飞炼》，卷22，影印本，北京：人民卫生出版社，1955年，第261页。
⑤ 丹波康赖：《医心方》，卷19，影印本，北京：人民卫生出版社，1955年，第426页。
⑥ 欧阳询：《艺文类聚》，卷32，排印本，北京：中华书局，1965年，第570页。
⑦ 南京中医学院：《诸病源候论校释》，北京：人民卫生出版社，1980年，第55页。

从这一记述可知，"寒食散"很有可能被当作房中药。房中、行气、服食，可说是古人养生三端，把房中和服食结合起来也是十分自然的。

六朝时期以不同目的服"寒食散"的人遍见于中上层社会。帝王如拓跋珪，臣僚如裴秀，僧侣如释慧远，医生如皇甫谧，妇人如王羲之姊妹，小儿如嵇康男婴[1]，都曾服用过"寒食散"，当时服散风气之盛，由此已可想见，班班可考的服石事例，似不必在此一一枚举了。

服"寒食散"能在魏晋蔚然成风，固然与"寒食散"某些有益于人体的生物学作用有关，但也有其赖以兴起的思想文化背景。

魏晋时期，中国结束了几十年的地主武装集团的混战，暂时实现了较大范围的统一。这一时期，农民革命转入低潮，而统治集团内部的互相杀夺却不断加剧，中央集权和地方豪族之间、门阀士族和庶族地主之间的矛盾日益加剧，形成了非常混乱的政治局面。这种形势下的门阀士族，虽然具有奢淫享乐的一定特权，但每当瞻念前途仍然满怀恐惧，因而他们既需要一种掩饰自己贪欲和遑遽心理的处世哲学，又力图找到动乱中掌握最高权力、稳定统治秩序的政治方针，因而代表时代思潮的玄学也就应运而生了。

一般认为服散之风兴起于开创了"正始玄风"的何晏，因而何晏既成了"清谈的祖师"，又成了"吃药的祖师"[2]。这个简单的事实很容易使人想到，玄学与服散之间是否存在着某种联系？

可以确认服散之风的盛行与魏晋玄学确实是密切相关的。这当然绝不在于玄学和服散有着同一个祖师何晏，而在于玄学思潮的风靡于世，促进了道家思想的流行和人们道德观、人生观的转变，从而为服散之风的盛行创造了必需的条件和基础。

魏晋玄学的基本特征是"儒道兼综"，玄学家们研究的著作主要是《老子》《庄子》和《周易》，即所谓"《老》《庄》《周易》，总谓三玄"。然而三玄的核心是老庄而不是《周易》，甚至玄学家们解释《周易》也采老庄

---

①　分别见于《魏书·太祖纪》《晋书·裴秀传》《高僧传》《晋书·皇甫谧传》《淳化阁帖》《艺文类聚》，卷 75，所载嵇康《寒食散赋》。

②　鲁迅：《鲁迅全集》，第 3 卷，北京：人民文学出版社，1973 年，第 501 页。

之说，形成了魏晋易学的一大特点。所以玄学之风的兴起，实际上导致了道家思想的流行，当时一些名流学士纷纷为《老》《庄》作注，老庄的清净无为、逍遥遁世的思想得到了广泛的传播，这使不少社会上层人士淡漠于政治纷争，转志于养生保健，只追求逍遥自得，正如嵇康所说："采薇山阿，散发崖岫，永啸长吟，颐性养寿"①，"浊酒一杯，弹琴一曲，志愿毕矣！"②很明显，服散作为"颐性养寿"的手段之一，随着道家思想的流行，日益为更多的人所采用。

魏晋道德观的转变，也是服散之风盛行的重要条件。两汉时期古板僵硬的名教，对人们的行为有着严重的束缚，汉末农民起义给这种精神桎梏带来了沉重的打击，曹魏正始年间人们开始用理性的眼光审察和批判过去的一切，"名教"和"自然"的关系，成为玄学家的重要论题。王弼的"崇本息末"论，强调扶植人的朴素情感和自然本性，嵇康则更明确地提出"越名教而任自然"的主张。在玄学理论的影响下，人们开始强调人的真情实感、自然之性和个性，在一定程度上摆脱了名教的桎梏和名誉、功利的束缚，在旧道德观念的禁锢下得到了一定程度的解放。只有在这时，需要严格将息节度的"服散"才可能风行于世。当时人们可因"散发"③违命，也可以饮酒居丧，"相与为散发保身之饮"④等种种放荡行为，都不被视为违背道德规范而受到指责，这在两汉时代是不可想象的。

另外，服散之风的兴起还与易学和医学的阴阳学说有关。阴阳双方地位的不平衡，是阴阳学说的重要特点。重视阳气的思想，在《易传》中已有体现，董仲舒之后，人们阳尊阴卑的观念更加牢固了。本属于哲学思想的阴阳学说被直接引入医学后，则形成了明显的重视人体阳气的特点，《素

---

① 嵇康：《幽愤诗》，见：《嵇中散集》，卷1，《四部备要》，台北：中华书局，1981年，第12页。
② 嵇康：《与山巨源绝交书》，见：《嵇中散集》，卷2，《四部备要》，台北：中华书局，1981年，第44—47页。
③ "散发"：服"寒食散"后，大多出现发热、烦躁等种种药物反应，称为"药物发动"，简称"药发""散发"或"石发"。
④ 《晋书·五行志》，见：《二十五史》，影印本，上海：上海古籍出版社、上海书店，1986年，第1338页。

问·生气通天论》中有相当长的一段，专论人体以阳为本的思想，其中有两句几乎人人皆知："凡阴阳之要，阳密乃固。……阳强不能密，阴气乃绝"；"阳气者，若天与日，失其所则折寿而不彰，固天运当以日光明。"[①]阴阳寒温之争可说是中医发展史上的一条主线。宋代以前，重视阳气的思想一直占据上风，在人们意识中，阳气是人体生命的根本，属阳的热力则是生命力的体现，所以服散者认为，服散后身觉发热方为得力，若不发热则为药量不足，还需加大剂量，岂不知盲目加大剂量最终容易导致药物中毒。我们有理由说，服散之风能够盛行，是与重视阳气的医学思想激励着人们对"热"的追求分不开的。

服散之风盛行约 300 年后开始衰落了。其根本原因则在于"寒食散"药性酷烈，"将息至难"，服散造成的一系列特殊病症引起了社会的警觉。唐代服"五石散"者已不多见，人们多单服钟乳石、白石英、紫石英等强身延年，服石的历史呈现出一大转折。

综前所述，服石炼丹作为一种影响广泛的养生修炼活动，有其多方面的思想基础。这种活动虽以延年益寿为最初动机，但当把这种动机推至极端时，则导致了对不死神仙的最终追求。神仙方士对非仙论者"有始者必有卒，有存者必有亡"的符合辩证法思想的名言进行批驳，虽然指出了归纳法在认识过程中的局限性，但其本身的形而上学特征是显而易见的。神仙学说不以任何客观事实为依据，绝无半点科学假说的特征，而属于十足的迷信幻想，具有明显的荒诞性。然而，神仙方士在对这种迷信幻想的追求中，却放弃了对于超自然的精神力量的信仰和崇赖，而是长期不懈地投身于关于物质特性的刻苦研究，这就使得服石炼丹远离了巫术，实际上成为一种科学实验活动。神仙方士在他们实验活动中曾受到物性互渗意识的主导，表现出低等思维的原逻辑特征，但他们在组合服石方剂和丹药配方、解释药物化学反应机制时，却运用了阴阳五行这种具有朴素辩证法和朴素唯物论特征的哲学思想作为理论工具，从而为他们的实验研究奠定了

---

① 《黄帝内经素问》，排印本，北京：人民卫生出版社，1963 年，第 15 页、第 20—21 页。

一定的科学基础。

　　服石炼丹作为追求长生不老的方术失败了，但炼丹家们取得的化学成就却在中国科技史上永放光彩。中国古代的汞化学、铅化学、砷化学、矾化学以及冶金技术，都由于炼丹家的创造而遥遥处于世界领先地位；中国古代四大发明之一的火药，也是在丹家的炼丹炉里诞生的；中国炼丹术经过阿拉伯传到欧洲之后，又成了近代化学的摇篮，这些都是中华民族的骄傲。当然，从医学史的角度研究服石炼丹，更应该注重它在医药方面的重要贡献。"医药化学源于中国"[①]，这是李约瑟博士经过深入研究之后得出的科学论断。这一论断的科学性，在于近代化学赖以产生和发展的欧洲炼丹术源于中国，而中国炼丹术一开始就具有明显的医药化学特征。目前，各类外用丹药仍被用于骨髓炎、骨结核、淋巴结核等慢性、阴性疮疡，在外科临床上发挥着重要作用。1981 年，四川人民出版社出版了《中国炼丹术与丹药》一书，披露了作者长期使用的秘验丹方，以及亲自炼制丹药的宝贵经验。中国医药界应当加强外用和内服丹药的研究，以冀促进现代医药化学的发展。

（王振瑞）

---

① ［英］李约瑟：《中国炼丹术与古代化学》，《中华文史论丛》1979 年第 3 期。

第五章
疾病观与方法论之进步
——由概括到分析研究

　　隋、唐时期，特别是唐代，政治稳定，经济繁荣，人口增加，科技发展，文化昌盛，内外交通发达，是我国封建社会空前的鼎盛阶段，为医药学的发展提供了良好的基础和条件。

　　在意识形态方面，儒学历来被封建统治者尊为正统，隋、唐时期也不例外。唐太宗李世民在称帝之前，即置秦府十八学士，留意儒学。即位后，尊孔子为"先圣"、颜渊为"先师"，还加筑国子监舍，增置生员，使"儒学之盛，古今未有之"。此期儒学中的伦理道德观以及重人事远鬼神、重实际黜玄想等思想对此期中医学的发展有着重要的影响。与此同时，由于统治者的提倡，佛、道两教也十分盛行。例如佛教，唐代和尚玄奘回国译入大梵语佛经，唐太宗还亲自写了《大唐三藏圣教序》，唐高宗写了《大唐三藏圣教序记》，借以弘扬佛教，说明佛教在唐朝受重视的程度。因此，此期文学艺术、哲学思想等也都带有很浓厚的佛教色彩。一方面轮回报应、宿命观等思想对医学有着一些消极的影响；另一方面，慈悲救世的思想也影响着医生职业道德的提高。道教创始于东汉，尊老子为教主，因唐代皇帝与老子同姓，故追认其为远祖，而大力推崇道教。很多道家在皇家的支持下，从事炼丹及一些医药研究。虽然企图达到长生不老的目的是荒谬的，但客观上，为古代化学及药物学研究积累了不少有价值的经验；而在医学思想上，其重视生命、重视养生的观点在隋、唐医学中留下明显的烙印。

另一方面，这一时期与前代各时期一样，也出现了许多唯物主义思想家。例如，唐初学者傅奕上疏奏请除去释（佛）教，指出"生死寿夭，本诸自然"，并揭露佛教迷信的诸多危害。唐代后期，柳宗元论证了"元气"的客观性，反对因果报应；刘禹锡作"天论"，提出"天人交相胜"的观点，批驳宿命论。他们的观点也对隋、唐医学家的思想有着一定影响。

必须要指出的是，讨论哲学观点对医学思想发展的影响，不能只注意到本时期的思想家对医学家思想的影响。事实上，由于一种思想的传播与被接受需要一定的时间，而中国古代又一直有着尊经崇古的文化传统，所以，前代，甚至是前数代思想家的观点也会对隋、唐医学家的思想产生不同的影响作用，在本章具体问题的讨论中，将会一一展开。总的来说，中医学是一种在实践中产生，而又一直都在为实践服务的应用科学，中医学思想发展中，确实受到各种思想的影响，而其主线始终是唯物主义。

第一节
隋、唐时期中医学思想的特点

研究医学思想史，是一个相当抽象的问题，只能透过医学现象来认识它。隋、唐时期的文化特色是敢于开放，并通过繁荣的文化交流，既吸收域外异邦的优秀文化成果，也使博大精深的华夏文明远播海外。在这样宽松活跃的文化大环境中，医药文化也显得精彩纷呈，各种哲学思想在医药学中的发挥都较少受到限制，而且能获得来自国内外各方面的新的思维方法与信息。因此，此时中医学思想的发展表现为以前只以局部地区或医学家个人经验为主从事医疗实践和著述活动的方法已被改变，医家们注重全面整理以前的医学成就，并结合医疗实践总结新经验和吸收新成就，达到医学理论和实践在更高层次上的综合发展。总的来说，这一时期中医学思想的发展有以下特点。

一、大同精神影响下的医书编撰思想

回顾隋、唐医学史，首先可以看到的现象就是我国现存的许多早期重要医学文献大多数是隋、唐时期的作品。如我国的第一部病因证候学专著——《诸病源候论》、第一部由政府组织编纂的药学著作——《新修本草》、第一部临床医学百科全书——《备急千金要方》，以及已佚的我国第一部大部头综合性方书——《四海类聚方》等，都是这一时期的作品。虽然不能排除文献存佚因素，但这一现象最主要是与当时的社会意识与文化氛围密切相关的。

隋朝杨坚于 589 年，结束了此前继秦汉以来，长达 300 年的连年战乱、南北对峙割据局面，重新统一了中国。唐朝建立以后，在很大程度上承袭隋制，也执行中央集权的封建统治。这种统一集中了财力，促进了南北各民族间的大融合及经济的发展，也符合中华民族的大同心理。而这种大同精神在中央集权的大背景下，得到充分的体现。尤其在礼乐的恢复、各学科文献的收集整理方面，与一种百废待兴的使命感相结合，使得统治者往往亲临主持。如隋文帝在隋开皇十四年夏四月，诏曰："在昔圣人，作乐崇德，移风易俗，于斯为大。自晋氏播迁，兵戈不息，雅乐流散，年代已久。四方未一，无由辨证。赖上天鉴临，明神降福，拯兹涂炭，安息苍生，天下大同，归于治理，遗文旧物，皆为国有。比命所司，总令研究，正乐雅声。详考已讫，宜即施用，见行者停。"[1] 而且，这种"研究""详考"还要求必须达到"至功至德，可大可久，尽品物之和，究杳冥之极"[2] 的境界。

在相当程度上，这种精神也影响着医学家们编撰医书的指导思想。如在隋大业二年（606年），炀帝王敕曹等所撰的31部新书，总计17000余卷，于大业十年撰成。其中之一为历史上空前的巨幅经方——《四海类聚方》，全书达2600多卷。因当时雕本未行，流传困难，后来又从其中撮取单方，名为《四海类聚单方》，也达到了300卷之巨。虽然《四海类聚方》与《四海类聚单方》均已遗失，其内容不得窥视，而卷帙之大在封建社会已成绝响，即使至今也很难超越。

大同精神对于医书编撰思想的影响，并非是仅指皇帝关心并由政府来组织编撰巨帙医书，而更重要的是医家们在医书的编撰过程中所反映出了大与全的愿望。如上面提到的我国第一部病因证候学专著《诸病源候论》，此书奉诏而修，而从其内容来说，全书50卷，分667门，载列证候1700余条，分别论述了内科、传染科、外科、骨伤科、妇科、儿科、五官科等各科疾病的病因病机及证候，其内容之全，是前所未有的，显示出与魏晋时代在医书收载内容上自由的个人选择不同的风格。这其实是反映了编撰医书的医家巢元方等人在学科及病种的收载上求全的思想。当时医学的客观发展可能跟不上人为的"大全"要求，有时为了形式上的完整，甚至不

① 魏征：《隋书·高祖本纪下》，卷2，北京：中华书局，1973年，第39页。
② 魏征：《隋书·高祖本纪上》，卷2，北京：中华书局，1973年，第10页。

得不在内容上进行重复。

唐代的医书编撰思想也同样受着这种精神的影响，不仅表现在政府敕修第一部药学著作《新修本草》中，而且也表现在《备急千金要方》《外台秘要》等个人著作的编撰中。《备急千金要方》30卷，被医史界认为是我国的第一部临床医学百科全书，称之为"百科全书"，可见其收载内容上的全面。它不仅包括内科、外科、妇科、儿科、五官科等各科，还包括了医德、方药、养生、老年医学、针灸等方面的内容。而《外台秘要》40卷，分1104门，收载的方论近万条，在篇幅上更比《备急千金要方》为大，收载了唐及唐代以前60多家医方医论。王焘在其《外台秘要方序》中，表达了他的编撰思想："主上尊贤重道，养寿祈年，故张、王、李等数先生继入，皆钦风请益，贵而遵之，故鸿宝、金匮、青囊、绿帙，往往而有，则知日月所照者远，圣人所感者深，至于啬神、养和、休老、补病者，可得闻见也。余取采而录之，则古所未有，今并缮缉而能事毕矣。"[①]可见他的愿望就是编撰一部大而全的医书。

诚然，一种思想的实现必须要有一定的现实条件。所以应该强调的是，隋、唐时期大同精神影响下的医书编撰思想之所以能真正通过此期的医书编撰而实现，与当时的安定繁荣的社会背景和活跃宽松的文化环境是分不开的。

二、重视人命、重视健康的思想

如前所述，这一时期的意识形态中儒、道、佛三家并行，对医学思想的影响也是三者兼而有之。这一点在本节以后的论述还会谈到。但是总的来说，在医学思想中，还是道教思想的影响比较大，主要表现为重视人命、重视健康，讲究静心宁神、修身养性，排除各种世俗欲念的干扰，颐养生命。但是中医学家在生命问题上，大多是唯物的，不认为人可以长生不死，所以，并不追求长生不老。这一思想最集中地体现在对经典中医基

① 王焘：《外台秘要·序》，北京：人民卫生出版社，1955年，第22页。

础理论书籍的编次注释，也就是医经之学上。

　　唐、宋医经之学，虽然也受经学注疏的影响，但因为他们又多精通老庄之学，也受南北朝释道二家义证之书的影响，他们注释医经的态度与经学章句有所不同。尊经崇古的思想不像后来的宋、明时期那么深重，比较客观而注重实用。在此要重点讨论的不是唐代《内经》注家的注释方法，而是他们对于生命与健康的重视程度。《黄帝内经太素》可以说是现今研究《黄帝内经》的最早版本之一。撰者杨上善，相传为隋大业年间（605—617 年）的太医，但有人认为其撰《黄帝内经太素》的时间为唐初。该书在北宋时期仍然流行，宋校正医书局的林亿等曾用它来校勘王冰的《补注黄帝内经素问》。但至南宋之后，此书渐散佚。19 世纪，日本学者发现了我国唐代传过去的手抄御藏本。清光绪年间（1875—1908 年）又从日本影抄回我国。日本学者丹波元胤认为："今睹其体例，取《素问》《灵枢》之文，错综以致注解者，后世有二经分类之书。上善实为之唱首，乃冠以是书。"[1] 我国许多医史学家也同意这一观点。如李经纬先生等指出："杨氏是分类研究《内经》的第一家。"[2] 傅维康先生也说："《黄帝内经太素》首创对《内经》作全面分类……将《素问》《灵枢》两经各八十一篇全部拆散，按其不同的内容，首次分为摄生、阴阳、人合、藏府、经脉、腧穴、营卫气、身度、诊候、证候、设方、九针、补泻、伤寒、寒热、邪论、风论、气论、杂病十九大类。"[3] 从杨上善对《内经》内容的分类编排来看，以摄生、阴阳、人合、藏府、经脉……为序，将养生内容放在首位。至于中唐时期，王冰注释的《黄帝内经素问》是所有《素问》注本影响最大的一种。据王冰在"自序"中自己介绍的编撰方法："其中简脱文断，义不相接者，搜求经论所有，迁移以补其处。篇目坠缺，指事不明者，量其意趣，加字以昭其义。篇论吞并，义不相涉，阙漏名目者，区分事类，别目以冠篇

①　丹波元胤：《中国医籍考》，北京：人民卫生出版社，1956 年，第 49 页。

②　李经纬、李志东：《中国古代医学史略》，石家庄：河北科学技术出版社，1990 年，第 123 页。

③　傅维康主编：《中国医学史》，上海：上海中医学院出版社，1990 年，第 162 页。

首。"①可见确实如马继兴先生指出的那样："王氏这一注本……将《素问》原文的次序进行很大的调整和字句校订增删。"据马继兴先生的考证，王冰的注本"是在全元起氏注本基础上写成的"②。全元起是南北朝齐梁间（约6世纪）人，全注《素问》一书共8卷70篇，第1卷的篇目为"平人气象论、决死生篇、藏气法时论、宣明五气篇、经合论、调经论、四时刺逆从论"。而"生气通天论""金匮真言论"放在第4卷中；"上古天真论""四气调神论"则放在第9卷。王冰在编撰过程中把"上古天真论"放在全书的第一篇，继之为"四气调神大论""生气通天论""金匮真言论"，由此4篇组成第一卷。与杨上善不谋而合，也将养生类的内容放在最为首要的位置，说明了唐代医家重视生命、重视健康的思想。

三、重视实践感知的认识论

研究此时期医学的内容，就会发现有一个明显的特点，就是医家都注意一个一个病证的研究探讨。应该说，这一特点出现早于隋、唐，在晋朝葛洪的著作中，就看到了关于"豌豆疮"等至今仍能令人接受的具体疾病的精彩描述。但是，在魏晋南北朝时期，这样的医学认识显得并不那么普遍，至少，从今天我们可以看到古医籍文献中只能得出这样的结论。而到了隋、唐就不同了，无论病因证候学专著《诸病源候论》、综合性医书大全《备急千金要方》，还是骨伤科专著《理伤续断秘方》、妇产科专著《经效产宝》等，都具有这样的特点。

而本书要讨论的并非这一现象，而是导致这一现象的思想根源。这反映的是隋、唐医家在疾病观与方法论方面的进步。说明此时疾病认识与研究的指导思想从概括走向具体，从笼统走向细致，从疾病的大致分类走到对逐个病证的具体探讨。进一步说，从汉、魏时期开始医家对疾病的认识就从早期倾向于哲学的类推，向实践的感知转变。而至于隋、唐时期，医

---

① 王冰：《黄帝内经素问注序》，北京：人民卫生出版社，1963年，第7页。

② 马继兴：《中医文献学·中医文献源流》，上海：上海科学技术出版社，1990年，第73—74页。

家普遍坚持从实践中不断总结经验，反映生理、病理、诊断和治疗的本质和规律，使这一时期的中医理论及中医临床治疗思想表现出以唯物主义为主体的世界观。

事实上，在我国文化中，唯物主义的认识论有着十分深远的历史渊源。早在战国初年的墨子，就强调一切知识来自"耳目之实"。他说："天下之所以察知有与无之道者，必以众之耳目之实，知有与亡为仪者也。"[①]可见，他认为判断一事物的有无，其依据只能在于它是否能被众人所看到或听到。此后战国后期的荀子也认为认识从感觉开始，人和外界事物直接接触才形成知识，并且说："形体、色理以目异，声音清浊、调竽、奇声以耳异，甘、苦、咸、淡、辛、酸、奇味以口异，香、臭、芬、郁、腥、臊、洒、酸、奇臭以鼻异，疾、痒、凔、热、滑、铍、轻、重以形体异。"认为感官反映外界属性的功能各有不同，耳听声、目视色、鼻辨嗅、口品味，形体感知冷暖软硬等，它不能相互代替。而感官所获得的只是关于事物表面现象的知识，这些知识还有待于"心"做进一步加工整理，荀子将心的这种功能称为"征知"。荀子强调："心有征知，征知则缘耳而知声可也，缘目而知形可也，然而征知必将待天官之当簿其类，然后可也。"[②]只有感官与对象相接触获得了感性了解，才能发挥征知作用，即进行辨别真伪、分析综合的思维活动。荀子提出感觉经验与理性思维对于正确地认识外物，都是必不可少的，要想获得全面的知识，就必须设法排除局部情况或主观偏见的蒙蔽。他说："凡人之患，蔽于一曲而闇于大理。"[③]"见其可欲也，则必前后虑其可恶也者；见其可利也，则必前后虑其可害也者。而兼权之，孰计之，然后定其欲恶取舍，如是，则常不失陷矣。"[④]与荀子差不多同时代并做过荀子学生的韩非子也认为：人是凭借天赋的认识能力进行认识活动的，所谓天赋的认识能力指眼视、耳听、心虑这些与生俱来的

---

① 《墨子·明鬼下》，卷3，见《二十二子》，上海：上海古籍出版社，1986年，第248页。

② 《荀子·正名》，卷16，见《二十二子》，上海：上海古籍出版社，1986年，第343页。

③ 《荀子·解蔽》，卷15，见《二十二子》，上海：上海古籍出版社，1986年，第339页。

④ 《荀子·不苟》，卷2，见《二十二子》，上海：上海古籍出版社，1986年，第293页。

感觉与思维器官的功能。他说："人也者，乘于天明以视，寄于天聪以听，托于天智以思虑。"①并从这些观察与思考中找到规律，然后"缘道理以从事"，即按客观规律办事。他提出用"参验"的方法来验检一种认识对与不对，"言会众端，必揆之以地，谋之以天，验之以物，参之以人，四征者符，乃可以观矣。"天、地、人、物四个方面包括了自然与社会的各方面的因素。韩非子非常强调实际功效在认识中的意义，例如，他说："夫视锻锡而察青黄，区冶不能以必剑；水击鹄雁，陆断驹马，则臧获不疑钝利；发齿吻形容，伯乐不能以必马；授车就驾而观其末涂，则臧获不疑驽良。"认为只看不用，即使名家也无法判剑之钝利，识马之驽良；而如果通过了解劈物、驾车等使用效果，则愚人也能分辨清楚。他还认为"夫言行者，以功用为之毂者也。"②即认识必以实际效益为目的，没有效益的认识便没有意义。

从隋、唐时期的医著中可以看到，古代哲学中的这种认识论对隋、唐医家的影响是十分深刻的。他们认为人体的生理与疾病是可以认知的。人体表现于外的各种功能活动征象，各种疾病的症状与体征，可经体察而知之；而藏于内之生理、病理的机制，可司外揣内而知之。因此，医生对人体，尤其是疾病的认识必须注重用自己的口、眼、耳、鼻、手等器官进行望、闻、问、切，对不同病人的具体疾病情况进行全面的观察，排除假象，得到真实的结论。如孙思邈认为："凡诸百邪之病，源起多途，其有种种形相，示表癫邪之端，而见其病。"③"气发于内，必先有候，常宜审察其精神，而采其候。"④故医生诊病"须精别阴阳，审其清浊，知其分部，视其喘息"⑤，进行细致的临床观察。这种临床观察包括了望、闻、问、切各个方面。具体来说，"相色，色脉与形不得相失"；"闻声，声合五音"；"问而知之，别

---

① 《韩非子·解老》，卷6，见《二十二子》，上海：上海古籍出版社，1986年，第1137页。
② 《韩非子·问辩》，卷17，见《二十二子》，上海：上海古籍出版社，1986年，第1176页。
③ 孙思邈：《备急千金要方·小肠府》，卷14，北京：人民卫生出版社，1982年，第261页。
④ 孙思邈：《备急千金要方·少小婴孺方》，卷5，北京：人民卫生出版社，1982年，第78页。
⑤ 孙思邈：《备急千金要方·肾藏》，卷19，北京：人民卫生出版社，1982年，第346页。

病深浅"；"诊脉，知病元由，流转移动，四时逆顺，相害相生，审知脏腑之微"①。这些方法不可偏废，必须全面考虑，"夫为医者，虽善于脉候，而不知察于气色者，终为未尽要妙也"，"知一藏者为下工，知二藏者为中工，参而知之为上工"②。因此，医家将他们在临床实践中真正观察到的东西反映在他们的著作中，就是对于临床上每一个具体病证的详细描述。关于此期医家更为具体的病因病机及临床表现的认识特点将在下一节中讨论。

对于医学理论、医疗经验的检验也是以有无实效为标准，以切于实用为目的。如孙思邈在《备急千金要方》卷 22 中有个"正观初衢州徐使君，访得治丁肿人玉山韩光方"，孙氏通过贞观年间（627—649 年）亲自"治得三十余人差"，而得出"大神验"的结论，因此"故录之"③。可见他著书取方是以效验为标准的。而王焘作为一代鸿儒、政府官吏，他之所以会夜以继日付出极大的艰辛来编撰医学著作《外台秘要》，其重要原因据他自己所说："因婚姻之故，贬守房陵，量移大宁郡，提携江上，冒犯蒸暑，自南往北，既僻且陋，染瘴婴痾，十有六七，死生契阔，不可问天。赖有经方仅得存者，神效妙用，固难称述。遂发愤刊削，庶几一隅。"④ 也正是中医药的神奇疗效，激发了他编撰医书的热情与愿望。此外，此期不论是医家的个人著作，还是政府编撰《新修本草》，追求的目的是完全一致的，那就是实用的需要。孙氏在《备急千金要方·序》中说：由于学医有得，"亲邻中外有疾厄者，多所济益，在身之患，断绝医门。故知方药本草，不可不学。吾见诸方部秩浩博，忽遇仓促，求检至难，比得方讫，疾已不救矣。呜呼，痛天枉之幽厄，惜堕学之昏愚，乃博采群经，删裁繁重，务在简易，以为《备急千金要方》一部，凡三十卷。虽不能究尽病'源'，但使留意于斯者，亦思过半矣。"⑤ 明确表达了他是从本人的医疗经验中体会到社会对医药的迫

① 孙思邈：《备急千金要方·序例》，卷 1，北京：人民卫生出版社，1982 年，第 3 页。
② 孙思邈：《备急千金翼方·色脉》，卷 25，北京：人民卫生出版社，1982 年，第 298 页。
③ 孙思邈：《备急千金要方·丁肿》，卷 22，北京：人民卫生出版社，1955 年，第 391 页。
④ 王焘：《外台秘要·序》，北京：人民卫生出版社，1955 年，第 22 页。
⑤ 孙思邈：《备急千金要方·序》，北京：人民卫生出版社，1955 年，第 6 页。

切需求，为了医家病者在急用之时便于检索，才发奋编撰此书。而在《新修本草·孔志约序》中，也提到苏敬上书表述提出重修本草的理由是"以为《本草经》者，神农所作，不刊之书也。惜其年代浸远，简编残蠹"，而导致了"承疑行妄，曾无有觉，疾瘵多殆，良深慨叹"，为了"尽医方之妙极，拯生灵之性命"①，所以需要重修。说明实用虽说不一定是此时编辑医书的唯一目的，但却是最重要的、最有说服力的目的。

四、分析综合法倾向为主的方法论

隋朝巢元方的《诸病源候论》可以说是中医学对逐个疾病与逐个症状展开具体而细致的病因病机讨论的开端，隋、唐的其他医家的医学思维也均循此思路。由于医学要解决的恰恰是一个一个不同的病证，医生从临床实践中能够观察到的也是一个一个具体的病证，所以这种从笼统向具体的转化，无疑是认识论与方法论方面的进步。仔细研读这一时期的医学著作，可以发现，虽然这期医家所采用的研究方法很多，如继承了前代所常用的类推法、比较法等等。

一般认为，导致人体产生一系列病理变化的病因是疾病所表现出来的现象的原因，而这些疾病现象则是病因作用于人体的结果。早在《内经》时期，中医学就强调针对病因进行治疗的重要性。因此，疾病现象是什么原因引起的，一直是医家在诊断中首先思考的问题，也是在当时的条件下最为费心劳神而不易解决的问题。现代的医学研究常常由不同的病因入手来研究不同疾病可能出现的症状与体征。因为研究手段与设备不同，隋、唐医学家所能观察到的，只是一系列临床上的疾病表现与环绕在病人周围的各种自然与人文环境。因而他们必须使用分析综合法来进行疾病研究，即根据临床上应用望、闻、问、切等各种手段进行调查研究所搜集到的疾病资料，结合观察病人的自然、社会环境等其他客体所得到的多种信息，加以分门别类，进行分析、整理与综合，并从中找出某些规律，作出对病

---

① 苏敬撰，尚志钧辑：《新修本草》，合肥：安徽科学技术出版社，1981年，第12—13页。

因病机的推测。

换言之，此期医家分析综合法的运用，表现在对一个一个疾病性质的把握方面。为了把握一个疾病各方面的性质，他们将一个疾病分成若干单独的部分，可以分成若干个症状，或者分成若干个病程阶段，逐个进行研究，从而分析症状的性质及各阶段疾病发展的趋势，这就是分析法的运用；在分析的基础上，将各种症状、病因与病机进行有机组合，从不同的层次形成对疾病的整体动态联系，把握各种症状与病程的本质，这就是综合法的运用。

他们对疾病的分析不仅重视一个疾病总的病因病机，而且深入到每一个症状。以《诸病源候论·霍乱病诸候》为例，首先要说明的是这里所言之霍乱病并非今天所说的由霍乱弧菌引起的Ⅱ号病，当时我国尚未有此病的流行，当时所言之霍乱是指以呕吐、泄泻、腹痛为主症的各种胃肠道急性炎症。书中对其总的病因是这样分析的："霍乱者，由人温凉不调，阴阳清浊二气有相干乱之时，其乱在于肠胃之间者，因遇饮食而变发。"并更为细致地分析了心腹痛、呕吐、下利、心腹胀满等各个具体症状："霍乱而心腹痛者，是风邪之气客于藏府之间，冷气与真气相击，或上攻心，或下攻腹，故心腹痛也""霍乱而呕吐者，是冷入于胃，胃气变乱，冷邪既盛，谷气不和，胃气逆上，故呕吐也""霍乱而心腹胀满者，是寒气与藏气相搏，真邪相攻，不得吐利，故令心腹胀满。其有吐利过多，藏虚邪犹未尽，邪搏于气，气不相宣发，亦令心腹胀满""霍乱而下利不止者，因肠胃俱冷而挟宿虚，谷气不消，肠滑故洞下不止也。"不仅如此，巢氏还进一步将各兼症均进行了细致的病因病机分析。如"霍乱而心烦者，由大吐大利，府藏气暴极，夫吐者，胃气逆也，利者，肠虚也，若大吐大利，虚逆则甚，三焦不理，五藏未和，冷搏于气，逆气上乘心，故心烦。亦有未经吐利心烦者，是冷气入于肠胃，水谷得冷则不消，蕴瘀不宣，气亦逆上，故亦心烦""霍乱而烦渴者，由大吐逆，上焦虚，气不调理，气乘于心，则烦闷；大利则津液竭，津液竭则藏燥，藏燥则渴烦""霍乱而转筋者，由冷气入于筋故也。足之三阴三阳之筋，起于人足趾，手之三阴三阳筋，起于人手指，并循络于身。夫霍乱大吐下之后，阴阳俱虚，其血气虚极，则手足逆冷，而荣卫不理，冷搏于筋则筋为之转，冷入于足之三阴三阳，则脚筋转，入于手之三阴三阳，则手筋转。随冷所入之筋，筋则转。转者，皆由邪冷之气，击动其筋而移转也。"①综合以上各症状的分析，不难发现，各种症状的病机虽各不相同，但大致总是与冷热阴阳之气干乱于肠胃有关，这也是霍乱病最为关键的病因，也就是治疗的关键所在。从巢氏的症状分析中还可以看到一个明显的特点，就是开始在临床上将脏腑功能与病因病位及病机表现联系起来进行探索，使中医学基础理论与临床学科走上相互融合的道路。由于《诸病源候论》的病症分析做得相当细致，著名的唐代医家，如孙思邈、王焘等对之十分欣赏，以致于在他们的著作中，常引用《诸病源候论》的理论代替他们本人的分析。而且直至宋代也仍沿袭此风，更有甚者，在明、清医著中也仍见此遗风。

可以说，这种分析综合法是介于中医基础理论与临床学科之间的一种桥梁，它使看不见、摸不着的中医病机学说，以相对固定的因症搭配关系从临床证候的形式中表现出来，并可以直接用以指导具体的治疗用药。所以，直至今天的中医高等院校教科书中，关于证候的分析，仍然使用与巢氏的相仿的分析综合法。

五、在鬼神、天命方面的矛盾观点

医学家的学说和学术思想，与医家的世界观等密切相关，与时代政治、经济、科学文化的发展情况也多有关联。对此，必须有相应的分析，判断其间的关系和影响。

诚如上述，隋、唐医家的认识论大多是唯物的，但此时医学思想中却依然部分地存在鬼神、天命观念，这确实使当时的医学思想显得有些庞杂而矛盾。然而这与当时的社会环境是分不开的。唐代的统治者在这一问题的态度上也存在着矛盾的两面。隋、唐时期的有些皇帝比起秦、汉时期

① 巢元方:《诸病源候论·霍乱病诸候》，卷22，北京：人民卫生出版社，1955年，第121—123页。

的那些迷醉于炼丹求仙以追求长命百岁的皇帝，显然在人寿问题上的认识要高明得多。如唐太宗李世民在贞观元年（627年）12月，对自己的侍臣说："神仙事本虚妄，空有其名。秦始皇非分爱好，遂为方士所诈，乃遣童男女数千人，随徐福入海求仙药，方士避秦苛虐，因留不归。始皇犹海侧踟蹰以待之，还至沙丘而死。汉武帝为求仙，乃将女嫁道术之人，事既无验，便行诛戮。据此二事，神仙不烦妄求也。"①而他还不止一次地强调这个观点，如贞观十一年（637年）二月，又诏曰："夫生者天地之大德，寿者修短之一期。生有七尺之形，寿以百龄为限，含灵禀气，莫不同焉，皆得之于自然，不可以分外企也。"②但是皇家太医院中作为医学四科之一，却仍然设有咒禁科，有计划地培养咒禁生。所谓咒禁，是指以"咒禁拔除为厉者"③，并且与太医署同级（即正职"令"品位为从七品下，副职"丞"品位为从八品下），还设有太卜署，以专司祭祀、占卜、逐鬼之事。可见此时统治者对于人不能成仙，已有比较清醒的认识，而对神鬼可以带来灾难与疾病却是深信不疑。

统治者这种观点也许代表着这一时期人们对于神鬼的矛盾态度，因为在隋、唐医著中往往也存在着同样的情况。例如《诸病源候论》中对传染病因的认识，提出了物质性"戾气"病因的新说，认为这是由于"岁时不和，寒温失节"而产生的一种大自然的"气"。但是在预防问题上，却又在服药预防之外，提出了"为法术以防之"，此"法术"大多是指"存神禳辟"的符咒及意念。再如王焘的《外台秘要·序》中说："有客谓余曰：禀生受形，咸有定分，药石其如命何？吾甚非之，请论其目。夫喜怒不节，饥饱失常，嗜欲攻中，寒温伤外，如此之患岂由天乎？"④态度鲜明地批评了天命论的观点，强调疾病与天命无关，但是在卷33"求子法"中对于无子一病的治疗，又提出必须"本命不在子休废死墓中生者，则求子必

①　刘昫：《旧唐书·太宗本纪上》，卷2，北京：中华书局，1975年，第33页。

②　刘昫：《旧唐书·太宗本纪上》，卷2，北京：中华书局，1975年，第46页。

③　欧阳修、宋祁：《新唐书·百官志》，卷48，北京：中华书局，1975年，第38页。

④　王焘：《外台秘要·序》，北京：人民卫生出版社，1955年，第22页。

得"[1]，说明他还是认为无子可能与天命有关，而且如若真是天命注定，则是人力所不可违的。在他的书中，还记载了"推王相日法""推贵宿日法"等用以推算可使胎儿享有富贵之命的受孕时日的方法，在"难产法"中更是记载了多种以产妇年龄、当年干支、月份、日子等来推算各种可能导致难产的禁忌并解法，体现了贫富、祸福的天命观点。在孙思邈的两部《千金方》中，也有同样的问题，这将在第三节中专门讨论。

总之，讨论中医学思想是一个相当复杂、困难，甚至有几分迷惑的问题。尤其是在隋、唐这样一个皇家哲学三足鼎立的特殊时期，医学思想正处于一个承前启后的时代，医家显示出来的思想往往由于对不同疾病的认识水平不同，认识与研究的方法也不同。不仅是这一时期医家的整体思想是矛盾的，而且是每一个有代表性的医家个人也往往如此。在思考一个时期医学思想史时，首先应当承认矛盾是时代的必然反映，研究的基础只能是实事求是；其二应当联系当时的社会文化因素，努力抓住比较本质的东西。

第二节
病因病机与疾病证候认识之深化

中医的病因学说，发展至汉代，基本上已形成"千般疢难，不越三条"的概念，奠定了"三因学说"基础。即以六淫为内容的外因学说、以七情为内容的内因学说和以虫兽、房室、刀刃伤为内容的不内外因学说。隋、唐时期医家本着"医之作也，求百病之本而善则能全"[2]的思想，在医疗实践中作了新的探索。虽然此期的病因理论从总体上说，仍然未能超出三因病因说的范畴，但是加深对一个个的疾病或证候的研究，在各种具体

---

① 王焘：《外台秘要·求子法》，卷 33，北京：人民卫生出版社，1955 年，第 903 页。

② 巢元方：《诸病源候论·序》，北京：人民卫生出版社，1955 年，第 1 页。

的疾病或证候的病因追寻、病理探索、证候症状分析等方面，获得了不少重要发现。应该说，隋、唐时期，在病因学和证候学方面均有显著进步。其特点为：开展一个病、一个证候的病因研究；注意客观症状的描述；以证候分类，注意同类间的鉴别；证候与病因结合、证候与脏腑联系；注意预后的分析。

一、病因认识之深化

对病因学的研究，隋朝巢元方《诸病源候论》之成就最为卓越。此书对临床各科疾病广收博采，系统地予以编纂和分类。而且对每一病证逐个深入研究，在病因方面，或提出新的认识，或提出较为符合实际的推论。而孙思邈的《备急千金要方》《千金翼方》和王焘的《外台秘要》虽为方书，也均在阐述治疗医方之前，先论述病因病机，有的采用《诸病源候论》的理论，有的则提出本人很有价值的看法。

（一）传染病病因的探索

隋、唐医家对传染病病因的探索是此期医学的一大特色，具有时代的先进性。其十分引人注目的一点是对于传染病的病因着重于对自然界中客观事物的新探求，而不是寄托于虚无的神鬼，也不满足于传统的六淫说，这非常难能可贵。

1. 关于"乖戾之气"的提出

所谓"乖戾之气"，是关于传染病病因的一种探索。远古时期，人们出于对传染病感染率与病死率居高不下的恐惧及缺乏了解，曾经将之归咎于神鬼作祟。在汉代的《伤寒杂病论》中，以"伤寒病"为概括性病名，专门讨论一些传染病或非传染性的发热性疾病，提出了"四气皆能为病，而以伤寒最为杀烈之气"的理论，以异常气候之"寒"邪为病因。晋朝葛洪在《肘后备急方》中则对属于传染病范畴的温病提出了"疠气"病因，认为温病是"其年岁中有疠气兼挟鬼毒相注"而成。名曰疠气，但挟鬼毒，尚未完全脱离鬼神为病之观点。

《诸病源候论》提出伤寒、温病、时行、热病、疫疠五类范畴，各自独立成篇分别论述其病因和不同证候。此书以自然界的客观存在中去寻求病因作为指导思想，并且突破了以气候异常所形成的六淫来包罗外感病因的旧有学说，提出了"乖戾之气"的新观点。认为伤寒、温病、时行、热病、疫疠五类疾病之所以能够多相染易，是因为在自然界中另有"乖戾之气"存在，而气候之温凉失节可能是一个诱因。由此将这五类病病因均归属于"乖戾之气"，如"伤寒之病……若因岁时不和，温凉失节，人感乖戾之气而发病者，此则多相染易。"[①] 五类病的传染性各不相同，以温病、时气、疫疠三者的传染性为强，如"（温病）此病者皆因岁时不和，温凉失节，人感乖戾之气而生病，则病气转相染易，乃至灭门，延及外人"[②]。而尤以疫疠的传染性为最强——"如有鬼厉之气"。这一可贵思想，无疑成为后代温病学说之先驱。

隋、唐时期已经认识到的传染病，除了以上比较笼统的五类病之外，也许还有一些具体的疾病。例如黄疸病，我们现在已经认识到，可能引起黄疸症状的疾病，有很多种属传染病，最常见如传染性肝炎。隋、唐之前，在《伤寒论》中提到了发黄证候，《肘后备急方》中提出过"时行病发黄"。但隋、唐医书中，有一个值得注意的倾向。在《诸病源候论》中，像《肘后备急方》一样，提到"时行病发黄"，但"黄疸"一病却不归入时行病，而是另列一篇。唐代医书中，这种情况有了变化，如《千金要方》中将"黄疸"归入"伤寒"，《外台秘要》将"黄疸"归入"温病"加以论述。在其他病种分类趋于愈细愈专的情况下，反将"黄疸"隶属于伤寒、温病之下，确实说明了一个问题：此时医家很可能已经认识到了该病的传染性、流行性。

更为可贵的是，《诸病源候论》不仅只是强调各病的传染性，而且还指出均可未病先防，在伤寒等五类提到能相染易的疾病中，不厌其烦地反复提到"故须预服药及为方法以防之"。可见此时的预防措施包括两个方

---

① 巢元方：《诸病源候论·伤寒病诸候下》，卷8，人民卫生出版社，1955年，第52页。

② 巢元方：《诸病源候论·温病诸候》，卷10，北京：人民卫生出版社，1955年，第64页。

面：一为"服药"；二为"方法"。遗憾的是因此书不载药方，看不出当时预防所用的是何方何药。另一类"方法"指的是法术咒禁，反映医学思维发展的曲折迂回。到了唐代，医家对服药预防更为重视，《千金方》与《外台秘要》中均有避瘟专篇，设方甚多，有丸、散、酒、汤等各种内服剂型，也有熏、洗、洒、佩挂等外用剂型，还有饮水消毒、空气消毒、用具消毒、人员隔离等各种不同的预防办法。有些药物如雄黄、菖蒲等，至今仍在民间沿用。

从总的情况看，隋、唐时期对于传染病已基本摆脱鬼神病因观的影响，也未完全为笼统的三因病因说所制约，应该说中国此期在探讨传染病病因上已迈出了新的步伐，达到了新的水平。可惜这个新的起步，由于实证之手段，仍然存在着传统推理猜测的软弱性，并未能形成学派，也未能得到强有力的继承而使之继续发展，所以在其后的漫长岁月里，基本上又被笼统的三因学说所吞没，病因学研究倒退了。大约在 1000 年后，明代传染病学家吴又可在探索传染病病因时继承了巢氏的"戾气"说，并在其致病的特异性等方面作出了创造性发展，但因时代条件的限制，也只是昙花一现地被溶解于传统病因的学说中未能发展，这实在是中医病因学发展中的一大悲哀。

2．关于"虫说"的深化

虫，作为病因之一，隋、唐之前多指肉眼可见之虫。而隋、唐医家对诸如尸注、鬼疰、射工水毒、沙虱、麻风及癣、疥等病均认为属因"虫"引起之病，这就超越了前人认识的广度和深度，而赋予"虫"说更深更新的意义。

如尸注、死注、飞尸、鬼疰等病（类似今天之结核病），巢氏的《诸病源候论》认为是因"人无问大小，腹内皆有尸虫。尸虫为性忌恶，多接引外邪，共为患害"①而致。作者相信，尸注、鬼注等病者因有"尸虫"客观存在而致。虫之由来，则为"人有病注死者，人至其家，染病与死者相

———
① 巢元方：《诸病源候论·尸注候》，卷 47，北京：人民卫生出版社，1955 年，第 250 页。

似，遂至于死，复易旁人，故谓之死注"①，或"与患注人同共居处，或看侍扶接，而注气流移，染易得注，与病者相似，故名生注"。②很明显，这是接触传染所致；"人死三年之外，魂神因作风尘，著人成病，则名风注"③，这已涉及空气飞沫传染；"人有染疫疠之气致死，其余殃不息，流注子孙亲族，得病症状与死者相似，故名殃注。"④此可能与密切接触传染有关，亦可能属于家族遗传；"坐席饮啖，而有外邪恶毒之气随饮食入五脏……故谓之食注"⑤，此为消化道传染。可见，巢氏通过长期观察和临床研究，对尸注等病的传染途径作了合乎逻辑的推论。

又如射工水毒，《诸病源候论》中描述："江南有射工毒虫，一名短狐，一名蜮，常在山涧水内……冬月并在土内蛰……夏月在水内，人行水上，及以水洗浴，或因大雨潦急，仍逐水便流入人家，或遇道上牛马等迹内，即停住。其含沙射人影便病。初得时，或如伤寒，或似中恶，或口不能语，或身体苦强，或恶寒热，四支拘急……"⑥根据其对发病地区、季节、条件及以及早期症状表现及预后的阐述，可以看出这实际上已比较确切地论述了血吸虫病。从马王堆一号汉墓妇尸肠道检出血吸虫虫卵可知，该病在中国流行确有2000多年的历史。从以上描述可以看出，在隋代对此病的认识已经达到很高的水平。特别可贵的是，还设想冬月取其虫"以为屑，渐服之"，期望以毒攻毒预防之。

《诸病源候论》对沙虱病的论述也是十分精彩的。书中说："山内水间有沙虱，其虫甚细，不可见人，入水浴及汲水澡浴，此虫著身，及阴雨日行草间亦著人。便钻入皮里，其诊法初得时，皮上正赤，如小豆黍粟，以手摩赤上痛如刺。过三日之后，令百节疼强痛寒热，赤上发疮。此虫入至

① 巢元方：《诸病源候论·死注候》，卷34，北京：人民卫生出版社，1955年，第131页。
② 巢元方：《诸病源候论·生注候》，卷34，北京：人民卫生出版社，1955年，第131页。
③ 巢元方：《诸病源候论·诸注候》，卷34，北京：人民卫生出版社，1955年，第130页。
④ 巢元方：《诸病源候论·殃注候》，卷34，北京：人民卫生出版社，1955年，第133页。
⑤ 巢元方：《诸病源候论·食注候》，卷34，北京：人民卫生出版社，1955年，第133页。
⑥ 巢元方：《诸病源候论·射工候》，卷25，北京：人民卫生出版社，1955年，第136页。

骨，则杀人……用针挑取虫子，正如疥虫，著爪上，映光易见行动也。"①
近人多谓之沙虱即恙虫。巢氏强调恙虫病病因时指出"山内水间有沙虱"，
这种认识与近代研究是因恙螨幼虫叮咬而得病的认识相一致。巢氏除了比
较正确描述了病因和发病过程、症状表现和用竹簪挑拂察看其如疥虫之检
验外，还提出人如在行路中感染沙虱，回家即以火自灸全身来灭虫预防
发病的方法。

此外，在"诸癞候""久癣病""蜃疮""疥候""阴疮候"等证中也都
提出有"虫"之说。此等疾患现代医学证实多由真菌或其他病原体引起，
由于历史条件的限制，当时医家还不可能知道引发此等疾病的"虫"是什
么。但值得注意的是，他们对疥虫的逼真描写，对"寸白虫候""蛲虫候"
的科学论断，都证明他们观察研究之深入。由此可见他们对诸多疾病"虫"
说之论断，绝不是偶然的。

（二）杂病病因认识的发展

对于杂病的有效治疗应该说是中医学的特长。在隋、唐时期，对杂病
病因认识的进步发展，无疑对于杂病的治疗有着更为显见的促进。

1. 强调饮食卫生

饮食不节作为病因之一，在中医学中已有很久的历史，早在《黄帝内
经》中就有此类的论述。但是，隋、唐医家则在前代比较笼统的饮食过多
过少、过冷过热、过肥过甘等等基础上，不仅对于何种饮食可以导致何种
疾病作出了具体的论述，而且进一步强调了饮食卫生，对食物中毒、虫蝇
污染等进行了客观而细致的论述。

在《诸病源候论》卷22、卷40中均论述了霍乱一病的病因，在《霍
乱病诸侯》24 论中，有 21 候都强调"饮食不节"，孙思邈则更提出"霍乱
之为病，皆因饮食，非关鬼神"的鲜明观点，这不仅是对鬼神致病唯心观
点的否定，而且进一步明确了霍乱是消化道的疾病。虽然此期言"霍乱"
并非指现代概念中霍乱弧菌引起的霍乱病，而是指具有腹痛吐泻特征的消

---

① 　巢元方：《诸病源候论·沙虱候》，卷 25，北京：人民卫生出版社，1955 年，第 137 页。

化道疾病，但此病由饮食因素引起这一认识是相当正确的。

隋代《诸病源候论》记载了当时人们对饮食卫生的认识。该书卷26列"诸饮食中毒候"10候，多次强调"因疫病死""着疫死"的禽畜类"皆有毒，非一也"。该书卷34所述"蝇瘘候"中认为"由饮食内有蝇窠子，因误食之，入于肠胃，流注于血脉变化生瘘"①。姑且不论蝇窠子致瘘之说是否适当，但起码可以说明，当时医家已认识到蝇类污染食物，可使人患病。因此讲究饮食清洁，不被虫蝇玷污是十分重要的。注意饮食卫生，认为饮食不洁、不当，可致胃肠道中毒患疾，虽早在先秦古籍和汉末《金匮要略》中就已有论述，《肘后方》中也述有《治食中诸毒方》，但提出"饮食中毒"这一概念，当属《诸病源候论》最为明确。该书卷26对"饮食中毒"作了如下论述，指出"凡人往往因饮食忽然困闷，少时致甚，乃致死者，名为饮食中毒"②。这是关于饮食中毒的一次理论性总结。

还有值得注意的是隋、唐对服石中毒的认识。如前所述，服石曾经是魏晋时期士大夫的一种时尚。服石的毒性作用，晋朝皇甫谧对此已经有了认识。但隋、唐医家对此认识更为深刻而具体，进一步注意到，服石所能引起各种疾病。如"夫消渴者，渴不止，小便多是也。由少服五石诸丸散，积经年岁，石势结于肾中，使人下焦虚热，及至年衰，血气减少，不复能制于石，石势独盛，则肾为之燥。故引水而不小便也。其病变多发痈疽。此坐热气，留于经络不引，血气壅涩，故成痈脓。"③《备急千金要方》则进一步分析各种石药中毒的不同症状，如"石硫黄发通身热兼腰膝痛；白石英发先腹胀后发热；紫石英发乍寒乍热；赤石脂发心噤身热头目赤；矾石发遍身发热兼口噤"④云云。

2. 对先天体质因素与水土因素的认识

虽说也是早在《黄帝内经》中就对体质病因有所阐述，如阴阳二十五

---

① 巢元方：《诸病源候论》，卷34，北京：人民卫生出版社，1955年，第180页。

② 巢元方：《诸病源候论，诸饮食中毒候》，卷26，北京：人民卫生出版社，1955年，第140页。

③ 巢元方：《诸病源候论·消渴候》，卷5，北京：人民卫生出版社，1955年，第30页。

④ 孙思邈：《备急千金要方·解五石毒第三》，卷24，北京：人民卫生出版社，1955年，第435页。

人等，是从气血阴阳盛衰方面对人的体质影响加以划分的。水土不同之因素在《内经》中也同样有论述，如《素问·异法方宜论》可以说是关于因地制宜的专门论述。但是《内经》中的论述，是一种比较原始而笼统的论述，一般不涉及具体的病种。而《诸病源候论》则不同，它是从对各种具体疾病的研究中，认识到不同机体的体质特异性，其准确性得以科学验证，至今不衰。

例如，对晕车晕船的论述，《诸病源候论》指出："特由质性自然，非关宿疾挟病也。"[1]认为晕车晕船不是疾病，而是由体质不同引起。还有认为过敏性疾病也与体质直接相关，如漆疮，明确指出"漆有毒，人有禀性畏漆，但见漆便中其毒，喜面痒，然后胸臂脯腨皆悉瘙痒，面为起肿……若火烧漆，其毒气则厉，著人急重。亦有性自耐者，终日烧煮，竟不为害也"[2]。可见，已经认识到漆疮的发生与否，缘于体质。

关于水土因素也一样具体到各病种。如脚气病，《诸病源候论》论曰："江东岭南土地，卑下风湿之地，易伤于人。初得此病，多从下上，所以脚先屈弱，然后毒气循经络，渐入腑脏，腑脏受邪气便喘满。以其病从脚起，故名脚气。"[3]这里所说的脚气病是指缺乏维生素 B 族所引起的下肢浮肿。因江南多食稻米，而江北人多食麦黍杂粮。稻米的过度精制或淘洗，可导致维生素的丢失，因此江南的饮食结构导致此病在江南为多。又如"瘿病"，一般是指缺碘所致的单纯性甲状腺肿。在水源中缺碘的山区，会有地方性普遍发生的甲状腺肿。《诸病源候论》的作者发现了山区水源不好可导致瘿病这一现象，指出："瘿者……亦曰饮沙水，沙随气入于脉，搏颈下而成之。"并因此而奉劝人们："诸山水黑土中出泉流者，不可久居，常食令人作瘿病。"[4]即使我们现在对甲状腺肿的防治也是针对地区性的水源问题而采取相应的补碘措施。

---

① 　巢元方：《诸病源候论·漆病候》，卷 40，北京：人民卫生出版社，1955 年，第 214 页。

② 　巢元方：《诸病源候论·漆疮候》，卷 35，北京：人民卫生出版社，1955 年，第 189—190 页。

③ 　巢元方：《诸病源候论·脚气缓弱候》，卷 13，北京：人民卫生出版社，1955 年，第 79 页。

④ 　巢元方：《诸病源候论·瘿候》，卷 31，北京：人民卫生出版社，1955 年，第 163 页。

（三）关于神鬼病因的反思

隋、唐医家对神鬼病因的认识是矛盾的。在此期的医学著作中，对某些疾病的认识，仍然视鬼神为致病因素，如对于某些精神性疾患，仍称之为"鬼邪""鬼魅"，治之以法术符咒等。但对于更多的疾病，已对前代的神鬼病因提出了一些反思。

如孙思邈对于霍乱病就明确指出："霍乱之为病，皆因饮食，非关鬼神。"[①] 他还针对普遍的疾病病因提出对于天神与命运的否认，他说："四百四病，身手自造，本非由天。"还强调："所以病苦，人自作之，非关运也。"同是唐代的王焘也有类似的论述，他说："夫喜怒不节，饥饱失常，嗜欲攻中，寒温伤外，如此之患岂由天乎？"[②]

对女子不孕病因的认识也许最可以用来说明此期医家对神鬼病因的矛盾心理。《诸病源候论》认为："妇人无子者，其事有三也。一者坟墓不祀，二者夫妇年命相克，此二者非药能益。若夫病妇疹，须将饵，故得有效。"[③] 而《备急千金要方》的认识与此略同，"夫欲求子者，当先知夫妻本命，五行相生及与德合。并本命不在子休废死墓中者，则求子可得，若其本命五行相克，及与刑杀冲破，并在子休废死墓中，求子则不可得。"[④] 从这些论述看来，似乎是将一部分妇女不孕病的病因归咎于神鬼作祟。事实上从这两部著作的论述中可以看到，此期对于不孕病病因的认识与前代相比，有着十分关键的进步。他们已经认识到不孕病的产生不仅仅是女子的问题，也可能其夫有病。如《诸病源候论》言"夫病妇疹"，《备急千金要方》更具体地提出："凡人无子，当为夫妻俱有五劳七伤，虚羸百病所致。"[⑤] 从以为是单纯的女子之病，转而认识到男子之病也可导致不孕，这在病因认识方面是很大的进步。夫病的具体表现可有"丈夫无子者，其精清如水，

① 孙思邈：《备急千金要方·膀胱腑》，卷20，北京：人民卫生出版社，1955年，第366页。
② 王焘：《外台秘要·序》，北京：人民卫生出版社，1955年，第22页。
③ 巢元方：《诸病源候论》，卷38，北京：人民卫生出版社，1955年，第208页。
④ 孙思邈：《备急千金要方·妇人方上》，卷2，北京：人民卫生出版社，1982年，第16页。
⑤ 孙思邈：《备急千金要方·肠痈第二》，卷23，北京：人民卫生出版社，1982年，第420页。

冷如冰铁，皆为无子之候。又泄精，精不射出，但聚于阴（龟）头，亦无子"[①]。有了这样的认识，就可以针对丈夫精冷来进行治疗，而不至于对着无病的妻子做无用功。比较进步的病因认识与比较落后的神鬼病因出现在对同一种病的论述中，这其实并不奇怪，这是认识在逐渐进步的表现。不孕症即使在今天也确实是有一类是单纯药物治疗无效的，对于这一类，在缺乏解剖、生理及病理学研究的古代无法解释，只能将其归咎于所谓"坟墓不祀"与"年命相克"，隋、唐医家也明确将其划出了可治的范畴。

二、病机认识之深化

传统的中医学病机认识着重于思辨的过程。不论是六淫、七情的致病作用，还是五脏六腑的病机变化，大多是以可观察到的现象与症状为依据，再进行类推。以六淫之风邪为例，大自然之风具有善行数变的特点，因而风邪为病的病机变化也应具有同样的特征，表现为疼痛游走不定，病情变化多端。隋、唐医家在此基础上，作了许多更深层次而又更贴近客观现实的思考。

（一）关于传染的思考

传染的概念是伴随着人们对病因的认识从鬼神作祟，开始走向寻找物质性的病因而出现的，如"乖戾之气""虫"等。因为如果是神鬼作祟，不需要条件，鬼神应该无所不能的，而传染则是一种物质性的病因在人群中播散，要有一定的条件。

首先，是需要有一个病源，比如活着的，或死了的病人。由这一病源来散布传染病致病因子。在《诸病源候论》一书中，关于传染的认识最为集中地体现在对"注"病的论述中。下面将均以"注"为例来说明隋、唐医家对传染的各种思考。所谓"注"，即指致病菌毒潜住在人体之内的意思。根据其症状特征的描述，类似于现代所说的结核病。关于传染病致病因子的认识，在"尸注候"中提出了"尸虫"的概念，认为："人无问大小，

① 巢元方：《诸病源候论·虚劳病诸候上候》，卷3，北京：人民卫生出版社，1955年，第19页。

腹内皆有尸虫。"①并一再强调尸虫能在"死又注易旁人"。尸虫之说对认识人体在健康情况下有致病菌存在或潜伏提出了论据。必须指出的，巢氏在论述尸虫致病时，提出"尸虫为性忌恶，多接引外邪，共为患害"，似乎尸虫是有思想、有人格的东西，这就使尸虫之说蒙上一层神秘的色彩。这是因为受时代的局限，巢氏当时也无法确认尸虫在人体中发病的病理改变过程而使然，不足为怪。重要的是，他提出了致病因子是物质性的有生命的"尸虫"，这就使传染病的病因接近了细菌的发现。

其次，是需要有一个接受传播的机会。其一，是与病人直接接触，"与患注人同共居处，或看侍扶接，而注气流移，染易得注，与病者相似，故名生注"②或"人至其家，染病与死者相似"或"人有临尸丧，体虚者则受"③。其二，是接触了含有致病物质的"风"，如"人死三年之外，魂神因作风尘，著人成病"。其三，是食物被致病物质污染，"坐席饮啖，而有外邪恶毒之气随饮食入五脏……故谓之食注"④。其四，是家族遗传，"流注子孙亲族，得病症状与死者相似"⑤。其五，是由于发生性关系，而使"阴阳相感动，其毒度著于人，如换易之也"⑥等等。"阴阳易"的问题是张仲景在《伤寒论》中提出来的，但《诸病源候论》中则强调了阴阳之所以能"易"的机制，在于"其毒度着于人"。

（二）关于疾病转归的思考

隋、唐时期医家对转归的分析是十分重视的，甚至在《诸病源候论》的许多病证名就已明确地将转归包含在其中，如"虚劳无子候"，即虚劳可至无子，"脚气上气候"即脚气病可发展为上气，"带下无子候"即带下可引起不孕，等等。

分析隋、唐医家重视疾病转归的目的有两点：首先是为决定下一步的

---

① 巢元方：《诸病源候论·尸注候》，卷47，北京：人民卫生出版社，1955年，第258页。

② 巢元方：《诸病源候论·生注候》，卷34，北京：人民卫生出版社，1955年，第131页。

③ 巢元方：《诸病源候论·丧注候》，卷34，北京：人民卫生出版社，1955年，第133页。

④ 巢元方：《诸病源候论·食注候》，卷34，北京：人民卫生出版社，1955年，第133页。

⑤ 巢元方：《诸病源候论·殃注候》，卷34，北京：人民卫生出版社，1955年，第133页。

⑥ 巢元方：《诸病源候论·温病阴阳易候》，卷10，北京：人民卫生出版社，1955年，第64页。

治疗措施，对于准确地遣方用药是极有意义的。"治未病"的思想在《黄帝内经》早已提出，而治未病的内涵意义之一即预知疾病发展的各种可能情况，从而及早预防，促使其向好的方面转化，力争阻断其不利方面的发展。隋、唐医家继承了这一光辉思想，以预测疾病的转归为依据，来提出种种告诫和防治措施。如消渴病是隋、唐医家给予重点研究之疾病，孙思邈在这方面颇有成就，对该病转归有精湛的分析。他指出"消渴之人，愈与不愈，常须思虑有大痈。何者？消渴之人，必于大骨节间发痈疽而卒，所以戒之在大痈也。当预备痈药以防之。"① 而且，在治疗中必须注意，"凡消渴病经百日以上者，不得灸刺，灸刺则于疮上漏脓水不歇，遂致痈疽羸瘦而死。亦忌有所误伤。"② 消渴病主要包括或类似于今之糖尿病，现今知道该病由于糖代谢失常、机体抵抗力减弱而易罹各种皮肤感染，而且一旦疮口形成则不易愈合，并易导致败血症等并发症的发生。1400 多年前孙氏即敏锐地观察及此并提出预防之要，令人叹服。

　　重视分析疾病转归的第二个目的是为判断预后，以决死生。对于医生来说，这也是极其重要的。《诸病源候论》中论述黄疸的转归曰："黑疸之状，苦小腹满，身体尽黄，额上反黑，足下热，大便黑是。夫黄疸、酒疸、女劳疸，久久多变为黑疸。"③ 即临床上出现的诸多种黄疸病日久不愈，均可变为黑疸。所谓黑疸是指久病及肾，肝肾虚衰，瘀浊内阻，而黄疸的色泽枯黯，此时治疗非常棘手。故所谓黑疸之转归，实际上预示了预后的不佳。再如风痱，"风痱之状，身体无痛，四肢不收，神智不乱，一臂不随者，风痱也。时能言者可治，不能言者不可治。"④

　　"风偏枯者……其状半身不遂，肌肉偏枯小而痛，言不变者，智不乱是也……若不瘖，舌转者可治。"⑤ "风邪之气，若先中于阴，病发于五脏，

① 孙思邈：《备急千金要方·消渴第一》，卷 21，北京：人民卫生出版社，1982 年，第 373 页。

② 孙思邈：《备急千金要方·消渴第一》，卷 21，北京：人民卫生出版社，1982 年，第 378 页。

③ 巢元方：《诸病源候论·黑疸候》，卷 12，北京：人民卫生出版社，1955 年，第 72 页。

④ 巢元方：《诸病源候论·风痱候》，卷 1，北京：人民卫生出版社，1955 年，第 2 页。

⑤ 巢元方：《诸病源候论·风偏枯候》，卷 1，北京：人民卫生出版社，1955 年，第 2 页。

其状奄忽不知人，喉里噫噫然有声，舌强不能言，发汗身软者可治。眼下及鼻人中左右上白者可治。一黑一赤，吐沫者不可治，汗不出体直者七日死。"① 从症状描述来看，风痱候似为脑血管意外导致之一臂不随，而神志清醒与否、能言与否显示了病情之程度，在当时条件下，神志不清而口不能言者不可治也是符合实际的。

（三）关于社会与精神因素作用的思考

中医学历来十分重视社会与精神因素对人体健康与疾病发展的影响，隋、唐医家更是发展了这一思想。尤其是唐代名医孙思邈，作出了许多这一方面的精辟论述。他认为人生活在社会之中，受着各方面社会因素的影响，因而产生各种各样思想情绪，无时无刻不在影响人的健康与疾病。就像自然界不可能没有寒暑风雨的变化一样，人也没有一天能不受各种精神因素困扰。他说："人生天地之间，命有遭际，时有否泰。吉凶悔吝、苦乐安危、喜怒爱憎、存亡忧畏。关心之虑，日有千条；谋身之道，时生万计。乃度一日，是故天无一岁不寒暑，人不一日不忧喜。"②

孙思邈将社会与精神因素的作用，具体与健康的维持、疾病的发生与疾病的转化联系起来。他认为各种不良精神因素的刺激，正是人们不能长寿的关键原因所在，他说："凡人不终眉寿，或致夭殁者，皆由不自爱惜，竭精尽意，邀名射利，聚毒攻神，内伤骨髓，外败筋肉。"③ 由此，他还提出了"养生五难"，认为有此五者，各种养生措施达不到保健的目的。"养生有五难，名利不去为一难，喜怒不除为二难，声色不去为三难，滋味不绝为四难，神虑精散为五难。"④ 其五难几乎无不与情志和嗜欲有关。孙氏还提出了之所以有必要将妇产科单独列为一种专门学科，就是因为"女人嗜欲多于丈夫，感情倍于男子，加以慈恋爱憎，嫉妒忧恚，染著坚牢，情

---

① 巢元方：《诸病源候论·风痹候》，卷1，北京：人民卫生出版社，1955年，第1页。
② 孙思邈：《备急千金要方·伤寒例第一》，卷9，北京：人民卫生出版社，1982年，第173页。
③ 孙思邈：《千金翼方·叙虚损论第一》，卷15，北京：人民卫生出版社，1955年，第166页。
④ 孙思邈：《备急千金要方·养性序第一》，卷27，北京：人民卫生出版社，1982年，第476页。

不自抑，所以为病根深，疗之难差"①。妇女的这种精神状况显然与当时社会环境中妇女从属性质的地位有关。他认为"晋、宋以来，虽复名医间出，然治十不能愈五六，良由今人嗜欲泰甚，立心不常，淫放纵逸，有阙摄养所致耳"②。甚至将近世医疗效果不如上古之世，也归咎于社会风气的每况愈下以及人心不古。

在疾病发生后，不良的精神因素也可能直接导致不良的预后。以中风为例，他论述说："人不能用心谨慎，遂得风病，半身不遂，言语不正，庶事皆废……当须绝于思虑，省于言语，为于无事，乃可求愈。若还用俗类，名利是务，财色为心者，幸勿苦事医药，徒劳为疗耳。"将绝名利财色之心，以保持宁静平和的心境作为治疗成败的关键提出，认为如果不注意于此，治疗将毫无效果，徒劳而已。而且还明确指出了只是举此为例，应该"宜于此善，以意推之"③，各种疾病均无例外。

三、一个病一个病分别探索临床证候的方法特点

在隋、唐医著中十分注重一个病一个病分别进行探索临床证候，这显然比前代一证多病的论述有了重要的进步，这就促进了对各种疾病分别进行细致的观察，对于深入研究不同疾病的临床表现、诊断及鉴别等创造了有利的条件。

（一）客观而细致深入的临床观察

隋、唐医家十分重视疾病临床观察，即重视利用自己的五官感觉来认识与辨别疾病。所以，隋、唐医书中可以体现出非常细致而且相当准确的临床观察。在对一个个病证研究过程中，最先看到的总是该病的一般症状和特殊症状，进而探究其病因、病机、治疗等。由一般到特殊，由现象到本质，隋、唐医家对病证的认识显示了很高的水平，在他们的著作中对疾

---

① 孙思邈：《备急千金要方·妇人方》，卷2，北京：人民卫生出版社，1982年，第16页。

② 孙思邈：《备急千金要方·序》，卷21，北京：人民卫生出版社，1982年，第6页。

③ 孙思邈：《千金翼方·中风第一》，卷17，北京：人民卫生出版社，1955年，第192页。

病症状作了客观而细致深入的描述，并且有新的发现，注意到了将症状、病因、病机、病位联系在一起进行探索，使本时期症状学和治疗学的水平都达到新的高度。

例如，痢疾，古代医著中言"痢"，往往包括各种具有腹泻症状的疾病，隋、唐以前论及下痢脓血，症状描述常较简单而笼统。而隋、唐医著对于痢疾的特殊大便形态描述十分具体而形象。如下痢赤白，或如烂血鸡肝，或如脓涕夹血，或白脓上带血丝如鱼脑状，并可有发热、腹痛口渴、后部疼痛重滞的症状。有关痢疾的一般症状大多已被认识。对慢性痢疾也已有了一定的认识，《千金要方》称之为"久痢""冷痢"，《诸病源候论》《外台秘要》称之为"休息痢"。言其"邪气或动或静，故其痢乍发乍止，谓之休息痢"。认为痢疾的不同症状表现与某种邪气侵犯人体某部位有关。"热乘于血，血渗肠内则赤也；冷气入肠，搏肠间，津液凝滞则白也。冷热相交，故赤白相杂。"临床观察重点是粪便的性状与颜色，其分类以此为重要依据，如赤痢、白痢、脓血痢、冷痢、热痢等，这就为后世"赤热白冷"的认识奠定了基础。

又如消渴，这一病名在古代中医文献出现是很早的。但在唐初医家甄权的《古今录验方》中，提出了消渴病人的尿是甜的。他说："消渴病有三：一渴而饮水多，小便数，无脂似麸片甜者，皆是消渴病也……得小便咸苦如常后，恐虚惫者，并宜服此花苁蓉丸方。"①这是医学史上最早的糖尿病尿甜的记录，而尿甜这一特征确实有助于糖尿病的正确诊断。尿甜是如何发现的，现在似乎已经难以考证。但是最初恐怕不是医生所为，而是与古代文化对于至忠至孝者的侍疾要求有关。自古以来，在望闻问切的传统诊断方法中，并无尝味一说。相反，关于孝子或人臣为了辨别病情而尝便的记载却不一而足。如《吴越春秋》载，越王勾践在吴王夫差病中，曾为吴王尝便以取悦要宠。"臣窃尝大王之粪，其恶味苦且酸楚。"知其病可愈而

① 王焘：《外台秘要·消中消渴肾消方》，卷11，北京：人民卫生出版社，1955年，第310页。

媚贺之①。《南史·庚黔传》及《梁书·庚黔传》也都载有梁朝庚黔为父病尝便的记载，觉有甜味，知其不起。但是，此类尝便只是一个大致判断预后的方法，并非作为消渴（糖尿病）这一特殊疾病的专门诊断标准。而在隋、唐医书的记载中就不同了，从《古今录验》中可以看到，这是诊断消渴病的三大指标之一。在稍后的《近效》中有言："消渴能饮水，小便甜，有如脂麸片，日夜六七十起方。"②也将"小便甜"作为消渴的主要临床表现来着重提出。

值得注意的是，隋、唐医家已经注意到了在研究疾病客观症状的同时，也探究明确疾病表现与内在脏腑的关系，也就是历来在中医学中不太注重的病位问题。这样才能更好地指导疾病的治疗。如泌尿系结石，《诸病源候论》名为石淋，认为石淋的原因是"肾主水，水结则化为石，故肾客沙石"。当论及妇女石淋时，指出："淋而出石……细者如麻如豆，大者亦有结如皂荚核状者，发则燥痛闷绝，石出乃歇。"③巢氏于妇女杂病处论其石形状大小甚是贴切。巢氏在石淋候论其发作症状时指出："小便则茎里痛，尿不能卒出""沙石从小便道出，甚至塞痛令闷绝。"对症状的描述如此细致而形象，又指出病机的水结而化为石，这与现代医学认为是由于尿内成分结集而成颇相一致。尽管可以见到的症状是膀胱里急，有沙石从小便道出，其病位则指出为肾，是"肾客沙石"。这是将症状、病因、病机、病位联系在一起进行探索的一个例子。

再如心绞痛，巢氏在"心痛候"中认为是由"风冷邪气乘于心也"，其病因虽仍局限于传统，似无创见，然而在论述"有死者，有不死者，有久成疹者"之鉴别以及叙述其发病部位时，明确指出："其正经不可伤，伤之而痛为真心痛，朝发夕死，夕发朝死。心有支别络脉，其为风冷所

---

① 《吴越春秋·勾践入臣外传第七》，卷7，见：《四部丛刊初编史部》，上海：商务印书馆，1935年，第54页。

② 王焘：《外台秘要·虚劳小便白浊如脂方》，卷11，北京：人民卫生出版社，1955年，第312页。

③ 巢元方：《诸病源候论》，卷40，北京：人民卫生出版社，1955年，第83页。

乘，不伤于正经者，亦令心痛，则乍间乍甚，故成疹不死。"① 巢氏所论显然已经认识到心之血脉有正经与支别络脉的不同，虽然尚不能为正经与别脉分别命名，但根据其论述的不同预后，可以说其所言之心正经，有可能是指心之冠状动脉而言，其心有支别络脉当是冠状动脉之分支。其所论病因虽然尚不确切，但也十分可贵。

（二）重视诊断指标的确立与疾病的鉴别

一般认为，经验性医学诊断疾病的方法有一个缺陷，就是不注意提取一些客观的、显而易见的、不易变动的、具有判断性意义的指标。但是在隋、唐医著中，可以看到正是这一观点的负面，即此期医家，对于疾病的诊断，提出一些非常具有特殊意义的诊断指标，这些指标即便是在现代临床上也仍然具有确诊意义。

如唐初医家甄权，提出了诊断消渴病的三大指标："渴而饮水多，小便数，无脂似麸片甜者，皆是消渴病也。"② 这三大指标，饮水多、小便数、尿甜，都十分客观显见，可以确切掌握。他还明确提出了治疗有效的指标是"小便咸苦如常"，认为小便咸苦如常后，便可以进行扶正补虚的善后治疗。又如在中毒的诊断方面，《诸病源候论》在前人只言"有毒""杀人"的基础上注重中毒症状的描述，以此来确定是何种毒物中毒，以判断预后及决定解毒方药。如乌头中毒的症状就是此书最早提出的："著乌头毒者，其病发时，咽喉强而眼睛疼，鼻中艾臭，手脚沉重，常呕吐，腹中热闷，唇口习习，颜色乍青乍赤，经百日死。"③

确立疾病的诊断指标在隋、唐著作中，应该说是得到了比较普遍的重视。除以上例子外，又如《诸病源候论》提出"小便则茎里痛，尿不能卒出，痛引少腹，膀胱里急，沙石从小便道出"④ 是石淋的诊断指标；《备急

---

① 巢元方：《诸病源候论》，卷 16，北京：人民卫生出版社，1955 年，第 92 页。

② 王焘：《外台秘要·消中消渴肾消方》，卷 11，北京：人民卫生出版社，1955 年，第 310 页。

③ 巢元方：《诸病源候论·解诸毒候》，卷 26，北京：人民卫生出版社，1955 年，第 139 页。

④ 巢元方：《诸病源候论·石淋候》，卷 22，北京：人民卫生出版社，1955 年，第 83 页。

千金要方》提出"疮不差，差而复发，骨从孔中出"①是诊断骨疽的指标等。王焘的《外台秘要》引用《必效方》记载，采用分别书写不同日期的白帛，每日一条浸泡于当日小便中一昼夜，再按日期先后排列，观察白帛黄染颜色深浅变化情况，以判断病情的变化与治疗的效果。并明确指出"取色退为验"②这种比色诊断法是判断黄疸程度的十分科学的方法。

在重视诊断指标的同时，还十分重视不同疾病及同类疾病中不同病证的鉴别。这种鉴别是建立在病机认识进一步深入基础上的。如孙思邈对伤寒证候的整理，尽管他对张仲景十分崇敬，曾十分遗憾地为"江南诸师秘仲景方不传"而感叹，但当得到仲景方时，并不囿于《伤寒论》的形式，而是有继承有发展，对伤寒病的各类病证进行三级分类。首先，继承了张仲景太阳病、阳明病、少阳病、太阴病、少阴病、厥阴病之六经辨证；第二，又根据本人对伤寒病证的理解，对证候最为繁多复杂的太阳病突出了"方证同条，比类相符"的原则，以方名统领证候。并且，把重点加以集中，提出"夫寻方大意，不过三种，一则桂枝，二则麻黄，三则青龙。此之三方，凡疗伤寒不出之也。其柴胡等诸方，皆是吐下发汗后不解之事，非是正对之法"③。众多伤寒证候归属在桂枝、麻黄、青龙、柴胡、承气、陷胸六方之下；第三，在包括了57种证候的桂枝汤下，又以痉、湿、暍来再次分类，提纲挈领，显得清晰明朗。在如此分类之外，还用伤寒宜忌，即发汗、吐、下、温、火、灸、刺、水之宜忌对治法进行归纳，对辨证进行补充，使学者容易理解、用者容易掌握。他的这一研究思路对后世伤寒学的研究有着极为深刻的影响。

隋、唐时期，医家对疾病的认识更为深入的另一个征兆，是对于许多疾病，已经认识到有原发性与继发性之区别。如女子不孕，在《备急千金要方》中对原发性不孕与继发性不孕提出明确的区别："朴消荡胞汤治妇

① 孙思邈：《备急千金要方·瘰疬第六》，卷22，北京：人民卫生出版社，1955年，第408页。
② 王焘：《外台秘要·黄疸方》，卷4，北京：人民卫生出版社，1955年，第142页。
③ 孙思邈：《千金翼方·伤寒》，卷9，北京：人民卫生出版社，1955年，第97页。

人立身已来全不产，及断绪久不产三十年者方。"①显而易见，前者指原发性不孕，后者指继发性不孕。在同一章节几个求子方证中，均以"全不产"及"断绪"来区别两类不孕。又如癫痫，《诸病源候论》称之为"风癫"，认为此病有两种，"因为风邪所伤，故邪入于阴，则为癫疾；又有人在胎，其母卒大惊，精气并居，令子发癫。"可见，前者指继发性者，后者指原发性者。

又如中风一病，《诸病源候论》认为有风癔、风痱、风偏枯三种不同类型。"风癔候：风邪之气，若先中于阴，病发于五脏者，其状奄忽不知人，喉里噫噫然有声，舌强不能言"；"风痱之状，身体无痛，四肢不收，神智不乱，一臂不遂者"；"风偏枯者，由血气偏虚……其状半身不遂，肌肉偏枯小而痛，言不变，智不乱是也。"②很明显，所谓风癔者为中脏腑之急性期，风痱者指中经络期，而风偏枯者则是中风的后遗症期。

（三）治疗思想的革新

隋、唐时期关于治疗思想的革新主要体现重视疗效判断标准与重视医疗技术的改进。

此时与病因认识的深入及诊断指标确立相适应的是，与前人只强调"有效""神效"的模糊治疗效果不同，医家提出一些客观而相对准确的疗效评判标准。如《诸病源候论》认为，"沙虱候"是因为沙虱着身，钻入皮里所致，所以提出"虫死病除"③；"石淋候"是"肾客沙石"所致，故必须"石出乃歇"④。《备急千金要方》论蛔虫病，认为驱虫药"服之虫必下，未下，更服"⑤。其他寄生虫也一样，不止一次地提到"虫尽热除病愈""虫死便愈"，将看见虫下作为治愈蛔虫病唯一标准。《外台秘要》指出消渴病（相当于糖尿病）以小便甜为诊断指标，故必须"得小便咸苦如常"⑥才为治

① 孙思邈：《备急千金要方·妇人方上》，卷1，北京：人民卫生出版社，1982年，第17页。
② 巢元方：《诸病源候论·风病诸候上》，卷1，北京：人民卫生出版社，1955年，第1—2页。
③ 巢元方：《诸病源候论·蛊毒等病诸候上》，卷25，北京：人民卫生出版社，1955年，第137页。
④ 巢元方：《诸病源候论·妇人杂病诸候》，卷40，北京：人民卫生出版社，1955年，第215页。
⑤ 孙思邈：《备急千金要方·大肠腑》，卷18，北京：人民卫生出版社，1982年，第336—337页。
⑥ 王焘：《外台秘要·消中消渴肾消方》，卷11，北京：人民卫生出版社，1955年，第310页。

疗有效的标准；而黄疸病，则必以"每夜尿中浸白帛片，取色退为验"①来确认疗效。不仅内科疾病，其他科疾病也相同。如外伤疮口经久不愈，《诸病源候论》提出是因为疮内有异物，而治愈的标准只有一个，就是完全去除异物："夫金疮有久不愈者……其疮内有破骨断筋、伏血腐肉、缺刃竹刺，久而不出，令疮不愈，喜出青汁。当破出之，疮则愈。"②

　　医疗技术的改进也是隋、唐时期十分值得注重的一个倾向，此时的医家看来并不将一些技术性的操作看作"小技"而不屑一顾，而是非常注重。不仅注重技术的使用，还注重技术的改进。孙思邈与王焘在他们的著作中也体现了这一特点。如导尿术，在《外台秘要》中引用了《古今录验》，张苗说："胞中尿不出方：当以葱叶除尖头，内入茎孔中吹之，初渐渐，以极大吹之，令气入胞中，津液入（此字似当为"出"），便愈也。"③又引"《救急》主小便不通方：职印成盐七颗，捣筛作末，用青葱叶尖盛盐末，开便孔，内叶小头于中，吹之，令盐末入孔即通，非常之效"④。据高文柱先生考证，《古今录验》"是唐朝初年较有影响的一部大型方书"⑤，而《救急》"大概成书于高宗、武后朝"⑥。从此两则看来，用葱叶进行导尿在隋、唐时期已不只是一个医生在临床使用了。《备急千金要方》有载："胞屈僻，津液不通，以葱叶除尖头，内阴茎孔中，深入三寸，微用口吹之，胞胀，津液大通，便愈。"后二书的成书年代是相近的。三者比较，各有所长，如前者提到用盐填充葱尖，无疑可使葱叶更为硬挺。而第一者与第二、三者比较，显然有一个改进的过程。《救急》做的改进是用盐填充葱尖，无疑可使葱叶更为硬挺而易于插入，但却明显出现一个重要的疏忽，即没

---

① 王焘：《外台秘要·黄疸方》，卷4，北京：人民卫生出版社，1955年，第142页。

② 巢元方：《诸病源候论·金疮诸病候》，卷36，北京：人民卫生出版社，1955年，第196页。

③ 王焘：《外台秘要·胞转方》，卷27，北京：人民卫生出版社，1955年，第45页。

④ 王焘：《外台秘要·小便不能方》，卷27，北京：人民卫生出版社，1955年，第741页。

⑤ 王焘撰，高文柱校注：《外台秘要方·外台秘要方丛考》，北京：华夏出版社，1993年，第931页。

⑥ 王焘撰，高文柱校注：《外台秘要方·外台秘要方丛考》，北京：华夏出版社，1993年，第944页。

有"去尖头"。这其实是很重要的环节，唯有去了尖头，才能使葱叶从封闭状态成为贯通状态。所以确切地说，如不去头尖，就很难说是比较标准的导尿术了。孙思邈的改进思路相当清晰，他强调了导尿必须插入足够的深度，这也是非常重要的，达不到一定的深度，则不能进入膀胱腔，便达不到导尿的效果。有人提出"三寸"这一深度是不够的，此说有一定道理。但事实上，古人言尺言寸的习惯，常常是一种约数，并非三寸而止，而是必须在三寸以上，当以"津液大通"为准。

外科手术发展到隋、唐时期，已臻较高的水平。如《诸病源候论》真实地保留了这一时期一些外科手术的方法与步骤。如"夫金疮断肠者……肠两头见者，可速续之。先以针缕如法连续断肠，便取鸡血涂其际，忽令气泄，即推内之"，"当作研米粥饮之，二十余日后作强糜食之，百日后乃可进饮耳"。上述所言既反映了肠吻合术的步骤，也强调了术后饮食护理，即20天内只能进流质，20天后可以进半流质饮食，必须百日之后才能恢复正常饮食。并告诫说："饱食者，令人肠痛决漏。"[1]这确实不是骇人听闻，而是非常客观的忠告。虽然在本条中，未言及"针缕如法"如的是什么法，但在同一卷的"金疮成痈肿候"中细致地论述了缝合方法。"凡始缝其疮，各有纵横。鸡舌、隔角，横不相当，缝亦有法，当次阴阳，上下逆顺，急缓相望，阳者附阴，阴者附阳，腠理皮脉，复令复常。但也不晓，略作一行，阴阳闭塞。"[2]其"鸡舌"与"隔角"很可能反映两种缝合的方法，据李经纬先生考证前者指连续缝合，后者指8字缝合[3]。而"上下逆顺，急缓相望"与"腠理皮脉，复令复常"两句则清楚反映了对组织对合与松紧适当方面的要求。此外，还有大网膜坏死切除术及血管结扎术等手术的记载，也是十分引人注目的。

唐代眼科手术十分值得注意。在《外台秘要》中记载有"脑流青盲眼"的治疗方法。什么是"脑流青盲眼"？其症状说得很清楚："观容状，眼

---

① 巢元方：《诸病源候论·金疮病诸候》，卷36，北京：人民卫生出版社，1955年，第194页。
② 巢元方：《诸病源候论·金疮病诸候》，卷36，北京：人民卫生出版社，1955年，第195页。
③ 李经纬：《中国古代麻醉与外科手术略举》，《中医杂志》1985年第5期。

形不异，唯正当眼中央小珠子里，乃有其障，作青白色。虽不辨物，犹知时暗三光，知昼知夜。"这为白内障无疑。治疗的方法："此宜用金篦决，一针之后，豁若开云而见白日。针讫，宜服大黄丸，不宜大泄。"①这是我国医学著作中第一次记载的金针拨内障术。事实上，在唐代杜甫"金篦空刮眼，镜象未离铨"，白居易"人间方药应无益，争得金篦试刮看"，李商隐、刘禹锡等人的诗作中都明确地提到过金针拨内障的手术，可以证明，唐代这一手术的使用已十分普遍。

　　《外台秘要》记载了两则崔氏疗妇女阴疮方的用药方法，非常值得注意。其一，疗痔频用大效方，"以后方桃枝熏下部讫，然后取散如二棋子，内竹管里，深吹入下部中。"必须注意的是，其用法是用竹管吹入阴道的深处。其二，疗痔虫食下部及五脏方，"取桃东南枝三七枚，轻打头使散，以绵缓缠之，又捣石硫磺为末，将此绵缠桃枝拈转之，令末少厚，又截一短竹筒，先内下部中，仍以拈药桃枝熟燃熏之。"②如果说第一方的用药方法尚有些模糊的话，第二方则言之凿凿，清晰明朗。这是以一截短竹筒先置入阴道，然后再在此竹筒内操作给药，以达到能使药力透入深部的目的。这种借助工具的思路十分可贵，很有些接近窥阴器的应用。遗憾的是如此智慧的火花，并未能在后世得以燃烧。

　　我国古代还有一种特殊的"以毒攻毒"治疗思想倾向。之所以言其"特殊"，是因为这与一般意义上的以毒攻毒，即用污秽毒物来进行治疗完全不同，而是采用同类，或同种物体来治疗。虽然提出的治疗方法看似十分粗糙，但却蕴涵着免疫思想的萌芽。这一思想最初出现在隋、唐之前，晋朝葛洪的《肘后救卒方》中提到"疗狂犬咬人方，仍杀所咬犬，取脑傅之，后不复发"。还提到治疗射工病，"若中毒，仍（以射工毒虫）为屑与服"，"亦取细屑麝香涂之"。可以看到此时葛氏的指导思想是"什么中毒还以什么来解毒"。到了隋、唐时期，在孙思邈的《千金方》中又可以看到另外一种倾向，即以血液或脓液来进行接种治疗。如"治小儿忝上有赤黑疵方：

① 王焘：《外台秘要·出眼疾候》，卷21，北京：人民卫生出版社，1955年，第562—563页。
② 王焘：《外台秘要·妇人方》，卷34，北京：人民卫生出版社，1955年，第968页。

针父脚中，取血贴疣上，即消"。又如"治小儿疣目方：以针及小刀子决目四面，令似血出，取患疮人疮中汗、黄脓傅之，莫近水三日，即脓溃根动自脱落"[①]。这种方法在其后的若干世纪里虽然没有得到应有的重视，但"以毒攻毒"的思想，也是许多医学家探索疾病防治方法的指导思想。如因发明了白喉免疫血清而于1901年获得诺贝尔奖的德国人贝灵，在设计课题时，曾受到北里柴三郎的启发，而后者就是接受了中国传统医学"以毒攻毒"思想的影响而研究破伤风免疫方法。更为明确的是出现在中国明代的人痘接种术，很有可能是直接受到孙氏脓液接种的启发。

第三节
孙思邈的医学思想

说到隋、唐时期疾病治疗学认识论与方法论，最具有代表性、最不能忽略的是唐代著名的医家孙思邈，他勤奋好学，学识渊博。他既是一个医学家，也是一位思考者。作为一位医学家，他不仅综合继承了隋、唐之前各家医学之所长，而且兼收并蓄与其同时代的各医家及民间，甚至是国外传入的医疗经验，并用自己辛勤而杰出的实践工作推进与发展了前代医学知识。作为一个思考者，他在哲学上接受中国古代著名的三大哲学——儒、道、佛三家的思想，并融会贯通在他本人的思想中。

他用毕生的精力著成两部千古名著《备急千金要方》与《千金翼方》，书中系统地反映了他对疾病治疗的认识论与方法论，以及他独特的医学思想，可以作为他所处那个时代的中医学思想的典型代表。

---

① 孙思邈：《备急千金要方·少小婴孺方下》，卷5下，北京：人民卫生出版社，1982年，第96页。

一、孙思邈的天人相应观、伦理观与医德思想

（一）天人相应观

"天人合一"是中国古代哲学史上一个非常重要的命题。不管儒家、道家、杂家都有类似的思想。所谓"天人合一"，是强调天与人的和谐一致，可以说这是中国古代哲学的主要基调。孙思邈作为一位深谙哲学的医学家，"天人合一"这一观点，也深入他的思想，可以从他的著作及言论中反映出来。综合孙氏之天人之观，也与古代哲学中情况一样，所谓"人"，都是指凡人，即天下大众。而所谓"天"，则有两种含义，有时是指物质的天，也就是自然之天，有时指有意志的主宰者。但是有一点是明确的，孙氏所言之天，以前者为主。

孙思邈最为著名的"天人合一"论出于后晋刘昫的《旧唐书·列传·方技·孙思邈传》，那是孙思邈为唐代文人卢照邻解释医学原理的一段话。他说："善言天者，必质之于人；善言人者，亦本之于天。天有四时五行，寒暑迭代，其转运也，和而为雨，怒而为风，凝而为霜雪，张而为虹霓，此天地之常数也。人有四支五脏，一觉一寐，呼吸吐纳，精气往来，流而为荣卫，彰而为气色，发而为音声，此人之常数也。阳用其形，阴用其精，天人之所同也。及其失也，蒸而生热，否则生寒，结而为瘤赘，陷而为痈疽，奔而为喘乏，竭而为焦枯，诊发乎面，变动乎形。推此以及天地亦如之。故五纬盈缩，星辰错行，日月薄蚀，孛彗飞流，此天地之危诊也。寒暑不时，天地之蒸否也；石立土踊，天地之瘤赘也；山崩土陷，天地之痈疽也；奔风暴雨，天地之喘乏也；川渎竭涸，天地之焦枯也。"[①]从其关于天的解释中，天是四时五行，是寒暑、风雨、霜雪、虹霓等，可见完全指的是自然之天。他以自然之天的正常运行规律与异常气候变化来解释人的健康与疾病。换言之，他认为人的健康与疾病就像自然界的正常与异常天气变化一样，都是自然的、客观的。同样的观点也可在他的医学著作中看到。如在《备急千

---

① 刘昫:《旧唐书·列传·孙思邈传》，北京：中华书局，1971 年，第 5094—5096 页。

金要方·治病略例》中提道："夫天布五行，以植万类；人禀五常，以为五脏。经络腑俞，阴阳会通，玄冥幽微，变化难极。"①"头圆法天，足方象地，眼目应日月，五脏法五星，六腑法六律，以心为中极，大肠长一丈二尺，以应十二时，小肠长二丈四尺，以应二十四气。身三百六十五络以应一岁，人有九窍以应九州。天有寒暑，人有虚实，天有刑德，人有爱憎，天有阴阳，人有男女。"②可见这里所言之"布五常""植万类"的"天"是指大自然；呈"天圆地方"，有日月星辰，有十二时、二十四气，有九州，有寒暑阴阳，有365天为一岁的"天"，也只能指自然之天。

这种观点与《内经》的中医学天人合一学说完全一致，更可以说是张仲景在《伤寒论》中的"原序"："夫天布五行，以运万类；人禀五常，以有五脏。经络府俞，阴阳会通，玄冥幽微，变化难极"③的翻版；季羡林先生指出，"'天人合一'这个命题正是东方综合思维模式的最高最完整的体现。""我理解的'天人合一'是讲人与大自然合一。"④他认为这正是中国文化和东方文化中需要我们去研究、去探讨、去发扬光大的好东西。那么，季先生的新解用以解释中医学的天人合一观，是最合适不过的。中医学的天人合一，就是不仅把人体本身的五脏六腑、皮肉筋骨、血脉七窍等各器官组织视为一个整体，并且还将人与人周围的自然环境也视为一个统一的整体，以此来指导对病因病机的认识及治疗与用药。这显然是一种唯物主义的观点。如《备急千金要方·治病略例》中："凡用药皆随土地所宜，江南岭表，其地暑湿，其人肌肤薄脆，腠理开疏，用药轻省。关中河北，土地干燥，其人皮肤坚硬，腠理闭塞，用药重复。"提出了医生治病，必须尊重大自然的气候环境，只能把人放到大自然本身的环境中去考虑。这也就是我们常说的因地制宜的思想，至今仍有十分重要的临床意义。孙思

---

① 孙思邈：《备急千金要方·序例》，卷1，北京：人民卫生出版社，1982年，第3页。
② 孙思邈：《千金要方·序例》，卷1，北京：人民卫生出版社，1982年，第3页。
③ 张仲景撰，成无己注：《注解伤寒论·伤寒卒病论集》，北京：人民卫生出版社，1963年，第7页。
④ 季羡林：《人生絮语》，杭州：浙江人民出版社，1996年，第128页。

邈还将天人合一的观点用以养生，提出一年按四季不同来调理，一天按晨昏不同来起居导引的方法。

但是，在孙思邈的著作中，也可见到有人格、有意志的天。如《千金翼方·养性》中言："人生天地中，动作喘息，皆应于天，为善为恶，天皆鉴之。人有修善积德而遭凶祸者，先世之余殃也。为恶犯禁而遇吉祥者，先世之余福也。"[1]这里所言之"天"既能鉴善，也能鉴恶，还能因之而对人实施祸福报应，显然是一位有意志的主宰。虽然我国古代早有因果报应的观念，如《易传·文言》中说："积善之家，必有余庆；积不善之家，必有余殃。"但是，孙氏前一段言论中的善恶报应不仅完全为"天"所主宰，还涉及先世的行为问题，这就显示出他受了东晋佛教代表人物慧远"三世轮回"的因果报应理论的影响。慧远说："业有三报，一曰现报，二曰生报，三曰后报。"而"遭凶祸"，或"遇吉祥"，归咎于"先世"的"余殃"，或"余福"，此当属"生报"范畴。事实上，这一观点在医学中的意义并不大。孙思邈只是在此劝导人们多行善事而已，于医学本身，不论是从认识病因病机而言，还是从指导治疗用药而言，都没有任何意义。

（二）孙氏的伦理观

孙思邈在《备急千金要方·大医习业》中，对医生的业务与思想修养提出明确的要求："凡欲为大医，必须谙《甲乙》《素问》《黄帝针经》《明堂流注》、十二经脉、三部九候、五脏六腑、表里孔穴、《本草》《药对》、张仲景、王叔和、阮河南、范东阳、张苗、靳邵等诸部经方，又须妙解五行，阴阳禄命，诸家相法，及灼龟五兆、《周易》六壬，并需精熟，如此乃得为大医。"[2]他还说："若不读五经，不知仁义礼智信之道；不读三史，不知古今有分义之事。"五经是儒家经典著作，说明孙氏的伦理深受儒家之教的影响。所谓伦理观，反映的是思想品德、道德修养的问题。孙氏所列举为医必读的医学及道家著作，要解决的是医技，而强调必须学习儒家著作，要解决的则是医德。孙氏认为，只有医技与医德两方面都过了关的

---

① 孙思邈：《千金要方·序例》，卷1，北京：人民卫生出版社，1982年，第3页。
② 孙思邈：《备急千金方·大医习业》，卷1，北京：人民卫生出版社，1982年，第1页。

医生，才能"于医道无所滞碍，尽善尽美"。他将对医生的医技与医德两方面的要求置于全书第一篇，说明了他对此的极端重视。

在两部《千金方》中，很多地方可以体现出儒家理论对孙思邈伦理观的深铭五内的影响，如忠、孝、恕、仁、礼等儒家理论的核心内容在孙氏的著作中均有十分自然地流露。例如，他强调学医的目的在于尽忠孝——"君亲有疾不能疗之者，非忠孝也"①。而他编辑本草书籍的目的也是为了"使忠臣孝子岌遽之际，造次可见"②。他要求医生不能自炫功能，因为"自炫功能，谅非忠恕之道"。他认为做一个医生，"有疾厄来求救者，不得问其贵贱贫富、长幼妍媸、怨亲善友、华夷愚智，普同一等，皆如至亲之想。"这充分体现了仁者"爱人"，"老吾老以及吾人之老，亲吾亲以及吾人之亲"的思想境界。而如果"于性命之上，率尔自逞俊快，邀身名誉，甚不仁矣"。他要求每一个医生，"到病家，纵绮罗满目，勿左右顾盼。丝竹凑耳，无得似有所娱……不得多语调笑，谈谑喧哗，道说是非，议论人物。"③ 这很明显是受了《论语·颜渊》中"子曰：非礼勿视，非礼勿听，非礼勿言，非礼勿动"④的影响。

此外，像"割不正不食，席不正不坐"则与《论语·乡党》之"割不正不食""席不正不坐"⑤完全如出一辙。至于"夫四德者，女子立身之枢机"指的是儒家礼教中要求女子必须终身恪守的妇德、妇言、妇容、妇功；"夫婚姻养育者，人伦之本，王代之基，圣人设教，备论厥旨"⑥及屡屡提到的"有绝嗣之殃"等，则反映儒家"不孝有三，无后为大"⑦的思想；还有，孙氏"白首之年，未尝释卷"的积极人生态度与孔子"发愤忘食，乐以忘忧，不知老

---

① 孙思邈：《备急千金要方·序》，卷1，北京：人民卫生出版社，1982年，第6页。

② 孙思邈：《千金翼方，本草上》，卷2，北京：人民卫生出版社，1955年，第14页。

③ 孙思邈：《备急千金要方·大医精诚》，卷1，北京：人民卫生出版社，1982年，第1—2页。

④ 杨伯峻译注：《论语注释·颜渊篇第十二》，北京：中华书局，1980年，第123页。

⑤ 杨伯峻译注：《论语注释·乡党篇第十》，北京：中华书局，1980年，第102—104页。

⑥ 孙思邈：《备急千金要方·妇人方》，卷2，北京：人民卫生出版社，1982年，第16页。

⑦ 《孟子注疏·离娄上》，卷7下，见：《十三经注疏》，上海：世界书局，1934年，第2723页。

之将至云尔"①之说也是一脉相承，全无二致的。如此等等，不胜枚举。

（三）孙思邈的医德理论

诚如上述，孙思邈对医生的道德修养是十分重视的，对一个医生的要求，他将医德放在与医技同等重要，甚至更为重要的位置上。正是出于他的这一观点，他成了系统论述医德的第一人。《千金要方·大医精诚》就是对为医者提出业务修养与道德修养要求的专论。精，指技术精湛；诚，指医德高尚。它对医生提出四方面的医德要求：

1．大医之心

孙思邈认为，要成为一个医德高尚的医生，首先是要树立舍弃一切个人利益，抛开一切私心杂念，全心全意，不畏劳苦为病人服务的心志。

他指出："凡大医治病，必当安神定志，无欲无求，先发大慈恻隐之心，誓愿普救含灵之苦。"②每一个医生，都应该做好这样的思想准备：凡有病人来求治，不论其贵贱贫富，地位尊卑，外貌美丑，国籍、民族、性别、年龄有何不同，是亲朋好友，还是宿有怨恨之人，都必须同等对待，都当作亲人来考虑。面对病人，医生不能瞻前顾后，考虑自己的利益，爱惜自己得失。见到病人的苦恼，就像自己的苦恼，从心底深处发出同情关爱，不怕山高路远，不避寒暑昼夜，不顾饥渴疲劳，不顾臭秽不堪，全心全意前去救治。

孙思邈这样要求自己，他说："是吾志也。"也这样要求天下为医者。他十分尖锐地指出，如果没有这样的心志，那就不是一个医生，而是"含灵巨贼"。这确实是非常发人深省的一种观点。1300多年过去了，在今天医疗社会实践中，我们仍然提倡"对工作极端地负责任，对人民极端的热忱"；提倡"急病人之所急，痛病人之所痛"，说明孙思邈的医德理论有着不朽的生命力。

2．大医之体

所谓"大医之体"，指的是为医者的举止风范。孙思邈认为，一个医

---

① 杨伯峻译注：《论语注释·述而篇第七》，第2版，北京：中华书局，1980年，第71页。
② 孙思邈：《备急千金要方·大医精诚》，卷1，北京：人民卫生出版社，1982年，第1—2页。

德高尚的医生在诊疗实践中，必须注意自己的举止风度。这虽然是一种外部表现，却反映了医生的内心道德涵养。

他要求医生治病要排除杂念，集中精力，严肃认真，庄重大方，不卑不亢。在病情危急、诊断困难的情况下，仍需冷静从容、深思熟虑、详细观察、准确辨证。既不能临证慌乱迷惑，也不能为显示自己才学高超、思路敏捷而草率从事。医生到了病人家里，"纵绮罗满目，目无左右顾盼；丝竹凑耳，无得似有所娱。珍馐迭荐，食如无味；醽醁兼陈，若有若无。"他强调之所以要这样做，不仅是要保持医生庄重严肃的身份，而且也体谅到病人的心情。如病人疾病缠身，痛苦不堪，心情极其不好，而医生却在欣然享受，这是一种没有同情心的表现，将受到整个社会的谴责，一个有道德的医生是不会这样做的。

3. 为医之法

所谓"为医之法"，是指医生与同行相处的原则以及医生的职业道德。这一点在当今更有着十分普遍的意义。

孙思邈十分重视医生与同行相处的原则，认为谦虚好学，与同行互相尊重、和睦相处是一个医生必须具备的基本品行。他谆谆告诫说："为医之法，不得多语调笑，谈谑喧哗。道说是非，议论人物，炫耀声名，訾毁诸医，自矜己德。"他深刻描绘了这些人的丑态："偶然治差一病，则昂头戴面，而有自许之色，谓天下无双，此医人之膏肓也。"①孙思邈尤其痛恨同行相妒，甚至为了贬人扬己而不择手段的恶劣作风，他无情地揭露了此类丑恶行径，如在良医所处的方药中"私加毒药，令人增疾，渐以致困"。提醒广大为医者，于此类卑鄙小人"特须慎之"。他为自古以来医务界这一陋习总是阴魂不散而深感痛心。他说："愚医相嫉，贼人性命，其可哀伤。"②在当今这样的竞争年代，孙思邈当年谴责过的问题尤其值得我们每一个为医者思考与警惕，提倡同行之间的相互尊重。

关于医生的职业道德，孙思邈指出，医生的技术应该"但作救苦之

---

① 孙思邈：《备急千金要方·大医精诚》，卷 1，北京：人民卫生出版社，1982 年，第 1 页。
② 孙思邈：《备急千金要方·治病略例》，卷 1，北京：人民卫生出版社，1982 年，第 2 页。

心"，即用来治病救人，不得利用职业之便，专心为自己"经略财物"。他也批评了那种以珍贵药物开处方，使人不容易寻求，来炫耀自己能耐的医生。在现代经济浪潮冲击下，医生是否能安贫乐道，尤其能检验一个医生医德如何。确实有不少的医生利用职业之便吃酒宴、拿回扣、收红包、敛重礼……想方设法，为自己"经略财物"，却不知"职业道德"为何物。重读孙思邈的"为医之法"，深感他的远见卓识，"医人不得恃己所长，专心经略财物"，如今仍堪作为每一位医生的座右铭。

4．为医之道

医道一般指业务水平、医疗技术。孙思邈言医道，体现了医术与医德二者的关系。孙思邈认为医德之高尚必以医术之高明为基础、为后盾。如果医生只有对病人的满腔热情，而不懂得如何诊治疾病，这样来奢谈"普救含灵之苦"，就成了一句空话。

孙思邈指出："病有内同而外异，亦有内异而外同，故五脏六腑之盈虚，血脉荣卫之通塞，固非耳目之所察，必先诊候以审之。而寸口关尺有浮沉弦紧之乱，俞穴流注有高下浅深之差，肌肤筋骨有厚薄刚柔之异。"要深明"医道"是相当不容易的，"唯用心精微者，始可与言于兹矣。"他要求学医者"不得道听途说，而言医道已了，深自误矣"。如果不学无术，或术之不精，"以至精至微之事，求之于至粗至浅之思，其不殆哉？"只能是"盈而益之，虚而损之，通而彻之，塞而壅之，寒而冷之，热而温之"，"徒有疗病之心，永无必愈之效"[①]，甚至"而望其生，吾见其死矣"。

所以，孙思邈强调"学者必须博极医源，精勤不倦"，刻苦钻研业务，提高医学理论及临床治疗水平，才能"于医道无所滞碍，尽善尽美矣"[②]。

①　孙思邈：《备急千金要方·处方第五》，卷1，北京：人民卫生出版社，1982年，第4页。

②　孙思邈：《备急千金要方·大医习业》，卷1，北京：人民卫生出版社，1982年，第1页。

二、孙思邈的生命与健康（养生）观

（一）孙思邈的生命观

孙思邈对生命的理解，着重于以下三方面的内容：

1．人命至重，有贵千金

孙思邈在解释他的著作之所以用"千金"来命名时，说了这样一段话："人命至重，有贵千金，一方济之，德逾于此，故以为名也。"而"人命至重，有贵千金"这一观点，正是他择业行医、著书立说的动力。他之所以"青衿之岁，高尚兹典，白首之年，未尝释卷"，是因其一辈子不懈追求的目的为"上以疗尊长，下以救卑幼，保身长全，以安其生"[①]。

孙思邈对生命的爱护包括进则"爱人知物"，退则"爱躬知己"，即对己与对人两个方面。他认为世间万物，人是最宝贵的，而生命于人只有一次，且十分短暂，所以必须爱护生命。他说："天地之性，唯人为贵，人之所贵，莫贵于生。唐荒无始，劫运无穷，人生其间，忽如电过，每一思此，悯然心热。生不再来，逝不可追，何不抑情养性以自保惜。"[②]他针对世人迫切追求功名利禄、贪图享乐的时弊，指出身体健康是人生在世处世为人的根本，一切功名利禄都必须建立在能够身体力行的基础上，健康与名利的这种关系，如同本与末、内与表、皮与毛。如不顾身体而"唯名利是务"，就等于"崇饰其末而忽弃其本，欲华其表而悴其内。皮之不存毛将安附？"[③]所以，懂得生命的重要，就必须爱护自己，淡泊名利，留神医药，保身养全。与此同时，作为一个医生，发自内心地尊重病人的生命也是十分重要的，唯有"护惜生命，见彼苦恼，若己有之，深心凄怆，勿避险巇昼夜寒暑饥渴疲劳，一心赴救，无作功夫形迹之心。如此可为苍生大医"。

---

① 孙思邈：《孙真人千金方·序》，卷1，北京：人民卫生出版社，1996年，第1页。
② 孙思邈：《备急千金要方·养性·养性序第一》，卷27，北京：人民卫生出版社，1982年，第478页。
③ 孙思邈：《备急千金要方·序》卷1，北京：人民卫生出版社，1982年，第6页。

2. 神仙之道难致，养性之术易崇

众所周知，孙思邈又称"孙真人"。唐代王冰注解《黄帝内经素问·上古天真论》的"真人"一词时说："成道之人也。"唐人如此称呼孙氏，说明他的道家修养是很高的。他如此重视生命，也是反映了一种道家思想，但必须指出的是，孙思邈对生命的理解却与以"炼丹成仙"为宗旨的道教有很大的不同。

首先，在《千金翼方·养性·养性禁忌第一》中，他在引用前人，如《黄帝内经》《老子》、嵇康等关于养生的理论之后，断然提出自己的态度："神仙之道难致，养性之术易崇。"① 他还进一步地强调："今退居之人，岂望不死羽化之事。但免外物逼切，庶几全其天年。"② 也就是说人要成仙不死是办不到的，但通过各种方法以求得终其天年是可能的。所谓"天年"，就是指人的自然寿命。关于这一点，孙思邈在总结前人理论与实践的基础上，对人类寿命进行了比较深入的研究，并对人的寿限做出了比较客观的判断。他认为，应在 100 至 200 岁之间。如果人生调理得当，"则百年之内不惧于夭伤也"；③ 如"服食将息节度，极须知调身按摩、动摇肢节、导引行气。行气之道，礼拜一日勿住，不得安于其处以致壅滞。故流水不腐，户枢不蠹，义在斯矣。能知此者，可得一二百年"④。

现代对于人类自然极限寿命的推算，比较公认的有两种方法。但不管是以人体细胞分裂极限次数计算，还是以哺乳动物的寿命为其生长期的 5 至 7 倍来计算，人类的寿命都应在 100 至 175 岁之间。根据目前人类长寿老人的实际年龄来看，也大致符合这一数字，这说明孙思邈对于"天年"的判断是比较符合实际的。

3. 五十以上，阳气日衰，损与日至

既然人的寿命不可能无有终期，那么求其"不老"也是不可能的。孙

---

① 孙思邈：《千金翼方·养性禁忌》，卷 12，北京：人民卫生出版社，1955 年，第 142 页。

② 孙思邈：《千金翼方·退居·服药第三》，卷 14，北京：人民卫生出版社，1955 年，第 161 页。

③ 孙思邈：《千金翼方·养性禁忌》，卷 12，北京：人民卫生出版社，1955 年，第 142 页。

④ 孙思邈：《千金翼方·养性禁忌》，卷 12，北京：人民卫生出版社，1955 年，第 148—149 页。

思邈坚定地认为人变老是一个不可避免的自然过程。至于人从什么时候进入老年期，从《黄帝内经》开始，中医学中有过不少相关的理论。如《素问·上古天真论》说："女子五七，阳明脉衰，面始焦，发始堕。六七，三阳脉衰于上，面皆焦，发始白。七七，任脉虚，太冲脉衰少，天癸竭，地道不通，故形坏而无子也。"男子"五八，肾气衰，发堕齿槁。六八，阳气衰竭于上，面焦，发鬓斑白。七八，肝气衰，筋不能动，天癸竭，精少，肾藏衰，形体皆极"①。认为妇女从 35 岁、男子从 40 岁开始衰退，而妇女从 49 岁、男子从 56 岁也就完全进入老年期了。《小品方》说："凡人年六岁以上为小，十六岁以上为少，三十为壮，五十以上为老。"

孙氏对此也做了估计，与前贤之说，略有异同。他认为：一般来说，人从 50 岁以上，各方面的功能都要衰退而出现各种老年症状。但是，个人不同的生活态度与方式可以影响衰老出现的时间与程度。如不注意养生，则老年期可能提早到 40 岁。他说："人年五十以上，阳气日衰，损与日至。心力渐退，忘前失后，兴居怠惰，计授皆不称心。视听不稳，多退少进，日月不等。"②而如果"人年四十以下多有放恣，四十以上，即须觉力一时衰退。衰退既至，众病蜂起，久而不治，遂至不救"③。孙思邈既承认了衰老不可避免的客观性，又强调了人在延缓衰老方面的主观能动作用，这种认识是科学而有积极意义的，很值得加以发掘。

（二）孙思邈的疾病观

孙思邈的疾病观由三个基本观点组成：

1．疾病是"造化必然之理"

孙思邈认为疾病是一种自然现象，就像自然界气候变化等其他事物一样，是一种客观的现象。他说："病者，即天地变化之一气也，斯盖造化必然之理。"④他指出：天地间的一切，都遵循着一定规律，然而"变化之迹

① 《黄帝内经素问·上古天真论》，卷1，北京：人民卫生出版社，1963 年，第5—6 页。
② 孙思邈：《千金翼方·养性》，卷12，北京：人民卫生出版社，1955 年，第 148 页。
③ 孙思邈：《备急千金要方·房中补益》，卷27，北京：人民卫生出版社，1955 年，第 488 页。
④ 孙思邈：《备急千金要方·伤寒上》，卷9，北京：人民卫生出版社，1955 年，第 173 页。

无方"，也充满着偶然变化的各种因素，随时都有可能出现异常情况。由此而导致了大自然"有炎凉寒燠、风雨晦冥、水旱妖灾、虫蝗怪异，四时八节，种种施化不同，七十二候，日月运行各别，其日晷度，方得成年，是谓岁功毕矣"。天地变化是这样的，人的健康与疾病的变化也是这样的。"天地尚且如然，在人安可无事？"所以疾病的发生也是难以避免的。

作为一个群体，"人生天地之间，命有遭际，时有否泰，吉凶悔吝，苦乐安危，喜怒爱憎，存亡忧畏，关心之虑，日有千条，谋身之道，时生万计，乃度一日，是故天无一岁不寒暑，人无一日不喜忧。"强调对于人来说，健康会受到各方面因素的影响，外界风寒暑湿燥火等异常变化的气候，人事纠纷、喜怒哀乐等情绪变化的刺激，日常生活、饮食起居调理的失度等等，都可能成为导致疾病的因素。如下述所言"天气不和，疾疫流行"①；"服食五谷，不能将节，冷热咸苦，更相抵触，共为攻击，变成疾病"②；"人非金石，况犯寒热雾露，即不调理，必生疾疹"③。

不仅如此，孙思邈还对疾病宿命论及鬼神致病说提出异议，他明确指出："四百四病，身手自造，本非由天。"④"所以病苦，人自作之，非关运也。"⑤"人之所以多病，当由不能养性。"⑥强调疾病的产生既不是天神的惩罚，也不是由命运所决定的，而是因为人们自己不能好好调理保养，才导致各种疾病的产生。他还以具体疾病为例，"原夫霍乱之为病也，皆因食饮，非关鬼神。"⑦说明不能把病因推给鬼神，而应该去注重真正的病因。

2. 疾病是可知的

既然疾病也是一种自然现象，所以它就一定有兆可征、有象可见。虽然疾病的产生是在人体之内，"阴阳虚实之交错，其候至微"，但是由于人

---

① 孙思邈：《备急千金要方·伤寒上》，卷9，北京：人民卫生出版社，1982年，第175页。
② 孙思邈：《备急千金要方·序例》，卷1，北京：人民卫生出版社，1982年，第3页。
③ 孙思邈：《千金翼方·退居》，卷14，北京：人民卫生出版社，1955年，第161页。
④ 孙思邈：《备急千金要方·养性》，卷27，北京：人民卫生出版社，1982年，第478页。
⑤ 孙思邈：《备急千金要方·膀胱腑》，卷2，北京：人民卫生出版社，1982年，第366页。
⑥ 孙思邈：《备急千金要方·养性》，卷27，北京：人民卫生出版社，1982年，第479页。
⑦ 孙思邈：《备急千金要方·膀胱腑》，卷2，北京：人民卫生出版社，1982年，第366页。

体是一个统一的整体，体内疾病反映仍可以通过十分微细的功能变化或体表变化反映出来。孙思邈说："五脏应五行，若有病则因其时色见面目。亦犹灼龟于里，吉凶之兆形于表也。"① 能否发现疾病，关键在于医生的观察与判断能力。

因为孙思邈确信，疾病是可知的，他非常重视医生的临床观察，认为"医生诊病，固是不易"，但只要善于观察，通过问病、察色、听声、候脉四诊合参，则可"审知脏腑之微"。具体来说，"问而知之，别病深浅""精取其脉，知其逆顺"②"明于五色，乃可决生死、定狐疑。"③

3. 疾病是可防治的

孙思邈否认疾病是天地鬼神的意志，也否认疾病是命运的安排，所以他认为疾病的防治是人力所可为的。

首先，疾病是大自然的一种现象，要完全消灭疾病是不可能的，而采取一定措施来预防疾病，却是可能的。这一观点在他的《备急千金要方·伤寒例》中表达得非常准确明白。他说："病者……盖造化必然之理不得无之，故圣人虽有补天立极之德而不能废之。虽不能废之，而能以道御之。"④ 这种御病之"道"，在孙氏两部《千金方》中记载丰富，如在《备急千金要方·伤寒》中专门设有"避瘟"一篇，讨论传染病预防，分散在各章各篇中的防病论述就更多。而养生的目的也是"安不忘危，预防诸病"。但综其所要，都是从正、邪两方面入手，包括增强体质与杜绝各种致病因素干扰人体。

其次，大多数疾病是可治的，而治病救人正是医生的职责。孙思邈说："良医导之以药石，救之以针剂，圣人和之以至德，辅之以人事，故形体有可愈之疾。"⑤ 这里他强调：一方面是"良医"用药石导之、针剂救之，

① 孙思邈：《千金翼方·色脉》，卷25，北京：人民卫生出版社，1982年，第198页。
② 孙思邈：《备急千金要方·序例》，卷1，北京：人民卫生出版社，1982年，第3页。
③ 孙思邈：《千金翼方·色脉》，卷25，北京：人民卫生出版社，1955年，第298页。
④ 孙思邈：《备急千金要方·伤寒上》，卷9，北京：人民卫生出版社，1982年，第173页。
⑤ 刘昫：《旧唐书·孙思邈传》，北京：中华书局，1971年，第5094—5096页。

而另一方面却是"圣人"以至德和之，以人事辅之。实际上，"和之以至德"，指的是思想精神方面的工作，"辅之以人事"，指的是社会文化方面的工作。说明孙氏注意到，治愈疾病除需要医疗药品方面的条件之外，也需要精神社会方面的条件，这确实是很高明的见解。

（三）孙思邈的养生观

事实上，爱护生命与保全健康是相辅相成的。孙思邈在以上对生命重要性的表述中，已经强调了通过养生来维持健康、延缓衰老是保全生命的唯一途径。因此，由他的生命观所决定，可以说孙氏的健康观也就是他的养生观。孙思邈将养生称之为"养性"。由于孙思邈对于养生的重视，两部《千金方》中有关养性的理论也相当系统，其指导思想也是比较全面的。

1．养生必须以养德为先

养生以什么为目的，决定着养生的活动与方法。自古神仙家及东晋道教都将追求长生不老不死作为养生目的，虽然得到历代封建统治者的欣赏与支持，而实际上是荒谬的，不可能实现的。由于孙思邈能够客观地认识生命，指出"神仙之道难致，养性之术易崇"，将养生所能达到的极限明确定位在"全其天年"。更为可贵的是，从"人生苦短"这一命题出发，孙思邈还进一步提出了生命的社会价值。他说："人之居世，数息之间，信哉。呜呼！昔人叹逝，何可不为善以自辅耶。"他认为，人生的短暂不足以叹息，只要明白这个道理，不要为毫无意义的名利虚誉去浪费生命，就可以说是"没身不殆"了。可叹的是，懂得这个道理的人太少。因此，他阐明自己讲求养性之术的目的，在于"慨时俗之多僻，皆放逸以殒亡，聊因暇日，粗述养性篇，用奖人伦之道"[①]。

正因为养生目的在于"用奖人伦之道"，故养生就必须以养德行善为先。"夫养性者，欲所习以成性。性自为善，习无不利也。性既习善，内外百病皆悉不生，祸乱灾害亦无由作，此其养性之经也。"将道德修养作为养性的"大经"，提倡在延年益寿的同时，必须加强道德修养，并将此

---

① 孙思邈：《备急千金要方·养性》，卷27，北京：人民卫生出版社，1982年，第476页。

作为指导思想贯穿于养生活动中，使积德行善与延年益寿相联系，这就与一切以延长本人的生命为目的，甚至不惜牺牲"童男童女"的生命来求得自己长生不死的神仙家有了本质的不同。孙思邈把那些"抱病历年而不修一行，缠疴没齿终无悔心"的人视为"愚者"，不厌其烦地强调"养性者，不但饵药餐霞，其在兼于百行"，"德行不克，纵服玉液金丹，未能延寿"①。

在孙思邈看来，养生必须以养德为先意义的有两方面：其一，从延长生命的期限来说，只有提高了道德修养，除去损人利己、沽名钓誉之杂念，与人为善，不计得失，心胸坦荡，才能保持心态平和、心境清静，才"足以遐年"，能够真正延年益寿。一个人如果名利不去，喜怒不除，声色不去，滋味不绝，神虑精散，此为养性之"五难"。有此五者，"虽心希难老，口诵至言，咀嚼英华，呼吸太阳，不能不回其操，不夭其年也"②，达不到真正的养生目的；其二，从增强生命的社会意义来说，人的生命只有一次，而且十分短暂，如果在这有限的时间里匆匆忙忙地追求个人虚无缥缈的名利地位，不仅会因为劳心伤神而缩短寿命，而且这种一味为了个人名利的忙碌本身就是对生命的一种浪费，使短暂的生命因为活得毫无意义而更显得短暂。反之，如果能"于名于利，若存若亡；非名非利，亦若存若亡"，也就是在为自己谋取功名的同时，也为社会、为别人做一些有益的事情，这样就能充分利用人生在世这一段有限的时光，使生命更为充实、更丰富，即便最终仍必须离开人世，也可"没身不殆"。

养生可以延长生命的期限，以达到"尽享天年"，是一种医家的思考。但是，想到了养德以增加生命的社会意义，则完全是一种哲人的思考，这就不是一般的古代医家都可以达到的高明境界了。而我们作为现代医务工作者，来对今天的养生学作一反思，恐怕也会为不经意中是否丢失了什么好东西而汗颜。

2．养生方法必须简单易行

养生应该是人的一种日常行为，必须假以时日、持之以恒，才能起到

---

① 孙思邈：《备急千金要方·养性》，卷27，北京：人民卫生出版社，1955年，第478页。

② 孙思邈：《备急千金要方·养性》，卷27，北京：人民卫生出版社，1955年，第478页。

养生的作用。而如果搞得过于烦琐或深奥，背离了人们生活的常规，没有可行性，便失去了意义。孙思邈就是充分地认识到这一点，提出养生方法应该简易，他指出"易则易知，简则易从"，所谓简易完全是为了在实际生活中具有可行性而提出来的。他认为一种好的养生方法，必须是"旨约而瞻广，业少而功多"，反对把养生的方法搞得十分神秘、烦琐。

令孙思邈非常感慨的是，自古以来，追求延年益寿、从事养生方法之研究与论述的大有人在，但是符合"旨约而瞻广，业少而功多"之要求的养生方法却不多见。他在追述了前人之论之后，以为嵇康"论之最精"。然而，其论虽精，其术也仍然是"辞旨远不会近"，难以实行。因此，孙思邈系统整理了前人的论述与个人的经验，根据"义与事归""不违情性之欢而俯仰可从""不弃耳目之好而顾眄可行"的三项原则，归纳出养生方法"易知""易从"的十大要领："故其大要，一曰啬神，二曰爱气，三曰养形，四曰导引，五曰言论，六曰饮食，七曰房室，八曰反俗，九曰医药，十曰禁忌，过此已往，未之或知也。"①虽然，在今人看来，其中也许不尽为科学之论，但孙氏所提倡的养生方法应该不违背人的正常生理喜好，反映了一种实事求是、理论联系实际的优良学风。这在古代养生学史上并不多见。

3. 养生与养老相结合

由于对寿命与衰老有比较客观的认识，孙思邈将延缓衰老作为延年益寿，尽享天年之养生学的一个重要课题。他批评"人年老有疾者不疗"的说法"斯言失矣"。他认为养生正是应该以老年人为重点，他说："缅寻圣人之意，本为老人设方。何则？年少则阳气猛盛，食者皆甘，不假医药，皆得肥壮。至于年迈，气力稍微，非药不救。"②他深入浅出地将这个道理"譬之新宅之与故舍"，指出需要经常修理的正是历经年久的旧房。

孙思邈对养老的认识是十分深刻的。首先，他细致描述了衰老生理改变的临床表现。如"夺色黧黑，饮食不生肌肉，肤色无润泽，发白枯槁，

① 孙思邈：《千金翼方·退居》，卷14，北京：人民卫生出版社，1955年，第161页。
② 孙思邈：《千金翼方·养性》，卷12，北京：人民卫生出版社，1955年，第148页。

牙齿不坚，目黄泪出，远视䀮䀮，见风泪下""心力渐退，忘前失后，兴居怠惰""视听不稳，多退少进""食饮无味，寝处不安""大便不利，或常苦下痢"。其次，他又准确描述了衰老心理改变的临床表现，指出，"老年之性，必有所恃，其老无有藉在，率多骄恣，不循轨度"，"计授皆不称心""万事零落，心无聊赖，健忘嗔怒，情性变异"等等。孙思邈在撰写此著时，本人已是今古罕见的百岁老人，他却能够如此清醒地对老年人的心理异常进行客观描述，真是不能不令人感叹、钦佩。也可以说，他本人就为其养生与养老相结合而获得良效的一个典范。

针对以上这些老年人的生理与心理改变，他认为个人养老应该与社会养老相结合，即包括老年人本人的养生调摄与社会对老年人进行健康照顾与心理保护，只是他将这个社会责任交给社会的基本细胞——家庭，要求"为人子者"来承担。对老人本身来说，"人年五十至于百年，美药勿离乎身，善言勿离乎口，乱想勿经心，常以深心至诚，恭谨于物。"①"养老之要，耳无妄听，口无妄言，身无妄动，心无妄念"，也就是说要注意自己的心理调节。而子女则更应该处处细心照顾，在平时的饮食结构上，"人子养老之道，虽有水陆百品珍馐，每食必忌于杂，杂则五味相扰"。而且，"食能排邪以安脏腑，药能恬神养性以资四气，故为人子者，不可不知此二事。是故君有疾，期先命食以疗之，食疗不愈，然后命药。"另一方面，还必须多多体谅老人的心理需要，"为孝之道，常须慎护其事，每起速称其所须，不得令其意其负不快。"孙思邈甚至以家养花木为例，来说明对老年人的心理照顾需要如何的细心。他引用《淮南子》的话："木叶落，长年悲。"因此，"为人子者，不植见落之木"。由此可见，他对老年人的心理体察是多么细致入微。

综上所述，孙思邈对老年病防治的考虑已涉及生理、心理和家庭（社会）、环境各个方面。李经纬先生认为："他是我国历史上把延年益寿学说同防治老年病紧密结合起来，并使之成为有理论联系实际特色的一门学科

---

① 孙思邈：《孙真人千金方·养性》，卷28，北京：人民卫生出版社，1996年，第499页。

的第一人。"① 这一评价应该说是相当客观的。

4．养生与防病相结合

重视疾病的预防是中医学的特色之一，孙思邈也毫无例外地坚持这一特色。他一针见血地指出了"安""乐"与疾病忧虑的辩证关系，认为："安者非安，能安在于虑亡；乐者非乐，能乐在于虑殃。"② 事实上，人能否"尽享天年"与是否发生各种疾病损害生命有着直接的关系。孙思邈对此有足够的认识，他明确指出，养生的真正含义就在于预防疾病。他说："善养性者，则治未病之病，是其义也。"因为"死者不可生也，亡者不可存也。是以至人消未起之患，治未病之病"③。他认为，由于"人难养而易危"，故必须"医之于无事之前，不追于既逝之后"，他建议人们"每日必须调气补泻，按摩导引为佳，勿以康健便为常然。常须安不忘危，预防诸病。"④ 这样才能达到长寿的养生目的。这是养生的重要指导思想。

不仅如此，他还进一步强调养生必须与防病相结合这一原则，不仅适用于老人，同样，也适用于不同性别、不同年龄的各类人群。他说："凡居家，常戒约内、外、长、幼，有不快即须早道，勿使隐忍，以为无苦，过时不知，便为重病，遂成不救。小有不好，即按摩挼捺，令百节通利，泄其邪气。"⑤

孙思邈把防治疾病列为养生的重要指导原则之一，把促进健康、延年益寿纳入医药学的职能范畴，这是十分正确的。

5．养生必须动静结合

"生命在于运动"，这是现代人常说的一句话。也许这里所说的"运动"一词的本义并非是指人的肢体运动，但更多的人还是把它理解为肢体运动。孙思邈早在唐代，就在他的养生理论中提出了"运动"一词，用以

① 李经纬：《孙思邈的养生学思想和贡献》，《中华医史杂志》，1981 年第 4 期。

② 孙思邈：《千金翼方·养性》，卷 12，北京：人民卫生出版社，1955 年，第 149 页。

③ 孙思邈：《备急千金要方·养性》，卷 27，北京：人民卫生出版社，1982 年，第 476—478 页。

④ 孙思邈：《备急千金要方·养性》，卷 27，北京：人民卫生出版社，1982 年，第 481 页。

⑤ 孙思邈：《备急千金要方·养性》，卷 27，北京：人民卫生出版社，1982 年，第 481 页。

概括流水不腐与户枢不蠹的道理，并且认为这是养生必不可少的内容。他明确指出："虽常服饵，而不知养性之术，亦难以长生也。养性之道，常欲小劳，但莫大疲及强年不能堪耳。且流水不腐，户枢不蠹，以其运动故也。"①孙氏认为，这种对于运动的需要，即使老人养生也毫不例外，甚至比营养与休息更为重要。他说："非但老人须知服食、将息、节度，极须知调身按摩，动摇肢节，导引行气。行气之道，礼拜一日勿住，不得安于其处，以致壅滞，故流水不腐，户枢不蠹，义在斯矣。"②

从华佗的五禽戏到《诸病源候论》中记载的各种补养宣导法，说明运动肢体作为养生的一个重要内容在中医学中有着悠久的历史。孙思邈汲取各家之长，倡导了一种动静结合的养生方法。他提出："每日必须调气补泻，按摩导引为佳。"③孙氏运动以静中寓动，动中寓静，动静相辅，相互为用为特点。

（1）静中寓动。所谓"调气补泻"，是指"和神导气之道……正身偃卧，瞑目闭气于胸膈中，以鸿毛著鼻上而不动，经三百息，耳无所闻，目无所视，心无所思"④。可见，调气法是指宁神入静，调和人体气机的一种方法。这两部《千金方》还载有许多帮助人们排除杂念，阻止外界干扰，以求入静的方法。但是孙思邈的调气补泻并不是完全"入静"即可，他还因人、因地、因时地提出各种不同的呼吸调理法，或呼，或吸，或深，或浅，并有呼、吹、嘘、呵、唏、呬等的不同，可见其静中寓动。

（2）动中寓静。所谓按摩导引，是指肢体的主动及被动的运动，具有"令百节通利，泄其邪气"的功效。孙思邈不仅提出了"天竺按摩法""老子按摩法"等成套的术式，而且十分提倡平时摩腹、摩面、行步、踏脊等完全不存在完成难度、非常简单易行的导引方法，而且他还强调，按摩导引必当以宁神静志为前提，此即动中寓静。

---

① 孙思邈：《备急千金要方·养性》，卷27，北京：人民卫生出版社，1982年，第476—478页。
② 孙思邈：《千金翼方·养性》，卷12，北京：人民卫生出版社，1955年，第149页。
③ 孙思邈：《备急千金要方·养性》，卷27，北京：人民卫生出版社，1982年，第481页。
④ 孙思邈：《备急千金要方·养性》，卷27，北京：人民卫生出版社，1982年，第483页。

（3）动静相辅。孙思邈还将前二种动静法互相结合，提出动静相辅的调气导引养生法。适时进食早餐，"消息讫入静。烧香静念，不服气者，亦可念诵，洗雪心源，息其烦虑，良久事讫。即出，徐徐步庭院散气。"①这一段是孙思邈对老人的日常养生要求，他将先动、后静、再动有机地结合在一起，既把运动量控制在老年人力所能及的范围之内，又达到养生保健的效果。

三、孙思邈关于神鬼、天命及成仙、咒禁的思想矛盾

诚如上述，孙思邈有许多反对巫术、鬼神、天命说的论述，但是，在他的著作中，也确实还存在一些鬼神、天命、成仙、咒禁的内容，显示出孙思邈的思维上的矛盾。这是由于孙思邈生活在儒、道、佛三家并盛的唐代，作为精通三教理论、九流杂术的医学家，他必然受到各种思想的影响。一方面，他确实有着相当精深、严谨而高明的学术见解与科学思维；另一方面，限于当时哲学及科学发展的程度，与当时任何一个伟大的学者一样，他也不能对宇宙以至各种社会现象全都作出很好的解释，存在着众多的困惑。对于这些困惑，他只能采取两种态度，其一，是部分地接受当时社会或学术界通行的观点，或前贤的观点；其二，对于这些观点中自己有怀疑而无法驳斥之处，采取志以备佚。综观孙氏的著作，矛盾两方面的分量显然是完全不能同日而语的，有关鬼神、天命、咒禁等方面的内容，不仅只是篇幅上的不受重视，而且在论述上也受到明确的非议。关于这一点，下面将有具体的讨论。所以，有一点是完全可以肯定的，孙思邈是一个实事求是、积极进取的医学家，而不是一个虚无消极的天命论者，更不是一个求神弄鬼的巫师。

（一）关于鬼神与天命

孙思邈在医学思想方面主体上是强调实事求是，但是，在他的著作中也有互相矛盾的论述。如论天，主要是指自然之天，而时或会出现天志论

① 孙思邈：《千金翼方·退居》，卷14，北京：人民卫生出版社，1955年，第162页。

观点，把"天"视为万能的主宰，认为"天不欺人，示之以影；地不欺人，示之以响。人生天地气中，动作喘息，皆应于天；为恶为善，天皆鉴之①；时或会出鬼神观念，认为鬼神能为天行使对人们行为的监督，"勿谓暗昧，神见我形，勿谓小语，鬼闻我声"。甚至在某些疾病的认识上，仍然存在有天命论观点或鬼神病因。如在讨论求子，即治疗不孕症的方法时，认为"当先知夫妻本命，五行相生及与德合"。为什么要先知本命呢？因为有的人命中就注定无子，这是人力不能改变的。只有"本命不在子休废死墓中者，则求子必得，若其本命五行相克及与刑杀冲破，并在子休废死墓中者，则求子不可得"②。如小儿客忤，是"乳母及父母或从外还，衣服经履鬼神粗恶暴气，或牛马之气，皆为忤也"③。

综合分析孙思邈的天命、天志及鬼神观点，大致有以下两种情况：

其一，孙氏所言之非自然之"天"，首先是为有意志的主宰，即"天志论"观，这一观点出现时，并非用以阐述医学道理，而是用以劝人向善，劝人自律。正因为天能奖善惩恶，而鬼神又能"见形听声"，所以人在独处之时也必须严于自律，多多行善，迟早会有好的报酬。反之，如果有不良行为，尽管无人看见，也会受到天的报应及惩罚。如"人行阳德，人自报之；人行阴德，鬼神报之。人行阳恶，人自报之；人行阴恶，鬼神害之。寻此二途，阴阳报施岂巫也哉？所以医人不得恃己所长，专心经略财物"④。很能说明这个问题，这反映了佛教观点对孙思邈思想的影响。在当时的文化环境中，用天志鬼神的名目，利用人们的功利之心，来遏制人性中恶的一面，以劝人向善，劝人自律，这也并非是完全消极的。

其二，将非自然之"天"用以与疾病治疗相关之处时，与鬼神病因的用意是一样的，即用之来解释当时尚无法理解的病因与无能为力的疾病。因为即便是当今的医学，也不能对所有的人类疾病都完美解决，而远在孙

---

① 孙思邈：《千金翼方·养性》，卷12，北京：人民卫生出版社，1955年，第142页。
② 孙思邈：《备急千金要方·妇人方上》，卷2，北京：人民卫生出版社，1982年，第16页。
③ 孙思邈：《备急千金要方·少小婴孺方上》，卷5上，北京：人民卫生出版社，1982年，第82页。
④ 孙思邈：《备急千金要方·大医精诚》，卷1，北京：人民卫生出版社，1982年，第2页。

思邈生活之唐代，医学发展的水平则更是有限。作为一个有能力、有自信的医生，孙氏的疾病观是：疾病应该都是可知而可治的。而事实上，却又对某些疾病既不能作出很好的解释，也不能取得很好的疗效。因此，对人力不可为的事，孙氏像当时许多知识分子一样，受到当时已经存在有关学说的影响，迷惑于是否有一个全能的上天在主宰，是否有不可捉摸的鬼神在作祟。所以孙氏所谓的"天"与"命"与孟子所言"莫之为而为者，天也；莫之致而至者，命也"①。极为相似，即将许多当时的医学水平所不能理解的疾病，所不能解决的问题，归之于天命和鬼神。因此，在治疗上对这些归咎于"天命"疾病也大多没有很积极的方法。而对于大多数在病因与治疗问题可能作出客观解释的疾病，则从天命与鬼神的阴影下脱离出来。由此而形成在孙氏著作中有既反驳天命与鬼神又谈论天命与鬼神的矛盾现象。

（二）关于成仙与咒禁

可以说，孙氏对于"服食成仙"问题的态度与对天命鬼神的态度同样矛盾。他既明确提出"神仙之道难致，养性之术易崇"，有时却也谈避谷服食，以求"长年飞仙""神仙可致""不老耐寒暑"等等②。但是，综观孙氏两部《千金方》，可以看到，孙氏所言"服食成仙"内容以引自前人方药书为主，大多用以表述某方某法的功效。而他本人对此只是采取一种敬而远之的态度，未必全信。这一点他自己已经讲得很清楚："此等方药，固宜留心功力，各依本草。其余丹火，以冀神助，非可卒致。有心者亦宜精恳，倘遇其真。"③可见他只是出于对前代本草著作的尊重，而对于丹药的神效，并不信其为真。那么，作为一个生活在尊经崇古思想很严重的古代的学者，孙思邈不可能对前人的学说一概否认。他的这一矛盾态度，其实已经有着极为明显的倾向性，我们不能对他要求更多。

在孙思邈的两部《千金方》中可以看到一些咒禁的内容，尤为集中的是，在《千金翼方》列有两个"禁经"专篇，这一点常引起人们对孙氏实

---

① 《孟子注疏·万章上》，卷9下，见《十三经注疏》，上海：世界书局，1934年，第2738页。
② 孙思邈：《千金翼方·辟谷》，卷13，北京：人民卫生出版社，1955年，第157—158页。
③ 孙思邈：《千金翼方·退居》，卷14，北京：人民卫生出版社，1955年，第161页。

事求是态度的怀疑。要讨论这个问题，我们不妨先看看唐代的医学分科。

唐高祖李渊在武德元年（618年）置尚药局、太医署。太医署实际上就是唐代的医学教育机构，下设有四科：医科、针科、按摩科、咒禁科。可见在孙思邈的时代，咒禁不仅在临床上与其他医学科目有着同等地位，而且在正规的医学教育中也是重点的内容。对照孙思邈的两部《千金方》，其内容的收载明显是参照太医署学科以求正宗而完备。所以，他没有任何理由不把"咒禁"一科收入。我们不能苛求一个唐代的古人有超过时代的鉴别能力。

事实上，孙思邈本人对于"咒禁"也有矛盾的两种态度，一方面对于某些未知的疾病他仍持有鬼神病因说，因此，只能以咒禁的方法来解决。如前面所提到的"小儿客逆"，他以鬼神作祟为病因，此病的治疗也因此而充满"鬼气"，方法之一就是咒禁。《千金方》除有两篇"禁经"专论之外，还载有的一些散在的"咒禁"内容，大多是针对一些缺乏治疗方法的疾病，其比两篇"禁经"更受孙氏重视。又如，人如果欲求长生不死，事实上是不可能的，孙思邈也只有求助于鬼神咒禁。《千金翼方·辟谷·服水》中说道："余尝见真人有得水仙者，不睹其方。武德中龙斋此一卷《服水经》授余，乃披玩不舍昼夜。其书多有蠹坏，文字颇致残缺，因瑕隙寻其义，集成一篇。好道君子勤而修之，神仙可致焉。"说明孙氏对此是十分有兴趣的，而且对它的功效确有所信。在服水法中，不仅强调"先发广大心，仍救三涂大苦，普度法界众生，然后安心服之"。还必须念咒："乾元亨利正九种吾生，日月与吾并，吾复不饥，复不渴，赖得水以自活。金木水火土五星之气，六甲之精，三真天仓，浊云上盈，黄父赤子，守中无倾，急急如律令。"①这确实是孙氏思想中的弱点，反映出他所处的那一时代对他的影响。

然而，另一方面，孙思邈对于咒禁一科的认识水平还是明显高于太医署的科目设置者。虽然，在当时咒禁是赫然作为医学的一个正常分科设置

① 孙思邈：《千金翼方·辟谷》，卷13，北京：人民卫生出版社，1955年，第158页。

在太医署中，但在孙思邈的眼中，此科与其他科并非处于平起平坐的学科地位。在他为《千金翼方》两篇"禁经"所写的诸论中，他对此有着明确的阐述。他说："余早慕方技，长崇医道，偶逢一法，岂吝千金。遂使名方异术，莫能隐秘。且此书也，人间皆有，而其文零叠，不成卷轴，纵令有者，不过三章、两章，既不专精，探其至赜，终为难备。斯之一法，体是神秘，详其辞采，不近人情，故不可得推而晓也。"① 很清晰地表达他对禁经的看法：神秘而缺乏理性，不可以医学的道理来解释。但是因为在当时的临床实践中，存在"按法施行，功效出于意表"的情况，孙氏对此也无法解释。所以，他对"禁经"采取的态度是："不有所缉，将恐零落，令编为两卷。凡二十二篇，名曰：'禁经'。"② 如此而已。实际上，这与我们现在整理古书的态度是一致的。我们现在对待古书中的一些也许是明显属于"糟粕"的内容，大多也不采取删除的方法，而是原样保留以供研究。那么孙氏为什么就不能因"恐零落"，而"有所缉"呢？细读两部《千金方》，也可以从孙思邈不同编写方法中窥视孙氏的用心。在医学各科的章节中，孙思邈总是要侃侃道出一些医案来说明此法或此方的疗效，而在"禁经"中却独缺此项内容。也许可以推测，所谓"禁经"两篇之医术，孙氏本人未必在临床上用过。

第四节
其他医家及医著中反映的医学思想

　　隋、唐时期除了孙思邈及其著作之外，还有一些比较有影响的医家及医著。如较有代表性的综合性医家有王焘，比较有专业特色的医家为蔺道人。最值得重视的还有我国第一部由政府组织编撰的药学著作——《新修本

① 孙思邈：《千金翼方·禁经上》，卷29，北京：人民卫生出版社，1955年，第341页。
② 孙思邈：《千金翼方·禁经上》，卷29，北京：人民卫生出版社，1955年，第341页。

草》，分析这些医家及医著中反映的医学思想，具有十分重要的时代意义。

一、王焘的医学思想

王焘是唐代陕西郿（今眉县）人，一说万年（今陕西西安）人。出身于贵族家庭，其曾祖父王珪，初唐名臣，官至礼部及吏部尚书。其祖父、父亲也均为朝廷官僚。王焘本人也是职业官僚，曾官至吏部郎中及门下省给事中，并不以医为业。王焘潜心于医学文献的整理与医书的编著，离不开当时的社会文化环境，与当时的皇帝重视医药，"贵而遵之"，文人仕族以治儒而兼能习医为荣已形成风尚有关。他的哲学倾向是比较正统的儒家思想，因此他的医学思维与其他以医为业的医家相比，既有其共性，也有其特殊性。

（一）学医及著书的指导思想

王焘的贵族出身及官僚生涯，使他具有富裕的家境与很高的社会地位，因此他学习医学与用心撰写著作与解决生计无关。分析其主要指导思想，应该有两点：其一是济世救人，其二是知医尽孝。

儒学很强调学术的实用价值，它一开始出现，就是一种佐君治国的学术体系。孔子本人就热心救世，曾再三呼吁："如有用我者，吾其为东周乎。"[①] 所以，强调学术必须为一定的社会现实服务，力求其实际的效用，这是儒家文化的特点之一。儒学讲究"仁"，而医学能够治病救人，最能体现"仁者爱人"效果。王焘年幼时体弱多病，多多体会到医药对于保障人之健康的重要，因而"长好医术"。由于"七登南宫，两拜东掖，便繁台阁二十余载"，得其社会地位与经济条件之便，"数从高医游，遂穷其术"，"遭逢有道，遂蹑亨衢"，在医学方面渐渐有所造诣。又兼"久知弘文馆图籍方书等"，故有条件看到古代的各种医学著作，并"由是睹奥升堂，皆探其秘要"，做了大量的文献积累工作。此后，因婚姻之故，被贬为房陵太守。虽然失去了继续阅读文献、收集文字资料的机会，但却因

---

① 杨伯峻译注：《论语注释·阳货篇第十七》，北京：中华书局，1980年，第182页。

"提携江上，冒犯蒸暑，自南徂北，既僻且陋，染瘴婴疴十有六七"，而有了良好的医疗实践条件。"死生契阔，不可问天。赖有经方，仅得存者，神功妙用，固难称述"，由此进一步体会到医药的社会效用，并取得宝贵的医疗经验。从而，更以百倍的热忱，"发愤刊削，庶几一隅。凡古方纂得五六十家，新撰者向数千百卷，皆研其总领，核其指归"，"俾夜作昼，经之营之"[①] 而著成如此洋洋大观的医学巨著。

所谓知医尽孝，是一种将儒家伦理道德理论揉入医学的观点。孝是儒家伦理道德体系的核心内容之一。孔子曾说："孝弟也者，其为仁之本与。"[②] 具体来说，孝是指子女对父母长辈在感情上的尊敬、服从与在生活上的奉养、照料，二者并在，后者必须以前者为基础。这一点孔子说得非常清楚："今之孝者，是谓能养。至于犬马，皆能有养，不敬，何以别乎？"孟子也十分强调尊亲养老是为孝道之至，他说："孝子之至，莫大乎尊亲，尊亲之至，莫大乎天下养。"[③] 而知医尽孝观点的滥觞，却来自汉、晋、隋、唐的医学家。东汉张仲景在《伤寒杂病论·序》中最早提出学医"疗君亲之疾"为第一目的这一观点："怪当今居世之士，曾不留神医药，精究方术，上以疗君亲之疾，下以救贫贱之厄，中以保身长全，以养其生。"[④] 此时，尚未直接与忠孝理论合二为一。至晋朝时皇甫谧将其引入了忠孝理论，他在《针灸甲乙经·序》中说："夫受先人之体，有八尺之躯，而不知医事，此所谓游魂。若不精于医道，虽有忠孝之心，仁慈之性，君父危困，赤子涂地，无以济之，此固圣贤所以精思极论，尽其理也。"[⑤] 到了唐代孙思邈在《备急千金要方》中径直提出："君亲有疾不能疗，非忠孝也。"[⑥] 将不能疗病提到了不忠不孝的高度。王焘作为一代鸿儒，又深以"好医术"而自豪，自然也是这一理论的崇信者，他以"南宫、东掖、台

① 王焘：《外台秘要·序》，北京：人民卫生出版社，1955 年，第 22 页。

② 杨伯峻译注：《论语注释·学而篇第一》，北京：中华书局，1980 年，第 2 页。

③ 《孟子注疏·万章上》，卷 9，见《十三经注疏》，上海：世界书局，1934 年，第 2734 页。

④ 成无己注：《注解伤寒论·伤寒卒病论集》，北京：人民卫生出版社，1963 年，第 7 页。

⑤ 皇甫谧著，刘衡如校勘：《针灸甲乙经·序》，北京：人民卫生出版社，1962 年。

⑥ 孙思邈：《备急千金要方·序》，北京：人民卫生出版社，1963 年，第 6 页。

阁"之官僚的身份，深谙人君之病，并非人人可疗，故更为简洁了当地提出："不明医术者，不得为孝子。"① 至此，可以说知医尽孝的理论已经成立。这也是王焘作为一个毫无生计之忧的大官僚，如何能花费如此的精力昼夜经营，从事如此繁缛而艰苦的医学文献整理工作的一个最好诠释。知医尽孝的观点，在程朱理学中，为二程所接受，成为真正的理学内容，此为后话。

（二）王焘的生命观与疾病观

王焘出身儒宦世家，深受儒家思想的熏陶，其他哲学思想对其的影响显著要小一些。在儒家重现实、重人文的传统的影响下，王焘对生命与疾病的理解，也更加偏向现实客观，而较少有成仙的幻想与鬼神的阴影。

王焘尊重生命，认为昔之神农黄帝，开创医药，"救性命之昏札""夫圣人之德又何以加于此乎"？在他的著作中，收入了当时颇为风行的服石之法，以为"补虚劳，益气力"，或"安五脏，通百节，利九窍，益精明目……延年益寿"，但却缄口不提"避谷成仙"。他继承儒家"务民之义，敬鬼神而远，可谓知也"② 的精神，他广收孙思邈等晋、唐医家的医学论述，却有意回避"禁经"。

王焘对于疾病的认识相当客观，对于"天命"，更是直接提出驳斥。例如，在《外台秘要·序》中有一段这样的记载：当有人问王焘"禀生受形，咸有定分，药石其如命何？"时，王焘明确表示"吾甚非之"。并进一步分析导致疾病的原因，诸如"喜怒不节，饥饱失常，嗜欲攻中，寒温伤外"之类，都是客观的存在，他理直气壮地提出质问："如此之患岂由天乎？"他认为，为政救人的道理都是一样的，都是人事，而不是天命。若以命有定分来否认医药的积极作用，是完全错误的，是无知的表现，足以令人为此而感到羞耻。他这种客观的疾病观，使他在对医学文献的取舍上有了更为正确的标准。

（三）王焘的治学方法

王焘出身儒门，上溯数辈皆儒而能文，他本人在重视"文治武功"、

---

① 王焘：《外台秘要·序》，北京：人民卫生出版社，1963年，第22页。

② 杨伯峻译注：《论语注释·雍也篇第六》，北京：中华书局，1980年，第61页。

科举取士的唐代为官，具有较高的文化素养。更重要的是，他又长期在当时的国家图书馆弘文馆工作。据《旧唐书·职官》记载：“武德初，置修文馆，后改为弘文馆……馆中有四部书及图籍。自垂拱以后，皆宰相兼领，号为馆主，常令给事中一人判馆事。”①王焘正是以给事中一职，主持弘文馆事务。当时的弘文馆属门下省，而门下省官员的任用标准是“访其德行，量其才艺”，而“若官非其人，理失其事”②的话就会被罢免。而王焘则能“久知弘文馆图籍方书”，说明他在图书管理方面的才能肯定是不同凡响的。事实上，《外台秘要》一书令人钦叹的编撰水准，尤其是它的前无古人的典范性体例，确能反映出王焘在图书整理方面的杰出才华。

分析《外台秘要》的学术特点，可见王焘的治学方法。首先是广收博采，无遗古今。这可以说是编撰中医书籍的优良传统，纵观中医古典名著之序言，如此介绍自己编撰经验的大有人在。即使在王焘之前者，也不一而足。如东汉张仲景编《伤寒论》时“勤求古训，博采众方”。又如唐代孙思邈撰《千金要方》时“博采群经，删裁繁重”。但是，王焘编著《外台秘要》所参考的古今文献则更是远远超过前贤。他在《外台秘要·序》中说：“凡古方纂得五六十家，新撰者向数千百卷，皆研其总领，核其指归。近代释僧深、崔尚书、孙处士、张文仲、孟同州、许仁则、吴昇等十数家，皆有编录……上至炎昊，迄于圣唐，括囊遗阙。”查考此书中所采摘引用的文献，据粗略统计，有明显出处者即有 50 多种，可证此言不诬。其取材之广，卷帙之大，都是空前的。宋代校正医书局医官孙兆也充分肯定了此书的广收博采，认为此书：“得古今方，上自神农，下及唐世，无不采摭。”③

在采摭广博的基础上，更为难得的是他并非毫无鉴别地兼收并蓄，而是一种再创造的劳动。他认为此前的并行于世的数十家方书，均未尽善。因为它们“各擅风流，递相矛盾”，或失于“篇目重杂”，或疏于“商较繁

---

① 刘昫：《旧唐书·职官》，北京：中华书局，1975 年，第 1847—1848 页。

② 刘昫：《旧唐书·职官》，北京：中华书局，1975 年，第 1844 页。

③ 《外台秘要·校正唐王焘外台秘要方序》，北京：华夏出版社，1996 年，第 24 页。

芜"。因此，他对所引用的文献均逐条逐句地仔细阅读，"并味精英，铨其要妙"，进行鉴别及摘录，弃之沙砾，掇其精华，凡所取舍，均"出入再三"，反复斟酌。然后，再"研其总领，核其指归"，经过周密计划，进行创造性的体例设计，分门别类，各科以卷区分，各病以门类别，门下罗证列方。每门冠以《诸病源候论》的论述以说明病因病机，有时也录以张仲景之《肘后方》《千金方》等诸家医论，论后系以诸家医方。由此而将丰富浩繁的内容安排得篇目清晰、条理分明，查检批阅均十分便利。

其三，凡所录文献，均一一注明出处。不仅列出书名或作者名，大多也标记卷次。如一方同见数书，则在此方的尾注中一一并记。从现存的文献看来，这在中医文献整理中，是一个伟大的创举。由于他的这一创举，使很多晋、唐中医文献得以保存，在屡经战乱兵焚的图书劫难之后，为后世提供了研究晋唐医学的可靠资料，为古代医书的校勘、辑佚提供了有利的条件。正因为这一点，使王焘的《外台秘要》在当时的各种中医文献中具有重要的文献学价值，因此也得到后人的称道。如宋代医官孙兆言："王氏编次各题名号，使后之学者，皆知所出，此其所长也。"[1] 遗憾的是，如范行准先生所言："每方引书，多系卷数。一方同见数书，亦必载之。这工作是繁缛而艰苦的，所以后来医家很少有人向他效法。"[2] 但王焘创此严谨学风，功不可没。至今，引用文献必须严格注明出处，仍然是我们整理中医文献、撰写医学论著所必须遵循的准则。

二、蔺道人的骨伤治疗思想

蔺道人是唐代长安（今陕西西安）人，姓蔺，名失考，生卒年代及生平事迹亦无考。他留下的《理伤续断方》一卷，约成书于唐代会昌年间（841—846 年）。这是我国现存最早的一部极有价值的骨伤科专著，蔺氏在书中提出了骨折治疗的六个疗程，即麻醉、清创、复位、固定、练功和内

---

① 王焘：《外台秘要·校正唐王焘外台秘要方序》，北京：华夏出版社，1996 年，第 24 页。
② 范行准：《中国医学史略》，北京：中医古籍出版社，1986 年，第 103 页。

外用药。从中可以看出，蔺道人不仅擅长一些独特的骨伤治疗技术，而且有着精湛的理论总结水平。书中反映出蔺氏的骨伤治疗思想贯穿着相当严密的哲学思维。

（一）确立骨折治疗的普遍原则

一种经验性的学科最可贵的著述思想是在系统总结的基础上，提炼出简洁而带有指令性意义、在一般情况下广泛适用的普遍原则，这种提炼就有了理论升华的意义。而体现了这种思想的医学著作，对于临床实践也就有最为普遍的指导意义。从某种意义上说，许多一方一病的中医古方书，正是在这一方面有所缺陷，使之趋于零碎。虽然蔺道人的《理伤续断方》篇幅很小，但是在骨伤治疗的范畴内，明确提出了普遍适用的治疗原则。因此，其在中医骨伤科学中的地位很高。

蔺氏在书中第一次提出了"医治整理补接次第口诀"："一、煎水洗；二、相度损处；三、拔伸；四、或用力收入骨；五、撩正；六、用黑龙散贴；七、用风流散填疮；八、夹缚；九、服药；十、再洗；十一、再用黑龙散通；十二、或再用风流散填疮口；十三、再夹缚；十四、仍前用服药治之。"[①] 以上次第中，从"一"至"九"，实际上是骨折脱臼等损伤的首次治疗常规操作步骤，即清洁疮口、检查诊断、牵引整复、复位、外敷药物、夹板固定、内服药物；从"十"至"十四"则是再次换药时的操作步骤。这样的次第安排令医者容易掌握骨折脱位等损伤治疗的全过程。

（二）强调特殊情况特殊处理

在提出以上普遍原则的基础上，蔺道人又针对各种不同的损伤骨折、脱臼的情况，提出了许多在特殊情况下的特殊处理方法。

如脑骨伤碎，经一般处理之后，必须用绢片包起来，不可见风着水，以免感染破伤风。认为若水与风入脑，形成破伤风，则必发头疼，而且不复可治。又如凡是肋软骨或浮肋有损，则不可夹板固定，只能在整理复位之后，用绢片缠缚固定，如果是开放性骨折，移位严重，经牵引整复，仍

---

① 蔺道人撰，韦以宗点校：《理伤续断方点校·医治整理补接次第口诀》，南宁：广西民族出版社，1989年，第14页。

然参差不齐，相差一二分，可用快刀稍做修整，使对合整齐而复位。并且提出"骨入之后，用黑龙散贴疮之四围肿处，留疮口"①。这确实是经验之谈，因为开放性的疮口已经被污染，必须留出疮口使之引流通畅，方有利于疮口的愈合。

（三）固定必须动静结合

动与静是一个哲学范畴，用以概括宇宙万物的运动与变化。大约生活于战国时期的老子，就提出动与静的概念。他认为"反者道之动，弱者道之用"②，"夫物芸芸，各复归其根，归根曰静"③，"重为轻根，静为躁君"④。就是说，宇宙万物虽然有运动，有变化，但回到它们的根本来看，都是静止的，因此静是动的主宰。但是，东汉著名的哲学家王充对这一对范畴提出新的认识，他更为强调动的作用，认为没有运动万物就没有生机。他说："天之动，行也，施气也。体动气乃出，物乃生矣。由人动气也，体动气乃出，子亦生也。"⑤"不动，气不施，气不施，物不生。"⑥

虽然很难说，蔺氏是否受到王充这一思想的启发，但蔺氏的骨伤治疗思想，尤其是其骨折固定法，反映出动静结合的观点与王充的观点十分相似。骨折正确复位之后的固定，正是为了制动，也就是让伤折的骨骼得到静止休息，以免受到进一步的损伤。但是，蔺氏强调的，却正是骨折固定不能完全静止，必须注意到静中有动。他不厌其烦，在骨折的各种情况中反复强调制动中运动的必要，他指出：一般的骨折，"凡捺正，要时时转动使活"，粉碎性骨折，"捺正了，要时时曲转，合活处不强"。更为重要的是关节处的骨折，不能完全固定死，"恐后伸不得"，必须以"可曲转屈伸"为度。他说："凡曲转，如手腕、脚凹、手指之类，要转动，用药贴，

① 蔺道人撰，韦以宗点校：《理伤续断方点校·医治整理补接次第口诀》，南宁：广西民族出版社，1989年，第17页。
② 《老子·四十章》，见《二十二子》，上海：上海古籍出版社，1986年，第5页。
③ 《老子·十六章》，见《二十二子》，上海：上海古籍出版社，1986年，第2页。
④ 《老子·二十六章》，见《二十二子》，上海：上海古籍出版社，1986年，第3页。
⑤ 王充：《论衡·自然篇》，卷18，上海：上海人民出版社，1974年，第278页。
⑥ 王充：《论衡·说日篇》，卷11，上海：上海人民出版社，1974年，第174页。

将绢片包之后时时运动。盖曲则得伸，得伸则不得屈，或屈或伸，时时为之方可。"①很明显，蔺氏注意到了关节处的功能恢复，从中可以看到两条十分重要的原则，其一，关节处只能固定在屈曲位；其二，必须注意功能锻炼。事实上，这正是现今临床上十分重要的骨折治疗原则。现今骨科临床上所用的小夹板固定法，可以说源于蔺氏此法。而小夹板固定与西医学中传统石膏固定法相比，其优势正是在于制动之"静"中的适度运动，有利于骨折处功能的恢复。

（四）治疗必须内外结合

骨折损伤，虽然是一种局部的表现，但在蔺氏的治疗方法中，却充分体现了一种中医学特点，即整体观念。他认为凡跌打损伤都可致"淤血不散"，而淤血可引起局部乃至全身的一系列以淤为患的证候。不仅"凡肿是血作"，即局部肿痛是淤血所致，而且凡跌损者肠肚中也有淤血。因此，需内服药与外用药同时使用。

《理伤续断方》由两部分组成，其一为"医治整理补接次第口诀"，其二为"治伤损方论"。在前一部分提出了骨折损伤一般治疗的普遍原则，在后一部分中则针对伤重者提出了全身治疗（内治服药法）的普遍原则，即七步治伤法，制定了攻下逐瘀、行气活血、养血活血、活血壮筋、补肾健骨的治疗法则并给出了相应的方药。

在所有治伤理论中，他强调骨折愈合与气血有关，气血旺盛则骨折易愈。因此在内服药的使用中，也强调"便生血气，以接骨"的作用，对此他亦不厌其烦。他在书中提出的许多内服丸散药方，反复强调的是它们的"续筋接骨"作用。如当归散"此药大能续筋接骨，克日取效"②；乳香

① 蔺道人撰，韦以宗点校：《理伤续断方点校·医治整理补接次第口诀》，南宁：广西民族出版社，1989年，第20页。
② 蔺道人撰，韦以宗点校：《理伤续断方点校·医治整理补接次第口诀》，南宁：广西民族出版社，1989年，第29页。

散 "大能续筋接骨，卓有奇验"[①]；黄药末 "续筋接骨，卓有奇功"[②]；白药末 "此药大宜续筋接骨，刻日取效"[③]；红丸子 "坚筋固骨，滋血生力，神效不可具述"[④] 等等。蔺道人的骨折愈合病机理论成为后代骨折损伤治疗的主要理论；其七步治伤法则和相应的方药，至今仍用于临床。

（五）关于 "道人" 思想的讨论

最后之所以要简单讨论这一问题，是为了明确宗教对蔺道人著作有无影响，因其名失考，根据 "道人" 一词，医史界比较通行的观点认为他是僧人，也有认为他是道士。他究竟出自何门，固非本书讨论范畴。必须要说明的是，在他的著作中，基本看不到明显的宗教影响。

他重视补气对于重伤病人的重要性，主张骨折固定中的动静结合，有人认为这反映的是一种道家观点。其实，这种说法不一定十分妥当。自《内经》开始，中医学理论中就十分强调人的生命中气的重要性，如《素问·宝命全形论》曰："天地合气，命之曰人。"[⑤] 至于动静结合，亦是一个十分广泛的哲学概念，如前所述，王充并非道家，也强调万物运行中的动静结合，认为 "天之动，行也，施气也。体动气乃出，物乃生矣"。所以，蔺道人以上反映的是医学本身的观点，与传统的中医理论有关，也与他本人的临床经验有关。他本人虽然身居山林，他的书中却见不到劝人修身养性之说，而且没有服食成仙、黄白之道之类的言论，即使对金石类药物也毫无偏嗜。起码此书看不出有明显的道士之言。

---

① 蔺道人撰，韦以宗点校：《理伤续断方点校·医治整理补接次第口诀》，南宁：广西民族出版社，1989 年，第 30 页。

② 蔺道人撰，韦以宗点校：《理伤续断方点校·医治整理补接次第口诀》，南宁：广西民族出版社，1989 年，第 39 页。

③ 蔺道人撰，韦以宗点校：《理伤续断方点校·医治整理补接次第口诀》，南宁：广西民族出版社，1989 年，第 40 页。

④ 蔺道人撰，韦以宗点校：《理伤续断方点校·医治整理补接次第口诀》，南宁：广西民族出版社，1989 年，第 41 页。

⑤ 《黄帝内经素问》，卷 8，北京：人民卫生出版社，1963 年，第 159 页。

另一方面，他提出凡是损伤必须忌牛肉，"若吃牛肉，痛不可治"①。究其原因，是"凡服损药，不可吃冷物。鱼、牛肉极冷，尤不可服"。可见完全与宗教观点无涉。而只就医学观点并非忌猪、羊肉。而且，在动物药的使用方面，蔺氏显得比并非僧人的孙思邈更无所顾忌。在蔺氏方中，有用鸡、鹗、鳖、穿山甲等等，虫类药的使用也很为经常。不仅毫无委婉措辞，在"糁疮口方"中用鸡，还强调连毛带肠一起用，全无释家慈悲之忌。

蔺道人之所以有道人之名，据此书序言载，出于蔺氏本人，答问姓名曰："蔺道者。"考"道人"一词有三解：其一为"有道之人"，其二为道士，其三为和尚。所谓有道之人，是指有道德、有学问的人。蔺道人自称"道者"，可能出于此意。从序言中，唯一可以窥视蔺氏出身的是其常吟之歌："经世学，经世学成无用着；山中乐，山中乐土堪耕凿。"因此，蔺氏有可能非释非道，而是一位愤世厌俗的隐居学者。即便他确属道家，或确是和尚，《理伤续断方》中却并无明显的道家或释家言论，而是一部颇具哲学思考的医学著作。

三、《新修本草》反映出的思想

《新修本草》是我国第一部由政府组织编修，并作为临床与教学的药物学权威颁布的药物学著作。在此之前，药物学著作均由个人根据自己的经验，在前代药物书籍基础上进行增改编撰。如晋朝陶弘景的《本草经集注》就是非常杰出的代表作。隋代，中国复趋统一。到了唐代，政局稳定，国力强大，经济发展，交通发达，贸易繁荣，政府有精力、有能力来组织编撰一部国家的药典。而另一方面，由于陶氏编撰《本草经集注》时，国家正处于南北分裂的局面，身处江南地区的陶氏，对药物的实地考察受到限制，因此对北方的药物情况不够了解，内容上存在着一定的局限性。再则，个人的见解与经验再高明也总是有限的，在陶氏著作中也不可避免地

---

① 蔺道人撰，韦以宗点校：《理伤续断方点校·医治整理补接次第口诀》，南宁：广西民族出版社，1989年，第22页。

存在一些错误，已经不适应当时的需要。更重要的是，经过百余年来的临床实际应用，药物知识逐渐丰富，加上对外贸易、对外交流的发展，出现了许多新药和外来药物，因而很有必要对当时全国实际使用的药物做一次全面的调查与搜集，对本草学著作做一次全面的整理与修订。《新修本草》应运而生，从编撰方法到著作规模，这都是一部空前的巨著，其具有以下特点：

（一）政府组织，集思广益

首先，与以往的个人编撰截然不同的是，《新修本草》的编修是一种有组织、有计划的政府行为。

657年，医学家苏敬（599—674年）在对本草学进行了初步的整理研究之后，鉴于"摭陶氏之乖违，辨俗用之纰紊"的目的，上书唐高宗，请求政府修订本草。苏敬的建议很快被唐政府采纳，并由当时的朝政重臣长孙无忌与李勣领衔，组织了政府官员及医药学家凡22人进行编撰。经过两年时间，编成了《新修本草》。

根据《新修本草·孔志约序》言："朝议郎行右监门府长史骑都尉臣苏敬，摭陶氏之乖违，辨俗用之纰紊，遂表请修定，深副圣怀。乃诏太尉扬州都督监修国史上柱国赵国公臣无忌、太中大夫行尚药奉御臣许孝崇等二十二人，与苏敬详撰。"可见当时是由长孙无忌领衔主编的。在《新唐书·艺文志》记载当时参与编撰《新修本草》的人有："英国公李勣，太尉长孙无忌，兼侍中辛茂将，太子宾客弘文馆学士许敬宗，礼部郎中兼太子洗马弘文馆大学士孔志约，尚药奉御许孝崇、胡子家、蒋季璋，尚药局直长蔺复珪、许弘直，侍御医巢孝俭，太子药藏监蒋季瑜、吴嗣宗，丞蒋义方，太医令蒋季琬、许弘、丞蒋茂昌，太常丞吕才、贾文通，太史令李淳风，潞王府参军吴师哲，礼部主事颜仁楚，右监门府长史苏敬等撰。"[1]

而在业已完成的《新修本草》中，却见不到长孙无忌之名，署名为"司空上柱国英国公勣奉敕编"。如在范行准根据其所藏传氏纂喜庐丛书影

---

[1] 欧阳修：《新唐书·艺文志》，卷59，上海：上海古籍出版社，1972年，第167页。

刻唐卷子本主编、由上海群联出版社于 1955 年出版的《新修本草》第 15
卷中载有编修《新修本草》的全体人员名单（其中人名文字与《新唐书》
所载有所出入），其中没有长孙无忌之名。王溥的《唐会要》所载与此略
同。这应该与长孙无忌在显庆四年遭贬，直至被逼自缢有关。正说明了
《新修本草》的编修是一种政府行为，甚至直接反映了朝廷中的政治斗争。

　　虽然在完成了的《新修本草》中，署名为李勣，他仅负责奏请进呈，
而实际上主持编撰工作的是苏敬。由于是由政府组织、一品重臣领衔编
修，因此有诸多的人力物力方面的特权与便利，如征召当时著名的医药学
家和科学家、艺术家等学者共同参加工作，向全国各地征集药物及药图等
等。这些便利条件使如此一部大型的药学著作，在 657—659 年得以完成，
并在全国范围内颁布发行。

　　（二）不囿经典，校验为准

　　《新修本草》在编修过程中，十分重视药物条文增修补订原则即："祥
（详）探秘要，博综方术。本经虽阙，有验必书；别录虽存，无稽必正。
考其同异，择其去取。"[①] 可见，此书的编撰并不为前代本草著作，哪怕是
经典性著作所束缚，这是十分难能可贵的。之所以"难能"，是因为在尊
经崇古思想十分严重的古代，可以做到不人云亦云，而敢于"本经虽阙，
有验必书；别录虽存，无稽必正"，确实很不容易的。之所以"可贵"，是
因为敢于指出并纠正前人，哪怕是"前代圣贤"的错误。

　　将《新修本草》与《本草经集注》进行对照，可以发现，《新修本
草》的编撰者确实是按以上原则增修补订。首先《新修本草》的药物数量
从陶氏的 730 种增加到 850 种，其新增的药品大多很有价值，其中如蓖麻
子、蒲公英等都是具有特效的药物。有些药物，如龙脑、郁金、茴香、安
息香、阿魏、诃子、密陀僧、麒麟蝎（血蝎）等，都是在盛唐时期，随着
日益繁荣的中外经济文化交流进入我国的，其将广泛应用有效者正式收入
本草著作。在食品方面，如鲫鱼、砂糖、云苔（油菜）等也都是该书最早

---

① 苏敬撰，尚志钧辑校：《新修本草·孔志约序》，合肥：安徽科学技术出版社，1981 年，第 12 页。

正式收载的。而且在分类方面从陶氏的 7 类改分为 9 类，即将草木析为草、木两类（各 3 品）；将虫兽析为禽兽、虫鱼两类，使分类更为细致。其次，《新修本草》纠正了《本草经集注》中的许多错误与不妥。如陶氏云："铁落，是染皂铁浆。""一名铁液，可以染皂。"《新修本草》纠正说："铁落是锻家烧铁赤沸，砧上锻之，皮落者也……若以浆为铁落，钢生之汁，复谓何等？落是铁皮，落液黑于余铁。陶谓可以染皂，云是铁浆，误矣。"[①] 纠正了陶氏的错误。又如石蜜一药，陶氏列举了东阳、于潜、怀安等江南各地所产之蜜后，又云："江南向西诸蜜，皆是木蜜，添杂最多，不可为药用。"使人有些不知所从。《新修本草》订正说："土蜜，出氐羌中，并胜前说者，陶氏以未见，故以南土为证尔。今京下白蜜，如凝酥，甘美耐久，全不用江南者。"此言则非常清晰。

（三）实地调查，实物实图为证

《新修本草》的编撰修订工作中，采取了实事求是的科学态度，十分注重实地调查与实物研究工作，即做到："上禀神规，下询众议，普颁天下，营求药物。羽毛鳞介，无远不臻；根茎花实，有名咸萃……庶以网罗今古，开涤耳目。"[②]

之所以要普颁天下去营求药物，首先是因为强调地道药材，此时的医药学家已经注意到了药物的产地及采摘时机对药物的效用会产生直接的影响，认为"动植形生，因方舛性；春秋节变，感气殊功。离其本土，则质同而效异；乖于采摘，乃物是而时非"。现代药效实验证明，这种认识是正确的。再则，由于前代药物学著作中存在的错误及民间所用药物的混乱，为了消除这种混乱，达到"铅翰昭章，定群言之得失；丹青绮焕，备庶物之形容"的目的，通过什么样的标准来判定是非，确实是非常重要的：此书所用的方法不是"考校群经"，不是苦思冥想，而是认为只有通过研究各地药材的实物才能开涤耳目，提高人们识别地道药材的能力。事实上，通过实物的比较鉴定来判断是非，并且应用实图来给予后世的临床一

---

① 苏敬撰，尚志钧辑校：《新修本草》，卷 4，合肥：安徽科学技术出版社，1981 年，第 122 页。

② 苏敬撰，尚志钧辑校：《新修本草·孔志约序》，合肥：安徽科学技术出版社，1981 年，第 12 页。

个可行的标准，这应该是较高明、较有效的方法。符合我们现在所强调的"实践是检验真理的唯一标准"。

（四）新旧分明，图文并茂

《新修本草》包括本草、药图、图经三部分，其本草 20 卷中，除了"序""例"各一卷外，正式的本草内容凡 18 卷。在此 18 卷中，格式清晰，一目了然，可以说是该书的特色。每个药物的正文用大号字体作单行行书，每个药的注文用小号字体，作双行书写。而正文中属《本经》文字者用朱字，陶氏及修订时新增文字用黑字。在陶氏文字与新增文字之间，采用增字说明来区别。陶氏《别录》药物不加任何标记，新增药物的条文末尾标注"新附"二字。同样，陶氏注文不加任何标记，新增注文则均在开头冠以"谨按"二字。这些标记，使新旧条文区别非常分明，这对于了解古代药物资料的源流具有重要意义，也给后世药物学著作的编写提供了科学范示。

药图部分是根据药物实际形态描绘的图样；图经部分是对药图的文字说明，图文并茂是此书的又一特色。诚如上述，在编写过程中，政府曾"普颁天下，营求药物"，从全国各地道药材产区征集实物、药图。在本草著作中增附彩色的图谱以及专以说明图谱的图经，实为我国本草学史上的创举。从成书的篇幅上看，药图与图经的卷数远远超过了本草文字部分，可见《新修本草》是编辑者着力用心之作。

本书颁布后，很快流传全国，特别值得注意的是，当时的医科大学——唐太医署，亦立即采用它作为教材，证明该书在当时所具有的权威性。其后本书影响达 300 余年，在国外也有较大影响，颁行不久即传到日本，701 年日本政府颁发的《大宝律令·疾医令》中规定的医学生必修书中就有《新修本草》，且课时必须达 310 天。

第五节
医学教育思想之革新

医学教育在中国的起源是很早的。《周礼·天官》记载，早在周朝时期，我国便建立了比较完备的医事制度与卫生组织，出现了专职的医生，并设有专门的机构来管理医药卫生行政与业务。当时的医学分为4科，即食医（营养科）、疾医（内科）、疡医（外科）、兽医。这是医学教育设置专业的滥觞。

当然，最早的医学教育活动，主要是以师带徒的方式进行，专职或非专职的医生把自己的医药卫生经验和知识通过言传身教，或秘籍传承的方式传授给徒弟。而真正的学校教育大约出现在晋代。

一、早期择徒授术观念

早期的师带徒医学教育应该与医学出现及流传是相并行的。现在可以见到的最早的医书——长沙马王堆汉墓出土的帛书《导引图》有40多幅生动的导引姿势插图，各标以名目，或说明功效。此图可以认为是图解这一教学手段的早期形式。另外，从《黄帝内经》中也可以看到。

据现存的各种历史资料考查，当时师带徒的方式可能有家传、师承与自学几种形式。以医为家业，世代相传的传统可能很早就有，如《礼记·曲礼》中有"医不三世，不服其药"之说。史载家传名医不少，如南北朝东海徐氏家族，徐熙以下医名风行六代，跨越南北朝，一门共出了11位名医；北朝馆陶李氏，自李亮始，祖孙三代均为名医。师徒相传之风，在古代也应该是很盛行的。史载学有师承的名医也很多，如战国名医扁鹊受业于长桑君，又有子阳、子豹、子仪等弟子；西汉名医淳于意就学于公孙光及公乘阳庆，也有弟子宋邑等人。然而不管是何种形式，都有以下基本观念。

（一）非其人勿教

有史记载之中国教育之祖为孔子，孔子的教育思想是"有教无类"。《论语·述而》："子曰：自行束脩以上，吾未尝无诲也。"[①]可见孔子择徒没有一定的要求。但医学教育中名医择徒却并非如此，他们择徒授术，有着十分严格的要求，强调"非其人勿教"。如《素问·金匮真言论》说："非其人勿教，非其真勿授，是谓得道。"[②]在《灵枢·宫能》中也有同样的论述："得其人乃传，非其人勿言。"

非其人不教的意义有两点：其一，是出于医生这一治病救人职业的性质。《内经》认为医学是"精光之道，大圣之业"，故习医之人，必须是秉性聪慧而医德高尚之人。孙思邈在《备急千金要方·大医精诚》中说得更清楚："医生必须以治病救人为己任，不得瞻前顾后，自虑吉凶，只能勿避险峨，昼夜寒暑，饥渴疲劳，一心赴救。"而如果"恃己所长，专心经略财物"，那就不是医生，而是"含灵巨贼"。所以，若非道德高尚是当不好医生的。从历史记载中可以看到，古代名医择徒都是十分慎重的。如《史记·扁鹊仓公列传》中所记载，扁鹊"少时为人舍长。舍客长桑君过，扁鹊独奇之，常谨遇之。长桑君亦知扁鹊非常人也，出入十余年，乃呼扁鹊私坐。"[③]可见长桑君在收扁鹊为徒之前，竟进行了十余年的认真考察。再如《后汉书·郭玉传》记载，东汉名医郭玉的老师程高欲拜民间医人涪翁为师，"寻求积年，翁乃授之"，竟也是求教了好几年，始得遂愿。

其二，是强调了因人施教。这一点在唐代王冰为《素问·金匮真言论》所作的注释中说明得相当清楚。他说："随其所能而与之，是谓得师资教授之道也。"《灵枢经》曰："明目者，可使视色；耳聪者，可使听音；捷疾辞语者，可使论语；徐而安静，手巧而心审谛者，可使行针艾，理血

---

① 杨伯峻译注：《论语注释·述而篇第七》，北京：中华书局，1980年，第67页。

② 《黄帝内经素问·金匮真言论》，卷1，北京：人民卫生出版社，1963年，第29页。

③ 司马迁：《史记·扁鹊仓公列传》，卷150，北京：中华书局，1959年，第2785页。

气而调诸逆顺，察阴阳而兼诸方论；缓节柔筋而心和调者，可使导引行气……由是则各得其能，方乃可行，其名乃彰，故曰非其人勿教，非其真勿授也。"①同样，从有史记载的早期名医培养弟子情况来看，也似乎是注意到了这一点。如史载"广陵吴普、彭城樊阿皆从佗学"，华佗传给吴普的是药学及导引之技，而传给樊阿的是针术及养生长寿药散。吴普和樊阿是华佗的得意弟子，继承了华佗宝贵的医学经验，取得巨大的医学成就。

（二）言传身教，重视实践

中医学是一门实用性很强的学科，师带徒教学方式的一个重要优势就在于师徒之间总是时时、事事相随，老师随时可以利用一切机会进行言传身教。师带徒的教学，虽然有理论，但更重视实践，学生总是跟随老师一起诊治疾病。

在战国名医扁鹊路经虢国诊治虢太子尸厥病的过程中，就有他的两个弟子参与治疗活动的生动记载。当治疗开始时，"扁鹊乃使弟子子阳厉针砥石，以取外三阳五会"，当太子苏醒之后，"乃使子豹为五分之熨，以八减之齐和煮之，以更熨两胁之下，太子起坐。"再如公乘阳庆教淳于意，也是让淳于意跟随他一起为人诊治疾病，"知人死生，决嫌疑，定可治"，并如此"受之三年"之久，才使淳于意达到了"为人治病，决死生多验"的水平。

（三）师承秘本，各有特长

由于师带徒是相当个人化的教学行为，因此教学的内容是因人随时而异。一般是老师教什么，弟子学什么，很有个人或门派的特色。秦汉时期，已经有了文字，有了竹简、帛书，甚至蔡侯纸。所以老师与学生之间的教学，既有如上所述之言传身教，也有文字理论书籍。当时由于生存意识及非其人不传思想的影响，师徒之间秘籍的传承，恐怕是保持师徒教学优势的重要方式。许多历史记载都提到这一类秘籍、秘书或秘方。

如扁鹊从长桑君处传得"禁方书"，并承诺"勿泄"于人。又如公乘阳

---

① 《黄帝内经素问·金匮真言论》，卷1，北京：人民卫生出版社，1963年，第29页。

庆教淳于意，即"使意尽去其故方"，而"更悉以禁方予之，传黄帝、扁鹊之脉书……及药论"。华佗最为传神的特长是外科，而他的几个弟子，如吴普、樊阿、李当之继承的却并非外科绝技。据史书记载，在华佗遇害之前，"佗临死，出一卷书与狱吏，曰：'此可以活人。'吏畏法不受，佗亦不强，索火烧之。"[1] 华佗一直随身携带这一卷秘书，很可能记载着他的外科绝技，也许是因为一直感觉未遇其人而不曾传于弟子。

二、医学院教育思想

关于我国医学专门学校从何时出现，迄今为止，尚未发现确切详细的史料。据《唐六典》记载："晋代以上于医子弟代习者，令助教部教之。"此"助教部"很可能是最早的医学校雏形。至刘宋时，"元嘉二十年（443年），太医令秦承祖奏置医学以广教授。"[2] 这可以认为是我国正式由政府设置医学教育之始。但遗憾的是，仅到元嘉三十年（453年），由于文帝刘义隆的去世，医学教育的学校形式仅昙花一现。以后虽未见到医学校正式恢复的史料，但到北魏孝文帝太和年间（477—499年），北魏的官制中已明确设有"太医博士（七品下）"与"太医助教（九品中）"，此类职务的设置，说明此时应该有相应的医学教育机构。

隋朝统一全国后，建立太医署。唐承隋制，由政府主办医学教育，而且有了更显著的发展，并日臻完善。分析隋、唐的医学教育制度，主要有以下几个特点：

（一）加强行政管理，中央与地方相结合

政府应该对医学教育加强管理这一思想，最早应该是由刘宋时期的周朗于泰始五年（469年）提出来的。《宋书·周朗传》载周朗向宋世祖上书提出许多政治主张，其中就提到了恢复医校。他说："针药之术，世寡复修，诊脉之伎（技），人鲜能达。民因是益征于鬼，遂弃于医，重令耗惑

① 班固：《后汉书·华佗传》，卷82下，北京：中华书局，1965年，第2736页。
② 原题：唐玄宗御撰：《唐六典》，卷14，广雅书局本，中国中医研究院医史所资料室藏。

不反，死夭复半。今太医宜男女习教，在所应遣吏受业，如此故当愈于媚神之愚，惩艾媵理之敝矣。"[①]但这一建议未被采纳。

直至隋、唐太医署的建立，才真正由政府对医学教育实施了行政管理。隋代太医署属太常寺管理，据《隋书·百官志》记载，隋炀帝时设太医令 2 人、丞 1 人、医监 5 人、医正 10 人专门管理行政。唐代的医学教育管理机构更为完备，中央设立太医署，地方设立医学。唐太医署直属中书省管辖，并明确地将医学教育与药学教育划分为两大块。根据《新唐书·百官志》记载[②]，唐太医署设太医令（从七品下）2 人，为太医署最高行政长官；丞（从八品下）2 人，为行政管理助理者；医监（从八品下）4人、医正（从九品下）8 人为教学管理者。

唐太医署中的师生员工等业务人员也都有定编。其医学部分分为医、针、按摩、咒禁 4 个系别，都设有博士 1 人，统管本系教学。医博士品位最高为正八品上，针博士为从八品上，按摩与咒禁博士均为从九品下。医、针两系还设有医学助教数人，以辅导教学。可见唐太医署中，最受重视的是医学与针学。4 个系均设置医师、医工若干人数，负责医疗实践及学生实习。4 个系的医学生有一定的比例，医学为 40 人，针科为 20 人，按摩科为 30 人，咒禁科为 10 人。药学部分设府 1 人，是药学总管；史 4 人，负责管理文书资料；主药 8 人，负责药物管理；药童 24 人，供主药役使；药园师 2 人，负责药物学知识传授。学生比较少，只有 8 人。

地方医学普遍设在各州府，每州府各设医学博士 1 人、医学助教 1 人。而学生的人数则根据州府的大小而有不同，京兆及河南太原府为 30 人，各都督府及上州均为 20 人，中、下州各为 10 人。

虽然，隋、唐时期的中央与地方各级医校培养的医药专业人员的数量与全国民众对医药的需求而言，是远远不够的。实际上，只能为封建统治

---

① 沈约：《宋书·周郎传》，卷 82，北京：中华书局，1974 年，第 2089 页。

② 据现存三种资料，即《旧唐书》《唐会要》《新唐书》，唐代医学教育机构的行政及业务人员编制人数略有不同。因本书重点讨论的是医学教育思想，具体人数只用来说明问题，故只取其中之一，即《新唐书》资料为例。

者及少数州府官僚服务。但是，就使医学教育规范化、规模化而言，这无疑是我国医学教育史上的一个极其重要的里程碑。尤其是唐代在各州府普遍设立医学，把学校化的医学教育推广到全国范围，可以说是医学教育的一种革新，对学校化医学教育的普及与发展有着深远的影响。

（二）规定学科学制，教学与临床相结合

在隋、唐时期的医学院——太医署中，对医校学科、学制及所学课程都有着明确的规定。如上所述，唐太医署中医学部分医、针、按摩、咒禁4个系别（隋太医署只分3科，针科隶属医学），有的系别还又分出不同的专业。如医学又分5个专业："一曰体疗（内科），二曰疮肿（外科），三曰少小（小儿科），四曰耳目口齿，五曰角法（或可认为是灸法及外治法）。"各专业的学制各不相同，内科为7年，外科与儿科均为6年，耳目口齿科为4年，角法科为3年。

关于课程的设置，医学系的学生进校之后，都必须先学《本草》《甲乙经》及《脉经》等基础课程，然后再按专业性质分科学习，从而掌握临床各科的诊疗理论与技术。针学学生要学习《素问》《黄帝针经》《明堂脉诀》及流注偃侧等图、赤乌神针等经，从而掌握人体经络腧穴的循行及位置，各种针法的操作及临床应用。按摩科比较强调动手能力。因此，理论教学与实际操作处在同等重要的地位。该科教师的设置就反映了这一点，设按摩博士1人、按摩师4人，品位都为从九品下。学生要在按摩博士与按摩师的指导下，掌握"导引之法，以除疾损伤，折跌者正之"，也就是说要负责按摩与正骨两项治疗任务。咒禁科的课程设置有出于山居方术之士（道教）的道禁与出于释氏（佛教）的禁咒，反映了当时宗教对医学的影响。习咒禁科者，先当沐浴斋戒，学习"以咒禁拔除邪魅之为厉者"，其中包括一些迷信内容，也可能包括了一些气功、心理疗法及民间疗法在内。值得注意的是，咒禁科规模很小，教职员工只是内科教职员工的1/10，品位级别也明显要低于其他系，学生人数也只是内科的1/4。可见，咒禁科虽然也是医学五系之一，但地位与其他各系并不相同。

唐太医署最值得称道的医学教育思想之一，就是医学教育注意理论与临床实际相联系。从此时太医署的教师人员设置就可以反映这一点。太医署既是一个教育学机构，同时又是一个临床机构。其教职人员中，每系只有博士、助教1—2人，而绝大多数是负责带教临床实习的医师、医工，其人数甚至大大超过了学生人数，如医学系的医师、医工有120人，学生只有40人。在学完基础课之后，将在临床实践中"分业教习"。不仅如此，太医署还设有药园，给各科学生提供了在实践中认药、辨药的药用植物园，强调"凡药有阴阳配合、子母兄弟、根叶花实、草石骨肉之异，及有毒无毒、阴干采造时月皆分别焉"①。这值得我们当今的医学教育来参考借鉴。

（三）科举选任官医，学校与师承相结合

唐代的学院式医学教育机构虽然有中央与地方两大类，但事实上，相对于泱泱大国的医药需求来说，两大机构培养的学生数量仍然是十分有限的。唐代民间医生仍靠师带徒方式培养自不待言，官医也未必完全靠官办学校培养。

考辨唐代官医的选任来源，仿照国子监的制度实行科举取任。其中除了生徒系由太医署及地方医学选取成绩优秀之学生送太常寺，经考试合格者，授予相应的官职；或由太医署在每届年终时经太常丞考试，选取优良者补授医官。还有贡举与制举两项，都有可能选出民间优秀医生任官医。如贡举，未入学而先在州县考试及格，再至京师经太常寺考试，取医术精良者，举名呈报，通过各种方式授予医官。制举，则指如有医术特别优良的医生，由帝王自行选取、任用。虽然后面两个途径的机会也许不是很多，但却可以说明师承、家传当时在民间仍然是传授医药知识及经验的重要途径，而且可以通过一定的方式得到官方甚至皇上的认可。分析其原因，可能有两方面。客观上来说，官办医校的学生满足不了官医的需求。从指导思想上来说，学校与师承相结合的培养方式，更有利于发现各方面的医学人才。

---

① 唐玄宗御撰：《唐会典》，卷14，广雅书局本，中国中医研究院医史所资料室藏。

三、两种医学教学思想与得失评估

从远古以降，至已经建立了太医署的隋、唐时期，师徒式的医学教育一直是民间医学教育的主体。而学院式的医学教育也许在刘宋时期已现雏形，但也是到了唐代才比较完善。自唐以降，我国古代的医学教育一直保持着这样两种教育体系并存的局面。

师徒式的医学教育思想随意性很强，教学计划、教学内容、课程设置、考核办法等等都没有一定的设计与要求，一般总是随师所长，由老师个人的想法决定。而学生的想法，恐怕只能体现在拜师之前，根据自己的兴趣所在选择老师，在拜师之后，根据自己的需要在某一方面用心一些。大多数情况，都是老师擅长什么，学生则跟着学什么，不同师徒的学习内容差异性很大。尤其是在基础理论学习方面，老师重视便学得多一些，否则便少一些，还可能完全不学。学制年限也未规范，可能很长，如家传者，也许自幼即跟随祖辈父辈抄方见习；也可能很短，因为没有一定考试制度来限制。因此，所谓学成之后的水平差异也很大，甚至很难用统一的标准来评判。另一方面，一个老师，哪怕水平再高超、学识再渊博，一生中所能培养的学生数量也十分有限。因此，与学校教育相比，是比较原始的一种教育。但是，在师徒式的医学教育中，因为师生的接触十分密切，相互之间的了解很深。就老师而言，有利于对学生因材施教与及时补缺；就学生而言，有利于理解与掌握老师专业的特长。而且，中医学是一门实用性很强的学科，师徒式的医学教育大多是在实践中进行，教学更形象、更具体，学生能够得到更多的实际参与机会。如果在教学时间、教学水平及教学态度相对一致的情况下，学生实际解决临床问题能力会强一些。所以，师徒式医学教育不仅是医校产生的基础，而且数千年来一直保持着生命力。

学院式的医学教育则有着相对严密的计划性、规范性，如前所述，其行政管理、教学人员安排、教学计划、教学内容、课程设置、考核制度等等都有着确切的规定，并有着专门的管理人员来负责计划的落实。学生的进校与毕业都要经过相对严格的考核、考试，学习的时间与课程必须遵照学校的安排，因此在学术水平上有一个相对统一的标准，学生的学术质量，尤其是理论水平，能够有一定的保证。而且，作为政府办学，有可能聘用学术最高明、知识最渊博的老师来任教，而学生也可能同时接受到多位有着不同特长的老师的教育，见识可能更广，知识可能更为全面。另一方面，在学院化的医学教育中，同期内可以有多数学生共同接受教育，教育的效率也高得多。虽然，唐代太医署中，内科师生之比为3.3∶1，外科为1.6∶1，按摩科为1.4∶1，咒禁科为1.1∶1[①]，效率优势并不明显。但经过后世的改进，这种优势则得到明显体现，成为现代医学教育的主体，使医学教育基本能够满足社会对医务工作者的需求，如果单纯依靠师徒式传授是完全不可能的。但是，学院式的课堂教育也有不足之处，学生甚至老师实践的机会都相对较少。而有些临床医术十分高明的医师可能因为不是学院老师而一生很少带徒，其学术特长也就很难得到继承。

所以，我们应该认识到，两种医学教育的形式有着不同的优缺点。如将两者结合在一起，取长补短，则是比较明智的选择。事实上，即便是在学院式医学教育已经占了主体的现代，师徒式的医学教育仍有必要作为一种辅助形式，或补充形式，或继续教育的形式继续存在。

（张志斌）

---

① 梁峻：《中国古代医政史略》，呼和浩特：内蒙古人民出版社，1995年，第58页。

第六章
儒、道、佛思想
对医学思想的影响

　　儒、道、佛是我国历史上影响最大的三大思想体系，在宗教、文学、哲学、文化、医药、科技、艺术等诸多领域均产生了重大的影响。我国医学的发展，与儒、道、佛有着密不可分的内在联系。首先，中医理论体系的建立，离不开儒家和道家思想的影响；第二，中医临床各科的发展，离不开儒、道、佛的熏陶与渗透；第三，中医养生学的繁荣，更是建立在儒、道、佛哲学基础之上。此外，中药学、方剂学、预防医学等其他方面，也与儒、道、佛思想紧密相关。

第一节
儒家思想对医学之影响

儒家是指以孔子为宗师的思想流派，主要是"祖述尧舜，效法文武"，崇尚"礼乐"和"仁义"，提倡"忠恕"和"中庸"之道，政治上主张"德治"和"仁政"，重视伦理道德教育，其主张礼治，强调传统的伦理关系。儒家的思想体系，集中反映在《周易》《尚书》《诗经》《左传》《论语》《周礼》《礼记》《尔雅》《公羊传》《谷梁传》《孝经》《孟子》等十三部儒家经典著作之中，简称"十三经"。我国古代图书的"四部"分类法，"经"摆在"经史子集"中的第一位。由此可见，"经"部图书在中国传统文化中的地位。"经"部就是指"十三经"及其围绕这些儒家经典进行注疏、研究、探讨等方面的著作。后世的"四书五经"等都是从"十三经"中节选出来的。儒家思想对祖国医学的影响并非是局部或片面的，而是全方位、多层次的，本文现从正反两方面分而述之。

一、儒家思想对医学思想发展之促进

儒家思想对医学发展的促进作用主要反映在以下几个方面：

（一）儒家哲学是推动中医药学发展的思想动力

首先，儒家的"中庸"是中医学术思想的重要组成部分。中医理论体系的形成和发展，与传统哲学的关系至为密切。从中医理论的构架来看，包含了儒、道、阴阳等诸家学说，儒家充其量只占一家之言。但从思维模式和思想方法来看，儒家的中庸之道是其精髓所在。

"中"指不偏不倚，无过之无不及的状态或境界。庸有两义，一为"用"，一为"常"。中庸即用中，以中为常道。《论语·学而》："礼之用，和为贵"①。因此，中庸又有中和之义。《礼记·中庸》:"中也者，天下之大本也。和也者，天下之达道也。致中和，天地位焉，万物育焉"②。

1. 中庸是多元文化包容与各家学说的并蓄

秦、汉之际是儒学文化发展的重要阶段，儒门各派别分别形成了许多富有新意的学说，如子游之门徒摄取墨家"尚同"精义创发"大同"之学;孟轲之门徒摄取稷下道家的"气论"思想发展为"尽性知天"之学;汉初辕固生所传齐诗说的"革命改制"之学;申培公所传鲁诗说的"明堂汉政"之学等等，都是采获诸子之说而形成儒学传统中的精华。其中，尤以子思以"中庸"为中心统贯天人的博通思想最为可贵，《中庸》可以说是吸取了道家之精华的儒家经典。中庸思想中有关"物极必反"之理，"中和""时中"之义等用语、范畴，都明显地有所承袭于道家思想。儒家基于"中和"原理的多元文化思想，使儒家能不断地吸收、融化各家学说。当然，过于强调"中庸"也有不利于创新和发展的一面。纵观中医学理论体系的形成和发展，同样体现出这种兼容并蓄、博采众家、择善而从的学术特色。《内经》是中医学理论的奠基之作，其成书年代约在战国至西汉之间。它把中医学理论构筑在古代哲学、天文、气象、历法、生物等多方面知识的基础上，从而形成独具特色的医学体系。在《内经》一书中，既有儒家的思想，又有墨家的主张;既有道家的观点，又有法家的见解，同时还可见到各兵家的思想，至于阴阳五行家，就更不在话下。就像子思吸取孔子"和而不同"的思想，摒弃其"道不同，不相与谋"的偏见，又综合诸子之说提出"和而不流""道并行而不相悖"的远见卓识一样，《内经》的作者也不是拼凑和堆砌上述诸家之说，而是经过采撷吸收、加工提炼，成为中医理论体系的重要组成部分。中医的阴阳五行学说也是吸收了儒家、道家、阴阳家、农家等的理论精髓，并作为思想基础和说理工具，用以解释人体的生理、病理和临床的诊断、治疗。

---

① 《论语·学而》，见:《黄侃手批白文十三经》，上海:上海古籍出版社，1983年，第1页。

② 《礼记·中庸》，见:《黄侃手批白文十三经》，上海:上海古籍出版社，1983年，第196—197页。

2. 中庸代表阴阳的和谐

中庸可解释"执两用中"或"折中调和"，是表示在动态的阴阳平衡过程取其中间。因此，中庸代表了阴阳的和谐与平衡。儒家的中庸思想体现了辩证对立统一规律中矛盾同一性对事物存在和发展的重要影响。儒学中庸的矛盾观点包含有许多朴素的辩证法思想，所谓"万物并育而不相害，道并行而不相悖"。这些思想渗透到中医学中，进一步丰富了祖国医药学的文化内涵。《内经》云："阴平阳秘，精神乃治"①。《内经》还云"阴阳匀平……命曰平人"②，《灵枢经》云"平人者不病"③。阴阳的和谐与均衡，是以阴阳双方各自的恪守职责即得其中或中节为前提的，如阴主藏精、阳主卫外，彼此相互依存、相互为用。从人体的生理过程来看，"阴在内，阳之守也；阳在外，阴之使也。"④物质居于体内，功能表现于外；在内的阴是产生功能的物质基础，在外的阳是内在物质运动的表现。彼此的发而中节与相互配合就是和，这也是阴阳平衡的关键所在。如阴阳平衡的状态遭到破坏，则意味着疾病的发生。"阴胜则阳病，阳胜则阴病"⑤是阴阳的太过，"阳虚则外寒，阴虚则内热"⑥是阴阳的不及。举凡五脏六腑的气血阴阳不足或有余，皆可导致疾病的发生。

3. 中庸是儒家的认知论和辩证法

《中庸》所说的"执其两端，用其中于民"⑦，就是指把握事物的阴阳两个方面的中心本质。"两端"指事物的两头，如"始终、本末、上下、精粗"等。《论语》谓："吾有知乎哉？无知也。有鄙夫问于我，空空如也。我叩其两端而竭焉。"⑧这句话的原意是说：有一个普通人，很诚恳地问孔子一件

---

① 《黄帝内经素问·调经论》，北京：人民卫生出版社，1963年，第340页。

② 《黄帝内经素问·生气通天论》，北京：人民卫生出版社，1963年，第21页。

③ 《灵枢经·始终篇》，北京：人民卫生出版社，1963年，第25页。

④ 《黄帝内经素问·阴阳应象大论》，北京：人民卫生出版社，1963年，第42页。

⑤ 《黄帝内经素问·阴阳应象大论》，北京：人民卫生出版社，1963年，第33页。

⑥ 《黄帝内经素问·调经论》，北京：人民卫生出版社，1963年，第340页。

⑦ 《礼记·中庸》，见：《黄侃手批白文十三经》，上海：上海古籍出版社，1983年，第197页。

⑧ 《礼记·子罕》，见：《黄侃手批白文十三经》，上海：上海古籍出版社，1983年，第16页。

事，孔子就所问事情的正反两个方面反复诱导，竭尽所知地告诉他，以使其能得到明确的答案。儒家的"中庸"辩证法思想在医学上具有重要的指导意义，冯友兰先生在《中国哲学史新编》中就曾以中医方剂学为例，来说明这个问题。"任何东西，都不仅只包含一对对立面，就是说，都不仅是一对矛盾构成的。一个东西如果能够存在，能够发展，它所包含的那些对立面，都必须各自保持一定的限度，不能多，也不能少。好像一位中医开一副药方，其中的药味都有一定的分量，不能随意加减，这才能分出君臣佐使，互相补充，互相配合，成为一股战胜疾病的力量。一定的分量就叫'节'，一副药的药味，都合乎一定的分量，就叫'中节'；由各味药互相配合而形成的战斗力量就叫'和'……'中'与'和'联系起来，两者的意义才更明显。"在中医临床实践中，根据辨证论治的原则，针对不同的时间（春、夏、秋、冬）、地点（东、南、西、北、中）、条件（病人的年龄、体质、病情发展）等，在一定范围内，对治法灵活应用、对方剂调整化裁、对药物进退加减，这是十分必要的，这也体现了中庸思想里"执中有权"的"时中"精神。"权"一指权衡，即标准、法度；一指权变，根据具体情况，做出相应的变化。所谓"百病变化，不可胜数……随变而调气，故曰上工"[①]。

其次，儒家的"仁义""孝道"，对医学伦理学、医学社会学和医疗行为规范等均产生了积极的影响。"仁"是儒家道德修养的最高境界，以济世利天下为最高理想。《论语·阳货篇》谓"能行五者于天下为仁"，五者即"恭、宽、信、敏、惠。恭则不侮，宽则得众，信则人任焉，敏则有功，惠则足以使人"[②]。医学具有治病、救人、济世之功德，故被称为"仁术"。这就要求医家不仅要具有精湛的医术和强烈的社会责任感，而且还要具有广济博爱的"重生"意识，清正廉洁、言行谨慎、不图酬报，全心全意为患者服务。可以说医生的道德修养是医学作为仁术的一个突出特点。"孝道"是一种社会道德风范，孝敬亲人、尊重长辈是我们中华民族

① 《灵枢·卫气失常篇》，北京：人民卫生出版社，1963年，第108页。
② 《论语·阳货》，见:《黄侃手批白文十三经》，上海：上海古籍出版社，1983年，第35—36页。

的传统美德，也是儒家纲常伦理思想的重要组成部分。儒家将行医治病视为"仁术"，体现其仁泽百姓、爱护生命的道德理念。以儒家为主体的中华文化将人推崇到很高的地位，所谓"人为万物之灵""人与天地参"，把人与天地等量齐观。但这种"重人"意识，并非尊重个人价值和个性的自由发展，而是将个体与群体，将人与自然、社会交融互摄，强调人对宗族和国家的义务。这种人道观念或重人意识，对医学的发展产生了两方面的积极影响。一是造就了传统医生强烈的社会责任感。正是这种社会责任感，使传统的医生能身操"贱业"，自甘淡泊，表现出"仁者安仁""不为良相，愿为良医"等以救天下苍生为己任的道德理想。如著名的张仲景，面临东汉末年战乱频繁、疾疫流行、死亡无数的惨状，而"感往昔之沦丧，伤横夭之莫救，乃勤求古训，博采众方"①，撰写《伤寒杂病论》传于后世。明代医药学家李时珍，看到历代本草谬误颇多，忧心如焚，认为人命关天，不可等闲视之，因而搜罗百氏，博采四方，"岁历三十稔，书考八百余家，稿凡三意易"②，用毕生的精力编撰了医药学巨著《本草纲目》。二是形成了"博施济众"的"重生"意识。《素问·宝命全形论》提出"天覆地载，万物悉备，莫贵于人"③的道德观念，孙思邈亦指出"人命至重，贵于千金"。医生的天职就是救死扶伤，其济世功德通过治病救人得以实现。

（二）儒学促进了中医药学的社会化

在先秦时期，医学被视为"禁方"，往往以父子、师徒的形式私下传授。到了两汉，由于受到"废黜百家，独尊儒术"的影响，文化教育相当普及，医学著作也随之大量流传于世。然传授和学习医学首先必须具备识字断句、领会文义的能力，而儒家是传播文化知识的主体，因此只要具有一定文化水平的人，无不受到儒学的熏陶和影响，所谓"秀才学医，笼里捉鸡"：由于儒生学医者日益增多，促进了医学的传播和发展，使中医药学摆脱了神秘的色彩逐渐规范化、系统化、社会化。

① 张仲景：《伤寒杂病论·自序》，见：《注解伤寒论》，北京：人民卫生出版社，1963年，第9页。
② 李时珍：《本草纲目·序》，北京：人民卫生出版社，1982年，第1页。
③ 《黄帝内经素问·宝命全形论》，北京：人民卫生出版社，1963年，第158页。

对于儒生来说，医术是实现其道德理想的手段。晋朝皇甫谧是一位著名的文学家和医学家，他所著的诗、赋、颂、论甚多，有文集二卷，还著有《历代帝王记》《逸士传》《列女传》《释劝论》《玄晏春秋》《高士传》等。四十岁时因风痹缠身，乃立志穷研医学。尝言："夫受先人之体，有八尺之躯，而不知医事，此所谓游魂耳！若不精于医道，虽有忠孝之心，仁慈之性，君父危困，赤子涂地，无以济之。此固圣贤所以精思极论，尽其理也。"①他在《素问》《灵枢》《明堂孔穴针灸治要》等书的基础上，结合个人的经验体会，编著了著名的《甲乙经》，阐述经络理论，明确穴位名称和位置，并详述疾病的针灸取位法等，总结了晋代以前的针灸穴位学成就，至今仍不失为国内外攻读针灸的必读之书，后世医家尊称皇甫谧为"中医针灸之祖"。被称为初唐四杰之一的王勃，不仅具有很深的文学涵养，而且也谙熟医理，其《滕王阁序》可谓是名震千古之佳作，而其医学著作《医语纂要》在当时亦有过影响；《新唐书·王勃传》云："尝谓人子不可不知医。时长安曹元有秘术，勃从之游，尽得其要。"②宋代的著名文学家苏轼、陆游等均有医名，苏轼有《苏沈良方》《圣散子方》存世，陆游著有《续集验方》。陆游在《山村径行因施药》（之四）一诗中写道："驴肩每带药囊行，村巷欢欣夹道迎：共说向来曾活我，生儿多以陆为名。"在《小疾偶书》更进一步写道："胸次岂无医国策，囊中幸有活人方"。③

儒士大量渗入医学领域，对医学的发展起到了积极的促进作用。一是提高了医学的社会地位。因医学为仁术，所以，知医行医不被认为下贱可耻。同时，儒家的道德伦理观念促进了医疗道德水平的提高。二是提高了医生队伍的文化素质和著述能力。特别是那些知识渊博的儒医，他们广泛吸取天文、地理、历法、哲学等其他学科的知识来丰富医学内容，推动

---

①　皇甫谧：《甲乙经·序》，转引李良松等：《中国传统文化与医学》，厦门：厦门大学出版社，1990年，第25页。

②　《新唐书·王勃传》，见：《二十五史》，上海：上海古籍出版社，1986年，第612页。

③　李良松等著：《中国传统文化与医学》，厦门：厦门大学出版社，1990年，第1页。

了中医药学的发展。我国古代不少卓有成就的医学大家，无不具有较高的儒学造诣。如朱丹溪、张介宾、恽铁樵等，虽然是中年以后才立志学医，但其医学成就非一般医家所能比较，这与他们的儒学素养是分不开的。三是扩大了医生队伍，促进了医学的普及，提高了全社会的医学水平。

（三）儒学改变了医家的知识结构和思想方法

中医药学从经验医学上升到理论医学，又以理论医学指导经验医学。在科学发展过程中，儒学起到了十分重要的推进作用。早期的中医学，只是一门经验医学，并夹杂了巫术成分，如果没有后来儒士的参与，中医学可能有更长的时间停留在经验积累的阶段上。在当时，儒学是先进文化的代表，儒生是掌握文化技术的知识分子甚至是高级知识分子。因此，儒学改变了医家的知识结构和思想方法。归纳起来，主要有以下三个方面：一是儒学促进了医家价值观念的改变。儒家重生轻死、重学识轻无知的思想，使中医学摆脱了宗教神学的束缚，走上了与中华文化同步发展的轨道。《论语》云："未知事人，焉知事鬼"，"未知生，焉知死"[1]。儒家这种注重现实中人的力量，对天命、鬼神采取"敬而远之"的态度，是保证中医学不断发展的重要社会因素之一。在各种社会思想中，鬼神迷信思想对医学发展阻碍最大。鬼神迷信思想和巫术盛行的地区或时代，医学不可能得到很好的发展。在儒学重人事、远鬼神思想的影响下，我国古代医家积极从人体本身及人的社会和自然环境来认识人的疾病、生死等现象，从自然中寻求治疗疾病和养生延年的方法，而不是将疾病归咎于鬼神作祟，靠祈求鬼神来消灾灭病，这样就推动了医学的健康发展。二是儒学促进了医家文化素质的提高。儒学是古代学子的文化必修课，儒家的启蒙教育是一项全面的人文学科教育，广泛涉及文学、哲学、伦理、社会等文化教育的许多层面，许多医家自幼就接受了儒家基础教育，并成为其医学思想方法的核心。三是有能力吸取多学科的知识。丰厚的儒家文化基础是接受多学科知识的必备条件。倘若没有接收以儒家思想

---

[1] 《论语·先进》，见：《黄侃手批白文十三经》，上海：上海古籍出版社，1983年，第20页。

为主的启蒙教育，缺乏必要的文化基础和学习阅读能力，就不可能进一步掌握文史百家、佛道方术、历算农医、兵法技艺等方面的理论知识，亦无法更新和丰富其知识结构。

（四）儒家文化对医学发展的推动作用

儒家文化对医学发展的推动作用主要反映在以下三个方面：

1.促进医学文献整理

医学文献整理是儒医对医学发展的一大贡献，也是儒家文化对医学产生影响最大的一个方面。中医的"四大经典著作"成书之后，由于战乱、断简、虫蚀和朝代更迭等诸多原因，从西晋开始就几近绝传，后经王叔和、王冰、掌禹锡、林亿、成无己等儒医的整理、校勘、编注，使之发扬光大、流传至今。正如王冰在《黄帝内经素问注》序中所说的"世本纰缪，篇目重叠，前后不伦，文义悬隔，施行不易，披会亦难。岁月既淹，袭以成弊。或一篇重出，而别立二名；或两论并吞，而都为一目；或问答未已，别树篇题；或脱简不书，而云世阙"[1]。因此，儒医是中医文献整理研究的中坚力量。如果没有儒医的参与，中医典籍文献可能有很大一部分难以流传至今，中医文化的沉淀和积累也将要花费更长的时间。

2.推动医学教育发展

纵观我国古代的医学教育制度，与儒家的教育体系有着密切的关系。文化教育的鼎盛年代，必然是医学教育的全兴时期。唐代的太医署内建立了比较庞大的教育机构，并设立了医学、针灸、按摩、禁咒等博士和助教，人数最多时达600人以上。北宋医官进入翰林，有翰林医官、医学、医效、医痊、医愈、医证、医诊、医候等。凡进入翰林医官院者均为儒医，具有宏厚的儒学文化基础。元、明、清三代也十分注重医家的文化素质，均建立了一套严格的考核奖惩制度。特别在唐宋之后，儒家经典作为历代学子的启蒙教材，对人们的思想方法和思维模式产生了极其重大的影响。中医的太医院教育形式、带徒教育形式和弃儒从医自学形式等，无不

---

① 王冰：《黄帝内经素问注·序》，见：《素问今释》，贵阳：贵州人民出版社，1981年，第17页。

受到儒家文化的熏陶和影响。

3.丰富医学理论体系

儒家思想对中医理论体系的形成和发展产生了巨大的影响。首先，儒家在《周易》《论语》《礼记》中所提出的"阴阳""中庸"和整体观、"致用"观等，早已成为中医药学的学科思想。李泽厚先生在《中国古代思想史论》指出，儒学的特征可概括为"实用理性"或"实践理性"，亦即"致用"的原则。《易传·系辞下》很形象地说明了这种实用的理性精神："日往则月来，月往则日来，日月相推而明生焉。寒往则暑来，暑往则寒来，寒暑相推则岁成焉。往者屈也，来者信也，屈信相感而利生焉。尺蠖之屈，以求信也；龙蛇之蛰，以存身也。精义入神，以致用也。"[①]

（五）儒家文献对医学发展的促进作用

儒家文献主要指十三经及其注疏、阐释、研究等方面的著作，我们所说的"四书五经"等均取之于十三经。四书即《大学》《中庸》（二书均为《礼记》之一篇）、《论语》《孟子》，五经即《周易》《尚书》《诗经》《周礼》和《春秋》（一般指《春秋左传》）。两宋以后，儒学经典被视为学子入门和封建科举必修、必考的文化课程，故封建时代的文化人是以儒学为主体课程。因此，凡习医或多或少都受到儒家文献的影响。

1.儒家文献对中医理论的影响

首先，《周易》是中医基础理论的重要源泉。易为众经之首，医与易的关系至为密切。易为一部阐述自然哲学的经典著作，也是我国古代宇宙观和科学观的思想基础。《周易》中的天人相应、顺应自然、预防保健、疾病预测、身心健康等医学思想对后世医学的发展产生了积极的影响，"一阴一阳谓之道""天地纲缊，万物化醇"，这是阴阳宇宙学术的集中体现；"天行健，君子以自强不息"，这是奋发向上的健康心理；"君子思患而预防之"，这是防患于未然的预防养生思想；"男女构精，万物化生""需于血，出自穴"[②]，这是唯物的生理学思想。2000多年来，易学经过历代哲

---

① 《周易·系辞下》，见：《黄侃手批白文十三经》，上海：上海古籍出版社，1983年，第46页。

② 李良松等著：《中国传统文化与医学》，厦门：厦门大学出版社，1990年，第53—60页。

人的不断充实和发展，逐步形成对我国医学有较大影响的学术领域。其次，《尚书》奠定了中医五行学术的思想基础。《尚书》又称《书经》，是我国古代最早的一部历史文献汇编。它载述了从尧舜至春秋这1800多年间的重要文献史料，对研究上古时期的政治、经济、文化和自然科学都具有很高的学术价值。《尚书》确立了中医基础理论中的"五行"学说，《尚书·周书·洪范》："五行：一曰水，二曰火，三曰木，四曰金，五曰土。水曰润下，火曰炎上，木曰曲直，金曰从革，土爰稼穑。润下作咸，炎上作苦，曲直作酸，从革作辛，作甘。"[1]同时还提出了"若药弗瞑眩，厥疾弗瘳；若跣弗视地，厥足用伤"的治疗学思想和"宽而栗，柔而立，愿而恭，乱而敬，扰而毅，直而温，简而廉，刚而塞，强而义，章厥有常"的养生学思想。第三，《论语》对医学的影响主要体现在：对医学思维模式的影响、对医学伦理学的影响和对饮食与养生的影响。中医重整体观念、重系统功能等一系列思想观念的形成，与以孔子为代表的儒家思想是分不开的。孔子所提倡的"仁义""忠恕"，成为后事医学伦理学的理论基础。孔子强调能行"恭、宽、信、敏、惠"五者，则"天下为仁"。《论语·里仁篇》指出："吾以一道贯之""夫子之道，忠恕而已矣。"《论语·乡党》云："食不厌精，脍不厌细""食饐而渴，鱼馁而肉败，不食。色恶，不食。臭恶，不食。失饪，不食。不时，不食。割不正，不食。不得其酱，不食"[2]。第四，《孟子》认为：气是生命的根本，志是精神的根本。气受志的绸束，志主宰气的运行。《孟子·公孙丑上》云："夫志，气之帅也；气，体之充也。夫志至焉，气次焉。"《孟子·告子下》亦云："故天将降大任于是人也，必先苦其心志，劳其筋骨，饿其体肤，空乏其身，行拂乱其所为，所以动心忍性。"[3]第五，《春秋》是我国最早的编年史，它记载了从鲁隐公到鲁哀公十二代君主242年间在鲁国内外发生的大事。《左传·昭公元年》记载了"晋侯求医于秦，秦使医和视之"的经

① 李良松等著：《中国传统文化与医学》，厦门：厦门大学出版社，1990年，第61页。
② 李良松等著：《中国传统文化与医学》，厦门：厦门大学出版社，1990年，第69—70页。
③ 李良松等著：《中国传统文化与医学》，厦门：厦门大学出版社，1990年，第73页。

过，文中提出了"六气""六淫"等医学概念，成为后世中医病因学说之滥觞。第六，《礼记》中的《大学》《中庸》两篇从宋代开始与《论语》《孟子》一起被尊为"四书"，成为封建社会最重要的入门读物。《礼记》对医学行为和医学规范具有积极的影响，《礼记·中庸》指出，应"博学之，审问之，慎思之。明辨之，笃行之"①。

2. 儒家文献中的医药、疾病史料对医药学发展的影响

在十三经中，《诗经》载录药草及有关生物 291 种，《尔雅》载录动、植物及其种属 715 种，其中大部分均可入药。这些记载比《神农本草经》早了 300—600 年，对药物学的发展起了积极的促进作用。《诗经》中记载了疾首、烈假（急疫）等 15 种病名。诗云："忧心悄悄，愠于群小""驾车出游，以写我忧"②。司马迁在《报任少卿书》中云："《诗》三百篇，大抵圣贤发愤之所作也。"③《孟子·公孙丑下》记述了"采薪之忧"与"寒疾"，《孟子·梁惠王下》谓及"好货之疾"与"好色之疾"。《孟子·离娄上》云"犹七年之病求三年之艾也"④。《周礼》是一部记载西周政治制度的典籍，它详细地论述了当时的职官编制、司掌内容和政典史料。其对医学发展之影响有二：一是对医政制度之影响，《周礼》中记载了行政医官——医师和疾医、食医、疡医、兽医的职责和奖惩制度。二是记载了食疗制度和养生思想，《周礼》中记载跟饮食、食疗有关的职官 36 种，分工细致、职责明确。《周礼》云"医师，掌管医之政令，聚毒药以供医事""疾医，掌养万民之疾病""食医，掌和王之六食、六饮、六膳、百馐、百酱、八珍之齐"⑤。《礼记》中记载了有关生活卫生、心理健康和医事诊疗、疾疫流传等内容，如"医不三世，不服其药""（季春）行夏令，则民多疫"⑥ 等。对流行病学、医学等产生了积极的影响。

---

① 《礼记·中庸》，见：《黄侃手批白文十三经》，上海：上海古籍出版社，1983 年，第 201 页。

② 李良松等著：《中国传统文化与医学》，厦门：厦门大学出版社，1990 年，第 63—64 页。

③ 李良松等著：《中国传统文化与医学》，厦门：厦门大学出版社，1990 年，第 63—64 页。

④ 李良松等著：《中国传统文化与医学》，厦门：厦门大学出版社，1990 年，第 73 页。

⑤ 《周礼》，见：《黄侃手批白文十三经》，上海：上海古籍出版社，1983 年，第 12 页。

⑥ 李良松等著：《中国传统文化与医学》，厦门：厦门大学出版社，1990 年，第 75 页。

二、儒家思想对医学思想发展之制约

儒家思想是一把双刃剑，它有促进医学发展的一面，也有制约医学发展的另一面。儒家思想对医学正反两方面的影响可概括为 20 个字，即：思想内涵大于临床实践，促进发展胜于阻碍进步。造成祖国医学长期发展缓慢的原因很多，把一切负面因素都归咎于儒家是不公平的，但儒家确有制约和阻碍医学进步的因素，这是不容置疑的。现从以下两个方面来论述：

（一）儒家理论制约了医学的发展与进步

儒家的"仁义""孝道"等理性化的思想观念，阻碍了生理解剖学的发展，影响了人体解剖学的创新与进步。《孝经·开宗明义章》云："身体发肤受之父母，不敢毁伤，孝之始也。"[①]《礼记·祭义》记载了这样一件事：乐正子下台阶时不小心把脚扭伤了，几个月出不了门，他很忧伤。别人问他为何不快，乐正子回答："父母全而生之，子全而归之，可谓孝矣。"[②]所谓"全"，指"不亏其体，不辱其身"[③]。现在我把脚扭了，是亏损其体的不孝之举，因而忧伤。扭伤尚属不孝，更不用说开膛破肚地解剖人体了。《南史·顾恺之传》和《宋书·顾恺之传》都记载了唐赐的妻子因遵丈夫遗嘱解剖其尸体而被治以死罪的故事："沛郡相县唐赐，往比村朱起母家饮酒。还，因得病，吐蛊虫十余枚。临死语妻张：死后刳腹出病。后，张手自破视五脏，悉糜碎。"[④]事后，被视为大逆不道，张氏被处以极刑，其子因未能阻止其母的行为而一同坐罪。可见，我国古代的社会伦理和法律制度是相通的，伦理规范本身往往就是法律。儒家纲常伦理观念制约了医学的发展和进步。

---

① 《孝经》，见：《黄侃手批白文十三经》，上海：上海古籍出版社，1983 年，第 1 页。

② 《礼记》，见：《黄侃手批白文十三经》，上海：上海古籍出版社，1983 年，第 173 页。

③ 《礼记》，见：《黄侃手批白文十三经》，上海：上海古籍出版社，1983 年，第 173 页。

④ 《宋书·顾恺之传》，见：《二十五史》，上海：上海古籍出版社，1986 年，第 235 页。

（二）经学风气阻碍了医学的创新与繁荣

自两汉以后，在士大夫阶层和儒生墨客中逐渐形成一股以研究经学、弘扬经书和从经书中探讨古代圣贤思想规范的风气，这种风气就叫作经学学风。由于受经学学风的影响，中医的研究方法承袭了厚古薄今的思维特点，大抵停留在医书的重复修订、编次、整理和汇编上，呈现出重经典文献而轻临床试验的特征，导致实验医学的萎缩，形成以功能特征为特色的医学理论体系。如此一来，影响了创造性思维方法的发展，阻碍了医学的全面创新和进步。这里要说明一点，受经学学风影响的注疏训释古医书与中医文献整理研究是两个不同的概念，前者只停留在一本书的一释再释，而后者则是从古医书中整理和探讨有价值的医学文献资料。从广义上来讲，后者包含前者。

总之，经学学风在思想意识形态方面对中医学的影响是很深的，它虽然促进了古代医学文献的校注、整理和研究，但由此也助长了守旧风气和思想惰性，在很大程度上阻碍了医学的发展。

第二节
道家、道教思想对医学之影响

道家是以老子、庄子关于"道"的学说为中心学说的学术派别。强调"道法自然"，主张"清心寡欲""无为而治"，反对斗争。道教为东汉张道陵所创立，奉老子为教主，尊称为"太上老君"。《老子》《庄子》被尊称为《道德经》和《南华真经》。由于道教的内丹、外丹思想大都从老庄学说中得到启迪和发展，因此，道家和道教的关系十分密切，在某种意义上来说很难把他们截然分开，故一并论之。

一、道家思想对医学思想发展之促进

道家和道教所讲的清淡无为、导引纳气、修炼内丹、提炼外丹、长生不老和羽化成仙等方面的内容都与医药学有着密切的关系。中医的基础理论、预防医学、养生学与药物学等无不受到道家和道教思想的影响，并在我国医学的发展史上起了积极的促进作用。

（一）道家、道教思想对医学发展的积极影响

道家、道教思想是中医药学的理论基础。道家、道教的道、太极、八卦、阴阳、五行、三宝（精、气、神）、九守、十三虚无等，如今已成为中医药学的重要组成部分。可以说，道家和道教是对中医药学发展影响最大的思想体系。中医的阴阳学说、养生学说、经络学说等在很大的程度上都得益于道家和道教的理论和实践。

1.老庄学说是道家、道教的文献基础、思想基础和理论基础

老子是春秋时期著名的哲学家、思想家。他创立了道家学说，其哲学思想主要反映在《老子》一书中。道教创立后，奉老子为教主，将《老子》尊称为《道德经》，成为道教的重要经典文献。《老子》中的医学思想主要有三个方面：一是阐述了宇宙的对立统一规律，并应之于人体。老子在《道德经》中阐述了阴阳的依存互根、消长和转化的哲理，成为后世中医理论体系的基础。认为一切事物都有对立面，如"祸兮，福之所倚；福兮，祸之所伏"[①]。老子还指出，宇宙间的事物可概括为阴阳两类，任何事物的内部又可分为阴和阳两个方面，而每一事物的阴或阳的任何一方，还可再分阴阳。"道生一，一生二，二生三，三生万物，万物负阴而抱阳，冲气以为和。"[②]二是对中医理论的启迪。《老子》对《内经》医学哲学思想的形成和发展产生了积极的促进作用。《内经》中的天人相应、阴阳学说、养生思想、病机治则等，无不受到《老子》思想的熏陶和启

---

① 《老子》，见：《诸子集成》，北京：中华书局，1954年，第35页。
② 《老子》，见：《诸子集成》，北京：中华书局，1954年，第26—27页。

迪。《道德经·四十五章》云："躁（急走）胜寒，静胜热。"①《素问·移精变气论》发挥道："动作以避寒，隐居以避暑。"②《道德经·八十章》云："甘其食，美其服，安其居，乐其俗，邻国相望，鸡犬之声相闻，民至老死，不相往来。"③《素问·上古天真论》进一步阐述道："美其食，任其服，乐其俗，高下不相慕，其民故曰朴。是以嗜欲不能劳其目，淫邪不能惑其心，愚智贤不肖，不惧于物，故合于道。"④可见，《老子》医学哲学思想对《内经》具有深刻的影响。三是对养生哲学的发展起到了积极的促进作用。《老子》重视养生之道，主张"道法自然"，强调恬淡虚无、保全真气。《道德经·十章》提出"专气致柔"，即专精守气，致力柔和。

《道德经·十六章》指出"致虚极，守静笃"是养生之要旨，唯有清心寡欲、淡泊意志才能长生耐老、延年益寿。

庄子生活在战国时期，是继老子之后又一位道家代表人物。他继承和发展了老子"道法自然"的哲学思想，认为"道"是万物之本源、养生之哲理。他强调"天下有道，则万物皆昌""夫道，覆载万物也"⑤。其可贵之处在于将道家学说与医学理论结合起来，用阴阳学说等道家的理论工具来解释医学领域的各种问题。《庄子》中的医学思想主要有三个方面：一是阐释养生，主张恬淡无为。庄子认为，只有恬淡虚无、无为而治，才能益寿延年、强健身体。《庄子·天道》云："夫虚静恬淡寂寞无为者，天地之平而道德之至也。故帝王圣人休焉。休则虚，虚则实，实则伦矣。虚则静，静则动，动则得矣。静则无为，无为也，则任事者责矣。无为则俞俞，俞俞者，忧患不能处，年寿长矣。夫虚静恬淡寂寞无为者，万物之本也。"《庄子·刻意》亦云："平易恬淡，则忧患不能入，邪气不能袭……静一而不变，淡而无为，动以天行，此养神之道也。"庄

---

① 《老子》，见：《诸子集成》，北京：中华书局，1954年，第28页。
② 《黄帝内经素问·移精变气论》，北京：人民卫生出版，1963年，第82页。
③ 《老子》，见：《诸子集成》，北京：中华书局，1954年，第46页。
④ 《黄帝内经素问·上古天真论》，北京：人民卫生出版社，1963年，第3页。
⑤ 李良松等著：《中国传统文化与医学》，厦门：厦门大学出版社，1990年，第90—94页。

子在书中还提出调节呼吸、模仿动物锻炼的动静结合的养生方法，即"吹呴呼吸，吐故纳新，熊经鸟申，为寿已矣。此道引之士，养形之人，彭祖寿考者之好也"。二是发微医理，启迪后世。《庄子》中论述生理、病理的内容颇多，认为"气"是万物的根本，四时之气不正或七情的刺激都会致人发病。《庄子·知北游》云"精神生于道，形本生于精"。《庄子·在宥》亦云："人大喜邪，毗于阳；大怒邪，毗于阴。阴阳并毗，四时不至，寒暑之和不成，其反伤人之形乎！使人喜怒失位，居处无常，思虑不自得，中道不成章。"[①]同时，《庄子》与《内经》有不少相吻合的句段，由此也可看出《庄子》对《内经》的医学哲学思想具有深刻的影响。三是记载病案，阐述临床。《庄子》中记载了丰富的临床史料，对多种疾病的症状、名实和发病等做了较为详细的论述。《庄子》中载录了冻疮、疥疮、痀疽、眩晕、哮喘、消渴等30多种疾病，并对治疗和用药也有述及："药也，其实堇也，桔梗也，鸡癕也，豕零也，是时为帝也。"在《庄子·应帝王》生动地记载了这样一个病案，某医认为"子之先生死矣，弗活矣"，而庄子却从死线中见到生机，他说："幸矣！子之先生遇我也，有疗矣！吾见其杜权矣！"[②]

老庄的"精、气、神"等基本概念为中医学理论的形成奠定了朴素唯物主义的基础。《道德经》第一章说"同谓之玄，玄之又玄，众妙之门"[③]。"又玄"是指天地未开辟之前，有一团混沌弥漫于太空的极微妙的元气。元气发展到第二阶段是"玄"，一团混沌之气"生有无之根"，亦即显出内在的矛盾。最后一阶段是元气剖判，天地始分，因为一气分为阴阳：阳气轻清，上浮而为天；阴气重浊，下凝而为地，于是天地开辟出来。这就是老子的宇宙起源论。老子认为道统"有""无"。无者，气也；有者，理也。"无"是构成万物的元素，"有"是形成万物的分理。由此可以断定老子的道论是彻底的气理一元论。

---

① 李良松等著：《中国传统文化与医学》，厦门：厦门大学出版社，1990年，第90—94页。
② 李良松等著：《中国传统文化与医学》，厦门：厦门大学出版社，1990年，第90—94页。
③ 《老子》，见：《诸子集成》，北京：中华书局，1954年，第1页。

庄子又把"精""气"看作构成万物的要素，万物的生成与毁灭，都是由于"气"的凝聚或消散的缘故。所以庄子的所谓"道"，也就是"气"。庄子在《知北游》篇中说"人之生，气之聚也。聚则为生，散则为死"[①]；在《至乐》篇中说"气变而有形，形变而有生"[②]。显而易见，庄子是承认"气化"现象的。他把人的生死解释为一种气化过程，即一种物质运动的过程。这就为中医学"气化"理论的产生提供了借鉴和依据。庄子还对"精""神"做了较为精辟的论述。他说："精神四达并流，无所不极，上际于天，下幡于地，化育万物"（《刻意》篇），[③]还说："精神生于道，形本生于精，而万物以形相生"（《知北游》篇）。[④]反映道家思想的《管子·内业》中也说："凡物之精，此则为生，下生五谷，上为列星，流于天地之间，谓之鬼神，藏于胸中，谓之圣人。"[⑤]这种论点说明道家不仅认为物质现象（万物之形）是由"气"构成的，而且认为一切精神现象（人的智慧、人为的鬼神意念）也都无不是由"气"派生出来的。《内业》中还说："精也者，气之精者也""精存自生，其外安荣；内藏以为源泉，浩然和平，以为气渊。渊之不涸，四体乃固；泉之不竭，九窍遂通。"[⑥]这里所说的"精"，乃指气中更精微的部分，并用精气说来解释人体的生理现象。道家学说认为：人体只有精气饱满才能四肢坚固、体魄强健；"精"是人体各个器官发挥正常功能的物质基础。不仅如此，他们还阐明人的精神（"神"）是由体内的精气产生的。一言以蔽之，一切物质现象和精神现象都是"精、气、神"的存在形式。

老庄哲学中的朴素唯物论思想，在先秦时代是极其难能可贵的。因为它较之于其他各种哲学思想更接近于事物的本来面貌，所以它的一些主要观点都被引入医学领域，用以解释医学中的各种问题。《黄帝内经素问》

① 李良松等著：《中国传统文化与医学》，厦门：厦门大学出版社，1990年，第91页。
② 《庄子》，见：《诸子集成》，北京：中华书局，1954年，第110页。
③ 《庄子》，见：《诸子集成》，北京：中华书局，1954年，第97页。
④ 《庄子》，见：《诸子集成》，北京：中华书局，1954年，第139页。
⑤ 《管子》，见：《诸子集成》，北京：中华书局，1954年，第268页。
⑥ 《管子》，见：《诸子集成》，北京：中华书局，1954年，第270—271页。

中"阴阳者，天地之道也"①，"嗜欲不能劳其目，淫邪不能惑其心，愚智贤不肖，不惧于物，故合于道，所以能年皆度百岁而动作不衰者，以其德全不危也"②，即是老子道论的具体反映；"人与天地相参也""人与天地相应也"，也是老子"人法自然"论的反映。尤其是老庄哲学中的"精、气、神"等基本观点与医疗实践结合起来，成为中医基础理论的重要组成部分。"精、气、神"在《内经》中被作为最基本的概念，在解释人体生理、病理等方面得到广泛应用。

《内经》的理论认为：精、气、神是生命的根本。正如《灵枢·本藏篇》所说："人之血气精神者，所以奉生而周于性命者也。"③"精"是与生俱来的，禀受于先天，为生命起源的物质。《灵枢·本神篇》曰："故生之来，谓之精"④，即所谓"先天之精"。此精依赖饮食的营养物质而不断滋生，人体也就不断发育成长。这种营养物质，即所谓"后天之精"。精是生命的基础，故《素问·金匮真言论》说："夫精者，身之本也。"⑤"气"的概念比较广泛，《内经》中的"气"在人体生理上的含义有二：一是指营养一切组织器官的微小难见的物质，如水谷之气、呼吸之气等；二是指人体脏器组织的功能活动，如脏腑之气、经络之气等。人的生命的维持，全赖于气。"神"是人体生命活动现象的总称，包括神、魂、魄、意、志等内容，《灵枢·本神篇》中说"两精相搏谓之神"，⑥即是说阴阳二精相合产生新的生命现象叫作"神"。在此基础上，《内经》又进而论述了"精、气、神"三者之关系：精充则气足，气足则神全，神全则身体强健；反之，精亏则气虚，气虚则神疲，神疲则身体衰弱。《素问·上古天真论》："呼吸精气，独立守神""积精全神"⑦和《素问·六节脏象论》："气和而生，津液相成，

---

① 《黄帝内经素问·阴阳应象大论》，北京：人民卫生出版社，1963年，第42页。

② 《黄帝内经素问·上古天真论》，北京：人民卫生出版社，1963年，第3页。

③ 《灵枢经·本藏篇》，北京：人民卫生出版社，1963年，第89页。

④ 《灵枢经·本神篇》，北京：人民卫生出版社，1963年，第23页。

⑤ 《黄帝内经素问·金匮真言论》，北京：人民卫生出版社，1963年，第24页。

⑥ 《灵枢经·本神篇》，北京：人民卫生出版社，1963年，第23页。

⑦ 《黄帝内经素问·上古天真论》，北京：人民卫生出版社，1963年，第6页。

神乃自生"①的论述，都是"精、气、神"三者关系的具体说明。不难看出，中医"精、气、神"学说的建立，是把道家"精、气、神"等概念引入医学领域的结果。

老子的气理一元论，庄子对"气化"现象的论述，对中医基础理论的形成影响较大。在《内经》中，"气"就被作为一个最基本的概念，用以解释一系列的医学问题，使中医理论一开始就具备了朴素唯物主义的性质。而自然界气候变化及其对人类、万物的影响，则有"五运六气"学说；言人体生理活动时把"气"当作生命本源，并用肾气的盛衰来阐述人体生、长、壮、老、死的生命过程；言疾病之外因时将六气（风、寒、暑、湿、燥、火）作为致病因素；言疾病之内因时认为"百病生于气也"②；言病理时有"邪之所凑，其气必虚""邪气盛则实，精气夺则虚"③之论；言病机时有"阳气者，大怒则形气绝，而血菀于上，使人薄厥"④之说；言诊断时称应在"气血未乱"之时，"乃可诊有过之脉"⑤；言治疗时称尚需"气味合而服之，以补益精气"⑥。如此等等，不胜枚举。总而言之，"气"的概念涉及古代医学理论的各个方面，成为各种学说（如运气学说、脏腑学说、经络学说、气机升降学说、四气五味学说、气血津液学说等）产生的理论基础。显而易见，上述中医基本理论的形成，都受到了道家"气一元论"哲学思想深刻的启迪，是"气一元论"朴素的唯物主义与医疗实践相结合的产物。正因为如此，中医的理论才有了长足的进步，医疗实践也有了较大的发展。

2.道家的辩证法思想推动了医学哲学的发展

老子认为整个自然界有秩序有条理的变化都是"道主动"的过程。在他看来，宇宙万物处在运动变化之中，变中有定，变中有常。他强调，

---

① 《黄帝内经素问·六节脏象论》，北京：人民卫生出版社，1963年，第67页。

② 《黄帝内经素问·举痛论》，北京：人民卫生出版社，1963年，第88页。

③ 《黄帝内经素问·通评虚实论》，北京：人民卫生出版社，1963年，第173页。

④ 《黄帝内经素问·生气通天论》，北京：人民卫生出版社，1963年，第17页。

⑤ 《黄帝内经素问·脉要精微论》，北京：人民卫生出版社，1963年，第98页。

⑥ 《黄帝内经素问·脏气法时论》，北京：人民卫生出版社，1963年，第149页。

道始于一，一生二，进而才有阴阳之分。可见"道"本身蕴藏着内在的矛盾。既有矛盾，便有斗争，运动变化遂由之而起，"故物或行或随、或歔或吹、或强或羸、或挫或隳"[①]，"希言自然，飘风不终朝，骤雨不终日，孰为此乎？天地。天地尚不能久，而况于人乎！"[②]这是说，宇宙间没有永恒不变的东西，诸多变化都是阴阳（矛盾）相互作用的结果。这一运动变化的观点，是中医理论形成的基石。《内经》的作者接受并运用了这一辩证观点，把它用于观察自然变化、人体变化、病情变化等各个理论环节之中。例如，言大自然，则有"清阳为天，浊阴为地。地气上为云，天气下为雨"[③]的变化现象；言人体生理，则有"阳为气，阴为味。味归形，形归气，气归精，精归化"[④]的变化过程；言病因，则有"风之伤人也，或为寒热，或为热中，或为寒中，或为疠风，或为偏枯……"[⑤]的变化反映；言病理，有"阳胜则热，阴胜则寒。重寒则热，重热则寒"[⑥]的变化机制；言治疗，则有"审其阴阳，以别柔刚；阳病治阴，阴病治阳"[⑦]的变化法则，如此等等。这些阴阳变化理论之产生，显然受到了老子运动观的影响。

在老子的辩证法里，统一体分为对立面的思想是很突出的，他认为"道"是"无"（气）与"有"（理）的统一，"无"（气）是阴与阳的统一。老子说："有无相生，难易相成，长短相形，高下相倾，音声相和，前后相随。"[⑧]这就是说，"有"与"无"、"长"与"短"、"高"与"下"、"前"与"后"等都是以对方为存在的前提，老子把这种矛盾统一的观点归纳为"相反相成"。这一原理贯穿于老子哲学的整个体系之中，各类事物，

---

① 《老子》，见：《诸子集成》，北京：中华书局，1954 年，第 17 页。

② 《老子》，见：《诸子集成》，北京：中华书局，1954 年，第 13 页。

③ 《黄帝内经素问·阴阳应象大论》，北京：人民卫生出版社，1963 年，第 32 页。

④ 《黄帝内经素问·阴阳应象大论》，北京：人民卫生出版社，1963 年，第 32 页。

⑤ 《黄帝内经素问·风论》，北京：人民卫生出版社，1963 年，第 236 页。

⑥ 《黄帝内经素问·阴阳应象大论》，北京：人民卫生出版社，1963 年，第 33 页。

⑦ 《黄帝内经素问·阴阳应象大论》，北京：人民卫生出版社，1963 年，第 48 页。

⑧ 《老子》，见：《诸子集成》，北京：中华书局，1954 年，第 1—2 页。

是"有"与"无"的对立统一；生命是"生"与"死"的对立统一；精神是"形"与"神"的对立统一；运动是"往"与"复"的对立统一等等。这一辩证法则的进一步明确，是当时人们认识客观世界深化的反映。它被引入医学领域，则使中医的基础理论得到了进一步的发挥，增加了深度和广度。例如五行学说中的"生克"，就是两个既对立又统一的概念。没有"生"，就没有事物的发生和成长；没有"克"，就不能维持事物发展中的平衡和协调关系。因此，五行变化的规律是既相互滋生，又相互制约，正如明代医家张景岳所说："造化之机，不可无生，亦不可无制。无生则发育无由，无制则亢而为害。"[1] 生克观，是五行学说的核心，受到老子辩证法思想的影响，其内容更加丰富，理论更加深邃。应用于生理，则用五行之生克解释五脏的相互滋生，相互制约关系；应用于病理，则用五行生克解释疾病传变的过程，如木乘土、木侮金等；应用于治疗，则根据五行的生克关系，提出了培土生金、滋水涵木、壮水制火、佐金平木等方法。又如《内经》中论述病理病机时，采用了"表里出入""上下升降""寒热进退""邪正虚实""阴阳盛衰"等对立的概念，论述治疗时运用了"标本同治""正治反治""发表攻里""越上引下""补虚泻实"等对立的法则，无不受到老子这种矛盾对立统一观的熏陶。

老子还陈述了大量矛盾转化的见解，归纳为"物极则反"的法则，亦即"反者道之动"。他说："祸兮福之所倚，福兮祸之所伏，孰知其极""曲则全、枉则直、洼则盈、弊则新、少则得、多则惑""高者抑之，下者举之，有余者损之，不足者补之"等等。后来庄子又予以发挥："无动而不变，穷则反，终则始，其分也成也，其成也毁。始终相反无端，往复之际不可穷。"这种"物极必反"的法则，正确地揭示了事物发展变化的必然过程，是一条认识事物发展变化规律的准绳。医学范围内种种复杂变化现象以此绳之，就得到了较为合理的解释，进而上升为一般的理论原则。如"重阴必阳，重阳必阴，寒极生热，热极生寒"[2] "动复则静，阳极

---

[1] 张景岳：《类经》，北京：人民卫生出版社，1965 年，第 827 页。

[2] 《黄帝内经素问·阴阳应象大论》，北京：人民卫生出版社，1963 年，第 35 页。

反阴"①"升已而降……降已而升"②,"阳病者,上行极而下,阴病者,下行极而上"③等等。医学中的许多丰富的临证经验,据此而上升为理论,产生了各种各样的治疗法则。如"寒者热之,热者寒之,温者清之,清者温之""散者收之,抑者散之,燥者润之,急者缓之,坚者软之,脆者坚之,衰者补之,强者泻之"④等等。诸如此类的理论,大都是矛盾转化规律在医学中的具体运用。

老子还初步察觉出了一些从量变到质变的现象。尽管他没有(也不可能有)把这种现象总结成为一个规律,但在2000多年前能初步触及这种现象也是难能可贵的。老子说:"其安易持,其未兆易谋,其脆易泮,其微易散。为之于未有,治之于未乱。"⑤显然他已认识到了本来细小的事情,发展下去会发生质的变化而成为大事,刚刚萌芽的问题容易解决,拖延下去会发生质的变化而成为难办的事。所以他主张"图难于其易,为大于其细"⑥,并明确指出"夫唯病病,是以不病"⑦,意为时常害怕有病而先作预防,就可能避免疾病为害。《内经》中"治未病"原则的确立,可以说是老子的这种辩证思想与医疗经验相结合的产物。《素问·四气调神大论》中说:"是故圣人不治已病治未病,不治已乱治未乱"⑧;《素问·八正神明论》中说:"上工救其萌芽……下工救其已成,救其已败"⑨;《素问·阴阳应象大论》中也说:"故善治者治皮毛,其次治肌肤,其次治筋脉,其次治六腑,其次治五脏。治五脏者,半生半死也"等等论述都说明了"未病之前,要重视预防;已病之后,要及早处

---

① 《黄帝内经素问·六元正纪大论》,北京:人民卫生出版社,1963年,第492页。

② 《黄帝内经素问·六微旨象大论》,北京:人民卫生出版社,1963年,第398页。

③ 《黄帝内经素问·太阴阳明论》,北京:人民卫生出版社,1963年,第180页。

④ 《黄帝内经素问·至真要大论》,北京:人民卫生出版社,1963年,第523、541页。

⑤ 《老子》,见:《诸子集成》,北京:中华书局,1954年,第39页。

⑥ 《老子》,见:《诸子集成》,北京:中华书局,1954年,第38页。

⑦ 《老子》,见:《诸子集成》,北京:中华书局,1954年,第71页。

⑧ 《黄帝内经素问·四气调神大论》,北京:人民卫生出版社,1963年,第14页。

⑨ 《黄帝内经素问·八正神明论大论》,北京:人民卫生出版社,1963年,第167页。

治"的防治原则。这一原则无疑是效法老子的辩证思想,在医疗实践中总结出来的成功经验。它一直有效地指导着中医的临证实践,至今已成为医学科学经常遵循的准则。

3.道家摄生理论是我国养生学的思想基础

道教的修炼目的是保全生命、延年益寿、得道成仙,其主要方法有内丹(静功)、导引(动功)、房中和服食等,其中以前二者影响最大。道教的养生术通过养神——精神修炼、养气——呼吸胎息、养形——形体锻炼、服食——食养食治,冀以达到祛病延年、长生不老。道教讲养生理论,主要体现在"九守""十三虚无"之中。"九守"即:守和——阴阳调和;守信——内守精神;守气——内守血气;守仁——遵仁义之道而行之;守简——简以养生而不贪;守易——不为外感而保全性命;守清——清虚而顺应自然;守盈——知足常乐;守弱——和乐其气而平夷其形;"十三虚无":虚——遗形忘体,恬然若无;无——损心弃意,废伪去欲;清人——专精积神,不为杂;静——反神服气,安而不动;微——深居闲处,功名不显;寡——离开人群,独得道游;柔——呼吸中和,滑泽细微;弱——缓形从体,以奉百事;卑——憎恶尊荣,安平乐辱;损——遁盈逃满,衣食粗疏;时——静作随阳,应变却邪;和——不喜不怒,不哀不乐;啬——节视节听,精神内守。《抱朴子·微旨》云:"知玄、素之术者,则曰唯房中之术可以度世;明吐纳之道者,则曰唯引气可以延年;知屈伸之诀,则曰唯导引可以养老;知草木之方者,则曰唯药饵可以无穷。"[①] 房中、吐纳、导引、屈伸等均可归入今之气功,它们的区别在于练法和动作的程度不同。吐纳为吐故纳新、养气出神,此为神仙内丹神气之功,亦称静功,以《黄庭经》《周易参同契》为主经。导引为行气以祛病延年,练法为胎息配合动作,习称动功。吐纳与导引均为有意念参与练功,与下者"屈伸"不同。屈伸为通过动作练功,没有主动的意念参与,诸如五禽戏之类。导引之术始见于商周之时,到了春秋、战国时期,吐纳、导引、

---

① 李良松等著:《中国传统文化与医学》,厦门:厦门大学出版社,1990年,第35页。

屈伸、房中之术已十分盛行，如长沙马王堆汉墓出土的先秦简帛文献《养生方》《合阴阳方》等道家养生专著，都是这个历史时期的产物。道家养生的主旨在于"练气、宝精、存神"，"胎息"是练功的要法，"无为"是练功的境界。房中术被认为是阴阳双修、和气养生、保精强体、适性畅情的养生方法，由于有"淫荡"之嫌，在宋代之后逐渐失传。

4.道教的"炼丹术"促进制药化学的发展

炼制外丹始自先秦，发展于西汉，盛行于六朝至唐、宋，到了明、清之后日趋衰微。炼丹术早在宋朝就传到西域各国，后又影响到西方，被李约瑟认为是制药化学的始端。古往今来，炼丹术经过历代方士的不断改进，冶炼方法和冶炼水平都有了很大的提高。炼丹的主要原料有矾石、戎盐、卤盐、牡蛎、赤石脂、滑石、汞、铅、丹砂、雄黄、雌黄、曾青、磁石、石胆、白石英、紫石英、空青、石黛、硝石、云母、阳起石、禹余粮、琥珀、木香、龙骨等，不同的配方可以炼制出五花八门的丹药，据《石药尔雅》记载，有名可寻的丹药有 100 种左右，如玉液丹、太一金丹、招魂丹、黄丹、小神丹、八神丹、五灵丹、三奇丹、四神丹、九变丹等。受到炼丹术的影响，丹剂在临床上也得到广泛使用，如紫雪丹、至宝丹、养心丹和甘露消毒丹等已在临床实践中得到充分肯定。

（二）道家文化对医学发展的推动作用

1."道"文化扩大了中医药学的内涵和外延

"道"是道家和道教的核心，是宇宙万物的本原。同时，"道"又是宇宙生成演化论，亦即客观事物的运动规律、次序和法则。"道"学理论认为，人体和宇宙万物是一个有机整体，人要顺应自然、顺应客观事物的变化规律。"道"就是天人观、宇宙观，中医的"天人相应"思想讲的就是"道"。最早完整论述"道"的内涵的人为老子，庄子继承和发展了老子"道法自然"的思想，进一步完善和丰富了"道"的理论。老子认为，"道"是宇宙万物存在的根据，所谓"道生一，一生二，二生三，三生万物"[①]。

---

① 《老子》，见：《诸子集成》，北京：中华书局，1954 年，第 26 页。

此外，"道"还具有时间和空间的概念。"道"是时空的统一，既有时空的广延，又有时空的回还。老子这种"道"的一元论思想，对中医的元气学说、运气学说、天人相应学说的发展具有积极的促进作用。

2."气"文化推动气功理论与实践的发展

"气"是道家文化的物质基础，有气才有宇宙、物质、生命，这种观点带有朴素的唯物论和辩证法思想。道教中所说的冲和之气，讲的是阴阳二气合为一气，是气的物质表现形式，是生命活动的基础。同时，也构成宇宙间万事万物。道家所讲的"气"，既是物质的，也是功能的。气是构成生命的基本物质和维持生命运动的原动力。庄子说"人之生，气之聚也，聚则为生，散则为死"[①]，管子谓"气者身之充也"。养生必须养气，气衰则体弱，气盛则身强。道术中的养气方法很多，比较著名的有源于老庄的"吹煦术""玄牝术"，创于钟吕的"丹道术"，南宋张紫阳的"南宗丹法"，北宋丘处机的"北派龙门丹法"，集南北大成而又遥承葛洪金丹术的五柳派"内炼金丹心法"，以及《胎息经》《五厨经气法》《灵剑子引导诀》，陈抟的"华山睡功"等等。越到后世，门派越多，但大要无外食气、调息、吐纳之类，或动、或静、或动静结合，或渐、或顿、或由渐而顿。

3."仙"文化促进养生学的发展

道教认为，人们通过修炼可以达到长生不老、青春永驻的境界，这就是所谓的"神仙之道"。"仙道"是我国特有的文化现象，是随着道教的形成和发展而诞生的产物。魏晋时期的文学家、思想家嵇康在《养生论》中写道："夫神仙虽不目见，然记籍所载，前史所传，较而论之，其必有矣。似特受异气，禀之自然，非积学所能致也。至于导养得理，以尽性命，上获千余岁，下可数百年，可有之耳，而世皆不精，故莫能得之。"古代持嵇康这种"神仙存在论"的观点者为数甚多，并把追求"长生不老"作为追求的目标。彭祖的故事、八仙的传说，无不成为神仙世界的千古佳

---

① 李良松等著：《中国传统文化与医学》，厦门：厦门大学出版社，1990年，第91页。

话。为了追求神仙的境界，就必须清虚静泰、少私寡欲、精勤修持，做到"外物以累心不存，神气以醇泊独著。旷然无忧患，寂然无思虑。又守之以一，养之以和，和理日济，同乎大顺。然后蒸以灵芝，润以醴泉，晞以朝阳，绥以五弦，无为自得，体妙心弦，忘欢而后乐足，遗生而后身存。"如果真能如此，那肯定可以"与羡门比寿，王乔争年"，在中华民族养生长寿史上撰写出新的篇章。

4.《道藏》对养生学发展的影响

由于道家、道教的著作大都不外内丹、外丹和延年养生等方面的内容，因此，可以说每一部道家、道教文献都与中医药学有关。《道藏》之名始于唐代的《开元道藏》，盖仿佛教大藏经之体。北宋政和年间，对《道藏》进行全面编修，其闻名于世者当数《政和万寿道藏》。嗣后，历经金元、明各代的编修和刊刻，逐渐形成独具特色的道教全书。现刊的《道藏》系明朝正统十年重辑，并经万历年间续加编修，使之成为现在影印本的面目。《正统道藏》和《续道藏》共收书1476种，他们均按照"三洞、四辅、十二类"来分类。"三洞"，即洞真部、洞玄部、洞神部；"四辅"，即太玄部、太平部、太清部、正一部，是对"三洞"的补充；"十二类"，即本文类、神符类、玉诀类、灵图类、谱录类、戒律类、感仪类、纪传类、赞颂类、章表类和方法类（指修真养性等修炼方法）、众术类（叙述炼丹、阴阳、五行、术数、药饵等各种方术）。《道藏》中的论医文献量以方法类和众术类为最多，但神符类、灵图类等也为数不少。在《道藏》中，医药类著作有《石药尔雅》《黄帝内经素问·补注释文》《黄帝内经灵枢略》《急救仙方》等16部；道引养生类著作有《胎息经》《大丹直指》《养性延命录》《内丹秘诀》等67部；黄白丹术类著作有《龙虎中丹诀》《丹经极论》《丹房奥论》《金方鉴源》等69部。事实上，道藏著作繁多，以上仅是举其大要而已。

二、道家思想对医学思想发展之制约

道家和道教思想对医学发展的负面影响主要有两个方面：一是忽视社会，逃避现实；二是良莠不分，误导养生。

道家和道教思想十分重视人和自然的关系，但对人与人的关系、人与社会的关系太过淡漠，以致"鸡犬之声相闻，民至老死，不相往来"[①]。由于过分强调个性的放纵，独来独往，放荡不羁，没有将个体置于社会的群体之中，在不同程度上阻碍了医学的交流、发展和创新。

道教养生有其可取的一面，也有不可取的一面。这里要说服食和炼丹的流弊。服食之风盛行于六朝，由于长期服食"寒食散""五食散"之类的丹散之药，使人热贯血脉、性情孤傲怪僻，文人曰可思绪飘逸、忘怀得失。鲁迅先生将此称之为"魏晋风度"。据传，当时的名人如嵇康、阮籍、王羲之、陶渊明、顾恺之等均有服食之癖。服食造成的直接后果是，小则疥疮遍体、痈疽发背，重则热闭身亡。丹药的危害与服食相比，有过之而无不及。历代许多帝王和士大夫笃好灵丹妙药，以求长生不老。像秦皇、汉武、唐宗、宋祖这样叱咤风云的历史人物，最后仍不免被丹鼎所迷惑。秦皇、汉武恋丹药而亡，而唐太宗竟死于胡人所献的不死丹。据赵翼在《廿二史札记》卷 90 中"唐诸帝饵丹药条"的记载，唐太宗、宪宗、穆宗、敬宗、武宗、宣宗皆服丹药中毒而死。臣下如杜伏威、李道古、李抱真也皆死于服食丹药。宋朝李季可《松窗百说》谓唐代太学博士李千受方士柳贲药，服之下血。又有唐代归登、李虚中、孟简等 7 人，俱以服食而毙。据载，食丹还可隔代为祸。由此可见，服食与丹药确实在历史上产生了许多负面影响。

---

① 《老子》，见：《诸子集成》，北京：中华书局，1954 年，第 47 页。

第三节
佛教思想对医学之影响

佛教与基督教、伊斯兰教并称为世界三大宗教，创始人为古印度迦毗罗卫国（今尼泊尔境内）太子悉达多·乔达摩（即释迦牟尼），迄今已有2500多年的历史。

佛教的基本教义有"四谛""八正道""五蕴""三学""十二因缘"等。佛教认为，人生"无常"，充满痛苦，只有信奉佛教，努力修行，才能彻底摆脱生死苦恼，进入"涅槃"境界。佛教认为宇宙万物由"地、水、风、火"四大构成，"四大"不调，则百病丛生。佛学中的"五明"之学，"医方明"即是其一。《法华经》指出，佛是大医王，能医众生病。世间一切都是药，佛法能治身心病。可见，佛教的医学思想十分丰富，并在其弘法、行医过程中，形成了独具特色的医药学体系，我们称之为"佛教医学"。实际上，"佛教医学"的理论框架和临床诊疗体系都是在中国形成的，并成为中国传统医药学的重要组成部分。

一、佛教思想对医学思想发展之促进作用

佛家思想对医学发展具有积极的促进作用，现分述如下：

（一）佛家思想对医学发展的积极影响

佛家思想对医学的影响可追溯到西晋，并在以后各代不断得到发展。晋之佛图澄、支法存、于法开、僧深等高僧均精通医理，并在中医的理论和临床领域卓有建树。如支法存著有《申苏方》5卷、于法开著有《议论备豫方》1卷、僧深著有《深师方》30卷。我们今天所说的"羊水""胞衣"等词，即取于法开之说。南北朝时期，北魏昙鸾和北齐胡洽与道洪及梁代

陶弘景等均为精通佛理之医家，其中陶弘景之《补阙肘后百一方》，是我国古代的一部重要方剂著作。"百一"即基于佛典"一百一病"之说，佛经指出，地、水、风、火每"大"可致"一百一病"，"四大"共致"四百四病"。

隋代僧人梅师，善疗瘴疠疫疾，著有《梅师集验方》，部分佚文被收入《证类本草》。唐代孙思邈在其《千金翼方》中提倡的"天下物类皆是灵药，万物之中无一物而非药者"[①]的思想，来源于古印度佛学大师耆婆之论，书中还收集了不少以耆婆命名的方剂，如耆婆百病丸、耆婆治恶病方、耆婆汤、耆婆大士补益长生不老方等，此外如阿伽陀圆、菖蒲丸等西域古方，亦与佛教的关系至为密切。《千金翼方》卷30所载的"禁令家和法：南天伽帝伽帝腻，伽帝收留避，南无阿乾陀罗呵，弥陀罗灌陀沙婆呵"[②]等，当是当时佛家常用的咒禁之法。《千金要方》介绍的"天竺国按摩法"是婆罗门法，亦为佛家自我导引按摩以养生的方法。书中还引有"人行阳德，人自报之；人行阴德，鬼神报之"[③]，这种因果报应思想亦明显是佛家之思想，其在促使医家行善避恶方面亦有一定约束作用。唐代还涌现出像智恺、义净、鉴真、蔺道人等一批精通医理之高僧，他们的理论、著作和思想方法对中医学的发展起到了承先启后的积极作用。智恺著有《六妙法门》《修习止观坐禅法》，书中详细论述了调身、调息、调心、止法、观法和止观治病以及有关注意事项，使身、息、心调融，进而"因定生慧"，达到"寂静涅槃"境界，同时可养生保健、却病延年。其止观法，特别是"三调"，对后世气功学的发展产生了积极的影响。义净是继玄奘之后又一位只身赴印度求法取经并取得杰出成就的佛学大师，他译经107部428卷，被誉为中国历史上四大译经大家之一。他不仅译有大量的佛教医经，而且在其《南海寄归内法传》一书中亦记载了大量的医药学内容，如在《先体病源》章中介绍了印度古代医学"八医"，即"一论所有诸疮；

① 孙思邈：《千金翼方》，北京：人民卫生出版社，1955年，第2页。
② 孙思邈：《千金翼方》，北京：人民卫生出版社，1955年，第360页。
③ 孙思邈：《备急千金要方》，北京：人民卫生出版社，1955年，第3页。

二论针刺首疾；三论身患；四论鬼瘴；五论恶揭陀药；六论童子病；七论长年方；八论足身力"。在《进药方法》章中介绍绝食疗法、药物疗法及万应药之使用。在该书中，义净还向印度人介绍中国医药学："神州药石根茎之类……针灸之医，脉诊之术，赡部洲中无加也。长年之药，唯东夏焉"。他本人精通医药之术，曾将自己的经验方（用苦参汤和茗治疗热病）介绍给沿途人民，并向他们介绍中国的"上药"，如人参、茯苓、当归、远志、乌头、麻黄等。鉴真和尚东渡日本，带去了汉传佛教和中华医药文化，他不仅治愈了光明皇太后的多年宿疾，而且为圣武天皇治病亦获良效。他在为日本僧俗传授医学和制药的同时，还凭手摸、鼻嗅为日本皇室鉴定药物。其所著的《鉴真上人秘方》在日本被视为圭臬，影响了一代又一代的日本医家。时至今日，日本医、药两道均祀鉴真为始祖，在中日医药文化交流史上写下了辉煌的一页。蔺道人所著的《仙授理伤续断秘方》是现存最早的骨伤科专著，书中所论述的正骨方法及指导处理脱臼骨折之理论，颇多符合现代科学原理。在治疗上，蔺氏采用的麻醉、牵引、复位、固定、服药等13个步骤，与今伤科应用手法相一致。其所用小夹板夹缚治疗骨折，强调关节处不予夹缚并宜时活动，有动静结合之意，是晋代以来小夹板疗法的发展。书中记载的肩、髋、肘、腕关节复位术及开放性骨折的手术治疗法亦是医籍中的首载其创制的方法，至今仍有临床指导意义，如古今名方四物汤即为蔺氏之首创。宋代施护、法贤、初虞世、继洪等，在佛教医经翻译、佛医临床诊疗、佛家方药整理等方面各有建树。如施护所译《佛说医喻经》和法贤所译《迦叶仙人说医女人经》《佛说咒时气病经》等，至今仍是最好的译本之一。宋末僧人继洪所编辑的《岭南卫生方》《澹寮集验秘方》，是地方特色浓郁、实用价值颇高的医方著作。

　　明、清两代的僧医和居士的医药著述颇为丰富，行医济世事迹见诸文献亦甚为多见，佛学对中医药学的影响又有新的进展。据不完全统计，明、清时期佛门僧俗两界的医著有380多部，其中僧医著作40多部、居士著作近350部，内容涵盖医经、基础、方剂、本草、综合等中医药的各个领域。在明、清医家中，冠以居士之名者有50多位，如尽凡居士李中梓、石山居士汪机、抱琴居士胡文焕、念西居士王肯堂、畸隐居士丁福保、静观居士程林等。明代殷仲春的《医藏目录》是我国现存最早的中医目录学著作，其创意即参用佛经目录体例编著而成。这一时期的《医门棒喝》《普济方》《医门普度》《本草乘雅半偈》等医药书籍的命名，也都与佛学有关。清代名医喻嘉言、程国彭等，亦均为精通佛理的医学家。喻嘉言的《医门法律》即取佛法之律以约束医家的道德规范和行医准则，其在自序中言："医以心之不明，术之不明，习为格套，牢笼病者。遂至举世共成一大格套，遮天蔽日，造出地狱，遍满铁围山界，其因其果，彰彰如也。经以无明为地狱种子，重重黑暗，无繇脱度，岂不哀哉？昌也闭目茫然，唯见其暗，然见暗不可谓非明也。野岸渔灯，荒村萤照，一隙微明，举以点缀医门千年黯汶，拟定法律，为率由坦道，聊以行其佛事耳。然微明而洗发黄岐仲景之大明，明眼得此，闭门造车，也门合辙，自能立于无过。即浅见寡闻，苟知因果不昧，敬慎存心，日引月伸，以此照其胆，而渐充其识。本地风光，参前倚衡，亦何愚而不朗澈也耶？先圣张仲景生当汉末，著《伤寒杂病论》，维时佛法初传中土，无一华五叶之盛，而性光所摄，早与三世神圣、请佛诸祖把手同行，真医门之药王菩萨、药上菩萨也。第其福缘不及我佛如来亿万分之一，阅百年再世，寝失其传。后人莫繇仰溯渊源，然且竞相彼揣此摩，各呈识大识小之量，亦性光所摄无穷极之一斑矣。我佛如来劫中为大医王，因病立方，随机施药，普度众生。最后一生重补其充足圆满之性量八万四千法门，门门朗澈底里，诸有情微逗隙光者，咸得随机一门深入，成其佛道。与过去未来现在尽虚空法界无量亿诸佛诸菩萨光光相荡，于诸佛诸菩萨本愿本行，经咒偈言，屡动劫宣扬不尽者，光中莫不彰微妙，具足灭度。后阿难尊者证无学，与我佛如来知见无二别，乃得结集三藏十二部经典，永做人天眼目，济度津梁。夫诸佛菩萨真实了义从如来金口所宣，如来口宣，又从阿难手集。昌苟性地光明，流之笔墨，足以昭示学人。"[1]喻嘉

---

① 　喻嘉言：《医门法律》，上海：上海卫生出版社，1957年，第2页。

言这一段序言，引述了大量的佛学名词术语，并与行医准则、治病原理有机地结合起来。程国彭的《医学心悟·自序》写道："心悟者，上达之机；言传者，下学之要。二三子读是书，而更加博览群言，沉思力索，以造诣于精微之域，则心如明镜，笔发春花，于以拯救苍生，而药无虚发，方必有功。仰体天帝好生之心，修证菩提普救之念。"[①]《医学心悟》中写道："悟者，心悟之也。心学之而必悟之。"可见，明、清时期的不少医学大家，对于佛学的造诣是相当深的，佛学成为他们医学成就的思想基础。

（二）佛家理论对医学发展的积极影响

佛教的"四谛""五蕴""十二因缘""四大""三学（戒、定、慧）"等对佛教医学均产生了影响，并被吸收和引入佛教医学理论之中。在病因学方面，佛教医学认为病有三因：外因——地、水、风、火"四大"不调，内因——贪、嗔、痴"三毒"为患，业因——前世孽债宿根之果报。《维摩诘所说经·问疾品》《佛说佛医经》等详论了疾病的内外之因，并指出调节外因、断除内因的方法，即外因可以医药愈之，内因可以禅定制之。至若业因则是无法逃避，只能靠个人的业力来决定预后转归。佛教十分强调因果报应和轮回学说，宣传人有三业，业有三性，人有三世。前世造业，今世或来世受果，今世造业，来世受报。业因指造成善恶果报的原因，包括时运、财运和疾病等方面；果报指对于善恶业因的苦乐报应，包括行为、身心、意念等方面。佛教因果业报理论指出，种下恶因必结恶果，就是已经成佛也不例外。《兴起行经》载述了佛陀自己由于先世之缘，先后经受了头痛、骨节烦疼、背痛和木枪刺脚之苦。中国佛教医学的形成和发展，受历史、文化、环境等诸多因素的影响，归纳起来主要有以下六个方面：第一，佛教和佛经的广泛传播，佛教哲学被僧医和通佛之医家用于解释生理、病理和指导临床；第二，伴随着佛教传入的古印度医学和西域医学，被用之于临床；第三，僧侣为了达到"普度众生"的目的，往往

---

① 程国彭:《医学心悟》，北京：人民卫生出版社，1963 年，第 2 页。

操医药以救治贫病之民众；第四，佛教寺院多建在穷乡僻壤或名山大川，大都远离城市和集镇，为了自身防治疾病的需要，许多高僧大德都研习医术以"自救救人"；第五，自古以来，寺院主动或被动作为疾病收容和战伤救护的重要场所，促使寺院积累了一定的诊疗技术；第六，历代有不少的医家居士，潜心研习佛学，并指导于临床，丰富了佛教医学和中医药学的内涵。

中国的佛教医药在近 2000 年的发展过程中，经历了五个发展阶段。一是萌发阶段——汉、晋时期。此时佛教的流传尚不普遍，佛经的汉译还处在初始阶段，佛教医药萌而待发。二是奠基阶段——南北朝时期。此时，佛教医药在短短的 200 多年迅速传遍了祖国的大江南北，寺院最多时达 3 万多所，涌现出一批佛医兼通的高僧大德，为佛教医学的形成奠定了基础。三是形成阶段——隋、唐、五代时期。此时佛教医药日趋成熟，并形成自己独特的理论体系和临床诊疗方法。四是发展阶段——宋、元、明、清时期。此时，佛教医药在隋、唐、五代的基础上，不断得到充实和发展。五是转轨阶段——近现代时期。由于西方医学的传入、近百年的新旧体制的更替和现代科学突飞猛进的发展，中国佛教医学受到了巨大的冲击和考验。如何正视佛教医药体系，至今仍是摆在我们面前的一个重要课题。

佛教认为，"地、水、风、火"是四种构成色法的基本元素，周遍于一切色法，能造一切色法。人身、万物皆由四大和合而成。《佛说佛医经》指出："人身中本有四病，一者地、二者水、三者火、四者风。风增气起，火增热起，水增寒起，土增力盛。本从是四病，起四百四病。"四大可致四百四病，每大可致一百一病。四大不调，百病丛生。用历史唯物观点来看，四大和中医的"五行学说"同属于朴素的唯物元素论，有其共性。佛教医学的四大理论曾影响过中医理论，如陶弘景（456—536 年）在其中医著作《肘后百一方》中云"人用四大成身，一大辄有一百一病"。唐代大医学家孙思邈在《备急千金要方》中云："地水风火和合成人。凡人气不调，举身蒸热，风气不调，全身强直……""凡四气合德，四神安和；

一气不调，百一病生；四神同作，四百四病同时俱发。"①《千金要方》中尚记载印度传入的佛教药方 10 多首，如菖蒲方、耆婆百病丸、耆婆治恶病丸、耆婆汤等。唐代王焘在《外台秘要》载有佛家医方 60 多首。至今，有不少的医方源自古代的佛教医学，如天王补心丹、片仔癀、九味沉香散、少林正骨精等。

（三）佛教文化对医学发展的推动作用

佛教文化对中医药学具有全方位、多层次的影响。佛教的哲学、文学、艺术、宗教活动、生活方式等对医学的发展都产生过积极的推动作用。

僧侣弘扬佛法的最终目的是为达到"普度众生""自利利他"的宗教目的。他们为了扩大宗教的影响，行医济世不失为重要的手段和方法。另外，因寺院多建在穷乡僻壤之间，医药条件差，加之僧侣有时单独云游四方，出入贫山恶水之间，难免不染疾患，所以为了自我保健的需要，促使他们通晓医理、采药施治。再有为了获得更多人的同情和施舍，增加寺院的收入，维持宗教事业，他们还建立了病院等慈善机构。这也就是佛教之所以与中医药学紧密结合的根本原因所在。随着佛教的传入，古代印度医药学的医学理论、治疗方法、卫生保健等内容对中医学产生了很大影响。正如英国著名科技史家李约瑟先生所说："中国医药中有些东西应该归功于佛教徒的引进。"

佛教文化中的禅定、素食、音乐、绘画、文学、哲学等对中医药学的发展均产生了深刻的影响。

1. 饮食保健

佛教的饮食保健方法可归纳为提倡素食养生、强调饮食节律和注重饮食禁忌。《佛说佛医经》云："春三月有寒，不得食麦豆，宜食粳米、醍醐诸热物；夏三月有风，不得食芋、豆麦，宜食粳米、乳酪；秋三月有热，不得食粳米、醍醐，宜食细米、麦、蜜、稻、黍；冬三月有风寒，阳与阴合，宜食粳米、胡豆羹、醍醐。"②《金光明最胜王经疏》亦云："病有四种

---

① 刘怡、李良松：《中国佛教医药通论》，香港：亚洲医药出版社，1998 年，第 21—22 页。

② 刘怡、李良松：《中国佛教医药通论》，香港：亚洲医药出版社，1998 年，第 22—23 页。

别：谓风热痰癃，及以总集病，应知发动时。春中痰饮动，夏内风病生，秋时黄热增，冬节三俱起。春食涩热辛，夏腻热咸醋，秋时冷甜腻，冬酸涩腻甜。于此四时，服药及饮食，若依如是味，众病无由生。食后病由癃，食消时由热，消后起由风，准时须识病。既识病源已，随病而设药。假令患状殊，先须疗其本，风病服油腻，患热利为良，癃病应变吐，总集须三药，风热癃俱有，是名为总集。虽有病起时，应观其本性，如是观知已，顺时而授药，饮食药无差，斯名善医者。"在佛教的病因学中，尤其强调了饮食不调的致病因素，并有"食多有五罪"的教诫。《佛说佛医经》所述及的患病"九因缘"中，前四条均与饮食有关。九因缘即："一不应饭为饭，二为不量饭，三为不习饭，四为不出生，五为止热，六为不持戒，七为近恶知识，八为入里不时，不如法行，九为可避不避。如是九因缘，人命为横尽。不应饭为饭，谓不可意饭，亦谓不随四时食，亦为以饭复饭，是为不应饭为饭。不量饭者，谓不知节度，多食过足，是为不量饭。不习饭者，谓不时食，若至他郡国，不知俗，直饭食未习，不稍稍饭，是为不习饭。不出生者，谓饭物未消复上饭，若服药吐下不尽，便食来，是为不出生。"[1]

2.禅定养生

禅是梵文"dhyana"的音译，是禅那的简称。汉译为静虑，即静中思虑的意思。所谓禅定，就是依靠思想意志的高度集中，反观内心、消除杂念，以臻明镜般的宁静状态，并在身心上产生异乎常人的功能，以泯除主与客、现实与未来、可能与实在的对峙。修禅指禅定的修习而言，包括的内容很多，范围亦广。

唐代窥基法师在《瑜伽师地略延期纂》中认为，禅有七种不同的名称：第一种是"三摩耶多"，义为"等引"，谓离弃了昏沉、除掉（杂念）两种妨碍修禅的病态后，心意平等，能够引发功德，包括一切有心定和无心定；第二种是"三摩地"，义为"等持"，通摄一切有心定位中的心一境

---

① 刘怡、李良松：《中国佛教医药通论》，香港：亚洲医药出版社，1998年，第22—23页。

性；第三种是"三摩钵底"，义为"等至"，即一切有心无心诸定位中所有的定体；第四种是为"驮衍那"，就是通常所说的"禅"；第五种是"质多翳迦阿羯罗多"，即"心一境性"；第六种是"奢摩他"，义为"寂止"；第七种是"现法乐住"。

智恺在《释禅波罗蜜次第法门》中，根据"世间""出世间"四种方向，把修禅分为四大类：（1）世间祥相——四禅、四无量、无想定、四五色定。（2）亦世间亦出间禅相——六妙门、十六特特胜、通明观。（3）出世间禅相。此又分四：①观——坏法（九想、八念、十想），观不坏法（八解脱、八胜处、十偏处）；②炼——七次第定；③熏——狮子奋迅三昧；④修——超越三昧；（4）非世间非出世间禅相——法华三昧、般若三昧等。智恺在《童蒙止观》《六妙法门》及《摩诃止观》等书中，详尽而系统地讨论了调身、调息、调心、止法、观法和止观病以及有关注意事项。

调身是指在修禅的时候调整身体姿势。即安坐处、正脚、解宽衣带、安手、正身、正头颈、眼、舌等。调息是指练功时如何调整呼吸，做到不声不结不粗不涩不滑，出入绵绵，若存若亡。《大安般守意经》云："息有四事：一为风、二为气、三为息、四为端，有声有风、无声为气、出入为息、气出入不尽为喘也。"调心指调伏乱想，做到不沉不浮，不宽不急。具体方法有三个步骤："一入、二住、三出。"入定有两个内容："一者调伏乱想，不令越逸；二者当令沉浮宽急所得。"调心与调息通常是结合起来修炼的。通过修持，使身、息、心相互调融，进而"因定生慧"，达到寂静涅槃的境界。

《六妙法门》对禅定的具体修炼方法作了这样的阐述："数有两种：一者修数，二者证数。修数者，行者调和气息，不涩不滑，安详徐数，从一至十，摄心在数，不令弛散，是名修数。证数者，觉心任运从一至十不加功力，心住息缘，觉息虚微，心相渐细，息数为粗，意不欲数，尔时行者，应当放数修随。"

佛教原本不讲气功，但佛教的安般守意等身心修炼方法可归入气功的范畴，故当代提出佛教气功亦在情理之中。安般守意是佛教的重要修炼方法，即"计数人息或出息之次数，以收摄心于一境，使心于一境，使身、心止息。此为除散乱、人正定之修法"。安般守意梵语作"ānāpāna-smrti."又作阿那般那观、安那般那念、念安般、数息观，意译作念入出息、念无所起、息念观、持念观，简称安般、数息。乃五停心观之一，八念之一，十念之一。梵语"āna"，原为遣来之意，转指入息；"apāna"，原为遣去之意，转指出息。亦即先入息、后出息之调息（呼吸）法。然亦有主张"先出息，后入息"之方式，而意译为"念出入息"者。又若将数息观细分，则有算数息修习、悟入诸蕴修习、悟入圣谛修习、十六胜行修习等五类。《修行道地经》云："其修行者，或先得寂而后入观，或先得观然后入寂……何谓为寂？其心正住不动不乱不放逸，是为寂相。寻其行心观正法，省察所作而见本元，因其形相是谓为观。"又云："何谓修行数息守意求于寂然，今当解说数息之法。何谓数息，何谓为安，何谓为般。出息为安入息为般，随息出入而无他念，是谓数息出入。"《安般守意经》亦云："行息时为随数，相随时为随念，正时为随定，观时为随净，还时为随意，净时为随道，亦为随行也。"①

佛教气功有渐、顿和综合三种修持形式，程序虽异，但目的是完全一致的。修习佛教气功必须做到以下五个方面：①具五缘："一持戒清净，二衣食具定，三闲居静处，四息诸缘务，五得善知识。"②呵五欲："谓色、声、香、味、触。"③弃五盖："为贪欲、嗔恚、睡眠、掉悔、疑。"④调五事："所谓调食、调眠、调身、调息、调心。"⑤行五法："所谓欲、精进、念、巧意、一心。"

3. 卫生保健

佛教的卫生保健内容有沐浴、揩齿、茶道、焚香避秽与环境卫生等，现择要论之。

（1）沐浴。古代将洗头发叫沐，洗身体叫浴。沐浴是我国古代医学的传统疗法，早在原始社会，先民们就用树皮、草根、花叶等天然植物来

---

① 刘怡、李良松：《中国佛教医药通论》，香港：亚洲医药出版社，1998年，第122—123页。

擦洗身体，以期达到祛除病邪之效。佛教医学非常重视沐浴，《释氏要览》载浴有五利："一除垢，二治皮肤令一色，三破寒热，四下风气，五少病痛。"在敦煌壁画159窟"梯度图"中就有一和尚坐在大浴盆中洗澡，另一和尚将头伸在木盆内洗头图形。东汉安世高译入的《温室洗浴众僧经》中详细阐述了人体洗澡的卫生意义。并说："浴僧当用七物洗澡：一燃火，二净水，三澡豆，四苏膏，五淳灰，六杨枝，七内衣。"这样做可以用来除七病："一除大安稳，二除风，三除湿，四除寒水，五除热气，六除垢秽，七身体轻便眼目清净。"这样可得七福："一四大无病，所生常要；二所生清净，面清端严；三身体常香，衣服洁净；四肌体濡泽，咸光德大；五绕人从拂拭尘垢；六口齿香好，所说肃用；七所生之处，自然衣服。"

（2）揩齿。佛教医学非常注重口腔卫生，佛家把揩齿作为修禅前的必经程序。在东汉传入的《温室洗浴众僧经》中，已经谈到用杨枝洁齿，并告诉人们：用之使人"口齿好香，方面齐平"。《大唐西域记》中载："凡有饮食，必先盥洗，残宿不再，食内不传，瓦木之器，经用必弃。……饮食即论，嚼杨枝而为净。"《释氏要览》中则要求食后漱口，并言"嚼杨枝有五利：一口不苦，二口不臭，三除风，四除热，五除痰饮"。"复有五事利：一除风，二除热，三合口滋味，四消色，五明目"。又云"不嚼杨枝有五过失：一口气臭，二不善别味，三热饮病不消，四不引食，五眼不明"[1]。并认为杨枝有清热利咽之功能，"若口有热气及生疮，应嚼杨枝咽汁"。敦煌石窟壁画中记载着我国现存最早的一幅有关口腔卫生方面的绘画，这也与佛家卫生保健有关。即在中唐159窟一幅"剔度图"中绘：一和尚赤裸上身，脖子上围围巾，蹲在地上左手拿着漱口杯，杯内放一类似现代牙刷之物，右手则二指伸在嘴内揩齿。另外，建于唐景福年间的第196窟《劳度叉斗圣图》中有一幅高4米、宽1米的大壁画。画的是一个和尚模样的人，身体健壮，正蹲在地上，左手执一长颈水瓶，右手用食指放在牙齿上，状如今日之刷牙举动，形象生动，西壁还有刷牙图，牙刷是

---

① 刘怡、李良松：《中国佛教医药通论》，香港：亚洲医药出版社，1998年，第131—132页。

由柳枝做成的，它成为现代人使用的牙刷的雏形。

（3）茶道。我国的古寺周围往往都种有茶树，且不少名茶最初均是由寺院种植的。如蒙山茶是汉代普慧禅师所植，称为仙茶。北宋时江苏水月院的僧侣善于制茶，出产著名的"水月茶"，即碧螺春茶。明代僧徒大方制茶精妙，名扬海内，人称"大方茶"。又如产于普陀山的佛茶、黄山的"云雾茶"、云南大理感通寺的"感通茶"、浙江天台山万年寿的"罗汉供茶"等，最初都是产于寺院的名茶。饮茶习俗与僧人的生活习惯有关。按佛教规矩，僧人午后不许进食，同时，还要坚持长时间的坐禅修行。坐禅时要盘腿正坐，不动不摇，更不能卧床睡眠，长时间静坐会使人产生疲倦和睡眠的欲望。因此，需要一种既符合佛教不许吃荤的戒律，又可以清除疲劳并能补充一些营养的饮料。宋代诗人苏东坡素尚佛经，他主张人有小病，只需饮茶，不必服药。他在诗中说："何须魏帝一丸药，且尽卢同七碗茶。"[①]卢同是唐代以喝茶出名的文人，他在《谢孟谏议寄新茶》一诗中，对喝茶的妙处做了淋漓尽致的描写："一碗喉咙润；两碗破孤闷；三碗搜枯肠，唯有文字五千卷；四碗发轻汗，平生不平事，尽向毛孔散；五碗肌骨清；六碗通仙灵；七碗吃不得，唯觉两腋习习清风生。"[②]并由此闻名于世。脍炙人口的"卢同七碗茶"诗，道出了茶的功用：一是生津止渴，二是兴奋提神，三是助消化、解油腻，四是发汗治感冒，五是减肥轻身，六是活跃思维、增强记忆，七是延年益寿。《本草纲目》更是集诸家之说而云茶叶：气味甘苦，微寒无毒。主治瘘疮，利小便，去痰热，止渴，令人少肿，有力、悦志、下气消食……早在宋代，禅僧吃茶成风，精于茶道。苏东坡在游某寺时，将自己的遭遇写成一副对联——"坐、请坐、请上座，茶、上茶、上香茶"，堪称千古佳话。

4.佛教与精神修养

佛教信仰归根结底是为了追求一种无上的涅槃境界，以求精神上的超脱。因此，佛教医学十分重视精神修养。谈到精神修养，自然离不开

---

① 刘怡、李良松：《中国佛教医药通论》，香港：亚洲医药出版社，1998年，第133页。
② 刘怡、李良松：《中国佛教医药通论》，香港：亚洲医药出版社，1998年，第133页。

戒、定、慧三学。戒学，指佛教信徒所应遵守的戒律仪规。按内容划分，有止持戒和作持戒两大类。止持戒是指"止非防恶"一类的戒律，包括五戒、八戒和具足戒等。五戒为不杀生、不偷盗、不邪淫、不妄语、不饮酒；若再加上不眠坐高广华丽大床、不装饰打扮及观听歌舞、不食非时食，即为八戒。具足戒是专为出家人制订的戒律，比丘250条、比丘尼348条。作持戒属于教人"众善奉行"一类的戒律，包括关于教团修法仪式的规定以及僧尼衣、食、住、行应注意的礼仪等。定学，即禅定之学，指通过精神集中、精勤修持而获得开悟的一种思维修习活动。有关"禅定"的内容在《摄生保健》中已有详细论述。慧学，即智慧之学，是佛教修习的最终目的。只有获得智慧，才能断除尘俗一切烦恼，并进入涅槃境界。佛教医学对精神修养的注重，主要表现在以下几个方面：一是个人素质的修养，言谈举止、为人处世要"澄神内视、望之俨然、宽裕汪汪、不皎不昧"[①]，真正做到"不为名利……不以染心……见清净，志性淳"。二是对佛学义理的领悟，通过研读佛经，对佛教的理论体系和精神实质有较为全面的了解。三是对他人的教化，以人格的力量去感化众生、启迪来者。佛教医学认为，精神的调养重于药物治疗，自我调养重于外缘调节。故在佛门之中，修禅治病、安神治病、养心治病和符咒治病乃是一大特色。

5.佛教的医德思想

佛家提倡慈悲为怀、普度众生，主张自觉觉他、积德行善。在中国医学史上，佛教的道德风范对医学伦理学的形成和发展产生了积极的影响。唐代著名医家孙思邈在《千金要方·大医精诚》中指出："凡太医治病，必当安神定志，无欲无求。先发大慈恻隐之心，誓愿普救含灵之苦。若有疾厄来求救者，不得问其贵贱贫富、长幼妍蚩、怨亲善友、华夷愚智，普同一等，皆如至亲之想。亦不得瞻前顾后，自虑吉凶，护惜生命。见彼苦恼，若己有之，深心凄怆，勿避崄巇，昼夜寒暑，饥渴疲劳，一

---

① 孙思邈：《千金要方》，北京：人民卫生出版社，1955年，第1页。

心赴救，无作功夫形迹之心。如此可为苍生大医，反此则为含灵巨贼。"孙氏同时指出，不得杀生取药，损彼益己，即"虽曰贱畜贵人。至于爱命，人畜一也……夫杀生求生，去生更远"①。清代医家喻嘉言、程国彭均为佛门的俗家弟子，他们亦将佛学思想和佛教的道德规范引入医学领域。喻氏所著的《医门法律》，即以佛法和佛家的戒律来约束人们的道德行为，借以宣扬佛法、利济苍生。《医门法律·自序》云："医之为道大矣，医之为任重矣……医以心之不明，术之不精，习为格套……拟定法律，为率由坦道，聊以行其佛事耳。"②程氏所著的《医学心悟》之名，取自悟"如来普济之心"，按他自己的话说乃"心如明镜，笔发春花，于以拯救苍生……仰体天帝好生之心，修证菩提普救之念……存之心则为仁术，见之事则为慈祥"③。古往今来，涌现出一批医德高尚、医术精湛的佛教医林人物。如西晋的安慧则，东晋的支法存、于法开、僧深，北魏的昙鸾、僧坦，唐代的义净、鉴真、志宽，宋代的法坚、奉真、继洪，元代的普映、拳衡，明代的住想、普照，清代的本圆、了然等。这些医僧以济世救人、普度众生为己任，不思物欲、不求报酬，在人类医学伦理学发展史上写下了光辉的一页。

（四）佛家文献对医学发展的促进作用

佛经是世界上卷帙最多、内容最丰富的宗教文献，《大正新修大藏经》收录佛教经籍 2236 部、9006 卷，《隆藏》和《中华大藏经》收录的佛教典籍更为丰富。佛经中所阐述的医药和养生哲理，对中医药学的发展具有积极的促进作用。佛教医药文献大致可分为四大部分：一是佛经论医，有《佛说佛医经》《佛说医喻经》《千手千眼观世音菩萨治病合药经》等 85 部；二是涉医佛经，有《大般涅槃经》《百喻经》《中论》《十诵律》等 370 部；三是僧人医著，有《医门法律》《尚论篇》等；四是居士医著，有《竹林

① 孙思邈：《千金要方》，上海：人民卫生出版社，1955 年，第 1 页。
② 喻嘉言：《医门法律》，上海：上海卫生出版社，1957 年，第 2 页。
③ 程国彭：《医学心悟》，北京：人民卫生出版社，1963 年，第 2 页。

寺女科》《眼科秘录》《伤科秘方》等 52 部。居士医著，有《医门棒喝》《医门法律》《本草图解》等 342 部。现以《佛说医喻经》为例，我们便可见佛教医药思想之一斑：

《佛说医喻经》是一部十分重要的佛教医经。该经以论述佛门良医标准为主线，对佛门的病因和治法做了精要的论述。全经虽只有 500 多字，但不失为佛教医药的纲领性经籍之一。现通行的《佛说医喻经》为宋代译经大师施护的译本，此本已被宋代以后的各种《大藏经》版本所收录。

经中通过对释迦牟尼关于良医"知病识药"标准演说的解析，将疾病的起因、治疗的方法、预防的措施等一一作了说明。经中指出，一个合格的良医，必须做到"一者识知某病应用某药；二者知病所起随起用药；三者已生诸病治令病出；四者断除病源令后不生"。要做到"识知某病应用某药"并不难，但要"知病所起随起用药"就不太容易，而要做到"已生诸病治令病出"则更具难度，以上三者还仅仅是指治疗的手段而言，至若"断除病源令后不生"才是佛门良医的真正目的。

《佛说医喻经》认为，疾病的起因有"或从风起，或从癖起，或从痰起，或从癃起，或从骨节起，或积实所起"。但这些只是提纲挈领性的论述，而并非佛医病因学的全部。因为完整的佛医病因学应包括以下三大部分：外因——地、水、风、火"四大"；内因——贪、嗔、痴"三毒"；业因——前世宿根孽债之果报。"风"为百病之长，故经中仅以风为代表；癖、痰、癃为内、外因作用于人体而产生病理变化的一部分，骨节、积实则是与内、外因密切相关的体内诱因，经中虽未面面具述疾病的各种缘由，但对病因学的阐述已昭然若揭。

《佛说医喻经》对疾病的治法作了这样的论述："或烟熏、水灌鼻而出，或从鼻窍引气而出，或吐泻出，或遍身攻汗而出，乃至身分上下，随应而出。"从文字上来看，这句话讲的是广义的下法。金元四大医家之一的张子和，其所倡用的汗、吐、下三法，殆源于此。事实上，经中所述及的治法，仅为列举重点而已，并非有意以此囊括所有的治法。本经告诉人们，对于各种治法要灵活掌握，不要拘泥于本本中的单一治法，即"乃至身分上下，随应而出"。综观佛教经籍，有关治法的载述十分丰富，既有内治法，也有外治法，还有禅定、调心等精神疗法和自然疗法。因此，《佛说医喻经》重在一个"喻"字。喻者，重在举例发凡、说明事理。

《佛说医喻经》告诉人们，治疗只是手段并不是目的。只有"断除病源令后不生"才是佛医的最终目标。怎样才能永断疾患之苦呢？《佛说医喻经》指出，必须"当勤勇力现前作事而善断除，即使其病后永不生，令得安乐"。所谓"断除"，并非仅指疾病本身，而是包括贪、嗔、痴等各种病因在内。

论述了病因和治法之后，《佛说医喻经》又讲到了佛教医药所特有的法药。何为法药？法药的实质就是精神疗法。综观佛教经籍，有关治法的内容非常丰富，但为什么本经只论及法药呢？这是因为法药是万药万法之宗，如若明达苦圣谛、集圣谛、灭圣谛和道圣谛等四谛之哲理，便能提纲挈领、洞悉医源，永离疾病侵扰之苦。

二、佛教思想对医学思想发展之阻碍作用

一说起佛教思想对医学的负面影响，人们大都会认为是"悲观厌世""逃避现实""因果报应"和"唯心主义"，但这些说法仅反映出一些外在的观点和看法。从学术上来讲，佛教思想对医学发展的阻碍作用主要体现"重生"和"厌世"在两个方面。

（一）佛家的"重生"思想阻碍了医学的创新

佛教认为，世间万物皆有情性。大凡芸芸众生、飞禽走兽、蝼蚁蝇蛾皆为生命之体，不能无辜戕害他们。佛教这种爱惜一切生命的"重生"思想，对提倡和平、保护动物、爱惜生命虽然起到了一定的积极作用，但在一定程度上阻碍解剖学、生理学和药物学的发展。因为爱惜人类及一切生物之体，使佛教对人体生物结构的认识长期停留在唯心的阶段。因此，佛经中的生理解剖学概念是哲学上的概念，并非是医学上的概念，更不能完全作为指导临床的客观依据。由于佛家的"重生"思想，几乎禁止

使用任何的动物类的药剂，用者视为"不仁""不义"，服者视为"不恕""不忍"，使医生和患者都要承受一定的心理压力。佛家甚至还搬出"因果报应"的论点，认为以戕害其他生命来换取自身的健康必会遭到报应，下到地狱之后也必将受到严厉的惩罚。孙思邈在《千金要方·大医精诚》中写道："自古名贤治病，多用生命以济急危，虽曰贱畜贵人，至于爱命，人畜一也。损彼益己，物情同患，况于人乎！夫杀生求生，去生更远。吾今此方所以不用生命为药者，良由此也。"[①]

（二）佛家的"厌世"思想阻碍了医学的发展

佛教认为，人身肉体是生、老、病、死等一切痛苦的根源。唯有超出肉体的存在，才能进入没有痛苦、烦恼的涅槃境界。因此，佛教哲学告诉人们的并不是"怎样活得更长久"，而是"死了以后会怎么样"？佛教的"四圣谛""八正道"，讲的就是佛教的人生观和解脱观。佛教认为，现实世界是痛苦的过程，所谓"苦海无边"，只有信仰佛教才能找到摆脱痛苦的道路。"四圣谛"即苦、集、灭、道。苦谛讲的是现实存在的种种痛苦，集谛讲的是造成痛苦的各种原因，灭谛讲的是作为佛教最后理想的无苦境界（涅槃），道谛讲的是实现佛教理想所应遵循的手段和方法。由于佛教把肉体当作给人们带来痛苦的"臭皮囊"，并强调只有摆脱肉体的痛苦才能使身心得到彻底的解脱。因此，佛教带有非常明显的厌世思想。佛教厌世思想对医学的阻碍作用主要有三点：一是影响医学的创新和发展；二是使医者和患者缺乏面对现实的信心和勇气；三是佛教中的唯心成分给医学发展带来误导。

（李良松）

---

① 　孙思邈：《千金要方》，北京：人民卫生出版社，1955 年，第 1 页。

第七章
政府重视医学和儒医的动机

　　进入宋代以后，我国医学发展到了一个全面铺开、高度深化的新阶段。960年，赵匡胤称帝统一了中国大半领土，结束了五代纷争的局面，经过长期战乱的人民更加珍惜和平稳定的生活。在北宋相对和平安定的环境下，生产力得到了解放，人民生活水平迅速提高。在农业方面，水利的兴修、圩田的开垦、新品种农作物的栽培等使粮食产量达到了空前的水平。随着农业的发展，经济文化也发生了长足进步，四大发明中的火药、罗盘（指南针）、活字印刷术均在宋代相继问世。新技术的推广又进一步促进了科学文化的发展和对外的交流，城市手工业、商业也更加繁荣兴盛。在一派和谐温煦的空气土壤中，医学也蕴涵了勃勃生机，进入了一个全新的发展阶段。宋代是科学技术发展史上的一个辉煌时期。医学在宋代也取得了令人瞩目的成就，不论是医疗技术的进步、医疗器具的发明革新、医学分科的发展深化，还是医学知识的传播普及、医学地位的提高，都达到了一个前所未有的高峰。这些成就的取得与医学思想的进步是密不可分的。宋代医学思想上的突出变化主要体现在两个方面：一是政府对于医学的特殊重视；二是相当数量的儒士投入医学领域，直接的结果是出现了许多新的医疗机构，完善了医学教育体系，提高了医学界的文化素养，进而提高了宋代医学的社会地位。

第一节
皇帝惠民思想指导下的医药学

　　有些史家在宏观地比较唐、宋历史时，称唐代具贵族气派，而宋代则多具平民意识。宋代政府对医学的关注或可作为论者的依据。

　　宋代政府对医学这类关系到民众切身利益的"小事"的关注是令人瞩目的，特别是北宋时期尤为突出。由政府开办的校正医书局、熟药所、和剂局、惠民局、医学、病囚院、慈幼局、安济坊等医药卫生机构设施，多属于开创性质。校正医书局所校正的医书至今仍为中医必读的重要典籍。太医局、医学等比起前代医学教育设施，其规模、制度、教学方法等都更加完善、合理、成熟。熟药所、和剂局、惠民局，是我国最早的国家药厂和药店，它为发展、规范、推广中成药生产销售作出了杰出的贡献，便利了群众，不仅在当时，而且对后世都产生了深远的影响。为保存古代医籍和搜集民间验方，宋政府还多次下令，不惜重金收购征集医书，为传播医学知识，宋政府还屡次组织编纂、颁布医书，反复申令医书只收成本，不许营利。宋政府还多次编纂修订国家药典性本草著作，还召集医官统一了针灸腧穴标准，铸造了供人观摩学习的我国最早的医学教具——针灸铜人。

　　宋代政府对医学的重视在很大程度上影响了世人对医学及医生的态度，对宋代儒医的产生形成了有力的支持。

一、皇帝对医药卫生事业的关注及其思想动机

　　宋代皇帝个人关注医学，在中国历代政府中是比较突出的。尤其是北宋，历 167 年，经 9 个皇帝，除英宗赵曙和钦宗赵桓因客观原因未能关注

医学外，其他皇帝都对医学表现出不同程度的关注。

（一）皇帝对医药的关注

宋太祖赵匡胤颇通医道，曾亲自为御弟赵光义（即登基后的宋太宗）灸治；在开宝年间（968—976 年）还两诏医官对本草著作进行校订删补，亲自作序，诏命雕版印行。

宋太宗赵炅未即位前曾收集名方有验者千余首，据其自称"无非亲验"。即位后又诏令翰林医官院医生献秘方共万余首，命王怀隐等参对编类，成 100 卷，并亲自作序，名为《太平圣惠方》，颁布各地州郡；他还诏令全国，征集医书，并根据献书多少封以官职或给予物质嘉奖。在原馆阁藏书和征集医书基础上，命贾黄中等分类编纂成《神医普救方》1000 卷；当时，宋太宗还多次下令全国选拔考核医生，以充实太医署，为以后太医局成立做好了准备。

宋真宗赵恒数次向民间颁行《圣惠方》，还设立"狱囚院"为犯人治病；翰林医官副使赵自化撰《四时养颐论》以献，宋真宗赐名为《调膳摄生方》，并为之作序。

宋仁宗统治时期政权相对稳固，经济繁荣，为医学发展创造了条件，而政府也更加重视医学，组织知医儒臣、翰林医官等在全国药物普查基础上，核实嘉祐以前本草和历代主要本草著作，参阅其他文献，编纂成《嘉祐本草》和《图经本草》，对以往药物成就进行了一次大规模的总结；宋仁宗还命翰林医官院医官王唯一主持校定经络腧穴，统一了针灸经络腧穴标准，并据此铸造了两具标准教学模具——针灸铜人，一置医官院，一置相国寺；同时王唯一还编写了《新铸铜人腧穴针灸图经》3 卷刊行，并立碑镌刻原文；为防治疾病，宋仁宗诏命编写了《庆历善救方》《简要济众方》等简明医书颁发各地；最值得一提的是为保存传播医学知识，宋仁宗还设校正医书局于编修院，校勘前代经典医著，并刊行天下；宋代官办医学教育机构——太医局的设立也是从宋仁宗开始的。

宋神宗赵顼对太医局进行了改革，把太医局从太常寺中独立出来，另设提举、判局，并在太医局设立"熟药所"，开创了官办制药厂和国营药店的先例。

校正医书局所校医书，都由国子监以大字本印行。但因价格昂贵，医家多买不起，京师之外也买不到。为此，宋哲宗先后两次命国子监开刻小字本医书，只收本钱，许民间自由购置，并发到各路州军出售；宋哲宗时期，高丽献《黄帝针经》9卷，宋哲宗命秘书省选通晓医书官三两员校对，于1093年诏颁天下。

宋徽宗赵佶对医学最为关注。他组织曹孝忠等将民间医生唐慎微的《证类本草》整理编纂成《政和本草》。他还命陈承和卢昶等两次修订《局方》。主持编写了大型方书《圣济总录》200卷，并以个人名义编印了医学著作《圣济经》。创立"医学"把医学教育推向更高层次。还把原来唯一的熟药所扩展为京师的2所修合药所、5所卖药所，并推广到全国各地。对与医学有关的慈善机构（如安济坊、漏泽园、福田院、保寿粹和馆等）也大力扶持促其发展。以至清代陆心源感慨道：徽宗以天下为儿戏，而对于岐黄家言，却实能深造自得。其敕定之《证类本草》《圣济总录》，至今亦奉为圭臬。如果身为医士，不会居朱肱、许叔微等名医之下。

南宋以后，医学的重点转向防治流行疾病和破除迷信鬼神等方面，皇帝也时常参与其事，但南宋皇帝对医学的关注远不及北宋主动积极，机构亦缺乏，措施亦显苍白无力。

（二）皇帝关注医药的思想动机

如上所述，宋代皇帝对于医药的关注在我国封建社会中是比较突出的。这与他们的统治思想有一定关联，其思想动机大致有以下几方面。

1.法古思想

今世不如古代，中古不如上古，五帝不如三皇——这是在中国封建文化中占统治地位的儒家思想的一种体现。儒家文化通过历代儒士这一载体构成了统治阶级的思想政治基础。儒士通过科举为官参政；儒士教导太子和皇室宗亲；儒士还办学人塾教育富贵人家的子弟，也教育穷人的孩子……通过诸多的途径使儒家思想统治了中国。因而历代统治者多以取法先王自居。其中确有诚惶诚恐的遵循，也有牵强附会的辩解。如果谁敢提出"祖宗不足法"，必遭众人攻击。

宋代皇帝自然也逃脱不了崇古法古思想的束缚，因此常常自觉不自觉地标榜自己"法先王"。在他们看来，黄帝、神农撰写医学著作，《周礼》对医官进行专门记载等，都是先王垂法于后代，因而也要取法于先王重视医学。如开宝四年（971年）宋太祖在全国访求良医，据称正是以"法先王"为号的；淳化三年（992年）京城疾病流行，宋太宗派太医署选良医为民治病，也自称是发扬先王遗风。

北宋政权正是法先王才重视医学的。然而法古不是为了走回远古，而是为了标榜自己：古先王都是圣人，圣人是没有错误的，是不容怀疑和反对的，法古、取法圣人也是不可非议的。因而宋代皇帝把自己重视医学这一点作为法古、法圣人的方式之一，既有自觉遵循之心，又有自我标榜、自我辩解之意。

2. 仁政思想

儒家思想是以"仁"为核心的伦理哲学。作为封建社会的统治者，宋代皇帝不可能脱离儒家道德的约束而为所欲为，他们也受着封建道德的无形限制与制约。统治者既希望得到当时的称颂，还企望名垂千古，因而除要有英明政绩、赫赫武功外，还要有爱护百姓的仁政。而重视医学显然也是仁政的体现。"以百姓为心，念五气或乖，恐一物失所"，曾是宋太宗以仁政自诩之语，封建统治者为了统治的需要，都不能不把自己的思想行动纳入儒家道德的轨道。

受儒家道德约束，宋代政府采取了一系列扶持、注重医学的措施。儒家"仁者爱人"的思想体现在政治上就是要求实现"仁政"。作为"仁政"的一部分，宋代皇帝在医学方面确实作出了有益于当时并且有功于后世的重要贡献。

3. 标榜文治

宋代是我国高度发展的一个时代，居于当时的世界先进行列。在高度物质文明和精神文明基础上，宋代皇帝多有好大喜功、标榜文治武功、粉饰太平的癖好。这在客观上有一定益处，既可炫耀自己的昌明强大，以吸引周围弱小邻国和少数民族地区统治者的归顺，又在一定程度上对敌国形成威慑。

整个北宋，以"重文轻武"政策贯穿始终，使其在文化上取得了巨大进步。为标榜显示国家的强大，北宋开国不久就开始了大规模、大范围地征集、整理、研究古典文献书籍的工作。还在此基础上，调动力量编纂了一批卷帙浩繁的鸿篇巨作。如宋太宗时编纂的《太平御览》《太平广记》《文苑英华》，宋真宗时编纂的《册府元龟》等，被后世称为宋代"四大书"。在政府的主持和关怀下，文学、史学、哲学等学术部门出现了继春秋战国百家争鸣以来的又一次繁华景象，学术空气异常活跃。与此同时，政府也把标榜文治的余力用在医学上，如宋太宗编纂文化"大书"时，也编纂了一部医学"大书"——《神医普救方》。除此而外，为宣扬其政治英明、国家强盛，宋代政府还主持编纂了《太平圣惠方》《圣济总录》，多次重新修订增补官修本草，多次编写修订《局方》，建立校正医书局整理古典医学文献等，这些工作多有炫耀标榜的意味。

宋太宗编纂的两部大型方书中，《太平圣惠方》是集宋太宗本人搜集及翰林医官院所献家传秘方而成；《神医普救方》是集前代各种方书分类整理而成。宋太宗自称编写方书是法天地、同日月、行道德、顺寒暄、从天意、契群情。校正医书局的设立与宋代大规模文献整理编纂几乎是同步的，自然少不了标榜炫耀的意味。宋臣所校医书，每完成一部都要先加上序再进献皇帝，几乎篇篇序言都有称颂恭维、歌功颂德之辞，不难看出，标榜粉饰政权强大稳固、统治者英明仁爱是宋代皇帝们编纂、校正医书的目的之一。历史上不少朝代，统治者都在强盛时期以各种形势宣扬自己的强大繁荣，如秦始皇封禅泰山，隋炀帝游幸江南等等。宋代皇帝以文治著称，注重儒生，重视儒家经典，以文化高度发达炫耀于世。与此同时，他们也把医学作为文化的一部分而予以重视，因为医药卫生事业的进步会在一个重要侧面体现出统治者的文治武功。

二、皇帝关注下医药卫生事业的进步

宋代政府对医学的直接关注，促进了医学的发展。医学文献的整理、国家药厂药店的兴办、社会福利设施的设立等都是在皇帝关注下取得的。

这些措施大多是宋代首创，其意义不仅在于措施的实施成为历代先例，更重要的是体现出宋代官府注重民生、重视医学的仁政思想。

（一）医学文献的整理

建立于 10 世纪中叶至 12 世纪初的北宋政权，是一个以"文武之治"著称的王朝，这个朝代的兴起，把整个中国封建社会历史时期的文化推向登峰造极的高度，这里不能不提到北宋政府在保存前代古籍，收集散佚图书，整理、编纂、校勘、注疏历代文献，印刷传播各类知识方面所做的巨大贡献。历史是不能割裂的，正是由于重视汲取前代文化营养，继承发扬前辈文化精华，北宋文化才能高度发展；正是北宋文化的高度发展，才使许多官府文化广泛传播于民间，又流传于后代。医学方面也是如此。

宋代政府对医学的注重，尤为突出地表现在对医学文献的重视上。宋初，农业、手工业空前发展，海上对外贸易十分发达，科学技术特别是印刷术和造纸业的高速发展等促进了医学的进步。医学发展的内在规律也要求宋代在医学文献的整理上有一个大发展。

首先，古医籍亟待整理。由于宋代以前印刷术尚未发明，加上历代兵燹战乱，宋代以前的医书在宋代时已属少见，有幸得以流传的又多支离散脱、讹误错舛，如不迅速整理就有失传的危险。如开宝中荆南节度使高继冲所献《伤寒论》一书。这些古代医者智慧的结晶，亟须整理。

其次，民间医方需要搜集。除古书外，民间还有不少家传方、单验方。这些医方中不少属于父子相传、师徒授受，秘不示人，以至失传，许多行之有效的经验未能推广。搜集、整理、传播民间医方，同保存古代文献一样重要。

第三，医学理论需要提高。魏晋南北朝以后，出现了大批方书，却忽视了理论总结。在方书的海洋里，临诊医生常常无所适从。以往的经典理论艰深古奥、不易掌握，而且已不能完全适用于当时的实际，理论整理也是宋代医学的一项重要使命。

宋代统治者深知历代医学文献对医学发展的重要。在开国之初，万事待兴之时，太祖太宗却以收集古籍文献为首务，体现出宋政府对前代文化的重视。其中对医学文献的征集整理工作，在一定角度上说明宋代政府对医学的重视程度。

在医学文献的整理过程中，政府始终强调了惠民的目的，认为这是"仁政"的一部分。宋太宗在《太平圣惠方》御制序中指出：皇帝虽尊居亿兆之上，但常以百姓为心，所以亲自检阅方书，并下令组织专人撰集，以期天下生民，各保遐年，跻于寿域。宋徽宗在政和四年发布的征集书籍的诏令中，强调了收集保存医药书籍是"仁政之急务"。

宋代对于医学文献的整理，主要围绕着收集、校勘、编纂、刊行等四个环节。

1. 搜集保存医书

搜集医书，始于北宋开国不久。

宋太祖赵匡胤夺取政权的建隆年间（960—963年），三馆藏书不过1300余卷。比较英明的北宋政府采取多种积极措施扩大图书收存。他们首先是收取被征服国（如荆南、后蜀、南唐、北汉、吴越）的国家藏书，其次是向民间求购书籍。从宋太祖建隆四年（963年）到宋徽宗宣和四年（1122年）的159年中，曾下诏求书和派专使到地方征集图书就有十五六次之多。到北宋末年官府藏书已有6705部，共计73877卷。

虽未有宋太祖时收集医书的明确记载，但史书所载的开宝六年（973年）及次年的两度编撰本草、开宝八年（975年）以方书本草供给"民俗无医，疾病只求巫祝"的琼州等史实来看，当时必有一定的医书储备。刚刚经过战乱的这部分书籍很可能是前代收藏，也可能是宋太祖时收集，但无论是哪种可能，当时已经重视它，并且开始利用它是无疑的。

宋太宗对于收集医书的贡献最为突出。太宗继位之前就曾收集亲验妙方千余首，以去除民众之疾苦。太平兴国三年（978年）诏令翰林医官院抄献家传经验方万余首，命王怀隐与副使王祐等参对编类，赐名《太平圣惠方》。除多次在民间收集医书外，还制订了一系列优惠政策和奖励措施，鼓励民间献书。如太平兴国六年十二月下诏各州府：应士庶家进纳前代医书200卷以上者，无出身者与出身，已任职官者予以提升；不及200卷者，则优给缗钱加以奖赏。可见对医学书籍的收集可谓不遗余力。在高官厚禄利诱之下献书的人不少，所获医书甚众。

宋真宗执政后，保持了太宗收集医书政策的延续性。他在咸平四年（1001年）十月甲子下诏："国家大崇儒馆，博访艺文，虽及购求，尚多亡逸。特降恩制，用广搜延。"此后的仁宗、神宗、徽宗等也多次下诏购求医书。①同时，为防止医书的流失，真宗还禁止医书与外国交换货物。

2. 校勘注疏医书

早在汉代，就有政府主持校正医书之举，刘向校书时有侍医李柱国校方技。到了宋代，造纸业、印刷业空前发达，在规模宏大的藏书基础上，政府主持了多次对医书的校正工作，尤其是校正医书局的成立体现了政府对医学高度重视，对后代产生了深远的影响。

宋代校勘医书的工作开始于太祖时期，开宝六年（973年），由尚药奉御刘翰等修订的《开宝新详定本草》，即是以唐代《新修本草》等为基础"详校诸本"而成。其后的太宗朝也继承了这一传统，在太平兴国六年（981年）十月丙戌就曾下诏校历代医书。关于这次校书的前后经过、规模大小、所校书目等，史籍缺乏详细记载，但从史料分析，雍熙四年（987年）由贾黄中等编写的上千卷巨著《神医普救方》或许与此不无关系。

古医书错误过多，不便利用；古医书传播不广，学医者不易得见——这是更大规模校正医书的主要原因。仁宗朝是校正医书的高峰期，在校正医书局成立之前已有数次医书校正工作。第一次在天圣四年（1026年）十月，仁宗命集贤院校理晁宗悫、王举正等校正《素问》《难经》《诸病源候

---

① 《宋大诏令集》，卷158，北京：中华书局，1962年，第596页。

论》，次年校勘完成。第二次在景祐二年（1035 年）七月仁宗又命丁度等校正《素问》。丁度为翰林学士，据《涑水纪闻》记载，其父逢吉，"以医事真宗于藩邸，官至将作监丞致仕"。关于这次校勘的详情失于记载。第三次是在皇祐三年（1051 年），宋仁宗命孙兆校勘《外台秘要方》，当时南方州郡连年瘴疠流行，民不聊生，医书奇缺，民间"皆传习伪书舛本"。宋仁宗除令向下颁布医书外，还下令殿中丞校勘医书官孙兆再校正《外台秘要方》。

随着校勘医书的任务增多，建立专门的医书校勘机构已势在必行。嘉祐二年（1057 年），宋仁宗下令在编修院置"校正医书局"。这是历史上唯一的一个由政府主持、专门负责校勘整理医学文献的机构。校正医书局的负责人先后由韩琦、范镇、钱象先等担任，具体工作人员多次从馆阁及翰林医官院中挑选。先后有掌禹锡、林亿、张洞、苏颂、秦宗古、朱有章、高保衡、孙兆、单骧、孙奇等参与了校正医书的工作。

在校正医书局的官员和普通工作人员都认为这项工作是皇恩浩荡、功德无量的事情。因此，无论是知医儒臣还是翰林医官，都投入了极大的热情，对前代的医籍进行了认真的整理。据《直斋书录解题》记载，当时每整理完成一书，即上奏皇帝，由林亿等人一一撰写序文，下国子监镂板刊行。仅《素问》一书，就校正谬误 6000 余字，增加注文 2000 余条。校正医书局先后校勘整理的医书有《素问》《甲乙经》《本草图经》《嘉祐补注本草》《脉经》《伤寒论》《千金要方》《千金翼方》《外台秘要》《金匮玉函经》等。

校正医书局的工作在熙宁二年（1069 年）已告一段落，大约在绍圣三年（1096 年）正式结束。校正医书局是北宋政府的一个创举，是历史上绝无仅有的，它由政府主持，集中了充足的人力物力，将古代医籍进行系统的校勘整理，使医家所用有一标准"程式"，对传播医学知识作出了巨大贡献。

在校正医书局完成任务停办以后，对医书的校勘仍有小规模的进行。特别是对于《内经》的校正是宋代尤为注重的一项工作。虽然校正医书局对《内经》等已做过详细校勘，但直到北宋末的政和八年（1118 年）四月，宣和殿大学士宝篆宫使蔡攸仍提出校正《内经》的要求。直至南宋，校正医书之事仍间有之，不过不是校正古代医经，而是以校正《太医局方》和本草为主了。

3. 编纂整理医书

由政府主持编纂医书不始于宋，早在隋代就有巢元方等奉敕编撰《诸病源候论》，唐代有苏敬等被命编纂国家药典——《新修本草》等。但宋代由政府组织人力物力编写医书数量之多却是历代之冠。宋代由政府主持编纂修订药典性本草著作的工作就有 5 次，编纂医书 6 部，即：开宝六年（973 年）刘翰、马志等修订，扈蒙、卢多逊等勘定的《开宝新详定本草》；次年又经李昉、王祐、扈蒙等重新校订的《开宝重定本草》；嘉祐年间由掌禹锡、林亿等在上书基础上修订增补的《嘉祐补注神农本草》和苏颂主编的《图经本草》；政和六年（1116 年）由医官曹孝忠等根据《大观本草》校正整理而成的《政和新修经史证类备用本草》；绍兴二十九年（1159 年）由高绍功、柴源、张孝直等三人在《政和本草》基础上校正编纂的《绍兴本草》。由政府主持编撰的大中小型方书有 6 部，即王怀隐、陈昭遇等编著的《太平圣惠方》、贾黄中等编著的《神医普救方》、《和剂局方》（多次修订）、《圣济总录》、《庆历善救方》、《简要济众方》。由政府主持编著的针灸著作一部，即王唯一的《新铸铜人腧穴针灸图经》。

王惟一所编纂的《新铸铜人腧穴针灸图经》是政府组织编纂的唯一一部针灸著作。《图经》统一了腧穴的归经，考定了腧穴的位置，较《甲乙经》增加了青灵、厥阴俞、膏肓俞三个双穴和灵台、阳关两个单穴。在穴位排列方面，采取了按体表部位划分区域和按十二经及任督二脉循行路线分配的两种截然不同之方法，针灸医师学习掌握使用尤为便利。这次不仅编纂了《图经》，还将其刻于石上，又铸针灸铜人模型。

4. 颁印传播医书

早在唐代，就有政府颁布医书的先例。如《玉海》载，唐玄宗时有《开元广济方》5 卷、唐德宗时有《贞元广利方》5 卷颁行于世。

印刷术的普及推广对于医学的普及起了不可忽视的作用。虽然雕版印刷技术在隋唐时期已被劳动人民发明出来，但真正发挥出它的作用还是从宋代开始的。北宋时期为了官府藏书和各方面的需要，开宝三年（970年），宋太祖命内侍张从信到当时雕版印书技术水平较高的四川刻印《开宝大藏经》6600余卷，工程直至太平兴国八年才完成。这是我国，也是世界上最早印刷成书的最大一部丛书。此后由政府出资刻印了大量史书、子书、字书、韵书、农书、算书、文集等，而医书的印行在政府官刻书籍中也占有重要地位。《书林清话》载："宋时官刻书有国子监本，历朝经史子部见于诸家书目者，不可胜举，而医书尤其所重。"宋代政府除组织力量对医书进行搜集、校正、编纂、刊刻外，还不断向民间颁行，为传播普及医学知识做了努力。宋代政府向下颁布的医学著作主要是当时政府主持编纂的医书和校正医书局所校正的前代医书，也有少数个人著述，据所掌握的材料，计有本草著作6部：《开宝新详定本草》20卷《开宝重定本草》20卷《嘉祐补注神农本草》20卷《图经本草》20卷《政和经史证类备用本草》30卷、《绍兴校定经史证类备急本草》32卷；方书11部：《太平圣惠方》100卷《神医普救方》1000卷、《庆历善救方》1卷、《简要济众方》5卷、《外台秘要方》40卷、《备急千金要方》30卷、《千金翼方》30卷、《太医局方》3卷、《和剂局方》5卷、《圣济总录》200卷、陈尧叟《集验方》1卷；医学理论著作8部：《黄帝内经素问》24卷、《难经》5卷、《诸病源候论》50卷、《伤寒论》10卷《金匮玉函经》10卷《金匮要略方论》10卷《脉经》10卷《圣济经》10卷；针灸2部：《黄帝针经》9卷、《新铸铜人腧穴针灸图经》3卷。另有朱肱《南阳活人书》20卷、郑景岫《四时摄生论》1卷。

宋代在颁行医书方面采取了两项极为有力的措施：一是刻印小字本。当时一些医书册重价高，民间难以购求。宋哲宗时就开始刻印小字本医书。元祐三年八月，因《伤寒论》《千金翼方》《金匮要略方论》《脉经》《嘉祐本草》等册数重大，纸墨价高，民间难以买置。哲宗诏令国子监以小字广行印造，只收官纸工墨价，许民间请买，仍送诸路出卖。绍圣元年（1094年）六月又命将《嘉祐本草》《本草图经》《脉经》《千金翼方》《金匮要略方论》等书小字重印，低价销售。二是医书刻石。一些边远地方缺医少药，民间甚至连小字本医书也无钱购买，便在当地的通衢要道将医书刻于石碑上，便于医者和患者抄用。而像《铜人腧穴针灸图经》，为使"肇颁四方，景式万代"，则刻石碑立于开封，供人拓印传抄。

（二）国家兴办药厂、经营药店

我国历史上最早的由政府开办的制药厂和国营药店开创于北宋，它也是宋代惠民思想的产物。

中成药是中药的一个组成部分。在古代，它的应用虽然与汤药不可同日而语，但也历史久远，早在《内经》中已有汤剂外的成药剂型，然而中成药的真正鼎盛时期却是宋代，这与宋代的"熟药所"有密切关系。

宋代称中成药为"熟药"。"熟药所"是宋代官办药厂药店的最初名称。它开办于宋神宗熙宁九年（1076年）六月。它的成立与王安石变法有密切关系。宋神宗重用王安石，根据王安石的"市易法"，国家控制了盐、茶、酒等贸易，后来药物交易也列入国家专卖。为适应这一政策需要，将原有的熟药库、合药所解除，将市易务卖药所等合并，成立卖药所，又名"熟药所"，归太医局领导，制造、出售太医局中成药。因此此时的"熟药所"是兼顾制药和卖药两项任务的。

把成药的制造和出售业务归并太医局，使新建立的熟药所如虎添翼，一开始就显示出了勃勃生机。太医局医生的医疗技术加上熟药所的制药技术，使卖药生意非常兴隆。据《宋会要辑稿》职官二十二记载，自熙宁九年（1076年）六月至十年（1077年）六月，太医局熟药所开业一年即收息钱25000余缗。由于熟药所经济效益显著，负责熟药所的官员得到了嘉奖。

熟药所越办越红火。在宋徽宗崇宁年间（1102—1106年）脱离太医局，归属太府寺。最初熟药所只有1处，至崇宁二年（1103年）已发展成"卖药所"5处、"修合药所"2处。此时卖药和制药业务已经分立，卖药者称"卖药所"，制药者称"修合药所"。政和四年（1114年）四月，根据尚书省提议，宋徽宗又命修合药所改名曰医药和剂局、卖药所改名曰医药惠民局。

崇宁二年（1103年）以后，汴京（今河南开封）以外的其他一些地方也陆续建立了熟药所。其年五月，吏部尚书何执中向宋徽宗建议：太医局熟药所，其惠甚大，当推行天下。凡有市易务处都要设置外局，以市易务或抵当库监官兼管，宋徽宗批准了这一建议。大观三年（1109年）三月，全国各地纷纷建立了熟药所。各地熟药所也多从汴京医药和剂局买成药，或用生药材交换。政和三年（1113年）七月，陕西运判陈建上奏，利州路文、龙二州（今甘肃文县、陕西平武县一带）为缘边州郡，所管辖镇寨不少距州县二三百里，各有民居寨户及商旅往还。其他边远地方也有类似情况，当地没有医药，假如遇上危急病人，只有束手待毙，因而请求允许当地到本州县取买熟药出卖。宋徽宗诏准施行，于是一些边远村落也可买到成药了。

北宋熟药所建立以后，就制定了一系列规章制度。在药物的制造、出售过程中都有专人监督。为此，北宋政府还在太府寺设立一官员专门负责熟药所监督工作。在生药购买方面，由户部派人负责。崇宁年间又设"收买药材所"，以革伪滥之弊，从而确保收购生药的质量。

熟药所除日常卖药及向地方批发、交换药物外，还在疾病流行时还向民间免费提供药物。

宋朝每年冬夏都要以皇帝名义给大臣和边地将领颁赐药物，称暑药、腊药，多为预防疾疫之用，这些药物也由熟药所制造，令御药院派人送往各地。

熟药所成立不久，就把其医方整理出来刊印颁行，以便民间采用。《太医局方》即是熟药所最早的方书。当时熟药所隶属于太医局，故以《太医局方》为名。

大观年间（1107—1110年），陈承、陈师文、裴宗元等人奉敕对《局方》进行了校正增补。经过认真校订，校正708字，增损70余方，编成后为5卷，197道，21门，易名为《和剂局方》。

宋理宗淳祐八年（1248年）在京城临安设立了一所"施药局"。施药局与熟药所性质相似，是国家扶持的慈善机构。

（三）社会福利设施的设立

宋代政府以儒家思想为本，注重"仁政"。因此建立了一系列"惠民"

的慈善机构，如相当于平民医院的安济坊、具有收养功能的福田院、相当于义冢的漏泽园和分别专为囚犯、宫人治病的病囚院、保寿粹和馆。这些慈善机构在推动医药的民众化进程中起到了积极作用。

我国平民的医院出现很早，南北朝时期，已有政府开办的"医院"为穷苦病人治疗。南齐有"六疾馆"，北魏有"医馆"。此后唐代又有"悲田养病坊"，由僧徒掌管。宋代由政府开办的类似医院的病坊、安济坊逐渐多了起来。如宋真宗大中祥符二年（1009年）七月初置养病院；宋仁宗景祐四年（1037年）苏舜卿上奏请求置悲田养病坊；北宋大文豪苏轼知杭州人民蒙受疾疫多于他处，衰集羡银二千贯，复发私囊得金五十两，于元祐四年（1089年）建立"病坊"，由僧人掌管，名"安乐坊"，崇宁二年（1103年）由政府接管，易名"安济坊"。宋徽宗时期在全国各地修建不少病坊。据《淳祐临安志》载，崇宁三年（1104年），置居养院、安济坊；《宋史》亦载，宋徽宗时期置安济坊，养民之贫病者，仍令诸郡县并置。崇宁五年（1106年）又改名"居养坊"。不久，安济坊、居养院遍及全国。

福田院是收养鳏寡孤独的慈善机构，在宋仁宗嘉祐年间（1056—1063年）以前就已有之。京师四福田院在英宗嘉祐八年十二月以前已全部建立。由于穷人多，遇上自然灾害，福田院往往不够用。因此常在开封府四福田院超额安排收养。福田院不是医疗机构，但对保健防病有一定意义。

漏泽园是宋代义冢之名，为埋葬贫而无葬的露尸而设。据载，漏泽园之设始于元丰间（1078—1085年）。当时陈向以朝官为开封府界使者，在陈留（今河南开封市境）佛祠看见贫而无葬者积骸蔽野，立即报告宋神宗，请求以官地数顷葬之。宋徽宗崇宁三年（1104年）七月再次下令置漏泽园，以示朝廷矜恤之意。

有关囚犯的医药律令关系着审判能否顺利进行，是统治者"仁政"的一个表现。宋代有关囚犯医药律令大多沿袭于《唐律》。此外，宋代政府还在囚犯医药待遇等方面作了补充规定，反复申令对有病囚徒要给予医疗。宋真宗时设立了病囚院，专为犯人治疗。病囚院不是宋代发明，五代后唐李嗣源长兴二年（931年）已诏令各州府设置病囚院了，宋代只是沿袭了旧制。

宋初宫人有病危重者多送至尼姑庵，由尼众诵经祈求消祸禳灾，或施以简单治疗，但因寺内尼徒上下贪图于丧葬赐赠及私财，因而有病宫人少有痊愈生还者。因此，宋徽宗政和四年（1114 年）诏令于宫城西北隅建馆宇，作为宫人养疾之所，名曰"保寿粹和馆"，选良医诊治，并将服侍宫人的宦官与负责丧葬的宦官分开，有效地防止宦官与尼徒一样因贪利而谋害宫人，此后患病宫人的命运才有好转。

第二节
儒家思想对官办医学教育的影响

北宋政府开办医学教育设施，是其注重医学的体现之一。由于它的官办性质，不可能不受到当时占统治地位的儒家政治、伦理思想的影响。又由于儒家思想的丰富、复杂、矛盾、多变，这就给受其支配约束的统治者有相应宽阔的舞台空间，他们可根据需要对儒学原理取其所需、抛其所恶，而又不偏离儒家轨道。透过北宋官办医学教育的过程，去探究儒家思想发生的作用，是颇有趣味的。

一、宋徽宗之前的官办医学教育

北宋从太祖之朝起就开了政府重视医学风气之先，这里除了其他原因之外，贯彻儒家"仁政"思想，把医学作为笼络群臣、安抚人民、巩固政权的工具是最根本的原因，它是儒家政治思想的体现。

隋、唐两代都以太医署作为官办医学教育机构。北宋初年承袭旧制，也成立了太医署这一机构，但它并不具备教育职能。

宋初的太医署是以皇帝个人为服务对象的机构，主要职责是为皇帝及其内廷眷属保健医疗。同时为了表明皇帝的恩宠眷顾，也常常敕遣太医为一些文武大臣进行医疗，后来这种恩宠竟形成制度。北宋统治者就是这样把医疗活动变为一种统治手段，用以笼络文武群臣，稳定统治阶级内部的团结。太祖为太宗灸背治疗的史实可见于多种宋代史料，这种兄弟亲情的温情薄雾虽遮不住统治者之间斗争的血腥，但以崇儒著称的宋代，还是以包括敕医疗疾等"小事"在内的一系列"仁政"，避免了"烛影斧声"的再度重演。

距离北宋一千四五百年前的孔子，从天地万物众多繁杂事物中抽绎出"仁"作为他的基本哲学范畴时，解释空泛而多变，但它作为伦理原则和行为轨范，却对人们的社会交往和相互责任进行了严格的约束和规定。自此以后逐渐形成了一个现象：任何一个统治者，如果想要他的江山长治久安，不管他主观意愿如何，都不能不把自己的行动、言论（自觉或不自觉的、真诚或伪装的）纳入儒家伦理的轨范。这也许就是开国功臣赵普"半部《论语》治天下"的真谛所在。当然，医学作为表现统治者施恩的政治工具，仅仅对于统治阶级内部还是"小惠未溥"，必须广泛施于被统治阶级，即民间的黎民百姓，才能体现出统治者的"仁者爱人"之心。因此每当疾疫在京师及各地蔓延流行时，太医署常常受命于皇帝，遣调名医前往城镇村头给药送医。如淳化三年（992 年）京师疾病流行，当时正值夏初，暑热逼人，疫死者众多。宋太宗即下令太医署选良医前往救治，并拨专款买药。"宜令太医选良医十人，分于京师要害处。听都人之言病者，给以汤药；扶疾而至者，即与诊视。赐太医钱伍拾千，分给市药之直（值）。"[1]试想，当疾苦难当，挣扎在死亡线上的疾民见到皇上亲遣太医免费送药，能不为"浩荡皇恩"感激涕零吗？

太医署虽不是医学教育机构，却为以后的医学教育机构——太医局的设立铺垫了基石。由于推行"仁政"的需要，政府所需医生人数激增，实际情况又难于满足，这是后来开办医学教育的主要原因。

---

① 《宋大诏令集》，卷 219，北京：中华书局，1962 年，第 842 页。

（一）太医局的创立与发展

宋仁宗庆历四年（1044 年），太医局在京都开封成立。

太医局的建立，逐步解决了中央的医生来源问题。此前，太医署和翰林医官院医生主要由民间征辟和荐举，再到中央考核，远远不能满足需要，太医局成立，这一情况则大为改观了。太医局成立当年就招到诸科学生 80 余人，为中央翰林医官院等医疗机构提供了稳定可靠的医生来源。

宋仁宗统治时期虽然内忧外患未除，但基本上国泰民安。政府对医学着力扶持，先后主持重修药典性本草著作，编成《嘉祐本草》。组织儒臣建立专门整理医籍的机构——校正医书局。敕命翰林医官王唯一审定统一针灸经穴标准，并铸造完成两具我国最早的医学教学模具——针灸铜人。向州县地方颁布《庆历善救方》《简要济生方》《铜人腧穴针灸图经》等医书，修建医圣扁鹊庙等。官办医学教育也是宋仁宗时期注重扶植医学政策的一项具体措施。当庆历五年（1045 年）"庆历新政"被迫夭折，几乎所有改革措施全部废除的情况下，太医局却继续蓬勃发展也可以说明这一点。

由于国家和社会急需大批优秀医生，起初的太医局并不限额，愿意习医者即可以听课。以后随着医学教育的发展，要求学医者增多，嘉祐五年（1060 年）开始实行限额招生，还规定了报名资格。要求年龄在 15 岁以上，方可向太常寺报名、投家状（履历及家世表），还须有命官、使臣或翰林医官、医学一人作保，学生三人结为联保。在太医局听读学习一年后才能参加考试，合格者也要等限额内有阙才能补人。太医局的限额为 120 人。规定限额一方面为了节省资金，另一方面也有在竞选的用意。入局名额虽然有限，但入局前一年的听读是不限额的，没有资格和机会入局者，通过听读学习对行医也大有裨益。

太医局考试制度的建立健全，是官办医学教育制度成熟完善的一个标志。太医局成立之前范仲淹奏议中提到了考核要求，但这一主张当时未及实施。由于太医局不分优劣都进入翰林医官院，造成翰林医官院"夤缘滥进，实繁有徒"，医工庸谬，误伤人命的状况，张方平因此上奏每三年一次差官比试，选擢高业之人数名于翰林院安排。于是，宋仁宗至和二年（1055年）九月下令，以病源、医经、本草、方剂知识考试医官。宋仁宗时期太医局考试科目的一个特点是接近临床实践，而不片面追求经义。

由于"庆历新政"触犯了权贵、官僚们的一些既得利益而被迫取消，之后的内忧外患积弊日深，财政亏空每年竟达1570余万缗。困境重重之中，历史上继范仲淹后，又推出了杰出的政治改革家王安石。王安石早年曾向宋仁宗上过洋洋万言的《言事书》，表达自己"惶惶然常恐天下之不安"的心情，系统申述了"变更天下之弊法"的主张。王安石异乎当时流俗腐儒的"德行"和渊博的才华，在士大夫中获得极大的声誉，以致当时天下舆论以王安石不作执政为屈。宋神宗是一个年轻有为、锐意改革的皇帝，他大胆起用了众望所归的王安石，展开了一场轰轰烈烈的"熙宁变法"。在变法中，王安石对太学等进行了考试改革，掀起了宋代第二次"兴学"运动，此时的太医局也相应进行了改革。

首先是太医局独立，从太常寺中分离出来。之后不久，新任提举太医局熊本又请示规定太医局长官制度：以朝官充判，京官充管勾，选人充知丞事，使太医局制度更加健全完善。

元丰间（1078—1085年）又对太医局分科进行了调整。据程迥《医经正本经》所引《元丰中书备对》载，当时太医局仍分为9科，共有学生300人（大方脉120人，风科80人，小方脉20人，眼科20人，疮肿兼折疡20人，产科10人，口齿兼咽喉科10人，针兼灸科10人，金镞兼书禁科10人）。显然元丰9科继承了仁宗嘉祐9科，但其设置更合理些，增加了针灸科，除去了重复的金镞兼伤折科。在学生数量限额上也大大超过嘉祐时期太医局。

太医局每年春季考试录取合格者300人，学生在学习期间分别轮流去给太学、律学、武学学生、驻京戍卫将士诊治疾病，疾病论断治疗结果由该学长官及本营将校记录，交付太医局，并由太医局官员保管病历。某一学生认为不可治疗的病人再换其他学生诊治。年底根据病历记录，比较分为三等，以论赏罚。

宋神宗时太医局的特点有五：①太医局判选知医事者充，防止了外行领导内行的弊病；②医学生临证实践机会增多；③太医局奖罚分明，1/3学生可以得到奖励，有效地鼓励勤学上进者；④上等学生有教学机会，为结业后讲习提供实践条件；⑤规定了防止向病人索取财物的制度。

太医局经宋神宗时期的改革更趋完善成熟了，这与王安石的变法主张和兴学思想有着必然联系。王安石继承了以天下为己任的新儒家精神，在"天下之财力日以困究，风俗日以衰坏"的危局中，他认为变法的关键问题在于人才。王安石主张"人才救国论"，陶冶人才"亦教之、养之、取之、仁之"。他反对二程、张载等空谈"仁民而爱物"的陈腐调子，而是实实在在地提出如何"陶冶人才"，如何发展农业生产，如何理财。在教育方面，尤为强调"经世务"，提出不能"以章句声病，苟尚文辞"为准，不可"徒以记问为能，不责大义"为法，教学内容要着眼于"邦家之大计""治人之要务"等实际问题。而太医局教学改革正是这种"经世务"思想的具体体现。王安石已不同于范仲淹以伦理精神自觉唤起士大夫，而是脚踏实地地实践着儒家精神。

（二）地方官办医学教育

地方州县设立医学校，使官办医学教育得以进一步发展。州县医学校兴起于宋仁宗时期。范仲淹主张"兴学"，同时也提出开办地方医学校的主张。嘉祐六年（1061年），政府进一步重申要求诸道州府比副太医局例进行医学教育。地方医学同中央太医局一样，习医生徒须向本州郡投纳家状，请命官一人作保，学生三人联保，由当地医学博士教习医书，满一年后由上级派人考核，合格者可补充为本州医学生。名额限定为大郡10人（内含小方脉3人）、小郡7人（内含小方脉3人）。各州拨给公房5至7间作学校课堂讲习用。考试方法亦仿太医局，要求从诸科所习医书内出题10道，以通过5道以上为合格。州郡医学生学习期满后，若本州医学博士、助教有阙，可选"医业精熟累有功效者"补阙。

宋神宗时期进一步把地方医学教育扩展到县一级。元丰六年（1083年）根据登州知州赵偁建议，宋神宗批准在兴办地方医学教育的同时，确定地方医学官员。

可惜的是地方医学教育方案贯彻不能令人满意，因此不得不反复申令政策，加强指导。

地方医学教育更能直接服务于民间百姓，越是边远疆陲、穷乡僻壤，越是缺医少药。如若地方州县都能有医学校之名又有其实，真可谓仁爱之至，但这种儒家伦理的理想在实践过程中仍遇到了重重困难。

为黎民百姓医疗，是祖宗之朝传下来的定制，是统治阶级"仁政"的体现，是儒家政治统治思想和伦理道德思想所要求的。统治者只有通过这类宽厚恩惠的怀柔政策来对待自己的成员和百姓子民，才能使他们服服帖帖地听从调遣，发自内心地感恩戴德。儒家道德的教化与政治统治的紧密结合，表现为具体的"仁政"。但对于每一个具体的统治者来说，这种宽厚恩惠是不相同的，它们并不能仅仅简单地被斥之为伪善和欺骗，除了例行公事似的履行先王之制外，它是否还包括统治者个人灵魂深处对统治者内部和被统治人民的义务感和道德责任心呢？儒家伦理的道德原则和行为轨范是否也在一定程度上转变为统治者内心的动机、情感和信念呢？

二、宋徽宗时的医学教育高潮

北宋末年的宋徽宗是荒淫昏庸闻名的误国之君，但他对文化教育的重视却异乎寻常，在他统治时期掀起了北宋第三次"兴学"运动，这时的医学教育也进行了重大改革。

宋徽宗对医学重视的表现前面已有论及。虽然他也讲祖宗之法、仁爱之政，但与其他统治者不同的是，他在儒家伦理基调中融入了道教思想成分。宋徽宗个人崇信道教，自封为"道君皇帝"或"教主道君皇帝"，把偌大一个国家整治得道观林立、乌烟瘴气，但也恰恰是这一点使他对医学格外青睐。这是一个有趣的问题，道教崇奉黄老，讲阴阳五行，而医学经典《内经》却不知什么时间被谁披上了黄帝的道袍，恰巧医理与道教多有沟通之处，甚至语汇也多有相同，因此宋徽宗虔诚地拜倒其下。然而宋徽宗谈医道的目的是通过医而进之于道，当达到道的境界时，医这个阶梯便可抛却了。因而宋徽宗谈医时讲得更多的是自身修养，这与北宋其他皇帝以医为政治工具，是颇有离经叛道的意味的。

（一）"医学"——医学教育的最高机构

在崇儒尤甚的宋代，宋徽宗竟提出"六艺皆圣人作"的思想，建立了一所完全模仿太学等儒学教育制度的医学教育机构——"医学"。

崇宁二年（1103 年），讲议司鉴于太医局教养生员流品不高，士人所耻，因而上奏"别置医学，教养上医"。宋徽宗十分赞同，采纳了这一建议。次年还在国子监下设了不为儒学所重视的算学、书学、画学等学校，与医学并称为"四学"。"医学"完全依照太学之例：

"医学"隶属于国子监。曾几何时，宋仁宗嘉祐年间太医局成立时，国子监还以儒学讲演之地不宜医师讲说为理由，拒绝太医局把校舍设在武成王庙，而宋徽宗居然一下子把医学提到与太学并列的地位。讲议司上奏明确提议：今别置医学，教养上医，不宜再隶太常寺，比照太学、武学、律学"三学"隶于国子监，仿三学之制，置博士四员，分科教导。

"医学"采用三舍法。医学教育采用三舍法，始于宋徽宗（《文献通考》《宋史》中误将宋徽宗时医学内容混入宋神宗时期太医局，使人误认为宋神宗熙宁间太医局已采用三舍法）。三舍法是王安石变法时所创的一种教育形式，当时仅用于太学；而宋徽宗时期将这种形式推广到各学，并推至州县学。当时医学三舍生限额 300 人，其中上舍生 40 人、内舍生 60 人、外舍生 200 人。逐斋设学长学谕各 1 人。设 3 科通 13 事。3 科即方脉科、针科、疡科。13 事分别为方脉科的大小方脉科、疡科；针科的针、灸、口齿、咽喉、耳、眼科；疡科的疮肿、伤折、金疮、书禁科。

"医学"与太学一样设公试、私试和补试等考核形式。补试是医学的入学考试。公、私试都是在入学后学习期间的考试。私试由本学长官负责，每季一次试三场。公试由朝廷降敕差官主考，试二场。

"医学"的教学内容以医学经典著作为主，3 科各习 7 书，其中《黄帝素问》《难经》《诸病源候论》《本草》《千金要方》5 书为公共课。方脉科另习王叔和《脉经》、张仲景《伤寒论》；针科另习《黄帝三部针灸经》《龙木论》；疡科另习《黄帝三部针灸经》《千金翼方》等。另外，各科学生都要学习与道教有关的运气学说，州县医学的学生还要学习儒经大义。

政和五年（1115年），根据曹孝忠等建议，宋徽宗诏令在各州县设立地方医学。地方医学也依照州县学每三年向太学贡士之例，向中央"医学"贡医学生，规定贡额比例为太学贡士总额的1/2。

医学生同太学生一样要"赐出身"，毕业以后亦仿文职人员磨勘、恩荫等制度逐级升迁，开辟了一条"医而优则仕"的道路。

太医局在元祐曾因裁汰浮费而被废罢。崇宁三年（1104年）宋徽宗批准讲议司建议，在置列医学、教养上医的同时，又恢复了太医局。在宋徽宗期间，医学和太医局两个教育机构经常分分合合，闹得连南宋许多人也搞不清楚事实真相，往往将二者混为一谈。

"医学"办学期间，多次波折反复，几经兴废，最后终于在宣和二年（1120年）被宋徽宗彻底罢止了。这是在农民起义和辽兵压境的炮火硝烟中发生的，北宋即将灭亡之际，宋徽宗摆出一副"罪己"姿态，改变过去一些制度和政策，试图挽回局面，但这一切都已于事无补了。

（二）儒家思想对宋徽宗重医兴教的影响

表面看来，宋徽宗似乎有崇道反儒的倾向，如他竟然突破世俗腐儒对医学的鄙视态度，将医学地位提高到空前的程度；他还一反其他皇帝只要一谈医学便操起"仁民爱物"的儒家口吻，而是大谈"得道忘筌"的论调，把医学当成得道的阶梯。而实际上宋徽宗并没有因为崇信道教而背弃儒学，因为在当时历史条件制约下，他不可能超脱出儒家思想的樊篱，只不过是在儒家伦理基调中加入了他对道教的偏爱而已。

首先，医学社会地位在北宋已有了巨大转变，这主要体现在当时人们，特别是儒士阶层已逐步承认了"医通于儒"的新观念。宋徽宗顺乎潮流，将这一思想推向巅峰，是不违背儒家伦理宗旨的。当时除一些世俗腐儒外，儒者已不以谈论医道医术为耻，甚至于亲自行医。医学地位在儒家思想允许的范围内达到了前所未有的高度。

　　得鱼忘筌也是儒家由技进道的一种思想方法。儒学讲究格物致知，常需通过对自然界的观察来参悟天地人的哲学道理。医学有时也被看作是"格"的对象。因而宋代不少儒者倡导把医学作为一种知识来学习。如王安石认为"读经而已，则不足以知经"，他本人就是"自百家诸子之书，至于《难经》《素问》《本草》、诸小说，无所不谈，农夫女工，无所不问"的饱学之士。虽然儒家的道与道教的道有本质的不同，但在三教合一的时代，北宋儒家思想中却渗入了道教的道义。由此也可以认为宋徽宗并未脱离儒学之道。

　　其次，宋徽宗创办医学的目的在于培养儒医，意欲将医学提高到儒的境界。如其在政和三年（1113 年）就曾明确诏示"建学之初，务欲广得儒医"。还在州学"习举子业"的儒生中选择医学生，在州县学的课程设置中也要求讲授"儒经大义"内容。"医学"学生大部分是弃儒学医的。当时臣僚曾称赞朝廷兴建医学，使儒者习医而成儒医，其惠甚大。儒医在宋代的大批涌现，也有宋徽宗的几分功劳。

　　其实，当时人们也很自然地认为宋徽宗的重医兴教举措是顺乎儒理的。如曹孝忠称宋徽宗时期重订本草是因为"成周六典，列医师于天官，聚毒药以供医事，盖虽治道绪余，仁民爱物之意寓焉，圣人不能后也"[1]。陈师文等在列述北宋历届皇帝重视医学史实后，亦称宋徽宗是"天纵深仁、孝述前列"的。宋徽宗时期建立的不少与医学有关的病院和慈善设施（如安济坊、漏泽园、福田院、保寿粹和馆等），同样可以说明宋徽宗仍是遵循了祖宗之法，把医学当成了实行"仁政"的工具。

---

[1]　唐慎微：《政和新修经史证类备用本草·序》，影印本，北京：人民卫生出版社，1986 年，第 3 页。

第三节
范仲淹尚医思想与儒医发展

历史上儒者为医的最大障碍就是医生社会地位的卑下。社会地位与人们的观念有关，它在很大程度上取决于社会制度、当政者的态度和社会思潮的倾向。在封建社会，士与医是完全不可同日而语的两个社会阶层。先秦时期，"士为低级的贵族"，包括了文士和武士，后来则专指文士而称作"儒士"，逐渐成为中国古代知识阶层的特称。"儒士"虽不一定是儒家，但从"罢黜百家，独尊儒术"的汉代起，儒家学者成了儒士的主体。医，作为治疗技巧而被认为是一种贱业，一般不为士者所齿。

令人奇怪的是，尽管医生地位低下，而参与医学的士人却自古不乏其人。如西汉有虽喜方术，"然左右行游诸侯，不以家为家，或不为人治病"的临淄小吏仓公淳于意；东汉末年有"本作士人，以医为业，意常自悔"的华佗，被后世誉为"医圣"的张仲景；现知最早整理校勘《黄帝内经》等医学著作的侍医李柱国；汉末晋初，有既通经学又擅长医学的皇甫谧等。当时医生的社会地位卑微，儒士多不愿从事此业，而是"竞逐荣势，企踵权豪，孜孜汲汲，唯名利是务"。上述诸家不过是儒士阶层的极少数人，然而这少数从事医学的士人却推动了医学发展的进程，构成了当时医学界的中坚。

两晋、南北朝时期，士阶层与宗族由血缘纽带联结，世代因袭，形成强大的门阀集团，在门阀制度中以士通医的名家有范汪、殷仲堪、王珉等。门阀中还有不少世传名医，如高阳许氏（许道幼、许智藏等）、吴兴姚氏、东海徐氏（徐熙、徐秋夫、徐道度、徐叔响、徐雄、徐之才等）、馆陶李氏、赵郡李氏等。但当时士大夫学医的目的并不是为人治病，如东晋官吏殷浩，兼好医术，有一人求其为母治疾，至叩头流血才得应允，而当治好病后，殷浩竟将方书烧毁，唯恐他人以医家视之。可见当时医生的地位仍很低下。

隋、唐、五代，虽然朝野士庶仍然都耻医术之名，多教子弟诵短文，构小策，以求出身之道。但参与医学的士人开始增多了，如王勃著《医语纂要》、陆贽编《集验方》、刘禹锡编《传信方》、王方庆著《新本草》、李昉著《脉经》等等，许多医学家为士人出身，如孟诜、杨玄操、陈藏器等。其他如王焘为宰相王圭之孙，曾为邺郡太守，在尚书省兰台任职 20 余年，遍览弘文馆藏书，撰成集唐代医学之大成的巨著《外台秘要》。王勃提出"为人子不可不知医"，刘禹锡则认为当政治理想抱负不能实现时，不妨行行医，到了两宋，士大夫参与医学达到高峰，一时间士人谈医、行医蔚然成风，医生的社会地位空前提高，儒与医的结合体——"儒医"即应运而生了。

一、范仲淹的良相良医说

范仲淹（989—1052 年），字希文，北宋名臣、政治家、文学家，大中祥符进士，晏殊荐为秘阁校理。仁宗时因忤吕夷简数遭贬，庆历三年（1043 年）入为枢密副使，旋拜参知政事，与富弼、欧阳修等推行庆历新政，向仁宗上书建计事，主张改革，又遭谗外放，最后病死于赴颍州途中。范仲淹一生经历坎坷，但他实践儒家伦理道德的意志始终不渝。

儒家文化发展到宋代，发生了重要转折。唐代的儒学以注疏之学为主体，逐渐与人们日常生活完全脱节。而宋代的儒学又转回到与人伦日用密切相关的方向上来，成为"新儒学"，把伦理学提高到哲学本体的位置。它的特点在于虽然倡导心性修养，但却不是为了个人的解脱，而是"自任以天下为重"。范仲淹是宋儒中的杰出代表，他最先标举的"士当先天下之忧而忧，后天下之乐而乐"的新儒家精神，在前代儒家身上很难见到，它是宋代儒者坚韧追寻人生价值的成果，并成为宋代以来的新儒家在思想上都认同的道德轨范，在知识阶层引起了强大反响。范仲淹的这种新儒家精神对医学思想也有重要贡献。

范仲淹幼年丧父，随母改嫁到淄州，过着贫苦的生活。少年时他常到长白山麓醴泉寺僧房寄宿读书，23 岁又到应天书院继续深造。贫寒艰苦的生活经历磨炼了他的意志，浩瀚丰富的书籍陶冶了他的情操。由于他抱有远大的人生目标和理想，所以他不畏艰难，学习非常刻苦。在他还没有步入仕途时，曾到灵祠祈求祷告："他日得位相乎？"不许。又祷告说："不然，愿为良医"，也不许。既而感叹道："夫不能利泽生民，非大丈夫平生之志。"后来有人对他说："大丈夫之志于相，理则当然。良医之技，君何愿焉？无乃失于卑耶？"他回答道："嗟乎，岂为是哉！古人有云：常善救人，故无弃人；常善救物，故无弃物。且大丈夫之于学也，固欲遇神圣之君，得行其道，恩天下。匹夫匹妇有不被其泽者，若己推而内之沟中。能及小大生民者，固惟相为然。既不可得矣，夫能行救人利物之心者，莫如良医，果能为良医也，上以疗君亲之疾，下以救贫民之厄，中以保身长全。在下能及小大生民者，舍夫良医则未之有也。"

在当时的社会中，将"医"与"相"并列去认识，绝不被一般人所能理解。尽管历史上士阶层中有不少的人曾经行医，但他们大多数是以孝亲为出发点的。而把"医"视为"利泽生民"的途径而仅列之于"相"之次，范仲淹当是第一人。

宋代的儒为"四民"（士、农、工、商）之一，不同以往必出自门第贵族，与医生社会地位的差距缩短，加之"不为良相，即为良医"思想的传播影响，士阶层参与医学者逐渐增加，除顽固保守的腐儒外，知医谈医行医不仅不被认为羞耻，反而成为一种社会时尚，尽管范仲淹自己未能成为名医，却为一代名医成长开了风气之先。作为新儒家的代表，范仲淹的"大丈夫之志"在不同境遇时有不同的表现：达，可以辅佐皇帝，利泽生民，恩及天下，实现政治抱负；穷，若想实现其伦理价值，济人利物，则"舍之良医，未之有也"。基于这一动机，这时的儒士为医就不单单以孝亲为出发点，而是提高到利泽生民的境界。范仲淹的"不为良相，即为良医"反映宋儒对人生价值新的追寻，反映了当时知识分子对穷达不同境遇下都要实现人生价值和道德理想的心理状态和强烈愿望。行医成为施恩于人或为宋儒在"穷"时实现价值的最佳途径。换句话说，实现济人利物的伦理价值是宋儒参与医学的主要动机之一。

　　庆历三年，身为参知政事的范仲淹，敏锐地感受到国家面临的积贫积弱外患内忧困境，推出了励精图治的"庆历新政"，终于开始实现他立志为相的抱负了。在实行了一系列富国利民措施后，他联想起民间百姓缺医少药的悲惨境地，强烈的同情心、责任感和施恩于民众的愿望使他清醒地看到问题的关键在于医学教育。不仅要培养足够的医生，还要培养合格的医生。于是经他提议，在京师开办了官办医学教育机构——太医局。他提议从宣徽院选拔能讲解医学著作的 3—5 人为讲师，于武成王庙讲授《素问》《难经》等著作，召集京师学医者来学习，还要教脉候、药物配伍炮制、针灸等等科目，分科教学。他还提出有条件的地方政府也要开展医学教育，"所有诸道州府，已有医学博士，亦令逐处习生徒。"太医局当年就招到各科学生 80 余人，以后逐年增加，"京城医人缘此颇有通方书者"。谁能说范仲淹这一饱含情感的举动中没有对自己未能成为良医的遗憾的有意补偿呢？谁又能说这不是范老先生立志为相将一腔热忱投入到恩泽"天下匹夫匹妇"的宏愿的具体体现呢？如果说"不为良相，即为良医"，还停留于口号上的话，开办太医局已成为实际行动了。

　　如果把个人关闭在狭窄的天地里，那么不管他的哲学多么精辟雅致也没有太大用处。范仲淹恰恰相反，也许他在哲学思想领域没有太大建树，但在唤起社会良知——士大夫阶层对社会、民众、国家的责任义务感方面却产生了深远的影响，他的"先忧后乐"的呼喊惊天地泣鬼神，震撼了当时每一位有灵魂的文人的心灵，成为自宋代以来每个自许为儒家的人都必须遵循的道德轨范，它也决定了范仲淹对广大民众始终如一的满腔热忱。他对医学的贡献正是这种精神的体现。

二、儒医阶层的出现及其社会根源

　　尽管范仲淹自己未能成为名医，却为一代名医成长开了风气之先。两宋时期参与医学活动的儒士大有人在，他们对医学作出了很多重要贡献。

宋政府多次主持编纂修定方书和本草著作，还在编修院设置了校正医书局，专门负责校勘整理前代医学书籍，参与这些工作的，绝大多数是儒臣，如贾黄中、李昉、卢多逊、扈蒙、王祐、晁宗悫、王举正、掌禹锡、林亿、高保衡、丁谓等等。许多士大夫还整理家藏方或搜集单验方，编纂成册，刊行于世。如陈尧叟的《集验方》，郎简的《集验方》，钱惟演的《箧中方》，洪迈的《洪氏集验方》，陆游的《集验方》，杨倓的《杨氏家藏方》，魏岘的《魏氏家藏方》，苏轼、沈括的《苏沈良方》，等等。有些儒者还撰写了其他方面的医著，如司马光的《医问》，文彦博的《节要本草图》《药准》，高若讷的《素问误文阙义》《伤寒类要》，程迥的《活人书辨》《医经正本书》，郑樵的《本草成书》《本草外类》《食鉴》等。

宋代文人笔记文集中关于医药知识、单验秘方、医林佚事的记载极富。宋代士人为医学著作题序传扬者也不在少数，如王安石的《庆历善救方后序》，文天祥的《王朝弼金匮序》，朱熹的《伤寒补亡论跋》，黄庭坚的《通神论序》，苏轼的《简要济众方跋》，蔡襄的《圣惠选方序》，夏竦的《新刊补注铜人腧穴针灸图经序》，楼钥的《增释南阳活人书序》，宋绶的《诸病源候论校正序》等。苏轼、黄庭坚、张耒分别为《伤寒总病论》作序跋。这此客观上为弘扬医道、传播医学起了作用。在破除迷信鬼神方面，宋代士大夫也起了移风易俗的先锋作用。如陈尧叟出任广南西路转运使时，发现岭南地区风俗尚鬼，有病不求医而求巫，为正民俗，他编成了《集验方》，刻于桂州重邑要道上，便于民众采用。又如刘彝出知虔州，当地人民多疾疫，却信巫祈鬼。于是刘彝召集当地医生编成《赣州正俗方》，专论伤寒之疾，并将所辖区域的巫师3700余人集中起来，每人授该书一本，勒令改行业医。当时湖南的一些地方也仿效了刘彝的做法，其他如罗适、周湛、曹颖书等都有类似行动。

宋代文人经常主持从事慈善事业，组织为民治病。如文彦博"悯下民之疾苦而不得其疗者"，在河南洛阳的龙门山胜善寺旧址修建药寮，共13楹，改名为功德寺，选知医僧人主持其事，并将家中的上百卷医书、药品，以及炮制、制药工具都送到药寮，以供医药活动使用。洛阳附近及远方过往客人，多在这里得到医疗。再如杭州大旱，疫病流行，苏轼请于朝，作擅粥药剂，遣使挟医分坊治病，活者甚众，并以此为基础建做病坊。

无可否认，宋代以前确有儒士开始行医，并取得辉煌成就，但他们毕竟仅是少数人，而且得不到整个社会的响应。在宋代就大为不同了，已不是仅仅个别儒者弃儒就医，而是形成了一个儒医阶层，并且在士大夫阶层中间，医学知识空前普及，习医、谈医、行医蔚然成风，这是什么原因呢？

宋代是我国科学技术发展史上的一个重要时期。儒医在宋代产生绝不是偶然的，它和当时思想文化背景、社会政治因素、经济科学条件及本身发展需要都有着密切的关系。

首先，宋代学风不同于汉、唐，它一反汉、唐的训诂注疏之学传统，而强调"穷理"，提倡"格物致知"，形成了颇具革新意味的"义理之学"。它提倡对自然界和人本身的观察，注重对客观事物一般规律的探寻，从而参悟出天地人之间的哲理。"格物"的目的是"致知"，这种由技进道的思维方式在某种程度上是对经典束缚桎梏的解放，给学术思想界带来一种新鲜活力。在这一学术思潮下，不少宋儒也把研讨医学作为格物致知的内容，在格物致知、由技进道精神鼓舞下学习医学。所以他们的探讨也充满"科学"精神，如苏颂对《图经本草》一书的撰写，沈括各种医学见解的提出等等，都洋溢着实事求是的探索精神，再如我国古代医学史上仅有的4次与医学有关的尸体解剖，就有两次发生在宋代，这大概与格物致知思潮不无关系。还有一些儒士虽不行医，却也钻研一点医道，他们是把医学作为一种知识来充实自己的知识结构，通过对医学的"格"而达到儒学的"知"，虽然目的不是医学，客观上却促进了医学发展。格物致知思潮缩短了医与儒的阶隔，加快了儒医结合。

其次，在中国封建社会历史中，儒家伦理精神始终是促使儒者行医的首要因素，这在宋代也不例外，但其他时代往往只以"孝亲"为出发点和目的，而宋代却有"更高"的境界，以范仲淹为代表的新儒家启动了对儒家伦理的重新认识。"先忧后乐""以天下为己任"的类似宗教狂热精神得到了宋代知识阶层的响应和拥护，虽不是每个宋儒都能实现这一道德规范，但它的价值却得到社会的普遍承认，实现济人利物的伦理价值是宋儒参与医学的主要动机之一。

在这种文化背景下，人们对医学的态度、观念自然而然地发生了变化。很多儒者认识到：医术固为儒术之次，然而动关性命，亦非等闲之事。儒识礼义，礼义不修，昧孔孟之教；医知损益，损益不分，害生民之命。医与儒事相通，医儒不可轻，医儒不可分。宋代新儒家的伦理觉醒，唤起了一批儒士与医士的自觉和热情。又由于新儒家改变了对技术的轻蔑态度，强化了在不同境遇都要实现道德理想、人生价值的决心，为儒士习医、行医扫清了观念上的障碍。

格物致知、由技进道的思想方法，不分穷达都要实现儒家伦理理想和人生价值的愿望，是宋代儒医产生的两个最主要原因。

另一方面，提高医官地位也吸引了部分儒士加入了医者的行列。古代医官的品阶在某种程度上反映医生的地位。宋以前医官无阶，宋初套用武阶。北宋末年建立了一套医阶，南宋又陆续增加，形成了和安大夫等 22 阶。医阶的建立标志着医官有了独立的地位。医官品阶最早始于北魏，宋代最高者为从六品。但是宋代医官不以医品为极限，常可迁转文职。例如单骧年轻时举进士不第，攻医学，由医阶进至大理寺丞。王继先以医术得宠，竟官至昭庆军承选使、奉宁军承选使等职。宋代医官转文职并不仅仅得于偶然，而是有一定的制度。这是其他朝代所不能相比的。

三、儒士从医的自身因素

宋代以前虽不断有士大夫弃儒行医的事实，但"儒医"之名却始于宋代，这不仅仅是名称问题，而是进一步说明儒和医的这种结合得到了儒医两个阶层乃至全社会的认可。儒医的产生与宋代政府官办医学教育有直接关系。崇宁二年（1103 年）因统治者认为医职流品不高，士人不愿学医，便采取措施，在国子监设立专门培养"上医"的教育机构——"医学"。

这一措施摆平了医学与太学其他学科教育的关系，提高了医生和医学的地位，受到了当时士大夫的欢迎和称赞，在政府的大力扶持下，儒医大批出现了。

应该指出，"儒医"一词的本义和后来的引申义是不尽相同的。后世一些医者因医卜星相等地位低下，往往自我标榜为儒医，其他人也常把医术高明、知识渊博的医生誉称为儒医，这就已经超出了宋代以儒知医、儒而兼医的儒医范畴了。

从宋代儒者自身角度探讨他们习医业医的原因大致有三个方面，即仕途失意、继承家学和个人兴趣。

有些儒生因科考落第不得已而行医，也有些官吏因仕途坎坷而改业行医。北宋统治者汲取了唐末五代藩镇割据的教训，实行重文轻武的政策，通过扩大科举考试等手段笼络大批文人。宋代的科举不重谱牒、乡贯、门第、出身，只要进士及第便可得到官禄，这就刺激了儒生数量的激增，相应的落第文人也就增多。"不为良相，即为良医"，有些人因而走上了行医道路。如董汲少年时考进士落第，遂放弃举业从事医学，成为崇宁、大观年间（1102—1110年）的名医，著有《斑疹备急方论》《脚气治病总要》《旅舍备急方》等，至今传世。又如施发，青年时有志于医，兼攻举业，屡试不第。中年后毅然专攻医道，著成《察病指南》3卷，其中所绘脉影33图，为个人独创，是中医最早的脉诊图，对诊断学有一定贡献。再如朱肱出身世宦豪门，元祐三年（1088年）中进士，历任雄州防御推官、知邓州录事、奉议郎等职。后因忤旨罢官。他身处逆境，常以贾谊"古之人，不在朝廷之上，必居医卜之中"的哲语自勉，潜心医学，深入研究张仲景《伤寒论》一书，几易其稿，前后经20年时间，终于撰成《类证活人书》，流传甚广，影响深远。清代徐大椿称，大有功于张仲景者，《活人书》为第一。

有些人家传医业或自幼习医，后攻科举，做官后仍然兼医。由于宋代科举不看门第出身，许多医家子弟也自幼习儒，通过科举而做官，如孙奇、孙兆兄弟为宋初名医孙用和之子，二人都中过进士，为朝官。孙兆曾任将仕郎、守殿中丞、转任尚药奉御丞，为官后仍坚持行医，并著《伤寒方》《伤寒脉诀》《孙兆口诀》等医学著作，还参加过《外台秘要》的校勘工作。孙奇为其兄，官尚书都官员外郎，嘉祐年间（1056—1063 年）奉旨参加校正医书局工作，参与了《千金要方》《千金翼方》等多部医书的校勘工作。再如许叔微，幼时家贫，父母双亡，因而发愤学医，治病不取报酬，治愈病人不计其数，后于绍兴二年（1132 年）中进士，为官后仍不忘医学，人称"许学士"。其于《伤寒论》极有研究，治病重视辨证，著作流传下来的有《伤寒百证歌》《伤寒发微论》《伤寒九十论》等，晚年他还将平生所试有效方剂编著成《普济本事方》一书传世。

有些人既非科场仕途失意，又非家传或自幼习医，而是在为官后或因个人兴趣，或因亲人、本人疾患失治，或因受时尚影响等等原因而学医。宋代爱好医学的文人很多，其中有趋于时尚附庸风雅者，也有对医药学卓有贡献者。如寇宗奭，北宋末年曾先后在杭州、温州、陕西、顺安军等处为官，宦游期间颇能留意医药，因发现当时本草著作不无脱误，于是深入实践，反复验证，搜访十余年，撰成《本草衍义》一书，太医学称此书"委是用心研究，意义可采"，对后世影响很大。再如高若讷，历任起居舍人、知谏院等职，《宋史》有传，因其母病而兼学医书，连太医都信服他，《伤寒论》《千金方》《外台秘要》久不传世，经其考订校正刊行后才得到传播，世上医者才得见这些书。高若讷曾著有《素问误文阙义》《伤寒纂要》等医书，其弟子申受、徐遁等也颇有医名。

尽管"儒医"的来源不同，个人行医的动机不一，但这一特殊阶层在宋代出现了，他得到了社会认同，标志着士大夫参与医学高潮的到来，标志着医学和医生的社会地位的提高。

四、"医儒合一"的几位名家

宋代由帝王垂范，群臣争先，掀起了朝野上下的一股"医学热潮"。有现代学者将这种状况称之为"医儒合一"，指出儒医格局的产生与确立有两个重要的标志，一是儒者习医之风越来越盛，发展到无儒不通医的地步；二是医者从儒者转来，医能述儒成为一种普遍现象。此说虽不无偏颇，但却道出了宋代当时的社会现象。这里举出的许叔微、朱肱、沈括和苏轼四位"医儒合一"的代表人物，以见宋代儒医之一斑。

（一）许叔微

许叔微，字知可，宋代真州（今江苏仪征）白沙人，长期客居毗陵（今江苏武进县）。约生于元丰三年（1080年），约卒于绍兴三十年（1160年）。绍兴二年（1132年）进士。曾任徽州、杭州教官，后迁京，官集贤院学士，故人称许学士。

许叔微幼年家贫。11岁时因"里无良医"，连遭丧祸，"父以时疫，母以气中"，百日之间"并失怙恃"。少年时的不幸对许叔微心灵造成了严重创伤。成年后，为实现抱负，笃志经史，走上当时知识阶层的进身之路，但乡荐春闱，不利而归，他感到百无聊赖。路过吴江平望，遇白衣人劝其习医济世，遂刻意方书，以救物为心。人无高下，皆急赴之，不求其报，竟成一代名家。

曾敏行在《独醒杂志》中记载了许叔微的一段佚事，提到许叔微自称生平有三恨：一是父母病死而束手无策；二是科举不利；三是膝寒无嗣。在当时，这三个遗憾中任意一个发生于其他儒者身上，都会抱憾终身的，因为其中任何一项都与当时儒家伦理抱负息息相关：一恨、三恨为孝道不全，二恨为政治理想的失败。而学医行医却为许叔微弥补了心灵的失落：政治抱负无法实现，则可通过行医实现兼济天下的理想。

许叔微认为，医学博大精深，可以养生，可以全身，可以尽年，可以利天下与来世，不是见识粗浅者所能学成。如果精医道，通神明，夺造化，能建起死回生之功，则绝不是一般技艺工巧所能比拟。幼年丧亲的创伤，激励他刻苦学习医学，发誓要一心一意拯救病人，实现儒家济世救人的理想。

许叔微的学术贡献表现在对《伤寒论》的研究和对杂病的研究两个方面。

许叔微与许多宋代儒医相同，信奉张仲景学说，认为"论伤寒不读仲景书，犹为儒而不知有孔子六经也"。儒者出身使他尤知医学理论的重要，所以他从理论方面对《伤寒论》进行了深入的研究。

许叔微关于《伤寒论》的著作很多，除流传至今的《伤寒百证歌》《伤寒发微论》《伤寒九十论》外，书录记载尚有《仲景脉法三十六图》《翼伤寒论》2卷、《辨类》5卷、《伤寒治法》81篇，已不可考。

《伤寒百证歌》5卷，"取仲景方论编成歌诀一百证，以便后学之记习，其中间或有仲景无方者辄取《千金》等方以编入"。分别论述阴、阳、表、里、虚、实、寒、热、脉、证、方、药等，用韵语形式，推明其义。在理论方面，还补充了《诸病源候论》及朱肱、孙兆、孙用和等人的见解。如"发热恶寒发于阳，无热恶寒自阴出""病人身热欲得衣，寒在骨髓热在肌，病人身寒衣褪退，寒在皮肤热在髓""阳盛热多内外热，白虎相当并竹叶，阴盛寒湿脉沉弦，四逆理中最为捷"，朗朗上口，简明扼要，便于记诵和应用，促进了《伤寒论》学术的传播。

《伤寒发微论》2卷，22论，为学习体会、随笔札记，广泛引用扁鹊、华佗、孙思邈之说。首列伤寒72证加以阐述，余则属小品论文。如《论桂枝汤用赤白芍药不同》《论伤寒慎用丸子药》《论伤寒以真气为主》《论用大黄药》等。论中不乏真知灼见，如论大黄之应用说，"大黄虽为将军，然荡涤蕴热，推陈致新，在伤寒乃为要药，但欲用之当尔。大柴胡汤中不用，诚脱误也。王叔和云：若不加大黄，恐不名大柴胡。须是酒洗生用为有力。昔后周姚僧垣，名善医，帝因发热，欲服大黄，僧垣曰：大黄乃是快药，然至尊年高，不宜轻用。帝弗从，遂至危笃。及元帝有疾，召诸医，咸谓至尊至贵，不可轻脱，宜用平药，可渐宣通。僧垣曰：脉洪而实，此有宿食，非用大黄，必无瘥理。元帝从之，果下宿食而愈。此明夫用与不用之异也。"在《论桂枝汤用赤白芍药不同》一篇中，肯定仲景习用之芍药为白芍，纠正了宋初认为是赤芍的错误记载。

《伤寒九十论》1卷，为许叔微经治病例的记述，属医案性质，介绍运用仲景法的经验，对所遇危重之证，详述治疗过程，且加评语，阐发其医理，类似病例讨论。本书是现存最早、记载最为翔实的伤寒医案医论集。

《类证普济本事方》10卷，是许叔微晚年撰集的杂病方面的代表作。

该书以病归类，分25门，收入"平生已试之方"373首，并附有病例，理论联系临床，既有前人论述，又有独到见解。书中所记多结合临床实践，值得探讨。如提出气厥不可作中风候；益肾宜用滋润之品；以含有信石的紫金丹治疗哮喘病；据便血颜色和性状鉴别不同疾患等，都说明许叔微不是一位仅能夸夸其谈的儒者，同时是一位出色的临床医生，对临床有真知灼见。张锡纯曾评论本书说："所载诸方，虽离奇新异，乍视之不得其解，及深思之则确有精义，是诚所谓海上仙方。"钱闻礼认为凡"僻壤穷乡求良医不速者，得是书而珍惜之，开卷即可检方，斟酌即能白药"。

（二）朱肱

朱肱，字翼中，自号大隐先生，又号无求子，生于11世纪。朱肱为世家出身，其祖父承逸，"乐善好施"，官湖州孔目。父朱临、兄朱服、弟朱彤皆为朝廷官宦，侄朱彧为学者，著有《萍州可谈》。朱家世居乌程（今吴兴），朱临因"避乱"移居浦阳。

朱肱后侨居杭州大隐坊，自号大隐翁。元祐三年（1088年）考中进士，任奉议郎、直秘阁。建中靖国元年（1101年）出守雄州防御推官，继转南阳邓州录事参军。因日食、地震上书（连续两年正月日食。河东十一郡地震，死者约以千计），指责当权者章惇过失，为右仆射曾布不容，遂挂冠辞归乡里。政和四年（1114年），宋廷大兴医学，召朱肱为医学博士。政和五年（1115年）秋天，朱肱又因书写苏轼《王复秀才所居双桧诗》（"凛然相对敢相欺，直干凌空未要奇，根到黄泉无曲处，岁寒唯有蛰龙知"）而涉嫌影射变法派与保守派的斗争，被罗织降放巴蜀达州茶场，与其一起被贬者还有陈弁、李升、韩均、余应求，并称五君子。早在元丰二年（1079年），御史中丞李定等弹劾苏轼谤讪朝政，讥讽新法，苏轼因此被押赴回京，下御史台狱，羁押4个多月，有王诜、苏辙、司马光等22人受到牵连。不想时过多年，朱肱又因而获罪。政和六年（1116年），朱肱以朝奉郎提点洞霄宫被召还，而后定居大隐坊，从此不再过问政治，专心从事医学，施诊济人。

朱肱在医学上作出了重要贡献。他潜心钻研医学数十年，尤精于伤寒。他把仲景之书比作儒家六经，但苦于"世人知读此书者亦鲜，纵欲读之，又不晓其义"。为便于习用，他对《伤寒论》进行了分类研究，从经络病因传变加以分析，并补充了妇人伤寒、小儿伤寒以及小儿疮疹的方证治疗，以应当时临床急需。朱肱的《活人书》原名《伤寒百问》，始作于元祐四年（1089年），成于大观二年（1108年），后张蕆在杭州为之作序，取《魏志》"华佗出书一卷，语'此书可以活人'"之语，仲景家居南阳郡之意，建议重加修订，改名《南阳活人书》。政和元年（1111年）令子朱遗直赴开封献之于朝，当时蔡京执政，大加赞赏，下令国子监镂版，颁行天下，印刷后风靡南北，竟达到"知有朱氏《伤寒百问》，而不知有《伤寒论》"的程度，在当时产生了很大影响。南宋名医许叔微评价朱肱《活人书》是研究《伤寒论》诸书中"最要、最备、最易晓、最合宜古典"，是他平日酷爱诵读之书。后世医家如刘河间、王履、徐大椿等人，都十分推崇朱肱学说，可见该书对后世的影响也很深远。

朱肱对《伤寒论》的研究，有一显著的特点，即以经络论三阴三阳。对于《伤寒论》中所说的太阳、阳明、少阳、太阴、少阴、厥阴之为病，朱肱认为是足三阴、三阳经络为病。他指出："治伤寒先须识经络，不识经络，触途冥行，不知邪气之所在，往往病在太阳，反攻少阴；证是厥阴，乃和少阳，寒邪未除，真气受毙。"他根据《灵枢》经络学说对于六经病变进行了阐释，如太阳病，"足太阳膀胱之经，由目内眦上头，连于风府，分为四道，下项，并正别脉，上下六道，以行于背与身为经。太阳之经为诸阳主气，或中寒邪，必发热而恶寒，缘头项腰脊是太阳经所过处，今头颈痛，身体疼，腰脊强，其脉尺寸俱浮者，故知太阳经受病也。"

宋代，一度有专用凉药或专用热药的医生，当时有俗语"藏用担头三斗火，陈承箧里一盘冰"，生动地表现了医生用药偏颇的状况。朱肱对此非常不满，批评"好用凉药者，如附子、硫磺则笑而不喜用，虽隆冬使人饮冷，服三黄圆之类；好用热药者，如大黄、芒硝则畏而不敢用，虽盛暑劝人炙煅，服金液丹之类。非不知罪福，偏见曲说所趣然也"。因此，他则力图弥补张仲景《伤寒论》详寒略温的缺陷，不仅在伤寒病寒证方面丰富了《伤寒论》内容，而且在温热病的热证方面创用了新的治法、方剂等，为后世温病学说的发展奠定了基础。朱肱还认为，"大率仲景证多而药少，使皆如仲景调理既正，变异不生，则麻黄、桂枝、青龙用之而有余，以后世望圣人难矣。仲景药方缺者甚多，至如阴毒伤寒、时行温疫、温毒发斑之类，全无方书。"于是选取《外台》《千金》《圣惠》《金匮玉函》等书中名方百余首，对《伤寒论》进行了补充，使之更加完备。

（三）沈括

沈括（1031—1095 年），字存中，钱塘（今浙江杭州）人。北宋名吏，曾中进士，官至太常少卿。博览古今，为扬州司理，编校昭文馆书籍。熙宁间，除太子中允，后知制诰，权三司使，迁翰林学士。后知延州（今陕西延安）以御边。后以永乐事贬居京口，号梦溪翁。沈括以文学著称，尝上熙宁奉元历，编修天下郡国图，著述颇多，有《春秋机括》《梦溪笔谈》《长兴集》行于世。

《宋史·沈括传》称他博学善文，于天文、方志、律历、音乐、医药、卜算无所不通；李约瑟则称誉他为"中国科学史上的里程碑"。沈括以一个科学家的眼光，对当时的医学进行了深入的探讨，有许多真知灼见，至今仍被人们所赞叹，这与他遵循儒家"格物致知"的精神不无关系。他在医药方面涉猎的范围较广，在此仅举有关五运六气、诊治疾病的"五难"和药学方面的见解进行分析。

五运六气在宋代成为显学，民间甚至有"不读五运六气，检遍方书何济"的谚语。沈括对五运六气持肯定态度，但认为不能死搬硬套。他在《梦溪笔谈》中详细介绍了五运六气的内容，然后指出："医家有五运六气之术，大则候天地之变，寒暑风雨、水旱螟蝗，率皆有法；小则人之众疾，亦随气运盛衰。今人不知所用，而胶于定法，故其术皆不验。"他认为物质之理，有常有变，不可能只有常而没有变。"假令厥阴用事，其气多风，民病湿泄，岂普天之下皆多风，普天之民皆病湿泄邪？至于一邑之间，而畅雨有不同者，此气运安在？欲无不谬，不可得也。"他举熙宁年间的例证说明五运六气常与变的关系："熙宁中，京师久旱，祈祷备至，连日重阴，人谓必雨，一日骤晴，炎日赫然，予时因事入对，上问雨期如此旸燥，岂复有望？次日，果大雨。是时湿土用事，连日阴者，从气已效，但为厥阴所胜，未能成雨；后日骤晴者，燥金入候，厥阴当折，则太阴得伸，明日运气皆顺，以是知其必雨。"沈括认为五运六气必须灵活应用，不能胶柱鼓瑟，要精细推求，不能马虎敷衍，"造化之妙，间不容发。推此而求，自臻至理。"

沈括详细分析了医生在治疗疾病过程中的各个环节，在《苏沈良方》序中指出了治病的"五难"：即辨疾、治疾、饮药、处方、别药等五项难题。

一是诊断。"今之视疾者唯候气口六脉而已；古之人视疾，必察其声音、颜色、举动、肤理、性情、嗜好，问其所为，考其所行，已得其大半，而又遍诊人迎、气口十二动脉。疾发于五脏，则五色为之应，五声为之变，五味为之偏，十二脉为之动。求之如此之详，然而犹惧失之，此辨疾之难一也。"沈括通过古代医者的记载发现脉诊在诊断中的地位，从而对当时人们只重脉诊而忽略其他各诊的倾向提出疑问，只靠脉诊必然造成治疗的困难。

二是辨证治疗。"今之治疾者，以一二药书其服饵之节授之而已；古以治疾者，先知阴阳运历之变故，山林川泽之窍发，而又视其人老少肥瘠，贵贱居养，性术好恶，忧喜劳逸，顺其所宜，违其所不宜，或药或火，或刺或砭，或汤或液，矫易其故常，揣摩其性理，捣而索之，投机顺变，间不容发。而又调其衣服，理其饮食，异其居处，因其情变，或治以天，或治以人。五运六气，冬寒夏暑，旸雨电雹，鬼灵魇蛊，甘苦寒温之节，后先胜负之用，此天理也。盛衰强弱，五脏异禀，循其所同，察其所偏，不以此形彼，亦不以一人例众人，此人事也。言不能传于书，亦不能喻之于口。其精过于承蜩，其察甚于刻棘。目不舍色，耳不舍声，手不释脉，犹惧其差也。授药遂去，而希其十全，不亦难哉？此治疾之难二也。"沈括认为古人治疗必先辨证，综合患者体质及内外环境各种因素进行分析，只有这样才能得出正确的诊断。

三是服药方法。"古之饮药者，煮炼有节，饮啜有宜。药有可以久煮，有不可以久煮者，有宜炽火，有宜温火者，此煮炼之节也。宜温宜寒，或缓或速，或乘饮食喜怒而饮食喜怒为用者，或违饮食喜怒而饮食喜怒为敌者，此饮啜之宜也。而水泉有美恶，操药之人有勤惰，如此而责药之不效者，非药之罪也，此服药之难三也。"沈括认为，服药方法的正确与否也是治疗效果的一个关键因素。

四是与处方配伍、患者体质等有关的事项。"药之单用为易知，药之复用为难知。世之处方者以一药为不足，又以众药益之。殊不知药之有相使者、相反者，有相合而性易者。方书虽有使佐畏恶之性，而古人所未言、人情所不测者庸可尽哉？如酒于人，有饮之逾石而不乱者，有濡吻则颠眩者；漆之于人，有终日抟漉而无害者，有触之则疮烂者，焉知药之于人无如此之异者，此禀赋之异也。南人食猪鱼以生，北人食猪鱼以病，此风气之异也。水银得硫磺而赤如丹，得矾石而白如雪。人之欲酸者无过于醋矣，以醋为未足，又益之以橙，二酸相济，宜其甚酸而反甘。巴豆善利也，以巴豆之利为未足，而又益之以大黄，则其利反折。蟹于柿，尝食之而无害也，二物相遇，不旋踵而呕。此色为易见，味为易知，而呕利为大变，故人人知之。至于相合而之他脏致他疾者，庸可易知耶？如乳石之忌参术，触者多死，至于五石散，则皆用参、术，此古人处方之妙，而世或未喻也，此处方之难四也。"沈括所说的"四难"包括了药物处方的配伍、君臣佐使、患者的个体禀赋等，实际上是多种"难"的综合。

五是药物的采集、贮藏、产地加工等。"医诚艺也，方诚善也，用之中节，而药非良药，奈何哉？橘过江而为枳，麦得湿而为蛾；鸡逾岭而黑，鹳鹆逾岭而白；月亏而蚌蛤消，露下而蚊喙坼，此形器之易者也，性岂独不然乎！予观越人艺茶畦稻，一沟一陇之异，远不能数步，则色味顿殊，况药之所生，秦越燕楚之相远，而又有山泽膏瘠燥湿之异禀，岂能物物具其所宜？又《素问》说：阳明在天则花实戕气，少阳在泉则金石失理。如此之论，采掇者固未尝晰也。抑又取之有早晚，藏之有后咀焙晾，风雨燥湿，动有槁暴。今之处药，或有恶火者，必曰之而后咀，然安知采藏之家不常烘煜哉？又不能必，此辨药之难五也。""五难"包括药物从出产到收藏的各个环节，任何一个环节的问题都会影响疗效。

沈括对医疗过程中影响疗效的各种因素作了详尽的论述，甚至超过了一般的医学工作者。但他还认为："此五者，大概而已，其微至于言不能宣，其详至于书不能载，岂庸庸之人而可以易言医哉！"可见其精益求精的科学精神。

沈括对于药物学也有深入研究，《梦溪笔谈》中有许多相关的记述。沈括的特点是不迷信前人书本，而相信严密细致的实际观察和科学缜密的逻辑思考。

沈括指出，药材的采集时节会直接影响药物的疗效。古法采集草药多在二月、八月，沈括以为极不得当。之所以定在二、八月采集，是因为二月草已发芽，八月苗未枯萎，采集者容易辨识，但从保证药品质量而言，却未必正是良时。因为一般用根者，若有宿根，必须在无茎叶时采集，津泽才能皆归其根，如芦菔、地黄等，无苗时采，则实而沉，有苗时采，则虚而浮。至于无宿根者，则等到苗成而未有花时采，则根生已足而未衰减，如紫草，未花时采则根色鲜泽，花过而采则根色黯恶。一般用叶者在叶初长足时，用花者在花初敷时，用实者在果实成熟时采，则可以保证药品质量，不可为了容易辨认而限定采集时月。沈括还进一步从地理、气候等因素对植物生长的影响，论述采药不应拘于时月：土气有早晚，天时有愆伏，"人间四月芳菲尽，山寺桃花始盛开"，此地势高下之不同。竹笋水稻，一物同一畦之间，生熟各有早晚，此物性之不同。岭峤微草，凌冬不凋；并汾乔木，望秋先陨；诸越则桃李冬实，朔漠则桃李夏荣，此地气之不同。一亩之稼，则粪溉者先芽；一丘之貉，则后种者晚实，此人力之不同。总之不可一切拘以定月。在具体药物采集上，沈括也有许多灼见，如指出金樱子用来止遗泄，是取其温涩之性，当在半黄有涩味时采，若待其红熟时取汁熬膏用，则大错特错，因为红则味甘，熬膏则全失本性。

沈括十分重视药物品种的真伪优劣问题，强调品种不同对药物疗效的影响。他指出，细辛出华山，极细而直，深紫色，味极辛，嚼之习习如生椒，其辛更甚于椒。东方、南方所用细辛，本是杜衡，又称马蹄香；襄、汉间所产细辛，极细而直，色黄白，本是鬼督邮，都不是细辛。再如青蒿，沈括认为蒿的种类很多，如青蒿一类，即有两种。有黄色者，有青色者。陕西绥、银之间有青蒿，在蒿丛之间，时有一两株，迥然青色，土人谓之香蒿，茎叶与常蒿悉同，但常蒿色绿，而此蒿色青翠，一如松桧之色。至深秋，余蒿并黄，此蒿独青，气稍芬芳。古人所用，以此为胜。再如丁香和鸡舌香之辨，枳实与枳壳之别，沈括都进行了严密的考证，得出了令人信服的结论。

沈括对于方剂的君臣佐使理论也有自己的认识。旧有"一君、二臣、三佐、五使"之说，意思是虽然药品众多，而主病者专在一物，其他只起辅助作用。沈括认为，此说有一定道理，但也并不尽然。因为哪种药物才真正是"主此一方"的君药，往往一时难以说清。《药性论》认为"众药之和厚者定以为君，其次为臣，为佐，有毒者多为使"。沈括指出："此谬说也。设若欲攻坚积，如巴豆辈岂不为君哉！"对于药物各种剂型的使用，沈括也有自己的看法，他认为：汤、散、丸，各有所宜。一般来说，欲达五脏四肢者莫如汤，欲留膈胃中者莫如散，久而后散莫如丸；无毒者宜汤，小毒者宜散，大毒者须用丸；欲速者用汤，稍缓者用散，甚缓者用丸。宋代煮散之风渐兴，用汤者渐少，沈括认为煮散不能代替汤剂，因为汤剂气势完壮，药力强悍，煮散者一啜不过三五钱，比功较力，难敌汤势。不过汤剂既然力大，用之则当谨慎。选择何种剂型，应用全在良工，不可拘以定论。

沈括发现，药用部位不同，常常疗效也随之不同，甚至相反。如果不能深达其理，不可妄用。如泽漆之根，乃是大戟；马兜铃之根，乃是独行，其性用各别，不得混淆。又如巴豆能利人，其壳却能止利；甜瓜蒂能吐人，而其肉却能解之；坐拏能蒙人，食其心则醒；楝根皮泻人，枝皮则吐人；兰蛇之首能杀人，兰蛇之尾能解药；鸟兽之肉皆补血，其毛角鳞鬣则破血。山茱萸能补骨髓，是因其核温涩能秘精气，精气不泄，所以能补骨髓，有人削取肉用而弃其核，大非古人之意。对于个别药物的药用部位，沈括也作了考证，如天麻，沈括指出：天麻即赤箭，有人误指赤箭别为一物，既无此物，不得已错以天麻苗为之。而《本草》明称"采根阴干"，由此可知其误。草药上品，除五芝之外，赤箭为第一，此神仙补理，养生上药。

世人惑于天麻之说，只是用于治风，实在太可惜了！

沈括一贯不迷信书本，重视实践经验，提倡科学精神，对于药物书中的记载都详加稽考，不以讹传讹，不盲目信书。指出方书每多伪杂，即使《神农本草》这样的经典著作，差误亦复不少，医者不可不知。

对于来源于实践的经验，沈括则尽力搜集，广泛记载，如关于苦参虽可洁齿却损伤腰肾的记载，就来源于自身及同僚的亲身经历。这种例证在沈括《梦溪笔谈》中比比皆是。众所周知，沈括在宋儒中是最具科学精神的，这与宋代重视科学的时代精神有关，这种精神体现在儒家的"格物致知"的实践之中，医学只是体现沈括科学精神的一个方面。他的科学精神来源于对物质内涵的求知心理，来源于浓厚的好奇心。在宋代"格物"既有为政治服务的一面，又有探究客观事物的一面。为政治服务是"致知"，探究客观事物是"格物"。沈括可能是属于"格物"多一些、"致知"少一些的儒者，因此作为"副产品"，在自然科学方面取得了许多重要成果。

（四）苏轼

苏轼（1037—1101 年），字子瞻，号东坡居士。北宋眉州眉山（今属四川）人。嘉祐进士，复举制科，仕至开封府推官。神宗朝，因反对王安石变法，屡获罪遭贬下狱，哲宗即位后被起用，至翰林学士知制诰、端明殿、翰林仕读两学士，哲宗亲政后又屡遭贬。苏轼为文纵横恣肆、豪迈挥洒，为唐宋八大家之一。

苏轼的一生仕途坎坷，屡遭贬谪，但仍保持儒者的"浩然之气"。虽然徙官频繁，屡入边陲，水土难服，但他热爱生活，清心寡欲。苏轼对于世上烦恼、困惑，皆能置之度外，等闲视之。《侯鲭录》记载苏轼在湖州因写诗得罪，追赴诏狱，夫人子女送其上路，皆哭。苏轼却回头对老妻说："你独不能如杨处士妻作诗送我乎？""杨处士妻作诗"是当朝的典故：宋真宗时寻访天下隐者，找到一位名叫杨朴的，召对不能，真宗问："你临行时，有人作诗送行否？"他回答只有臣妻作诗一首："要休落魄贪杯酒，亦莫猖狂爱咏诗。今日捉将官里去，这回断送老头皮。"真宗听后大笑，放其还山。苏轼在被捕时还能如此诙谐，可见其平时的生活态度了。苏轼在扬州，一次设家宴款待朋友，应邀十余人，米芾在其中。酒至半酣，米芾忽然站起来说："有一件小事告诉老先生，世人皆认为我癫，想问一下我是否癫！"苏轼当然知道米芾希望的答复是"不癫"，但他没有，而是随即答道："吾从众！"举座皆惊，举座皆笑。

从苏轼这种典型的儒者式幽默，可以深深地体味到他对生活的热爱，而决不能错误地推想他行事马虎，恰恰相反，他对具体事物的态度却是非常认真的。比如苏轼在延请医家诊治疾病时，常将自己的症状和盘托出，以便医者诊断辨证，而不像一般文人去考医生。他认为：脉之难明，古今所病，至虚有盛候，而大实有羸状，差之毫厘疑似之间，便有死生福祸之异，士大夫多秘其所患以求诊，以验医之能否，使索病于冥漠之中，辨虚实冷热于疑似之间。医不幸而失，终不肯自谓有失，反巧饰其非以全其名；至于不救，则强调原本难治，使人不得相怨。他平生求医，一般于平时默验医术工拙，至于有疾而求疗，必先尽告以所患，而后求诊，使医生了然知所患之所在，然后施治，即使医术平平，治疗常常获愈。

据李良松、郭洪涛等考证，《苏东坡全集》及有关论著中，可寻及的论医文章主要有《问养生》《上张安道养生论》《药诵》《东坡酒经》《续养生论》《圣散子后序》《龙虎铅疗论》《谢御膳表》《求医诊脉说》及 15 条赐茶药、口宣的诏文等，[①] 其中大部分属于养生内容。

《问养生》通过"问养生于吴子"来论述养生的哲理及苏轼的养生观点。文中说，养生的要诀在于"和"与"安"，"和"为顺应自然，"安"乃重在调养。

《药诵》诵论养生之药，首论嵇中散之辞，继而引养生得道之语，其间引及胡麻、茯苓等养生之品，苏氏由古论今，感慨万千。

《东坡酒经》总结民间酿酒的工艺和方法，对不同性质的酒提出不同的酿制方法。

《续养生论》对养生的理论提出了独特的见解，将精神调和、道德修

---

① 李良松等著：《中国传统文化与医学》，厦门：厦门大学出版社，1990 年，第 177—178 页。

养与养生结合起来，认为"无思"是不现实的，只有"无邪"才能长寿。文中推崇内丹为"长生不死之术"。

《上张安道养生论》论导引之术的基本方法和要诀，是一篇较有价值的气功文章，其强调的气功方法有含神内视、气贯丹田、咽津纳气等，练法极为讲究。

苏轼非常重视心理健康，精神上的养生是其最主要的实践。他在《赠张鹗》中，传与记张鹗一首曾验之于己的战国保健方：其药四味而已，一曰无事以当贵，二曰早寝以当富，三曰安步以当车，四曰晚食以当肉。这与《内经》"美其食""乐其俗"的养生观是完全相符的。

苏轼也很重视气功锻炼，在《养生说》中，他介绍了自己的经验：已饥方食，未饱先止。散布逍遥，务令腹空。当腹空时，即便入室。不拘昼夜，坐卧自便，唯在摄身，使如木偶。常自念言，今我此身，若少动摇，如毛发许，便坠地狱。如商君法，如孙武令，势在必行，有犯无恕。又用佛语及老聃语，视鼻端白，数出入息，绵绵若存，用之不勤。数至数百，此心寂然，此身兀然，与虚空等，不烦禁制，自然不动。数至数千，或不能数，则有一法，其名曰随，与息俱出，复与俱入。气功在苏轼流放期间曾发挥了重要的保健防病作用。

苏轼在饮食养生方面，也有体会。如他认为食茯可以健身；还指出露天接下的雨水味甘而滑，用以泡茶煮药，皆美而有益，食之不辍，可以长生。他不赞成用药物养生的做法，认为"养生者不过慎起居饮食，节声色而已。节慎在未病之前，而服药于已病之后。今吾忧寒疾而先服乌喙，忧热疾而先服甘遂，则病未作而药先杀人矣"。

宋代儒者多注意良方的搜集、整理、研究、推广。苏轼、沈括的《苏沈内翰良方》广传于世，固然与作者的"名人效应"有关，但不可否认，书中也确实介绍了不少良方。现存之《苏沈良方》论述范围很广，类似医药随笔。卷一为脉说、脏腑、本草及灸法；卷二至卷五为内科杂病及方药；卷六为养生及炼丹；卷七至卷十为五官科、外科、妇科、小儿科疾病及方药。论各种疾病多附以验案，对药物性味、配伍、剂型和采集等多有独到认识。

宋代流传最广、影响最大的良方"圣散子方"，也与苏轼有着不可分割的关系。该方药物组成如下：

草豆蔻（去皮面裹，炮十个）、木猪苓（去皮）、石菖蒲、高良姜、独活（去芦头）、附子（炮制，去皮脐）、麻黄（去根）、厚朴（去皮，姜汁炙）、藁本（去瓤，土炒）、芍药、枳壳（去瓤，麸炒）、柴胡、泽泻、白术、细辛、防风（去芦头）、藿香、半夏（姜汁制）、茯苓。

以上各药各半两，甘草炙一两，上锉碎如麻豆大，每服五钱。上清水一钟半，煮取八分，去滓热服；余滓两服合为一服重煎，空心服。

此方出处不得而知，苏轼得之于眉山巢谷。巢谷多学好古，秘惜此方，不传其子，苏轼苦求方得。谪居黄州时，连年时疫流行，苏轼合此药散发，疗效卓著，所活者不可胜数。巢谷传授此方于苏轼时，曾指江水为盟，约定不传他人，而苏轼处于济利天下之心，还是传给了蕲水名医庞安时，意欲安时著书传后，也使巢君之名随之不朽。后来郭五常得此方于都宪袁公，即在郧阳梓行，并附录华佗危病十方及经验三方，继得者复刊为续录。

此方自苏轼治疫取得实效后，竟被视为有病治病、无病防病的奇方："神物效灵，不拘常制，至理开惑，智不能知。"然而任何医方都有一定的适应范围，不可能有效地普治百病。陈言在《三因方》中分析此方性温热，可用以治寒疫。如果不辨阴阳寒热而滥用，必然酿成悲剧，叶梦得在《避暑录话》中即记载了误用圣散子方所造成的恶果："疾之毫厘不可差，无过于伤寒。用药一失其度则立死者皆是，安有不问证候而可用者乎？宣和后，此药盛行于京师，太学诸生信之尤笃，杀人无数。"更有甚者，由此而造成的悲剧并没有在宋代画上句号。据俞弁《续医说》记载，弘治癸丑年，吴中疫疠大作，吴邑令孙磐令医人修合圣散子，遍施街衢，并以其方刊行，而病者服后，十无一生，大都狂躁昏瞀而死。孙磐本以活人，殊不知圣散子方中有附子、良姜、吴茱萸、豆蔻、麻黄、藿香等燥热之品，不辨阴阳二证，一概施治，反助火邪，杀人利于刀剑。苏轼并非专职医生，传播此方，本为好事，却造成不应有的恶果，这是坡翁始料未及的。

许叔微、朱肱、沈括、苏轼可作为宋代"医儒合一"的代表。他们的职业不同，思想方法不同，学医、行医的背景、动机以及所起的作用也各不相同，在他们身上可以看到医学与儒学所占比例存在着一定差异，他们分别代表了四种类型的儒医，反映了宋代医学思想的一些特征。

第四节
重视医学理论研究与伤寒学派的兴起

宋代医学思想的进步，不仅表现在政府重视医药卫生事业、开创兴办各种类型的医学教育以及儒医大量涌现方面，还表现在医学理论研究受到特别重视和伤寒学派的兴起两个方面。

一、重视医学理论研究

宋代以前相当长的历史阶段中，医学的发展停留在经验的积累上，出现了许多方书。这些方书大部分是将各种有效方分类编排在一起，较少作理论性的总结。这种状况是人类在探讨疾病防治规律、总结维护健康经验的过程中所必经的阶段。而医方积累更进一步丰富时，就要对这些经验进行理论总结，从而找出规律性的东西，上升到理性认识。而新的理论认识又离不开对原有理论的批判继承。宋代政府很强调对医学理论的继承，很早就对医生理论水平进行考核。范仲淹认为医生技术低劣是不经试授、道听途说造成的，而解决的主要方法就是要学习《素问》《难经》等理论著作。太医局各个时期的课程都以医学理论书籍为主，宋徽宗时更添置了运气学说内容。校正医局所校医书中理论类书籍占了相当高的比例。宋代以前医家不重理论，同时也与文化程度较高的儒士阶层不愿加入此行列，不愿为医学投入过多精力有关。宋代由于儒士的积极参与，这种局面为之一变。宋代儒医的出现，本能地表现为对理论的浓厚兴趣。他们多是不满足于临床经验的积累，而要在更深的理论方面予以研究。谢观在《中国医学源流论·唐宋学说之异》中一针见血地指出了宋代医学发展趋势的变化："唐以前之医家，所重者术而已，虽亦言理，理实非其所重也。宋以后之医学，乃以术为不可恃，而必推求其理，此自宋以后医家之长。"由于儒医的出现，在宋代医学理论探讨中突显了对理论书籍的研究和运气学说的两大特色。

（一）对基础理论的研究

《黄帝内经》成书以后，主要靠传抄流传。一般认为，《内经》分为《素问》和《灵枢》两部分。但后世所见都是以宋代印刷本为基础的版本。这期间，对《素问》流传贡献最大的是王冰和林亿。唐代王冰历时 12 年，将《素问》整理为 24 卷，重新注释。至宋代，由于对《内经》十分重视，北宋就曾先后有 4 次校正《内经》的记载，其中最重要、影响最大的要数校正医书局对《素问》王冰注本进行的整理校勘。林亿等在校勘时除选用内府所藏各种《素问》版本外，还参考了其他多种医书，根据医理、文理纠正了不少谬误。林亿等人的校正本成为宋代以后《素问》的通行本。《灵枢》最早出现在南宋，高宗绍兴二十五年（1155 年）史崧将家藏旧本《灵枢经》重新校正，扩大为 24 卷，附加音释镂板印行，史崧本也成了《灵枢》的通行本。

《难经》基本上是《素问》的一个通俗本，宋代太医局所修课程和考试科目都包括《难经》。宋代整理注释《难经》的也比较多，如丁德用《补注难经》、杨康侯《注解难经》、庞安时《难经解义》、周与权《难经辨正释疑》等。

陈言的《三因极一病证方论》是一部病因学专著，在病因学上提出了新的观点。他在《金匮要略》中"千般疢难，不越三条"的病因病机理论基础上，把病因归纳为内因七情、外因六淫和不内外因。内因七情即喜、怒、忧、思、悲、恐、惊；外因六淫即风、寒、暑、湿、燥、热；不内外因包括虫兽所伤、金疮跌折、饮食饥饱、自缢溺水等。他认为凡治病，必须先识病因，如果不知病因，诸多的病源无法归类。于是他将病因与治则、方药结合在一起，由博返约，便于医家学习。

宋代文人医家对于古代脏腑组织的记载已多有不满，开始进行寻名责实的研究，如苏辙《龙川略志》记载，名医单骧曾议论古说左膀胱右三焦之谬；举子徐遁观尸体而说三焦；名医陈言在《三因极一病证方论》中也论述了三焦的形质。后来宋代的论点引起了后世三焦形质有无的争论。

组织器官的解剖形态是进行脏腑理论研究的客观基础。《灵枢·经水》已有关于解剖活动的记载："若夫八尺之士，皮肉在此，外可度量切循而得之，其死可解剖而视之。"但由于封建礼教的束缚和中医整体观念与取类比象藏象学说的特点，使解剖学没有更深入的发展。宋代有明确记载的解剖活动有两次，一次是在庆历年间（1041—1048年），广西欧希范等56人被官府所杀，宜州推官吴简一一进行了详细剖视，并绘制成《欧希范五脏图》传世；另一次是崇宁年间（1102—1106年），著名医生杨介据泗州处死的犯人尸体解剖草图，整理编辑成《存真图》。虽然该书还很幼稚，并掺杂臆想成分，但毕竟是根据实际解剖得来的，具有一定的积极意义。

（二）运气学说的流行

运气学说是以"五运六气"的变化来推测疾病发生、发展和治疗的学说。它的产生年代已不可考，至迟在唐代王冰注《素问》时，已将以五运六气为主要内容的七篇大论补入《内经》。但后来这一理论就进入了长期的"休眠"时期，直至宋代才突然兴起而盛极一时。

有近代学者研究指出，理学是一种时代思潮，在其形成发展过程中自然会受到崇尚医学风气的熏染。理学先驱者、奠基人胡瑗、范仲淹、邵雍、张载、程颢、程颐等，无不援医入儒。随着对《河图》《洛书》研究的展开，易学象数派对"数"的探讨有了极大兴趣，其开创者邵雍说："天地五六，中合之数见矣。由是而衍之无穷，皆以是也。"理学思潮诱发了医家对运气学说的重新认识。

宋代初期的《太平圣惠方》等书尚无运气内容，但民间医家庞安时、郝允等已开始使用运气学说。刘温舒的《素问入式运气论奥》是现在可见

第一部专门阐述运气学说的专著。他认为天地间的气运"最为补泻之要"，于是在"吏役劳尘之暇""笔萃斯文"，对玄秘莫测的运气"解惑分图，括上古运气之秘文，撮斯书阴阳之精论"。原书为30论，72图，书成，上于朝廷。《运气论奥》一书根据《素问》七篇大论中运气学说，分为各个专题诠释，配以附图，重点介绍在医学中的应用。许多有影响的医家，如寇宗奭、陈言也把运气内容写入著作之中，《三因方》还将主岁主运的方药列出。当时甚至有"不读五运六气，检遍方书何济"的谚语。

宋徽宗期间运气学说盛行至顶点，政府曾发布"运历"。而御制医学著作《圣济总录》《圣济经》更以首要显著篇幅大量刊登运气学说。《圣济总录》开篇即列入60年运气图，包括主运、客运、司天、在泉、客主加临的变化规律。《圣济经》更辟专篇论述运气。医学教育也把运气大义列入考试范围，《太医局诸科程文》中，每卷均有一道运气题。由于官方的介入，也促进了医家对运气学说的注重和运气学说在民间的传播流行。

对于运气学说，在宋代已有医家持反对态度。如南宋著名医家杨介曾指出："五运六气，视其岁为药石，虽仲景犹病之；至于本草，则仲景深矣。"

二、伤寒学派的兴起

"百病之急，无急于伤寒"。伤寒是一切外感热病的总称，由于它来势凶猛，蔓延迅速，对人类健康造成极大威胁，所以历代医学家都不能忽视伤寒病的防治。在与张仲景同时或其前后研究伤寒病的医家也有许多，在王焘的《外台秘要》中提到的就有华佗、张仲景、王叔和、葛洪、巢元方、崔知悌、张文仲、陈禀丘、范汪、陈延之、释僧深、宋侠、孙思邈、姚僧垣等。他们都以自己的聪明才智投入到外感热病的防治之中，并积累了许多宝贵的经验。随着时间的流逝，由于种种原因历史只偏爱张仲景《伤寒论》这支外感病研究流派，其他流派或渐被时间淘汰，或渐被人们遗忘。《伤寒论》一枝独秀，渐渐成为研究伤寒病的代名词，伤寒学成为研究《伤寒论》的学问。

（一）宋代《伤寒论》研究热的起因

《伤寒论》是汉代末年张仲景根据当时众家之长，结合本人临床实际经验写成的。但因为种种原因，《伤寒论》一直没有传播开，许多临床医生或者没有见到过此书，或者根本没有听说过。看到此书的人很少。到了宋代，沉寂了700多年的《伤寒论》终于越来越受到医家的重视，出现了庞安时的《伤寒总病论》，朱肱的《南阳活人书》，常器之的《伤寒补治论》，许叔微的《伤寒发微论》《伤寒九十论》《伤寒百问歌》，钱闻礼的《伤寒百症歌》，韩祗和的《伤寒微旨论》，杨士瀛的《伤寒类书活人总括》，郭雍的《伤寒补亡论》等一大批研究张仲景《伤寒论》的著作。宋代319年间有关《伤寒论》的研究著作共有86种，有60位作者参与编写。而宋代以前的741年间，有关著作只有15种，研究作者共8位。仅从数量上也不难看出，宋代的伤寒学研究进入了一个热潮，《伤寒论》从宋代起受到历代的注意和重视，宋代是伤寒学的一个转折点。尤为突出的还是在研究的质量上，宋代医家大多数已不是像他们的前辈一样把《伤寒论》作为一种方书来对待，而是把它作为治疗外感热病的专书，试图以此为基础框架，构筑外感热病的诊疗体系，从理论和实践上研究补充发展《伤寒论》。

由于校正医书局的校正颁行，《伤寒论》等书得以空前普及，除中央官印之外，地方政府和民间书坊也有不少医书的印行，它不但推动了《伤寒论》研究的开展，也促进了关于《伤寒论》研究著作的传播。如朱肱曾著《南阳活人书》研究《伤寒论》，书成于大观元年（1107年），而到了乙未（1115年）秋，朱肱获罪去国，当他走到潍阳，见到王作肃的《增释南阳活人书》就有京师、京都、湖南、福建、两浙5处印行本。可见印刷术为医学知识的传播所起到的重要作用。

北宋时期的医学教育对于《伤寒论》研究也有一定的促进作用。虽然当时的教育没有把《伤寒论》作为每科必读课，但由于宋代重理论的学术风气，使人们也逐渐把精力集中到了既有理论又有实用价值的《伤寒论》上来。

当时疾病流行也有一定关系。宋代传染病的流行十分猖獗，有40余次之多。南宋尤甚。宋代的疾疫流行最主要因素在于战争因素。北宋统治地区，相对政治经济稳定，疾疫发生也较少，即使发生疾病流行，也多及时采取赐药送医等措施，未造成大的灾难。而北宋末期以后，人民群众因战争致生活不安定，疾疫因此大为流行。例如，靖康二年（1127 年）作为宋都的开封府被金兵围困，就造成了疾疫大流行。《宋史·五行志》《开封府志》《名医类案》和熊立品的《瘟疫传证汇编·靖康异人方》都从不同的角度记载了这次疫病的发生和当时惨景。当时的医家们不约而同地选用了《伤寒论》作为治疗疫病的武器。如李子建的父亲和祖父皆死于伤寒，因此他刻苦攻读张仲景的《伤寒论》，"深绎熟玩"，八年之后他终于认为自己已经彻底领悟了阴阳经络病证药性，为揭露庸医行径、纠正流俗时弊，写成《伤寒十劝》1 卷，阐扬张仲景精神实质。"百病之急，无急于伤寒"，林亿等之所以首先校正《伤寒论》，这也是一个基本动因。

以上原因多属外在原因，而《伤寒论》本身的卓越疗效也是一个不容忽视的重要原因。孙思邈在《千金翼方》卷九中指出："伤寒热病，自古有之。名贤俊哲，多所防御。至于仲景，特有神功。寻思旨趣，莫测其致。所以医人未能瞻仰。尝见太医疗伤寒，唯有知母大青等诸冷物投之，极与仲景本意相反，汤药虽行，百无一效。伤其如此，遂披伤寒大论，鸠集要妙以为其方。行之以来，未有不验。"从"百无一效"到"未有不验"的差距，比任何理论都有说服力。经过无数人的实践和时间的考验，《伤寒论》的学术地位得到了确认。宋代掀起《伤寒论》研究热潮并不是偶然的，它与人们对疗效可靠的医书的需求有密切关系。

（二）宋代《伤寒论》研究特点

宋代对于《伤寒论》的研究大致有以下特点：

1. 坚持《素问·热论》的伤寒观

宋代的医家都认为伤寒一词就是外感热病的总称。这是因为他们遵循了《素问·热论》的热病诊疗体系。《素问·热论》是在广义伤寒的原则下，具体论述热病。《素问》认为伤寒是病因、实质，而热病是结果、现象。《素问》的治疗原则，只有汗下两途，"治之各通其脏脉，病日衰已矣。其未满三日者，可汗而已，其满三日者，可泄而已。"而张仲景《伤寒论》

之伤寒，与《素问》之伤寒，名称虽同，意义却不尽一致。《伤寒论》中虽亦论及广义伤寒，但主要侧重于狭义伤寒的研究。《素问》六经皆是热证，而《伤寒论》中却只有三阳经为实热证，三阴经则为虚寒证。《素问》中以三阳为表、三阴为里，《伤寒论》却不以阴阳分表里。《素问》中伤寒日传一经，而《伤寒论》中却无这种规律。《伤寒论》中治疗原则大大多于《素问》的汗下两种，而是包括了汗吐下和温清消补等多种原则。由于宋代医学家并不了解这一点，因此，他们多以《内经》思想而认识《伤寒论》。如庞安时、朱肱等著作中，除狭义伤寒外，更多的是他们根据自己理解而加入的广义伤寒的内容，如伤风、热病、中暑、温病、温疟、风温、温疫、中湿、温毒等疾病。这固然对临床不无好处，但已远非张仲景原义了。他们还不同程度地接受了《素问·热论》中关于热病经络分证的方法，如朱肱就以经络来论述《伤寒论》的六经，认为三阴三阳就是六经。

2. 对《伤寒论》进行重新整理

由于宋代医家还没有认为张仲景的著作已经神圣到不可更改的程度，所以为了临床使用方便，不少人将其重新编排。宋代医家对于六经病变的证候、传变规律、脉法治则及可汗不可汗、可下不可下等可与不可都分别作了比较纲领性的归纳和总结，以便后学者掌握。如许叔微的《伤寒百证歌》，将《伤寒论》中有关的脉、证、方、药及表里、阴阳、虚实、寒热等辨证要点，归纳总结在 100 首七言歌诀中，如果没有丰富的临床经验和科学的思维方法，很难完成这样的工作。再如朱肱的《南阳活人书》在"治伤寒先须识经络，不识经络，触途冥行，不知邪气之所在"的指导思想下，首先论述经络、穴位、表里、阴阳，然后设 100 问，又根据自己体会将伤寒归纳为伤寒、暑、湿、痞满等各种证候加以详细论述，再论述《伤寒论》113 方、杂病 126 方及妇人、小儿伤寒等。经过整理改编，使《伤寒论》原来不易掌握的条文，变得比较系统化。当然这样一来，也加进了一些不符合张仲景思想的东西。

3. 对《伤寒论》加以补亡

宋代医学家多认为《伤寒论》已亡佚，加上古今疾病有所不同，所以要对《伤寒论》进行必要的拾遗和充实。最先增补《伤寒论》的是庞安时，他在《伤寒总病论》中，以一半篇幅进行补充工作。全书 6 卷，在第 4、5、6 卷中，庞安时增加了论暑病、时行等证和冬温发汗杂及妇人妊娠伤寒和小儿伤寒方，主要以《脉经》《千金翼方》及《外台秘要》所引的仲景方论加以阐述，开辟了宋代从温病、方剂、妇人小儿伤寒等方面充实《伤寒论》的研究方法。他强调指出温病与伤寒不同，在补充的 113 首方剂中，温病方 56 首，有不少方剂如五香汤、犀角升麻汤等都是自己多年的经验方。再如郭雍，以"补亡"命名其研究伤寒的著作，可见其用心分明是为张仲景拾遗补缺。

4.研究方法丰富多彩

进入宋代以后，人们对于《伤寒论》的研究没有思想束缚和固有框架模式遵循，各种研究方法都属开创性的。这种情况既有不利的一面，也有有利的一面。正是在这种背景下，从各种角度、以各种方法学习、研究、应用《伤寒论》的热潮蓬勃开展，迅速广泛推广起来。宋代的多数医家多采取综合研究《伤寒论》的方法，突出一个或几个专题探讨，而不局限于《伤寒论》具体条文之中。正由于此，才可能更多地表现出医家本人在《伤寒论》基础上的发挥，而不是拘泥于与《伤寒论》原旨相吻合。如朱肱以为《伤寒论》的三阴三阳就是《内经》中的六经，只有弄清六经定位才能进一步分析疾病所在部位，因此他不厌其烦地绘制了足三阴三阳的循行路线图，以体表的经络分布为客观依据，提出邪气侵入部位决定入侵经络的观点，认为六气之人"不必皆始于太阳"。韩祗和研究《伤寒论》则从辨脉入手，他遵从《伤寒论》中辨脉、平脉、伤寒例三篇主旨，提出"凡治杂病，以色为先，以脉为后；治伤寒以脉为先，以证为后"。甚至进一步提出"大抵治伤寒病，见证不见脉，未可投药，见脉不见证虽少投药，亦无害也"。

5.着眼于临证诊疗实践

宋代《伤寒论》研究者都是杰出的临床家，如庞安时、朱肱、许叔微等都是宋代最有代表性的内科大家。宋代《伤寒论》研究是一个承先启后的时代，他们既不同于宋以前把《伤寒论》作为普通方书对待，又不像明代以后神化迷信《伤寒论》，把它抬到不适当的地位，为它是否有错简而争论不休，而是脚踏实地以临床实际为出发点和目的来研究《伤寒论》。这种科学的治学态度是宋代研究《伤寒论》中最可宝贵的经验，至今仍有借鉴意义。

（三）宋代《伤寒论》研究的历史地位

到了宋代，由于印刷术的发明疏浚畅通了科学技术的传播渠道，政府责成校正医书局校勘颁布《伤寒论》，官办医学教育考校医官要求考核《伤寒论》，客观上大大促进了宋代学习研究《伤寒论》高峰的兴起，使研究应用《伤寒论》的医家猛增，形成了伤寒学研究史上的第一个高峰。张仲景及《伤寒论》逐渐被人们接受和尊崇。这一时期不但研究著作多，而且涉及面广，研究方法角度异彩纷呈。尽管流传至今的著作只有37种，但影响却不容忽视。在这一时期已经出现了把《伤寒论》通俗化和纯粹化的端倪，并形成了以专题研究方法为特征的既不属通俗又不属纯粹的另一流派。他们通过对《伤寒论》的研究开创了伤寒学派，对后世的影响极大。

在宋代，伤寒和温病的区别开始受到重视，朱肱在《南阳活人书》中提到了宋代有专善治阳病和专善治阴病的不同的医家，病者可根据情况选择不同的医家治疗。当时民谚有"藏用担头三斗火，陈承箧里一盘冰"，就是说这种情况。宋代研究《伤寒论》的医家对治伤寒法的局限性有比较清楚的认识。庞安时指出："其暑病、温病、风温，死生不同，行状各异，治别有法。""温病作伤寒汗下，必死。"许多医家在研究伤寒法的同时又对于温病的病因形成和鉴别诊断方法及辛凉解表治法等进行了广泛的探讨。从宋代时起，历来伤寒温病不分的情况开始发生了变化。

宋代的《伤寒论》研究是本时期医学史上的不可忽视的一项重要内容，其研究方法和研究成就，对后世医学发展产生了深远的影响。纵观宋代医学思想，有如下几个显著特点：一是政府的空前重视；二是不同等级医学教育的兴办；三是儒者的广泛参与和医学理论的深入研讨。由此，宋代医学形成了种种特有的优势，构成了历史上一个承上启下的特殊阶段。

（张瑞贤　王振瑞）

第八章
医学辨证论治争鸣的
思想火花

　　金元时期的中医学向着医学辨证论治理论的各个方向发展，出现不同学术见解自由争鸣的新局面。金代是我国历史上以少数民族掌握最高权力的政权。在汉文化的影响下，政府建立译经所，用女真文字翻译汉文经史著作，儒学广泛发展和兴盛起来，科学技术也有一定的发展。此期中医学名家辈出，如刘完素、张元素、张从正、李杲、朱震亨等，他们的理论与实践成就影响深远，在中国医学发展史上占有重要的地位。元代中医学是金代医学的发展延伸，出现的朱震亨等名医也是金代医家的生徒，他们将辨证论治理论的学术争鸣推向了新高潮。

第一节
产生医学学术思想争鸣的背景

　　金元时期社会动荡，人民经历着长久的战乱，生活极端痛苦，各种因素造成疫病广泛流行，对医学提出了更高的要求。当时出现了一些非常杰出的医家，如刘完素、张元素、张从正、李杲、王好古、朱震亨等等。他们从各自的医疗实践中对医学理论进行新的思考，作出新的探索，并阐发了各自的不同认识，创立了各具特色的理论学说，形成了不同的学术流派。例如刘完素的"火热论"，为诊治火热病开辟了一条新路；张元素、李杲的创新不仅使临证用药有了整套有机的理论指导，而且在诊治内伤病方面拓宽了补气法的应用范围；张从正则以善用汗、吐、下三法治疗各类疾病著称，对"攻邪论"进行了大量的临床实践；朱震亨在阴、阳、火、热等基础理论概念上，作了系统阐述，尤其注重病理与治疗的结合，形成独特的滋阴降火治疗理论。他们在医学理论和医术方面，勇于创新，各成一家，并展开了学术争鸣，使这一时期成为医学发展历史的重要转折点。

　　清代《四库全书总目·子部医家类》有言："儒之门户分于宋，医之门户分于金元"，这确实在一定程度上反映了客观实际情况。自金元时期开始，医家对医学的理论问题注重独立的思考，将发挥经典的中医理论与阐发本人的学术见解融为一体。此风一直延续至明代之后，开拓了中医学理论发展的新局面。当然，这种局面的形成与当时的社会背景是分不开的。

一、儒学学派与医学学派之形成

　　儒学发展至宋代，出现了"理学"和"新学"两个不同的流派。可以认为，这实际是唯心论和唯物论长期争论的表现，对于医学理论有相当的影响。

（一）两宋的理学思想

在两宋 300 多年历史中起主导作用的哲学思想是理学。两宋的理学是佛教哲学和道家思想渗透到儒家哲学以后出现一个新儒家学派，又称道学或性理之学。其学派内部又可分为以周敦颐、程颢、程颐及朱熹等为代表的客观唯心主义理学和以陆九渊为代表的主观唯心主义理学。周敦颐可谓是宋代理学家中最早的一人。他强调无极太极与阴阳五行的运转变化，他认为无极是宇宙的根源。程颢、程颐兄弟都是周氏的学生，他们提出了理学的最高范畴——"理"，也称"天理"。并强调"实有是理，故实有是物；实有是物，故实有是用""性即理也"，"天下更无性外之物"，"是物先有性，然后坤因而生之则可也"①。认为天理是自然界与社会的最高原则，理与性是一切事物的基础，而性或理又是先于物质而存在的。在理与气的关系上，理在气先，气由理生。朱熹是南宋时最著名的理学家，他是一个渊博的学者，对儒家的经典著作一一作了注解与阐释，并通过这些注释来阐明自己的哲学主张。北宋理学家提出的客观唯心主义思想体系，经朱熹集大成并进一步发展使之系统化。他强调"天地之间，有理有气。理也者，形而上之道也，生物之本也；气也者，形而下之道也，生物之具也"。认为世间万物的生成必须有理有气，但二者的关系是"有是理，后生是气"，"未有天地之先，毕竟也只是理。有此理便有此天地，若无此理，便亦无天地，无人无物"②。理与气共同存在于具体事物，天下未有无理之气，亦未有无气之理。理的总和就是太极，"太极，只是天地万物之理。在天地言，则天地中有太极；在万物言，则万物中各有太极。"③太极永恒存在，

---

① 《二程粹言·必性篇》，卷下，见：《丛书集成初编》，第 621 册，上海：商务印书馆，1936 年，第 85 页。

② 朱熹：《朱子语类·理气》卷之一，见：《丛书集成初编》，第 644 册，上海：商务印书馆，1936 年，第 1 页。

③ 朱熹：《朱子语类·理气》卷之一，见：《丛书集成初编》，第 644 册，上海：商务印书馆，1936 年，第 1 页。

在太极之理的作用下，气的阴阳动静循环不已，化生出五行及万物。人也是"理与气合"的产物。朱熹的认识论，简而言之为"格物致知"，他强调："盖人心之灵，莫不有知。而天下之物，莫不有理。""所谓致知在格物者，言欲致吾之知，在即物而穷其理也。"①也就是说，格物是通过观察事物以穷天下万物之理，致知是使内心之知显现出来，为自己所领悟。只有努力穷尽万物之理，或读书以明理，才能达到认识的极限而豁然彻悟。主观唯心主义理学的代表是陆九渊，他反对朱熹"格物致知"的理论，提出"心即理也"。因而主张"致知格物"，即应该在内省与反求诸己方面多下功夫，"发明人之本心"，用自己的心智去感悟万物之理。但是，陆九渊主观唯心主义理学的影响显然比朱熹理学的影响要小得多。

　　理学的发展，一定程度上促进了宋、金元时期运气学说的盛行，作为一种理论，运气学说被应用于包括医学、天文、气象、历法、地理等学科在内的各种自然科学领域。如宋代太医局将运气作为学生的考试科目，朝廷也每年发布"运历"，预告该年所主运气，易生病证及其治疗的办法。官修《圣济总录》中，首先列入 60 年的运气图，包括主运、客运、司天、在泉、客主加临的变化，等等。此书宋徽宗御序中言："五行之数，六气之化，莫索其隐，莫凝其远，曰寒曰热，曰寒热之相搏，差之毫厘，失以千里。""朕作总录……御五行之数，运六气之化，以相天地，以育万物。""于以急世用而拯民疾，亦斯道之筌蹄去耳。"②可以看出当时朝廷对五运六气的重视。这样，就促使医学界对五运六气理论加强探讨。如宋、金时代出现的法象药理学说，就是将运气学说与药学理论互相糅合的典型产物，我们将在本章的第三节讨论这一专题。

（二）新学思想

　　以北宋王安石为代表的新学是一种朴素唯物主义理论学说，他所提出

---

① 朱熹：《大学章句》，见：《四库全书·经部·四书类》，第 197 册，上海：上海古籍出版社，1986 年，第 197 页。

② 《圣济总录·宋徽宗序》，见：《四库全书·子部·医家类》，第 739 册，上海：上海古籍出版社，1986 年，第 3 页。

的最高范畴是"道"，他强调："道有本有末。本者，万物之所以生也；末者，万物之所以成也。本者出之自然，故不假乎人之力而万物以生也。"①认为自然所生，不假人力的万物才是道之本。他还提出元气的概念，认为正是由元气分化为阴、阳，具体又分化为水、火、木、金、土五行，再由五行在天地之间运动变化不已而生成万物。他说："五行，天之所以命万物者也。""往来乎天地之间而不穷者，是故谓之行。"②王安石还强调，一切事物都是运动变化的，"尚变者，天道也。"基于他五行构成万物的自然观，他认为五行的基本属性就是"有耦"，即是说五行本身就包含矛盾着的对立面。"耦中又有耦焉，而万物之变遂至于无穷。"③在认识论方面，王安石提出："夫人莫不有视听思，目之能视，耳之能听，心之能思，皆天也。然视而使之明，听而使之聪，思而使之正，皆人也。"认为人有视听思维能力是自然的本能，但这种能力的强弱却决定于后天的学习与锻炼。他强调"可视而知，可听而思，自然之义也"④。也就是说通过感觉与思维，一切事物都是可以认识的。南宋的陈亮反对朱熹"理在事先"的唯心论观点，强调道在物中，理在事中，他说"盈宇宙者无非物，日用之间无非事"⑤。"夫道非出于形气之表，而常行于事物之间者也。"⑥反对空谈，主张务实，他提出"人才以用而见其能否，安坐而能者，不足恃也；兵食以用而见其盈

① 王安石：《临川文集·老子》，卷68，见：《四库全书·集部·别集类》，上海：上海古籍出版社，1986年，第1105、562页。

② 王安石：《临临川文集·洪范传》，卷65，见：《四库全书·集部·别集类》，上海：上海古籍出版社，1986年，第1105、526、527页。

③ 王安石：《临川文集·洪范传》，卷65，见：《四库全书·隹部·别集类》，上海：上海古籍出版社，1986年，第1105、527页。

④ 王安石：《临川文集·进字说表》，卷65，见：《四库全书·集部·别集类》，上海：上海古籍出版社，1986年，第1105、460页。

⑤ 陈亮：《龙川文集·经书发题》，卷10，见：《丛书集成初编》，第2395册，上海：商务印书馆，1936年，第95页。

⑥ 陈亮：《龙川文集·勉强行道大有功》，卷9，见：《丛书集成初编》，第2395册，上海：商务印书馆，1936年，第92页。

虚，安坐而盈也，不足恃也。"①强调以"用"（实际应用）来作衡量事物的标准。在历史问题上，陈亮与朱熹进行过长时期的王霸义利之辩，他反对朱熹只把三代作为王道及义的代表，把汉、唐以后1500年的历史均视为昏暗无道，认为事功的标准在于"顺民之心，因时制宜"，能做到救时除乱，也可称得"一世英雄"。叶适肯定客观世界的物质性，认为物质是独立的，普遍存在的，不以圣人的意志主事。他认为："夫天、地、水、火、雷、风、山、泽，此八物者，一气之所役，阴阳之所分，其始为造，其卒为化，而圣人不知其所由来者也。"而且，"道源于一而成于两，古之言道者必以两。凡物之形，阴阳、刚柔、逆顺、向背、奇偶、离合、经纬、纪纲皆两也。夫岂唯此，凡天下之可言者皆两也，非一也。"认为世界万物都存在着矛盾的两个方面，一物如此，万物皆如此。

这些观点，对中医病因学说、病机学说、药性药理学说、治疗学说、养生学说等的演变与发展，都有着一定的影响。尤其新学家们的朴素唯物主义思想及大胆的革新精神，对金元医家学术争鸣局面的形成具有很重要的意义。他们敢于对旧有文化持一定分析的态度，敢于怀疑当时的学术权威，敢于提出自己的新观点、新见解，敢于与流行的学术观点展开针锋相对的争辩等，这一切都直接影响到医学界。正是由于意识形态领域学术思想中活跃的创造精神，赋予金元时代的医家一种全新的认识角度和思维方法，使之能够突破常规，在医学理论发展无法解决实际应用的矛盾时，创立了适应社会需要的新的辨证论治理论，出现了不少新的学术见解，并由于师徒传承逐渐形成不同的学派。在辨证论治的理论与实际临床治疗方面都取得了重大进展，涌现出许多著名医家，带来了金元医学的繁荣。

总之，宋以后，由于仕途不利的儒士进入医学队伍，他们以儒医自居，形成了医学步儒学后尘的风气。不仅是儒学家的思维方法与研究方法影响着医学家，儒学的发展模式也影响着医学的发展。因此，宋代儒学学派的形成，以及在各学派内部又形成观点不同的分支，这种现象对于金元

---

① 陈亮：《龙川文集》，卷1，见：《丛书集成初编》，第2394册，上海：商务印书馆，1936年，第3页。

时期医学流派形成有着直接的影响。

二、医学流派争鸣形成的思想因素

医学流派争鸣形成的思想因素是多方面的。下面大致分四个方面来讨论：

（一）当时社会意识形态的影响

整个金元时期处于变迁、动荡这样一种特定的社会环境，各种不安定的因素时刻威胁着朝廷的统治。因此，统治者的主要精力必须投放在谋求霸业或维持帝位方面，在精神统治方面反倒显得无暇东顾。再则，金元都是由原先文明比较落后的少数民族当政，统治者为了图生存、图富强，在实行民族压迫的同时，也不得不采取一系列政治、经济、文化方面的政策与措施，如金世宗、元世祖都曾提出推贤荐能，鼓励创新，以此来笼络与利用汉族的知识分子。在这样的情况下，无论是女真族、蒙古族还是汉族，原有的旧文化都会或多或少受到冲击，形成较为活跃的文化气氛，这种环境有利于思想或文化的创新。

另一方面宋代盛行的运气学说流传到金朝，在医学界已是极其流行。医家吸收其中运气古今有异，故疾病发生种类、性质也有不同的观点，放弃旧有常规，根据实际情况来思考医学问题。他们充分运用五运六气理论有关内容，对病机、治疗等问题进行深入阐发，从而为医学研究引入一种新的思维角度。如刘完素甚至认为，五运六气对于医学来说，如同五运八卦之于易教、三纲五常之于儒教同样的重要。他说："识病之法，以其病气归于五运六气之化，明可见矣。"[①]不应以原有方法治疗多发的火热病，同时他大胆借用五运六气理论，分析疾病证候，阐发脏腑病机。张元素提出："运气不齐，古今异轨，古方新病，不相能也"，他主张对证而权变古方或创用新方，他说："前人方法，即当时对症之药也。后人用之，当

---

① 刘完素：《素问玄机原病式·原序》，见：《四库全书·子部，医家类》，第744册，上海：上海古籍出版社，1986年，第708页。

体指下脉气，从而加减，否则无效。余非鄙乎前人而自用也，盖五行相制相兼，生化制承之体，一时之间，变乱无常，验脉处方，亦前人之法也。"后人之用古方者，触类而长之，则知其本，而不致差误矣。"① 他把运气升降、阴阳等理论与脏腑辨证、药物气味、厚薄特性相结合，建立了一整套药物临证应用理论。其弟子李杲深得张氏遗旨，致力于遣药制方理论的实践应用，他创制了大量新方，从而实现了运气理论由抽象论述到临床运用的转化。

在研究方法方面，宋代以来儒学家，不论是理学家，还是新学家在儒家经典著作的研究中都轻视字句诠释，而注重发挥自己的学术观点。这一研究方法，或者说表述方式，具有这样的优点，即借用了圣贤的威望，增加了本人学术观点被人接受的广度与程度。因此，既促进了儒学的学派争鸣、学术繁荣，又影响了各个领域的研究学风。金元医家显然也都受了此法的影响，他们虽然都尊崇《黄帝内经》和《伤寒论》等中医经典著作，但是他们很少把经典作为诠释的对象，而看作印证自己学术观点的论据，他们借助经义的阐述，发挥自己的观点，刘完素、张元素、张从正、李杲、朱震亨等无一例外。

在这种社会意识形态的影响下，金元医家善于继承，也敢于创新。自刘完素进行开拓性研究以后，后来很多医家与前代名医多有师承或私淑关系，在学习态度方面，他们也都强调学有渊源，必须用心深入研究中医的古典医籍原著，对《内经》《伤寒论》等著作都学得十分透彻。但是，他们在继承中医经典理论与老师的学术理论的同时，却极少受传统理论或老师学术思想的限制。如张子和私淑刘完素注重寒凉攻邪的理论，但于汗、吐、下三法的应用及邪正关系有新的发展；李杲、王好古遵循张元素顾护元气、讲究药性的思想，又各自在脾胃病和阴证辨治等方面有突出创见；朱震亨更是博采众长，又另辟新径，在"火"与"阴阳"理论上提出独到而影响深远的见解。这种既有继承，又有独创的学风，成为整个金元时期

---

① 张元素撰，任应秋点校：《医学启源》，北京：人民卫生出版社，1978年，第161—162页。

医学研究的突出特色，是金元医学出现创新不断，争鸣激烈繁荣景象的重要原因。我们不难发现，他们在理论阐发中常表现出"厚今薄古"的观点，他们发挥经义，重点在于各有独到，专门迭出，理论的阐发往往远远超出前人的认识范围。重要的是，当时的社会环境，对这种好标新立异的现象有着极大的宽容性，创新者个人很少会因为脱离老师或前代宗师的理论认识范畴受到责难和压制，在整个金元时期没有一种理论能够长时间统治医学界。

总之，上述因素所形成的宽松、自由、活跃的社会意识形态环境为医家各抒己见、相互争鸣提供了良好的学术氛围，成为金元医家成长良好的土壤，使金元医学的争鸣能持续200余年，兴盛不衰。可以说，在我国医学发展史上，任何一个断代的医学理论发展成就，都无此集中，无此突出，无此影响深远，这确实是十分值得深思与研究的。

（二）前代医学思想与研究方法的影响

范行准老先生认为：《四库全书提要》中关于"医家之门户分于金元"的话，只说明这一表象，而没有接触到医学流派形成的本质问题，因为金元时期学派的论争，并不是骤然而至的，有其历史的原因，所谓"冰冻三尺，非一日之寒"。这是很有见地的。追溯金元以前的医学历史，关于各种不同的医学思维与不同的治疗方法有着相当的历史积累。如关于伤寒病的治疗，汉代张仲景提出伤寒初起治以辛温解表的麻黄汤、桂枝汤之后，医家们已有用温、清、汗、下各种不同方法的习惯。如晋代葛洪在仲景麻黄汤中加清凉药石膏，在桂枝汤中加清凉药黄芩；唐代孙思邈在《备急千金要方》中又提出伤寒膏摩发汗法；宋代庞安时主张使用麻黄汤、桂枝汤应因时因地制宜，江淮地区唯冬春可用，春末至夏至间应加入黄芩，夏至之后又当加知母、大青、石膏等大寒之药。又如同治服石中毒之解散方，曹歙提出将温，皇甫谧提出将寒。北宋末年有时谚说"藏用担头三头火，陈承箧里一盘冰"，说的就是蜀医陈藏用好用温药，而杭医陈承好用凉药。宋代朱肱在他的著作《伤寒类证活人书》"序"中就总结过当时医学界对痘疹等传染病治疗上有不同的寒热学派的情况。他说："况又有好用凉药者，如附子硫磺则笑而不喜用，虽隆冬使人饮冷，服三黄丸之类；又有好用热药者，如大黄芒硝则畏而不敢使，虽盛暑劝人炙煅，服金液丹之类。非不知罪福，盖缘偏见所趋然也。"[①]因此，平素留意医方的病家，往往自己先对所患之病做个粗略判断，认为是热证的，就请善治阳病的医生；知其冷证的，就请善治阴证的医生来治疗。当然，此时的学派分歧，只局限于用药习惯上，对于医学学术的理论并没有什么论争的发生，但是对于金元医学流派的理论争辩无疑是起了长期铺垫的作用。

另一方面，对于古典医学如何继承的问题，在金代名医提出"古方新病，不相能也"之前，就有过一些十分类似的思维。如宋末的张锐，在《鸡峰普济方》中就注意到了："近世医者，用药治病，多出新意，不用古方"的现象，南宋医家陈藏用就曾经对有些医生好拘泥古方提出过异议，认为"今人禀赋怯薄，故按古方用药，多不能愈病"[②]。而许叔微曾提到他自己对继承仲景学说的态度时说："读仲景书，用仲景法，未尝守仲景之方。"说明早在金元医学流派出现之前，医家也已经想到了对于古典医学的继承运用，必须与当时的临床实际情况相结合，可继承、可发展，不可拘泥。但是，在金元之前较少有医家进行这一方面的理论阐述，大多只是在处方用药方面做一些调整。所以，真正的医学流派争鸣应该是在刘完素、张元素、张子和等金代医家，提出各种不同的医学辨证论治理论之后。

（三）医学面临实际需求的影响

金代医学家所处的时代是南宋与金对峙南北，战事频仍的割据时期，由于契丹、女真、蒙古等民族在北方的兴衰交替，连年用兵，至偏安于临安的南宋王朝最终被蒙古人建立的元朝所灭，征战几无休时。社会生产遭受极大的破坏，民不聊生，疫病不断蔓延流行。此期所处的 12 世纪，史书中的疫病流行记载频次从 11 世纪的 11 次猛增至 33 次，13 世纪的疫病流行仍持续在较高的流行频数，而且发生的往往都是死亡率极高的恶性传染病。如开封城作为宋都与金都在战乱中都曾被围困而发生疫病流行，死

---

① 朱肱：《伤寒类证活人书·序》，上海：商务印书馆，1955 年，第 1 页。

② 张锐：《鸡峰普济方》，卷 1，上海：上海科学技术出版社，1987 年，第 4 页。

亡人数之多，历史的记载是触目惊心的。如"建炎元年（1127年），金入围汴京，城中疫者几半"①。贞（祐）元年（1214年）九月"大元兵围汴，加以大疫，汴城之民死者百余万"②。这种情况，就对医学家提出更为繁重的救死扶伤的任务。然而，更为严重的是，这些致死率极高的传染病在当时来说，却是"新病"，即当代医家既未见过，古代医书也不见记载的疾病，医家试以当时流行的经方如张仲景的《伤寒论》《金匮要略》，朱肱的《类证活人书》及《和剂局方》等书中的医方施治，都难以取效。当时的医学发展状况，显然跟不上临床的需求。

此外，还有一个极为不利的因素是医学内部的问题。晋代以来，方剂积累明显增加，辨证论治及药物制方的理论却发展不足；对《伤寒论》的研究灵活多样，但对杂病及其他外感病的诊治研究却比较僵化；临证经验更加丰富，但辨证与用药间还缺乏有机的联系。另一方面，由于印刷术之进步，宋政府所颁行的《太平圣惠方》等医方书在国内医学界产生了广泛的影响，特别是《太平惠民和剂局方》颁行之后，在医界和非医学界逐渐形成了按证索方、不求病因病机的不良风气，医家们多有忽视医学理论研究，更使疾病防治水平日益下降。加之《局方》盛行以来，喜温好补，临证处方十分机械，使得前朝医学发展主要表现在医方的量的增加，很少有质的突破，无法适应社会实际需要。

在这种矛盾十分突出的情况下，金元医家本着"改证世俗谬说"之旨，开始批评这种错误倾向，反对拘泥于"局方"的风气，重视理论研究，主张临床治病必须强调病因、病机研究，因此在当时医学界出现了空前活跃的学术争鸣。他们突破前人认识范围，创立了一个又一个具有独特风格的医学理论学说，使之在病因、病机、辨证、用药及具体外感、内伤病方面都取得了明显进展。这种学术的创新及学派之间的争鸣促进了中医学的发展，丰富了中医学理论宝库，从而也提高了疾病防治能力，在推动我国医学的进步上起到了积极作用。

---

① 脱脱：《宋史》，卷64，北京：中华书局，1977年，第1370页。
② 脱脱：《金史》，卷64，北京：中华书局，1975年，第1533页。

（四）医学家生活及实践环境对医学思想形成的影响

关于金元医学流派，明初史学家王炜提出金代对医学中兴起了决定作用的是中原四家，即张元素、刘完素、张从正、李杲。而明末清初的史学家宋濂则提出了金元名医当首推刘完素、张从正、李杲、朱震亨四家，后世医学家大多附和宋氏之说，将此四子称为"金元四大家"。实际上，考查金元医家的学术见解及师承关系，主要有两大不同的学术流派——河间学派与易水学派。河间学派的创始人是刘完素，因其为河北河间人，故因此而有河间学派之称；易水学派的创始人是张元素，因其为河北易州人，故有易水学派之称。张从正私淑刘完素之学；李杲是张元素的学生，朱丹溪则先受业于刘完素的再传弟子罗知悌，又旁通李杲之学。他们的用药习惯大致是河间学派主攻邪，易水学派主培补。如近代费伯雄所言："所谓四大家者，乃刘河间、张子和、李东垣、朱丹溪也。就四家而论，刘、张两家，善攻善散，即邪去则正安之义……李、朱两家，一补阳，一补阴，即正盛则邪退之义。"[①]

在讨论金元医家学术成就及其形成原因时，应该注意这样一个问题：金元医家生活、实践在同一时期，并且几乎在同一地区，尤其是刘完素与张元素都生活在 12 世纪，都是河北人，治疗大体上相同的病，理论依据又大多不出《内经》和张仲景之书。然而，他们对疾病的看法与采取的治疗办法却相当不同。那么这种不同见解是如何形成的？元代名医葛应雷曾以时之盛衰来论述这一问题，他说："为医当视时之盛衰。刘守真、张子和辈，值金人强盛，民悍气刚，故多用宣泄之法；及其衰也，兵革之余，饥馑相仍，民劳志苦，故张洁古、李东垣辈，多加补益之功；至若宋之季，年医者，大抵务守元气而不识攻伐之机。"[②]当然，医学家学术思想的形成与他所处的时代与社会环境有着极大的关系。比如在李杲生活的年代，正值金元交战，他屡经战乱，尤其是目睹 1232 年京师被困，脾胃内伤病多发，死人无数的惨状，深感妄辨内伤为外感之害，进而创立了"脾

---

① 费伯雄：《医醇賸义·四家异同》，南京：江苏科学技术出版社，1982 年，第 10 页。
② 俞弁：《续医说·原医·视时盛衰》卷 1，明嘉靖刻本，中国中医研究院馆藏。

胃内伤"的理论。但是，因为刘完素与张元素是同一时代的人，而张从正则反比张元素更晚了一辈，所以葛氏所说显然不是无懈可击。范行准先生曾提出这样的观点："其实金元学派的论争，基本上由于各人地位关系，而表现在传染病疗法的不同上。""实由各人所处的地位不同，在医学上遂有不同的看法，这样自然有不同的理论而发生了学派上的论争。如刘完素、张从正之主攻伐，是因他们平民出身，平日所接触的又多是广大的劳苦人民。而张元素、李杲等人，多是士大夫阶级或贵族出身，他们服务的对象也是贵族或有钱的地主富翁。他们生病，只有温补之药才容易接受，医家也自然不敢投以病家认为虎狼之药硝黄之剂。"① 这种说法应该有一定的道理。在某一特定的时期内，医学家的地位决定他们的生活环境与服务对象及所遇到的基本医学问题，因此极大地影响了他们学术思想的形成。例如张从正，不仅是一个贫民医生，也是一个军旅医生，因此他的治病对象以体格强壮、耐受力强的贫民及军士为主，由此而形成他以汗、吐、下来攻邪治病的主要风格。当然补法他不是不用，现在讨论的是什么是他学术特色。张从正在"高技常孤"一文中云："余岂不欲接人，但道不同，不相为谋……设于富贵之家，病者数工同治，戴人必不能从众工，众工亦必不能从戴人，以此常孤。"② 从中可以看出，张从正与为贵族治病的医生确有学术观点上的矛盾，他也因此而不乐于为有钱有势的人治病。再如元代朱震亨，曾从学朱熹的四传弟子许谦研究理学，后来拜刘完素再传弟子罗知悌为师，一般认为他属河间学派。事实上他学习的内容既涉及河间学派的刘完素、罗知悌，也涉及到易水学派的张元素、李杲，而他的服务对象大多是地主、贵族，结合他的理学理念，最终形成了他"阳常有余，阴常不足"主要论点，治疗上则提出以滋阴降火为主，可说是自成一家。

---

① 范行准：《中国医学史略》，北京：中医古籍出版社，1986年，第165—166页。

② 张从正：《儒门事亲·技高常孤》，见：《四库全书·子部·医家类》，第745册，上海：上海古籍出版社，1986年，第248页。

第二节
有关辨证论治方法论的学术争鸣

金元时代医家辨证论治方法论的学术争鸣，表现在他们反对当时医界多赖祖名、倚约旧方、耻问不学、特无更新的风气，努力纠正按证索方、不求医理所造成的流弊，各自提出新的理论思考、新的治疗方法。所以，需要说明的是，虽然金元时期各医家的学术观点并不像明、清攻击者说的那样片面，但讨论他们的医学思想，还是不能面面俱到，只能选择几位有代表性的医家，而且讨论其有代表性的特点与专长，即讨论他们各自的独到之处。因为，这才是他们的学说创新的精髓所在，是他们在医学历史上的特殊贡献。

一、刘完素与火热论

刘完素（约 1110—1200 年），字守真，自号通玄处士，河间（今河北省河间市）人。刘氏是开金元医学争鸣之风的第一人，在我国医学发展史上有着十分重要的地位。他的学术思想形成受到当时的社会环境与学术风尚的极大影响。他生于北宋末期至金代前期，经历了战争与灾荒，当时流行的疫病大多是急热性的传染病，而当时的医学界却由于《和剂局方》的影响而以温热之药，甚至是治疗明显的发热性疾病，也认为属于肾水不足不能制心火，故应该先在食前以温热药来补肾水，再在食后以微寒药以退火热。因此，常常解决不了临床上的实际问题。刘完素首先看到了医学创新的必要，他说："若专执旧本，以谓往古圣贤之书，而不可改易者，信则信矣，终未免泥于一隅。"①他认真研究中医经典医籍《内经》及当时十分盛行的运气学说，通过对《素问》病机理论的诠释及对运气学说的阐述，提出了自己火热论的新观点。可以说他这一论点对火热病机的强调，并不是要否认火热之外的其他病因病机，而完全是针对纠正时弊，以及应当时临床实践之急需。

他分析并发展了《素问·至真要大论》的病机 19 条，指出《素问》原文病机 19 条中，有 15 条属于火热为病，而且根据本人的经验更将之发挥演绎，他以病机 19 条 200 多字的内容为纲领，推衍成 2 万余言，主要是扩大了火热病证的范围，在《素问玄机原病式》中"六气为病"之热类、火类二篇占了全书 80% 以上的篇幅。关于其他病变，也通过阐发"兼化""郁极乃发"等理论，使之又大多与火热相关。其中，最著名的两个论点是"六气皆从火化"及"五志过极皆为热甚"。

虽然所谓"六气皆从火化"是后人为刘完素总结的，但确实言中其火热病机理论的肯綮。刘完素的病机论中除了热为君火之气，火为相火之气外，其余四气皆可能从火热兼化或转化。因为"六气不必一气独为病，气有相兼"②。如风与火，他说"风复生火，风火皆属阳，多为兼化"③。又说："风本生于热，以热为本，以风为标，凡言风者热也。"④可见他认为既可能因风生热，也可能因热生风。在湿与火方面提出："湿病本不自生，因于大热怫郁，水液不能宣通，即停滞而生水湿也"⑤。因此认为"凡病湿者，多

---

①　刘完素：《素问·玄机原病式·自序》，见：《金元四大家医学全书》，上册，天津：天津科学技术出版社，1994 年，第 15 页。

②　刘完素：《素问·玄机原病式·六气主病》，见：《金元四大家医学全书》，上册，天津：天津科学技术出版社，1994 年，第 33 页。

③　刘完素：《素问·玄机原病式·五运主病》，见：《金元四大家医学全书》，上册，天津：天津科学技术出版社，1994 年，第 18 页。

④　刘完素：《素问·病机气宜保命集·中风论》，见：《金元四大家医学全书》，上册，天津：天津科学技术出版社，1994 年，第 128 页。

⑤　刘完素：《素问·宣明论方·水湿门》，见：《金元四大家医学全书》，上册，天津：天津科学技术出版社，1994 年，第 77 页。

自热生。"燥与火，也认为"风能胜湿，热能耗液，皆能成燥"①。即使寒热二者，性属殊异，但寒邪闭郁，阳气不能宣散，往往也转化为热，即"人之伤于寒，则为病热"②。

所谓"五志过极皆为热甚"，是刘完素在《素问玄机原病式·六气为病·火类》中提出来的。他说："五脏之志者，怒、喜、悲、思、恐也，悲一作忧，若五志过度则劳，劳则伤本脏，凡五志所伤皆热也。"③并分析"五志过极皆为热甚"的原因是"七情者，喜怒哀乐惧恶欲，用之劳伤，则皆属火热，所谓阳动阴静，故形神劳则躁不宁，静则清平也"④。"由乎将息失宜而心火暴甚，肾水虚衰不能制之，则阴虚阳实而热气怫郁……由五志过极皆热甚故也。"⑤说明五志过极，是阴阳失调而阳郁为热。并且还以喜、怒二志为例，"喜为心志，心热甚则多喜而为癫；怒为肝志，火实制金，不能平木，故肝实则多怒而为狂"⑥说明情志与火热的关系。

从刘完素本人关于治法的论述中可看出，他提出以上理论的目的在于纠正时弊、指导治疗。他说："大凡治病必求所在，病在上者治其上，病在下者治其下，中外脏腑经络皆然。病气热则除其热，寒则退其寒，六气同法。泻实补虚，除邪养正，平则为常，医之道也。岂可见病已热而反用热药，复言养水而胜心火者。可谓道在迩而求诸远，事在易而求诸难，深

① 刘完素：《素问·宣明论方·水湿门》，见：《金元四大家医学全书》，上册，天津：天津科学技术出版社，1994年，第66页。
② 刘完素：《素问·宣明论方·伤寒论》，见：《金元四大家医学全书》，上册，天津：天津科学技术出版社，1994年，第67页。
③ 刘完素：《素问·玄机原病式·六气为病·热类》，见：《金元四大家医学全书》，上册，天津：天津科学技术出版社，1994年，第25页。
④ 刘完素：《素问·玄机原病式·六气为病·热类》，见：《金元四大家医学全书》，上册，天津：天津科学技术出版社，1994年，第25页。
⑤ 刘完素：《素问·玄机原病式·六气为病·火类》，见：《金元四大家医学全书》，上册，天津：天津科学技术出版社，1994年，第31页。
⑥ 刘完素：《素问·玄机原病式·六气为病·火类》，见：《金元四大家医学全书》，上册，天津：天津科学技术出版社，1994年，第27页。

可戒哉。"① 因此，他突破了《伤寒论》温药解表、先表后里、下不厌迟的成规，提出："退火热，岂知十益不及一损也。"在治疗上善用寒凉之剂直折其热，并提出了辛凉解表、表里双解、急下存阴及养阴退阳等具体的治疗方法，为急热性传染病的治疗作出重要贡献。

二、张元素与脏腑辨证理论

张元素，生活于 12 世纪，生卒年不详，字洁古，金代易州（今河北省易水县）人，后人尊称为易水老人。自小习儒，由于科举不利，于 27 岁潜心研究医学。张元素也是具有创新思想的医家，他的名言是："运气不齐，古今异轨，古方新病，不相能也。"② 张氏所传著作较少，据他的入室弟子李杲所言，《医学启源》是其用以教导弟子的教材类书籍。任应秋先生认为："《医学启源》不仅是一部入门书，且足以完全反映出张元素毕生的学术思想。"③ 此话是有道理的。

作为入门书，张元素在《医学启源》开卷即引用《中脏经》之文，提出脏腑经络问题，"夫人有五脏六腑，虚实寒热，生死逆顺，皆现形证脉气，若非诊察，无由识也。虚则补之，实则泻之，寒则温之，热则凉之，不虚不实，以经调之，此乃良医之大法也。"④ 说明他认为这是学医首先应该掌握的内容。他根据《内经》的基本理论结合当时盛行的运气学说，参考《中脏经》及刘完素《素问玄机原病式》的理论，配以本人的处方用药经验，并吸收《小儿药证直诀》的处方，汇成一个以脏腑经络为纲领，以"不及""太过""虚""实""寒""热""气"病等为细目的辨证论治体系，分别论述各脏腑疾病的主要症状、脉象和治法、用药，并以生死逆顺判断病情的发展及预后。试举一例：

---

① 　刘完素：《素问·玄机原病式·六气为病·火类》，见：《金元四大家医学全书》，上册，天津：天津科学技术出版社，1994 年，第 28 页。

② 　脱脱：《金史·张元素传》，卷 131，北京：中华书局，1975 年，第 2811 页。

③ 　张洁古原著，任应秋点校：《医学启源·点校叙言》，北京：人民卫生出版社，1978 年，第 1 页。

④ 　张洁古原著，任应秋点校：《医学启源·点校叙言》，北京：人民卫生出版社，1978 年，第 1 页。

肝脏：五行属性为木，自然属性为风，主筋，与胆相表里，足厥阴经脉属肝，王于春季。肝脉以弦长为平。

太过不及：如脉实而弦，称为太过，病在人体外部，以健忘、头目眩晕为主要症状；如脉虚而微，称为不及，病在人体内部，以胸胁胀满为主要症状。

虚实寒热：肝实证的主要表现是两胁下胀痛，其人情绪激动好发怒；肝虚证的主要表现是其人心绪不定，好像被人追捕；肝寒证的主要表现是两臂上举不利，口舌干燥，多太息叹气，胸中疼痛，转侧不利，脉象为左侧关上迟而涩；肝热证的主要表现是胸满喘息，眼睛红痛，视物不明，腹胀，食欲不振，情绪不稳定，梦中惊悸，脉象为左侧关脉阳实。

气积气逆：肝之积气病位在左胁下，久而不去，发为咳嗽气逆，或为痎疟。肝之气逆，则表现为头痛目眩，面赤耳聋，胸胁胀满，脉象沉而急。

生死逆顺：如肝病表现为头痛目眩，胁满囊缩，小便不通，预后不佳，十日之内可能死亡。又如身热恶寒，四肢伸举不利，其脉象应当弦而急，如果反而脉象短涩，说明体内脏气不和，预后极差，不易治疗。

治疗用药：肝病以甘味之药，如甘草，来缓急止痛；以辛味之药，如川芎，来行气散积。补之以辛味之细辛；泻之以酸味之白芍。肝虚证，以陈皮、生姜之类补之，还可以采取《内经》"虚则补其母"的办法，即用补肾之苦味药，如熟地黄、黄柏等，因肾属水，肝属木，五行相生，水能生木，故补肾也能补肝。

处方选择：肝虚证，用钱氏地黄丸补之；肝实证，用钱氏泻青丸泻之。

很显然，这一辨证纲领的特点是抓住根本，能执简驭繁，切实指导临床应用。虽然在张元素之前，《中脏经》分辨脏腑虚实寒热、生死逆顺脉证诸法，也是以脏腑辨证自成体系的著述，但是张氏的论述结合了王冰注释《黄帝内经素问》中气病的内容，并将五运六气的理论从分析六淫病机推广到制方遣药方面，将药性与脏腑经络病机相联系，使整个辨证体系更为完整、精细，因而也更具有临床的实践指导意义。

如若将张元素的脏腑辨证与刘完素的火热论作一个比较分析，可以发现二者之间的差别，实际在于张氏理论主要用于内伤杂病，而刘氏理论主要用于外感热病。

三、张从正与攻邪论

张从正（约 1156—1228 年），字子和，号戴人，睢州考城（今河南睢县、兰考县）人，久居宛丘（今河南淮阳）。出生世医之家，喜好读书、吟诗、交友与饮酒，生性豪放不羁，曾召补为太医随军行医，后因厌恶官场阴奉之风，辞官隐退，甘为民间医生，一生为贫民治病。虽有家学渊源，仍一生用心竭力，博采众长。他认为："学不博而欲为医者难矣。"[①]在博学广收的基础上，极富创新思想的张从正自然不满足于旧有理论与治法，通过他本人的临床实践，他形成自己的学术特色，即历来影响与争议都很大的攻邪论。

与前两位医家一样，他也以《内经》理论作为自己的学说依据，并十分推崇张仲景的《伤寒论》。因为他比刘完素略小，几乎是同时代的人，所以，他也经历了战争灾荒与疫病流行，而且同为民间医生，他们所诊治的病种也大致相同。因而在同时代的医家中，他最为尊崇的是刘完素。他潜心私淑刘完素，对其学说研究十分深入。他认为，当时正逢天下多故之时，气运失常，战争连绵，饥馑相继，赋役既多，火化大多属阳，内火又侵，医生如不能达时知变，还是用辛温，这就昧于医理了。应该用刘河间

---

① 张从正：《儒门事亲·攻里发表寒热殊涂笺》，见：《金元四大家医学全书》，上册，天津：天津科学技术出版社，1994 年，第 388 页。

的辛凉之剂，三天以内之证，十痊八九。他说："予用此药四十余年，解利伤寒、温热、中暑、伏热，莫知其数。"

在学习以上理论的基础上，他发展自己的学术特色——攻邪论。他认为："病之一物，非人身素有之也。或自外而入，或由内而生，皆邪气也。邪气加诸身，速攻之可也，速去之可也，揽而留之何也？"①他批评当时只知以补法取悦病人的庸医："今之医者曰：当先固其元气，元气实，邪自去。世间如此妄人，何其多也？夫邪之中人，轻则传久而自尽，颇甚则传久而难已，更甚则暴死。若先论固其元气，以补剂补之，真气未胜，而邪已交驰横鹜而不可制矣。"所以他主张"先论攻其邪，邪去而元气自复"。②

为了治疗的方便，他先将侵入人体之邪进行分类，提出天、地、人三邪之说。天有六气，风、火、暑、湿、燥、寒；地有六气，雾、露、雨、雹、冰、泥；人有六味，酸、苦、甘、辛、咸、淡，三者"太过"，均可成邪而为病。天邪发病多在乎上，地邪发病多在乎下，人邪发病多在乎中。根据邪入人体之路有三，因而逐邪之路也有三，即汗、吐、下三法，张从正特地为此作一文，名曰《汗吐下三法该尽治病诠》。三法具体的内容是："诸风寒之邪，结搏皮肤之间，藏于经络之内，留而不去，或发疼痛走注，麻痹不仁及四肢肿痒拘挛，可汗而出之。风痰宿食，在膈或上脘，可涌而出之。寒湿固冷，热客下焦，在下之病，可泄而出之。"③当然张从正所言之三法并非指单纯的汗、吐、下而已。正如他本人所言："予之三法，能兼众法"，三法有着十分广泛的实际应用。如汗法，用发表药使人出汗而驱邪外出固是汗法的内容，但张氏汗法除了40余味发汗药及其辛温、大热、微温、辛苦温、辛苦寒、甘温、辛凉等的配伍之外，还包括灸、蒸、熏、涤、洗、熨、烙、针刺、砭射、导引、按摩等可以达到解

---

① 张从正：《儒门事亲·汗吐下三法该尽治病诠》，见：《金元四大家医学全书》，上册，天津：天津科学技术出版社，1994年，第388页。

② 张丛正：《儒门事亲·汗吐下三法该尽治病诠》，见：《金元四大家医学全书》，上册，天津：天津科学技术出版社，1994年，第380页。

③ 张从正：《儒门事亲·汗吐下三法该尽治病诠》，见：《金元四大家医学全书》，上册，天津：天津科学技术出版社，1994年，第389页。

表发汗、解除病痛目的的其他治法。吐法，除了 36 味可以催吐的药物及其配伍外，还包括引涎（即用翎毛探喉，引涎自出）、流涎（用手指探喉，使涎渗出不断）、嚏气、追泪等能解除中膈痰食之积的治法。下法，除了30 味可引起泻泄的药物及其寒热温凉配伍之外，还包括催生、下乳、磨积（消除积滞）、逐水、破经（通经）、泄气等其他作用下行的治法。张从正也十分强调攻法的使用必须掌握合适分寸，不能太过，太过则可能损伤人体正气。例如：汗法，只要求微微汗出，而不能使大汗淋漓；吐法，用小剂量的药物与人工探吐的方法同用，并且要事先准备好解药，以备呕吐过度时用；下法，必须量病之微甚，选择药物及决定用量。而且汗、吐、下三法都必须中病即止，不必尽剂。

　　在擅长攻邪的同时，张从正也并非像他的反对者所攻击的那样完全废除补法，事实上，他对补法也有着独到的见解。首先他主张补法必须以攻邪为先，认为"邪未去而不可言补，补之适足以资寇"①。而且应当以食补为主，他的观点是"养生当论食补，治病当论药攻"，所以他主张在邪去之后，"莫若以五谷养之，五果助之，五畜益之，五菜充之，相五脏所宜，毋使偏颇可也。"即用饮食疗法来进行调养，而拿药补来说，凡药物其性皆有偏胜，即使甘草这样的药物，也是不可长用的。

四、李杲与脾胃论

　　李杲（1180—1251 年），字明之，晚号东垣老人，真定（今河北省正定地区）人。李杲在金代灭亡时年 55 岁，进入元代后又生活了 17 年，所以他亲身经历了亡金建元的战争。他出身富豪之家，自小习儒，因母病被庸医所误，临终不知何病，使他深为自己不明医学而痛悔，因此弃儒习医。拜当时很有名望的张元素为师，在脏腑辨证与制方遣药方面颇得其传，并在自己的临床实践中不断学习创新，后来成就在乃师之上。李杲生

---

① 张从正：《儒门事亲·推原补法利害非轻说》，见：《金元四大家医学全书》，上册，天津：天津科学技术出版社，1994 年，第 396 页。

活的年代正值中原战乱时期，社会动荡，民不聊生，饥饿与疾病时时威胁着人民的生命。在这样的情况下，李杲深感脾胃功能对人体生命活动的重要作用，因此提出"脾胃论"的学术主张，善于用甘温补气的药物来治疗脾胃内伤病，故后世称之为"补土派"。

李杲学术思想的核心论点是"内伤脾胃，百病由生"。他的理论依据是《内经》关于"有胃气则生，无胃气则死"的观点。为了说明问题，他提出了"元气"的概念。所谓元气是指人体生命活动的原动力，他说："元气乃先身生之精气也，非胃气不能滋之。"因此，脾胃伤则元气衰，元气衰则疾病由生。

关于病因，他指出："遍观《内经》中所说，变化百病，其源皆由喜怒过度，饮食失节，寒温不适，劳役所伤而然。"①结合自己的临床实践，总结出饮食不节、劳役过度及怒忿悲思恐惧等精神因素是导致脾胃内伤的三大主要原因。此三种原因往往交错作用，而其中精神因素常常起着先导作用，"皆先由喜怒悲忧恐，为五贼所伤，而后胃气不行，劳役饮食不节继之，则元气乃伤。"实际上，造成脾胃内伤的原因可能更为复杂，但李杲的理论很有他所处的时代特点。当时，中原战乱，人民生活在水深火热之中，繁重的劳役，精神上的恐惧悲忧，生活上饥饿冻馁等都严重地损害了脾胃元气，确实成了当时最为集中的脾胃内伤的病因。

关于病机，他强调两个方面，病机之一为升降失司。他认为升降是人体元气活动的基本规律，"此则正气之序也，故曰履端于始，序则不愆，升已而降，降已而升，如环无端，运化万物，其实一气也。"②并指出脾胃是这种升降运动的枢纽。饮食入胃，脾胃经过消化过程，不但将水谷之精气灌溉脏腑，滋养周身，而且也使废物排出体外，从而推动人体内元气的上下流动、循环化生。如久升不降，或久降不升都可导致疾病的产生。但

---

① 李杲：《风外伤辨惑·辨阴证阳证》，见：《金元四大家医学全书》，上册，天津：天津科学技术出版社，1994 年，第 537 页。

② 李杲：《脾胃论·天地阴阳生杀之理在升降浮沉之间论》，见：《金元四大家医学全书》，上册，天津：天津科学技术出版社，1994 年，第 588—589 页。

是，二者之间，李杲对脾气之升更为重视，强调只有升，然后才有降。病机之二为阴火上冲。李杲所谓之阴火，是一种病理产物，起于下焦，"为元气之贼"。元气与阴火是对立的，相互之间存在着制约关系，即"火与元气为不两立，一胜则一负"①。如元气充沛，阴火自然敛降而不能为病，相反，如脾胃虚弱、元气衰微，则阴火独盛而为病。因为"元气之充足，皆由脾胃之气无所伤，而后能滋养元气"②。所以，能导致脾胃内伤的饮食不节、劳役过度及怒愤悲思恐惧等精神因素也是导致元气损伤、阴火上冲的三大主要原因。

李杲在病机上重视内伤，因此这也就决定了他的治疗特色。首先，他强调内外伤的分辨，他说："脾胃内伤，乃伤其气；外感风寒，乃作其形。伤外为有余，有余者泻之；伤内为不足，不足者补之。汗之、下之、吐之、克之皆泻也；温之、和之、调之、养之皆补也。内伤不足之病，苟误认为作外感有余之病而反泻之，则虚其虚也。"③第二，由于李杲在脏腑辨证最为重视脾胃，而脾胃内伤的病机认识中又十分强调升发作用，因此在治疗中他十分注重补中益气升阳。考《脾胃论》中所列处方凡40余首，均以调理脾胃为主，药物多用甘温之品。尤其是对于元气不足所致的阴火病证，更是创立了著名的甘温除热法，即用以甘温升补药物为主，经过适当配伍组成的处方，通过补益脾胃升举阳气，而泻其阴火。他强调阴火虽表现出热象，却是内伤不足之病，关键在于脾胃虚弱、中气下陷，故"唯当甘温之剂，补其中、升其阳，甘寒以泻其火则愈"④。他所创制的名方补中益气汤，是甘温除热的代表方，至今在临床上有着极强的生命力。此外，

---

① 李杲：《脾胃论·饮食劳倦所伤始为热中论》，见：《金元四大家医学全书》，上册，天津：天津科学技术出版社，1994年，第574页。

② 李杲：《脾胃论·脾胃虚实传变论》，见：《金元四大家医学全书》，上册，天津：天津科学技术出版社，1994年，第563页。

③ 李杲：《内外伤辨惑·饮食劳倦论》，见：《金元四大家医学全书》，上册，天津：天津科学技术出版社，1994年，第542页。

④ 李杲：《内外伤辨惑·饮食劳倦论》，见：《金元四大家医学全书》，上册，天津：天津科学技术出版社，1994年，第542页。

李杲采用升阳汤来治疗"膈咽不通，逆气里急，大便不行"[①]，这是一种很有新意的医疗思维，历来治疗便秘使用下法，但李杲却认为此类便秘是由脾胃虚弱而不能行其运化职能所致，故益气升提佐以养阴清热，使脾胃气机得以运行，肠胃津液行以润养，则便秘之症可除，这确实为气虚便秘开辟了新的途径，避免了愈泻愈虚、愈虚愈秘的不良后果。事实上，李杲补中益气、升阳降火的思路在临床上的使用十分广泛，可用于内、外、妇、儿、五官等各科。

五、王好古与阴证论

王好古，字进之，晚号海藏老人，河北赵州（今河北省赵县）人，行医于晋州（今山西省太原市）。生卒年不详，约生活于 13 世纪。相传为进士出身，博通经史，曾与李杲同学于张元素门下，后又拜李杲为师，也是易水学派的中坚人物。王好古自谓："予读医书几十载矣，所仰慕者，仲景一书为尤焉。"[②] 所以他对伤寒病颇有研究。又因承张、李之学，对内伤杂病也同样很有研究。在这样的基础上，王好古也有着金元医家的创新思想，他说："孟轲氏曰：梓匠轮舆，能与人规矩，不能与人之巧。"也就是说，经典的古医籍、高明的老师都只能使你懂得医学的道理，而临床的发挥却必须是由本人据实决定。在这样的思想指导下，他形成了本人的学术特点，即将内伤杂病的治法用于伤寒病的治疗，提出了阴证论。

自宋代以来，各家研究《伤寒论》往往详于三阳证而疏于三阴证。王好古在张氏重视脏腑虚损的启示下，又受到李氏脾胃气虚理论的影响，潜心钻研《内经》《伤寒论》的阴阳脉例，并广泛参照王叔和、朱肱、许叔微、韩袛和等有关阴证阴脉的阐述，提出了一系列重视伤寒阴证的新见解。他首先指出，伤寒是人之大疾，病情最急，而阴证尤为严重。因为阴证难辨

---

① 李杲：《兰室秘藏·大便结燥门》，见：《金元四大家医学全书》，上册，天津：天津科学技术出版社，1994 年，第 654 页。

② 王好古：《此事难知·序》，南京：江苏科学技术出版社，1985 年，第 5 页。

而难治。鉴于阴证之难辨，王氏分析了阴证的各种变证和假象，阐明病机及鉴别要点。他指出如阴证表现为一身阳气内消，身表凉、四肢冷、脉沉细则易辨认。若表现为阳从外泄，身表热、四肢温、头重不欲举，脉浮弦，按之全无力，此类阴证则容易误诊。若用解表发汗之法，会使三焦气绝造成危证。辨证时，王氏非常强调以诊脉为鉴别标准。"大数动滑，此名阳也；沉涩弱微，此名阴也。"[①] 鉴于阴证之难治，王氏提出"三阴可补"之法，主张"药当从温"。他针对太阴脾经、少阴肾经、厥阴肝经三阴经提出具体的治疗方药，还特将张仲景《伤寒论》中温里扶阳的各种药方（如吴茱萸汤、四逆汤、真武汤、附子汤等）详加阐述，尤其强调了温肾助阳的重要。

在众多《伤寒论》研究著作中，《阴证略例》从阴证入手，打破了治外感与治内伤的界限，用六经辨证的原则把伤寒与杂病的治疗联系起来，可谓是独树一帜。虽说其本身在温阳与养阴的问题上存在一定片面性，但作为对《伤寒论》一个方面的探讨，显然不可能求全责备。王氏对伤寒阴证的发挥为后世更加全面地理解《伤寒论》开拓一方新思路。

六、朱震亨与阳有余阴不足论

朱震亨（1282—1358 年），字彦修，义乌（今浙江省义乌市）人。世居丹溪，人称丹溪先生。朱震亨幼年习儒，30 岁时曾因母病自学《素问》三年而治愈母病，但至此时，朱氏习医仍是业余爱好，当时并未有以医为业的想法，仍追求儒学仕途。36 岁时，师从朱熹的四传弟子许谦学习理学，学习非常刻苦认真，因此有着相当深厚的理学造诣。但随师 4 年，曾两次参与乡试，均不中，使他深感仕途之艰难。当时，许谦病重卧床，劝勉其学医，这使他决心弃儒习医，开始了真正的医学生涯。数年后，就学于李杲学生杭州名医罗知悌门下，对刘完素、张从正、李杲三家之说作了悉心研究，深感三家各有短长。在前人学术创新思想的影响下，结合其本人的

① 王好古：《阴证略例》，上海：商务印书馆，1956 年，第 49 页。

临床体会及理学造诣，倡导了著名的"阳有余，阴不足"论。

据朱震亨本人所撰《格致余论·序》，在他 40 岁决心行医之时，正《局方》流行，他重读《素问》，用心研究，又精心抄录、背诵《局方》，以为临证之用。久而逐渐体会到，"操古方以治今病，其势不能尽合"。其时，虽已颇享医名，但仍自感不足，四处访求名医，最终以诚心感动当时的杭州名医罗知悌，而被收入门下。罗知悌"授以刘、张、李诸书，为之敷扬三家之旨，而一断于经"。通过对刘完素、张从正、李杲、王好古等人著作的研究，朱丹溪体会到"湿热相火为病甚多"。只是古典医书对此缺少详尽的论述，"夫假说问答，仲景之书也，而详于外感；明著性味，东垣之书也，而详于内伤。医之为书至是始备，医之为道至是始明，由是不能不致疑于《局方》也。"[①] 在此基础上，又经过本人的临床实践与思考，他进一步地体会到："人之一身，阴不足而阳有余，虽谆谆然见于《素问》，而诸老犹未表彰，是宜《局方》之盛行也。"于是，他著书立说，来充分阐明自己的这一见解。

为了说明他的"阴不足而阳有余论"，他提出了"相火论"作为理论基础。"相火"首先应该胎息于刘完素的"火热论"，并受到"易"学中"太极"理论的启发。他认为宇宙间的一切事物皆以动为主，人体的生命活动也是以动为主，而动的产生则是相火的作用。所谓"天主生物，故恒于动。人有此生，亦恒于动，皆相火之为也"，"天非此火不能生物，人非此火不能有生"[②]。但"相火"具有常与变的双重性，在正常情况下，人身相火寄于肝肾二脏，以肝肾精血为其物质基础，成为人体生理功能、生命活动的根本。"相火"之动受到相应节制，"唯有裨补造化，以为生生不息之运用"。而若相火动失其常则为变，"其害甚大，其变甚速，其势甚彰，其死甚暴"，可成为疾病发生、病机逆转，甚至死亡的主要原因。不幸的是，"五脏各

---

① 朱震亨：《格致余论·序》，见：《金元四大家医学全书》，下册，天津：天津科学技术出版社，1994 年，第 916 页。

② 朱震亨：《格致余论·相火论》，见：《金元四大家医学全书》，下册，天津：天津科学技术出版社，1994 年，第 924 页。

有火，五志激之，其火随起。"如情志过极、色欲易动、饮食不节这些生活极其常见的因素，都很容易引起相火妄动，如"大怒则火起于肝，醉饱则火起于胃，房劳则火起于肾，悲哀动中则火起于肺"，"心君火也，为物所感则易动，心动则相火亦动"。相火妄动的后果是真阴受伤，即"火起于妄，变化莫测，无时不有。煎熬真阴，阴虚则病，阴绝则死。"[1]

"阴常不足，阳常有余"学说的提出，除与"相火论"密切相关外，还同朱震亨法象自然的思想有关，他认为："天大也为阳，而运于地之外，地居于天之中为阴，天之大气举之。日实也亦属阳，而运于月之外，月缺也属阴，禀日之光以为明者也。"是谓自然之理本阳盛阴衰，而"人受天地之气以生，天之阳气为气，地之阴气为血"，所以"气常有余，血常不足"，何况在人的一生中，还必须依靠阴精来维持生长、发育、生殖的需要，因而，在人体内，阴精迟成而早衰。又兼以"人之情欲无涯，此难成易亏之阴气，若之何而可以供给也"[2]。故言"阴常不足"。如若再加上相火妄动，进一步煎熬，则无疑会导致疾病。

基于这一理论，他首先强调在平素养生中，要注意保存真阴，而保存真阴的根本在于清心寡欲，勿使"相火"妄动。在《格致余论》中有《饮食箴》《色欲箴》《茹淡论》《养老论》等篇章，针对人之一生，提出许多保存真阴的措施，如幼年时不宜过于饱暖；青年时当晚婚以待阴气长成；婚后应节制房等。在治疗方面，则特别强调滋阴降火，认为滋阴与降火二者是相辅相成的，"补阴即火自降"，善用大补阴丸等滋阴降火之剂，反对《局方》喜用香燥、温补之品，所以也被后世称为"滋阴派"。

① 朱震亨：《格致余论·相火论》，见：《金元四大家医学全书》，下册，天津：天津科学技术出版社，1994年，第924页。
② 朱震亨：《格致余论·阳有余阴不足论》，见：《金元四大家医学全书》，下册，天津：天津科学技术出版社，1994年，第918页。

第三节
法象药理学说

"法象"是一个中国哲学的术语，是事物现象的总称。《易·系辞上》："是故法象莫大乎天地，变通莫大乎四时。"[1] 说明法象是指世间所有事物外在的可被人观察到的现象，而这种现象总是处于不断变化之中。至北宋，有更多的思想家来研究法象学说。将"法象"这一哲学概念运用到药学中，并用之来说明药理药效，称为法象药理学说。较早而又较完整的法象药理学说见于北宋末年的《宋徽宗圣济经》，故这一议题必须从此书开始讨论。

一、《宋徽宗圣济经》的法象药理学说

较早将法象概念运用到中药学并进行系统阐述，当数成书于北宋政和八年（1118 年）的《宋徽宗圣济经》。此书原题赵佶（宋徽宗）著，吴禔作注。此书问世不到 10 年，风雨飘摇的北宋王朝就在靖康之变中灭亡，因此它的流传不广，而此书中的法象药理学说论述颇详。现将其主要观点简述如下：

（一）气味自然，率不过五

"气味自然，率不过五。"[2] 这是此书对法象药理学提出的第一个观点。它指出："天之昕赋，不离阴阳。形色自然，皆有法象。"[3] 认为事物的形色等现象是自然生成的，谷、果、畜、菜、药的气味也是物象之一，因此，也是自然形成的。"本乎地者味自具，本乎天者气自彰"，各种动植食物、

---

[1] 孙颖达：《周易正义》，卷 7，见：《十三经注疏》，上海：世界书局，1935 年，第 82 页。

[2] 赵佶著，吴禔注：《宋徽宗圣济经》，北京：人民卫生出版社，1990 年，第 164 页。

[3] 赵佶著，吴禔注：《宋徽宗圣济经》。北京：人民卫生出版社，1990 年，第 168 页。

药物，都必须先有其象，后而被人们所利用。因此万物"皆有明理，可视而知，可听而思。以之养生而治疾，以之防患而义灾，贵夫深究而博识焉尔"①。人们只有充分了解它们的自然属性，才能自如用以养生、治病、防患、消灾。但是，自然万物虽然多种多样、各不相同，可大致上以五行来分类，如谷果畜菜药可以五行分类，它们之五味、五气也可以五行分类，这样就比较容易掌握：如"空青法木，色青而主肝、丹砂法火，色赤而主心。云母法金，色白而主肺。磁石法水，色黑而主肾、黄石脂法土，色黄而主脾。触类长之，莫不有自然之理。"②就是说，空青有明目益肝之用，其色青，则属木；丹砂有养神益心之用，其色赤，则属火；云母有补肺之用，其色白，则属金；磁石有补肾之用，其色黑，则属水；黄石脂有补脾之用，其色黄，则属土。触类旁通，药、食均有自然之理，为医者必须明确掌握。

（二）圣人法物象以制字命物

世间万物的现象是自然形成的，"非人为也"。因而，古代的药物学家为各种动植药物命名，也不单纯任凭个人的智慧，而是仿效自然之真理来做的。如"桂犹圭也，宜导诸药，为之先聘，若执以使。梅犹媒也，用以作羹，能和异味而合"③。桂寓意为"圭"，因古人婚聘，先要用圭预测是否匹配，然后才下聘，而桂有宜导诸药的作用，用于诸药之先，故而称之桂。梅寓意为"媒"，梅用以作羹，能起到调味作用，如同媒人在男女两方之间所起的调节作用，故而称之梅。此外，又如芎䓖有"穷穹"之义，因其气上而疏达，穷治脑疾；萆薢有"痹解"之义，因其能治湿痹而解散百节诸风，云云。

（三）定名辨实

药物使用十分重要的一点就是定名辨实，定名辨实的关键是如何去认识万物的法象。

---

① 赵佶著，吴褆注：《宋徽宗圣济经》，北京：人民卫生出版社，1990年，第168页。
② 赵佶著，吴褆注：《宋徽宗圣济经》，北京：人民卫生出版社，1990年，第169页。
③ 赵佶著，吴褆注：《宋徽宗圣济经》，北京：人民卫生出版社，1990年，第166页。

1. 同质异性

同质异性指同一种物质来源，但具有不同的气味。如菊花的品种不同，可形成甘菊花、苦菊花两种。又如"蜜成于蜂，蜜温蜂寒；油本于麻，麻温油寒"[1]。因为气味不同，即便是物质来源相同，其功用亦有不同。

2. 名异实同

名异实同指两种药物名称不同，其原物质来源相同，或功效也有类似。如"硝异名而其性近，姜异名而其质同。附子、乌喙一本也，故气味相类。蜀漆、常山一体也，故治疗相通"[2]。就是说，硝有朴硝、芒硝之异名，二者均为攻下之物，药性相近。姜有干姜、生姜之不同，二者均来自原植物姜。附子与乌喙是同一种植物的不同部分，二者气味基本一样。蜀漆与常山是一种植物的不同生长时期，二者在治疗时可以通用。

3. 各孕正气

各孕正气是指药物某种特定的品性，或因其原生物的属性而具有某种特性可用以治病。如"腊雪凝至阴之气可以治温；忍冬禀不凋之操可以益寿。牛溲下水，乃土之所胜；豕足逐热，乃水之所胜"[3]。就是说，腊雪凝集了冰雪至阴之气而成，故具有极其寒凉的药性，可以治疗温病。忍冬藤四季不凋，多年生长，作为药物，可以把这种特性转移给人而使人长寿。五畜之中，牛属土，五行之中，土能克水，故牛溲有利水作用。猪属水，水能克火，故猪足有清热作用。

4. 或托异类

或托异类是指药物可以接受其生长环境中某种其他物质的特性而形成本身的药性。如"车前生于牛迹，可以利水；苁蓉生于马沥，可以补中；络石络于石，可以却老；蕈生于槐，可以治风"[4]。就是说，车前生长于牛足蹄迹中，接受了牛的特性而能利水。苁蓉生长于马尿滴沥之处，接受了马

① 赵佶著，吴褆注：《宋徽宗圣济经》，北京：人民卫生出版社，1990年，第170页。
② 赵佶著，吴褆注：《宋徽宗圣济经》，北京：人民卫生出版社，1990年，第170页。
③ 赵佶著，吴褆注：《宋徽宗圣济经》，北京：人民卫生出版社，1990年，第170页。
④ 赵佶著，吴褆注：《宋徽宗圣济经》，北京：人民卫生出版社，1990年，第170页。

的特性而能补中。络石藤缠绕着石头所生，接受了石头的特性而能益寿。蕈寄生于槐树上，接受了槐树的特性而能治风。

5. 物化之未渝

物化之未渝指事物发生了变化之后却依然保持原来的性质，没有发生变化。如"铅丹以其铅之性未变，故可染发。蚕砂以其桑之性未变，故可治风。败席治筋者，以人之气所渍。蓝布解毒者，以蓝性之尚存"[①]。就是说，铅可用于染发，丹是由铅炼成的，但仍然保持铅的特性，故也可以染发。桑可用于治风，蚕砂是蚕食桑叶之屎，仍然保持桑的特性，故也可以治风。旧席用于治疗筋病，是因其久受人气之渍；蓝布用于解毒，是因其保留了蓝草解毒之性。

6. 物宜之相戾

物宜之相戾指同一种药物对不同客体所起的作用是不同的。如"矾石杀鼠，桑蚕食之则肥。……马得杜蘅而健，若原蚕则在所禁。羊食钩吻则肥，若蹯蹰则非所嗜。由是见物宜之相戾"[②]。就是说，矾石能够杀鼠，但在蚕室用矾石，却可使蚕长得更好。杜蘅、钩吻均非补益之品，但马吃了杜蘅则健，羊吃了钩吻则肥。而原蚕、蹯蹰虽非大毒之物，但原蚕对马来说却是有害的，应该禁食，蹯蹰对羊来说却不是合适的食物。

正因为有以上各种不同的情况，在药物的具体使用时容易产生混淆，所以一定要注意定名辨实。

（四）性用有尽，制变无穷

天下可供使用的药材也许是有限的，但只要"穷天地之妙，通万物之理，其于命药，不特察草石之寒温，顺阴阳之常性而已。以谓物之性有尽也，制而用之，将使之无尽。物之用有穷也，变而通之，将使之无穷"[③]。什么叫作制变之用呢？有四种不同的情况。

---

① 赵佶著，吴禔注：《宋徽宗圣济经》，北京：人民卫生出版社，1990年，第170页。

② 赵佶著，吴禔注：《宋徽宗圣济经》，北京：人民卫生出版社，1990年，第170页。

③ 赵佶著，吴禔注：《宋徽宗圣济经》，北京：人民卫生出版社，1990年，第171—172页。

1. 因其性而为用

因其性而为用指利用药物的特性来治疗疾病。如"蝉吸风，用以治风。虻饮血，用以治血。鼠善穿，以消腹满。獭善水，以除水胀"[1]。又如鸢特别善于乘风而飞，故可用以治疗风邪导致的头目眩晕；鱼特别善于水里潜游，故可用以治疗水肿。蜂房是蜂蜡制成的，久经蜂渍，故可用以解蜂毒、治蜂螫。鼠妇生于潮湿之地，尤其耐湿，故可用以利水道、去水湿。所谓因其性而为之用指的就是这样一类。

2. 因其用而为使

因其用而为使指根据事物的日常用途将其沿用为使药。如"车能利转，淬辖以通喉。钥能开达，淬钥以启噤"[2]。就是说，车以运转为用，故烧红的车辖以水淬之，此水可用来通利喉痹；钥以开锁为用，故烧红的钥匙以水淬之，此水可用开启口噤。此类用法还有以弩牙催产，取其箭发而速之用；以杵糠下噎，取其向下杵打之用。

3. 因其所胜而为制

因其所胜而为制指根据事物的能克胜控制其他某种事物的特性用以临床治疗。如"萍不沉于水，可以胜酒。独活不摇于风，可以治风。鸬鹚制鱼，以之下鲠"[3]。就是说，浮萍生长在水面上，有制水的能力，故可以解酒；独活在风中不会动摇，有耐风的能力，故可以治风。鸬鹚善于捕鱼、食鱼，有消融鱼骨的能力，故鸬鹚涎水可用以治疗鱼骨刺鲠喉。

4. 一物之性有不同

一物之性有不同指同一类药物的不同品种，甚或同一种药物的不同部分有着不同的药性。前者如"菜有葵，久食则性钝。果有栗，熟食则气壅"。后者如"麻黄发汗，节不去乃以止汗。陈橘消痰，穰不除乃以致痰"[4]，使用时应当十分注意。

---

① 赵佶著，吴褆注：《宋徽宗圣济经》，北京：人民卫生出版社，1990年，第173页。
② 赵佶著，吴褆注：《宋徽宗圣济经》，北京：人民卫生出版社，1990年，第173页。
③ 赵佶著，吴褆注：《宋徽宗圣济经》，北京：人民卫生出版社，1990年，第173—174页。
④ 赵佶著，吴褆注：《宋徽宗圣济经》，北京：人民卫生出版社，1990年，第173—174页。

根据上述理论，药物的药性十分复杂，不明于此，则用药可能伤人，而充分认识之后则可以加以利用，"根茎花实之异性，草石骨肉之异宜，或相资而相养，或相胜而相制。如是而定君臣，如是而分佐使，如是而别奇偶，如是而审铢两，非达于理而明于权，鲜有不伤人之形者"[①]。

必须指出的是，上述法象药理学说，为了套用当时的哲学理论，存有十分牵强的联系，反而混淆了药物本来的药性特点，特别是所谓"制变之用"，恐怕大多是经不起推敲的。书中甚至还有些属于迷信内容的谬误之处，如"桃虽果类，然木所兆，而神所藏""鹰制狐，以之祛魅"等。但是，作为一种古代不成熟的药学思维，这也是不足为怪的。

二、张元素的法象药理学说

张元素在《珍珠囊》及《医学启源》中，都谈到了法象药理学说。很难说，张氏有无看到《宋徽宗圣济经》，将二者的法象药理学说相比较，显然有了很大的不同。张元素的法象药理学说，完全以临床实用为目的，理论思维始终不离中医药学术。简单来说，由于"药有气味厚薄，升降浮沉补泻主治之法，各个不同"[②]，将每种药物的药性寒热、气味厚薄、升降浮沉、补泻主治、归经引经和随症用药加减、炮制修合的方法结合阴阳五行理论进行分类，便是张氏法象药理学说的主要内容。因此，他的理论中，少了很多牵强附会的哲学问题，因而更富有临床指导意义。

（一）药物的气味厚薄阴阳与药效的升降沉浮

药物气味的理论是中药学用以归纳药物的口感、嗅感与药性药效关系的理论，所谓"厚"是指气味浓重，相对而言，"薄"指气味清淡。升降沉浮指的是药物作用的趋向，向上向外者为升浮，向下向内者为沉降。阴阳的概念则比较广泛，可指药性，也可指药效。与中医阴阳理论一致，药物阴阳是一个无限可分的范畴，如以药物气味来说，"味为阴，味厚为纯

---

① 赵佶著，吴褆注：《宋徽宗圣济经》，北京：人民卫生出版社，1990年，第173—174页。

② 张元素著，任应秋点校：《医学启源》，北京：人民卫生出版社，1978年，第169页。

阴，味薄为阴中之阳；气为阳，气厚为纯阳，气薄为阳中之阴。"①从药效作用来说，"辛甘发散为阳，酸苦涌泄为阴；咸味通泄为阴，淡味渗泄为阳"②。而气味与作用之阴阳又是互相联系的，"附子，气之厚者，乃阳中之阳，故经云发热；大黄，味之厚者，乃阴中之阴，故经云泄下。竹淡，为阳中之阴，所以利小便也；茶苦，为阴中之阳，所以清头目也。"③关于气味厚薄阴阳与升降沉浮理论早在《黄帝内经》就有比较概要的论述，张元素继承这一理论，进一步做了深入的发挥，并具体到每一味药物。他在《珍珠囊》中，收录了113种药，对每一种药物都以气味厚薄为依据，分成"纯阴""纯阳""阴中微阳""阳中微阴""阴中之阳""阳中之阴"6类，如黄连、大黄为纯阴，防风、细辛为纯阳，连翘、黄芩为阴中微阳，当归、白术为阳中微阴，柴胡、白芍为阴中之阳，桔梗、猪苓为阳中之阴④。

张元素对药物的升降沉浮尤为重视，他在《医学启源》一书有关药理的阐述，首列"气味厚薄寒热阴阳升降之图"，并附以文字说明。他的"用药法象"就是依据药物的气味将药物的升降沉浮进行阴阳五行的分类。如"风升生：味之薄者，阴中之阳，味薄则通，酸、苦、咸、平是也"，⑤认为味薄之药属风类，为阴中之阳，其性上行，如春气上升，有升发之用。此类药物有防风、羌活、升麻、柴胡、细辛等。"热浮长：气之厚者，阳中之阳，气厚则发热，辛、甘、温、热是也。"⑥认为气厚之药属热类，为阳中之阳，其性浮热，如夏气之长，有温热之功。此类药物有附子、干姜、川乌、良姜、桂枝等。"湿化成（中央）：戊土，其本气平，其兼气温凉寒热，在人以胃应之；己土，其本味淡，其兼味辛甘咸苦，在人以脾应之。"⑦

① 张元素著，任应秋点校：《医学启源》，北京：人民卫生出版社；1978年，第156页。
② 张元素著，任应秋点校：《医学启源》，北京：人民卫生出版社；1978年，第156页。
③ 张元素著，任应秋点校：《医学启源》，北京：人民卫生出版社；1978年，第156页。
④ 张元素：《洁吉古老人珍珠囊》（无目录、无篇名、不分卷），见：杜思敬：《济生拔粹》，第5卷，上海涵芬楼影印元刻本，中国中医研究院图书馆藏。
⑤ 张元素著，任应秋点校：《医学启源》，北京：人民卫生出版社，1978年，第169页。
⑥ 张元素著，任应秋点校：《医学启源》，北京：人民卫生出版社，1978年，第178页。
⑦ 张元素著，任应秋点校：《医学启源》，北京：人民卫生出版社，1978年，第184页。

认为气平味淡之药属土类，中和者能容，因此可有寒热温凉及辛甘苦咸气味之兼，能调和脾胃，如土气长养万物，有补养作用。此类药物有黄芪、人参、甘草、当归、熟地黄等。"燥降收：气之薄者，阳中之阴，气薄则发泄，辛、甘、淡、平、寒、凉是也。"①认为气薄之药属金类，为阳中之阴，其性发泄，如秋气之燥，有清凉燥湿之功。此类药物有茯苓、泽泻、猪苓、滑石、瞿麦等。"寒沈藏：味之厚者，阴中之阴，味厚则泄，酸、苦、咸、气寒是也。"②认为味厚之药属水类，为阴中之阴，其性寒凉沉降，如冬气阴沉，有泻火通下之功。此类药物有大黄、黄柏、黄芩、黄连、草龙胆等。根据药性与四季气候的关系，张氏认为四季的气候不同，在用药方面也当相应有所加减，他遵照《内经》"必先岁气，无伐天和"③的精神，指出春天用药一般可加防风、升麻；夏天用药一般可加黄芩、知母、白芍药；秋天用药一般可加泽泻、茯苓；冬天用药一般可加桂、桂枝。

张元素还认为，药物气味功效的阴阳升降不是绝对的，因而不能一概而论，必须根据具体情况做具体分析。他说："升降者，天地之气交也，茯苓淡，为天之阳，阳也，阳当上行，何谓利水而泄下？经云：气之薄者，阳中之阴，所以茯苓利水而泄下，亦不离乎阳之体，故入手太阳也。麻黄者，为地之阴，阴也，阴当下行，何谓发汗而升上？经曰：味之薄者，阴中之阳，所以麻黄发汗而升上，亦不离乎阴之体，故入手太阴也。"④他还引用了《素问·阴阳应象大论》"清阳发腠理，浊阴走五脏；清阳实四肢，浊阴归六腑"⑤理论，并对此进行发挥："清阳发腠理，清之清者也；清阳实四肢，清之浊者也。浊阴归六腑，浊之浊者也；浊阴走五脏，浊之清者也。"⑥以进一步说明阴阳的无限可分性，即阴中有阳、阳中有阴。

---

① 张元素著，任应秋点校：《医学启源》，北京：人民卫生出版社，1978年，第193页。

② 张元素著，任应秋点校：《医学启源》，北京：人民卫生出版社，1978年，第200页。

③ 张元素：《洁古老人珍珠囊》（无目录、无篇名、不分卷），见：杜思敬：《济生拔粹》，第5卷，上海涵芬楼影印元刻本，中国中医研究院图书馆藏。

④ 张元素著，任应秋点校：《医学启源》，北京：人民卫生出版社，1978年，第156页。

⑤ 《黄帝内经素问》，卷2，北京：人民卫生出版社，1963年，第32页。

⑥ 张元素著，任应秋点校：《医学启源》，北京：人民卫生出版社，1978年，第156页。

（二）药物的气味升降补泻与脏腑辨证相结合

最早提出药味与五脏病理治疗关系的是《素问·脏气法时论》，其理论依据是五行的属性与生克关系。张元素引用了《内经》的这一内容，并补上了具体药物。如《素问·脏气法时论》所提出的"五脏所苦"之病理，大多属于虚，一般应用五行相生的规律来用药。"肝苦急，急食甘以缓之，甘草。心苦缓，急食酸以收之，五味子。脾苦湿，急食苦以燥之，白术，肺苦气上，急食苦以泄之，黄芩。肾苦燥，急食辛以润之，黄柏、知母。"[①] 因肝属木，甘味属土，土生木，故以甘味药缓肝急。心属火，酸味属木，木生火，故以酸味药收心缓。脾属土，苦味属火，火生土，故以苦味药燥脾湿。肺属金，苦味属火，火克金，故以苦味药泻肺气上逆。肾属水，辛味属金，金生水，故以辛味药润肾燥。还有另一类"五脏所欲"，大多属于实，一般应用五行相克的规律来用药。如以川芎之辛来散肝木之郁等等。

张元素进一步将药物气味对五脏的补泻扩展到六腑，提出："肝胆：味辛补，酸泻；气温补，凉泻。""心小肠：味咸补，甘泻；气热补，寒泻（三焦命门补泻同）。""脾胃：味甘补，苦泻；气温热补，寒凉泻。""肺大肠：味酸补，辛泻；气凉补，温泻。""肾膀胱：味苦补，咸泻；气寒补，热泻。"[②]

当然，张元素这一理论最重要的部分还是关于根据脏腑辨证来具体用药的阐述。如在"五脏六腑经脉证法"中，先辨肝之寒热虚实，再讨论肝病之用药："肝虚，以陈皮、生姜之类补之。经曰：虚则补其母，水能生木，水乃肝之母也。苦以补肾，熟地黄、黄柏是也。如无他证，唯不足，钱氏地黄丸补之。实则芍药泻之，如无他证，钱氏泻青丸主之。实则泻其子，心乃肝之子，以甘草泻之"[③]。其他心、脾、肺、肾之病均以此来分辨用药，如"脾虚则以甘草、大枣之类补之，实则以枳实泻之。如无他证，虚则以钱氏益黄散，实则以泻黄散。心乃脾之母，炒盐补之；肺乃脾之子，桑白

---

① 张元素著，任应秋点校：《医学启源》，北京：人民卫生出版社，1978 年，第 158—159 页。

② 张元素著，任应秋点校：《医学启源》，北京：人民卫生出版社，1978 年，第 159 页。

③ 张元素著，任应秋点校：《医学启源》，北京：人民卫生出版社，1978 年，第 6 页。

皮泻之"①。他还对《素问·六元正纪大论》中所提到的五脏之郁治疗原则（木郁达之，火郁发之，土郁夺之，金郁泄之，水郁折之）②提出具体的治法："木郁达之，谓吐令调达也；火郁发之，谓汗令其疏散也；土郁夺之，谓下无壅滞也；金郁泄之，谓解表利小便也；水郁折之，谓制其冲逆也。凡此五者，乃治病之大要也。"③这一用药与治法的总结，与脏腑辨证结合在一起，意在示人规矩，使初学者比较好掌握。

（三）药物的升降补泻与加工炮制及煎服药法

张元素还认为，药物的加工炮制方法不同，可以影响药物的气味升降补泻作用。他说："黄连、黄芩、知母、黄柏，治病在头面及手梢皮肤者，须酒炒之，借酒力上升也。咽之下，脐之上者，须酒洗之；在下者，生用。凡熟升生降也。大黄须煨，恐寒伤胃气。至于乌头、附子，须炮去其毒也。用上焦药，须酒洗曝干。黄柏、知母等，寒药也，久弱之人，须合之者，酒浸曝干，恐寒伤胃气也。熟地黄酒洗亦然。当归酒洗，助发散之用也。"④可见以酒来对药物进行加工以改变其药性是张氏最为常用的办法。

药物的气味厚薄与升降补泻的功效，还可受不同的煎服药法的影响。张元素指出："补上治上制以缓，缓则气味薄；补下治下制以急，急则气味厚。"⑤什么是"制以缓"呢？在《洁古老人珍珠囊》中，他说："病在上为天，制度宜炒酒洗，煎药宜武宜清，服之宜缓饮。""其表剂小服而频，食后，使气味能远，去表去上。"⑥可见，所谓缓，就是用武火煎药，时间宜短，使煎出的药汁比较清，服药应缓缓而服，小剂量多次服，并在饭后服，这样，就能使药物的作用在体内向外向上发散开。相对而言，"制以急"则是用文火煎药，时间宜长，使煎出的药汁比较浓，服药应快速服下，

① 张元素著，任应秋点校：《医学启源》，北京：人民卫生出版社，1978年，第22页。

② 《黄帝内经素问》，卷2，北京：人民卫生出版社，1963年，第501—502页。

③ 张元素著，任应秋点校：《医学启源》，北京：人民卫生出版社，1978年，第168页。

④ 张元素著，任应秋点校：《医学启源》，北京：人民卫生出版社，1978年，第164页。

⑤ 张元素著，任应秋点校：《医学启源》，北京：人民卫生出版社，1978年，第168页。

⑥ 张元素：《洁吉古老人珍珠囊》，见：杜思敬《济生拔粹》，第5卷，上海涵芬楼影印元刻本，中国中医研究院图书馆藏。

一次大量顿服，使药力集中，向里向下。

此外，张氏还提出了一个"以热治热"的方法。所谓以热治热是指："病气热甚，而与寒药交争，则寒药难下，故反热服，顺其病势，热势既休，寒性乃发，病热除愈，则如承气汤寒药，反热服之者是也。"[①]反之，治疗病气过寒，可出现与热药相争的情况，也可采用热药凉服的办法，使病人易于接受。

（四）药物的气味功效与六淫为病

张元素认为六淫之邪是自然界的六气过极而成，其可用五行来进行分类，而药物的气味，也可用五行分类，因此，二者之间就存在某种联系。他说："夫木火土金水，此制方相生相克之法也，老于医者能之。"[②]就是说，不同的病气，可根据五行的相生相克之理，来进行大率的药物选择，这是一个比较不容易掌握的原则，因而必须通过长期的临床实践才能灵活运用。

具体来说：风淫于内，治以辛凉，佐以苦辛，以甘缓之，以辛散之；热淫于内，治以咸寒，佐以甘苦，以酸收之，以苦发之；湿淫于内，治以苦热，佐以咸淡，以苦燥之，以淡泄之；燥淫于内，治以苦温，佐以甘辛，以辛润之，以苦下之；寒淫于内，治以甘热，佐以苦辛，以辛散之，以苦坚之。张元素为了学生能充分理解这一理论，还以"风淫于内"为例作了个自注，他指出药物的酸苦甘辛咸五味是与肝木、心火、脾土、肺金、肾水之属联系在一起的。"四时之变，五行化生，各顺其道，违则病生。"如风淫于内，一般产生肝之功能失常，肝主气，气郁生火，故治以辛凉，因辛属金，金克木，同时，治热以凉，故以辛凉为治，其他治法亦均如此立法。

（五）药物的归经引经理论

所谓药物的归经，是指某种药物对某脏腑经络有着特殊治疗作用。早在《神农本草经》中就简要提到过药物的归经，但张元素是将这一理论发挥得比较好的人。以上药物的气味厚薄与药效的升降沉浮、脏腑辨证用药

① 张元素，任应秋点校：《医学启源》，北京：人民卫生出版社，1978年，第160页。
② 张元素，任应秋点校：《医学启源》，北京：人民卫生出版社，1978年，第214页。

等都具有药物归经的意义。不仅如此，张元素所论药物大多谈到归经。他认为，根据药物的归经不同，取各药之长，则力专用宏，疗效更为显著。如同泻火药，"黄连泻心火。黄芩泻肺火。白芍药泻肝火。知母泻肾火。木通泻小肠火。黄芩泻大肠火。石膏泻胃火。柴胡泻三焦火，须用黄芩佐之；柴胡泻肝火，须用黄连佐之，胆经亦然。黄柏泻膀胱火。"① 又如肺之气病用石膏，肺之血病用黄芩；肾之气病用知母，肾之血病用黄柏，等等。运用这一理论，有利于在临床使用时，从众多的药物品类中筛选出最符合病情、疗效最好的药物。

药物引经作用，则是指某种药物具有将其他药物作用导引向某脏腑经络的特殊作用。如手、足太阳经（小肠、膀胱）用羌活、病在下用黄柏；手、足少阳经（胆、三焦）用柴胡，病在下用青皮；手、足阳明经（胃、大肠）用升麻、白芷，病在下用石膏；手、足太阴经（肺、脾）用白芍药；手、足少阴经（心、肾）用知母；手、足厥阴经（肝、心包络）用青皮，等等。运用这些引经药，可使药效更加集中于需要治疗的脏腑经络部位，从而更为充分地发挥治疗作用。

（六）药物的随证治病

药物的随证治病是指根据一病一证，或疾病的症状表现来灵活用药，与药物的升降沉浮、阴阳补泻、归经引经等理论紧密相联。

以病证的寒热虚实气血为例，如"内实内热者，黄连、黄柏、知母；表虚表寒者，黄芪、人参、桂枝；气虚气弱者，陈皮、黄芪、人参；气实气结者，青皮、厚朴、木香、沉香；血虚者，生地黄、当归身；血实恶血积聚者，当归梢、苏木、红花"②。以疾病的症状表现为例，如治疗疼痛：头痛一股用川芎，如不愈，则应依准头痛部位的经络所属加用引经药；四肢关节疼痛，用羌活；小腹痛，用青皮、桂、茴香；腹痛用芍药，恶寒而痛加桂，恶热而痛加黄柏；下部腹痛，用川楝子；胁下痛，往来寒热，用

---

① 张元素，任应秋点校：《医学启源》，北京：人民卫生出版社，1978年，第162页。
② 张元素，《洁古老人珍珠囊》，杜思敬：《济生拔萃》，第5卷，上海涵芬楼影印元刻本，中国中医研究院图书馆藏。

柴胡；胃脘痛，用草豆蔻；茎中痛，用甘草梢；气刺痛，用枳壳；血刺痛，用当归，详上下用根梢；眼痛不可忍，用黄连、当归根，以酒浸煎；疮痛不可忍，用苦寒药，如黄芩、黄连，详上下分根梢及引经药。

这一部分理论，也许与哲学概念相去较远。但作为一个临床医学家，随证治病用药是张元素的经验之谈，因此，有最现实的临床意义，至今仍为临床医生所参考使用。

张元素的药学理论，对后世的影响十分深远。在其之后，其学生李杲、王好古均继承其法象药理学说，虽然在具体的药味使用上各有发挥，但基本理论均依准张元素所创之理论。尤其是药物的归经引经、随证用药等直接与临床实用相关的内容，至今仍被沿用。

第四节
不同金元医学思想之评估

金元时期医学思想争鸣在中国医学发展史上是十分重要的。金元医家的思维方法、学术思想及其不同认识，对后世医学基础理论与临床医学发展都有着极为深远的影响。因此，自明代之后，金元医学历来都是医家及医史学工作者研究的重点。出于本书的中心议题，本节主要讨论对金元医家思想方法的评价，而不涉及各个不同学术观点的临床价值。

一、不同医学思想的进步性

研究不同医学思想的进步性，目的是很明确的，为了吸取历史的经验，谋求当今的中医学术发展。

毫无疑义，金元不同医学思想的进步性首先在于创新与专长。形成金元医学丰富多彩的学术创新局面，关键在于金元医学家各有独到的学术见解，无论他们学医的途径是如何的不同，或家传，或师承，或私淑，但他们的共同特点是在继承中医经典理论与老师的学术理论的同时，具有强烈的创新愿望，极少受传统理论或老师学术思想的限制，总是能在各自的临床医疗实践中发挥本人的特长，为解决某个实际问题作出自己的贡献。如刘完素自学成才，十分注重《内经》理论，他强调火热病机，发展了病机十九条学说，从而发展出自己的寒凉攻邪学说；张从正既承家学，又私淑刘完素理论，但于汗、吐、下三法的应用及邪正关系有新的发展；李杲师承张元素重视脏腑辨证、讲究药性的思想，在内伤脾胃及益气升阳方面有突出创见；王好古师承张、李二人，但在阴证辨治方面特有专精；朱震亨博采众长，但不囿任何一方之见，在"火"与"阴阳"理论上提出独到而影响深远的见解。

　　与此同时，金元医家的另一个特点是既敢于提出问题，又善于研究问题，既敢于提出新见解，又善于总结新经验。他们为什么能够做到这一点？如第一节分析有机遇与环境、社会文化的因素，也与他们本身的学风分不开。真正的学术专精必须以对本学科的广泛了解为基础，学术创新也必须以深厚的学术功底为基础。从《注解伤寒论》的作者成无己开始，刘完素、张元素、张从正、李杲、朱震亨、王好古等人无一不强调为医者必须学有渊源，必须用心深入研究中医的古典医籍原著，对《内经》或《伤寒论》等著作都必须读懂读通，要准确、充分、透彻地理解经典古医籍的内涵与精髓。这样还不够，还必须广博地学习《内经》以下诸家医方医论，广收博采，丰富自己的学术见识，并将之灵活地运用到医疗实践中。然后再在自己的医疗实践活动中，体会思考自己的学术心得，发展自己的学术见解，提出自己的学术观点，形成自己的学术专长。如河间学派的代表人物张从正在指出："医之善，惟《素问》一经为祖"①的同时，又认为："学

---

① 　张子和:《儒门事亲》，卷9，见:《金元四大家医学全书》，天津: 天津科学技术出版社,1992年，第 457 页。

不博而欲为医者难矣。"①他批评当时某些医生："总不肯以数年之功，苦读《内经》，但随众好恶，为之毁誉，若此者，皆妄议也"。而易水学派的中坚人物李杲在《医学发明·医学之源》中也提出了同样的观点："医者必须先读《内经》《本草》，辨十二经、十二脏、十二时之阴阳，以合天地四时之阴阳，了然于心；次及诸家方论，然后施之于用。有余者损之，不足者补之，治而平之，务得其中，庶无误也，得其要者，一言而终，其斯之谓软。"②事实说明，他们的观点是对的，发展必须以继承为基础，如对自己从事的专业缺乏深入的了解，就不懂得它的长处，也看不到它的短处，因此发展就无从谈起。

这种既有继承，又有独创的学风，既强调扎实的传统理论基础，又重视实际解决问题能力的学术态度，成为整个金元时期医学研究的突出特色，是金元医学出现创新不断、争鸣激烈之繁荣景象的重要原因。还有很值得注意的是，金元医家争鸣的态度极具大家风范。尽管，在学术观点上，各人自成一体，标新立异，新旧相争，而后人能在肯定前人成就基础上提出异议，前人也并不以学术上的优势去压制不同意见。即使学术观点完全不同，重点也只在于阐发自己的观点，批评自己认为不对的观点，就学术而论学术。如说起金元医家的学术争鸣，一般认为最为"白热化程度"的是张从正对易水学派的批评："中州之人，食杂而不劳，中州土地，兼载四象，金木水火，皆聚此中，故成脾胃之病。奈何中州之医，不善扫除仓廪，使陈莝不去也，犹曰我善补，大罪也。"③其实这种批评还是纯学术的，只泛指好用补法的"中州之医"，且意思非常集中，也只是就补泻问题而谈补泻问题，不因此而否认其他。尤其是不以相互攻击为能事，尤其不像明、清有的医家那样进行指名道姓的人身攻击。更值得称道的是，学

---

① 张子和：《儒门事亲》，卷9，见：《金元四大家医学全书》，天津：天津科学技术出版社，1992年，第458页。

② 李杲：《医学发明》（残本），卷1，见：《金元四大家医学全书》，天津：天津科学技术出版社，1992年，第77页。

③ 张子和：《儒门事亲》，卷9，见：《金元四大家医学全书》，天津：天津科学技术出版社，1992年，第457页。

术观点不同的对手可保持互学相长的学谊关系，后学之人可公允客观地比较评价自己老师与不同学术观点的其他医家之学术长短。如刘完素与张元素，学术观点完全不同，可以说是两个不同学派的创始人，但他们能够相互肯定或学习长处，保持互学相长的学谊关系。而且，张元素的《医学启源》中全部吸收了刘完素《素问玄机原病式》关于运用五运六气分析六淫病机的内容。又如王好古，先就学于张元素，后又师事李东垣，应该是易水学派的嫡系继承人。但是他对刘完素与张从正的学说有着较深刻的理解，曾一针见血地指出过后世学术不精之人用刘、张二氏之术而反贻祸于人的根源在于："近世论医，有主河间刘氏者，有主易州张氏者……然而主张氏者或未尽张氏之妙，则瞑眩之药终莫敢投，至失机后时而不救者多矣。主刘氏者未悉刘氏之蕴，则劫效目前，阴损正气，遗祸于后日者多矣。"① 当他将自己的老师张元素与不同学派的创始人刘完素二人的学术成就做了认真比较后，提出了十分公允的评价："盖张氏用药，依准四时阴阳升降而增损之，正《内经》四气调神之义。医而不知此，是妄行也。刘氏用药，务在推陈出新，不使少有怫郁，正造化新新不停之义。医而不知此，无术也。……能用二家之长，而无二家之弊，则治法其庶几乎？"正是金元医家这种实事求是，不执门户之见的态度，使医学理论争鸣具有良好的学术自由环境。而且，确实值得我们现代中医工作者来研究、反省与学习。

二、不同医学思想中寓有的守旧思想

说到不同金元医学思想中寓有的不足之处，以往最常见的意见大概是批评金元医家学术思想不全面，或失之于以寒概热，或失之于以攻废补，云云。仔细思考研究之后，有时会发现可能是这种意见本身有些偏颇。例如，关于金元四大家之一刘完素的学术思想和学说，后世学者大多认为刘

① 王好古：《此事难知》，卷2，见：《四库全书·子部·医家类》，第745册，上海：上海古籍出版社，1986年，第62页。

氏主张："六气皆从火化""用药悉取寒凉"。但做些研究和分析后，感觉用一个"皆"字，再用一个"悉"字，又不言此论用于伤寒，还是用于杂病，这样的评价有些绝对化。为什么会形成这样的观点呢？《金史·刘完素传》称其："然好用凉剂，以降心火、益肾水为主。"[①]这一结论应当说是比较符合实际的。但是，张景岳对刘氏的学说进行了激烈的批评，说刘氏"不能通察本经全旨""不辨虚实，不察盛衰，悉以实火言病""医道之坏，莫此为甚"[②]。这就几乎全盘否定了刘完素。近现代不少医学家和医史学家概括刘氏学说特点，逐渐演化为"六气皆从火化"，"用药悉取寒凉"等，从而几成定论。但若全面调查刘氏学术思想，应包括：①刘完素的治学态度认真严肃，革新态度坚决，不为习俗所惑，不怕疑谤，敢于坚持自己的学术见解，以纠正当时医界多赖祖名、倚约旧方、耻问不学、特无更新的风气；②他深知在纠正按证索方、不求医理所造成的流弊，必须从申述《内经》等古典医籍的理论着手不可，但他并非专执旧本，不图更新；③他对杂病的论述和治疗，并非悉用寒凉，相反，温热药的应用有着较大的比重。而在伤寒病机论述中，他重视火热致病的因素，因此在伤寒病的治疗上才体现了以用寒凉药为主的特点。从另一方面说，如果每个金元医家都是面面俱到、没有重点的泛泛之才，恐怕也就没有兴旺发达的金元学术争鸣了。只有专门迭出，才能丰富多彩。金元医家的各不相同、独树一帜的学术专长，正是金元医学的精髓。

较完整地通读金元医家的原著之后，可以发现金元医学争鸣中寓有的守旧思想也是与时代的局限分不开的。金元医家的著作都反映出一种相当浓厚的尊经思想，言必称"经曰"。他们从各自的临床实践中总结出来的学术观点，都必须到经典中医古籍，尤其《内经》《伤寒论》等经典著作中寻找理论依据，必须借助其中的某个，或某些论点来阐发。不管是论攻为主、论补为主，主张火热病机为主，主张脏腑病机为主，主张补脾，主

---

① 脱脱：《金史·刘完素传》，卷131，北京：中华书局，1975年，第2811页。

② 张景岳：《景岳全书》《侍忠录·辨河间》，卷3，上海：上海卫生出版社，1955年，第62—63页。

张补肾，等等，每个人都反复重申本人的观点最符合经旨，正符合了某某篇的某某言。事实上，有些观点确实是受到《内经》理论的启发，而有些观点，则恐怕更是临床实践的经验体会。因此有些联系是有机的，有些联系则是牵强的。重视中医传统理论的学习对于每一个医家来说都是必要的，但过分尊经则没有必要。言必称经，就有可能因循经义而使自己的见解受到限制而不能自由发展，或因寻找经典理论支持而花费不必要的宝贵研究时间，甚至可能因一时找不到经典理论支持而放弃了自己原本闪光的见解。但是，必须说明的是，当时通过释经来发挥本人观点，是儒学界的风气，也成为医学界的风气。有时，是医家的思想深受其影响，确实将引经据典作为研究的自觉行动。认为"《素问》无者，于法尤非"。有时，也许并不是医家本人有迂腐的尊经思想，而只是无奈于社会风气。因为如若不循经意，则不足取信于人，不足为社会所接受。所以，医家思想的局限，确切地说是一种社会局限。

当然，真正医家的守旧思想也确实是存在的。如金元四大家之一的张从正说："病派之分，自巢氏始也；病失其本，亦自巢氏始也。何也？老子曰：少则得，多则惑。"① 认为从自巢氏的《诸病源候论》起，对疾病的门类分得过于详细复杂，反而不易掌握，因而主张采用风、寒、暑、湿、燥、火六气分类，再加上内、外伤，内、外积，将各科疾病共为 10 类，则既简要又全面。虽然张氏本意在于论证简约地把握疾病内在本质，掌握病机发生发展规律的重要性。但废止细致的疾病分类，对于疾病的认识来说，所起的作用不是促进。历史经验证明，一个一个疾病的研究，其优越性是十分明显的。晋代葛洪、隋代巢元方、唐代孙思邈等对一个一个病的研究取得了显著成绩，扩大了人们对许多疾病的认识，加速了临床医学的发展，提高了战胜疾病的技术水平。许多疾病的特殊治疗、特殊预防方法，是必须通过对一个个特殊疾病的具体研究才能得出。如青蒿治疟、海藻消瘿、米糠疗脚气等等，都必须是在认识了疟疾、瘿瘤、脚气这些单个

---

① 张子和:《儒门事亲》，卷 3，见:《金元四大家医学全书》，天津：天津科学技术出版社，1992 年，第 23 页。

特殊疾病的基础上才能发现。最有说服力的应该是人类现在之所以能在全世界消灭天花，谁也不能否认中国医家在人痘接种术发明上的历史作用，而这一发明使我们自然而然想到葛洪对天花的正确描述的杰出贡献。如果只是沿用六气分类论述治疗，不对"天行发斑疮""痘疮""天花"作单一而系统地总结研究，就不可能有人痘接种法的发明。人痘接种法是近代免疫学的先驱，牛痘是人痘接种法传入英国并广泛应用近百年后发明的。如果上述分析是有道理的，那么张从正对巢元方的批评，提倡笼统归类探索疾病，对我国医学的发展，其妨碍作用大，而促进作用小。因此在分析金元时期医学思想的进步与不足时，必须实事求是，才能真正起到总结历史经验，促进学术发展的目的。

（张志斌）

第九章
求实思想指导下的
中医学进步

      我国明代是一个科学技术有着较大发展的时代，在思想领域，也出现了若干著称于世的唯物主义思想家，如李贽"天下万物皆生于二，不生于一"的观点，王夫之"尽天地之间，无不是气""天地之化日新"的观点，对其他领域的学科发展都有着积极的影响。医药卫生也得到发展，如李时珍的《本草纲目》、吴又可的《温疫论》等医药学史上极有影响的著作以及为人类免疫学带来曙光的人痘接种术等，均出现在明代。明朝政府施行比唐、宋朝更为严格的学校和科举制度，规定以八股取士，考试专以四书五经命题，四书要以朱熹的注为依据。这样就使程朱理学在明代进一步得以盛行，对知识分子的思想与明代社会伦理观点，产生极其重要的影响。另一方面，金元医家学术争鸣之风的延续，对于明代医学理论进一步探讨、总结与提高，仍然有着很大的促进作用。在层层礼教的禁锢中，医生队伍中许多的有识之士在进行着不懈的努力，他们继承前代成就，不断实践，及时总结，谋求医学发展与提高。

第一节
本草研究求实思想

　　李时珍的《本草纲目》是明代药物学成就最典型、最著名的代表，也是中国医药学高度发展的一个标志。在它之前，刘文泰等人曾奉敕编纂了一部《本草品汇精要》。就其内容来说，也是一部十分具有成就的本草著作，但是因为各种原因而流传不广，没有起到重要作用。这两部著作在编纂思想方面一个最为突出的共同点，就是求实思想。

　　应该说，明代药物学的发展是在宋、金元代医药学家个人和集体对药物学大力整理研究的基础上向前迈步的，明初的药物学家也为之积累了专科性的本草资料，例如专为救荒年食用的民间经验《救荒本草》；少为人们注意的具有滇南地方特色的药物经验总结《滇南本草》。就这个意义来讲，没有前代医家的努力，也就不会有明代的《本草品汇精要》及《本草纲目》。当然，仅看到前代的成就最多也只是成就一部汇编性的作品，而只有在此基础上，充分结合当代用药的实践经验，发现前人的不足之处，实事求是地去求得新发展，才能在前人的基础上取得更大的成就。

一、《本草品汇精要》之求实思想与药物分类方法

　　《本草品汇精要》共42卷，为明太医院院判刘文泰等奉命集体编撰，是一部在《证类本草》成书之后，李时珍的《本草纲目》之前的本草巨著。此书体现了刘氏等人求真求实的药书编纂思想，以及纲举目张的药物分类方法。

（一）求实思想
　　《本草品汇精要》是明孝宗敕命太医院院判刘文泰等纂修的本草著作。

据《明实录》载，弘治十六年（1503 年）太监肖敬传旨："本草旧本繁简不同，翰林院其遣官二员，会同太医院删繁补缺，纂辑成书，以便观览。"据考证，在编辑过程中，翰林院与太医院在主持人、参加者等方面发生争执。刘文泰等认为医药学著作的编纂，关键在于切合医疗实用，重点不应该放在文献的考证上。他说："大抵方技之书何须义理渊微，治病之由贵乎功能易晓。"① 大学士刘健表示翰林院无力承担，于是，便全由刘文泰组织太医院人员自行纂修。这就决定了刘文泰等可以按照自己的想法来编纂这部书。

首先，刘氏等人认为本草学是一门关系到保全人民生命的十分重要的学科，药物之用，"苟去取之未精，实存亡之攸系"。因此，必须以十分严肃慎重的态度来完成这件事，每一个环节都绝不能有丝毫的马虎。他们从考证本草学的源流入手，认为药物学知识不是一成不变，而是在不断发展。他们既不把本草经典古籍视为"白玉无瑕"，也不是一概否认前人的成就，而是较为客观地指出：《神农本草经》收集的药物为 365 种，"其伊尹汤液之兴，本乎神农；仲景《伤寒论》作，出诸汤液"。至陶弘景的《名医别录》，又发展了 365 种新药。唐代苏恭等人又"摭其差谬，参考得失"，增加 114 种药物而成《唐本草》。宋开宝年间刘翰、马志等人又取医家尝用有效者 133 种，再次增益刊定本草著作而成《宋本》。虽然，"汉唐宋千载之间，三经刊著增补，犹为未当"②，此后，又有集诸家大成之《政和经史证类本草》及《本草衍义》等等，以及金元时期的李杲、王好古、朱震亨等人短小精专的小型本草论述，这一切都说明，药物学的认识是没有止境的。到了明代也一样，又有许多新的药物学经验，需要去进行总结，又发现许多前人的错误，需要去进行考辨订正。

鉴于以上观点，他们对历代本草学著作进行了一些考证分析，在尊重前代成就的同时，也看到前代本草学著作有待改进的不足之处，刘文泰指出："尝观旧本陶隐居已言于前，《日华子》复注于次。至于《图经》、

① 刘文泰等：《本草品汇精要·序例》，北京：人民卫生出版社，1982 年，第 14 页。
② 刘文泰等：《本草品汇精要·序例》，北京：人民卫生出版社，1982 年，第 11 页。

宋按、蜀本、陈藏器，一物之名言之二三，一品之情序之再四。唐本既已辩其乖，《衍义》复以非其说。陶言既知少当竟未删除，宗奭已鉴前非不能尽释。"在看到这些问题的同时，他提出了一针见血的批评："如此立言者尚昧其真，考用者何所取据。"① 并且，还推断造成这种情况的原因，在于"前代之人虽妍于辞章，而方技之理恐有未谙"②。所以在他们的编纂过程中，以临床实用为最高目的，遵循以下几个原则：其一，前代本草著作中论述恰当者，予以摘录；其二，其重叠荐赘者，则从而删之；其三，是非未决者，则考而择用；其四，药有近代用效而众论佥同，但旧本欠发挥者，则考著其详，加上"谨按"二字，以示区别；其五，功效颇殊、性质亦异而旧本不分者，则各立其条；其六，医之所常用、世之不能无而旧本所遗者，则考证而补入。在进行这些工作的过程中，务求从实物出发，考证确切，"其生长、花叶形质、性味，先究之于用者、货者，复访之于土产之人，一言而必叩其端，未尝己意增损其名。"③

为了使读者易于辨识，此书对大多数药物都配有药图，使之成为该书的最出色的巨大成就。其绘图的目的在于"观者按图可知是虽出于古人而实备于今日"④，"绘图之设，盖以取其便于识用耳"⑤。有些人所共识的东西，如人身之物所同有者则不予绘图。药图由王世昌等8位名画家执笔，工笔彩绘，十分精美，有的是临摹前代药图，有的是实物写生，笔法细腻精致，不但有着重要的药物学价值，而且是很珍贵的艺术品。

（二）药物分类方法

《本草品汇精要》分42卷，另置目录1卷，共收载药物1815种。大致上按《证类本草》分部方法，分成10部，即玉石、草、木、人、兽、禽、虫鱼、果、米谷、菜。在每部之下，再先按《神农本草经》分三品，

---

① 刘文泰等：《本草品汇精要·序例》，北京：人民卫生出版社，1982年，第13页。

② 刘文泰等：《本草品汇精要·序例》，北京：人民卫生出版社，1982年，第12—13页。

③ 刘文泰等：《本草品汇精要·序例》，北京：人民卫生出版社，1982年，第14页。

④ 刘文泰等：《本草品汇精要·进本草品精要表》，北京：人民卫生出版社，1982年，第4页。

⑤ 刘文泰等：《本草品汇精要·凡例》，北京：人民卫生出版社，1982年，第19页。

三品之下，又根据宋代《皇极经世》关于物象的自然分类模式分类，①将玉石部又分石、土、火、金、水五类，而每类又再分石、土、水、金、火，如石之石、石之土、石之金、石之水、石之火；②草、木、谷、菜、果各部又按生长方式或属性分为草、木、飞、走，如草部分草之草、草之木、草之飞、草之走，而每一种药又按生长的方式与环境，再"以特然而起者为特生，散乱而生者为散生，植立而生为植生，牵藤而缘者为蔓生，寄附他木者为寄生，依丽墙壁者为丽生，自泥淖中出者为泥生"①，如木之木，辛夷，植生；③禽兽虫鱼各部又按繁殖方式、生长方式和外部特征分为羽、毛、鳞、甲、蠃、介等类，而每类又分胎、卵、湿、化四生，如毛虫类、牛黄、胎生。其方法已具有现代某种生态学意义，在当时来说，是相当先进的。但遗憾的是，《本草品汇精要》这种分类没有完全体现在卷次上，仅注于各药名下，具体的分类不是一目了然的。

此书编辑方法的最大特色是药物分项解说的方法，这确实是药物论述方面的一大进步。它打破了以《神农本草经》为中心，层层加注的传统格局，打破前代药物文献（主要是《证类本草》）中每种药物的编排次序，分为 24 项："一曰名，纪别名也；二曰苗，叙所生也；三曰地，载出处也；四曰时，分生采也；五曰收，书蓄法也；六曰用，指其材也；七曰质，拟其形也；八曰色，别青黄赤白黑也；九曰味，著酸辛甘苦咸也；十曰性，分寒热温凉、收散缓坚软也；十一曰气，具厚薄阴阳升降之能也；十二曰臭，详腥膻香臭朽也；十三曰主，专某病也；十四曰行，走何经也；十五曰助，佐何药也；十六曰反，反何味也；十七曰制，明炮煏炙煿也；十八曰治，陈疗疾之能也；十九曰合治，取相与之功也；二十曰禁，戒轻服也；二十一曰代，言假替也；二十二曰忌，避何物也；二十三曰解，释何毒也；二十四曰赝，辨真伪也。"②可见，此书所采用的药物分项方法，把药物的鉴定、炮制、配伍、药理等方面分条归纳，将有关内容集在一起，既避免了重复引文，又便于查阅。每味药不强求 24 项面面俱到，而是有则举，

① 刘文泰等：《本草品汇精要·凡例》，北京：人民卫生出版社，1982 年，第 16 页。
② 刘文泰等：《本草品汇精要·凡例》，北京：人民卫生出版社，1982 年，第 15 页。

无则缺。

在 24 项之外，书中还有"谨按"一项，全书共有 146 条，内容主要为"药有近代用效而众论佥同，旧本欠发挥者"，大多是经作者调查研究或经临证实践中得到的。如胡萝卜条下："谨按：胡萝卜乃世之常食菜品也，然与莱菔相类，固非一种，头大尾锐，至霜后采之味甘美，值冬复养至春末，茎端作丛开淡白花，结实如小茴香也。"①

此书编纂思想的重要特点是以阐述药物的功能和主治为核心，对每味药先以大字叙其功效，再按主、治、合治、助等项目分别阐述药物的功能、主治、配伍等方面的内容，其他项目则围绕这一核心而展开。它还吸取了《证类本草》以后张元素、李杲、王好古等人研究药物取得的成就，特别是有关药物的归经和升降浮沉的理论，并以之确定了一些药物的气味、阴阳、归经和升降浮沉的性质。在药物鉴别和炮制方面则继承了《雷公炮炙论》以来的传统，并提出一些新见解，如提出八角茴香要"细锉火炒用"，马槟榔要"去皮壳取仁用"，银杏要"火煨去壳用"等。关于药物的产地，在此书也做得十分谨慎，首先对于前代著作中所记载的药物，均依照原先的地名记载，原因是"欲更当代郡县，恐先后不同，难以考据"②，然后，再考证这些历史地名，汇成"地名考证"附在全书卷末，以备查核。这种做法，确实能够避免错误。在书写印刷方面，其特点还表现在凡《神农本草经》之原文均以朱笔写成红色，后世本草内容则以墨笔写成黑色，使人一目了然。

但是此书在编辑思想与方法方面也并非无懈可击。首先是其编辑人员的组成不尽合理，既没有精于文献知识的人员参加，也没有民间医生的参与，因此造成此书质量上的两大缺憾：其一，作为一部承前启后的药物学巨著，强调实用是对的，但也不能忽略文献考证，此书在文献考证方面显然有欠缺，竟将其书的蓝本——唐慎微的《证类本草》误以为是掌禹锡

---

① 刘文泰等：《本草品汇精要·菜部·胡萝卜》，卷39，北京：人民卫生出版社，1982年，第879页。

② 刘文泰等：《本草品汇精要·凡例》，北京：人民卫生出版社，1982年，第19页。

所撰，文中有时还将一些唐、宋时期的药注误以"别录"标注，这些都容易造成混乱；其二，新药必须是在应用中才能出现，故往往先见于民间。而此书的编辑人员都为"庙堂之人"，即太医院的官员，他们不仅是在思想上难以突破循规蹈矩的束缚，在实践中也缺乏试用新药的机会。因此，此书在编辑思想上虽然十分强调实用、强调补充新药，而实际上，补充的新药数量却极少，虽然号称46种，但除了有名于目录而无专条于正文的药物、因异名同药而重复的药物及出自忽思慧《饮膳正要》的药物之外，真正增补的药物只有数种。另外，分类子目过细，且界限不明，如玉石兽禽的形态、制造统归于"地"等。而且，三品分类仍然未能舍弃，有些自古遗存的分类问题仍然没有解决，如水类药物仍然十分牵强地归入玉石部等等。

《本草品汇精要》（1505年）一书完成后，由于刘文泰等主要编撰者因医疗事故获罪，加之朱、墨书写和五彩工笔绘制之药图无法雕版印刷等原因，书成后一直被统治者束之高阁。因此，该书在明代是没有发挥什么作用的。虽然完成于李时珍之前，但李氏撰《本草纲目》时也未能得其助益。直到1700年由武英殿官员奉皇帝之命，才摹造一部。同时，太医院官员又奉命参照《本草纲目》对该书之文字部分进行了改错校误和注释。但这些工作仍然只限于皇室陈设和使用。直到1923年因失火致原稿本、摹本、校注本流落到社会，后又流落到罗马、日本。目前国内仅能见到明代抄绘本之438幅图，还有清代抄绘本之彩图520幅。据知罗马收藏的为原稿本，日本大塚恭男收藏的为清代彩绘之抄本。新中国成立后出版排印本，但无图。

二、李时珍思想方法与《本草纲目》

李时珍（约1518—1593年），字东璧，号濒湖，湖北蕲春县人，我国著名的药学家、医学家。李时珍父亲李言闻是当地名医，他自幼耳濡目染，深受父亲的影响，从小即喜爱学习医药知识，只因难违父亲对他的仕途之望而攻读四书五经。虽然熟读经史，却无心功名。在 3 次赴乡试未中之后，父亲接受了他的行医志愿，悉心将自己一生的临床经验传授给儿子。李时珍则如鱼得水，几乎把所有的时间精力与聪明才智都用于临床实践，用于医药学与相关学科资料的学习与搜集上。他用一生中最年富力强的 30 年时间（30—60 岁），不辞辛劳，呕心沥血，成就了不朽的中药学名著——《本草纲目》。这部书反映出李时珍思想方法方面的若干特点。

（一）躬身实践、求实治学的思想方法

李时珍除为理论学者外，又是专门从事医疗实践活动的临床医师，因此，医药学必须为医疗实践服务的思想在他的头脑中是根深蒂固的。更可贵的是，青少年时期攻读四书五经的经历，给予他深厚的文史基础，但却很少使他受到尊经崇古思想的束缚。他好学而又善于思考，在学医行医的过程中，他很快意识到："古有本草一书，自炎黄及汉、梁、唐、宋，下迨国朝，注解群氏旧矣。第其中舛谬差讹遗漏不可胜数。"[①] 而且，本草学历经多年的发展，又有许多种新药在临床实践中被认识应用，有一些新的药物学理论被提出来，但却没有在本草著作中作出相应的反映。因此，必须进行重新考证补充修订。于是，他在"行年三十"之时，"奋编摩之志"，决心即使仅以个人的力量，也必须重新编纂一部更为可靠的本草学著作。因为李时珍编纂本草学著作的决心是从实践中萌发的，所以，求实治学也就成了他的指导思想。

1.考证诸书，博考群籍

李时珍十分清醒地看到，重修本草是一件异常艰难的工作，必须借助于前人已经取得的成就。因此，在下决心重修本草之后，他从"渔猎群书，搜罗百氏"入手，曾"读书十年"，"凡子史经传，声韵农圃，医卜星相，乐府诸家"，无所不读，"稍有得处，辄著数言"。据《本草纲目·序例》记载，所参考的书籍达 757 种，其中本草学著作 40 种、古今其他各类医学著作 277 种、古今经史百家著作 440 种，积累了上千万字的札记，并全

---

① 《本草纲目·王世贞序》，北京：人民卫生出版社，1982 年，第 1 页。

部列出书目，可见李时珍严谨的治学态度。

李时珍博览群书的目的，首先是为了继承前代药物学已经取得的成就。他指出，"昔炎黄辨百谷，尝百草，而分别气味之良毒；轩辕师岐伯，遵伯高，而剖析经络之本标，遂有《神农本草》三卷，艺文录为医家一经。"认为古代本草学是在生产与生活实践中产生的，是前人用药经验的总结，而且经过一代又一代的发展，因此，是值得继承的。在他的《本草纲目》中，选自历代本草著作的药物均有记载，他从《神农本草经》(347种)、《名医别录》(307种)、《新修本草》(111种)、《食疗本草》(17种)、《本草拾遗》(368种)、《开宝本草》(111种)、《嘉祐本草》(78种)、《图经本草》(74种)、《证类本草》(8种)等28本本草著作中，共采集药物1518种，形成了《本草纲目》(1892种)药物的主体。

李时珍对前代药物学的继承是有批判的继承，他并不盲目迷信古人，敢于发现并修正前人本草著作中的缺点与错误。他参校诸家异同，以实践为检验正误的标准，明确指出："以兰花为兰草，卷丹为百合，此寇氏衍义之舛谬；谓黄精即钩吻，旋花即山姜，乃陶氏别录之差讹。酸浆、苦耽、草菜重出，掌氏之不审；天花、栝楼，两处图形，苏氏之欠明。"[①]因此，他在《本草纲目》的诸多药物内容中列有"正误"一条，就是改正前人错误的内容。在这些正误中，既收集历代医药学家对前代错误的订正，更凝集着李时珍本人一生之研究心得。无论是古人还是当代人，也不论是经典著作还是一般著作，只要他发现其中的任何错误，都给予批评指正，从不回避矛盾。例如历代本草在水银项下载有不少迷信内容，李时珍一一提出批评，包括《神农本草经》也不作任何回避。他说："水银乃至阴之精……得人气熏蒸，则入骨钻筋，绝阳蚀脑，阴毒之物无似之者。而大明言其无毒，本经言其久服神仙，甄权言其还丹元母，抱朴子以为长生之药。六朝以下贪生者服食，致成废笃而丧厥躯，不知若干人矣！"李时珍批判了这些记载，痛心地指出："方士固不足道，本草岂可妄言哉！"[②]又如

---

① 李时珍：《本草纲目·进本草纲目表》，北京：人民卫生出版社，1982年，第17页。

② 李时珍：《本草纲目·石部》，第9卷，北京：人民卫生出版社，1982年，第526页。

杏仁条下，他说"古有服杏丹法，云是左慈之方。唐慎微收入本草，云久服寿至千万。其说荒诞可鄙，今删其纰缪之辞，存之于下，使读者毋信其诳也。"①表现了李时珍在博览群书和考校正误中的求实精神。

2. 实物观察与实地考察

在重修本草的过程中，李时珍非常重视调查研究。在广泛收集资料、通读各家本草、考校诸家异同的基础上，李时珍发现历代本草书中关于药物的解释模糊不清，有的甚至互相矛盾。单就外部形态而言，也常是人言人殊。如"狗脊"这味药，《吴氏本草》曰："狗脊如萆薢。"《名医别录》曰："与菝葜相似而小异。"《新修本草》曰："其茎叶似贯众而细。"同一种药，究竟以哪一种说法为准呢？具有求实思想的李时珍认为要解决这些难题，唯一的办法就是走出去"采访四方"，进行实地考察与实物观察，亲自采集标本，认真观察，核名定实。他走出书室，深入社会，躬身实践，不仅走遍了蕲州一带的山山水水，其足迹遍及湖北、湖南、广东、河北、江西、安徽、江苏等省。通过实地考察，澄清了许多历史遗留的问题。

如狗脊，通过访问观察，李时珍定言："狗脊有两种：一种根黑色，如狗脊骨；一种有金黄毛，如狗形，皆可入药。其茎细而叶花两两对生，正似大叶蕨，比贯众叶有齿，面背皆光，其根大如拇指，有硬黑须簇之。吴普、陶弘景所说根苗，皆是菝葜；苏恭、苏颂所说，即真狗脊也。按张揖《广雅》云：'菝葜，狗脊也。'张华《博物志》云：'菝葜与萆薢相乱，一名狗脊，观此，则昔人以菝葜为狗脊，相承之误久矣。然菝葜、萆薢、狗脊三者，形状虽殊，而功用亦不甚相远。"②又如五倍子，宋代《开宝本草》收入草部，《嘉祐本草》移入木部，李时珍通过访问观察，明确了五倍子的生长过程，指出：《嘉祐本草》"虽知生于肤木之上，而不知其乃虫所造也。肤木，即盐肤子木也。此木生丛林处者，五六月有小虫如蚁，食其汁，老则遗种，结小球于叶间，正如蚱蜢之作雀瓮，蜡虫之作蜡子也……其壳坚脆，其中空虚，有细虫如蠛蠓。山人霜降前采取，蒸杀货

---

① 李时珍：《本草纲目·果部》，第9卷，北京：人民卫生出版社，1982年，第1731页。

② 李时珍：《本草纲目·草部》，第12卷，北京：人民卫生出版社，1982年，第744页。

之"①。因此，修正前代本草著作的归类错误，把此药归入虫类。李时珍特别强调，鉴别药物、判定真伪，一定要深入观察。例如麋茸与鹿茸很难区别，"陈自明以小者为鹿茸，大者为麋茸，亦臆见也，不若亲见其采取时为有准也"。

在李时珍的身上毫无封建时代旧知识分子歧视工农的陋习，为求真知实见，他不耻下问。凡有关谷、菜、瓜、果类药物的问题，就去向农夫学习；有关各种鱼、鳞、介类药物的问题，就去向渔夫请教；有关矿石类药物中的问题，就去向手工业工人、采矿者询问；有关蛇类药物、兽类药物中的问题，就去向捕蛇人、猎人调查，几十年如一日，取得了难得成就。如他见车夫用旋覆花治跌打损伤，遂肯定其有益气续筋，补劳损之功。邻家小儿食积，偶取羊杌食之，归而大吐愈，李氏因此首载此品种入本草。他从猎户口中知道虎骨有强志壮神之功能；从菜农处明确芸苔即油菜；从工人处学得防止采矿中毒之法。山人、渔翁、农夫、皮匠、猎户等最普通的老百姓都是他的老师，使他从调查研究中获益匪浅。在《本草纲目》"附方"一项中，有许多是自民间收集来的单方、验方。

3. 药物性味及药效试验

药物的外部形态，可通过直接观察以辨别，药物的内部结构和气味功效，则需要通过解剖和亲自尝试才能得其真。李时珍治学态度严谨，除了深入实地进行调查核实外，还做了不少临床药理、动物解剖等实验，为了确定一味药的气味功效，他常常亲自尝试、亲自体会，花很大的精力去进行实效验证。

如关于栝蒌实，成无己言其"苦寒以泻热"，朱震亨言其"味甘性润"，李时珍亲自尝试，肯定了其"味甘不苦"。认为张仲景用此治胸痹咳喘，"乃取其甘寒不犯胃气，能降上焦之火，使痰气下降也"，并批评成无己"不尝其味原不苦，而随文附会尔"②。

他为了验证曼陀罗花是否有麻醉作用，亲自尝试予以验证。结果，

---

① 李时珍：《本草纲目·虫部》，第 39 卷，北京：人民卫生出版社，1982 年，第 2236 页。

② 李时珍：《本草纲目·草部》，第 18 卷，北京：人民卫生出版社，1982 年，第 1268 页。

他写道："予尝试之，饮须半酣，更令一人或笑或舞引之，乃验也。八月采此花，七月采火麻子花，阴干，等分为末，热酒调服三钱，少顷昏昏如醉。割疮灸火，宜先服此，则不觉苦。"①又如生姜，陶弘景认为生姜"久服少志少智伤心气"；苏颂认为"《本经》言姜久服通神明，主痰气，即可常啖，陶氏谬为此说，检无所据"；孙思邈认为"八九月多食姜，至春多患眼，损寿减筋力"；李杲认为"夏月火旺，宜汗散之，故食姜不禁"……李时珍经亲尝认为："食姜久积热伤目，珍屡试有准。凡病痔人多食兼酒，立发甚速。痈疮人多食，则生恶肉。此皆昔人所未言者也。"②李时珍通过调查研究纠正了前人不少错误。

4. 比较研究

比较研究的方法是在对不同个体进行观察的基础上，比较其同中之异、异中之同，即在比较其特殊性的基础上，又找出其共同性。这样才能认识药物的本质并进行科学分类。要比较，就要抓住药物的基本特征，建立进行比较的客观标准。李氏运用比较方法进行研究的主要有药物形态、气味和主治三个方面。

在形态比较方面，其主要考察形态相似的不同药物或不同品种的研究方法，用以区别辨识易于混淆药物，以及澄清药用品种。如关于蓬藟的形态，历代药物学家的说法颇多分歧，陶弘景说："蓬藟是根名"，"覆盆是实名"；苏恭说"覆盆，蓬藟，乃一物异名，本谓实，非根也"；马志说"蓬藟乃覆盆之苗茎，覆盆乃蓬藟之子也"；陈士良说"蓬藟似蚕莓子，红色而大，其味酸甘，叶似野蔷薇，有刺。覆盆子小，其苗各别"；寇宗奭说"蓬藟非覆盆子也，别是一种"；汪机说"蓬藟，苏颂图经以此注覆盆，误也……一则夏熟，一则秋熟，岂得同哉？"李时珍对此进行比较，作出区别："此类凡五种，予尝亲采，以《尔雅》所列者校之，始得其的。诸家所说，皆未可信也。"③他的结论是：蓬藟，藤生叶大，实簇生，六七月

① 李时珍：《本草纲目·草部》，第17卷，北京：人民卫生出版社，1982年，第1211—1212页。
② 李时珍：《本草纲目·菜部》，第26卷，北京：人民卫生出版社，1982年，第1620—1621页。
③ 李时珍：《本草纲目·草部》，第18卷，北京：人民卫生出版社，1982年，第1242页。

开花结实，冬月苗叶不凋；覆盆，藤、叶、实皆小于蓬蘽，实稀疏，四五月成实，冬月苗凋。其他三种，一可食，一不可食，一为树生，皆不入药。又如石龙子，历代本草书中描述各异，经过比较，认为"大抵是水陆两种，有山石、草泽、壁屋三者之异。"生山间者曰石龙，入药；生草泽间者曰蛇医，不入药；生屋壁间者曰守宫，入药。

关于气味药性的比较，是层次更为深入的比较，这种比较对临床用药有着直接的指导作用。如杜蘅、细辛、鬼督邮三者形态相似，但功效很不相同，自古常有错乱。寇宗奭说："细辛叶如葵，赤黑色，非此则杜蘅也……东南所用细辛，皆杜蘅也。""襄汉间又有一种细辛，不止杜蘅，皆当以鬼督邮，亦非细辛也。"李时珍通过形态与性味功效的对比，指出形态相似的药用植物不止此三者，还有及己、徐长卿、白薇、白前与前三者形态也都很相似，但气味功效上有区别。他指出："叶似小葵，柔茎细根，直而色紫，味极辛者，细辛也；叶似马蹄，茎微粗，根曲而黄白色，味亦辛者，杜蘅也；一茎直上，茎端生叶如伞，根似细辛，微粗直而黄白色，味辛微苦者，鬼督邮也；似鬼督邮而色黑者，及己也；叶似小桑，根似细辛，微粗长而黄色，味辛而有臊气者，徐长卿也；叶似柳而根似细辛，粗长黄白色而味苦者，白薇也；似白薇而白直味甘者，白前也。"[1]并进一步指出："及己似细辛而有毒，吐人。杜蘅则无毒，不吐人，功虽不及细辛，而亦能散风寒，下气消痰，行水破血也。"[2]"鬼督邮及己之乱杜蘅，其功不同，苗亦不同也。徐长卿之乱鬼督邮，其苗不同，其功同也；杜蘅之乱细辛，则根苗、功用皆仿佛，乃弥近而大乱也。不可不审。"[3]

（二）药物的分类法与认识论

《本草纲目》是一部"综核群籍""采访四方"的集药物之大成的巨著。它共分为 52 卷，记录了动物、植物和矿物等药品共 1892 味，其中由李时珍总结民间用药经验而新增入的药物有 374 种，并附有历代药方 11096 个。

---

[1] 李时珍：《本草纲目·草部》，第 13 卷，北京：人民卫生出版社，1982 年，第 816 页。

[2] 李时珍：《本草纲目·草部》，第 13 卷，北京：人民卫生出版社，1982 年，第 820 页。

[3] 李时珍：《本草纲目·草部》，第 13 卷，北京：人民卫生出版社，1982 年，第 823 页。

1. 三界十六部分类法与进化论思想

分类是科学研究的重要任务，分类使药物研究体系化。分类的关键是如何确立分类的思想。在李时珍之前，有过很多很有成就的本草学巨著，如《新修本草》《证类本草》等，最突出是《神农本草经》只收入了 365 种药物，而到了李时珍编纂《本草纲目》时，则从前代著作收录了 1500 多种药物，这都是前代医学家的努力。但是，在药物分类的问题上，却一直摆脱不了《神农本草经》上、中、下三品分类法的束缚。如上一节提到的《本草品汇精要》，在八部分类之下，仍按三品分类，因此许多历史遗留下来的分类不合理问题长期得不到解决。

李时珍在编纂思想方面的最伟大贡献是打破了三品分类的束缚，他直言不讳地指出药物学发展到当时，《神农本草经》的三品分类法已"意义俱失"，他说："《神农本草》三卷，三百六十种，分上、中、下三品。梁陶弘景增药一倍，随品附入。唐宋重修，各有增附，或并或退，品目虽存，旧额淆混，意义俱失。今通列一十六部为纲，六十类为目，各以类从。三品书名，俱注各药之下，一览可知，免寻索也。"[①] 所以，李时珍完全舍弃了本草学沿用已久的三品分类法，建立了三界十六部分类法，使本草的分类体系科学化。所谓三界，是指把药物按其自然属性分为无机界、植物界和动物界。又于每界下分部，其无机界有水、火、土、金石等；植物界有草、谷、菜、果、木、服器等；动物界有虫、鳞、介、禽、兽、人等，共 16 部。16 部之下，再按自然形态，分为 60 类。如草部下分山草、芳草、隰草、毒草、蔓草、水草等；木部下又分香木、乔木、灌木、寓木、苞木、杂木等；禽部下分水禽、原禽、林禽、山禽等。

在无机物方面，李时珍对 19 种单质及数十种化合物的来源及化学性质也有较详细的介绍。他对这些化合物的排列大体是按照元素为标准进行的，在这方面改观以往的混乱局面。

在植物分类方面，采用了"析族区类"的方法。把具有明显相同特征

---

① 李时珍：《本草纲目·凡例》，北京：人民卫生出版社，1982 年，第 17 页。

的植物类群归并在一起，如水菜类相当于藻类，芝栭类相当于真菌门担子菌纲等。还隐约分若干族，虽未列族名，实际上已有按族分类的思想。如在兰后列野菊、艾、千年艾、青蒿、白蒿等菊科植物；小麦后列大麦、瞿麦、稻、粳、籼、矿麦等禾本科植物，已和现代植物分类十分近似。《本草纲目》对植物形态的细致描述和他对植物生长过程的深刻认识，具有相当高的科学性。李氏书中对药物命名原则与现行动植物命名法基本吻合，采用的是双名法。如桐，先分出属，再细分青桐、梧桐、白桐、冈桐4种。

在动物学方面，纠正了过去"虫入木部""虫鱼杂居"的分类错误。李时珍将动物分为兽、鸟、介、鳞、虫五大类，指出兽的主要特征是"四足而毛"，鸟则"二足而羽"。他还开始认识到人与猿之间的相似之处。

李时珍在分类的排列上，采用"从贱到贵""从微到巨"的排列原则，与由无机物到有机物、由植物到动物、由低等动物到高等动物发展的顺序相吻合，体现了进化论的思想，是当时世界上最先进的分类方法，其意义已超出了药物学。

2.合理的分项解释与辩证的分析方法

分类是指对药物的总体而言，而具体到每一味药物的表述，则需要另一种既简洁明了，又巨细无遗的方式。自古以来，对于药物解释有简有繁，如《新修本草》基本不分项，所有的内容接排。只是以朱字、墨字、小字来区别来自《本草》《别录》等不同著作的内容，并以"谨按"二字引出编纂者所新增的注文；而如《本草品汇精要》的药物解释分项分名、苗、地、时、收、用等，竟达24项，其不仅有过细之嫌，而且每一项下的内容分配反而不尽合理。

《本草纲目》的药物解释分为7项，再列附方1项。各项的内容为：①释名，列举别名，解释命名意义；②集解，介绍有关出产地、品种及形态、采收等情况，既包括前代医药学家的旧论，也有李时珍本人的见解；③辨疑、正误，即对疑误之处，类集诸家之说，予以辨正，李时珍的许多重要意见也在此项中发表；④修治，叙述炮炙方法；⑤气味，即药之性、味，兼及有毒无毒；⑥主治，包括功效及主治疾病；⑦发明，重在药性理论的阐述及提示用药要点，这一项中以李时珍个人见解为主；⑧附方，附列该药所治疾病，各病证下出示含有该药的方剂，其中有许多民间常用的单方、验方。分项相对简洁，而所赅内容也比较完善，这种分项解释显然比较科学。

《本草纲目》中还记载了生物界许多极有意义的现象，例如有关环境对生物的影响、遗传与相关变异现象的描述。他以辩证的眼光看待道地药材的问题，他指出各种药草"生产有南北，气节有早迟，根苗异收采，制造异法度""因方舛性，春秋节变，感气殊功；离其本土，则质同而效异；乖于采取，则物是而时非。名实既爽，寒温多谬"。因此，一种药物的药效必须根据实际情况来判断。要获得理想的疗效，收采时切记注意季节，开方医病时必须妥为下药。在药性方面也同样，他认为药性不是固定不变的，可通过加工炮制或适当配伍改造其自然性能。如药性下沉者，用酒引使之升；升浮者，以咸寒药引之使之降。在食物营养和食物疗法上，他也有独到的见解。他专门收集了古方的粥和酒剂，指出哪些是有药用价值的。所有这些，至今仍值得借鉴。

此外，李氏治学严谨，对未知事物，常用"未审然否""亦无所询征，姑附于此，以俟博识"作为结语，实事求是，而不掩饰自己的欠缺。他还指出前代所论药性中的言过其实或言不符实之处，提出应结合整体效应来评定推断药性，而不能以消除某一症状作定性的唯一标准。当然，由于时代的局限，李时珍的思想方法上也存在一些不是之处，如他认为："镜乃金水之精，内明外暗。古镜如古剑，若有神明，故能辟邪魅忤恶。"①但是，这些不足与他的成就相比，是微不足道的。

---

① 李时珍：《本草纲目·金石部》，第8卷，北京：人民卫生出版社，1982年，第482页。

第二节
稀痘论与预防思想的伟大胜利

中国古代疫病流行对人民的健康与生命摧残极大，勤劳勇敢而又富有创新精神的中国人民不甘于疫病的肆虐，与之进行不屈不挠的斗争。他们在痛苦与黑暗中艰难地摸索着，顽强地寻求制止疫病流行的办法，写下了漫长而多彩的预防思想史章。

一、古代免疫思想及其演变

中国传统预防和免疫思想的产生有着悠久的历史，古代的哲学家就提倡防患于未然，认为能预防疾病于发生之前者为高明医生。如《周易》："君子以思患而预防之。"《淮南子》："良医者，常治无病之病故无病。"产生于春秋、战国时期的医学巨著《内经》则更是明确地强调："是故圣人不治已病治未病，不治已乱治未乱，此之谓也。夫病已成而后药之，乱已成而后治之，不亦晚乎？"[①]

（一）古代朴素的免疫思想

当然，以上各书提倡未病先防，还只是就理论而言，如何能达到这一目的，却是一个非常复杂而万分艰难的课题。中国医学在上述思想指导下有过两方面的作为。其一，强调疾病的早期诊断、早期治疗，由于这个领域非本题的讨论重点，现从略；其二，就是在广泛寻求预防疾病的可靠办法中，逐步总结出"以毒攻毒"的经验。前者主要涉及治疗学的内容，而后者才与免疫学密切相关，中国免疫技术即来源于这一思想指导下的实践、总结。

---

① 《黄帝内经素问·四气调神论篇》，北京：人民卫生出版社，1963 年，第 14 页。

当然，中国人最初的免疫思想似乎与"以毒攻毒"没有什么联系，而是将预防的希望寄托在某种具有特殊作用的药物或食物上。在前5至前4世纪，已可以看到防疫防病药物，或者说食物的记载。如《山海经》说："其中多箴鱼……食之无疫病"①"有鸟焉，名曰青耕……可以御疫"②"三足龟，食之无大疫""其中多鳖鱼，食之无疠"③等等。也许，《山海经》只是一本巫术之书，以上这些记载也极具神秘怪诞的神话色彩，因此，很难去讨论它们的实际效应如何。但可贵的是，它们确实客观地反映了古代中国人的一种思想，即可以通过服用或佩戴某种特殊作用的药物而达到预防疫病的目的。

（二）古代免疫思想的演变

正是这种可贵的思想，促使古代医家进行不懈地探求与尝试。在这些探求与尝试中，中国人的预防思想发生一些演变，出现了"以毒攻毒"的思想萌芽。如3世纪，葛洪在《肘后备急方》中指出："疗狂犬咬人方，仍杀所咬犬，取脑敷之，后不复发。"④这种免疫思想的演变是如何发生的，确切发生于什么时候尚不明确，但这种思想无疑已开始在免疫思想与技术方面闪耀出人类智慧的光芒。这种方法在同属晋代而稍晚于葛洪的崔知悌《纂要方》、唐代孙思邈《备急千金要方》及王焘《外台秘要》中均有引录，说明这种以狂犬脑接种于狂犬咬伤伤口以预防和治疗狂犬病的方法，在中国古代曾沿用了许多年，"以毒攻毒"思想也进一步得到发展。到了唐代（7世纪），《备急千金要方》中记载了中国著名的医学家孙思邈已开始进行一些用脓汁接种以防治疣、疵之类疾病的尝试。如"治小儿身上有赤黑疵方，针父脚中，取血贴疵上，即清"。"治小儿疣目方，以针及小刀子决目四面，令似血出。取患疮人疮中汁黄脓傅之，莫近水三日，脓溃根动自脱落。"⑤

---

① 《山海经校注·山经柬释》，卷4，上海：上海古籍出版社，1980年，第102页。

② 《山海经校注·山经柬释》，卷5，上海：上海古籍出版社，1980年，第167页。

③ 《山海经校注·山经柬释》，卷4，上海：上海古籍出版社，1980年，第106页。

④ 葛洪：《肘后备急方》，卷7，北京：商务印书馆，1955年，第212页。

⑤ 孙思邈：《备急千金要方》，卷5下；北京：人民卫生出版社，1982年，第96页。

虽然以上措施都比较幼稚，有些方法的学术价值难以确切论证，对传染病的预防作用也很难以明确的标准来进行评价。然而，这却是人类战胜传染病之长途跋涉的起点。正是从这些迂回而闪光的足迹中，体现了中国人民与传染病作斗争的顽强精神与革新思想，透露出在免疫方面人类即将冲破迷茫的可能。

二、预防天花实践中的探索与人痘接种术的思想基础

天花作为一种烈性传染病，给人类带来的灾难之大令人言之色变。曾经造成了欧洲"半数以上人口的脸上布满痘疮"，"墓园中挤满死尸"的悲凉景象。在中国，本来没有天花，其传入约在公元 3 世纪左右。天花传入之后，在中国的危害也很严重。如葛洪《肘后备急方》记载："永徽四年，此疮从西东流，遍于海中。"[①] 李楼在《怪症奇方》中记载："晋元帝时，比岁有疫病，天行豌豆，斑疮状如火烧疮，皆戴白浆，随决随生，不治，数日必死。"[②] 万全在《痘疹世医心法》中记载："嘉靖甲午春，痘毒流行，病死者十八九。"[③] 云云。其流行之广，病情之严重，死亡率之高都是相当触目惊心的。

（一）预防天花实践中的探索

中国医学家为了预防天花，曾经进行了无数次的探索和观察。在宋、金元、明的医学著作中，除了数不清的稀痘、解毒汤方外，还记载了许多食用鼠肉、白鸽肉、蜈蚣入鸡卵蒸食、人中白等预防天花的方法。明代药物学家李时珍的划时代巨著《本草纲目》中记载：白水牛虱，具有"预解小儿痘疹毒"的作用。他说："牛虱古方未见用者，近世预解痘毒方时或用之。"并且在"附方"一节中，引用明初（11 世纪）谈论的"谈野翁方"："预解痘毒，用白水牛虱一岁一枚，和粉做饼，与小儿空腹服，取下恶粪，

① 葛洪：《肘后备急方》，卷 2，北京：商务印书馆，1955 年，第 42 页。
② 余伯陶：《疫症集说·补遗》，清宣统辛亥六月素盒初刻本。
③ 万全：《痘疹世医心法》，卷 11，康熙二十六年（1687 年），崔华据两淮见库明万历年藏版重修初刻刊行本，中国中医研究院医史所资料室藏。

终身可免痘疹之患。"① 这就反映出几乎接近于牛痘接种的防疫法。如果以曾感天花的白水牛虱内服，应该说有可能获得免疫机会。在多方努力之后，终于在中国这块古老的东方文明土地上，透露出了人类真正能够征服传染病的曙光——真正能够控制天花流行的人痘接种预防法出现。

（二）人痘接种术的思想基础

人痘接种法的思想基础，主要为胎毒外感病因说。所谓胎毒是指婴儿在胎孕期间受自母体的毒火。其由来常因父母恣食肥甘，或多郁怒，或纵淫欲，或患恶疾。而天花的发生，就是由于时行之气引发的胎毒爆发于外所致。这种思想出现很早，在宋代钱乙的《小儿药证直诀》（1119 年）中就可见到这一思想。书中说："小儿在胎十月，食五脏血秽，生下则毒当出，故疮疹之状，皆五脏之液。"② 这种思想不仅为后世医家所接受，还有了进一步的发展。尤其到了明、清时期，以胎毒外感论病因，可以说成了天花病因说的主流。此时这一病因说发展出若干个重要的论点：其一，胎毒是一种热毒，必为染时气而引发；其二，中土气候温热，出痘是人生中不可避免的；其三，痘发则胎毒泻，故天花终生只出一次。如万全《家传痘疹心法》有云："然则待时而发者，胎毒也。或速而危，或徐而安，或暴而死，气之微甚所使也，发则其毒泄矣。所以终身但作一度，后有其气不复传染焉。"③《医宗金鉴》有云："夫痘，胎毒也。伏于有形之始，因感而发，为生人所不能免。"④"中土之人必出者，以其气多温热，一触邪阳火旺之气，毒随内发而即出也。"⑤

以上观点，很可能使医家想到，如果在感受天行毒气之前，就用某种办法将胎毒引发于外，使之不至于对人体造成很大的伤害，而又把这终

---

① 李时珍：《本草纲目·虫部》，卷 40，北京：人民卫生出版社，1982 年，第 2292—2293 页。

② 钱乙：《小儿药证直诀·疮疹候》，卷上，北京：人民卫生出版社，1991 年，第 15 页。

③ 万全：《家传痘疹心法》，卷 1，见：《万密斋医学全书》，忠信堂刻本，清乾隆四十三年（1778 年）。

④ 吴谦：《幼科种痘心法要旨》，见：《医宗金鉴》，卷 60，北京：中医古籍出版社，1995 年，第 699 页。

⑤ 吴谦：《痘疹心法要旨》，见：《医宗金鉴》，卷 60，北京：中医古籍出版社，1995 年，第 649 页。

生一发的胎毒予以解决，则可免天花之害。从清代一些记载种痘术的著作来看，人痘接种法的指导思想确实是这样的。如朱纯嘏在《痘疹定论》中论述种痘原理时说："痘疹者何？原于胎毒，感于时气，发出而为痘。"[①]"痘疹之时气自外而达内，命门之胎毒从内而发外……自出之痘无形之气传染也，种出之痘有形之痂引导也……胎毒发出而为痘，则胎毒之静而阴者尽矣，一发不复再发矣。"[②]在这样的思想指导下，结合自古以来"以毒攻毒"的预防治疗传统思想，想到用痘浆或痘痂来引发胎毒是很自然的，人痘接种法也就这样诞生了。

三、人痘接种术的出现与传播中的思想斗争

（一）人痘接种术的出现

关于人痘接种法出现的确切时间，历来有不同的意见。以古人之见，董玉山在《牛痘新书》中指出是"唐天元年间"（8世纪），朱纯嘏在《痘疹定论》中指出是宋真宗时期（11世纪），俞茂鲲《痘科金镜赋集解》则又指出是始于明隆庆年间（16世纪）。以今人之见，李经纬认为："中国在11世纪初已发明应用人痘接种法以预防天花的意见基本上是可以成立的。"[③]范行准则认为："中国之有种痘术到16世纪才有正确的记载。"[④]综合文献来看，在11世纪，中国已发明人痘接种法确有其可能性，因为孙思邈在《千金要方》中所采用的以针或小刀刺破皮肉，取"患疮人疮中汁黄脓傅之"的方法，几乎同人痘接种没什么根本的区别，而那却是7世纪的事，这不会不给天花预防法的探索者以启示。而且，自明末清初，关于人痘接种法的记载在各著作中出现之时，其种痘法、蓄苗法和适应症、禁忌症等等，已阐述得十分完美。如张璐在《张氏医通》（1695年）之"种痘说"中有云：

---

① 朱纯嘏：《痘疹定论·自序》，清同治庚午（1870年），济南重刻本。

② 朱纯嘏：《痘疹定论·胎毒蕴于命门论》，卷1，清同治庚午（1870年），济南重刻本。

③ 李经纬：《中国古代免疫思想、技术与影响》，见：《李经纬文集》，北京：中国中医药出版社，1998年，第525页。

④ 范行准：《中国预防医学思想史》，上海：华东医务生活出版社，1953年，第114页。

"原其种痘之苗，别无他药，惟是盗取痘儿标粒之浆，收入棉内，纳入鼻孔……如痘浆不得资，痘痂亦可发苗；痘痂无可窃，则以新出痘儿所服之衣，与他儿服之，亦能出痘。"① 这里已提到痘浆法、痘痂法、痘衣法。应当已非发明之初，可能已经过了相当一个时期的实践发展，而其初创阶段肯定要早得多。但是，就在全国范围内盛行起来，引起医生及民众的普遍重视，也就是说真正发挥其预防天花的积极作用，还得在 16 世纪之后。

人痘接种术自发明以后，最初在民间秘密流传，师徒传授一般通过口传心授，录之于书者甚少。一般认为，当时安徽宁国府太平县（今黄山市）为全国人痘接种中心，种痘师多半来此学习，并购得痘苗。

清初满族人入关之前，尚无天花。入关之后，由于缺乏免疫力，感染天花尤为严重。为了控制天花的传播，官方很快设立了"查痘京章"的官职，专门负责痘疹的检查与疫情报告。清朝的第一位皇帝福临（顺治）即死于天花。当时，其子玄烨（康熙）因未出痘而被隔离于紫禁城外，不能尽孝，乃成终生之恨②。康熙即位之后，于康熙二十年（1681 年）听说有种人痘可预防天花时，马上下诏征集种痘医师，并加考选。此年七月江西的朱纯嘏和陈添祥二人应诏成了御用种痘师，八月到达京城。不仅为皇家子孙种痘，而且赴科尔沁、鄂尔多斯等地治痘及为诸藩子女种痘，据称效果卓著。朱纯嘏因此而得以"赐予居址，授爵御医"。朱纯嘏正是受此"高厚隆恩"的激励，而"将心得之余，分别条例，极其明白，著为《痘疹定论》"③。

至乾隆时期，政府组织编撰《医宗金鉴》，作为国家钦定医学教科书，第一次收入《幼科种痘心法要旨》1 卷，这也充分表明了官方提倡和推广人痘接种法的态度。书中说："种痘一科，多口传心授，方书未载。恐后人视为虚证之辞，相沿日久，无所考稽，使至理良法，竟置无用之地，岂

---

① 张璐：《张氏医通》，卷 12，见：《张氏医学全书》，北京：中国中医药出版社，1998 年，第 411 页。

② 俞正燮：《癸巳存稿》，卷 9，台北：世界书局，1963 年，第 250 页。

③ 朱纯嘏：《痘疹定论·自序》，清同治庚午（1870 年），济南重刻本。

不太可惜哉！今将种痘一法，细加研究，审度精详，纂辑成书，永垂千古，庶为种痘之津梁，咸登赤子于寿域也。"[①]语中不仅对此法备极称赏，而且确实审核精详，可为当时种痘法之准绳。人痘接种法被写入教科书，亦使此法更为标准化。

（二）人痘接种术传播中的思想斗争

事实上，如同任何新事物一样，人痘接种法也经历了一个被接受的思想斗争过程。

自明隆庆年间（1567—1572 年）至清康熙年间（1662—1722 年）种痘术自民间走进皇家，这种官方的推广，至少使官宦大臣富有之家的儿童得以种痘，但庶民贫寒阶层未必尽能得益。一方面缺乏知识，另一方面精选痘苗的费用似亦不薄，据俞茂鲲在《痘科金镜赋集解》（1727 年）中的"种痘说"载："当日异传之家，至今尚留苗种，必须三金方得一枝丹苗。"[②]而官方的推行，亦仅止于庭训或医学书籍，并无卫生法令或防疫法令之类，因此在力度上总显不足。而在人们头脑中，亦需要一个认识的过程，在传播之初，并非人人都能接受：如黄百家在《天花仁术·序》中说："迨乃有种痘之仁术，康熙戊申（1668 年），余读书甬上（今宁波），有暨阳（今诸暨）某者挟此术至。吾友陈夔献笃奉之，号于同志。余时即欲学焉，而未暇也。岁辛酉（1681 年），余以试事在省，家大人（按：其父黄宗羲）以帖谕云：'痘疫盛行，余方日夜恐恐，适浦阳（今浦江）有傅商霖者以种痘术抵吾里，孙辈七人俱得安全。其未信者，邻里同舍，多罹此厄。'余益感而愿得之。"[③]可见，就在康熙皇帝诏请江西种痘师上京为皇族子孙种痘的康熙二十年，民间对于人痘接种术仍有"未信者"。

在此后的 100 年左右时间内，种痘法也仍然很少在一般的医学著作中出现，即便是痘疹专书。很多医家尽管也相信人痘接种法的预防效果，但

---

① 吴谦：《幼科种痘心法要旨》，见：《医宗金鉴》，卷 60，北京：中医古籍出版社，1995 年，第 699 页。

② 俞茂鲲：《痘科金镜赋集解·种痘说》，卷 2，清光绪丙申（1896 年），李松寿刻本。

③ 黄百家：《学箕初稿》，卷 2，西爽堂刻本，北京图书馆善本室藏。

认为医生总应该以钻研医术为正道。如江西医生曾香田，与朱纯嘏、陈添祥二人同乡，他亲眼看到过人痘接种法在预防天花方面的作用，在《痘疹会通·自序》中说："国朝康熙年间，吾乡朱纯嘏、陈添祥始相偕到京师痘苗选种，视天行自出者，一时全活，迄今吾乡犹有种苗之师，而都下无此说。每遇岁时流行，互相传染，则有一车而累累然载小棺材数十者，不能不见之而惨然也。余以为，种苗之法固妥，而天行亦非无可医。唯习其道者，精于究其根源，参其常变，不泥古而亦离乎古，斯得之矣。"[1]因此，在他的著作中也未收入种痘法，在"预防法"一节中，只是采用内服药法，包括稀痘丹及各种汤药。

道光八年（1828 年），有江南（安徽省）云峰居士印行一种招贴，名"力劝普种痘花法"，此因武汉等地于嘉庆二十二年（1817 年）及道光七年（1827 年）两度流行天花，该居士认为，与民众"未周知普种"有关，故而详述力劝[2]。经过数十年乃至百年的官方和民间医生推广，至清代中后期，尤其是御纂医学教科书《医宗金鉴》将人痘接种法详细收入之后，人痘接种法渐渐深入人心。民间种人痘之术，一直到 20 世纪上半叶还流行不殆。

四、人痘接种法在正确思想指导下不断改进

（一）人痘接种的实施方法

人痘接种法在发明之初究竟所用何法，因缺乏资料，至今已不可考。现在可以见到的记载着人痘接种法的古籍，较早的是刊于清初 1695 年的《张氏医通》。诚如上述，书中记载有痘浆法、痘痂法、痘衣法三种。朱纯嘏在《痘疹定论》中则将其中的痘痂法分为水苗法、旱苗法两种，故合计共 4 种方法。据推测，痘衣法当为最原始粗糙的一种，不过简便易行，只需将天花患儿所穿的内衣脱下，令未病小儿穿之即可造成一次传染接种，但成功率较低，病情亦不易控制；痘浆法或亦早期所曾施行，将患儿痘疱

---

① 曾香田：《痘疹会通·自序》，乾隆五十一年（1786 年），忠恕堂刻本。

② 李经纬、林昭庚主编：《中国医学通史·古代卷》，北京，人民卫生出版社，2000 年，第 582 页。

挑破，直取其浆接种，造成较为严重的感染，所以被大多数医家斥为"不仁"。据《医宗金鉴》的作者吴谦比较："四者而较之，水苗为上，旱苗次之；痘衣多不应验，痘浆太涉残忍。"因此，"痘衣、痘浆之法，断不可从"①。

水苗法又称"塞鼻法"，可能由痘浆法改良而来。据《痘疹定论》载，将痘痂置于净瓷钟内，以柳木作杵，碾为细末，用三五点净水调匀，取少许新棉，裹痘苗于棉中，捏成枣核样，系以红线，免被吸入或咽下。然后塞入鼻孔，男左女右。一岁以内小儿，六个时辰后取出；2—3岁小儿，十二时辰后取出。一般至七日始发热，发热三日而苗见，见苗三日而出齐，出齐三日而灌浆，浆足三日而回水结痂，即大功告成。对于水苗法的效果，《痘疹定论》与《医宗金鉴》均予以称道。前者指出"大内种痘必须依天姥之种法（即水苗法）"；后者指出："夫水苗之所以善者，以其势甚和平，不疾不徐，渐次而入；既种之后，小儿无受伤之处，胎毒有渐发之机，百发百中，捷于影响，尽善尽美，可法可传，为种痘之最优者。"显然，这里指出了此种方法的安全可靠性，对于供苗的患儿来说，"无受伤之处"；而对受种的小儿来说，"胎毒有渐发之机"，且"百发百中"，"尽善尽美"，可见，此时的水苗已经相当不错。

旱苗法又称"吹鼻法"。《医宗金鉴》云："旱苗种法，用银管约长五六寸，曲其颈，碾痘痂极细，纳于管端。按男左女右，对准鼻孔吹入之。"②也是到七日而发热。对于旱苗法的效果，该书显然不甚称道。认为虽然当时旱苗法也比较流行，只是因为医生图其简便。但是，旱苗法的缺点是可靠性不如水苗法，轻吹则不能深入鼻内，重吹则迅烈难当，致使涕多，则苗随涕去，因此还是"独取水苗"。

种痘书中，均十分强调苗种的选择、保蓄、精炼，事实上，这也是人痘成功与否的关键。但是，《痘疹定论》与《医宗金鉴》中所选之苗仍

---

① 吴谦：《幼科种痘心法要旨》，见：《医宗金鉴》，卷60，北京：中医古籍出版社，1995年，第699页。

② 吴谦：《幼科种痘心法要旨》，见：《医宗金鉴》，卷60，北京：中医古籍出版社，1995年，第702页。

是"痘之顺者"的痘痂，所谓痘之顺者，是指"始终无夹杂之证，出则尖圆，色则红润，浆则充满，所落之痂，苍蜡肖泽，肥大厚实。"①但可以肯定的是，直接从天花患儿身上取来的痘浆，此时在中国本土已被淘汰，不能作为疫苗来接种。

苗种的保蓄也很重要，收取苗种，要及时用纸包固，纳小竹筒中，并塞其口，不令泄气。或者贮于新瓷瓶内，以物密覆，置洁净之所、清凉之处。依法藏蓄，春天可保存三四十日，夏天可保存二十余日，冬天可保存四五十日。

（二）人痘接种术的改进

中国医生在发明人痘接种法后，逐渐地摸索出了改进的方法。其中，最为重要的改良应该是所用疫苗的改进，即从用时苗——出天花之疮痂，到改用种苗（或称为神苗、熟苗等）——种出之痘痂。最早见到使用种苗的著作，应该是成书于康熙庚辰（1700年）年的《种痘书》，作者为允肃。书中说："忌用时苗，致有变端，坏名非浅，总以神苗为美。神苗者，即种痘所取之浆苗及靥苗是也。"②此书作者对于时苗的弊端看得很清楚，认为："凡种痘有失致死者，致种后发毒死者，俱采时苗之过。时苗性烈，必多变端。"而"神苗性柔，无致一失"。因此，他再三强调"神苗断，必多方觅取于同道之友，勿得轻用时苗"。"勿妄取时苗，勿乱施煎剂，非神苗宁勿种。"

在朱弈梁的《种痘心法》（1808年）中，对种苗的改良则更进了一步，不仅不使用时苗，而且是使用经传代培养精炼而得出的"熟苗"。他指出："若时苗能连种七次，精加选炼，即为熟苗，不可不知。""其苗传种愈久，则药力之提拔愈精，人工之选炼愈熟，火毒汰尽，精气独存，所以万全而无患也。"③这一过程与现代医学活疫苗的减毒原理完全一致。活疫苗反复

---

① 吴谦：《幼科种痘心法要旨》，见：《医宗金鉴》，卷60，北京：中医古籍出版社，1995年，第699页。

② 允肃：《种痘书》（不分卷不分页），清康熙庚辰岁抄本，中国中医研究院图书馆善本库藏。

③ 朱弈梁：《种痘心法·审时熟苗》，见：《丛书集成初编》，第1427册，上海：商务印书馆，1935年，第5—6页。

传代培养，可以保留免疫抗原性而减低其毒力。唯现代疫苗制品是经动物传代培养而不是经人体传代培养。

种苗的收藏保蓄技术也有了进一步的改进，张琰在《种痘新书》中提出："种苗不可晒于日中，亦不可焙于火上，须带在身边，令其自干。"①一般可放 30 至 40 日，夏日放 20 日左右。英国李约瑟博士进一步指出这样的藏苗过程，还是一个减毒过程："将疫苗在体温（37℃）或稍低的温度保存一个多月，这当然会使 80% 的活病毒颗粒发生热失活效应。但由于这些死亡蛋白质的存在，当接种到人体时，就像产生抗体一样，强烈地刺激着产生干扰素。"②

曾经有很多人担心，人痘术尽管使人免于天花死亡，但其所诱发的出痘，是否会留下麻子等后遗症？更有甚者提出这是否会等同于"一次人工的天花传染"。事实证明，这一点完全毋庸过虑。早在张璐《张氏医通》中，就有这样一段话："当知胎毒有限，助虐无穷，况苗发之痘，既无客邪鼓动血气，势无痒塌闷乱之虞。正气内守，虽酒气秽气，略无妨碍。蜕痂绝无瘢痕，口鼻亦无残废之厄。允为避险就安之途径。"③《医宗金鉴》也明确批评过此类忧虑，指出："正痘感于得病之后，而种痘则施于未病之先；正痘治于成病之时，而种痘则调于无病之日。自表传里，由里达表，既无诸证夹杂于其中，复有善方引导于其外，熏蒸渐染，胎毒尽出，又何虑乎为患多端，变化莫测，以致良工束手于无可如何之地耶？此诚去险履平，避危就安之良法也。"④尤其是到了清代中后期，人痘接种经改造之后，种痘的医生基本达成共识，即所用之疫苗不能用时苗。如俞茂鲲《痘科金镜录》中说得很清楚："天行已属之痂，是名败苗，虽天行之气已平，而疫疠之性犹在，所以一百小儿难免三五受害也。"因此"天花败苗，万万

①　张琰：《种痘新书·论痘宜种》，卷 3，清刻菁华楼本，第 4—5 页。

②　李约瑟：《中国与免疫学的起源》，《中国药学报》1983 年第 5 期。

③　张璐：《张氏医通》，卷 12，见：《张氏医学全书》，北京：中国中医药出版社，1998 年，第 411 页。

④　吴谦：《幼科种痘心法要旨》，见：《医宗金鉴》卷 60，北京：中医古籍出版社，1995 年，第 699 页。

不可用，用之则杀婴儿，深戒！深戒！"可见，时苗有3%至5%的严重并发症发生率，但这是医生深戒之事，而用减毒种苗的效果，却是"其千百中，偶失一二"[1]，严重并发症的发生率仅为0.01‰至0.2‰，说明已经是非常安全的了。

据悉，最近对健在的老人的实际观察调查也证明，他们在种人痘之后，皮肤上完全没有疤痕。就此类后遗症和复杂天花的比率而言，同时代的种牛痘者与种人痘者，分别为3.14%和2.16%，统计学上无显著差异；但两者的总成功率达97%，与未种痘（人痘或牛痘）者相比，这些人患天花的比例高达89%，统计学上有显著差异，形成了强烈对比。[2]

所以，以现在人们一般的想象去猜测，怀疑人痘接种法的效果及安全性是错误的，以外国之停留于时苗痘浆接种法的失败率来推论我国盛行不衰的人痘接种技术效果也是错误的。人痘接种术在中国是成功的，并且随着技术改进而显得更加成功。

五、人痘接种免疫思想在全球的胜利

随着人痘接种术的不断改进和成熟、精细，其效果和安全性都大为提高。正因如此，在那天花猖獗流行的年代，人痘接种术受到中外人士的普遍欢迎。在中国，盛行至20世纪初方渐衰，并且，即使与同期牛痘接种术相比，其效果亦不见输。

（一）人痘接种预防法在中国本土的良好效果

从历史文献记载来看，在中国本土人痘接种的成功率极高，效果和安全性都堪称一流，而其效果，最早在民间认可。如《潮州府志》记载："顺治十四年（1657年）春正月痘疫时，民家延医种痘，择痘稀平安者取其痂贮之，临用以痂塞小儿鼻孔，吸其气发痘，此后无夭折者。"[3]至康熙

---

[1] 俞茂鲲：《痘科金镜赋集解，种痘说》，卷2，清光绪丙申（1896年），李松寿刻本。

[2] 李经纬、林昭庚主编：《中国医学通史·古代卷》，北京：人民卫生出版社，2000年，第584页。

[3] ［日］井村哮全：《地方志所载之中国疫疠略考》，《新医药》1937年第4期。

年间，朱纯嘏奉旨种痘，自"大内"至"边外"，无论"南北之水土强弱，贵贱之元气虚实""历历俱获痊愈"，此言理当属实，因为如有谎报，乃成欺君之罪；康熙《庭训格言》也说："国初人多畏出痘，至朕得种痘方，诸子女尔等子女，皆以种痘得无恙，今边外四十九旗及喀尔喀诸藩，俱命种痘，凡所种皆得善愈。尝记初种痘时，年老尚以为怪，朕坚意为之，遂全此千万人之生者，岂偶然耶？"志得意满，溢于言表。可以想象，倘若无效，作为一个皇帝，断不至于如此评说。

在其他医家的著作中，也常见有关评价。张璐《张氏医通》说："痘疹为患种种，非可意料，自伏波迄今，天生天杀，莫可谁何。迩年有种痘之说，始自江右，达于燕齐，近则遍行南北……其盗机也，天下莫能知，而圣功生焉。"①张琰《种痘新书》说："途遍历诸邦，经余种者不下八九千人，屈指记之，所莫救者不过二三十耳。若行于天时，安有如是之吉乎？是以余劝世人，凡有子女，断不能免痘疹；当时疫未临之际，且预请医人种痘，期为最得计也。"②在没有免疫力的情况下，天花是人人要罹患的危险疾病。当时张琰劝人预防接种人痘，他的接种成功率很高，失败仅占2‰至 2.5‰。

徐大椿是一位思想颇为保守，对新生事物颇为挑剔的医生兼医学评论家。他在《兰台轨范》中有一段评述："痘疮无人可免。自种痘之法起，而小儿方有避险之路。此天意好生，有神人出焉，造良法以救人也。然人往往以种痘仍有死者，疑而不敢种。不知乃苗之不善，非法之不善也。况即有死者，不过百中之一；较之天行恶痘十死八九者，其安危相去何如也！"③他估计天花的自然死亡率为 80% 至 90%；种人痘的失败率为 1%。究其原因，也是"苗之不善"，而种痘以预防天花的方法，他认为是很好的。

---

① 张璐：《张氏医通》，卷 12，见：《张璐医学全书》，北京：中国中医药出版社，1998 年，第411 页。

② 张琰：《种痘新书·论痘宜种》，卷 3，清刻本菁华楼本，第 3 页。

③ 徐灵胎：《兰台轨范》，卷 8，见：《徐灵胎医学全书》，北京：中国中医药出版社，1998 年，第 345 页。

当年在中国的传教士波乃耶（Dyer Ball）评述他在山西省看到的情景，没有种人痘（但有治痘医生）时，山西省天花死亡率一为 50% 至 60%，一为 20% 至 30%；种人痘术推广之后，天花流行的死亡率降为 1%。[①] 这从另一个角度，从外国人的眼中比较出人痘接种术的效果了。

（二）人痘接种法在全球的传播

在世界医学史上，人痘接种术的发明无疑是一项重大突破。单单 17 世纪欧洲死于天花病的人就有 6000 万之众，提起天花无不谈虎色变。因此天花技术传播于世只是早晚的事。

根据皇家学会档案记载：英国著名医生、皇家学会会员马丁·李斯特（Martin Lister）在 1700 年收到一封寄自中国的信。写信人是在中国做生意的英国西印度公司的商务人员，寄信的日期是 1700 年 1 月 5 日。在信中，他报告了他在中国看到的"传种天花的方法"（a method of communicating the smallpox）。他还具体描述了这种接种的过程："打开天花患者的小脓疱，用棉花吸沾一点脓液，并使之干燥……然后放入可患天花人的鼻子里。"此后，受种者轻度感染，然后痊愈，从而获得很好的预防效果。几乎与此同时，哈维斯（Clopton Harvers）医生在英皇家学会的报告中，也介绍了人痘接种预防天花的"这种中国人的实践"（This Chinese Practise）。但遗憾的是，这些重要的信息在当时并未引起英国医学界的重视[②]。

俄国则较早派人来华学痘医。俞正燮在《癸巳存稿》（1713 年）中云："康熙时俄罗斯遣人到中国学痘医，由撒纳衙门移会理藩院衙内，在京城肄业。"康熙二十八年（1689 年），签订中俄《尼布楚条约》，俄国政府遂派留学生来华；时值俄国天花流行，部分留学生即专门学习痘科。康熙二十年，正是康熙诏命朱纯嘏、陈添祥等种人痘并推广之，俄国人学痘医当然不会放过这个机会。人痘法于是很快传到了俄国，并在俄境广为推行。

1714 年，英国皇家学会会员伍尔沃德（John Wordward）医生向皇家学会报告了贴木尼（Fmanuele Timoni）医生寄自土耳其君士坦丁堡的信，信

① 王吉明、伍连德：《中国医史》（英文版），上海：全国海港检疫管理处，1936 年，第 276 页。
② 谢蜀生、张大庆：《中国人痘接种术向西方的传播及影响》，《中华医史杂志》2000 年第 3 期。

中介绍了君士坦丁堡在实践一种获取天花疫苗并进行预防接种的方法。虽然信中未提到此法的来源，但对此法的评价很高，认为"获得巨大成功之后，现在这种方法的安全性和有效性已经毫无疑问了"[①]。这说明在此之前，人痘接种法已经传入土耳其，并在土耳其获得很大的成功。中国与土耳其之间一直有丝绸之路的频繁往来，中国医生到土耳其种痘的可能不是没有。

英国传教士医生德贞（Dudgeon John Hobn）在《中西闻见录》中说："自康熙五十年（1711年）有英国钦使曾驻土耳其国京，有国医种天花于其使之夫人。嗣后英使夫人遂传其术于本国。于是其法倡行于欧洲。"[②]这位英使夫人是指贴木尼医生服务的最后一任英国驻土耳其大使蒙塔古（Ed Ward Wartly Montagu）的夫人玛丽·蒙塔古（Mary Wovtley Montague）。这位夫人不仅于1718年3月请人为自己的儿子进行了人痘接种，而且在回国的第二年（1721年）于英国天花大流行期间，身体力行地积极推广人痘接种法。她首先请人为自己3岁的小女儿接种人痘，获得成功后，以此通过密切的私人关系向当时王室威尔士王子的妻子卡罗琳王妃施加影响。3个月以后，英国皇家学会在国王特许下，主持了一次在犯人身上进行的人痘接种试验。这次试验取得极大的成功，其直接结果是，威尔士王子的两个女儿于1722年4月17日接受了人痘接种。[③]这对在西方国家推行人痘接种无疑起到极其重要的作用。

法国大百科全书作家伏尔泰（Voltaire）曾在法国批评法国人不善学习和没有及时推广种痘技术。他赞扬锡尔夏西民族和玛丽·蒙塔古夫人将异国的种痘技术传回本国。他说："使这种在其他民族看来很怪异的技术传入锡尔夏西的，都是一个为全世界所共有的原因：母爱和利益。"他提道："我听说100年来中国人一直就有这种习惯；这是被认为全世界最聪明、最讲礼貌的一个民族的伟大先例和榜样。"[④]锡尔夏西位于当时土耳其

---

① 谢蜀生、张大庆：《中国人痘接种术向西方的传播及影响》，《中华医史杂志》2000年第3期。

② 李经纬、林昭庚主编：《中国医学通史·古代卷》，北京，人民卫生出版社，2000年，第585页。

③ 谢蜀生、张大庆：《中国人痘接种术向西方的传播及影响》，《中华医史杂志》2000年第3期。

④ ［法］伏尔泰著，高达观等译：《哲学通信》，上海：上海人民出版社，1961年，第393—433页。

与俄国交界地区，他们的种痘术可能从俄国传来，也可能由南边的土耳其传来。

法国则在伏尔泰的再三呼吁后传入了人痘接种术。俄国人又将种痘术传至非洲，首先在突尼斯施行。为保证黑奴贸易，乃得普行于全非。又因黑奴贩运到美国，人痘接种法遂传美国。近邻朝鲜和日本接受人痘接种法晚于欧美。大约于乾隆二十八年（1763 年）传到朝鲜。1752 年《医宗金鉴》传入日本时，人痘接种法尚未在日本传播，直到 1778 年，有人将《医宗金鉴》中种痘卷，题为《种痘心法》刊行，至此种痘之法广为流传。

但必须指出的是，在西方世界流行的人痘接种法可能是未经改进的痘浆法。从 1700 年马丁·李斯特医生所收到那封中国来信提到的就是痘浆法。而 1721 年英国皇家学会主持的人痘接种试验方法也是将"天花脓液"（Smallpox pus）种入人工切开的小创口。西方所用的人痘接种法未能随着中国人改良之法而改良，因此成功率较中国本土低，且后遗症较重。

（三）人痘接种免疫思想在全球的胜利

人痘接种术在英国广为推行，直接导致了牛痘接种术的发明。牛痘术发明者——爱德华·琴纳（Edward Jenner）当时正是一位接种人痘的乡村医生。他是在种人痘的过程中才发现挤奶女工因患过牛痘而可免种人痘[①]。1796 年，他试用牛痘苗代替人痘苗接种试验成功。显然，牛痘接种法不过是人痘接种法的一次革新。

人痘接种法无疑是中国人民最伟大的历史创造之一，它造福于全人类并促进了医学科学的新发展，其意义不亚于四大发明在世界历史上的贡献。它本身曾有效地预防了无数次天花流行，拯救了难以计数的孩子的生命；也使许多人免于麻脸、残废等天花后遗症的困扰。如果说牛痘接种法曾作为人工免疫法的先驱，那么，现在则完全有理由说：人痘接种法是更早的、真正的先驱。人痘接种法当之无愧是现代免疫学滥觞。

预防医学以战胜天花传染、消灭天花为荣，是人类预防医学史上最

---

① 文士麦原著，马伯英译：《世界医学五千年史》，北京：人民卫生出版社，1985 年，第 122 页。

伟大的事件。1977 年 10 月 26 日，世界卫生组织在肯尼亚首都内罗毕宣布全球消灭天花；同年 12 月 9 日，来自 19 个国家的 21 位委员在全球消灭天花证实委员会第二次会议上签字证实。1980 年 5 月 8 日，参加第 33 届世界卫生大会的 155 个会员国代表，同意全球消灭天花证实委员会提出的报告，正式宣布：全世界消灭天花已经实现；建议在全世界范围内停止种痘；继续进行流行病学监测；缩减保存天花病毒的实验室。

如此伟大的奇迹般的成就，其最先的肇始是由于中国古代发明的人痘接种术。然后传至世界各地。然后由琴纳加以改进为牛痘接种术。再以后是牛痘术在全世界的推行和改进。中国人对痘接种术的创始之功彪炳史册！

第三节
戾气学说反映的实践与思考

戾气学说是中医病因学说中的一项特殊内容，戾气又称乖戾之气、杂气、疠气、疫气、异气等等，具有传染或流行性。戾气学说在中医学中的出现要晚于七情、六淫等病因学说。

一、吴有性以前的医学家对传染病病因病机的认识

吴有性（1582—1652 年），字又可，吴县（今江苏苏州）洞庭东山人，明末医学家，对中医传染病病因病机理论的发展，有着划时代的贡献。因此，后世研究古代温病学，或古代中医传染病学，往往以吴有性《温疫论》的出现为标志，分为两个阶段。

（一）早期的反常气候病因说

在古代中医学理论中，找不到"传染病"这一名词，与现代医学传染病相关的概念，用"伤寒""温病"来表示。这两个概念在秦、汉时期基

本上是同义语。最早可见于《黄帝内经》，但在此书中关于此类病的病因讨论十分简单，大致只是"人之伤于寒也，则为病温"①。一般认为，中医学中最早的传染病学专著是东汉张仲景的《伤寒杂病论》，此书关于辨证论治的理论达到了很高的水平，但是对伤寒、温病的病因讨论很少，并且未能摆脱异常气候致病说。如在《伤寒论·伤寒例》节（有些学者认为此节为晋代王叔和补入）其说有二，一为"杀厉之气"，指"其伤于四时之气，皆能为病。以伤寒为毒者，以其最成杀厉之气"。可见，此杀厉之气是指超过常态的寒冷气候。二为"时行疫气"，指"凡时行者，春时应暖，而复大寒；夏时应大热，而反大凉；秋时应凉，而反大热；冬时应寒而反大温。此非其时而有其气，是以一岁之中，长幼之病多相似者，此则时行之气也"。可见，此时行之气虽然导致的疾病"一岁之中，长幼之病多相似"，但仍是指反常的气候。

（二）疠气病因说的出现

最早提到"疠气"病因的是晋代葛洪的《肘后备急方》，书中指出："其年岁中有疠气，兼挟鬼毒相注，名为温病。"②第一次明确地将"疠气"作为温病的病因提出来，并指出瘟疫患者死亡之后仍具有传染性。提出"疠气"最重要意义在于认识到此类疾病的传染性，因此《肘后备急方》中同时提供一些预防方药。并指出"家人视病者，亦可先服取利，则不相染易也"③。

至隋唐时期，与传染病相关的病名范畴增加了，在《诸病源候论》中并列提出伤寒、时气、温病、热病、疫疠五类范畴，各自独立成篇，分别论述。其病因虽各有所不同，但其中四者均不厌其烦地提到"乖戾之气"，而且对几类病的传染程度作出了区别。如关于伤寒，"伤寒病，但有人自触冒寒毒之气生病者，此则染不着他人。若因岁时不和，温凉失节，人感乖戾之气而发病者，此则多相染易。"④这就突破了历来以冬日寒冷作为伤寒

① 《黄帝内经素问·热论》，卷9，北京：人民卫生出版社，1963年，第183页。
② 葛洪：《肘后备急方》，卷2，北京：商务印书馆，1955年，第45页。
③ 葛洪：《肘后备急方》，卷2，北京：商务印书馆，1955年，第33页。
④ 巢元方：《诸病源候论·伤寒病诸候》，卷7，北京：人民卫生出版社，1955年，第52页。

病因的传统，而且指出伤寒病中可分为两类，一类有传染性，一类没有传染性。关于时气，"夫时气病者，此皆因岁时不和，温凉失节，人感乖戾之气而生病者，多相染易。"①此病着重于"皆因""感乖戾之气而生病"。关于温病，既有"此病皆因岁时不和，温凉失节，人感乖戾之气而生病，则病气转相染易，乃至灭门，延及外人"②。此则不仅是强调病因，而且"乃至灭门"，传染程度明显要比时气严重。关于疫疠，"其病与时气热等病相类，皆由一岁之内，节气不和，寒暑乖候，或有暴风疾雨，雾露不散，则民多疾疫，病无长少，率皆相似，如有鬼厉之气，故云疫疠病。"③此则"如有鬼厉之气"，传染性就更强。此时"戾气"病因说有一个明显的缺点，就是与四时不正之气（即反常气候）纠缠不清，不明确此气到底就是指四时不正之气还是另有一气，只是易在气候反常时起作用？

宋元时期，医家们对伤寒与温病在病性与治疗方面的不同，作出一些论述与发展，但由于受当时哲学的影响，在病因方面，比较重视的是运气学说，以此来推算某年将有疾病流行，而对于戾气病因，反而没有予以重视，更谈不上发展。直到明末吴有性出现。

二、吴有性的传染病病因观——戾气学说

明代末年，由于封建统治的横征暴敛，社会动荡，民不聊生，疫病流行十分猖獗。吴有性生活在这样的时代，目睹疫病流行、生灵涂炭的惨状，作为一位具有深切责任感与革新精神的医生，深为"守古法不合今病，以今病简古书，原无明论，是以投剂不效"而担忧苦恼。因此，他本着实事求是的精神，"静心究理，格其所感之气，所入之门，所受之处，乃其传变之体"，对传染病的病因病理进行悉心研究。在总结前人经验的基础上，通过细致观察、认真探讨、周密思考及严格实践之后，于1642

---

① 巢元方：《诸病源候论·时气病诸候》，卷9，北京：人民卫生出版社，1955年，第57页。
② 巢元方：《诸病源候论·温病诸候》，卷10，北京：人民卫生出版社，1955年，第64页。
③ 巢元方：《诸病源候论·温病诸候》，卷10，北京：人民卫生出版社，1955年，第64页。

年著成《温疫论》，创立了"戾气"学说，对传染病病因提出伟大的创见。

（一）戾气不是反常气候

吴有性所言之"温疫"，指传染病而言。在《温疫论·原序》开篇第一句话，即明确提出自己的观点："夫温疫之为病，非风、非寒、非暑、非湿，乃天地间别有一种异气所感。"①此"别有一种异气"，吴有性又称之为戾气、杂气、疠气或疫气。他在"原病"一节中，还对历来关于温疫的病因在戾气与四时不正之气间的含糊不清进一步提出澄清："病疫之由，昔叔和云：凡时行者，春时应暖而复大寒，夏时应大热而反大凉，秋时应凉而反大热，冬时应寒而反大温，非其时而有其气，是以一岁之中，长幼之病多相似者，此时行之气，指以为疫。余论则不然。夫寒热温凉，为四时之常，因风雨阴晴，稍为损益，假令秋热必多晴，春寒因多雨，亦天地之常事，未必致疫也。伤寒与中暑，感天地之常气；疫者，感天地之疠气。"②在此，吴有性强调了无论气候如何变化，如何反常，也只是"常气"，而戾气则不是气候变化所能导致，而是另外一种物质。为此，他进行一而再三地反复强调，如在"伤寒例正误"中，他又说："夫疫者，感天地之戾气也。戾气者，非寒、非暑、非暖、非凉，亦非四时交错之气，乃天地别有一种戾气。"③

他还对宋、元以来的温疫运气病因说提出批评，指出："刘河间作《原病式》，盖祖五运六气，百病皆原于风寒暑湿燥火，无出此六气为病者，实不知杂气为病更多于六气。六气有限，现在可测；杂气无穷，茫然不可测。专务风寒暑湿燥火，不言杂气，岂能包括天之病欤！"④

（二）戾气是物质性的

既然戾气非风、非寒、非暑、非湿，亦非四时交错之气，那么，它

① 吴有性著，郑重光补注：《温疫论补注·温疫论原序》，北京：人民卫生出版社，1955年，第1页。
② 吴有性著，郑重光补注：《温疫论补注·原病》，北京：人民卫生出版社，1955年，第9页。
③ 吴有性著，郑重光补注：《温疫论补注·伤寒例正误》，北京：人民卫生出版社，1955年，第64页。
④ 吴有性著，郑重光补注：《温疫论补注·杂气论》，北京：人民卫生出版社，1955年，第43页。

是什么呢？虽然限于当时科学发展水平，吴有性本人对于"此气无象可见，况无声无臭""其来无时，其着无方"的现象很无奈，他也对"何能得睹得闻？人恶得而知是气？"①的情况十分苦恼，但是他确信戾气绝不是虚无的，而肯定是一种物质。他说："夫物者气之化也，气者物之变也。"②

正因为戾气是物质性的，所以他进一步提出："知气可以制物，则知物之可以制气矣，夫物之可制气者药物也。"设想戾气致病一定可以采用特效药来作针对性治疗。吴有性实事求是地承认，他的研究深度还不够，"至于受无形杂气为病，莫知何物之能制矣。唯其不知何物之能制，故勉用汗、吐、下三法以决之。"他认为对于温疫病，最为理想治疗就是"能知以物制气，一病只有一药之到病已，不烦君臣佐使品味加减之劳。"③吴有性在 17 世纪中叶具有的这一认识有着十分超前的意识。

（三）戾气的多样性、特适性与偏中性

虽然戾气无形无象无声无臭，但由于它是物质性的，所以总是有一些性质可以观察到。

首先是多样性。吴有性是一位临床医生，因此他有着丰富的临床经验，他看到戾气致病，"或时众人发颐，或时众人头面浮肿，俗名为大头瘟是也；或时众人咽痛，或时音哑，俗名为蛤蟆瘟是也；或时众人疟痢；或为痹气；或为痘疮；或为斑疹；或为疮疥疔肿；或时众人目赤肿痛；或时众人呕血暴下，俗名为瓜瓤瘟是也；或时众人瘰核，俗名为疙瘩瘟是也。为病种种，难以枚举。"因此，他想到，"为病各种，是知气之不一也"，戾气是多样性的，感染不同的戾气，乃"各随其气而为诸病焉"。④

其二是特适性。各种戾气侵犯人体，造成脏腑经络的损伤，有其特异性定位，"某气专入某脏腑经络，专发为某病"，不同的戾气所引发的疾

---

① 吴有性著，郑重光补注：《温疫论补注·杂气论》，北京：人民卫生出版社，1955 年，第 42 页。
② 吴有性著，郑重光补注：《温疫论补注·论气所伤不同》，北京：人民卫生出版社，1955 年，第 44 页。
③ 吴有性著，郑重光补注：《温疫论补注·论气所伤不同》，北京：人民卫生出版社，1955 年，第 44 页。
④ 吴有性著，郑重光补注：《温疫论补注·杂气论》，北京：人民卫生出版社，1955 年，第 42 页。

病不同，侵犯的脏器部位也不同。这对为什么在同一时候由同一种戾气导致的疫病，众人之病表现相同提出十分合理且有说服力的依据。当传染病的病因——细菌病毒被发现之后，人们清楚地认识到了病原体或其毒素，能选择性地侵犯某脏器、组织，从而发生一定的病变，如脑炎病毒容易侵犯高级神经系统，伤寒杆菌容易侵犯肠道组织等等，证实了吴有性设想的科学性。

其三是偏中性。人类的疫病与禽兽的疫病是由不同的戾气所引起。"至于无形之气，偏中于动物者，如牛瘟、羊瘟、鸡瘟、鸭瘟，岂当人疫而已哉？然牛病而羊不病，鸡病而鸭不病，人病而禽兽不病，究其所伤不同，因其气各异也，知其气各异，故谓之杂气。"[1]

（四）戾气致病的流行特点

戾气导致的是传染病，有一些流行方面的特点：

其一是有大流行与散发性的不同。吴有性认为，由于戾气"在岁运有多寡，在方隅有厚薄，在四时有盛衰"，故其致病可能有不同程度的流行情况，或"其年疫气盛行"，或"其年疫气衰少"，或"疫气不行之年，微疫亦有"[2]。在疫气盛行的情况下，"此气之来，无论老少强弱，触之者即病""延门阖户，众人相同"，这显然是疫病的大流行；在疫气衰少或微疫的情况下，"里闬所患者不过几人"，或"村落中偶有一二人所患"，但是"脉证与盛行之年所患之证，纤悉相同，至于用药取效，毫无差别"，此则属于散发流行。

其二是有地区性和时间性的不同。疫病的发生，"或发于城市，或发于村落，他处安然无有，是知气之所着无方也"，说明戾气致病是有地区性的。虽然戾气"在四时有盛衰"，但"不可以年岁四时为拘，盖非五运六气所能定者"，说明戾气致病确有时间季节性，但并不是机械的，固定不变的，不能事先用五运六气来进行推算。

---

① 吴有性著，郑重光补注：《温疫论补注·论气所伤不同》，北京：人民卫生出版社，1955年，第44页。

② 吴有性著，郑重光补注：《温疫论补注·论气盛衰》，北京：人民卫生出版社，1955年，第43页。

（五）戾气致病与人体正气的关系

吴有性认为，人体感受戾气之后发病与否决定于戾气的量、毒力与人体的抵抗力。戾气的存在是发生疫病的主要因素，但"毒气所钟有厚薄"，也就是说疫病的发生与否、流行的程度如何及病情的轻重，还与周围环境中疠气（致病因子）存在的多少与毒力强弱有关。或大流行，或散发性，已在上一小段讨论。至于发生何种病情，则取决于戾气的种类与毒力，像"瓜瓤瘟、疙瘩瘟，缓者朝发夕死，急者顷刻而亡，此又诸疫之最重者，幸而百十年来间有之，不可以常疫并论也"[①]。人体正气虚弱是致病的内在因素，"本气充实，邪不能入。经云：邪之所凑，其气必虚。因本气亏虚，呼吸之间，外邪因而乘之"，特点在于"若其年疫气充斥，不论强弱，正气稍衰者，触之即病，则又不拘于此"[②]。而"饥饱劳伤""忧思气怒"，又都能触动其邪，作为诱因，促使疫病的发作。

戾气与人体正气之间，在导致疫病发生的重要性上，并非是并列的，关键在于戾气，"有是气则有是病"，没有戾气的流行，则不会发生疫病。但在有戾气存在的情况下，某一个体正气的强弱决定着是否发病和病情轻重及预后。

（六）戾气致病的感染途径及方式

吴有性说："邪自口鼻而入"[③]，明确指出戾气是通过口鼻侵犯人体的。他还进一步指出感邪的方式，"有天受，有传染"。所谓天受，是指通过自然环境传播；所谓传染，是指通过与患者接触传播。而此二者之间，只存在传播方式上的不同，"所感虽殊，其病则一"，只要感染的是同一种戾气，不论是"天受"，还是"传染"，所产生的疫病是相同的。

自东汉张仲景提出"千般疢难，不越三条：一者，经络受邪，入脏腑为内所因也；二者，四肢九窍，血脉相传，壅塞不通，为外皮肤所中

---

① 吴有性著，郑重光补注：《温疫论补注·杂气论》，北京：人民卫生出版社，1955年，第42页。

② 吴有性著，郑重光补注：《温疫论补注·原病》，北京：人民卫生出版社，1955年，第9页。

③ 吴有性著，郑重光补注：《温疫论补注·原病》，北京：人民卫生出版社，1955年，第9页。

也；三者，房室金刃，虫兽所伤"①。将人体的感邪途径总结为自皮肤经络所入，此后，因张仲景的地位被举到"医圣"之高，其学说也被认为是"真乃医方之经也"②，因此，很少有人去怀疑或超越此说。而吴有性在明末时期，能突破尊经崇古的思想束缚，舍弃传统的皮肤经络受邪之说，明确提出"邪自口鼻而入"，确是非凡的见解。

（七）戾气也是痘疗疮痈的病因

在《温疫论》中，吴有性还强调痘疹及疗疮等外科化脓性感染也是戾气所致。他说："疗疮、发背、痈疽、流注、流火、丹毒，与夫发斑、痘疹之类，以为痛痒疮疡皆属心火……实非火也，亦杂气之所为耳。"③把外科化脓感染性疾患病因与戾气联系起来，这种认识是十分了不起的，在防治此类疾患方面，具有很积极的意义。

三、吴有性的辨证论治模式与研究思路

吴有性的《温疫论》是一部具有伟大创新思想的著作，书中体现了吴氏新颖的辨证论治模式及独特的研究思路。

（一）《温疫论》所反映的辨证论治模式

吴有性试图将戾气作为一个实质性的致病源，并且认为其对人体的损伤有特异性定位，即不同种类的戾气侵入人体之后有特定部位可停聚，因此，最好的办法是以特效药物直达病所而直接对敏感戾气（病原体）起作用。在没有找到此类特效药之前，那么在其转变过程中，必须借下、汗、斑三种有形可见的途径将病邪从人体内驱除出去。吴氏的这一观点，形成其并不复杂的辨证论治模式，即针对疫病的发展阶段，以一定的临床表现为依据，以决定相应的治疗方法与用药方法，使人易于掌握。

① 张仲景：《金匮要略方论·脏腑经络先后病脉证》，卷上，北京：人民卫生出版社，1963年，第1页。

② 徐灵胎：《医学源流论·金匮论》，卷下，见：《徐灵胎医学全书》，北京：中国中医药出版社，1998年，第150页。

③ 吴有性著，郑重光补注：《温疫论补注·杂气论》，北京：人民卫生出版社，1955年，第43页。

（1）初起："邪自口鼻而入，则其所客，内不在脏腑，外不在经络，舍于伏膂之内，去表不远，附近于胃，乃表里之分界，是为半表半里，即《内经·疟论》所谓横连膜原者也。"① 既然邪在膜原，则当以疏利膜原为治，以达原饮主之。其选用槟榔、厚朴、草果，"三味协力，直达其巢穴，使邪气溃散，速离膜原"②。吴有性认为，邪不溃则不能传，不传则邪不出，邪不出则疾不瘳。此期的治疗有两点禁忌：其一，邪不在经，禁汗；其二，邪不在胃，禁下。

（2）中期：疫病的发展可呈两种趋势，即表里分传。其一出表，越于三经，可汗而愈；其二达里，内传于胃，可下而解。因而辨证就可有三种情况：①经、胃、膜原三部均有邪，治宜内外分消，兼清膜原；②邪偏于经，治宜解表清热；③邪偏于里，治宜泻热攻下。

事实上，此期是治疗的关键，吴氏提出"表里分传"是其独特的理论，导致治疗上有两个特点，即"注意逐邪，勿拘结粪"与"下不以数计"。因为疫邪同时既向里传也向外传，邪之入里即须攻下逐邪，而且一攻不能尽去其邪，膜原及外传之邪可能复传于里，而致病情反复，故必须一下再下。

（3）后期：有顺、逆两种不同的情况，治法也应区别对待。①顺证：里邪下而去之，表邪战汗而出，表里气相通，则病愈。吴氏的治法特点是发散之法用在此疫病之后期，或辛凉或辛寒解散之，邪有两条出路，或从汗解，或从斑化。②逆证：应下失下，或延误治疗，或邪毒太盛，或正气太虚，其阴虚则谵语，阳虚则虚烦似狂，气血俱虚则不语，治疗也应有针对性。如正虚邪实，则应攻补兼施；如邪去而正虚，则应根据阴阳气血之偏，选用各种不同的补法。

（4）善后治疗：吴氏认为，"大抵温疫愈后，调理之剂投之不当，莫如静养，节饮食，慎起居，为上计也。"③ 若邪去正虚，诸症不除，不得已乃药之。

---

① 吴有性著，郑重光补注：《温疫论补注，原病》，北京：人民卫生出版社，1955年，第9页。

② 吴有性著，郑重光补注：《温疫论补注·温疫初起》，北京：人民卫生出版社，1955年，第12页。

③ 吴有性著，郑重光补注：《温疫论补注·疫解后宜养阴忌投参术》，北京：人民卫生出版社，1955年，第37页。

（5）治禁：吴氏非常强调温疫治疗中的三大禁忌，这一点与传统的热性病中医疗法有较大的区别。①不可妄投破气药，破气之品能破本气而不能祛邪气，故纯以破气，反使难治；②不可妄投补剂，因为"有邪不除，淹缠日久，必致尪羸"，而若"邪气去，正气得通，何患其虚之不复也？"[①]故吴氏补法用得十分谨慎；③不可妄投寒凉，因为"热不能自成其热，皆由邪在胃家，阻碍其正气，郁而不通，火亦留止，积火成热"[②]，故在治疗中，攻邪泄毒为第一要义，不能纯以清热。事实上，吴氏在三条治禁中强调的是治本的重要。但是，他认为芩连栀柏不能清邪热，这就恐怕有些片面，会使得一些有效的治疗方药难以用于温疫的治疗。

（二）吴有性的研究思路

吴有性温疫病辨证论治的模式体现了其指导思想的唯物观点，从病因、病机、流行、传变及治疗各个环节，他均试图从本质上去认识、研究，他的这一思路及方法是领先于他的那个时代的。事实上，在吴有性之前，所有的戾气病因说都是很含糊的，只是提出这一名词，却很少去追究其性质、特点和如何侵犯人体等等非常现实的问题，但吴有性的研究思路显然与传统的思路有区别。可以说，《温疫论》的出现不仅在温病学发展史上具有划时代的意义，对整个中医学的发展也具有深远的影响。

首先，他敢于突破传统的"非其时有其气"致病说，绝不盲目重复前人的理论，而是努力去寻找一种实质性的致病物质，限于时代的科学发展水平，只能称之为"戾气"，虽然他也无奈于戾气的"无象可见，况无声无臭"，"其来无时，其着无方"，但是他却非常明确地肯定"有是气则有是病"，"物者气之化也，气者物之变也"，相信戾气一定是物质性的。

病因学上的这一突破导致了他在流行病学认识上的飞跃。关于温

① 吴有性著，郑重光补注：《温疫论补注·妄投补剂论》，北京：人民卫生出版社，1955年，第34页。
② 吴有性著，郑重光补注：《温疫论补注·妄投寒凉论》，北京：人民卫生出版社，1955年，第35页。

疫的发病，由于实质性的疬气经口鼻侵入人体而致，因而可因"疫气盛行""疫气衰少"而成流行性或散发性。流行期间，温疫具有传染性。在"辨明伤寒时疫"一节中，他认为伤寒是气候因素所导致的疾病，而温疫是疬气所导致的疾病，因此，有很多的不同，他提出了 12 个鉴别要点，关键的一条是"伤寒感天地之正气，时疫感天地之疬气"，故"伤寒不传染于人，时疫能传染于人"[①]。

在病理上，他认为各种不同的疬气对人体脏腑器官的入侵具有特异性定位，因此，在治疗上，他力图寻找一种有效的特殊治疗。他设想"能知以物制气，一病只有一药之到病已"。遗憾的是，当时的吴氏不可能进行病源检测，也不可能进行病理检验与实验，他只能设想以物质性的邪为本，将攻下、发汗、化斑三种有形可见的治法作为祛邪治本之法。至于一切症状，以及病理产物，如发热、结粪、黄疸等等，都认为是标，而清热、通便、退黄等等也只是权宜治标的辅助方法而已。

从以上不难发现，吴氏的研究思路与现代实验医学有着惊人的相似之处，而重要的是，吴氏的这些想法是早在 1642 年提出来的，比微生物病原学的建立要早 200 多年，这不能不令人深深钦佩。诚然，吴氏当年百思不解的疑难在现代医学高度发展的今天大多已有了明确的答案。应当说吴有性的医学思想与研究思路之最可贵之处，在于他不满足于当时既成的传统理论，力图突破旧说，寻找更为符合客观规律的新路子的革新精神。这一点显然突出于与他同时代的其他医家，而且正是任何事物得以发展的精髓所在。

四、清代温病病因学旧思维的回复

遗憾的是至清代，相对于温病学说的临床辨证论治体系进入了成熟阶段，而温病的病因学说却有着向旧思维回复的倾向。

首先，吴有性十分强调的是温疫之病因，非风、非寒、非暑、非湿、

---

① 吴有性著，郑重光补注：《温疫论补注·辨明伤寒时疫》，北京：人民卫生出版社，1955 年，第 11 页。

非火，非四时交错之气，非六气之任何一气，而是天地间另一种物质性的戾气所感。清代的温病学家自叶天士开始，即将温病的病因定位于"温邪"，他说"温邪上受，首先犯肺，逆传心包"。吴鞠通也强调温病为"罹温邪"而为病，他说："温病者，有风温，有温热，有温疫，有温毒，有暑温，有湿温，有秋燥，有冬温，有温疟。"而"风温者，初春阳气始开，厥阴行令，风夹温也。温热者，春末夏初，阳气弛张，温盛为热也。温疫者，厉气流行，多兼秽浊，家家如是，若役使然也。温毒者，诸温夹毒，秽浊太甚也。暑温者，正夏之时，暑病之偏于热者也。湿温者，长夏初秋，湿中生热，即暑病之偏于湿者也。秋燥者，秋金燥烈之气也。冬温者，冬应寒而反温，阳不潜藏，民病温也。温疟者，阴气先伤，又因于暑气，阳气独发也。"[①]可见，此时所言之温病的病因，又完全以气候之温热暑湿等因素为主了。所谓"厉气"只在温疫一病中一带而过，而且也已没有"天地间别有一种异气"的概念，以传统的"多兼秽浊"观点所取代。

其次，清代温病学家与吴有性均十分重视伤寒与温病的区别，但所强调的区别要点却不尽相同。吴有性所强调的伤寒与温疫的区别关键在于：伤寒为寒气所感，故不传染于人；温疫为戾气所感，故能够传染于人。而清代医家则更为重视传变途径与诊断、治疗方面的区别。而对于吴有性关于戾气的不同种类、戾气侵入人体的特异性定位、特效药物的寻找等设想，没有进行进一步的研究。这就使得温病的病因学又回复风、温、暑、热、湿等异常气候因素的原有旧思维上。

推测这种回复的原因，一方面可能是因为作为一种新的学说，因限于当时的研究条件而存在着不完善性，其关于戾气的种类、戾气的特异性定位、对戾气有特效的药物等等，都还只是模糊的设想，留有许多待后人去解决的空白，这显然不符合传统的中医思维方法。另一方面，他的辨证论治体系，从临床实效来说还不够理想，这一点就是吴有性本人也完全承认，他的治疗体系只是"唯其不知何物之能制"，故勉强用之而已。传统中医学

---

① 吴鞠通：《温病条辨·上焦篇》，卷1，北京：人民卫生出版社，1963年，第12页。

是一门十分讲究疗效的应用科学，其病因学说的提出完全是以指导临床治疗为目的，也就是常说的"审因论治"。吴有性提出的戾气学说超出了中医传统理论原有的框架，在当时的情况下不能直接作为临床诊断与治疗的依据，医家就很可能去寻求更能直接指导有效治疗的理论。而用风温湿热等传统病因来解释温病，比用戾气来解释温病，更加适合中医辨证论治体系的建立，更容易形成比较严密的理法方药的系统而不至于留有明显的空白。因此，清代温病学中的病因学说，又恢复了"温邪"旧说。

清代的温病学家对于吴有性提出的病因学新观点并非不钦佩，但对其治疗方法却不以为然，尤其是吴有性对清热药物的片面理解正是清代温病学家最不易接受的。如吴鞠通在《温病条辨·自序》中所提出的观点恐怕是很有代表性的，他说："明季吴又可《温疫论》，观其议论宏阔，实有发前所未发，遂专心学步焉。细察其法，亦不免支离驳杂，大抵功过两不相掩，盖用心良苦，而学术未精也。"①

可以说，从治疗学的角度来看，清代的温病学派发展了温病学说，他们所创立的卫气营血辨证法、三焦辨证法在临床应用中确有超出吴有性表里分传辨证法的高明之处，更适宜于临床运用。但从病因学的角度来看，清代温病学家的"温邪"病因学与吴有性的"戾气"病因学相比则是倒退了。

第四节
人体解剖之认识论

解剖学是形态医学的开端，是一切医学基础理论的基础。人体解剖学最直接的意义在于使人们能够准确地了解人体组织脏器形态与结构，了解人体之生理与病理发生的基础。然而，解剖学的意义又不仅仅在于此，

---

① 吴鞠通：《温病条辨·自序》，北京：人民卫生出版社，1963年，第6页。

更重要的是通过人体解剖的活动，形成从形态结构来观察研究生理、病理等医学现象的研究方法。生理解剖学、病理解剖学、组织学、细胞学、微生物学等等都是在这种形态医学方法论的基础上发展起来的。古代中医解剖学的发展大致可以 11 世纪为界分为两个时期，在此之前，中医解剖学处于世界领先水平，在此之后，则由于中国封建礼教的束缚，中医解剖学研究活动受挫，错过极好的发展机会，而渐处于落后的状态。

一、古代人体解剖的思想指导与成就

解剖学在我国的发展很早，战国秦汉之间，中医人体解剖学就已是很进步的。在《灵枢·经水篇》中有载：“若夫八尺之士，皮肉在此，外可度量切循而得之，其死可解剖而视之，其脏之坚脆，府之大小，谷之多少，脉之长短，血之清浊，气之多少……皆有大数。”[1] 可见，当时确实是以尸体解剖来作为了解人体脏器形态结构的手段。因此，在《内经》及其他有关记载中，不但体表解剖是比较正确的，而且在有关内脏大小、形状、部位、重量、容量和相互关系等方面，有许多记述同我们现代解剖学是基本一致的。尤其值得注意的是，在当时所用的解剖体是人体而不是动物，这在人类认识自体方面处于先进的行列。

此后，又可见到的较早记载为《汉书·王莽传》所载：天凤三年（16年）“翟义党王孙庆捕得，莽使太医尚方与巧屠共刳剥之，量度五脏，以筳导其脉知所终始，云可以治病”[2]。遗憾的是，此次人体解剖并没有留下实质性的解剖学方面的记录。

被称作我国最早的病理解剖先例出现也很早，是在 5 世纪的南北朝时期。据《南史·顾恺之传》记载：“大明元年（457 年）……沛郡相县唐赐往比村彭家饮酒，还，因得病，吐蛊二十余物。赐妻张从赐临终言，死后亲刳腹，五脏悉糜碎。郡县以张忍行刳剖，赐子副又不禁止。论妻伤夫

---

① 河北中医学院校释：《灵枢经校释》，上册，卷 3，北京：人民卫生出版社，1982 年，第 290 页。
② 班固：《汉书·王莽传》，卷 99，北京：中华书局，1962 年，第 4145—4146 页。

五脏刑，子不孝，母子弃市。"①此例病理解剖，并非由医生来做，而是由病人的家属进行，并未确切地了解到什么病理方面的改变，却因此而有两人惨遭杀害。

北宋时期，可以说是中国古代解剖学史上的重要时期。此时间前后曾进行过两次人体解剖活动，并由此产生了两部人体解剖学图谱——《欧希范五脏图》与《存真图》。

据范缜《东斋纪事》及沈括《梦溪笔谈》等书记载：宋仁宗庆历年间（1041—1048 年），广西地方官府处死欧希范等 56 名反叛者，行刑时，宜州官吏吴简命医生和画工解剖死者的胸腹，观察其内脏器官，并由画工宋景描绘成图，这便是《欧希范五脏图》。该图早已佚失，从《史记标注》转引杨介《存真图》中所载吴简的一段话，可窥其大略："吴简云：凡二日剖欧希范等五十有六腹，皆详视之。喉中有窍三：一食、一水、一气，互令人吹之，各不相戾。肺之下，则有心肝胆脾；胃之下，有小肠；小肠下有大肠。小肠皆莹洁无物，大肠则为滓秽。大肠之旁则有膀胱。若心有大者、小者、方者、长者、斜者、直者、有窍者、无窍者，了无相类；唯希范之心，则红而硾，如所绘焉。肝则有独片者、有二片者、有三片者。肾则有一在肝之右微下，一在脾之左微上。脾则在心之左。至若蒙干多病嗽，则肺且胆黑；欧诠少得目疾，肝有白点，此双别内外之应。其中黄漫者脂也。"②可见，吴简对人体胸腹脏器的位置及相互关系的描述，较之前人详明而准确得多，实际上，他已注意到右肾比左肾的位置略低，这是了不起的发现。他还明确指出脾在心之左，从形态学上纠正了左肝右脾的错误认识。当然，由于时代局限，吴简的论述中也存在一些观察上的误差。如认为喉中有三窍，可能将颈部椎管也误作一"窍"；认为有的心脏无窍，可能是受了"慧人心多窍，愚人心无窍"的旧观念影响，也可能是解剖某些心脏时，只切开了心脏壁而未达到心腔等等。而且，《欧希范五脏图》

① 李延寿：《南史·顾恺之传》，卷35，见：《二十五史》，第4册，上海：上海古籍出版社，1982年，第103页。

② 丹波元胤：《中国医籍考》，卷16，北京：人民卫生出版社，1956年，第182页。

还试图进行一些病理解剖方面的研究，也许目疾与肝脏白点的关系不大，但久病咳嗽者肺脏颜色发黑却是完全可能的。这个发现，可说是首开中国医学史上从人体内脏形态的改变来寻找疾病症状产生原因的先河。

《欧希范五脏图》是现在已知最早的人体解剖图谱，但其影响可能不如其后问世的《存真图》。《存真图》是宋徽宗崇宁年间（1102—1106 年）宋廷处死泗州反叛者，郡守李夷命医家及画工前往进行解剖观察，并绘成脏腑图，然后，由医家杨介进行校对审定。此图至清初尚存，《文渊阁书目》和《汲古阁毛氏藏书目录》均有著录。元、明时期的一些医学著作还转录了其解剖图谱或说明性文字。《存真图》今已佚，但其大部分内容却由这些医书而得以保存下来。从中可知，《存真图》的绘制相当精细，而且也十分具体，所绘图形及说明文字以现在的目光来看，也大致是正确的。它纠正了《欧希范五脏图》的部分错误，如《欧希范五脏图》说"喉有三窍"，《存真图》中明确绘示出只有两窍。在其名曰"心气图"的心血管部分分图中，绘出了心脏与肺、脾、肝、肾等脏器的血管联系，这是中国古代生理解剖学史上的重要发现。当然，《存真图》中也仍然存在着一些局限性，如它认为肾脏有一管直通前阴（以泄精），并且漏绘胰脏等等。但作为 12 世纪初期的解剖学著作，肯定不能求全责备，《存真图》仍不失为中医史上一部最有价值、最有影响、最有成就的解剖学图谱。

在 16 世纪之前，人体实际解剖在欧洲极少见到，《欧希范五脏图》和《存真图》的出现及其影响，说明我国人体解剖学的水平，早在 11 世纪曾处于当时的世界领先水平。

二、清代王清任的革新与贡献

解剖学在中医学以后的发展进程中未能取得主导地位，逐渐为"气化"学派所取代，使解剖学的发展越来越处于不被重视的地位。更有甚者，随着中国古代统治者对封建礼教的鼓吹愈演愈烈，尸体解剖更被视为大逆不道、违反人伦的行为。因此，曾经很先进的中医人体解剖学在南宋之后，明显是走了下坡路，再也没有新的解剖学著作问世。虽然明代孙一奎在《医旨绪余》卷二《难经正义·三焦评》中称："何一阳曰：余先年以医从征，历剖贼腹，考验脏腑。心大长于豕心，而顶平不尖；大小肠与豕无异，唯小肠上多红花纹；膀胱直是脬之室。余皆如《难经》所云。"[①] 但实际上也没有提到其有任何解剖图完成。这一情况，直至清代后期，伟大的革新者王清任出现，才有较大的改变。

王清任（1768—1831 年），字勋臣，河北省玉田县人。王氏初为邑武庠生，纳粟得千总衔。为人刚直磊落。因主正义，反对官绅勒索乡里，而受到迫害，只好流落他乡行医。后在北京行医，开知一堂药铺。

王清任在行医过程中，日益体察到人体解剖学的重要，并欲使人体解剖知识同中医学理论和临床实践结合起来，这一思想在当时是十分难能可贵的。正是在这一思想指导下，他决心投身于人体解剖学的观察研究活动。他的研究进一步深化他的正确认识，当他总结这一看法时便明确提出："业医诊病，当先明脏腑。"他在认真研究《内经》《难经》等古代经典医籍之后认为，"古人脏腑论及所绘之图，立言处处自相矛盾""前人创著医书，脏腑错误"。这种错误的后果必然是"后人遵行立论，先失病本，病本既失，纵有绣虎雕龙之笔，裁云补月之能，病情与脏腑绝不相符。此医道无全人之由来也"。王清任在《医林改错脏腑记叙》中写道："著书不明脏腑，岂不是痴人说梦，治病不明脏腑，何异于盲子夜行。"[②] 因此，性情耿直、实事求是的王清任一反过去一些著作家从文献到文献的考订方法，下决心竭尽毕生精力，也要亲见脏腑，订正自古有关人体脏腑的图谱与记载的错误。

但是，在封建礼教观念十分浓厚的清代，王清任要本着躬亲实践的科学态度，实现自己的这一志向，又谈何容易。首先，他必须战胜自己长期以来所受的尊经崇古思想的影响，必须有充分的思想准备来接受当时社

---

① 孙一奎：《医旨绪余·难经正义·三焦评》，卷上，见：《孙一奎医学全书》，北京：中国中医药出版社，1998 年，第 652 页。

② 王清任：《医林改错·脏腑记叙》，北京：人民卫生出版社，1991 年，第 4 页。

会的非议甚至攻击。他经过激烈的思想斗争，克服了自己的矛盾心理与沉重的思想顾虑，决定为了医学真理而直面现实，承受任何压力也在所不辞。这一点从他自己的话中就可以看出来，他说："千百年后，岂无知者，今余刻此图，并非独出己见，评论古人之短长，非欲后人知我，亦不避后人罪我，唯愿医林中人，一见此图，胸中雪亮，眼底光明，临证有所遵循，不致南辕北辙，出言含混，病或少失，是吾之厚望。"[1] 这确实需要大无畏的胸怀。医学科学家，任何从事科学研究的学者，都是需要这种无私的胸怀和胆量的。在英文《简明不列颠百科全书》中，仅仅收入了两位中医学家，王清任为其一，恐怕也非偶然。

下了决心，只是艰难历程的第一步，在封建礼教与故步自封思想极为严重的清代，想要亲见脏腑，则是一件难于上青天的事。整整 10 年之间，他"有更正之心，而无脏腑可见"。直至 1791 年，当时滦州稻地镇瘟疫流行，小儿死亡甚多，贫困之家，无资深埋，只弃尸义冢，或浅埋了事。王清任偶然路过义冢，发现小儿尸体在犬食之余，虽破腹露脏，却尚可供审查。他意识到终于等到了第一个实践观察的机会，于是他不避污秽，一连 10 天，天天到义冢去仔细观察，他一共察看 30 余具，"始知医书中所绘脏腑形图，与人之脏腑全不相合。即件数多寡，亦不相符。"当时的王清任竭尽全力顶多也只有观察的机会，而绝无亲手解剖的机会。因此，想有目的地观察一些内容是十分困难的，如关于横膈膜，因王氏在稻地镇看到的小儿尸体均为犬食之余，横膈膜均遭破坏，未曾见到，成为他的一个遗憾。数十年来，王氏一直心存此念，竟然始终未得亲见。曾有三次机会，都是刑杀囚徒，因为一系女犯。一者隔膜已破；一者不得近前。直至数十年之后，问于桓敬公，才对横膈膜的形态得以了解，但终究也只是耳闻而已。

由于王清任的《医林改错》是他通过亲见脏腑、仔细观察所著，用历史眼光来看，确有不少超过古人之处。他重绘了 13 幅内脏解剖图，有一

---

[1] 王清任：《医林改错·脏腑记叙》，北京：人民卫生出版社，1991 年，第 5 页。

些内容是过去医籍中从未描述过的。如肺的解剖、气管分支、肺泡及胸膜层等，虽名词与今不同，但结构大体正确。脾、胰与大小网膜等也是过去从未描述清楚的，王清任虽然仍是脾胰合一，但画出了胰管（珑管），并说清了与肝、胃等之间的毗邻关系。又如横膈膜及其上下器官等问题也无人有过清晰的描述，他指出："胸下膈膜一片，其薄如纸，最为坚实。""周身血管在内，分膈膜上、下两段，隔膜以上，心、肺、咽喉、左右气门，其余之物，皆膈膜以下。"①

在王清任的解剖图中，明确描述动、静脉的形态结构与部位，他说："卫总管体厚形粗，长在脊骨之前，与脊骨相连散布头面四肢，近筋骨长即周身气管（动脉）。荣总管体薄形细，长在卫总管之前，与卫总管相连，散布头面四肢，近皮肉长，即周身血管（静脉）。"②虽然，王清任未能分清动、静脉及心脏在血液循环方面的功能，但他却翔实而准确地描述了动静脉的解剖结构、部位与相互关系。这在前代中医解剖学著作中是前所未有的。

王清任的《医林改错》还设有"脑髓说"专论。他明确批判了自古以来"灵机发于心"的错误，他说："心乃出入气之道路，何能生灵机、贮记性？灵机、记性在脑者，因饮食生气血、长肌肉。精汁之清者，化而为髓，由脊骨上行入脑，名曰髓海……看小儿初生时，脑未全，囟门软，目不灵动，耳不知听，鼻不知闻，……至三四岁，脑髓渐满，囟门渐满，囟门长全，耳能听，目有灵动，鼻知香臭，言语成句。"③王清任不仅说清了脑主记忆，而且从大脑的发育与五官功能的关系上，阐明了脑主五官感知和指挥语言的功能，使中医学关于脑功能的认识大大提高了。

由于王清任尊崇气血生理理论，因此，他的解剖名词多半依之而定，功能说明也同，兼以他所观察的小儿尸体，动脉腔中的血液已排空，所以他将之误认为是气管，而静脉中的血液依旧存在，他只将静脉认为是血管，这样就造成了他虽然能十分准确地描述出动、静脉的解剖结构与位置，但

---

① 王清任：《医林改错·方叙》，北京：人民卫生出版社，1991年，第21页。

② 王清任：《医林改错·气血合脉说》，北京：人民卫生出版社，1991年，第18页。

③ 王清任：《医林改错·脑髓说》，北京：人民卫生出版社，1991年，第16、17页。

是名称与功能却与现代解剖学名词不一致，以致后世有些人就用现代解剖学水平来衡量王清任的解剖实践，认为他"越改越错"。但绝大多数现代学者肯定其解剖学贡献，尤其是他那敢于怀疑、敢于冲破封建礼教的无畏精神及躬亲实践、强调实事求是的科学态度，确实给后人以许多启迪与激励。

三、封建礼教观念对解剖学的阻碍

封建礼教对解剖学的阻碍作用体现于整个古代，只是在 12 世纪更为严重。阻碍作用使解剖学的正常发展受到挫折，导致了形态医学的窒息。

儒学孝道观除要求敬养父母外，还要求谨慎保全自身之体，因身体乃受之于父母。《礼记·祭礼》云："父母全而生之，子全而归之，可谓孝矣。不亏其体，不辱其身，可谓一矣。"[①] 什么是"不亏其体，不辱其身"呢？《孝经》讲得很清楚："身体发肤受之父母，不敢毁伤，孝之始也。"儒家以孝事父母，以恕待他人。所谓"恕"就是"己所不欲，勿施于人"，推己及人。这样，从封建伦理观出发，人们不仅要谨慎保全父母及自身之体，还要不损伤他人的身体。因此，解剖学作为直接毁伤他人躯体的行为，当然就为封建礼教所不容。古代中国的伦理与法律是相联系的，道德原则往往就是法律，不忠不孝就是犯罪而当受到制裁。毁伤他人躯体既为伦理道德所不容，当然也就为法律所禁止。上文提到的《南史·顾恺之传》所记载的大明元年的历史悲剧，妻子张氏因遵丈夫唐赐遗嘱而在其死后亲自剖剖其腹，查验其死亡原因，结果连并未动手的儿子因没有阻止母亲的行为而一并惨遭杀害。当时，三公郎刘勰提出："赐妻痛遵往言，儿识谢及理，考事原心，非在忍害，谓宜哀矜。"认为不必治那么重的罪，但是身为吏部尚书的顾恺之却"俨然"以卫道士的身份予以反对，提出："以妻子而行忍酷，不宜曲通小情，谓副为不孝，张同不道。"[②] 最后，皇上竟

---

① 《礼记·祭礼》，见：《十三经注疏》，下册，上海：世界书局，1929 年，第 1599 页。

② 李延寿：《南史·顾恺之传》，卷35，见：《二十五史》，第 4 册，上海：上海古籍出版社，1982 年，第 103 页。

认定顾恺之的意见是对的，公然治罪，张氏母子并遭杀害，并弃市以示众。这个被称为中国医学史上最早的病理解剖付出了两条人命的代价，封建统治者不惜以人民的鲜血来维护封建礼教，为使解剖作为一种医学研究活动在中国古代难以开展。

因此，中医史上以了解人体形态结构为目的的解剖活动不仅进行得非常之少，而且，从《汉书·王莽传》记载的王孙庆捕得，莽使太医尚方与巧屠共刳剥被杀叛党王孙庆开始，至宋代由吴简和杨介分别绘成《欧希范五脏图》和《存真图》的两次人体解剖观察，乃至明代何一阳的"以医从征，历剖贼腹，考验脏腑"，分析这几次解剖活动，有一个共同的特点——解剖的对象都是被处死的罪犯，而且都是官方主持的。这绝不是什么巧合，而是封建礼教观念所导致的必然。因为谋反者十恶不赦，理应受到严重的惩罚，由官方主持对他们进行尸体解剖才不违背法律。然而，即使这样的尸体解剖也不经常，而且，往往被认为并不仁义。如王莽所为，在当时就颇受指责。

清代王清任深感"治病不明脏腑，何异于盲子夜行"？立志亲见脏腑。但王氏并未亲施解剖，而只是"每日清晨，赴其义冢，就群儿之露者细观之"，或"于行刑之人观之"。因彼都是犬食之余、屠刀之下，虽互相参看，仍有不全。王氏为追究横膈一事，竟"留心四十年，未能审验明确"。最后只得叩问他人，而终究未得亲见。王氏可谓是一位有革新精神的有识之士，但他受到时代和礼教的束缚也仍然很大，他的创造力，尤其是探索研究的勇气屡受挫折。在封建礼教的束缚下，他不敢，也没有条件从事尸体解剖。因而虽有改错之愿，并为之花费几十年的苦心，但效果却不甚理想，他的《医林改错》历经 42 年艰难挣扎，直至出版之时，仍与他预期的解剖学上的创新性有一定距离。然而仅是如此，也已被指责为"是教人于骸骼堆中，杀人场上学医道"。也许值得提出来讨论的正是王清任在如此深厚的封建氛围中所表现出来的革新勇气，这是学科发展的精神所在。在《医林改错》成书不久的咸丰年间（1851—1861 年），其受到具有严重尊经思想的陆懋修严词呵斥，批判王清任竟敢指责"黄帝下问岐伯，何得不知妄对；秦越人《难经》以无凭之谈，做欺人之事；张仲景之《伤寒论》方虽有效，而经络皆错。"[1] 真是罪在不赦。

中医学中的解剖一门在一度先进之后，竟逐渐落后于世界先进水平，封建礼教的束缚是一个极其重要的因素。而中医解剖学受挫，决定了中医学非形态学性的发展方向，这是中医形态医学没有得以发展起来的根源。

第五节
辨证论治中的思想争论

可以说，从张仲景的《伤寒杂病论》显示了中医辨证论治的特色之后，历代医家对此多有发展。到了明代，中医学各科的辨证论治体系已相当成熟，思想与学术的论争均十分繁荣。

一、内科学领域的医学思想与学术争鸣

明代是中医内科学发展的一个重要时期，受金元医学争鸣的影响，明代医家的思想也相当活跃，有些在后世流传很广的医学流派始自于明代，伤寒学派与温补学派均形成于此期，八纲辨证体系也成熟于此期，而且，对于清代的医学发展产生了极其重要的影响。

（一）八纲辨证体系的成熟

八纲辨证是指导中医临床思维的基本原则。它的内容可追溯到《内经》和《伤寒论》，在孙思邈的《备急千金要方》和王焘的《外台秘要》等较早期著作中都有相关论述。但是在明代以前，尚缺乏系统的理论。即使在明代，所谓"八纲"的提法也是经过许多医家逐步完善起来的。

---

[1] 陆懋修：《论王清任（医林改错）》，卷10，见：《陆懋修医学全书》，北京：中国中医药出版社，1998年，第82页。

　　明初楼英在《医学纲目》中提出二步诊病法，即第一步："必先分别气血、表里、上下、脏腑之分野，以知受病之所在"；第二步："次察所病虚实、寒热之邪以治之。"目的是"务在阴阳不偏颇，脏腑不胜负。补泻随宜，适其所病"①。在他的论述中，虽然已包含了后世所言八纲之表里、寒热、虚实、阴阳八个字，但并未明确起来。至明代中晚期，以此八字作为八纲的原则才基本上有了定论。如方隅在《医林绳墨》（1584年）"伤寒"节中说："虽后世千万语，终难违越矩度，然究其大要，无出乎表、里、虚、实、阴、阳、寒、热八者而已。"②王执中在《东垣伤寒正脉》（约1608年）中指出：如果医生治病，"虚实、阴阳、表里、寒热"八字不分，杀人反掌。再如张三锡在《医学六要》（1609年）中说："古人治病大法有八：曰阴、曰阳、曰表、曰里、曰寒、曰热、曰虚、曰实，而气血痰火，尽赅于中。"③均十分明确地将虚实、阴阳、表里、寒热八纲从一般性的论述中提取出来。而1624年，张介宾在《景岳全书》的《阴阳篇》中又提出一个新的观点：认为在八纲之中，阴阳是医道之纲领，即八纲之总纲，"诊病施治，必先审阴阳，乃为医道之纲领"④；在《六变辨》中又指出：表里、寒热、虚实又可称为六变，也是治病的关键，"明此六者，万病皆指诸掌矣"⑤。至此，对于八纲内容的表述已十分明确。

（二）伤寒学派的形成与争鸣

　　所谓伤寒学派是指以研究汉代张仲景《伤寒论》作为自己医学工作重点的一部分医家。明代研究《伤寒论》的医家很多，而且涉及的内容也十分

---

① 楼英：《医学纲目·序》，见：《传世藏书·子集·医部》，第5册，海口：海南国际新闻出版中心，1995年，第8089页。

② 方隅：《医林绳墨·伤寒》，卷1，清康熙间周氏向山堂重刻本，赵氏廓然堂藏版，第18页。

③ 张三锡：《医学六要·六要说》，见：《四库全书存目丛书·子部·医家类》，子45，济南：齐鲁书社，1995年，第45—334页。

④ 张介宾：《景岳全书·传忠录上》，见：《张景岳医学全书》，北京：中国中医药出版社，1998年，第877页。

⑤ 张介宾：《景岳全书·传忠录上》，见：《张景岳医学全书》，北京：中国中医药出版社，1998年，第879页。

广泛。李中梓《伤寒括要》、陶华《伤寒六书》中的《伤寒一提金》等，属于普及启蒙的通俗之作。董玹的《伤寒秘要》重在约论经义；卢之颐的《仲景伤寒论疏钞金錍》偏于订正注家之误。有些医家则重点放在临床治疗上，王肯堂的《伤寒准绳》、张吾仁的《撰集伤寒世验精法》，从分析病证入手；陈长卿的《伤寒五法》从论述治法入手；张介宾的《景岳全书·伤寒典》对诸家方剂进行归类分析，都有较大的临床参考价值。明代有人提出伤寒与温病的区别，并在以"伤寒"为题的著作中论述温疫病问题，如王履的《医经溯洄集》强调"感天气恶毒异气"为温病；万全的《伤寒摘锦》、戈维城的《伤寒补天石》都论述了时行疫病的证治。

但真正作为伤寒学派争鸣的焦点为：当时通行的《伤寒论》传本编次的真伪及有无必要再对其进行旨在恢复原貌的重订。宋代朱肱在《伤寒补亡论》（1181 年）中已提出原文亡阙的问题，但他不认为《伤寒论》在编次上有颠倒混乱问题，亦不认为有订正的必要。

明代方有执开始强调编次谬误，并提出进行错简重订。方有执的《伤寒论条辨》（1589 年）是明代研究《伤寒论》最有影响的著作，他自释书名："曰《伤寒论》者，仲景之遗书也；条辨者，正叔和故方位而条还之之谓也。"他指出："是书也，仲景之作于建安，汉年号也；出自叔和之撰述，晋太医令也。相去虽不甚远，盖已两朝相隔矣，是仲景之全，非仲景之全，诚不可晓也。然纵非全是，不是全非，断可言也。"[①]认为按王叔和所列篇目看，王氏尤重太阳病，说明他是明于辨证的。但世传《伤寒论》不合辨证处很多，太阳三篇尤为混乱。这种编次肯定不是晋代王叔和的编次方位，而是后世误人之作。根据这一理论，方氏尽 20 余年的努力，大幅度地改变《伤寒论》原有的编次，进行某些篇目删除与条文编排的前后调整，自称以还叔和之故，通仲景之源。

至明代末年，张遂辰作《张卿子伤寒论》（1644 年），明确提出了自己不同于方氏的观点，即维护原有编次，他说："仲景之书，精入无比，

---

① 方有执：《伤寒论条辨》，卷 8，见：《四库全书·子集医家类》，第 775 册，上海：上海古籍出版社，1986 年，第 128 页。

非善读者未免滞于语下。"①并且认为王叔和编次只在卷数与张仲景原书不同，成无己的注释尤称详洽。因此，张氏之书悉依成氏《注解伤寒论》之编次，先后次序分毫未动，只在分卷上厘为 7 卷。

方有执研究《伤寒论》是有成绩的，但《伤寒论》是否真有编次错简问题，是否能因此而恢复原貌，又当别论。方氏提出错简重订的依据完全是主观的，他单纯只是"心仲景之心，志仲景之志以求之"，并未找到任何错简与重订的客观依据。但是若把他的方法仅仅理解为一种重新编排原文的研究方法，却有一些可取之处。虽然张遂辰并未明确对方有执的错简重订说提出批评，但事实上，他维护《伤寒论》的旧有编次却与方氏的错简重订说形成了相互对立的两种观点。对于这两种观点，后世褒贬不一，至清代各有一批追随者形成两个观点对立的学派，故一般认为伤寒的学派之争始于明代。

（三）温补学派的形成

由于金元医家的提倡，到明代初年，寒凉派的理论比较盛行，有些医家动辄恣用寒凉，有克伐正气之忧。为了纠正这种不良风气，有些医家强调《黄帝内经》中扶正气的思想，参照钱乙、张元素及李杲等人的学术主张，对于脾胃、肾与命门的学说进行了较为深入的研究，他们以本人的临床经验为依据，形成了兼重脾肾的医学理论，逐渐形成一个医学流派。因这个学派重视调补脾肾，常用的是药性偏温的方药，故后世又将之称为温补学派。

薛己可说是这一学派的倡导者。薛己的父亲薛铠是一位太医，其父死后，22 岁的薛己代补为太医院医士，后又历经升迁，至正德十四年（1519年）升调为南京太医院正六品院判。从青年至壮年，在薛己学术思想形成的关键时期，20 多年的御用医师经历，治疗的对象都是皇亲国戚、达官贵人，自然攻法难用，这对薛己的医学思想形成有很大的影响。他对当时有些医家滥用寒凉药物损伤脾胃阳气的弊病提出质疑："脾禀于胃，故用甘温之剂以生发胃中元气而除大热，故乃反用苦寒复伤脾血耶？……辄用黄

① 张遂辰：《张卿子伤寒论·凡例》，上海：上海卫生出版社，1956 年，第 106 页。

柏知母之类，反伤胃中生气，害人多矣。"[①]他对张元素的脏腑辨证及李杲重视脾胃功能的学术观点有着深刻的理解，他吸取中医经典著作中的有关理论，如《素问·阴阳应象大论》之"形不足者，温之以气；精不足者，补之以味"[②]，参考金元医家的学术思想，结合本人多年供职于太医院而所见虚证为多的特殊临床经历，逐步形成了他独特的学术风格——重视脾肾，善于温补。其《内科摘要》上下卷共 21 种病症，全部以"××亏损"，"××虚""××衰"而命名，如"元气亏损内科外感等症""脾肾虚寒阳气脱陷等症""命门火衰不能生土等症"，对上述各症的治法以温补为主。[③]

在薛氏之后，孙一奎潜心研究命门学说，提出了肾间动气学说。他认为命门是客观存在的，位于两肾之间，有位而无形，此"乃造化之枢纽，阴阳之根蒂，即先天之太极。五行由此而生，脏腑以继而成"[④]。他还把这一理论应用于杂病形成与论治中，十分重视对下元虚寒的辨治。继孙氏之后，赵献可特别强调命门之火，主张以保养命门之火为治病之要义，治血证、喘证等原本认为不宜用温热药的病证，也强调以温命门之火为要。在方药的使用上，他十分推崇张仲景的金匮肾气丸，认为此乃"益火之源，以消阴翳"的主方，凡命门火衰不足以化水者，非此方则无以济火。此后，张景岳又倡"阳非有余，阴常不足"论，既重视真阳又重视真阴。认为肾命有水火，主张不能单纯补阳，而应该分别补真阴真阳。他们的学术发展至清代，影响已远不只局限于内科，而对临床各科都有较大的影响。

清代徐大椿、陈修园等人则对温补学说提出严厉的抨击，其间有明显的尊古崇经倾向。事实上，温补学派的临床实践与理论发挥，对临床实践有着直接的指导作用，他们在温养补虚治疗脾胃及肾与命门疾患方面积

---

① 薛己：《内科摘要·饮食劳倦亏损元气等症》，见：《薛立斋医学全书》，北京：中国中医药出版社，1998年，第7页。

② 《素问·阴阳应象大论》，北京：人民卫生出版社，1963年，第47页。

③ 薛己：《内科摘要·饮食劳倦亏损元气等症》，见：《薛立斋医学全书》，北京：中国中医药出版社，1998年，第5—35页。

④ 孙一奎：《医学绪余·命门图说》，见：《孙一奎医学全书》，北京：中国中医药出版社，1998年，第650页。

累了丰富的经验，作为一种医学流派，对当时及后世的临床医学都有着较大的影响。而徐、陈二家的评述对纠正滥用温补方剂的偏向具有一定意义，但言辞过激，有失偏颇。且对于治疗思路方面的新发展，勿以旧有理论为标准予以斧斫，这不是科学的做法。

二、外科学领域的手术与非手术思想斗争

明代外科学继承了宋元时期外科学的学术思想和经验，思想比较活跃，富有求实精神，出现了不同的学术观点，以及与之相关的治疗原则和医疗技术。外科学中不同观点的相互争鸣，对推动它的发展具有积极意义。

（一）明代外科学思想的特点

中医外科学的起源很早，在《周礼》中就记载医设四科，其中疡科即指外科，说明其时中医外科已独立成科。历经数千年的发展，至明代，外科已是一个相当成熟的学科，出现了许多非常杰出的外科学家。明代的外科学思想有一个最为显著的特点，就是主张以辨证论治的观点来进行外科疾病的诊治，即诊断决不能脱离全身，只注意局部；治疗则是在重视传统外治法的同时，提出建立在整体观念与辨证论治原则基础上的外科内治法。

这一思想的提出也是许多医家的认识一步一步地发展起来的。明初杨清叟在诊治痈、疽等化脓性感染时，十分重视阴阳虚实的辨证。赵宜真继承了他的理论和经验，强调只有学习内科的理法方药，才能成为一个好的外科医生。他说："夫杂病有方，伤寒有法，二者兼尽其道，乃为良医。"主张外科医生必须有大方脉作为基础，指出："若以大方、外科，各专其一，正恐或有所误而不自知，则又岂能全美乎。"这种强调外科医生必须掌握医学基础理论的思想，对提高外科医生的学术水平具有重要的指导意义。

此后，医学家薛己在1528年前后的一个时期内著述了好几部外科学著作。薛己是一位在内科学、儿科学、妇科学乃至外科学方面都很有造诣的医学大家，自幼得家学之渐，且勤奋好学，博览群书，并曾对一些中医学经典名著做过仔细的校注与增补，因而有着很好的中医学理论基

础。又以弱冠之年，即为御医，以医官的身份从医 20 余年，中年以后，辞官归里，从事民间医疗事业，因此有着丰富的临床医疗经验。他强调将中医基础理论引入外科临床。在外科病名之下，进行辨证论治，详审本末虚实，十分重视外科疾病诊断中的望、闻、问、切四诊合参，主张既要注意局部情况，也应注意全身情况。如疮疡，未出脓者，谓之肿疡，分邪在表、邪在里、邪在经络、邪气实、正气虚之不同；已出脓者，谓之溃疡，有阳气虚、阳气亡和气血虚弱、气血虚甚之不同，治疗也随之而有不同。在治疗上，一方面是将许多内科治疗手段引入外科治疗，如疏通、发散、和解、清热、补托、峻补、温补等等；另一方面，是提倡结合全身情况的多样化局部外治，将传统的中医外治法纳入理论指导的轨道，并将二者紧密结合。如治疗疮疡未溃脓，如红肿热痛及口渴明显，脉滑数有力，"属纯阳，宜用济阳丹，外用益阳散"；肿痛不明显，脉洪数而无力，"属半阴半阳，宜内用冲和汤，外用阴阳散"；微有肿痛，或色黯不痛，或坚硬不溃，脉洪大，按之微细软弱，"属纯阴，宜内服回阳汤，外敷抑阴散"[1]。

汪机的《外科理例》多集前人之说而成。他在继承赵宜真、薛己等人外科学术思想基础上，对于为什么外科医生必须有内科学的基础问题，提出一些理论方面的见解，对促进外科学发展具有积极意义。他认为："外科者，以其痈疽疮疡皆见于外，故以外科名之。然外科必本乎内，知乎内，以求乎外，其如视诸掌乎……治外遗内，所谓不揣其本，而齐其末。治必己误于人，己尚不知；人误于己，人亦不悟。"[2]因此，他对外科学家必须重视掌握内科理论知识进行充分的强调。在汪机之后，王肯堂晚年撰成《外科证治准绳》，是集先代外科名医方论融合而成的代表作。他认为重内科、轻外科的思想"自古已然"，并分析这种思想形成的原因"乃世之疡医，明经络，请方药而不嗜利，唯以活人为心者，千百无一也"[3]。由

① 薛己：《外科枢要》，见：《薛立斋医学全书》，北京：中国中医药出版社，1998 年，第 241 页。
② 汪机巷：《外科理例·自序》，明嘉靖（1522—1566 年），祁门朴墅汪宅刻本。
③ 王肯堂：《疡科证治准绳·自序》，石经堂刻本。

于王氏为明代万历七年（1579 年）的举人，万历十七年（1589 年）的进士，曾任职于翰林院，有着较高的声望，而且行医多年，在医学界的地位也很高，具有重要意义。

陈实功一生致力于外科学，他对外科医生的基础素养提出更高的要求，强调做一位好的外科医生，不仅需要勤读古人名医著作，还必须勤读古人的文化哲学论著，以提高科学文化素质和外科学术水平。他在《外科正宗·自序》中强调说："历下李沧溟先生尝谓：医之别内外也，治外较难于治内。何也？内之证或不涉其外，外之证必根于其内也。若不得其方，肤俞之疾亦膏肓之莫救矣。乃今古治外者，岂少良法神术哉，或缘禁忌而秘于传，或又蹈袭久而传之讹，即无所讹，而其法术未该其全，百千万症，局于数方，以之疗常症，且不免束手，设以异症当之，则病者其何异焉？"[1]其《外科正宗》一书，正是这一外科学术思想的集中体现。陈氏重视理论联系实际，既重内治，也重外治；既强调宜手术者的早期手术，又反对给不适于手术治疗者滥施针刀，既忠实地继承了传统中医外科的先进治疗方法与技术，又是一位敢于创造、不墨守成规的学者。他强调外科治疗中必须配合饮食营养，认为"饮食何须忌口"，批判了无原则的饮食禁忌，是一种科学主张。他也是一位遵循实事求是原则的学者，对于疾病的预后大多作出相当客观的估计，不夸大自己的治疗效果，这是非常可贵的品质。

（二）关于手术与非手术治疗思想的争鸣

据中医学文献记载，外科手术的应用有着非常悠久的历史。早在东汉时期，华佗治疗针药所不及的疾病施以手术，缝合创口，敷以膏药。据《后汉书》记载，华佗施行的有腹腔肿瘤（积聚）摘除及胃肠切除吻合的手术，效果很好。

明代对外科手术的采用出现了两种不同的观点。主张必要的时候采用手术治疗的医家不在少数，如以上所提到的几位外科医家薛己、陈实

---

[1] 陈实功：《外科正宗·自序》，明万历四十五年（1617 年），丁巳刻本。

功等，对手术治疗都比较重视，认为在有些情况下，针刀的使用往往是治疗成败的关键。申斗垣可说是重视外科疾病之手术治疗的代表人物。他的学术思想比较激进，他很崇拜华佗，深为其剖腹、刮骨等手术未能传世而惋惜，力求以自己的学习研究，启外科学未尽之玄，因称其著为《外科启玄》（1604 年）。他强调对外科疾病要早期诊断和治疗，要认识"痈疽之变，势非小可"。他对各种外科疾病会根据不同情况，在辨证基础上，给予手术或非手术的适时治疗。申氏提出的外科手术治疗的原则和措施，至今仍有参考价值。如主张："凡疮疡有脓之际，乃肉腐而为脓，是毒气侵蚀而溃也，若不速去之，恐毒气蓄而侵溃好肉。如肘膝枢纽关节之所，筋骨坏，废疾成矣，有等畏针之徒多致不救。"他还说："凡痈疽杖毒及杨梅结毒，臁疮、便毒、疔疮等内，多有死肉，侵蚀好肉，苦痛难耐，若不早去，愈加腐烂，正谓之恶如狼，毒似蛇蝎，有伤性命，恐致不救，当视其缓急，死肉大小，或以针刀割去，缓以腐肉锭子或末药或膏药贴之，以平为期，后上生肌长肉等药上之，内服大补汤丸等剂而愈。等庸俗只知敷贴长肉生肌等药为神，殊不知有死肉为害，反加腐烂是也。如去不净，亦不能得愈，宜熟玩之。"[①]对筋瘤，主张"以利刀去之"；对血瘤，强调"以利刀割去，银烙匙烧红，一烙而止"，使不再生；对瘰疬，认为单用药蚀或刀割与"割韭相同，但取其标而未治其本"，还必须兼以内治法。

相对而言，陈文治可说是否认手术治疗的代表人物，他撰著的《疡医选粹》（1628 年），提倡对化脓性感染已成脓者要以"药助其自溃"。这一指导思想会使病程延缓，增加病人痛苦，甚至造成严重后果。但这一主张既比较符合畏刀患者的心理状态，也比较符合部分医生视外科手术为"小道"的迂腐思想，因而，流行相当广泛，特别是对清代外科学术思想有着重大影响。

有人认为明代对于手术治疗的否认与此时开始强调外科疾病的辨证论

---

① 申斗垣：《外科启玄》，卷 1，明万历三十二年（1604 年），甲辰聚锦堂刻本。

治与内治法有关，事实上，这一认识不一定站得住脚。可以说大多数明代外科医家，对于手术所持的态度是比较正确的。例如，将辨证论治与整体观念引入外科疾病诊断与治疗的重要人物——薛己，对疮疡脓成者治疗观点是"若脓已成，宜急开之，否则，重则溃通脏腑，腐烂筋骨；轻者延溃良肉，难于收功，因而不敛多矣"①。他十分强调疮疡脓成之后，使用针刀切开引流的重要性，他说："病者多喜内消……昧者待其自穿。殊不知少壮而充实者，或能自解；若老弱之人，气血枯槁，兼或攻发太过，不行针刺，脓毒乘虚内攻，穿肠腐膜，鲜不误事。"②并且，还明确指出了此时内治法的局限："怯弱之人，热毒中隔，内外不通，不行针灸，药无全功。"③他还在不同的著作中，反复列举各种不同的例子，来强调他的这一观点。

又如王肯堂对手术持慎重而积极的态度，既反对滥用针刀，又主张扩大外科手术治疗领域。其不仅强调"痈脓则成宜针，疽脓则成宜烙"④"有脓刺之，有腐肉取之"⑤，对于瘿瘤、疣赘等，他也主张"按之推移得动者，要用取法去之"⑥。他是明代，也是古代外科学史上记述外科手术最多最详的外科学家⑦。

外科学领域中手术与非手术治疗的思想争鸣，对促进外科内治法作用是不言而喻的，反对手术疗法的医家，必须提出相应的内治方法。而另一

① 薛己：《外科发挥》，卷2，见：《薛立斋医学全书》，北京：中国中医药出版社，1998年，第95页。
② 薛己：《外科心法》，卷3，见：《薛立斋医学全书》，北京：中国中医药出版社，1998年，第183页。
③ 薛己：《外科发挥》，卷2，见：《薛立斋医学全书》，北京：中国中医药出版社，1998年，第95页。
④ 王肯堂：《证治准绳·疡科》，卷2，见：《王肯堂医学全书》，北京：中国中医药出版社，1998年，第1137页。
⑤ 王肯堂：《证治准绳·疡科》，卷4，见：《王肯堂医学全书》，北京：中国中医药出版社，1998年，第1276页。
⑥ 王肯堂：《证治准绳·疡科》，卷5，见：《王肯堂医学全书》，北京：中国中医药出版社，1998年，第1346页。
⑦ 李经纬、林昭庚主编：《中国医学通史·古代卷》，北京：人民卫生出版社，2000年，第522页。

方面，在争鸣中，主张采用手术疗法的医家对于手术的适应症、手术的时机、手术的方法及手术与其他疗法的配合等诸多问题有了更多、更深入、更细致、更全面的思考，因此也促进了外科手术疗法的发展。

三、妇产科领域医学创新与封建伦理思想的碰撞

妇产科应该说是中医学中相当特殊的一个学科。因为，有史记载的中国古代是一个十分典型的男性社会，医生大多是男人的职业，而妇产科的服务对象，却全部是妇女。这种医患之间的性别差异决定了妇产科学术的发展及妇产科医患双方的行为必然要受社会伦理道德的极大制约。尤其是宋代程朱理学的兴起，竭力提倡纲常名教。如程颐提出"饿死事小，失节事大"。而所谓贞节，"男妇授受不亲"是一项重要的内容。这严重阻碍了妇产科的发展，当时的医家对此极为不满。

（一）医家对封建伦理为妇产科检查设置的障碍提出批评

明代封建礼教十分盛行，《明史》中甚至专有笔墨为患病而拒绝求医，只为寡妇之手不令"他人视"的"节妇"立传。这种封建礼教使得医患之间的正常接触无法进行，使妇产科疾病诊断学的发展受到了许多难以逾越的阻碍。在当时的许多医学著作中，可以看到医家对封建礼教对医疗行为的限制极为不满与反感。

如明代张景岳《景岳全书·妇人规》中就对当时隔幔望病、隔绢诊脉的怪现象提出批评，说："今富贵之家，居奥室之中，处帷幔之内，复有以绵帕蒙其手者，既不能行望色之神，又不能尽切脉之巧……望闻问切，欲于四者去其三，吾恐神医不神矣。世之通患，若此最多。此妇人之所以不易也。故凡医家、病家，皆当以此为意。"①李梴在《医学入门》中也对隔帐甚至隔门诊病、隔纱诊脉，有时医家自备薄纱用以诊脉的现象提出了批评，深为医生看病竟无法从事必要诊断检查而感叹。事实上，在那样的社会中，即便是问诊，也是十分困难的，并不能尽病情所需而随意问之。

---

① 张介宾：《景岳全书》，上海：上海科学技术出版社，1959年，第637页。

如齐闵伋在为《女科百问》所写的序言中，就谈到了关于医生问诊之不易。他认为由于妇产科疾病的发病因素常涉及床笫隐私，病证表现常与月经、淋带、胎孕有关，医生既不能不问，又无法直接相问，为难至极，正所谓："问之则医危，不问则病危。"于是，只能病人先对奶妈说，奶妈又对主人说，主人再对医生说，传时既辗转失真，说时又隐晦其词，以至于传到医生耳朵里，几无真实病情可言，只能"舍四术而至求之于意"①，大多推测臆断而已，很难做到没有差错。《产鉴》作者王化贞在其"序"中作过同样的感叹："闺帏秘密，望闻有所不及，巧工有所不尽。"②一方面反映了明、清医家在封建礼教束缚下，进行妇产科疾病的诊断十分困难，另一方面说明此时的妇产科医家对这样的现状持批评态度。

正因为明代医家思想上对封建礼教强加于妇产科学术的阻碍并不认同，所以他们还是作出了自己的努力，尽量从力所能及的范围内谋求发展。因此，明、清妇产科疾病的诊断学顶着封建礼教的压力，还是得到了一些发展。这种发展的特点是，属于医患必须直接接触的体格检查方面（如腹诊、肌肤触诊等等）的诊断方法受到了限制，而可以通过间接的询问或观察来获取的其他方面的诊断方法，却有了较为明显的发展。如以病证的描述为例。因为诊断检查难以进行，所以对病证的描述提出更为严格的要求，这种描述必须尽可能清楚明了，才能便于临床掌握与使用。首先是以每种病证的临床特征为依据，为各种妇产科疾病下定义。使医生临症时，一听患者最明显的主诉，便可建立最基本的诊断。如明代《万氏妇科》对妊娠病的描述，是个较好的例子。书中云："恶阻者，谓有胎气恶心，阻其饮食也。"③说明怀孕而有恶心呕吐妨碍进食即可诊断为恶阻。又说："漏胎者，谓既有孕而复下血也。"④说明，怀孕而有阴道出血基本可诊断为漏胎。诸如此类十分简要，且特征明确，便于临床使用。

---

① 齐仲甫：《女科百问》，齐闵姬，明崇祯庚辰（1640 年）序，清嘉庆辛未（1811 年）刊本。
② 王化贞：《产鉴·序》，郑州：河南科学技术出版社，1982 年，第 1—2 页。
③ 万全：《万氏女科》，见：《万密斋医学全书》本，忠信堂刻本，卷 2。
④ 万伞：《万氏女科》，见：《万密斋医学全书》本，忠信堂刻本，卷 2。

（二）不孕症因素之客观探索

不孕症可以说是中国古代很早认识到的一个疾病，恐怕仅在难产之后，如在《诗经·大雅·生民》中就有"无子"（即不孕）一病的记载。但一直至隋代的《诸病源候论》中，对于不孕症病因的认识还是："妇人无子者，其事有三也。一者坟墓不祀，二者夫妇年命相克，三者夫病妇疹，皆使无子。"①三大因素中，在提到夫妇双方疾病均可导致不孕的同时，却又有两个与鬼神命运等神秘因素相关。唐代《千金要方》与《外台秘要》基本沿袭《诸病源候论》的观点。宋、元时期，对神秘因素不再着重提倡，而比较重视月经病对生育功能的影响。

明代，在继承宋代妇产科理论的基础上，比较重视不孕症因素的客观探索。其中最为显著的成就有以下几点：

其一，注意到了精神因素。如万全在《万氏女科》中指出："'女子'以身事人而性多躁，以色悦人而情多忌，稍不如意，即忧思怨怒矣。忧则气结，思则气郁，怨则气阻，怒则气上，血随气行，气逆血亦逆。"②如此则难以有孕。再如明代女医生杨谈氏，因为本人是女性，故在治疗妇女疾病的过程中有许多方便，有些妇女甚至将心事对她倾诉，与她商讨处理的办法。故而她对患者的心理情况比较了解。在她的《女医杂言》中记载了一妇年36岁，家富贵，生四胎后连堕三胎而无男，其夫欲娶妾，而使之心忧，郁忿太过，久不成孕。还有一妇人因其夫不时宿娼而心情郁闷，致十年不孕。③杨谈氏认为此类患者，均因精神抑郁而使气机不畅、气血郁阻，因而治疗也应以行气开郁为主。在她的医案中忠实记载了古代妇女之所以情志损伤者众多，与当时妇女的社会地位低下很有关系。在王肯堂的《女科证治准绳》中，进一步提出尤其是婢妾等更为下等的妇女，此类不孕的情况更多。他说："婢妾多郁，情不宣畅，经多不调，故难孕。"④此时

---

① 巢元方：《诸病源候论》，北京：人民卫生出版社，1955年，第208页。
② 万全：《万氏女科》，见：《万密斋医学全书》卷2，忠信堂刻本。
③ 杨谈氏：《女医杂言》，明万历十三年（1585年），锡山谈氏纯敬堂刻本，不分卷。
④ 王肯堂：《女科证治准绳》，上海：上海科学技术出版社，1959年，第208页。

的妇产科医家认为，正常安详的生活环境，平和舒畅的精神状况，和谐适度的性生活，对于保持妇女健康，保证妇女正常孕育功能是十分重要的。

其二，注意到了女性生殖器的先天畸形。女性畸形，也可是两性畸形。此病的描述首见于明代万全的《广嗣纪要》。书中记载了"五种不宜"，即指五种不宜结婚生子的女性疾病。其中四种为生殖器畸形，而第五种"脉"则属于月经病。这四种畸形为："一曰螺，阴户外纹如螺蛳样旋入内。二曰文，阴户小如箸头，只可通，难交合，名曰石女。三曰鼓，花头绷急似无孔。四曰角，花头尖削似角。"①万氏明确指出凡五种不宜，均不能为妻。从以上四种畸形的描述看来，"螺"可能为阴道不全横隔，"文"可能为阴道狭窄，"鼓"可能为处女膜闭锁，"角"则有可能为阴蒂过长，类似两性畸形。到了清代王士雄《女科辑要》校刊按语中，称之为"五不男"，对于生殖器畸形的描述有一些变化，王氏云："古人五种不男，曰螺、纹、鼓、角、脉，而人多误解。余谓螺乃骡字之讹，骡形之人，交骨如环，不能开坼，如受孕，必以产厄亡。纹则阴窍屈曲，如纹之盘旋，碍于交合，俗谓之实女是也。""鼓者，阴户有皮鞔如鼓，仅有小窍通溺而已。""角则阴中有物，兴至也亦能举者，名曰二阴人，俗云雌雄人是也。"②以此看来，"螺"则指骨盆狭窄，"纹"指阴道不全横隔或阴道狭窄。其余二者，变化不大。看来从明代开始，在择偶生子问题上，注意到了先天畸形。从客观的人体本身寻找病因，这是中医病因学中相对薄弱的一个环节，而这一不容忽略的问题从此却受到了重视，这是一个良好的开端。

（三）明代助产手法的进步及其评价

提到手法助产，广为人知的是杨子建的《十产论》。实际上，明代的助产手法有了进一步的发展，表现在各医著中有了广泛的记载，其疗效也得到医家的广泛承认。更重要的是手法操作过程得到改进，并增加了胎盘剥离手法及碎胎术，这是中医产科学中很值得重视的一部分，反映了明代妇产科医家在治疗思想方面的革新精神，已经见到的记有各种助产手法的

---

① 万全：《广嗣纪要》，见：《万密斋医学全书》，卷3，忠信堂刻本。
② 沈尧封：《女科辑要》，北京：人民卫生出版社，1988年，第35页。

明代妇产科医著不下十种。但有些基本与杨子建《十产论》的内容相同，如薛立斋的《女科撮要》、王肯堂的《女科证治准绳》、武之望的《济阴纲目》等等。在此主要讨论的是反映明代医家革新精神的超出了《十产论》水平的内容。

1．对前代难产治法的反思

至明代，许多医家对前代所具有的难产治法进行了一些反思，如万全在《万氏女科》中对于倒产足先出提出"切不可使针刺足心及盐涂之法，儿痛上奔，母命难存"①。对于横产手先出也同样提出"忌用针刺"。张景岳在《景岳全书》中对求神占卜提出异议："妊娠将产，不可占卜问神。如巫之徒哄吓谋利，妄言凶险，祷神祇保产，产妇闻之，致生疑惧，夫忧虑则气结滞而不顺，多致难产，所宜戒也。"②曹氏在《保产全书》中也提出了同样的见解。吴崑在《医方考》中作"催生诸药考"，指出："古方……又有用弩牙灰者，有用蛇蜕灰者，有用笔头灰者，有用百草霜者，有用伏龙肝者，有用凿头灰者，有用蓖麻子贴手足心者，有手握石燕者，虽曰各有深意，但烧灰而服者，徒劫燥其津液，手握足贴者，用之弗验耳。"③《保产全书》则更为明确地提出"手足出非药可治"④。这些反思体现了明代医家著书立说在摆脱照抄古书的陋习，反映了他们求实求是的革新精神。这些反思是多少代医家临床经验教训的结晶，可以说都是一些十分客观而可贵的见解。

在这样的反思之中，医家既已注意到古法中的某些欠缺，就必须在实践中谋求更为有效的治疗方法，明代的助产手法因此应运而有所发展，并且得到较为广泛的应用，其疗效也得到医家较为广泛的承认。

2．明代助产手法的革新与进步

首先，是关于胎位不正的手法治疗。在万全在《万氏女科》中明确提出了术前的准备工作，书中记载："救逆产，令其产母正身仰卧，务要定

① 万全：《万氏女科》，见：《万密斋医学全书》卷3，忠信堂刻本。

② 张景岳：《景岳全书》，上海：上海科学技术出版社，1959年，第662页。

③ 吴崑：《医方考》南京：江苏科学技术出版社，1985年，第390页。

④ 曹弼臣：《保产全书》卷1，清嘉庆己巳年（1809年），黔南高青书重刻本。

心定神，不可惊怖。却求惯熟稳婆，剪去指甲，以香油润手，将儿足轻轻送入。又再推上儿身，必转直，待身转头正，然后服前催生之药，渴则饮以蜜水，饥则食以薄粥。然后扶掖起身，用力一送，儿即生矣。""救横产，法当如上。仍将儿手轻轻送入，再推上，摸定儿肩，渐渐扶正，令头顺产门，后进催生之药、饮食之物，一切如上。扶正儿即下矣。""救侧产，亦令母仰卧，法如上。稳婆用灯审视，或肩或额，或左或右，务得其真，以手法轻轻扶拨令正。仍服药食如前法，起身用力，儿即下矣。"① 万氏之论有以下几点进步：其一，提出施术者要剪除指甲，并用香油润手，这对于减少手术损伤与污染，显然是有意义的；其二，强调在进行手法扶正之前必须仔细观察，对胎儿位置确定无误后再行手法；其三，明确提出以"令头顺产门"作为内倒转手法的目的；其四，提出在内倒转手法之后，应从用药与饮食两个方面为产妇增强产力。

　　曹氏在《保产全书》中提出"如横产、倒产，令产母仰卧，略以盐涂儿手心，或足出即涂足心，仍以香油抹其旁，轻轻送入"。而"有头之后骨偏柱谷道，儿乃露顶，名曰枨后。治法以丝绢裹手，搽油急于谷道外旁轻轻推儿头令正，或膝头抵住产母尾闾谷之下，然后用力送下"②。曹氏之进步在于用香油润滑小儿手足，使手法操作更为顺利。而且对枨后的助产手法进行一些改进，如用丝绢代替绵衣，加以搽油，并在产妇尾闾部加压协助。但其试图将用盐涂儿手足心与手法送入相结合来增加疗效，却是有害无益的。此外，在王化贞的《产鉴》③中记载横产的助产手法时，十分强调手法操作中的轻柔、缓慢，以减少损伤。

　　其次，是关于胎衣不下的治疗。宋代杨子建在《十产论》中没有提到取胞手法。明代提到手法取胞的妇产科著作不少。有的持赞同意见，如

---

① 　万全：《万氏女科》，见：《万密斋医学全书》卷3，忠信堂刻本。
② 　曹弻臣：《保产全书》，清嘉庆己巳年（1809年），黔南高青书重刻本，卷1。
③ 　王化贞：《产鉴》，郑州：河南科学技术出版社，1982年，第58页。

《便产须知》中说，"若坐婆有妙手，产讫便取下最捷"①。《万氏女科》中说，"唯惯熟稳婆善取胎衣者，甚不劳力。"《保产全书》中说，"如稳婆知事者，能以手指取之，甚便。"也有持反对意见的，如《产鉴》曰，"切勿听信坐婆，轻用取法，慎之！慎之！"但不论医家对此所持意见有多么不同，都能说明一个事实，在明代手法取胞在临床上的应用已较为普遍。遗憾的是，关于具体操作手法的记载不多，仅见以下二则：

张景岳的《景岳全书·妇人规》中记载："胞衣不出……有以恶露流入胞中，胀滞不出者。盖儿既脱胞，带必下坠，故胞在腹中形如仰叶。仰则盛聚血水而胀碍难出。唯老成稳婆多有识者，但以手指顶其胞底，以使血散，或以指摸上口，攀开一角，使恶露倾泻，则腹空自落矣。"②再就是曹氏在《保产全书》中的记载："胎衣如荷叶之蒂，开口向下。儿出脐带一牵，则口反向上，血满胞内，胀塞心胸，死矣。可令稳婆以二指趁带而上，直至胞口，向下一钩，则血倾胞下，其法甚捷。胎衣下后，恐女人受伤，且胞衣壅塞，多留淤血，凝滞在内，须以酒煎益母草服之。"严格地说，以上这两则记载均没有记录下如何将胎衣从宫腔内取出，只是用手法将胎衣的一角剥离，使衣中积血流出后待其自下。很可能没有真正反映出此时确已在使用的"以手指取之"的操作过程，但这毕竟是经医家明确记录下来的操作方法，而且是空前的。

再次，是关于胎死不下的治疗。死胎不下，医家大多用内服去胎药治疗。《十产论》中也没有手法取死胎法。只是在金代张从正医案中有过用秤钩碎胎取出的个案记载，但从明代的医书记载中却可以看到，碎胎的手法在临床上也已有较为普遍的应用。如《万氏女科》中提到"稳婆善取者，尤妙"。对手法取胎持赞同意见，但是如何取法，没有任何记载。《保产全书》中则对手法取死胎持反对意见，认为"死胎且不必用刀，况活胎乎？屡见无知稳婆，轻易动刀，动伤两命，不靳谆谆"。可从中却可以看

---

① 佚名著者：《便产须知》，见：《刘氏四种本·卷下》，成化二十年—正德四年（1484—1509），间刊刻汇印。

② 张景岳：《景岳全书》，上海：上海科学技术出版社，1959年，第662页。

出，取死胎当先"用刀"碎胎，而且在当时的临床上是较为常见的手术，常见到曹氏责备其用之太滥的地步。遗憾的是，两处都没有具体操作过程的记载，因而看不出当时手法取出死胎的方法是否合理，但有一点是肯定的：在病情危急产妇生命之时，碎胎术是必要的。

上述内容说明明代的产科临床上已经使用着多种助产手法，较之宋代有了显见的进展。

3．对明、清手法助产的评价

在医学科学中，认识到欠缺是一个方面，如何去改进这种欠缺又是一个方面，后者总是很难紧紧地跟上前者。明代助产手法的发展面临的也是这样的局面。在没有严格消毒保护措施的古代进行手法助产，其引起的损害后果是不言而喻的。这也是明代医家已经认识到的问题，所以明代也有一些医家对手法助产持反对或保留态度。如王肯堂在《女科证治准绳》中摘录了杨子建的《十产论》之后，提出："有横产、倒产、偏产、碍产四法，若看生之人非精良妙手不可依用此法。恐恣其愚，以伤人命也。按倒产者，今世往往随其倒足生下，并无后患，子母双全。不必依推足上之法亦可。又碍产者，往往肚带有缠在儿头顶上，而儿头自出在产门外，看生之人以手拨其肚带，从儿头顶过而下之者，又有肚带缠在顶上一匝而儿与胞衣自然同下者，皆无妨。不必以此碍产法入产门拔下也。"[①]王化贞的《产鉴》也有类似观点。但是事实上，明代医家已经看到这样一种情况，即手法助产在临床上具有其他疗法无法替代的作用。尤其是在紧急状况下，不用手法助产，产妇很可能立即就有生命危险。因此许多具有革新精神的医家希望通过各种改进措施来减少手法助产的损害。首先，是严格挑选稳婆，必须选择有经验而且性格沉稳者，这几乎是每一位医家都提出的注意事项；其次，是严格掌握手术的适应证，如张景岳在《妇人规》中提出："若未有紧阵，不可令其动手，切记切记！"王化贞在《产鉴》中提出："看生之人，视其缓急，消息用意斟酌，不可胡乱动手，误人性命。"[②]云

①　王肯堂：《女科证治准绳》，上海：上海科学技术出版社，1959年，第364页。

②　王化贞：《产鉴》，郑州：河南科学技术出版社，1982年，第60页。

云；第三，是做好术前准备工作，剪去指甲，涂上香油；第四，做善后的处理，如曹氏《保产全书》提出：经手法剥离胎衣下后，恐多留淤血，凝滞在内，须以酒煎益母草服之。这些应该说都是很有意义的主张。所以，尽管明代的手法助产还有许多缺陷，但却是临床一种有效的急救新疗法。从明代医家以上论述中就可以清楚地看到，其在明代产科临床中还是起了一定的作用。如果说，按照明代具有革新精神的妇产科医家的思路，一方面在实际中改进助产手法的操作程序，一方面继续寻找新的手法途径，一种崭新的中医产科学也许很有可能在不太久远的时间内出现。

但到了清代，手法助产逐步走向衰落，清代医著中或许还有助产手法的记载，但无论是操作过程的详细程度，还是对疗效的信任程度，均大不如明代。这种衰落自然与手法本身的不完善（容易产生损伤感染等不良后果）有关，曾有许多清代医著中提到了这个问题。但是很重要的一个方面，也与清代较为保守的社会思潮有关。这两方面的原因，尤其是后一方面的原因，严重干扰了医生解决难产问题的思路。正是在当时封建礼教的束缚下，在这种保守思潮的影响下，清代医家没有机会，也没有注重从改进手法方面去解决胎位不正的难产问题，而是以思辨代替临床观察，将产时用力不当的不良后果进一步夸大，以致提出了所谓"本无横倒之理"的观点。实际上，这是对胎位不正之难产问题的一种回避。这一回避，则错过一个中医产科学发展的新机遇。

（张志斌）

第十章
辨证论治思想趋于完善与守旧思想对医学的制约

　　中医学运用的阴阳、五行为主的概念体系，是建立在关系、比较和相对模糊概念基础之上的一种概念体系，它对事实材料具有很大的包容性，使得中医学至今能用《黄帝内经》《难经》《伤寒论》所提出的概念对疾病症状及临床诊治原则作出相当合理的解释。中国医学受中国传统思想的影响很深。中国传统文化是以儒家思想为主干，由儒道互补形成的独特的思想体系。它重视政治伦理思想，重视集体行为，重视圣人之言，而不十分倡导个人独创精神。儒家创始人孔子谈到他的治学主张时说："述而不作，信而好古，窃比于我老彭"，带有浓厚的崇古、复古情绪。这种思想特色不仅浸染着医学典籍的内容，而且也表现在医学最早的一些典籍著作形式上。《黄帝内经》托名于黄帝，《神农本草经》托名于炎帝神农氏，《难经》托名于扁鹊，充分体现了儒家所倡导的"述而不作"的特色。张仲景在《伤寒杂病论·序》中说："感往昔之沦丧，伤横夭之莫救，乃勤求古训，博采众长，撰用《素问》《九卷》《八十一难》《阴阳大论》《胎胪药录》，并平脉辨证，为《伤寒杂病论》合十六卷，虽未能尽愈诸病，庶可以见病知源。"也强调尊古的主张。这种倾向，随着"罢黜百家，独尊儒术"的趋势发展，在中医学领域内也愈演愈烈。到了明、清时代，科举制度更为程式化，以八股文取士，读书人的任务只是代圣人立言。而大批由儒入医的医生，一方面提高了从医者的文化素质，一方面也把这种尊经崇古的风尚带入医学领域。特别是由于清王朝的几个皇帝，康熙、雍正和乾隆，为了维护其统治，大兴文字狱，严重禁锢了人们的思想，堵塞了人们研究现实问题的思路。这时兴起的考据之学又把人们引向故纸堆里，进行烦琐的考证，更助长了尊经崇古的倾向。考据的方法主要是训诂、校勘和资料搜集整理，其间也产生了像戴震、钱大昕等有影响的伟大学者，但从总的倾向上则常易陷于故书堆中不能自拔。这种倾向对一些由儒入医的儒医来说，自然会受其熏陶，一时注解医学经典之风甚盛，这在一些医学名家那里也在所难免，他们常把自己的临床诊治行为与医学经典紧密挂钩，唯恐违背了圣人之意。例如，温病学大师吴鞠通在批判前人"燥不为病"之说时指出："但学医之士，必须眉目清楚，复《内经》之旧，而后中有定见，方不越乎规矩也。"类似的例子，我们常可以从一些名医的著作中信手拈来。另一方面，我们又必须看到，医学是一门实践性很强的科学，疾病在千变万化，临床诊治工作是一种实际操作过程，医疗实践必然要不断向业医者提出新问题，提出他所难以解决的问题，逼着他去思考，去在技术上进行创新，逼着他去总结经验，改进诊断治疗方法，使他们深感"守古法不合今病"，深感完全把已有成方套在病人身上，就如同胶柱鼓瑟，是难以治愈疾病的。这一时代医学家就处在这样一种矛盾状态中推动着医学前进。一方面，他们要尊经崇古，绝不敢"诽谤"，甚至怀疑先圣，即使读到古书中一些可以怀疑的地方，也总是曲为掩饰，是由于年代久远，"脱简"造成，或古人言语过于简质，是后人错会其意造成的结果。再加上中国传统中重群体轻个性的影响，人们以谦谦君子自处，从不敢自言创造，更不敢自称超过了古代的圣人，呈现出因循保守的倾向。一方面，他们又强烈地要求追求高超的医学技术，要求做一位身手不凡的医生，要求能治疗一些疑难病症，又不能不去创造。在保守的尊经崇古的重压下去进行创造，又千方百计地与圣人之训保持一致，以免背上离经叛道的罪名。这种尊经崇古，唯圣人马首是瞻，唯岐黄著作是尚的思想，不能不成为压抑医家创新思想的一副沉重的精神枷锁，限制着医学的各个领域的进步。我们将结合医学各科的具体发展做进一步分析。

第一节
辨证论治方法论在传染病治疗上的丰富发展

热性传染病在人类疾病谱和死亡谱上长期居于首位，成为人类普遍性的灾难，只是到 20 世纪二三十年代，磺胺药和青霉素诞生后，情况才有了根本性的转变。伤寒学派和温病学派是我国医学中研究传染病的两个重要学派，他们都以传染病作为研究对象，但在对病因的看法上、诊断上与治疗思想上存在着严重的分歧。由于张仲景所撰《伤寒论》是以论述伤寒为主的一本很系统的著作，对历代都有着较大的影响。到了明代，吴又可的《温疫论》的出现宣布了温病学的诞生。清代在叶桂、薛雪、吴瑭、王士雄等人的努力下，使温病学派逐渐成熟，成为与伤寒学派足以抗衡的一大学派。

一、温病学派之诞生与传染病认识论

在《黄帝内经》中已有关于温病的简要论述，在《六元正纪大论》中有："初之气，地气迁，气乃大温，草乃早荣，民乃厉，温病乃作。"[1]《素问·至真要大论》还提出了热病、湿病的治则，"热淫所胜，治以咸寒，佐以苦甘，以酸收之。湿淫所胜，治以苦热，佐以酸淡，以苦燥之，以淡泄之。"[2]《难经·第四十九难》谓："有中风，有伤暑，有饮食劳倦，有伤寒，有中湿，此之谓五邪。"把伤暑即热病与伤寒俱列为五邪之一。并举例说，

---

① 《素问》，见：《传世藏书·子库·医部》，第 1 册，海口：海南国际新闻出版中心，1995 年，第 56 页。

② 《素问》，见：《传世藏书·子库·医部》，第 1 册，海口：海南国际新闻出版中心，1995 年，第 67 页。

"心病伤暑得之，当恶臭。其病身热而烦，心痛，其脉浮大而散。"《难经·五十八难》云"伤寒有五，有中风、有伤寒、有湿温、有热病、有温病"①，这是广义的伤寒。东汉末年张仲景的《伤寒论》的内容虽然主要是论述伤寒证治的，但也涉及一些关于温热病的内容，如《辨太阳病脉证并治上第五》中有"太阳病，发热而渴，不恶寒者，为温病"。在张仲景的另一著作《金匮要略方论·痉湿暍病脉证治第二》中也说："太阳中热者，暍是也，汗出恶寒，身热而渴，白虎加人参汤主之。"在这两本书中不仅涉及湿热、温、暑等热性病，与《难经》所述广义伤寒概念相类似。唯在论述中详于治寒而略于治温。晋代医学家王叔和在整理《伤寒论》时所写的《伤寒例》中，揭示了温病发展中的"伏邪"过程，并首次对温病进行了分类。隋代巢元方的《诸病源候论》，将时气病、热病、温病、疫疠病、疟疾、黄病、痢病、丹毒等分别列门，与伤寒并列，各为一种专病。唐代孙思邈在《备急千金要方》中刊列避瘟方 20 余首，在治疗方剂上列有"葳蕤汤""暴气斑点方""犀角地黄汤"等多首，对后世的温病派有着重大的影响。金元四大家之一的刘完素被人称为寒凉学派，他强调火热致病，主张以辛凉、清下为治温要法。他说："余制双解、通圣辛凉之剂，不遵仲景法桂枝、麻黄发表之药，非余自炫，理在其中矣，故彼一时，此一时。"②为温病学派从《伤寒论》中分化出来奠定了基础。明代袁班著有《证治心传》，认为春病温燥，邪犯上焦，有顺传、逆传之证，强调在热极胃实时，当急下存阴。明末清初之喻昌、张璐在温病证治上都提出了一些独到的见解。喻昌在《尚论篇》中用了很大篇幅论治温病，在《医门法律》中也列热湿暑三气门、秋燥门、疟症门、痢疾门等，并著有《秋燥论》，自制"清燥救肺汤"。明代末年，温疫流行，吴有性经过深入的观察研究，突破旧说，创立新论，写成《温疫论》。对温疫病所感之气，所入之门，所受之处及传变之体，详加阐述，使温病学彻底摆脱了伤寒学说的束缚，自成系

---

① 《难经》，见：《传世藏书·子库·医部》，第 1 册，海口：海南国际新闻出版中心，1995 年，第 154、156 页。

② 刘完素：《素问病机气宜保命集》，北京：人民卫生出版社，1959 年，第 266 页。

统。尤为重要的是，他大大推进了对传染病的认识。他认为温疫是由"天地之戾气"引起的，"戾气者，非寒、非暑、非暖、非凉、亦非四时交错之气，乃天地别有一种戾气。"[①] 这种戾气，"不可以年岁四时为拘，盖非五运六气所能定者，是知气之所至无时也。或发于城市，或发于村落，他处安然无有，是知气之所着无方也"。这种气是一种具有特异性的独特的气，是每一病种特有的气，所以这种戾气或杂气无穷，种类很多。"然牛病而羊不病，鸡病而鸭不病，人病而禽兽不病，究其所伤不同，因其气各异也。知其气各异，故谓之杂气。"[②] 吴有性强调说："至有杂气为病，一气自成一病，每病各有因人而异。"[③] 这已非常明确地指明，每种传染病都有其特殊的病因，都是由一种特定的戾气造成的。吴有性的《温疫论》是在1642 年著成的，印行后，得到戴天章、余霖及温病学派的一些代表人物的大力支持，戴天章著有《广温疫论》，余霖著有实用性非常强的《疫疹一得》，而温病学派四大家之叶桂、薛雪、吴瑭和王士雄则把温病学推上一个高峰，成为业医者乃至广大患者所熟悉的学派，在中国传染病治疗中发挥了巨大的作用，成为中医学发展史上出现的又一个光辉亮点。

在吴有性以后的温病学派，在病因问题上不但没有进步，从总的趋势上看反而有所倒退。所有的进步都表现在辨证和治疗方法的改进上。

吴有性认为，每一种传染病或温疫都是由一种只与这种传染病有关的戾气或杂气引起的，这些杂气是与风寒暑湿燥热六气根本不同的一种特殊的气。即使是对他最佩服的戴天章，在《广温疫论》中也没有在病因问题上继续深入，而是把重点放在辨证上，提出辨气、辨色、辨舌、辨神、辨脉等一系列的方法，提出了不少精彩的见解，但在病因问题上，却较吴有性粗疏多了。他只是重复了吴氏所谓温疫是由于杂气作祟的主张，并未

---

① 吴有性：《温疫论》，见：《传世藏书·子库·医部》，第 1 册，海口：海南国际新闻出版中心，1995 年，第 1160—1161 页。

② 吴有性：《温疫论》，见：《传世藏书·子库·医部》，第 1 册，海口：海南国际新闻出版中心，1995 年，第 1148—1149 页。

③ 吴有性：《温疫论》，见：《传世藏书·子库·医部》，第 1 册，海口：海南国际新闻出版中心，1995 年，第 1155 页。

做进一步的分析。另一位治疗温疫症的大师余霖，用大剂石膏治疗疫病，取得卓著疗效，但在病因问题上则和五运六气说扯在一起。吴瑭在《温病条辨》中也主五运六气之说，并对吴有性的戾气说提出批评。王士雄在谈到霍乱在上海流行的原因时认为秽恶之气是疫病发生之原因，这对理解霍乱发生的环境及社会因素是有帮助的，但与吴有性特殊传染病理论相比却仍有后退，从一种病由一种特殊的戾气致之，退到比较笼统的一般的秽浊之气上来，而且又常把秽浊之气与六气说联系起来，从个别病因论推到一般病因上来，否认"另有一种异气"的存在。传为叶桂口述的《温热论》提到的有关病因有温邪、湿邪、秽浊之气、寒邪化热，温热时邪，热邪等，大致上仍在六气范围内探讨病因。对此文作注诸家，如章虚谷、华岫云等，包括王士雄在内，大体上也未脱离此范围。一般视为可以代表薛雪观点的《湿热论》，在病因上则侧重湿热之邪和风邪、浊邪等。从吴有性于1642年著成《温疫论》，到1852年王士雄所撰《温热经纬》，200多年间，在传染病病因上不但裹足不前，反而出现了某种倒退。与西洋医学比较有很大的差异，1546年，法拉卡斯托里斯提出了传染病的颗粒感染说；1681年，英国的胡克及其后的赫尔斯发现，污浊的空气足以引起传染病的流行，在监狱中安装上简易的通风设备，使监狱中月死亡人数明显减少；1683年列文胡克用他自制的显微镜发现了细胞；1750年，苏格兰的普林格尔所写的《腐败性、非腐败性物质之实验及论医学原理之应用》认为腐败对疾病发生有至关重要的作用；1768年，意大利的斯帕兰萨尼驳斥自然发生论；这个问题到1个世纪以后再由巴斯德彻底解决；1789年以后，欧洲开始建立传染病隔离病房；1796年，琴纳发明种牛痘；1834年，法国的雷努奇证实疥虫是疥疮的致病原因；1837年，施旺等发现了酵母菌；1847年，匈牙利医生塞麦尔维斯提出，"腐坏的动物有机毒素"是产褥热发病的原因；1862年，巴斯德提出发酵和腐败是空气中的微生物引起的；1867年，李斯特根据巴斯德的理论，建立了外科防腐法，使他成为外科手术中无菌操作的先驱者；1876年，德国细菌学家科赫宣布他成功地分离出炭疽病的病原菌——炭疽杆菌；1879年，尼塞尔采用巴斯德的方法，发现了导致淋病的淋球菌；1880年，法国的拉佛朗发现了疟原虫；1882年，科赫发现了结核菌，接着，他在1884年发表的《结核病病原学》论文中明确地提出了"科赫准则"，即某种致病的微生物可以从有病动物及与此种疾病所有可能的产物中完全分离出来，这些致病体经过实验室提纯培养，再接种在被试的健康动物身上，被试动物就会产生这种疾病的特有症状和一切特性。此后，医学界在病原菌、病毒、衣原体、支原体等致病病原体的研究方面，更加阔步前进了。

为什么吴有性提出一种气引起一种特有疾病的学说没有得到发展，而西方医学却在探寻传染病的病原体方面获得了极大的成功，从认识论上进行研究，我们应当得出一些什么结论，这是医史研究中必须面对的一个课题。之所以会出现这种现象，绝不是偶然的。首先，这和东、西方所使用的概念特点不同有关。中医学所使用的概念（如气、阴阳、五行、虚实、表里、寒热、七情、六淫等等），大多是一些关系概念和属性概念，较少使用实体概念，例如"气"就是一个流动性很强又缺乏具体结构的概念，使得中国医家很少去分析病因是否是一种实体，有没有特定的结构，应当采用什么方式去发现它等。即如吴有性，他虽然提出了戾气说，但他仍认为这种气，"无形可求，无象可见，况无声复无臭，何能得睹得闻，人恶得而知？是气也，其来无时，其着无方，众人有触之者，各随其气而为诸病焉。"这就使人只能从思辨角度断定，一种气致一种病，却无法抓住这种气，去解剖其结构，研究其特点，并利用实验手段把它复制出来。西方医学理论是建立在原子论基础上，德谟克利特提出的原子论，认为原子是一种微粒，不同的原子在形状上、性质上和结构上各有不同，尽管我们用肉眼还无法分辨，但这种差异确实存在。西方传染病学说一开始就认为传染病的发生是由一种颗粒在起作用，随着细胞说和细菌说的进展，随着显微镜的发明，人们就开始从患病动物的身体内和血液中寻找这种病原体，并发明了细菌培养的方法，并通过用细菌感染动物的实验来证实它。显然这是两种不同的思路和治学方法，因而在发展中也自然沿着不同的道路前进。其次，中国医学在发展中始终未能建立起受控实验的研究方法，受控实验是指在严格控制条件下进行的实验，而非以在不可控的偶然因素作用下进行的观察与测试。受控实验是一种有计划的具有可重复性的实验，它是以严格的因果考察为目的的。西方医学的细菌培养、动物实验和生理常数的测定都属于这种性质的实验。受控实验要求有天平、温度计、血压计、显微镜、感应电刺激器等相应的仪器设备。在中医发展中，却没有形成进行可控实验的传统，它既没有形成像西方医学中那种庞大的实验医学体系，也未能形成像西方医学中那种基础医学的系统。中医始终把重点放在临床疾病的诊断和治疗上，始终没有摆脱以积累临床经验为主的状态。中医满足于以阴阳五行为框架的理论体系对临床诊治经验的解释，而且把脱离由《内经》《难经》和《伤寒论》体现这一理论体系的行为视为离经叛道，即使是温病学派。他们不但继续使用这一理论体系，而且认为他们的一些创新也只是因为能体会圣人之意，师其法而不泥其成方获得的结果。为什么会出现这种情况，这是因为在中国长期封建社会中，读书人和技术工人是完全脱离的，读书人或知识分子的作用是治国平天下，是属于劳心者治人的阶层；技术工人则属于社会的下层，是劳力者治于人的阶层，他们的任务是从事生产，从事技术创造，大不了也只能是一些"能工巧匠"。知识分子和技术工人的脱离，使得知识分子轻视技术工作，从不愿自动从事技术工作，这就使他们无法为可控实验构思和创造各种实验仪器，这和西方知识分子与技术工作紧密结合的传统恰好是相反的。中国儒家提倡格物致知，但他们的格物常是一种静态观察，王阳明格竹子的故事是人们所熟知的一个典型例子。他在《王文成公全书·传心录》中说："初年与钱友同论做圣贤要格天下之物，如今安得这等大的力量？因指亭前竹子，令去格看。钱子早夜去穷格竹子的道理。竭其心思至于三日，便致劳神成疾。当初说他这是精力不足，某因自去穷格，早夜不得其理。到七日，亦以劳思致疾。遂相与叹：圣贤是做不得的，无他大力量去格物了。"这种脱离可控实验的静态观察，是得不到任何结果的。医者是必须从事技术操作的，切脉、针灸、手术，都要求具有高超的技术。但是，由于中国社会的医者是以读书人自居的，是宁愿向士靠拢而不愿向技术工人靠拢的，而且其中很大数量本身就是士，是由儒入医的。因而，他们更熟悉儒家的经典，而不熟悉技术工人的技术，他们很少会想到去利用技术工人的技术去推动医学发展，很少想到也不需要去建立实验医学体系。这就使中医学始终保持一种以自然哲学和社会哲学作为自身理论基础的状态，在传染病领域也不例外。即使像吴有性、王清任这样的医学中的革新者，这种情况也在所难免。在他们的著作中，阴阳、五行、六经、正邪、表里之类的概念体系仍然是他们建筑新论的必然框架，他们并未想到如何利用可控实验去验证自己的学说，相反，他们同样认为自己是儒者，是仁心的执行者。例如，吴有性说："仲景出于仁心，温疫之证，原别有方论……未必不同散亡也明矣。"所以，病者"不死于病，乃死于圣经之遗亡也"。他才"静心穷理，格其所感之气，所入之门，所受之处，及其传变之体"，才著《温疫论》的。第三，中医学在发展中缺少严格的逻辑分析方法，它经常运用的是经验外推的方法，是比类取象的方法，这在温病学家那里也毫无例外。有人把这种方法与西方逻辑中的类比逻辑等同起来，这是不正确的。

类比推理是通过比较由已知推知未知，是一种由个别到个别的推理方法。中医学所用的却是中国传统思维中类推的方法，它把五行、五色、五方、五音、五味、五脏、五液、五志等联系在一起，而且触类长之无穷竭，甚至四季也因与五行匹配，而增加长夏这一特殊的季节。这种方法既不同于演绎推理，也不同于归纳推理和类比推理，而是把所有事物归纳为互相生克制化的一种五行网络，成为中医学经常运用的认识工具。它的优点是看到了事物之间的相互制约、相互联系和相互转化的关系，看到了事物之间复杂的网络关系，看到了事物本身的整体性以及它与周围环境之间的整体联系，它的缺点是带有一定的随意性，很难用它去把握事物内在结构以及建立在这些结构基础之上的功能和信息传递的具体机制。从思维形式上看，中医学对逻辑思维虽然有一定程度的忽视，但对形象思维和直觉思维却异常重视，强调人们的洞察力，强调人们的直观领悟能力，强调人的灵活处理事物的能力。吴瑭说："前贤制方，不过示学者以法度，为之立模范，所谓大匠诲人，能与人规矩，不能使人巧；至于奇巧绝伦之处，不能传，亦不可传，可遇而不可求，可暂而不可常者也。学者当心领神会，先务识其所以然之故，而后增减古方之药品分量，宜轻宜重，宜多宜寡，自有准的，所谓神而明之，存乎其人！"① 中医强调领悟，强调化裁，强调心知其意，强调医者意也，强调不要胶滞和刻板，信古而不泥古，都是在强调直觉思维的重要性。吴有性也说："用药应谅人之虚实，度邪之轻重，察病之缓急，揣邪气离膜原之多寡，然后药不空投，投药无太过不及之弊。"所谓谅、度、察、揣，完全靠直觉思维去领悟，而不能死于句下。例如"对应下之症，设引《经》论——初硬后必溏不可攻之句，诚为千古之弊"②。中医学还非常重视形象，喜用比喻，而且常把比喻作为论证的根据，这在温病学派中也是经常可以见到的。章虚谷在叶天士的《外感温热篇》注中说："舌若光滑如镜，则胃无生发之气，如不毛之地。其土枯矣。胃有生气而邪入之，其苔即长厚，如草根之得秽浊而长发也。故可以验病之虚实寒热，邪之浅深轻重也。"③ 运用形象思维和比喻，可以增强人们对现实事物直观的理解，但缺乏严格的逻辑论证，不是探求两种因素之间的数量上的依存关系，很难由此引发受控实验的建立。中国医学史上有很多有趣的观察，如1821 年，汪期莲在他所著的《温疫汇编》中指出，霍乱的发病与苍蝇有关。但这些都只是建立在对现象之间联系上的认识，并没有指出它们之间严格的逻辑关系，以及由此通过实验去验证它，用可重复的手段去证实它。第四，中医理论受中国传统文化中伦理中心主义的影响很深。医学本身具有伦理性质，这是由医学的研究对象和它的社会职能决定的。伦理中心主义却把伦理看得高于一切。中国传统文化中政治和伦理又是密切结合在一起的，这些又深深渗透在科学理论之中。天地日月和君臣等级拉在一起，理气之争与善恶之辩纠缠不清，处处都渗透着封建等级的伦理观念。科学成为政治伦理的附属品，这就不能不严重影响了科学对自然原因的探索，这

---

① 吴瑭：《温病条辨》，北京：人民卫生出版社，1972 年，第 104 页。
② 张仲景：《伤寒论》，见：《传世藏书·子库·医部》，第 1 册，海口：海南国际新闻出版中心，1995 年，第 1138 页。
③ 王士雄：《温热经纬》，北京：人民卫生出版社，1963 年，第 55 页。

在医学中表现得尤为突出。中医在治疗中常和治国理政联系起来，章虚谷说："人身经络，细微幽奥，曲折难明。今以一郡一邑之地，匪类伏匿，犹且不能觉察，况人身经穴之渊邃隐微。"① 王士雄在《随息居重订霍乱论》中说："医道通治道，治国者必察民情，听讼者必察狱情。用药如用兵，为将者必察敌情，为医者必察病情。民情得而政教行，狱情得而曲直分，敌情得则胜券独操，可以寡克众，可以逸待劳。病情得则生机在握，可以御诊疗，可以挽造化。"② 把医学与治国折狱用兵联系起来，通过人体悟其中之理，察得其中之情。强调的是领悟，而非验证；强调的是医学应服从政治伦理之理，而非追寻自然疫原。再加上封建社会总是用政治伦理去控制科学，让科学为政治伦理作论证。在这样一种科学思想和科学理论体系中生存的医学理论，让它再追查每个疾病的特殊病原体上去下功夫，那是根本办不到的。第五，中国科学理论体系包括中医理论体系中存在有严重尊经崇古的思想，窒息着人们在探求特殊病原体方面的努力。在这点上，吴有性是比较胆大的，如他指出："冬伤于寒春必病温，出自《素问》，此汉人所撰，晋代王叔和又以述《伤寒例》，盖顺文之误。"又指出："冬不藏精，春必病温，此亦汉人所撰，但言所伤致病，不言因邪致病。"再经过对温病发病过程的考察，"乃觉前人所论难凭"，不过是"猜疑之说"。③ 他只是对汉人所述进行了批评，并未敢触及古圣，但却招致了清代温病学家的尖锐批评。如吴瑭《温病条辨》谓：吴有性"不责己之不明，反责经言之谬"，是固执己见，"不能融会贯通"之说。雷丰《时病论》则直截了当地指出，"总宜遵《内经》'冬伤于寒，春必病温'之论，庶乎宜古宜今"。在温病学派一些大家眼中，叛经仍然是最大的错误。如雷丰《时病论》批评说："何刘松峰、陈平伯诸公，皆谓并无伏气，悖经之罪，其可逭乎！"王士雄对同

---

① 王士雄：《温热经纬》，北京：人民卫生出版社，1963年，第68页。

② 王士雄：《重订霍乱论》，见：《传世藏书·子库·医部》，第1册，海口：海南国际新闻出版中心，1995年，第1457页。

③ 吴有性：《温疫论》，见：《传世藏书·子库·医部》，第1册，海口：海南国际新闻出版中心，1995年，第1162页。

一问题的批评虽较温和，其意思却是完全相同的，他嘲笑陈平伯、吴鞠通读书粗疏，"不知有伏气为病之温"，且说："二家且然，下此者更无论矣。"①这里的问题不在于何种理论正确，而在于判断是非正误的思维方法，是以事实为依据，还是以圣人之言为依据？把悖经看作不可饶恕的重大罪过，把引经据典作为立论的根据，显然会引向一种对经典的研究通过对事实的研究路线上去。尊经崇古之论在清代医家中可谓比比皆是，而它的源头却甚早，历代都有此论。从儒家的法先王到后世的代圣人立言，它必然导致这样一种现象，即使是创新，也总要在古人那里找到根据，是对古人理论领悟、揣摩、研究的结果，而非本人依据事实独立做出的发明。因而，科学实验在这里是不大需要的。正是这些思想的汇合，使得医家认为，运用《内经》《难经》《伤寒论》等提供的理论概念体系，就可以说明温病的发病原因和机制了，用不着再去探寻每个疾病特异的病因，寻求特异性致病的病原体。这就使清代医家从吴有性的特异杂气致病论，退回到六气这一般的病因致病论。

吴有性在《温疫论》中提出的另一个著名论点，就是温疫病的传染途径问题，即口鼻侵入说。这点为清代温病学家所普遍接受。这实际上已把呼吸道感染与胃肠道感染分开。从口鼻侵入说把疾病传染途径具体化了，这当然是一大进步。但从认识根源上说，仍是依靠直观，而非建立在受控实验基础上，经过严格的逻辑论证提出的结论。罗汝兰说："言疫气所从入，吴又可、吴鞠通、杨玉甫（栗山）皆谓独从口鼻入。玉甫又据天气为清邪，独从鼻入；地气为浊邪，独从口入。修园谓天地之气，暗中摩荡，从毛孔入；病人之气，当面喷薄，从口鼻入。似不必拘。盖自其分而言，则曰天地人之气；自其合而言，则曰混杂之气。何能个别使何气从口入，何气从鼻入，何气从毛孔入乎？"②由于采取了流动性灵活性非常大的气概念，又不从原子说和元素说的角度去辨析气，只是分作天地人三种气，就

① 王士雄：《温热经纬》，北京：人民卫生出版社，1963 年，第 78 页。
② 罗汝兰：《鼠疫约稿》，见：《珍本医书集成》，第 7 册，上海：上海科学技术出版社，1986 年，第 1 页。

造成说人人殊，且人人都有一定道理的现象。

总之，温病学派之诞生，区分了温病与伤寒两种不同类型的传染病，吴又可曾试图探寻每一种传染病的特殊原因，后世在病因问题上却没有沿着这一条认识路线前进。但在疾病辨证分型上、治疗上却有许多进步和创见，使治疗效果有了明显的提高。但自清代以来，温病学家不敢直白自己的见解是前无古人的创见，是独特的创新，而是认为这只是从古代经典中领悟化裁而来，就使这一新学派同样裹上一层尊经崇古的外衣。特别是在认识方法、概念体系上也总是以经典为依据，从而大大压抑了这些医家的创新精神。

二、卫气营血辨证论治学说

卫气营血辨证论治学说创自叶桂。叶桂，字天士，号香岩，清代康熙、乾隆年间人（1667—1745 年）。他出身于一个世医家庭，14 岁即从其父之弟子朱某学医，先后从师 17 人。他一生忙于临床业务，世传《温热论治》《临证指南医案》《叶案存真》及《未刻叶氏医案》等，都是由他的门人编辑整理而成。最能代表他的学术思想的《温热论治》，出自其门人顾景文之手，又经过唐大烈的润色，其门人华岫云在编辑《临证指南医案》中亦收入此论。叶氏的卫气营血辨证学说从形式上是依照张仲景六经辨证学说模式而创立的一种新的临床辨证论治模式。卫气营血辨证学说是把卫气营血作为疾病发展进程中的四个不同阶段，是疾病由浅入深的四个不同层次，作为对温病病机辨证的纲领。卫气营血辨证学说为诊治温热病提供了一些比较有效的治疗准则，提高了对温热病的治疗效果。从认识论角度考虑，叶桂为什么要提出一套不同于六经辨证的辨证施治学说和方法呢？这首先是他认为温热病的发展不同于狭义伤寒病的演变过程。伤寒病是按照六经传变的，吴有性则认为温疫病"邪在膜原"，处于"半表半里"的位置，其传变方式有 9 种。大体上可归纳为出表、入里和表里分传 3 种情况。叶桂认为温病是按卫气营血依次深化的，他指出"伤寒之邪留恋在表，然后化热入里；温邪则热变最速"是其不同处。叶桂又指出"温邪上受，首先犯肺，逆传心包"。把卫分之邪的传变分为两条途径，一是由卫分传入气分，一是"逆传心包"，即内陷营分，直接入营。

叶桂把卫气营血的概念作为他的理论体系，他为什么做这种选择呢？首先，这些概念在《灵枢》《难经》《伤寒论》中均使用过。叶桂说：他使用这些概念与《伤寒论》并不完全相同，"辨营卫气血，虽与伤寒同；若论治法，则与伤寒大异也"①。叶桂是把卫气营血作为辨证纲领看的，与张仲景的"六经"概念具有相同的地位。

叶桂建立卫气营血辨证纲领，采用了中医传统辨证纲领的方法，即强调首先要立一个总纲，抓住了纲，就抓住了解决其他问题的要害。叶氏卫气营血辨证的纲就是："温邪上受，首先犯肺，逆传心包。肺主气属卫，心主血属营。辨营卫气血……"这里讲了温邪传入途径、部位和传变规律：它既可顺传，由卫气渐入营血，又可逆传，由卫逆入心包或内陷营血等。又讲了必须辨营卫气血，以确定治则。并指出在治法上与伤寒的原则不同。《素问·至真要大论》说："知其要者，一言而终，不知其要，流散无穷。"这一思维方法强调要抓住"一"，抓住要害，抓住纲领，抓住主要矛盾。叶桂正是沿着这一思路思考的，不但从总的方面要求抓住纲要，在卫气营血治疗原则上，他同样强调要抓住纲要。如谓："大凡看法，卫之后方言气，营之后方言血。在卫汗之可也。到气才可清气，入营犹可透热转气……入血，恐耗血动血，直须凉血散血。……否则，前后不循缓急之法，虑其动手便错，反致慌张矣。"②卫分该怎么治，气分该怎么治，这里交代得十分明白的；如此之类，一目了然，可谓深得"知其要者，一言而终"之旨。

叶桂对温病采用了"四分法"，实质上是把代表阳热的卫气与代表阴液的营血区分开来，再把二者各一分为二，用他的话说就是"卫之后方言气，营之后方言血"。他的这一区分，大体上抓住了温病进程的每一阶段的阶段性特征，从部位上看有深浅，卫分最浅，气分深入了一层，营分病

① 　王士雄：《温热经纬》，北京：人民卫生出版社，1963 年，第 42 页。
② 　王士雄：《温热经纬》，北京：人民卫生出版社，1963 年，第 49 页。

变部分更深，到血分则进入最深层。这一由浅入深的演变过程，也是病情逐步加重的过程，是和疾病发展的时间顺序相一致的过程。这一区分也为人们预测疾病的病理转变提供了一个准则。叶桂这一"四分法"对温病的诊断和治疗提供了一个基本的认识原理，也提供了诊断与治疗的操作方法，因而对后世温病的诊治起着巨大的作用。如《临证指南医案》有叶氏治张姓周岁内婴儿一案，议曰："夫温热时疫，上行气分，而渐及于血分，非如伤寒足六经，顺传经络者，大抵热气鸱张，必熏塞经络内窍。"又说："温邪吸入，上焦先受……邪气与气血混处。"故治时"欲宣内闭，须得芳香"。"藉此破其蕴结"。徐灵胎评之曰："论甚有理，真能发人所未发"。①

中医辨证坚持"有诸内必形诸外"的原则，从患者的证候出发；由现象到本质，以此确定疾病的性质与治则。叶氏也是坚持这一路线的，他的特点在于强调辨舌、辨齿、辨斑疹、辨白㾦，这就抓住了温病的一些特殊表现，更容易准确地抓住疾病的发展阶段及其变化特征。

叶氏强调对女性胎前产后及月经期用药，既要从疾病的性质出发，又要考虑女性的生理特点，二者结合，才能有良好的疗效。这种处处考虑患者的生理特点，又针对温热病本身的特点，进行诊治的原则，是中国医学长期坚持的认识原则，叶氏则把它具体化为诊治温病的原则，从认识路线和思维方法上为后世树立了一个良好的榜样。在温病证型中，叶氏指出，尚有一种"气病有不传血分，而邪留三焦，亦如伤寒中少阳病也。彼则和解表里之半，此则分消上下之势，随证变法"②。这一个"随证变法"可以说是中医辨证施治的精髓，也是叶氏温病辨证施治原则的精髓。所以他强调："三焦不得从外解，必致成里结。里结于何？在阳明胃与肠也，亦须用下法。不可以气血之分就不可下也。"③这就是温病治疗中"急下存阴"的原则。

叶桂的卫气营血辨证学说抓住了要领，言简意赅，辨证具有客观标

① 叶天士：《临证指南医案》，上海：上海人民出版社，1959年，第325页。
② 王士雄：《温热经纬》，北京：人民卫生出版社，1963年，第47页。
③ 王士雄：《温热经纬》，北京：人民卫生出版社，1963年，第52页。

准，诊治方法对、疗效好，有很强的可操作性。因而，受到业医者的广泛重视。赘道人在《温热论笺证》中说：“比官吴下，闻吴人言叶天士甚详，其术颇奇而可思。求其书，得其门人所述《临证指南医案秘传》数种，固所习见者，然试其述有验，益求其精。乃知其学实本余杭陶氏，旁及东垣和丹溪，远绍河间而得其正。故能力辟余子，于湿温治法，独举标准，非嘉言、景岳诸人所能及。”①叶天士的卫气营血辨证学说确实为后世立了规矩，成为后世学者认识及诊治温热病的重要指导方法。

叶氏卫气营血辨证是仿效张仲景六经辨证模型而建立起的一种新的辨证模型，《伤寒论》《内经》等运用的理论概念体系他也是全盘接受的。叶天士在《三时伏气外感篇》中屡述《经》言，如谓“经谓春病在头，治在上焦。肺位最高，邪必先伤”②等。叶天士对阴阳、五行、六经等一系列中医阐述理论的基本概念也是全部接受的，他并未走向特殊病因研究道路，只是建立了与六经辨证不同的另一辨证的模型。这当然是一种创新，但仍是在中医已有范畴理论中的创新。但即使是这种创新，也受到尊经崇古者的攻击，如陆九芝在《世补斋医书·论章虚谷外感温热》中说：“章虚谷谓所述叶天士之温，与仲景伏气之温不同，是则天士之温，本非仲景之温；而虚谷之温，又非天士之温矣。然而换一衣冠，不能使其人之性情面貌因之而皆变也。况果如其外感之说，而竟出于天士之意，则天士于《临证指南》既以小风寒抵作伤寒一大法门。天士于温证论治又以小风热抵作温热一大法门。所以伤寒一证，至天士而失传；温热一证，亦至天士而失传，而孰知皆非天士之书耶。此之般流直若傀儡登场，沐猴牵线，不使仲景圣道尽归澌灭不止。而王孟英《温热经纬》，尽罗而致之，皆不肯为病者计。呜呼！此中之劫运，其何日已矣。”在陆九芝看来，叶桂的创新之举完全是离经叛道，使仲景圣道尽归澌灭，而仲景之圣道灭，即医学之道亡。所以他承担起继承医学道统的任务，彻底扫除离经叛道之谬说。这种

① 赘道人：《温热论笺正》，见：《珍本医书集成》，第七册，上海：上海科学技术出版社，1986年，第2页。
② 王士雄：《温热经纬》，北京：人民卫生出版社，1963年，第68页。

尊古崇经思想是要求医家只能习圣贤之说，而不能越古人所设之藩篱。

三、三焦辨证论治学说

三焦辨证论治学说系由吴瑭所创。吴瑭，字配珩，号鞠通，江苏淮阴人（1758—1836年），19岁时，父病不起。因家贫，遂弃举子业而往京师，在四库馆做佣工，兼学医。对中医四大经典《内经》《难经》《伤寒论》及《金匮要略》有深入的研究。汪廷珍在《温病条辨叙》中说他"怀救世之心，秉超悟之哲，嗜学不厌，研理务精，抗志以希古人，虚心而师百氏"[①]，是一个非常好学的人。他追踪乎仲景，近则师承叶天士，又学习刘河间、王安道、吴又可、喻昌诸家论述。吴鞠通自谓在京因"检校《四库全书》，得明季吴又可《温疫论》，观其议论宏阔实有发前人所未发，遂专心学步焉。细察其法，亦未免支离驳杂，大抵功过两不相掩，盖用心良苦，而学术未精也。又遍考晋、唐以来诸贤议论，非不珠璧琳琅，求一美备者，盖不可得，其何以传信于来兹"![②] 即没有找到治温病的有效方法。在此基础上，他经过临证经验和独立思考，写成《温病条辨》，建立了三焦辨证论治学说。

吴瑭像以往医家一样，在论述温病论治学说时，首先提出了温病的总纲。他提出"温病者：有风温、有温热、有温疫、有温毒、有暑温、有湿温、有秋燥、有冬温、有温疟"，共列9种。又说"凡病温者，始于上焦，在手太阴"。他自己解释说："温病由口鼻而入，自上而下，鼻通于肺，始手太阴。"说的是温病的传染途径及首先侵犯的主要器官。吴瑭认为："太阴金也，温者火之气，风者火之母，火未有不克金者，故病始于此，必从河间三焦定论。"[③] 这就是三焦辨证论治学说的理论根据。接着分别对处于上焦的温病和暑温、伏暑、湿温、寒温、温疟、秋燥等一一

---

① 吴瑭：《温病条辨》，北京：人民卫生出版社，1972年，第3页。

② 吴瑭：《温病条辨》，北京：人民卫生出版社，1972年，第7页。

③ 吴瑭：《温病条辨》，北京：人民卫生出版社，1972年，第12—13页。

条辨，并于每一部分的首条列出其辨病的总纲，如第三条指出："太阴之为病，脉不缓不紧而动数，或两寸独大，尺肤热、头痛、微恶风寒、身热自汗、口渴、或不渴而咳、午后热甚者，名曰温病。"①讲了上焦病的症状、脉象，讲了上焦病的辨证要点。提纲挈领，把某种疾病概括为几个带有共性的症状，这既是人们在认识中可以感受得到的，又使人易于认识，实际上是科学中简易性原则的形象表现，的确给了学者以方法的重要门径。

三焦的概念来自《内经》和《难经》，吴瑭在这里主要是指在人体内的位置而言。他说："温病由口鼻而入，鼻气通于肺，口气通于胃，肺病逆传则为心包，上焦病不治，则传于中焦，胃与脾也；中焦病不治，即传下焦，肝与肾也。始上焦，终下焦，温病以手经为主，未始不关足经也。但初受之时，断不可以辛温发其阳耳。"②这里不但完全接受了叶桂的"温邪上受，首先犯肺，逆传心包"的思想，关于温病的转变是由上而下，也和叶桂所说温病气分病，须"分消上下之势"有关。叶氏还指出："三焦不得从外解，必致成里结，在阳明胃与肠也。"这些都为吴氏建立三焦辨证论治学说，提供了先导。传为薛雪所著的《湿热病》中提出："湿邪蒙绕上焦""湿伏中焦""湿流下焦"③等，也是从三焦立论的。这可反映出当时已认为三焦在温热病发病机制中起着重要作用。吴氏认为使用三焦，一可体现温病由上而下相传的传统要点，二可对疾病定位，由此把握和预测疾病由浅入深的过程。吴瑭说："《伤寒论》六经由表入里，由浅及深，须横看。本论论三焦由上及下，亦由浅入深，须竖看，与《伤寒论》为对待文字，有一纵一横之妙。"④

吴氏强调："是书着眼处全在认证无差，用药先后缓急得宜，不求识

① 吴瑭：《温病条辨》，北京：人民卫生出版社，1972 年，第 14 页。
② 吴瑭：《温病条辨》，北京：人民卫生出版社，1972 年，第 60 页。
③ 王士雄：《温热经纬》，北京：人民卫生出版社，1963 年，第 91 页。
④ 吴瑭：《温病条辨》，北京：人民卫生出版社，1972 年，第 10 页。

证之真，而妄议药之可否，不可与言医也。"① 这是医学认识论的一条重要原则，"认证无差"是诊断符合疾病的客观性质、发展阶段以及有无兼证等情况，在认证的基础上再议药，也就是人们常说的"对症下药"，用药先后缓急俱中病情。通过这一操作，祛除疾病，使患者恢复健康。识证真是前提，用药宜是在这一前提下做出的正确决策，是第二位的。离开了证而议药，就会无的放矢，就丧失了用药的根据。王士雄对这点也反复予以强调，他说："故医者必先议病，而后议药。上焦温证，治必轻清，此一定不易之理法。"② 又在治妇人病温须保护胎元之论中，章虚谷谓："总之清热解邪，勿使伤动其胎，即为保护。若助气和气以达邪，犹可酌用，其补血腻药，恐反遏其邪也。"王士雄于此句后加按云："此说固是，然究是议药不议病矣。如温热已烁营阴，则地黄未尝不可用。"③ 这就是说不要离开病情来谈用药原则，理论上所讲的用药原则很难完全符合疾病的具体发展情况，只有把握住具体情况，才可以活用原则，使之与病情更为贴切。当然，这不是完全否定原则，而是原则总不可能预先设想到疾病发生及其变化的一切情况。先议病后议药本身就是一条重要原则，是运用药物与方剂，运用治则时必须遵循的。它说明了何者是根据，何者是在此根据基础上派生出来的认识。认证不确，脱离了疾病，即使所用药物有千种理由，也只能是纸上谈兵。吴瑭建立三焦辨证论治学说，以三焦自上而下为经，以卫气营血由表到里为纬，实际上是建立了一种理论模型、一种认识模型，使人们在温病证治中可以达到更好的认证目的。吴瑭说："大匠诲人，必以规矩，学者亦必以规矩。是书有鉴于唐、宋以来，人自为规，而不合乎大中至正之规，以至后学宗张者非刘，宗朱者非李，未识医道之全体，故远追《玉函经》，补前人之未备，尤必详立规矩，使学者有阶可升，至神明变化出乎规矩之外，而仍不离乎规矩之中，所谓从心所欲不逾矩。"④ 这正是吴瑭建立三焦辨证说

① 吴瑭：《温病条辨》，北京：人民卫生出版社，1972 年，第 11 页。
② 王士雄：《温热经纬》，北京：人民卫生出版社，1963 年，第 45 页。
③ 王士雄：《温热经纬》，北京：人民卫生出版社，1963 年，第 65 页。
④ 吴瑭：《温病条辨》，北京：人民卫生出版社，1972 年，第 11—12 页。

的宗旨，而运用这一认识模型的关键又在于神明变化出乎规矩之外，而仍不离乎规矩之中，所谓大匠可予人以规矩，而不能使人巧。至于运用它，那就是古人说的，"运用之妙，存乎一心"。西医同样讲究规矩，同样主张根据病情用药，同样强调治疗中的灵活性和主动性。但由于二者理论体系不同，思维形式及理论概念体系的差异，在灵活性的幅度上西医则远不如中医之大，这既可说是中医学的一个优点，也反映了它的缺陷，这在对比两种医学理论体系时感受明显。

中医学家一方面强调尊经崇古；一方面又非常强调创造性地运用理论原则；一方面强调古圣人的言论思想是后人无法企及的，一方面又强调要从实际出发，提倡尽信书不如无书的理论；一方面强调要学习古人，一方面又要求必须从实际出发勿板勿胶，勿拘泥于书上所说。正是在这种矛盾的思维中，中医学在临床实践中不断有所突破，有所创新；反过来，它又把这些突破、创新完全归结为来自古圣人的启示，是经过领悟、化裁而成。吴瑭建立的三焦辨证说是一种新的辨证说，但处处又表现出模仿张仲景六经辨证说，从认识模型上看，二者是同出于一个理论体系的。吴瑭对古代医学经典是非常尊崇的，他在《医书亦有经子史集论》中说："儒书有经子史集，医书亦有经子史集。《灵枢》《素问》《神农本经》《难经》《伤寒论》《金匮玉函经》为医门之经；而诸家注论、治验、类案、本草、方书等则医之子、史、集也。经细而子、史、集粗，经纯而子、史、集杂，理固然也。学者必不可不尊经，不尊经则学无根柢，或流于异端；然尊经太过，死于句下，则为贤者过之，《孟子》所谓：尽信书，则不如无书也。"[①]这样的见解，即使对尊古崇经鼓吹最力者，亦可赞同。例如：陈修园是有名的尊经崇古的鼓吹者，他在《医学三字经》中说："仲师，医中之圣人也。……医者岂能外仲师之书以治疗。"又说："理不本乎《内经》，法未熟乎仲景，纵有偶中，亦非不易矩矱。"[②]他也不排斥时方，也提倡孟子尽

---

① 吴瑭：《温病条辨》，北京：人民卫生出版社，1972年，第171页。
② 陈修园：《医学三字经》，见：《传世藏书·子库·医部》，第六册，海口：海南国际新闻出版中心，1995年，第9836—9838页。

信书不如无书的思想。不了解这一特点，以为凡尊经崇古者一定是教条主义者，一定是一点创造精神也没有的人，一定是庸医，完全不是这样。在尊经崇古者之中，大有有学问的人，大有名医存在。但又必须看到，尊经崇古又必然限制人们的思维，窒息人们的创造精神，他们也有继承基础上的创造，也能"温故而知新"，但他们的创造总是突不破原有的概念理论体系，突不破原有的思维方式，因而，很难有根本性质的变革，很难在思维方式上进行革命。这只要和西医发展作个比较，便可清楚地看出。在西医发展史中，总是新说迭出，有时将旧说批评得体无完肤，有时提出崭新的概念。当然，他们也讲继承，但更强调的是创新，是争当新学说的提出者和创始人，而不是像中医学发展中总是把功劳归于古人，把自己的创新作为阐发古圣之旨的作品。西医中提出的新说中也会有不少无知谬说，而其在各种学说争鸣中求得更正。中医学各家也在争鸣，他们却常常围绕这样一个主题，看谁真正地领会了圣人之旨，谁说得更符合圣人之意。这显然是一个带有根本性的差别，从总的发展趋势上是不利于创新的。王士雄说"守真论温，凤逵论暑，又可论疫，立言虽似创辟，皆在仲景范围内也"，[①]可谓一言中的。

作为一个例子是很有趣的，吴瑭在《温病条辨》中为了表示他的见解是上承圣人之论，首揭桂枝汤，对此，他的好朋友汪廷珍加按语曰："温病首桂枝，宗仲景也。"[②]吴氏在《凡例》中也一再讲："是书仿仲景《伤寒论》作法，是书虽为温病而设，实可羽翼《伤寒》"，是以承圣统自居的，却闹出了一个笑话。他在《上焦篇》中说："按仲景《伤寒论》原文，太阳病，但恶热不恶寒而渴者，名曰温病，桂枝汤主之。"[③]但实则并非《伤寒论》原文。这句话来自喻昌的《尚论篇》，喻氏谓："仲景治温病，凡用表法，皆用桂枝汤，以示微发于不发之意也。"[④]王士雄针对此指出："鞠通

① 王士雄：《温热经纬》，北京：人民卫生出版社，1963年，第41页。

② 吴瑭：《温病条辨》，北京：人民卫生出版社，1972年，第172页。

③ 吴瑭：《温病条辨》，北京：人民卫生出版社，1972年，第15页。

④ 喻昌：《喻嘉言医书三种》，南昌：江西人民出版社，1984年，第180页。

自谓跳出伤寒圈子，而不觉已入嘉言套中，又不甘为人下，遂肆改原文，捏为圣训，以窃附于宫墙，而不自知其诬圣误世之罪，亦可慨已！"①吴氏欲尊圣以自高，反被人讥为"诬圣误世之罪"。这只能从尊经崇古而又要创新这种特有的文化背景中，才能出现这种怪现象。创造要读书，要尊重前人的劳动，但也要敢于标出自己主张，中医学家却不是这样做的。他们做的是化裁圣人之意而出新说，例如，吴瑭说他创设的三甲复脉、大小定风珠、专翁膏等七方，"实从《金匮》原文体会而来，用之无不应手而效"。朱武曹氏以赞颂的口吻评曰："方出心血，悟从《金匮》，故能奏效如神。"②可见，这种创新模式在中医学发展史中是一种相当一般的模式，无论是维护旧说以填充新的经验，还是创立新说如建立三焦辨证之类，都大体上采用这一模式。

　　善于领悟，善于化裁，是中医学家倡导的一种操作方式，这在吴瑭身上，表现得非常突出，他不仅从《内经》《金匮》那里领悟到很多东西，他从当代医家，他的前辈身上也领悟到很多东西。如他根据叶桂治马某风温的处方（石膏、生甘草、薄荷、桑叶、杏仁、连翘）化裁，形成辛凉轻剂名方桑菊饮（药用杏仁、连翘、薄荷、桑叶、菊花、苦梗、甘草、苇根）。根据叶桂治马某风热所用处方（犀角、生地、丹皮、竹叶、元参、连翘）化出清宫汤（元参心、莲子心、竹叶卷心、连翘心、犀角尖、连心麦冬）。他还根据叶桂的论述（"温邪在肺，其合皮毛，用辛凉轻剂"）结合自身经验，创造了辛凉平剂银翘散。他自己在谈到向叶氏学习并进行创造的过程："叶天士持论平和，立法精细，然叶氏吴人，所治多南方证，又立论甚简，但有医案散见于杂证之中，人多忽之而不深究。瑭故历取诸贤精妙，考之《内经》，参以心得，为是编之作。诸贤如木工钻眼，已至九分，瑭特透此一分，作圆满会耳，非敢谓高过前贤也。"③中医历来强调领悟，强调善于体会，善于在文字言语之外别具匠心，吴鞠

① 　王士雄：《温热经纬》，北京：人民卫生出版社，1963 年，第 16 页。
② 　吴瑭：《温病条辨》，北京：人民卫生出版社，1972 年，第 182 页。
③ 　吴瑭：《温病条辨》，北京：人民卫生出版社，1972 年，第 9 页。

通可谓这方面的一个典型代表。他在《治病法论》中提到三焦治法时说：
"治上焦如羽（非轻不举），治中焦如衡（非平不安），治下焦如权（非重
不沉）。"上焦位置高，接近于表，吴氏用银翘散等剂治之，在论及银翘
散时说："此方之妙，预护其虚，纯然清肃上焦，不犯中下，无开门揖盗
之弊，有轻以取实之能，用之得法，自然奏效，此叶氏立法，所以迥出
诸家也。"[1]病在中焦，处于上下之间，治疗上就要升降得宜，不能过薄，
也不能太厚，所以应像秤一样，保持平衡，治疗下焦，就应像秤砣一样，
取其沉重，直达下部。吴氏这些比喻，既很形象，又确实道出了三焦不
同的用药原则，恰也体现了中医形象思维及喜用比喻的特色。吴氏在《温
病条辨》中对温病治疗上的一些要点，谆谆嘱咐，如温病初起，治疗定
用辛凉，忌汗，要注意保津液；阳明温病，数日不大便，若其人素阴虚，
宜用润剂通便等。他还强调要"细绎叶案，然后可以深造"[2]。主张通过细
玩个案领悟一般的道理，这也是中医学习的一个特点，主要靠在实践中
通过范例进行捉摸体会，这也可能是中国医案著作甚多的原因之一。

四、湿热辨证论治学说

研究湿热辨证论治学说，一般都以《湿热条辨》为主。《湿热条辨》
为薛雪所作。现知还有《湿热论》（即《湿热条辨》为清代徐行的《医学
蒙求》卷二，卷前有薛雪自序。后观载于舒松摩刻《医学秘籍》中。此后，
在《陈修园医书七十二种》和章虚谷的《医门棒喝》、吴子音的《温热赘
音》、江白仙的《温热病指南集》、宋佑甫的《南病别鉴》、王孟英的《温
热经纬》中均有收录。此书是一部论述湿热病的杰作，为医学界所公认。
本书对湿热病证的论治，分析精细，对临床实践具有重要指导意义，确是
一部论述湿热病的代表作。薛雪，字生白，号一瓢，文采医术俱很有名，
薛系江苏吴县人，（1681—1770 年），所居曰扫叶山房，故自号扫叶山人。

---

[1] 吴瑭：《温病条辨》，北京：人民卫生出版社，1972 年，第 18 页。
[2] 吴瑭：《温病条辨》，北京：人民卫生出版社，1972 年，第 37 页。

医著有《医经原旨》和载于《吴医汇讲》的"自讲日记"八则及《扫叶庄医案》《膏丸档子》《薛一瓢疟论》。另外，陆士谔编有《薛生白医案》。

叶桂、吴瑭诸人对湿热病也有大量论述，叶桂将湿热病论述贯穿于顾景文整理的《温热论治》中，在《临证指南医案》中也保留有多例有关湿热的治案；吴瑭则把对湿热病按三焦辨证论治学说予以辨证。清代一些医家（如喻嘉言、雷丰、王士雄等人）对湿热病也有许多独到的研究。

湿温主要是由湿邪引起的一种外感病。由于湿邪的性质，可以郁久化热，它可以著于一经不移，流连时间较长，难以速已。亦有湿温兼至而病者，叶桂所谓温邪挟湿，王士雄所谓"既受湿又感暑也"。雷丰在《时病论》中则分湿热与湿温为二病。《湿热条辨》认为湿邪入侵途径，"湿热之邪从表伤者，十之一二；由口鼻入者，十之八九"。受病脏腑则"属阳明、太阴经者居多"①。可见，湿邪主要侵犯脾胃，兼及三焦、肝、胆，与温热主要侵犯肺和心包不同。也可以把湿热病理解为以消化道为主的传染病，故在吴鞠通的《温病条辨》中，将疟、痢、疸、痹俱附于湿温项下。从以上叙述看，湿温的病因分析是建立在六气为病之说基础上的，主要涉及湿、热二邪；湿热病的病机研究则是建立在中医脏腑学说及五行、六经理论之上的，其传入途径也与气及阴阳论直接相关。所以，上升到理论形态，仍是完全以中医的理论概念体系来解释。中医理论概念体系是一种稳态的自洽的体系，它对临床中出现的新经验、新方法常可圆满地给予解答，它似乎已成为一种解释新事物的理论，使得中医学在发展中打破阴阳五行为基本框架的理论体系的要求，以及建立新的概念理论体系。而是采取了临床经验及时纳入这一理论体系与之融合的方法。《湿热条辨》谓："始恶寒者，阳为湿遏而恶寒，终非若寒伤于表之恶寒；后但热不寒，则郁而成热，反恶热矣。热盛阳明则汗出，湿蔽清阳则胸痞，湿邪内盛则舌白，湿热交蒸则舌黄。热则液不升，而口渴；湿则饮内留，而不引饮。"②这段解释湿热病主要症状的文字，既解释了湿病为什么始恶寒，又说明了这种

---

① 王士雄：《温热经纬》，北京：人民卫生出版社，1963年，第85、86页。

② 王士雄：《温热经纬》，北京：人民卫生出版社，1963年，第85页。

恶寒和伤寒初起的恶寒不同；寒又转化为热，就可解释发病后但热不寒的现象；以及为什么会有胸痞，为什么会有汗出，舌为什么白，又在什么情况下发黄，为什么口渴又不引饮等，都可由原有的中医理论概念体系做出比较充足的说明。所以解释湿热证和解释温热证一样，完全不必建立新的概念。而湿热辨证论治学说也好，三焦辨证论治学说也好，卫气营血辨证论治学说也好，它们也不必要求新理论，中医原有的理论体系就足够了，只是在辨证模型做一番更动就可以了。可以说，这种创新始终是在既定的中医理论体系范围内的一种创新，是保持原有理论体系完整性、系统性的一种创新，这就使得尊经崇古与临床医学创新这样两个看似矛盾的现象却得以完美统一。我们在这里着重分析的只是中医理论体系稳态性、自洽性和非结构性的特色，至于其优点缺陷，以后还要涉及。

湿热辨证论治学说也与其他辨证论治学说一样，要求要抓纲，抓住要点。《湿热条辨》谓："湿热证，始恶寒，后但热不寒，汗出胸痞舌白，口渴不引饮。"并自注云："此条即湿热证之提纲也。"[1] 所谓纲，实际上是要抓住温热病早期所必见或多见的主证，是和其他类似疾病鉴别的要点，是引导人们正确认识疾病而不至于步入误区的前提，也是把复杂事物简化找出主要矛盾的一种认识方法。

与此对应，在《温热论治》中，也有关于湿热的一个辨证要点："且吾吴湿邪害人最广。如面色白者，须要顾其阳气，湿胜则阳微也。法应清凉，然到十分之六七，即不可过于寒凉，恐成功反弃。何以故耶？湿热一去，阳亦衰微也。面色苍者，须要顾其津液，清凉到十分之六七，往往热减身寒者，不可就云虚寒，而投补剂，恐炉烟虽息，灰中有火也。须细察精详，方可少少与之，慎不可直率而往也。又有酒客里湿素盛，外邪入里，里湿为合。在阳旺之躯，胃湿恒多；在阴盛之体，脾湿亦不少，然其化热则一。热病救阴犹易，通阳最难。救阴不在血，而在津与汁；通阳不在温，而在利小便。"[2] 他提出的辨证要点包含这样几个意思：一是要辨别

① 王士雄：《温热经纬》，北京：人民卫生出版社，1963年，第85页。
② 王士雄：《温热经纬》，北京：人民卫生出版社，1963年，第50—51页。

体质，如面白者阳虚，面苍者阴虚，酒客有内热等；二是要辨别湿热的轻重，用药要掌握分寸，阳虚者当湿热证消退了十之六七，就要考虑护顾其阳气，阴虚者当湿热证消退了十之六七，则不能骤然用温补药，以防止死灰复燃；三是要采用救阳通阳的方法，把救阴的要点放在存津液上，把通阳的要点则放在通小便上。

　　辨证论治实质上是经过比较分析，了解疾病的性质和发展阶段、侵犯部位及有何兼证的一种综合认识（诊断）过程，以及在这一基础上进行治疗的过程。辨证首先要求对证进行分型，进行类化，确定疾病的基本性质和基本阶段，对疾病进行定性和定位，然后再结合个体特殊情况以及有无兼证采取适当的治疗方案和措施。辨证论治学说就在于使我们有一个"辨"的标准，提出辨证的主要指标，决定病人的病属于何种证型，以便做到认证准确、治疗符合病情而取得良好的疗效。湿热辨证抱的也是同样的目的，《湿热条辨》所提出的证型及区别原则基本上能达到这一要求。《湿热条辨》提出的证型大体上有湿在肌表、湿热阻遏募原、湿邪化热、邪犯营血以及三焦湿热等，还提出了种种兼证的辨识及治疗原则。如第三条："湿热证，恶寒发热，身重关节疼痛，湿在肌肉。"又分"不为汗解"和"不恶寒者"两种。第二十一条："胸痞发热，肌肉微疼，始终无汗者，腠理暑邪内闭"，这三条讲的都是湿在肌表，又分为三类，湿在表分、湿在肌肉和腠理内闭。有了这种辨别，认识上就有了分析客观现象的准则和根据。又如三焦湿热可分为浊邪蒙闭上焦、湿伏中焦、痰流下焦、湿热阻闭中上二焦等四种类型。在兼证方面又包括呕恶、下痢、咳喘、吐利等等。现实的病情绝不会像条文上说的那么典型，而是错综复杂，有许多书本上没有的情况。这种情况并不能说明辨证论治学说没有用，恰恰相反，人们正是依靠一些科学的原则和根据才能把握住现象中本质的、主要的东西，舍弃掉次要的现象。问题的关键在于是死用原则还是活用原则，善不善于和病人的具体特点相结合，善不善于从复杂的现象中理出其主要线索，辨证学说的认识指导作用和认识论意义也恰在于此。《湿热条辨》和《温热条辨》中关于湿热证的辨证上尽管有一些差别，但它们均为我们认识湿热证提供了一条可操作性的方法。而这些方法，恰好是中医在湿热证认识上不断进化所获得的成果。

从《湿热条辨》的疾病分型看，它已呈现出把三焦和卫气营血辨证方法结合的趋势，尽管它尚没有吴鞠通那么明确。如果再考察叶桂有关湿热辨证的论述，他也是非常重视三焦的。所有这些说明卫气营血和三焦辨证学说的提出，不是他们偶然灵感一动的结果，而是许多医家都在考虑这一问题。

医学是一门实践性很强的科学，辨证论治学说就是解决医学对疾病认识和治疗实践的学说，它要求必须准确无误，必须确实有效，确实可运用于临床，由于《湿热条辨》具有这样的认识意义，故而受到像王士雄、章虚谷等一些著名医家的重视。

五、伤寒学派的状况

伤寒学派自明代方有执倡"错简说"，推崇六经辨证，以太阳为纲，又将太阳分为"卫中风""营伤寒""营卫俱中伤风寒"三纲以来，在清代大有和者。喻昌响之于前，张璐、黄元御、吴仪洛、周扬俊、程应旄、章楠等应之于后，他们大力讨伐王叔和与成无己。在各家之中，见解上亦存在着一些差别，这些都是大家所熟悉的。错简说也招致到一些批评，起来反对它的主要是维护旧论派，其代表人物是明末的张遂辰，他的两个弟子张志聪和张锡驹亦追随乃师，起而维护旧论。张志聪说："世传《伤寒论》乃断简残编，藉王叔和编次。聿稽仲景生于东汉，叔和西晋时人，相去止百余岁，不遭秦火之劫，奚为断残乎！第经义渊微，鲜有通其义者，故辙诋《伤寒论》为非全书，聋瞽来学，实仲景罪人也。"[1] 陈修园亦是维护旧论的一位中坚人物，他认为："叔和编次《伤寒论》，有功千古，增入诸篇，不书其名，王安道惜之。然自《辨太阳病脉证篇》至《劳复》止，皆仲景原文，其章节起止照应，王肯堂谓如神龙出没，首尾呼应，鳞甲森然。兹

① 张志聪：《侣山堂类辩》，北京：人民卫生出版社，1983年，第13页。

刻不敢增减一字，移换一节。"认为王叔和增人《辨脉》《平脉》《伤寒例》
《可与不可与》诸篇，是"增之欲补其详，非有意变乱"。并说，他最佩服
的是张志聪、张锡驹二家。

柯琴、徐大椿、钱潢、尤怡等则主张以方类证、以法类证。柯琴既
不认为《伤寒论》完全没有残缺，也不同意方有执的错简说。他指出："《伤
寒论》一书，自叔和编次后，仲景原篇不可复见。虽章次混淆，犹可寻仲
景面目。方、喻辈各为更定，《条辨》既中邪魔，《尚论》浸循陋习矣，有
悖仲景之旨。（琴）以症名篇，而以论次第之。虽非仲景编次，或不失仲
景心法耳。"又说："起手先立总纲一篇，令人开卷便知伤寒家脉症得失
之大局矣，每经各立总纲一篇，读此便知本经之脉症大略矣。每篇各标一
症为题，看题便知此方之脉证治法矣。"[1] 这就是说，他主张以方类证，"如
从桂枝症更变加减者，即附桂枝症后；从麻黄症更变口减者，附麻黄汤
后"。[2] 徐大椿认为王叔和在《伤寒例》中已表明他是搜采仲景旧论，"则
知《伤寒论》当时已无成书，乃叔和之所搜集者。虽分定六经，而语无伦
次，阳经中多阴经治法，阴经中多阳经治法，参差不一"。正因为此，"后
人各生议论，每成一书，必前后更易数条，互相訾议，各是其说，愈更愈
乱，终无定论"。他认为《伤寒论》"非仲景依经立方之书，乃救误之书
也"，所以，在写作时，"不过随症立方，本无一定次序也"。于是，他采
取"不类经而类方"的方法进行研究。"盖方之治病有定，而病之为迁无定，
知其一定之治，随其病之千变万化而应用不爽，此从流溯源之法，病无遁
形矣。"他认为在《伤寒论》中，"解肌发汗、攻邪散痞、逐水驱寒、温中
除热，皆有主方。其加减轻重，又各有法度，不可分毫假借。细分之，不
外 12 类，每类先定主方，即以同类诸方附焉"[3]。徐大椿所分之 12 类方分

---

① 柯琴：《伤寒论注》，见：《传世藏书，子库·医部》，第 1 册，海口：海南国际新闻出版中心，
1995 年，第 831 页。

② 柯琴：《伤寒论注》，见：《传世藏书·子库，医部》，第 1 册，海口：海南国际新闻出版中心，
1995 年，第 831 页。

③ 徐大椿：《徐大椿医书全集·伤寒论类方》，北京：人民卫生出版社，1988 年，第 229 页。

别是：桂枝汤类 19 方，麻黄汤类 6 方，葛根汤类 3 方，柴胡汤类 6 方，栀子汤类 7 方，承气汤类 12 方，泻心汤类 11 方，白虎汤类 3 方，五苓散类 4 方，四逆汤类 11 方，理中汤类 9 方，杂法方类 22 方。实际上杂方不单独构成一类，只是 11 类方中所未包括者。

钱潢采取按法类证的方法，他说："但就三阳三阴六经之证治，正变之不同，剖明其立法之因，阐发其制方之义而已。"如《太阳上篇》为中风证治，钱将其分为中风正治、太阳坏病、中风失治、中风火劫、中风误吐、中风误汗、汗下颠倒、中风误下、中风蓄血 9 个类型；又如《阳明中篇》将阳明证治分为阳明胃实、阳明发黄、阳明蓄血 3 个类型。每一类型采用的治法不同。钱氏在分证中采用了方有执、喻昌的风伤卫寒伤营之说，并以之贯穿于全书的始终。尤怡在《伤寒论》研究中，也以突出治法为主，他写成的《伤寒贯珠集》，以六经分篇，于太阳篇列有正治法、权变法、斡旋法、救逆法等，于阳明篇列有正治法、明辨法、杂治法，于少阳篇列有正治法、权变法、刺法，在太阳诸法下列有 10 条内容，在少阳诸法下分清法、下法、温法及病禁诸项。脉证一项，在厥阴诸法下列厥阴病脉证、进退之机、生死微甚之辨、清法、温法、病禁等。法下设证，证下出方。他认为伤寒病太阳一经，头绪繁多，方法庞杂，尤甚于他经，是必须辨别其立法，其他经亦然。他说"盖太阳之经，其原出之病，与正治之法，不过二十余条而已，而其他则皆权变法、斡旋法、救逆法、类病法也。假使治伤寒者，审其脉之或缓或急，辨其证之有汗无汗，则从而汗之解之……其或合阳明，或合少阳，或兼三阳者，则从而解之清之……此为正治之法。顾人气体有虚实之殊，脏腑有阴阳之异……是虽同伤寒之候，不得从麻桂之法矣……是为权变之法"[1]。若因治中有过与不及之弊，则有斡旋之法；若因误治坏病，不得不采取救逆之法，尤氏认为："夫振裘者必挈其领，整网者必提其纲，不知出此，而徒事区别，纵极清楚，亦何适于用哉。兹略引大端于前，分列纲目于后，则仲景之方与法，罔不备

---

[1] 尤怡：《伤寒贯珠集》，见：《传世藏书·子库·医部》，第 1 册，海口：海南国际新闻出版中心，1995 年，第 925 页。

举。"①

　　在有关《伤寒论》的研究中引发我们对一些问题的思考。中医学重视文献研究，重视对经典著作的研究，这是它的一个优点和特点，但这也是它具有尊经崇古思想的一种表现。这么多人用这么大的精力对《伤寒论》进行研究，或批王叔和、成无己，或赞王叔和、成无己，或认为独得仲圣之真，或认为抓住《伤寒论》之要，把主要精力集中在一部书上，而不是集中在现实存在的疾病上。固然，二者有着内在的联系，但重点摆错了，总会给医学进步带来不小的影响。把主要精力放在围绕如何理解圣人之言上下功夫，而不是在创新上全力以赴，必然会延缓中医学的发展速度，这是一。第二，在研究方法上，主要采取从文字出发，从理解经义出发，或有时参与临床经验，但始终没有向受控实验迈进的苗头，特别是在18—19世纪的清代，西方已步入实验科学的阶段，我们仍停留在引经据典的研究方式上，以圣人之言作为判断是非的标准，尽管这种理解有时对临床诊治是十分需要的，但从总的精神上，这种研究方法是本末倒置了，它没有在寻求驳斥不同意见的客观根据上狠下功夫。第三，争论各方虽然言辞激烈，且能言之成理，持之有故，但从它们使用的概念体系和思维方式上却是一致的，例如这三种不同的观点都强调要抓纲，要在纷繁的现象中把握住主要的东西。又如大家都非常尊崇张仲景，对他人可以攻击之，批驳之，对仲圣则众口一词，莫不敢不恭，这样就很容易产生一种窒碍思想的顶峰论和古圣高不可攀论，此对创新不利。争论各方在研究方法上还都坚持领悟论和灵活论，认为医者只有揣摩经典著作中的方与法，才能达到比较完善的境地。争论各方都同意"医者意也"这一命题，如柯琴强调，要把握"仲景心法"，理解文中"深意"。尤怡强调"发明"经义，"不徒求之语言文字"②。诸如此类，各派之间，并无差别。第四，中医学治疗强调

①　尤怡:《伤寒贯珠集》，见:《传世藏书·子库·医部》，第1册，海口:海南国际新闻出版中心，1995年，第925页。

②　尤怡:《伤寒贯珠集》，见:《传世藏书·子库·医部》，第1册，海口:海南国际新闻出版中心，1995年，第742页。

勿胶执、勿呆板，灵活辨证加减，师圣人之意。因此，在不同医生间的治疗差别很大，缺少可重复性。对同一事物认识上的差别也很大，这在伤寒论各派间的表现也是如此。基于以上原因，传染病治疗中温病学派已占据主导地位，伤寒学派仍按其原则进行治疗，并否定温病学派的主张，认为灵活用古方，即可以治今病，如陆九芝云："太阳为表，阳明为里；伤寒由表入里，其始仅为太阳证；温热由里出表，其始即为阳明证。苟非能识伤寒之治，何由能识温热之治。……故必能识伤寒，而后能识温热也。"所以又有寒温融合之说，如俞根初在《重订通俗伤寒论》中认为六经表示疾病由浅入深、由表入里的层次，辨伤寒、温病均可按六经结合营卫气血进行辨证。

第二节
辨证论治方法与临床各科学派之争论

辨证论治的方法是中医临床诊断治疗的基本方法，辨是辨别，也是辨识。证是疾病的各种表现，它可表现为一系列症状的综合，这些症状可同时出现，也可先后发生。辨证取材于望闻问切所得的情况，辨证论治方法则是分辨疾病性质的具体认识方法。辨证施治从总的方面说要进行八纲辨证，即分清疾病的阴阳、表里、虚实、寒热。在此基础上，对外感性疾病则先后建立起了六经辨证、卫气营血辨证和三焦辨证等，对内伤性疾病则一般采用脏腑辨证。但这些辨证方法不是孤立的，彼此间相互渗透、相互影响。

一、内科学

寒凉派与温补派之争是内科领域并涉及整个医学领域的一场论争，自金元四大家之争到明代，都涉及这一问题。清代承其余绪，使这一论争仍处于突出地位。明代张介宾倡命门温补说，张璐著《医通》，把《景岳全书》中的"新方八阵"附于书后，并补"兼略"一说，对张氏之"阴非有余，真阳不足"说做了充分阐述，基本上是站在温补派方面立论的。冯兆张，字楚赡，继承薛己、张介宾之温补说，推崇赵献可之命门理论，曾仿钱乙六味地黄丸方，加减衍为十方。他在《冯氏锦囊秘录·序》中说：为医论治，须明标本攻补，先后之宜，主张在顾本的基础上顾标，反对一味峻攻、削代和重攻。又有吴仲朗的《医验遗书》，其婿方象瑛在序中引其言曰："儒者之医，先明气运，启、祯之际，人体多热，宜用清凉。而今以来，人性多寒，宜用温补。且服热而误，十可救九；服寒而误，百无一失。"[①]把气运作为温补的依据。

对温补说，寒凉派竭力攻之，为批评张景岳，陈修园专门写了《景岳新方砭》，说张景岳是"皆拾前人之糟粕，而张大其言"。张景岳以善用熟地有名，陈氏说张景岳不知《神农本草经》所载地黄，其作用是"增骨髓、长肌肉……为服食之品，非除病之药"。景岳所制左归丸不过是"厨子所造八仙菜"。徐大椿则针对赵献可之《医贯》专著《医贯砭》云："而八味、六味二方，乃是一贯，大本难言，万法归一之补药。此等怪论，自开辟以来未之或有，小人之欺世，至于此极，而粗通文理之人观之，不但不怪，且以此人为真知孔孟之学者，亦大可怪矣。"[②]徐因、吕留良、高鼓峰信奉赵献可，因而一并批评之："吕氏之学，实得之高鼓峰，高鼓峰则首宗赵氏之人也。吕氏因信高之故而信赵，天下之人，又因信吕氏选时文，讲性理之故，而并信其医，且云两方可治尽天下之病。……所以罪魁

---

① 丹波元胤：《中国医籍考》，北京：人民卫生出版社，1956 年，第 1134 页。

② 徐大椿：《徐大椿医书全集·伤寒论类方》，北京：人民卫生出版社，1988 年，第 110 页。

祸首高不能辞，而承流扬波，吕之造孽更无穷。世所刻《鼓峰心法》《高吕医案》等书，一脉相承……知赵氏之谬，则余者自能知之矣。"何梦瑶在《医碥》中亦批评温补之说，认为温补派"妄引《易》义，动言扶阳抑阴，夫《易》阳君子阴小人，故当扶抑。医言阴阳，但气耳。气非正则邪，正虚无论阴阳，均当扶，邪胜无论寒热，均当抑，何得牵合惑人耶"？又说："温补之说，借口春夏，不识归根复命，四时皆生之理。苟明亢害承制，以克为生，则大黄朴硝，即回阳上品。故药之补泻，初无定名，唯视病之寒热，以为去取。今不问何证，概从温补，何异惩溺而群趋火坑，不亦惑乎？"又说："医有庸有黠，庸医不知温补之能杀人也；黠医知温补之能杀人，而人不怨，以为可以藏拙而用之。于是景岳之徒遍天下，而河间、丹溪之学绝矣，拒邪闭正，吾能已乎？"[①]

如果考虑辩论双方的实际情况，温补派指责寒凉派纯用寒凉，寒凉派指责温补派一概温补，则并不完全符合事实，他们只是各有所偏而已。他们相互批评也各有片面的道理，但将对方一笔抹杀，也并不符合实际。但应看到，由于站在批判对方的立场上，对对方的弱点看得也分外明白，因而常可揭露出对方自相矛盾处和真实缺陷处，但也因此立论常陷入偏颇。例如，陈修园从张景岳处也引用过一些诸如六安煎、左归饮等方剂，并在临床实践中运用过。双方均非虚实寒热不分、阴阳表里颠倒的庸医，只是存在一些偏激与不足之处。说河间纯用寒凉，一味热药也不用，景岳概用温补，一味寒药也不用，当然不是事实。由于人体之阴阳、疾病性质之阴阳、药物之阴阳等概念的流动性及它们相互间的渗透性，有时使双方的争论缺少明确的针对性。加之，由于各人的具体经验不同带来的认识上的局限性，使这种争论可以持久地进行下去，谁也说服不了谁，得不出明确的结论。这就表现出与西医发展史中争论的某些差别。

有些医家对争论双方采取分析的态度，如尤怡在《通一子杂论辨》中说："丹溪之所谓阳有余、阴不足者，就血与气言之也；景岳之所谓阳不

---

① 丹波元胤：《中国医籍考》，北京：人民卫生出版社，1956 年，第 1154—1155 页。

足，阴有余者，就神与形言之也。形神切于摄养，气血切于治要，各成一
说而已矣。"① 沈金鳌认为，人之疾病非常复杂，"表里易蒙，寒热易混，虚
实易淆，阴阳易蔽，纷形错出，似而实非"。医者应通过"切脉辨证，就
证合脉，反复推敲，从流溯源，纵不能洞见癥结，当必求昭悉于皮毛肌肉
经络脏腑之间，或为七情所伤，或为六淫所犯，知其由来，当其变迁，夫
而后表里不相蒙，寒热不相混，虚实不相淆，阴阳不相蔽，悉皆通灵之为
用"②。这样，就不会执于温补、寒凉之类的成见，而按疾病本身性质去认
识疾病，采用正确的方法去治疗疾病。

　　自明代以来，形成了一种认识，应当博采众长。例如，王纶主张：
"外感法仲景，内伤法东垣，热病用河间，杂病用丹溪。"③ 孙一奎则强调
为医"脱非生平融通《素》《难》《本草》、仲景、洁古、守真、东垣、丹
溪诸书，不可以语此秘密"④。又说，他著《张刘李朱滑六名师小传》"欲
后人知仲景不徒以伤寒擅长，守真不独以治火要誉，戴人不当以攻击蒙
讥，东垣不专以内伤树绩，阳有余阴不足之谈，不可以疵丹溪，而樱宁
生之长技，亦将与诸公并称不朽矣"⑤。这种思想，也为清代一些医家所接
受，如李用粹说："知古人立说，适所以相济而非相悖也。如仲景治冬寒，
而河间发明温暑；洁古理脾胃，而东垣发明内伤；子和攻痰饮，而丹溪
发明阴虚。此六家者，古今称为医学之宗。迨夫冬寒之论，至王安道而
中寒、伤寒始明；温暑之论，至巢元方而热病中暑方晰；内伤之论，得
罗谦甫劳伤食伤乃别。痰饮之中，分湿痰燥痰，其说明于隐君；阴虚之
中，分真阴真阳，其论创自叔和。乃知古人立说，各有所长，取其所长，
合为全璧，先圣后圣，其揆一也。然广征万卷，恐多歧亡羊；专执一说，

① 尤怡：《医学读书记》，南京：江苏科学技术出版社，1983 年，第 42 页。
② 丹波元胤：《中国医籍考》，北京：人民卫生出版社，1956 年，第 1164 页。
③ 王纶：《明医杂著》，见：《传世藏书·子库·医部》，第 5 册，海口：海南国际新闻出版中心，
1995 年，第 8233 页。
④ 孙一奎：《赤水玄珠全集·医旨绪余》，北京：人民卫生出版社，1986 年，第 1233 页。
⑤ 孙一奎：《赤水玄珠全集·医旨绪余》，北京：人民卫生出版社，1986 年，第 1235 页。

是守株待兔。不若内遵经旨，外律诸家者为当耳"[1]。取众家之长而弃其短，不专执一说，又不在不同说法前无所适从，这种治学态度应当说是比较可取的。所欠缺者是没有强调创新思想。这在尊经崇古思想氛围下，是难以强求的。这种博取众长的思想，在一些实用性很强的书籍中表现得尤为突出，如《医宗金鉴》《医学三字经》中，都表现出这种特色。《医宗金鉴》是清高宗（乾隆）倡导下，由清政府编纂的一部医学丛书，它博采众家，通俗易懂，且切于实用。例如在其 39 至 43 卷的《杂病心法要诀》中，列中风、虚劳、黄疸、脚气等 40 余门，在每病及每方中，均先列歌诀，后列注释，确实做到了汇集众长，反映了当时疾病诊治的水平。《医学三字经》是陈修园写的一本通俗医学入门书，尽管该书中也反映了陈修园的极为严重的崇古尊经思想，但为了向初学者提供中医学诊断治疗基础知识，他仍能突破局限，采用博采众长又通俗的办法，讲述了多种内科病的治疗，如"火气痰，三子备，不为中，名为类""嘉言书，独得秘""胃脘闭，谷食难，时贤法，左归餐""从俗好，别低昂""呕吐哕，皆属胃，二陈加，时医贵""合诸说，俱平常，资顾问，亦勿忘"[2]等都体现了这点。

经方与时方之争，在大方脉中也是长期存在的一个现象。徐大椿、陈念祖辈盛称经方，且经方非古方统称，乃张仲景之《伤寒》《金匮》所载方之专称。徐大椿说："《伤寒》《金匮》所载之方，亦不必尽出仲景，乃历圣相传之经方也。"此两书"真所谓经方之祖，可与《灵》《素》并垂者"[3]。又说："《金匮》诸方非南阳所自造，乃上古圣人相传之方，所谓经方是也。此乃群方之祖，神妙渊微不可思议"，"《伤寒》诸方，当时本不专治伤寒，南阳取以治伤寒之变证耳。学者当合《金匮》《伤寒》两书

---

① 李用粹：《证治汇补》，上海：上海科学技术出版社，1959 年，第 2 页。

② 陈修园：《医学三字经》，见：《传世藏书·子库·医部》，第 1 册，海口：海南国际新闻出版中心，1995 年，第 9837 页。

③ 丹波元胤：《中国医籍考》，北京：人民卫生出版社，1956 年，第 626 页。

相参并观，乃能深通其义，而所投辄效矣"[1]。陈修园亦谓《伤寒》《金匮》，"其方非南阳所自造，乃上古圣人所传之方，所谓经方是也。"[2]又说："时方固不逮于经方，而以古法行之，即与经方相表里。"[3]可见，他们认为，经方高于时方，不理解经方，即无法运用时方，即运用时方，亦必以古法行之，才能与经方相表里。与之相反，一些医家则更重视时方。吴仪洛著《成方切用》，谓汪昂的《医方集解》"但专录古方，未及新方"，他则兼而收之，"以所录者皆取切于时用之方，而尤其用方者之切于病情也。……方有宜古不宜今者，设起仲景于今日，将必有审机察变，损益无己者，而谓录方可不切于时用乎"？龙子章在《汤头歌不可泥》中说："今人动说古方好，不知以古治今多有错。古人未看今日病，安知今日之用药。……古人但知古人病，未知今日之病瘼；今日病瘼须得今人治，安得妄用古人药。"赵学敏在《串雅》中谓，走医"药物不取贵""以下咽即能去病"；药物取其便，"山村僻邑仓卒即有"。[4]强调贱验便三字，从思想上更接近劳苦贫民阶层。总之，不论经方时方，大抵要以愈病为前提，但经方派强调越古越好，其尊经崇古思想更浓；时方派虽未能摆脱崇古尊经思想影响，但较之稍有解放，赵学敏注意搜采民间医药，有其思想上开放的一面，但总体上仍囿于经验范畴，始终未能向受控实验的方向趋近。这是中医学停留在经验哲学的范畴内，未能从自然哲学模式中解脱出来的一种表现。

关于病历书写方面，中医历来都很重视。喻嘉言在《寓意草》中有"与门人定议病式"。根据中医理论对为什么要这样书写病例一一做了说明。书写病历至今仍反映着一个医生的治学态度、思想素质和工作水平，现代医院也将病例书写是否科学、规范，视为其管理水平的一个主要标

① 《徐大椿医书全集·伤寒论类方》，北京：人民卫生出版社，1988年，第302页。

② 陈修园：《医学三字经》，见《传世藏书·子库·医部》，第1册，海口：海南国际新闻出版中心，1995年，第9837页。

③ 陈修园：《时方妙用、时方歌括》，北京：人民卫生出版社，1956年，第2页。

④ 赵学敏：《串雅内编·选注》，北京：人民卫生出版社，1980年，第12页。

志。病例，首先是一个认识文件，由于疾病是不能制造和任意重复试验的，对疾病的治疗过程，每一个案例便成为对某种疾病进行研究的重要依据。病历中的主诉、四诊、症状特征、疾病的发展变化，所用治疗方案及疗效预期与实践是否相符等，不但是医生积累经验，提高诊断治疗水平，提高对疾病认识能力的依据，也是其必经的途径。由于书写病历时把观察到的现象经过深入思考再用文字表述出来，这本身就是一项深刻认识加工的过程。对医生提高技艺，锻炼思维能力，具有极为重要的作用。再者，对患者负责，无论是连续进行诊治，还是考虑到患者可能到另外医生那里去诊治，把主要东西录下来，多了解疾病的变化，对患者进一步施治，意义都非常重大。应该说，中医学家是充分认识到这些问题的，所以才反复强调病历书写的重要性，并根据中医四诊、病因、治则、方剂、药性、方剂理论指导书写，这从中医学思想发展来说是它成熟化、规范化的表现。

二、外科学

外科学派之间的论争是围绕着手术开展的，祁坤的许多观点和陈实功是一致的。他任过太医院院判，撰有《外科大成》一书。他指出："第疮疡虽曰外科，而其本必根于内，且多针灸去腐完肌之技，似治外较难于治内耶。近之世，重内而轻外者，由近之医弃内而治外，是舍本而从末也。"[1]他认为治外科者，必须有雄厚的医学理论功底，"必先以脉为首务"[2]，掌握疾病的三因理论，察病之虚实，了解药物的性味，"科之分有内外，盖因人之疾有内外故也。因其疾以命医，神而明之，则因内可以推外，由外可以测内……胡为乎今之重于内者精其内，而疮疡或有所遗，专于外者精其外，而方脉或有未谙。斯二者诚未合乎中庸之道，不几失先正之薪传乎"![3]在掌握医学理论及诊断技术的基础上，祁坤非常重视手法技术。其

---

① 祁坤：《外科大成》，上海：上海卫生出版社，1957 年，第 388 页。

② 祁坤：《外科大成》，上海：上海卫生出版社，1957 年，第 1 页。

③ 祁坤：《外科大成》，上海：上海卫生出版社，1957 年，第 1 页。

后的顾世澄的《疡医大全》，以及清代官方编写的《医宗金鉴·外科心法》，都对一些外科手术做了比较详尽的描述。《医宗金鉴·凡例》中说："医固无内外之可分也，第以证之形于外，故称之曰外科。经云：六府不和，留结为痈。亦可知无外之非本于内矣。是集绘图立说，外以辨其形色、部位、经络，内以调其脏腑气血，与夫阴阳虚实、六淫七情、病因方药、内治外治诸法，详载于篇。"也强调了外科的治疗特点，并叙述了当时常用的手术方法。

王洪绪撰《外科证治全生集》，强调外病内治，主张对痈疽，"无脓宜消散，有脓当攻托"[1]，反对对化脓性感染已成脓者的切开引流手术，对《外科正宗》进行了激烈的批评。王洪绪反对滥用手术有他的客观上的理由，他主观愿望上也是对病人负责的。他自称："余年七十有二矣，治病历四十余年，用药从无一误。"[2]但他指责施行外科手术是给病人处以"极刑"，是"刽徒"所为，实在是太过分了。该认识对外科手术的研究和发展是极为不利的。外科要进一步发展，也必须冲破这种保守思想。高秉钧所著《疡科心得集》认为治疗外科疾病"亦在审其脉以辨其证而已。大约疮疡未溃之先，脉宜有余；已溃之后，脉宜不足。有余者，毒盛也；不足者，元气虚也。……按定六部之脉，细察虚实，其间宜寒、宜热、宜散、宜收、宜攻、宜补、宜逆、宜从，总以适事为故，未可鲁莽图治也。"[3]其思路大体上也与王洪绪类似。外病内治是一个极为重要的方法，即使在今天，外科手术前后也必须采用内治的方法。有些外科病可以不经手术而治愈，免受开刀之苦，也是人们追求的一种治疗方法。但决不能因此而完全否定外科手术，否定对外科手术的研究。实际上，今天之内科中也开始运用某些创伤性检查与治疗方法。所以，像王洪绪这种基本上否定手术的外

---

① 王洪绪：《外科证治全生集》，见：《传世藏书·子库·医部》，第 3 册，海口：海南国际新闻出版中心，1995 年，第 5453 页。

② 王洪绪：《外科证治全生集》，见：《传世藏书·子库，医部》，第 3 册，海口：海南国际新闻出版中心，1995 年，第 5427 页。

③ 高秉钧：《疡科心得集》，见:《传世藏书·子库·医部》，第 3 册，海口：海南国际新闻出版中心，1995 年，第 5478 页。

科学术思想，应当说，是不符合中医学发展规律的。王氏否定外科手术的思想符合了病家畏惧手术的心理，也与儒家传统"身体发肤受之父母，不可损伤"的观点相一致，他的这些观念还为许克昌等所撰《外科证治全书》、邹五峰所撰《外科真诠》等书接受并发展。对此，马培之评论说："手术有当用，有不当用，有不能不用之别，如谓一概禁之，非正治也。……王氏《全生集》，近时业外科者，奉为枕秘"，认为如以之为宗，则"贻害匪浅"。外科关于手术研究的论争，是外科学发展与普及中的一件大事，是推动外科学前进必须解决的重大问题之一。

三、骨伤科

清代以前正骨书少，但正骨学派林立，多互相保密，不敢轻易传人，这可能是正骨技术更着重于手法，有很多窍门，技艺性更强所致。本来中医学具有保密的特征，有些技艺性很强的部分单靠文字或语言不能完全地表述出来，需要在实践中手把手地教。有些人把这看作是看家本领，不敢轻易传人，致使一些技术被淹没而消失，这对中医学发展是很不利的，中医骨科只是表现得更为突出而已。《医宗金鉴》对此下功夫搜集，介绍了手法，介绍了器具，并绘出图像，这点做得确是很突出的。同时，清代一些医家的著作，如钱秀昌的《伤科补要》、胡廷光的《伤科汇纂》、赵廷海的《救伤密旨·跌损妙方》等也表明骨伤科的发展广泛引起了人们的重视。

《医宗金鉴·正骨心法要旨》在具体手法上，它归纳为摸、接、端、提、按、摩、推、拿八法，并把这些手法与中医的经络理论及宣通补泻的治则结合起来，使人体会到中医理论概念体系是一个完整的体系，它不但体现于人们的认识分析中，也体现在人们的实践操作中。

在"器具总论"中强调了骨伤科疾病的特殊性，它使用器具的必然性，器具与手法相互关系，使用的目的与原则，以及它与药饵、调养的关系等。骨伤科必须用器具"辅手法之不逮"，是骨伤科特点决定的，当然这也是医学长期发展的结果。在这方面，要从骨折的性质和特点出发。例如，抱膝一器是用于膝盖骨（髌骨）摔伤的，既非常简单，又切于实用，完全符合髌骨的解剖及生理学特点，至今仍为中西医骨科医生所使用。由于骨科接触的是人体的形态部分，它使得中西医非常贴近，而且成为临床上实现中西医结合的一个实际接合点。研究骨伤科的学术思想特点及中医药物治疗与手法的关系等会大大丰富对中医学的理论与治疗原则的理解。

四、外治法

内病内治，外病外治，是久已采用的；外病内治，外部的痈疽疔疖等，在外治时需要同时辅以内治，已为人们所熟知。不但外病须要外治，内病也可外治，这在中医史上是久已有之的，到了清代变得更为突出。赵学敏在赵柏云支持下编成《串雅》内外编，书中收有不少外用方，尤以《串雅外编》为著，分为禁药门、起死门、保生门、奇药门、针法门等28门，共收各种外治法约600多条，内容涉及临床各科，推动了外治法的发展。吴尚先所撰的《理瀹骈文》则是一部有关外治法的专著，其中尤以膏药占主导地位，它至今在我国制剂中仍占据着一席之地。

吴尚先强调，外治法并非他的发明，而是古圣贤留下的一笔有用的遗产。他说："仲景《伤寒论》有火熏令其汗，冷水噀之，赤豆纳鼻、猪胆汁蜜煎导法，皆外治也。……后贤于痞气、结胸，又有仑法、熨法。"[1] 又说："凡病多从外入，故医有外治法。经文内取外取并列，未尝教人专用内治也。……矧上用嚏，中用填，下用坐，尤捷于内服。"他认为："外治之理，即内治之理，外治之药，亦即内治之药。所异者法耳。"[2] 外治和内治均遵从中医统一的理论体系，"外治必如内治者，先求其本。本者何？明阴阳，识脏腑也"。即必须具有全局观念，必须从人体的整体阴阳脏腑出发。否则，

---

① 吴尚先：《理瀹骈文》，见《传世藏书·子库·医部》，第6册，海口：海南国际新闻出版中心，1995年，第9925页。

② 吴尚先：《理瀹骈文》，见：《传世藏书·子库·医部》，第6册，海口：海南国际新闻出版中心，1995年，第9923页。

"若不考其源流，徒持一二相传有效之方，自矜捷径秘诀……或知其一未知其二，此虽无失，而彼亦阴受其损者有矣。谚云：'医得头痛眼又瞎，'良工要不如是也"。这就是说，吴尚先认为中医学具有一套完整的理论体系，外治法同样是建立在这一理论体系基础上的，是要从脏腑之间相互联系出发考虑问题的，是从阴阳五行网络体系的角度思考治则的。吴尚先反对单靠一两个秘方作为治方的秘诀捷径，如果以为有了一两个秘方就可以医治百病，那是缺少中医理论知识的表现。但是，吴尚先也认为外治法有着与内治法根本不同的一些特点，正是这些特点，外治法才能成为一种独特的方法体系。首先，他认为外治法的治在外，"则无禁制，无窒碍，在牵掣，无沾滞。世有博通之医，当于此见其才"。也就是说外治法较之内治法所受的限制要小，自由度要大一些，而且可以免除妄为用药之害，又可治不肯服药或不能服药之人。他认为"昔叶天士用平胃散炒熨治痢，用常山饮炒、嗅治疟，变汤剂为外治，实开后人无限法门"。吴氏还根据中医抓住纲领的思想，强调外治法也要善于抓住要害，强调在外治法中要握其要。握要之道，又可一通字该之，认为理通，则治自通矣。从吴尚先这些叙述看，外治法是在中医理论指导下发展起来的一种方法，它和内治法在理论根据上、指导思想上、理法方药上的原则并无二致。但由于采用了外治法，它在用药特点、治疗范围及治疗效果上，都产生了一系列新的特点。自吴尚先倡导外治法以来，它的发展十分迅速，由于使用方便，确有效果，因而，很快得到了普及。至今，它们是受人们欢迎的一种治疗方法。这是中医学发展史上的一次创新。但在这里，我们同样看到，这种创新仍然是在中医原有理论体系之中展开的，因而，它也受到中医概念体系中保守一面的制约，在吴尚先的思想中，我们仍可时刻感到尊经崇古的思想对他的影响。

五、妇产科

中医学的妇产科学是以生殖医学为核心的，这在清代表现尤甚。中国传统思维以"不孝有三，无后为大"，强调"多子多福"。所以在妇产科学的研究中经胎孕产是其主要内容，而调经也常与种子相关。这固然与妇女生理特点有关，但对生殖的考虑常是其中一个主要内容。林佩琴在《类证治载·调经》中说："妇科首重孕育，孕育先在调经。""经不准，必不受孕。"所以调经的目的是着眼于孕育。调经如此，种子胎前、临产、产后、乳症等亦莫不围绕着孕育。在我们这样一个重子嗣的国家，不孕、无子甚至视为缺德的表现。妇产科疾病的诊断治疗固然是为了保持妇女健康，但孕育问题始终被看作一个关键的问题。对这种思想当然不能过分苛责医家，主要应由当时的社会道德伦理环境负责，但医家受到这种思想影响则是应该看到的。这种思想对妇产科学的发展则并不会引起什么严重阻碍作用，因为，母健才能子壮，母亲身体健康是孕育健康子女的前提。当然，父亲也有同等的重要性，完全责之妇女也是一种偏见。总之，在妇女尚未取得解放的条件下，存在着这种社会伦理思想的影响是自然而然的。

在妇产科的辨证施治中，同样要重视脏腑之间的相互影响，把五脏六腑看作一个整体，看到它们的相互影响，在治疗中也必须兼顾。只有认证准，治疗才能收到良好的效果。我们可以看出，在妇产科疾病的病因分析中，所使用的仍是从中国古代自然哲学中借用来的阴阳、五行、气血、脏腑之类的概念，以及运用这些概念对人体生理、病理变化的形象和功能的理解。虽然其中也有关于人体脏器的概略性的认识，但重点仍放在中医的气化理论上。这是统帅整个中医学乃至中医妇产科学的概念理论体系，不理解这点，便无法理解中医妇科学所阐述的理论及实际诊治的内容。另一方面，作为中医妇产科学是以女性的孕产及在女性特殊的生理条件基础上发生的疾病，又必然要涉及经带孕产的内容，涉及由于女性特点而对女性杂病的特殊治疗要求，包括女性的一些外感病，如伤寒、温病等。

中医学非常注意情志因素在妇女病发病与治疗中的作用。重视心理情志因素在发病和治疗中的作用，是中医学的一大特点。女性心理细腻，加之处于社会上受压抑的状态，更易受七情因素的影响。孙思邈在《备急千金要方》中说："女人嗜欲多于丈夫，感病倍于男子，加以慈恋爱憎，嫉妬忧愧，染著坚牢，情不自抑，所以为病根深，疗之难差。"[①]傅青主则进一步把情志因素结合于具体疾病的诊断并在治疗中加以考虑，把情志因素看作妇女病诊治的一个重要方面。这和现代医学重视社会心理因素的新医学模式颇有相通之处，是值得大力发扬的。亟斋居士的《达生篇》，对临产提出了六字要诀："一曰睡，二曰忍痛，三曰慢临盆。"也是从心理情志因素方面进行立论的，强调要消除产妇产前的恐惧心理，保持心理镇静状态，这对正常的生理分娩是有指导意义的。即使面临难产，保持产妇及其家属的稳定情绪，消除其恐惧心理，也是十分重要的。稍后出现的唐千顷的《达生要旨》，对此六字诀十分推崇，并主张孕期"体宜动而不宜逸"，此对孕期生理及心理保健亦有重要意义。

六、儿科

清代儿科的诊治思想中出现了一些革新观念，陈复正的《幼幼集成》中的一些观点很具有代表性。陈复正指出，疳疾肌晃白，但有人以指纹当之，则谬甚，"盖指上从无白纹。予临诊四十余载，未尝一遇。后人勿道古人之言一定不易，必俟其指纹白色，始可称之为疳。若然，则疳症之儿无幸矣。故知按图索骥，终非解人；神而明之，始称匠手"[②]。这就是说，作为临床医生，千万不能死执古书、按图索骥，用教条主义的态度对待古代著作，"勿道古人之言一定不易"，而必须根据实际情况，纠正古书上不合理之处，要有创造性，根据经验，提出自己的见解和方法。又如在探讨脐风病因时说："古人论脐风，皆谓由于水湿风冷所致，予则以为古论犹未尽也。盖脐风有内外二因，有可治不可治之别。外因者，风湿所伤；内因者，禀父之真阳不足也。"[③]可见，他在治学中，是不以古人之论为尽善尽美，是有可议之处和可补充的方面，有了这种意识，才是推动医学进步的必要前提。对变蒸

---

① 孙思邈：《备急千金要方》，北京：人民卫生出版社，1982年，第16页。

② 陈复正：《幼幼集成》，见：《传世藏书·子库·医部》，第4册，海口：海南国际新闻出版中心，1995年，第6055页。

③ 陈复正：《幼幼集成》，见：《传世藏书·子库，医部》，第4册，海口：海南国际新闻出版中心，1995年，第6067页。

说，陈氏对之不置可否，而谓："凡小儿作热，总无一定，不必拘泥。后贤勿执以为实，而以正病作变蒸，迁延时日，误事不小，但依证治疗，自可生全。"①强调要以临床见证为主。依证治疗，这是一个临床学家应有的思维方式。总之，陈氏在《幼幼集成》表达的见解，是从临床所见出发，而反对从书本所见出发，当书本与临床所见发生矛盾时，则应创设新见，否定书本上的旧说。这就给儿科学的发展吹进了一股清新之风。当然，陈复正在这样做时，是坚持尊重这一前提的。他在《幼幼集成》中说："其中诊治权衡，一遵经旨，罔或偏枯，务期有当于理，无害于人而后已。"②

陈氏在儿科诊治思想上，强调要实事求是，不要故弄玄虚。为此，他强调一定要抓住纲、抓住要点。他说："小儿之病，多有发热，然幼科论证太繁，来学炫目，莫得其要。予谓小儿之证，惟宜明显简切，有裨于治疗足矣。今以小儿发热，分为四大证：一曰表热，一曰里热，一曰虚热，一曰实热。表里虚实既明，则大纲在乎，然后逐证辨认，又岂能逃其冰鉴乎？……以上四热为纲，其下杂证为目，有纲有目，而犹不能辨别者，未之有也。"③

七、眼科

清代眼科强调眼科病与全身病的联系：在诊治眼科病时不能只看局部，不顾整体。这在眼科诊断上是一个十分重要的思想，也是眼科病辨证论治时必须遵循的原则。顾养吾在《银海指南》中列出伤寒主目疾论、瘟疫兼目疾论、中风兼目疾论等，把眼病与传染病、杂病作为一个整体来考虑，把眼病看作全身病的一个局部。这一思想是很深刻的，是对局部论的一种深刻批判。他还论述了十二经脉与眼病的关系，这也是他的整体论在

① 陈复正：《幼幼集成》，见：《传世藏书·子库·医部》，第 4 册，海口：海南国际新闻出版中心，1995 年，第 6078 页。

② 陈复正：《幼幼集成》，见：《传世藏书，子库，医部》，第 4 册，海口：海南国际新闻出版中心，1995 年，第 6048 页。

③ 陈复正：《幼幼集成》，见：《传世藏书·子库·医部》，第 4 册，海口：海南国际新闻出版中心，1995 年，第 6743—6744 页。

理论上的一种表现。

八、口齿咽喉科

清代出现了一个专治喉病的世家，郑氏治喉世家，特别是郑宏纲，以治喉科急危重症而闻名于世。郑宏纲，字纪元，号梅涧，安徽歙县人。其父郑子丰，从福建人黄明生习喉科，并得其秘传。郑宏纲在其父指引下，治疗技术精良。他晚年积家传之经验，撰成《重楼玉钥》一书，并由其子郑承瀚增补，于1883年刊出。郑承瀚尚撰有《喉白阐微》，可与《重楼玉钥》相互补充。对治喉病，郑氏强调要针药并用，"宜以针法开导经络，使气血通利，风痰自解，热邪外出，兼有诸药奇方，层层调治其症，安有不效？"[1]郑氏针药并用，互相协调，至今对治疗喉病有着重要意义。冯相棻在为《重楼玉钥》作的序中说，他得到此书后，原书未系姓氏，后来才知道作者是郑梅涧，亦不知何许人，后遇喉症，"惜未解针灸，仅按方投药，无不神验"[2]。可见郑氏立方之精效果之好。

郑梅涧对白喉的认识及治法对后世影响是很大的。他指出，喉间起白如腐一症"属疫气为患"，即把白喉视为一种传染病，认为此病"发于肺肾，凡本质不足者，或遇燥气流行，或多食辛热之物，感触而发"。他强调治疗本病的原则为"总要养阴清肺，兼辛凉而散为主"[3]。为此，他制定了养阴清肺汤。经现代研究，此方对白喉及其他喉证确有良好疗效。可以看出，郑氏在积累经验的基础上，确实有不少创造，这些创造又大体上是在中医理论体系指导下做出的。这表明，中医理论体系不单是一种解释论理的工具，而且是指导创新的工具。如何在现代科学技术条件下对其进

---

[1] 郑梅涧：《重楼玉钥》，见：《传世藏书·子库·医部》，第1册，海口：海南国际新闻出版中心，1995年，第1160—1161页。

[2] 郑梅涧：《重楼玉钥》，见：《传世藏书·子库·医部》，第4册，海口：海南国际新闻出版中心，1995年，第6425页。

[3] 郑梅涧：《重楼玉钥》，见：《传世藏书·子库·医部》，第4册，海口：海南国际新闻出版中心，1995年，第6443页。

行改造，又保持其合理的核心，确是中医发展和创新中的一个重要课题，也是一个需要进一步突破的难点。

九、针灸存废之争

清朝前期，政府太医院设有针灸科，针灸技术仍受到一定的重视。乾隆倡导下编写的《医宗金鉴》中也列有《针灸心法要诀》专篇，对针灸进行了简要整理，在普及针灸学术思想及技术方面是有推动作用的。当时，为了奖励参加《医宗金鉴》编写的医学家，还专门为他们铸赠了针灸铜人。到了1882年，即道光二年，道光帝宣布了一纸禁令："针刺火灸，终非奉君之所宜，太医院针灸一科，着永远停止。"[1]道光皇帝这一命令不是突然发出的，它涉及针灸存废的一次论争。针灸从皇家太医院中逐出，虽然不能在民间也彻底予以禁止，但起码说明了这样一个信息，针灸是不能登大雅之堂的东西，非奉君之所宜，也就是说，是和封建伦理纲常有矛盾的。在当时一些封建卫道者看来，为了维护君德，就要废止针灸，针灸是与礼教和所谓的"文明"行为是不相容的，针刺火灸会损伤高贵者的身体发肤，是一种不适宜的行为。废止针灸在社会思潮上也和西学传入有关。西方科学传入早期，不能科学地对待中国的传统文化，认为中国传统文化是玄学，和科学无缘，因而也造成了对针灸乃至中医理论体系的歧视。为了维护封建礼教而扼杀科学，提出废除针灸的主张，显然是一股逆流，一股不顾针灸的实际疗效及在医学中广泛应用的逆流。这种情况也只能在封建君权至上的状况下发生，以为只要君主一道命令便可永远废止针灸。这种认识和科学间的距离相差太远了。只要是科学的东西，它便会具有顽强的生命力，会在群众中扎下根来，针灸在民间，在群众中仍有深厚的基础，大量的针灸书籍仍在印行，仍在不断流传，针灸技术也在一代代医人中传授。1874年，廖润鸿写成《针灸集成》，前代针灸名著在不断刊

---

[1]　任锡庚：《太医院志职掌》，见：傅维康主编，《针灸推论史》，上海：上海古籍出版社，1991年，第213页。

刻，以针灸著名的医家也不断涌现。说明在针灸存废之争的背后，是封建礼教与科学的较量。从长远看，胜利者绝不会是封建礼教，而是具有科学素质又具有良好临床疗效的针灸。

十、养生学的思想特点

中国养生学源远流长，养生著作可谓汗牛充栋，其要点无非是调摄情志，注意饮食，合理安排生活起居，注意房中养生，加强运动锻炼，讲究各种功法，适当服用药物，注意防病祛病等。中国医学历来重视天人感应学说。天人感应学说的重要内容之一就是法阴阳四时，根据四时季节变化调整自己的行动，包括情志调养、生活起居及饮食安排，都应法四时，这点在《素问·四气调神大论》中已肇其端。这些观点一直延续至今，认为人们必须与外界环境，与四时气候变化相适应，如果违背了季节时令，就会给健康带来不利的影响。

以德养生，是历代养生学中一个重要思想，自《黄帝内经》、陶弘景、孙思邈到清代以至现代，是一脉相承的。清代石成金所编《长生秘诀》中主张："善养生者，当以德行为主，而以调养为佐。二者并行不悖，体自健而寿命自可延长。"程国彭在《医学心悟·保生四要》中所说的第三条是惜精神，第四条是戒嗔怒，都强调精神修养是养生的前提，他说："无愧无嗔，涵养心田，心田宁静，天君泰然。"[1]中国历来强调"仁者寿"，强调"和为贵"，强调"清心寡欲"，都是在提高人们的道德修养上下功夫，认为只有道德修养高的人，才能达到高寿的目的。

中医学在养生中强调养精、气、神，这点无论在道教养生学中还是医家著作中，都呈现高度的一致。《黄帝内经》把元气视为生命存在的根本条件，人身之元气存则生，人身之元气尽则死。自宋、元以来的金丹道，强调内炼。以清代伍冲虚、柳华阳师徒为主的伍柳派，为炼精化气、

---

① 陈修园：《医学心悟》，见：《传世藏书·子库·医部》，第6册，海口：海南国际新闻出版中心，1995年，第9562页。

炼气化神、炼神还虚的内功丹法写出专著，他们强调以人身之精气神为药物，以神气为炉火，进行内炼。柳华阳说："欲修大道者，理无别诀，无非神气而已。神乃心中之元神，气即肾中之元气，炼精之时，则气原在乎精中，精气本是一物。"①伍柳派作为全真派的一个支派，是以成仙为目的。但他们所倡导的内炼思想，对于人们的健体强身则不失为一个重要方法，也为历代气功学家所重视。他所指出的小周天、大周天功夫，在人们的保健活动中有一定的市场。从养生学角度考虑，从炼精、炼神、炼气的修炼功夫考虑，都不能予以忽视。

中医养生思想主张阴阳平衡，主张达到气和。《内功图说》对此做了比较系统的说明，"天地本乎阴阳，阴阳主乎动静。人身一阴阳也，阴阳一动静也。动静合宜，气血和畅，百病不生，乃得尽其天年。如为情欲所牵，永违动静。过动伤阴，阳必偏胜；过静伤阳，阴必偏伤。且阴伤阳无所成，阳亦伤也；阳伤而阴无所生，阴亦伤也。既伤矣，生生变化之机已塞，非用法以导之，则生化之源无由启也。"②养生最重要是保持阴阳平衡，使动静适度，勿伤阴阳，而各种健身方法之要点无非是调剂阴阳，顺乎五行，驱外邪，消内伤，使阴阳合其度，五行运其行。这是中医养生中一个重要指导原则。

注意饮食营养，合理调节饮食，运用食疗方法，促进身体健康，在中医养生思想中占有重要地位。清代食疗著作很多，资料收集丰富，虽无创新，但切于实用。食疗胜于药疗的观点是中医学历史发展中形成的一个重要观点，其意不仅在于可防滥用药物之害，亦可收到预防为主之功，是值得发扬的一个观点。

---

① 徐北仁主编：《仙道正传》，北京：中国人民大学出版社，1992 年，第 137 页。
② 《内功图识》，见：《传世藏书·子库·医部》，第 4 册，海口：海南国际新闻出版中心，1995 年，第 6703 页。

十一、医学普及思想

普及医学知识是社会健康需求发展和医学发展的必然趋势。随着社会经济发展和印刷技术的进步，在当时尚无规模性的医学教育条件下，一些知识分子渴望通过自学走上行医的道路，一些患者也想通过医学书籍了解自己的病情，消除疑虑，验证医生的诊断。另外，由于当时交通条件尚不发达，一些医家也希望通过通俗的医学著作，作为病家在缺医的条件下，对一些急性病进行自我救治。清代由政府出面组织编写的《医宗金鉴》，就可以说是一部大型的医学普及著作，其他在诊断、药物、方剂、临床各科都出版了一批医学普及读物，大都广为流传，在推动医学发展和培养医生方面起了积极作用。这些普及读物多以歌诀、诗赋、要诀、韵语、图注和图说的形式编写，读起来朗朗上口，便于记忆。其内容多为取众长之作，反映了当时通行的一些观点。当然，在观点及技术选取上，也反映了作者的思想倾向。

在这类通俗著作中，当首推陈修园编写的《医学三字经》。《三字经》本为我国习用的儿童启蒙学习的教科书，它讲述历史典故、伦理纲常、做人原则等。陈修园采用人们这种喜闻乐见的形式，对医学历史源流和医学诊断治疗及各种疾病都进行了概括，是一本较成功的医学入门之作。陈修园说他编写此书的目的，就是效《三字经》之便于诵读的方法，为学医者立一个正确的入门途径。他以高度概括的方式为初学者立下了一些应当遵循的规矩。陈修园这种驾驭自如的写作方法，反映了他丰富的医学认知。陈修园编写的《三字经》对于我们当今的医学教育也是一个有益的启发，它为如何做到教材"少而精"，把医学理论与临床实践紧密结合起来，提供了一种有益的参照。

汪昂的《汤头歌诀》是一本重要的医学普及作品。从汪昂编写此书的指导思想上看，一是便于初学，便于记忆。二是综合诸家，会集众说，由博返约，便于应用。在浩如烟海的方书中选取成方200多首，且所选大体上切于临床应用，这是很不容易的。"由博返约"是清代医家治学的一个特点，也是撰写普及医学知识读本的必要前提之一。要普及，就不能太繁，要普及，就必须切于实用。而要做到这点，就必须删繁除芜，下一番"由博返约"的功夫。

第三节
医学革新思想与守旧思想之争论

医学发展中的革新与守旧之争是经常进行的，临床经验的积累，思想认识之进步，必然要求改变某些原有认识，提出新的观念，这在《内经》《难经》《伤寒论》之后，一直进行着。但中国的传统文化，特别是儒家和道家文化是一种尊古的文化，是一种法先王或强调"抱朴""归根"的文化，认为古圣人之言、见解是神圣不可侵犯的，是可以为后世法，即作为后世判断是非标准的言论。这对医家影响很深。例如中国医学史上发生的一次重大学术论争——金元四大家之争，刘完素倡"六气皆从火化"之说；张从正则谓病乃邪气所生，非人体固有，邪去则元气自复；李杲提出饮食劳倦内伤脾胃的见解；朱震亨倡"阳常有余，阴常不足"的养阴学说。但都是在尊崇《内经》旗帜下展开争论的，他们各引经文以证己说，在理论体系上更加巩固了《内经》提出的理论框架。

一、喻嘉言的思想及其影响

喻昌（1585—1664年），字嘉言，别号西昌老人，江西新建人。明崇祯时以生员选入京都，上书言事，寻诏征不就。清军入关后，一度削发为僧，隐居研读医书，习内养法，明禅理，善弈，兼好黄白之术。侨居常熟，以医名世，与张璐、吴谦并称为清初三大家。《清史稿》称其"才辩纵横，不可一世"，并说当时"从学者甚众"，著有《寓意草》《尚论篇》《医门法律》等书。喻氏对温病有独到的看法，对以后温病的形成和发展产生了重大的影响。喻氏所立清燥救肺汤颇受吴鞠通的推崇。喻氏在中医发展史中的地位是肯定的，但他的崇古思想也是很严重的。由于他的盛名，更使这种思想产生了严重的负面影响。

喻昌尊经崇古，认为"混茫初开，圣神首出，民用未兴，药草先备"，谓自轩辕帝以来，以岐伯为天师，"由兹神工继起，仓扁而下，代有传人。或发挥方书，或抽扬脉理，非不灿然天地间"。特别是"仲景《伤寒论》一书，天苞地符，为众法之宗，群方之祖"。但后来，"晚世道降术升，医事之不振久也"。在《伤寒论》中曰："杂以后人知见，反为尘饭涂羹，莫适于用。"[1] 又说："仲景先师，叔季天生圣人，其道如日月之明。"[2] 认为张仲景是医中圣人，后人永远无法超过。又说："神农作于前，仲景述于后，前圣后圣，其揆一也。"[3] 又谓："予之所以心折仲景，称为百世之师者，每遇一证，必出一法，以纬《内经》之不逮，一言当千百言而居其要也。"[4] 又谓"谈医者，当以《灵》《素》为经，《金匮》为纬。读《灵》《素》而不了了者，求之金匮"[5]。喻氏在医学发展的看法上，是一个退化论者，他认为张仲景是医中圣人，是医学发展中永远难以逾越的高峰。医学要变好，不用别的，只要能达到张仲景的水平就可以了。喻氏推崇《内经》《难经》，但尤推崇仲景，认为只要善体圣意，一切困难便可迎刃而解。

喻昌对王叔和之后的医学持贬斥态度，他说："有晋以后之谈医者，皆伪统也。"[6] 谓魏、晋以后诸家方书，"似乎新奇可喜，讵知词不达意，

① 万友生、杨扶国等校注：《喻嘉言医学三书》，南昌：江西人民出版社，1984 年，第 1 页。
② 万友生、杨扶国等校注：《喻嘉言医学三书》，南昌：江西人民出版社，1984 年，第 227 页。
③ 万友生、杨扶国等校注：《喻嘉言医学三书》，南昌：江西人民出版社，1984 年，第 244 页。
④ 万友生、杨扶国等校注：《喻嘉言医学三书》，南昌：江西人民出版社，1984 年，第 549 页。
⑤ 万友生、杨扶国等校注：《喻嘉言医学三书》，南昌：江西人民出版社，1984 年，第 554 页。
⑥ 万友生、杨扶国等校注：《喻嘉言医学三书》，南昌：江西人民出版社，1984 年，第 16 页。

徒足炫人。所以后人一得之长，迥不及于古人"①。科学不是在进步而是在后退。他对王叔和则从多方面进行批评，认为王叔和编集《伤寒论》是"附以己意，编集成书""不该不贯""苟简粗率""蔓引赘辞""独遗精髓"，做的工作是"碎剪美锦，盲瞽后世，无繇复睹黼黻之华"，"至令黄岐一脉，斩绝无遗"。王氏使《伤寒论》"纲领倒置，先后差错，且无扼要""全不达仲景之旨"，是"造不经之说，混乱经常，至经常大义，不挈一语"。如果听了王叔和的话，只能处于"千年长夜"的状态。喻氏强调，"晋人之浅于谈医"，而王叔和"既以浅陋，更甚荒唐"，但由于人们"过信叔和之弊"，遂使《伤寒论》之原貌"不可复睹"。所以喻氏认为："有志跻仲景之堂者，能无大剖叔和之藩也哉！"②也就是说，只有拆掉王叔和为《伤寒论》设置的藩篱，才有可能真正领会张仲景学说的实质。至于以后的一些医家或医者，喻氏亦大加讨伐，如谓："疟病一门，《巢氏病源》妄分五脏，后人谓其发明《内经》，深信不疑，而不知疟邪不从脏发。《内经》所无之理，巢氏臆言之耳。陈无择三因之说踳矣，乃谓夏伤于暑，秋为痎疟者，不可专以此论，何其甘悖圣言耶！至论内因，剿袭巢氏心、肝、脾、肺、肾五疟立言，仍是巴人下里之音矣。"③喻氏认为，历代虽有医家辈出，"卒莫能舍叔和疆畔，追溯仲景渊源"，都是跟着王叔和跑的，"如庞安常、朱肱、许叔微、韩祗和、王实之流，非不至有阐发，然不过为叔和之功臣耳，未见为仲景之功臣也。"④至于林亿、成无己诸人，喻氏对他们尤为厌恶，他认为林亿"不辨朱紫菽粟"，是个分不清是非的人。例如，林亿竟然宣称"自仲景于今八百年，唯王叔和能学之"。喻氏认为林、成二家过于尊信王叔和，专门"错乱圣言"，"其所为校正，所为诠注者，乃仲景之不幸，医道之大厄也"⑤。这就是说，自张仲景

---

①　万友生、杨扶国等校注：《喻嘉言医学三书》，南昌：江西人民出版社，1984年，第200页。

②　万友生、杨扶国等校注：《喻嘉言医学三书》，南昌：江西人民出版社，1984年，第20页。

③　万友生、杨扶国等校注：《喻嘉言医学三书》，南昌：江西人民出版社，1984年，第554页。

④　万友生、杨扶国等校注：《喻嘉言医学三书》，南昌：江西人民出版社，1984年，第3页。

⑤　万友生、杨扶国等校注：《喻嘉言医学三书》，南昌：江西人民出版社，1984年，第4页。

以来，其真传完全断了线，王叔和、林亿、成无己辈，乃淆乱圣经的罪人，其他一些人物，也只跟着王叔和跑，陷入"一盲引众盲，相将入火坑"的悲哀境地，"仲景之道，人但知得叔和而明，熟知其因叔和而坠也哉！"①对金元四大家，喻氏亦多微词，如说："丹溪究心杂症，不事仲景，遇外感，崇东垣补中益气，兼行解散，终非正道，况惑异气之说，抉择不精。然既外感不习，何由登峰造极耶！东垣不解伤寒正治，盖一生精神在内伤也。"②又说："丹溪、节斋诸缙绅先生，多主贵阴贱阳立说，曰阳道饶，阴道乏；曰阳常有余，阴常不足；曰阴气难成易亏故早衰，制为补阴等丸，畸重乎阴，畴非至理。第于此道，依样葫芦，未具只眼。"③谓张子和治疟，"自夸本于长沙，讵知仲景所为汗下者，但以少阳之和法而进退其间……且子和谓治平之时，其民夷静，虽用砒石、辰砂有毒之药，以热取效，是何言欤？至东垣、丹溪……于《内经》之旨，尚隔一层"④。张洁古谓："古方今病，不相能也。"刘河间谓："若专执旧本，以谓往古圣贤之书，而不可改易者，信则信矣，终未免泥于一隅。"喻氏则谓："至后人误以冬月之方，施于春夏，而归咎古方之不可以治今病者，谁之过欤？"⑤明确表示，谓古方不能治今病者，是你对古方不理解，用得不对，是你自己的错误，怎么能归咎于古方。从喻氏这些叙述看，尽管他在个别论点上、个别方治上，对以前的医家做了某些肯定，甚至在《医门法律》中专列"先哲格言"一篇，引用了以前一些医家有价值的观点，但从总体上说，他认为张仲景后的医家只是在张仲景的宫墙之外徘徊，并无登堂入室之人，和张仲景有很大的距离，他说："晋、唐、宋、元以后，贤者和解因时，铢铢两两，无可奈何，犹可言也；不肖者，荡检逾闲，妄行汗下，生命施行，不可言也。"⑥这就是说，晋、唐以来的贤者，也只

① 万友生、杨扶国等校注：《喻嘉言医学三书》，南昌：江西人民出版社，1984年，第7页。
② 万友生、杨扶国等校注：《喻嘉言医学三书》，南昌：江西人民出版社，1984年，第228页。
③ 万友生、杨扶国等校注：《喻嘉言医学三书》，南昌：江西人民出版社，1984年，第396页。
④ 万友生、杨扶国等校注：《喻嘉言医学三书》，南昌：江西人民出版社，1984年，第555页。
⑤ 万友生、杨扶国等校注：《喻嘉言医学三书》，南昌：江西人民出版社，1984年，第7页。
⑥ 万友生、杨扶国等校注：《喻嘉言医学三书》，南昌：江西人民出版社，1984年，第232页。

是勉强凑合，不肖者则更是草菅人命，简直到了难言的地步。不管喻昌有多少理由，也不管他发现了张仲景以后医家的多少缺点，他持的这种今不如昔，知识是退化的观点，认为前代杰出人物包括医圣张仲景是无法超越的观点，医学的努力只限于体会张仲景《伤寒》《金匮》的微言大义，而不在于创新的观点，显然是保守的，是起着阻碍医学发展作用的一种观点。问题不在于对张仲景的历史评价，也不在于肯定张仲景对医学的重大贡献，这至今在医学与医学史界都是没有分歧的，问题是张仲景之后医学有没有进步，人们的认识是在进化还是只能对着张仲景这一医学发展顶峰望洋兴叹，这对中医发展来说绝不是一个非原则性的小问题，喻氏在这方面的作用是负面的。

　　喻氏是以张仲景的衣钵真传自居的，认为无论治什么病，张仲景都留有规范，问题在于去领会、发掘。他的任务就在于找出这些精髓，他说："此昌之《尚论》，每于仲景言外，透出神髓。"① 在解释《伤寒论》之"伤寒、脉浮……反与桂枝汤欲攻其表，此误也……"一条时说："此段辨证用法最精、最详，从前不得其解，今特明之。"② 也就是说，只有他才能阐明《伤寒论》的本义。他还说："仲景著论精详，后人读之愦愦，今潜为尚论""得而要言之也。"③ 真有"众人皆醉我独醒"之势，无喻氏之昭昭，则业医者只有愦愦以终生的分。喻氏强调读书会意，识"圣神心法"，他是怎么做的呢？《内经》之法，无可下手者，求之《金匮》。《金匮》之法，无可下手者，求之自心窹寐之神。"④ 好一个求之"自心窹寐之神"，喻氏在认识论上讲的原来是"师心自用"这一套。这种认识方法还可由喻氏一段自述作为旁证，他说："吾有一法，即以仲景表里二方为治，虽未经试验，吾天机勃勃自动，若有生变化行鬼神之意，必可效也。"⑤ 这说得再明白不

① 万友生、杨扶国等校注：《喻嘉言医学三书》，南昌：江西人民出版社，1984 年，第 196 页。
② 万友生、杨扶国等校注：《喻嘉言医学三书》，南昌：江西人民出版社，1984 年，第 83 页。
③ 万友生、杨扶国等校注：《喻嘉言医学三书》，南昌：江西人民出版社，1984 年，第 92 页。
④ 万友生、杨扶国等校注：《喻嘉言医学三书》，南昌：江西人民出版社，1984 年，第 564 页。
⑤ 万友生、杨扶国等校注：《喻嘉言医学三书》，南昌：江西人民出版社，1984 年，第 728 页。

过了，虽未经过试验，只要天机勃勃，内心涌动，便可生变化行鬼神，则可断定其必效。说好一点，这是直觉思维发挥作用，但如果切断了它与实践之间的联系，其结果只能导向神秘化，通向鬼神之论。了解了这点，我们便对喻氏神化张仲景，宣扬某些迷信之说就不会感到奇怪了。他说："先圣张仲景，……早与三世神圣诸佛诸祖把手同行，真医门之药王菩萨，药上菩萨也。"这种说法不是偶然的，也不是仅在比喻上使用的，他在谈到一个庸医误治杀人的事例时指出："然尝擅自应罚恶，而杀儿之医，宁无速夺其算耶！一夕此医暴亡，余深为悚惕。然尚有未畅者，左右之宵人，未蒙显诛也。"喻氏的赞扬者对此和之曰："谗谄蔽明，邪曲害正，今古一辙，而幽愤所至，真足以动鬼神之吉凶。"[1]在谈到一例不孕症的治疗时说："斋心积德，以神道之教，补药饵之不逮，有不天人叶应者乎？"[2]他还在《寓意草》内大谈堪舆，"堪与家尚知趋天干之吉，而辟地支之凶，奈何医之为道，遇地气上奔之症，曾不思避其凶祸耶！"[3]喻氏大谈鬼神因果报应之事，固然和他笃信佛教有关，但确也成为他世界观中一个严重的缺陷，用超自然的因素去解释疾病，用如有鬼神之助阐发自己灵感之发生，并以"千古长夜"后医学传灯之人自居，这些思想又汇合为尊经崇古之大观，他在《医门法律》中郑重宣布："治天下有帝王之律，治仙神有天上之律。"[4]正是这种尊崇神圣定于一尊的思想，成为他尊经崇古的思想来源之一。为此，他赞扬方有执曰："方有执著《伤寒条辨》，始先即削去叔和《序列》，大得尊经之旨。"[5]喻昌的医学成就及思想对后世产生了巨大影响，包括他的尊经崇古思想，对后世也有着巨大影响。陈修园在《医学三字经》中一再表彰性地提到他，例如："徐尤著，本喻昌"，"嘉言书，独得秘；寓意存，补《金匮》"等。

---

① 万友生、杨扶国等校注：《喻嘉言医学三书》，南昌：江西人民出版社，1984 年，第 811 页。
② 万友生、杨扶国等校注：《喻嘉言医学三书》，南昌：江西人民出版社，1984 年，第 818 页。
③ 万友生、杨扶国等校注：《喻嘉言医学三书》，南昌：江西人民出版社，1984 年，第 793 页。
④ 万友生、杨扶国等校注：《喻嘉言医学三书》，南昌：江西人民出版社，1984 年，第 364 页。
⑤ 万友生、杨扶国等校注：《喻嘉言医学三书》，南昌：江西人民出版社，1984 年，第 4 页。

二、徐灵胎的思想及其影响

徐大椿（1693—1771 年），又名大业，字灵胎，晚号洄溪老人，江苏吴江人。祖父徐釚，曾任翰林院检讨，参与了纂修明史的工作。因学有家传，好读黄老，研讨易理，通经史、天文、地理、九宫、音律，因家人多疾病，遂潜心医学。前后行医五十年，医名甚著，两次被皇廷征召入京治病。一生著作丰富，在医学方面的著作有《难经经释》《神农本草经百种录》《医学源流论》《伤寒类方》《兰台轨范》《慎疾刍言》《医贯砭》《洄溪医案》，还评注有叶天士的《临证指南医案》、陈实功的《外科正宗》等。徐灵胎学识渊博，多才多艺，研究问题态度认真，提出许多精辟见解，很受后世医家的推崇。他在《慎疾刍言序》中说："五十年中，批阅之书约千余卷，泛览之书约万余卷，每过几时，必悔从前疏漏，盖学以年进也。"[①]他在《司天运气论》中反对欺人之学、耳食之学，认为司天运气之说不过是黄帝言天人有相应之理，至于人之得病，岂能一一与之尽合。治病应当见病治病，以平为期，"凡运气之道，圣人有所不能在，及施之实用，则平正通达，人人易晓。但不若今之医者所云，何气司天，则生何病，正与《内经》圆机活法相背耳"。[②]对五运六气之说既不否定也不胶滞，不在二者之间搞机械的相互对应，这是很有见地的。又如在《太素脉论》中批判太素脉"书中更神其说，以为能知某年得某官，某年得财若干，父母何人，子孙何若，则更为荒唐矣"。认为单单用脉测定人之穷通寿夭，"断断无是理也"。他在《伤寒论》的研究中，主张把精力放在研究《伤寒论》的方剂与所治病的关系上，这是一种比较切于临床实际的主张。徐灵胎在方剂与药物研究中也很有成就，提出了一些精辟的启迪后人的见解。

但从徐灵胎总的学术思想上来考察，他也是力主尊经崇古的一位颇有影响的学者，他和喻昌都十分推崇张仲景，而在对《内经》推崇的程度

---

① 　徐大椿：《徐大椿医书全集》，北京：人民卫生出版社，1988 年，第 548 页。

② 　徐大椿：《徐大椿医书全集》，北京：人民卫生出版社，1988 年，第 213 页。

上，更超过了喻昌。徐灵胎把《内经》经文作为判断是非的标准，他认为，以《内经》为标准来看《难经》，则"《难经》正多疵也"①。他自称其《难经经释》，"辩驳处固以崇信《内经》，违众独异，皆前人之所未及"，即与前人同者，"要亦必深思体认，通贯全经而后出之。此处颇多苦心，故条理比前人稍密，则同中仍不无小异也"②。可见，徐氏非常重视这一工作，认为是为了尊经必须予以辨正的一项工作。他自视甚高，认为这一工作是"违众独异"，发前人之非，即使重复前人的意见，也是建立在以《内经》为经、《难经》为非经这一基础上的，其中颇多苦心，要求读者必须弄明白。他认为经文字字金玉，明白流畅，毫无语病，而《难经》则颇多语病，"若《内经》必无此语病也"③。他认为经文是不可改易的，《难经》则经常错引经文，"不特无所发明，且与经文有相背处，反足生后学之疑"，是十分谬误的。④对《难经》中他认为独到之处，如八会等，加按语曰"八会，于经无所见，然其义确有所据，此必古经之语，今无所考也"⑤。这就是说，《难经》中的错误都是违背经义造成的，而其中有些独到的见解，也必是已佚的古经之语，这是典型的以《内经》之是非为是非，把《内经》作为衡量是非的标准之说。

徐灵胎在谈到他的治学主张时说："学务穷经志，切师古不尚奇功，只求实效。"即把医学经典摆在首要地位，把师古放在首位，不要追求创新之说，认为这样才能获得良好的效果。为了表示他的尊经崇古思想，他把医学起源归之为古代圣人，认为古圣人已立下严格的法度，后人既不能企及，也无法改易，只要尊崇，便能达到与圣人一致的效果。徐灵胎说："医道起于神农之著本草，以一药治一病。"⑥他又说："医家之最古者《内经》，则医之祖乃岐黄也。然本草起于神农，则又在黄帝之前矣，

---

① 徐大椿：《徐大椿医书全集》，北京：人民卫生出版社，1988年，第3页。
② 徐大椿：《徐大椿医书全集》，北京：人民卫生出版社，1988年，第4页。
③ 徐大椿：《徐大椿医书全集》，北京：人民卫生出版社，1988年，第14页。
④ 徐大椿：《徐大椿医书全集》，北京：人民卫生出版社，1988年，第21页。
⑤ 徐大椿：《徐大椿医书全集》，北京：人民卫生出版社，1988年，第45页。
⑥ 徐大椿：《徐大椿医书全集》，北京：人民卫生出版社，1988年，第552页。

可知医之起，起于药也。"① 为了表明越古越好，徐氏指出："《金匮》诸方非南阳所自造，乃上古圣人相传之方，所谓经方是也。此乃群方之祖，神妙渊微不可思议。"② 又说："至张仲景……其《伤寒论》《金匮要略》，集千圣之大成，以承先而启后，万世不能出其范围。"③ 这就是说在徐灵胎看来，张仲景也是一个崇古主义者，他的《伤寒论》《金匮要略》之所以杰出，是因为他接受了"上古圣人相传之方，是集千圣之大成"。这些话，如果说是指张仲景的《伤寒论》《金匮要略》二书是学有所本，是在继承前人基础上进行创造的，那当然是正确的。但徐氏并无一语论及张仲景的创造，而重点放在张氏接受古圣人之方上，正是他崇古思想认识的一个特征。他认为，"圣人之智，真与天地同体，非人之心思所能及也"④。这就把圣人推向了超人的地位，即神的地位。正因为把神农、黄帝、岐伯、张仲景视为与凡人本质不同的神人，所以他对明人四大家之说持深恶痛绝的态度，"明人有四大家之说，指张仲景、刘河间、李东垣、朱丹溪四人，谓为千古医宗。此真无知妄谈也。大仲景先生，乃千古集大成之圣人，犹儒宗之孔子；河间、东垣乃一偏之学；丹溪不过斟酌诸家之言，而调停去取，以开学者便易之门"。此乃世俗之所谓名医也。"三子之于仲景，未能望见万一，及跻而与之并称，岂非绝倒？"⑤ 在徐灵胎看来，明人简直有点胆大包天，怎么能把一般人与圣人相提并论，简直是将地比天。在徐氏看来，必须对之正名，因为这是关乎医学发展的一件大事，是关乎医学盛衰存亡的一件大事，关乎能否发扬圣统、继承圣意的一件大事。他说："盖此说行则天下唯知窃三子之绪余，而不深求仲景之学，则仲景延续先圣之法，从此日衰，而天下万世，夭扎载途，其害不少，故当亟正之也。"⑥

---

① 徐大椿：《徐大椿医书全集》，北京：人民卫生出版社，1988 年，第 219 页。
② 徐大椿：《徐大椿医书全集》，北京：人民卫生出版社，1988 年，第 302 页。
③ 徐大椿：《徐大椿医书全集》，北京：人民卫生出版社，1988 年，第 180 页。
④ 徐大椿：《徐大椿医书全集》，北京：人民卫生出版社，1988 年，第 180 页。
⑤ 徐大椿：《徐大椿医书全集》，北京：人民卫生出版社，1988 年，第 552 页。
⑥ 徐大椿：《徐大椿医书全集》，北京：人民卫生出版社，1988 年，第 552 页。

徐氏认为《神农本草经》《内经》及张仲景之书是神圣不可侵犯的，"仲景《伤寒论》诸方字字金科玉律，不可增减一字，犹之录六经四书语，岂可擅自删改，将杜撰之语乱耶？"① 他认为赵养葵在《医贯》中，竟然敢"将仲景当日一片苦心，千年奉为章程者，一齐抹却，下愚之无忌惮，至此而极可悲也夫"。在徐氏看来，给论敌加上一顶侮圣的帽子，是将其置于死地的方法，虽然对方也是尊崇张仲景的。在徐氏看来，《内经》和《伤寒论》已是医学发展的顶峰，只能对之"高山仰止，景行行止，虽不能至，然心向往之"。连腹诽也是有罪过的，更不要说形诸语言行动了。他说："伤寒传经之说，自《内经·热论》。张仲景《伤寒论》诸书相传以来，数千年守之不变，浅学不能全窥，少有所误，非杀人即寡效，然无有能出范围者。"② 这就是说，《内经》和《伤寒论》留下的规矩，是不能越雷池一步的，稍有违犯，不是杀人就是寡效，只能在这个范围内活动，而不能突破它。这样，反而使《内经》和《伤寒论》不但不能成为鼓励医学家前进探索的武器，而成了限制创新的紧箍咒，这大概完全出乎《内经》作者和张仲景的预料。徐氏谓："能熟于《内经》及仲景诸书，细心体认，则虽其病万殊，其中条理井然，毫无疑似，出入变化，无有不效。"③ 这就是说，医学认识用不着再发展，所有的病，《伤寒论》和《内经》已有治疗原则和方法，无论什么病，只要用这些方法，就能解决问题。

不仅如此，徐灵胎还认为医学认识是退化的。他说，只有《伤寒论》《金匮要略》可以与《内经》"并垂不配"，"其前后名家，如仓公、扁鹊、华佗、孙思邈诸人，各有师承，而渊源又与仲景微别，然犹自成一家。但不能与《灵》《素》《本草》，一脉相传，为宗枝正脉耳"。即已流入旁枝。"既而积习相仍，每著一书，必自撰方千百。唐时诸公，用药虽博，已乏化机；至于宋人，并不知药，其方亦板实肤浅；元时虽称极盛，各立门庭，徒骋私见；迨乎有明，蹈袭元人绪余而已……古方……如谓宋元所制

---

① 徐大椿：《徐大椿医书全集》，北京：人民卫生出版社，1988 年，第 124 页。
② 徐大椿：《徐大椿医书全集》，北京：人民卫生出版社，1988 年，第 128 页。
③ 徐大椿：《徐大椿医书全集》，北京：人民卫生出版社，1988 年，第 172 页。

之方，则其可法可传者绝少，不合法而荒谬者甚多，……嗟！嗟！古之方何其严，今之方何其易，其间亦有奇巧之法，用药之妙，未必能补古人之所未及，可备参考者；然其大经大法，则万不能及，其中更有违经背法之方，反足贻害。"[1]在徐氏看来，医学发展总的趋势是今不如昔，一代不如一代。尽善尽美，仓公、扁鹊、华佗、孙思邈，已离开了经典，成为旁枝。唐代已乏化机，宋人成为"板实"，元代徒聘私见，明、清但食唾余。其间即有一二巧方，也是因尊经而得；违经背法之方，则尽成贻害。把晋、唐至明、清医家的一切努力，可谓一笔抹杀，把历代创新的精神斥之为徒聘私见，这种见解对中医发展会起什么作用。徐氏还说："张仲景先生出，而杂病伤寒，专以方药为治，遂为千古用方之祖。且方亦俱原本神农、黄帝之精义，皆从古相传之方，仲景不过集其成耳。……唐、宋以后……至元之刘河间、张洁古等出……不能深通经义。而于仲景制方之义，又不能深考其源，故其说非影响即支离，各任其偏，而不归于中道。其尤驳杂者，李东垣为甚，唯以温燥脾胃为主，其方亦毫无法度。因当时无真实之学，盗窃虚名，故其教至今不绝。至明之薛立斋，尤浮泛荒谬，犹圣贤之学，变为腐烂时文……自此以降，流弊日甚，而枉死载途矣。"[2]在徐氏眼中，中医的发展，由于离开了古圣规定的航道，变得一塌糊涂，业医者即使是一些名家如李东垣，也只是盗窃虚名，毫无法度，把一个好端端的中医理论变成腐烂而毫无生机的时文。这些流弊，不但危害着医学，而且是把医学这一救人之术变成杀人之术。如果医学果真像徐氏描述的这样，那简直是太可怕了。实际上，这只是由于徐氏戴着崇古尊经的眼镜所致。医学是实践的科学，它不会由于徐氏这番议论就吓得停止了发展，王清任就是一个例子，清末中西汇通派的呐喊也是一个例子，但徐氏的保守思想确实影响了中医的发展，则是没有疑问的。

　　关于药学的发展，徐氏同样持着"今不如昔"的观点。他说神农"乃开天之圣人，与天地为一起，实能深造化之精，通万物之理，字字精确，

---

① 徐大椿：《徐大椿医书全集》，北京：人民卫生出版社，1988 年，第 180—181 页。

② 徐大椿：《徐大椿医书全集》，北京：人民卫生出版社，1988 年，第 219 页。

非若后人推测而知之者"①。因此，"学者必将《神农本草》字字求其精义之所在，而参以仲景诸方，则圣人之精理自能洞晓"②。至于后世，从陶弘景、唐慎微到李时珍，虽搜罗广泛，"然皆不若《神农本草》之纯真确，故宋人有云：用神农之品无不效，而弘景所增已不甚效，若后世所增之药则尤有不足凭者"。到了张洁古、李东垣，"以某药专派人某经，则更穿凿矣"③。徐氏反复强调《神农本草》"字字精切"，故在其所著《神农本草经百种录》中，逐字给予赞颂性注解，包括一些糟粕和不经之谈，都给予肯定。如在注丹砂时，在原方"杀精魅邪恶鬼"下注云："大赤为天地纯阳之色，故足以辟阴邪"。在原文"久服通神明，不老；能化为汞"下注云："石属金，汞亦金之精也。凡上品之药，皆得天地五行之精以成其质。人身不外阴阳五行，采其精气以补真元，则神灵通而性质固矣。但物性皆偏，太过不及翻足为害，苟非通乎造化之微者，未有试而不毙者也。"④《神农本草》明显受炼丹术的影响，与神仙家提出的长生不老说亦有密切联系，徐氏对此亦全盘接受，并曲为之解，这更使人看清复古崇经思想的保守实质。又如在朴硝条下，原文"炼饵服之，轻身神仙"后注云："消尽人身之滓秽，以存其精华，故有此效"⑤。诸如此类的胡话甚多。这也和他本身的主张相矛盾，他曾说过："若欲与造化争权，而令天下之人终不死，则无是理矣。"⑥为了证实《神农本草》"字字精切"，不惜牺牲自己坚持的观点，去曲就《神农本草》的神仙之说，这再一次表明，一旦被复古主义的思想迷住眼睛，可以连起码的真理都予以抛弃。

由于坚持尊经崇古的立场，徐氏在古方今病问题上，他是坚持使用古方的鼓吹者之一。古方当然可以为今所用，今方是在治疗实践中诞生的，应当更具有生命力。徐氏则强调古方，他说："有人不会使用古方，

① 徐大椿：《徐大椿医书全集》，北京：人民卫生出版社，1988 年，第 187 页。
② 徐大椿：《徐大椿医书全集》，北京：人民卫生出版社，1988 年，第 183 页。
③ 徐大椿：《徐大椿医书全集》，北京：人民卫生出版社，1988 年，第 187—188 页。
④ 徐大椿：《徐大椿医书全集》，北京：人民卫生出版社，1988 年，第 77 页。
⑤ 徐大椿：《徐大椿医书全集》，北京：人民卫生出版社，1988 年，第 78 页。
⑥ 徐大椿：《徐大椿医书全集》，北京：人民卫生出版社，1988 年，第 164 页。

以为古方不可治今病，嗟乎！即使果识其病而用古方，支离零乱，其有效乎？遂相戒以为古方难用，不知全失古方之精义，故与病毫无益，而反有害也。……能识病情与古方合者，则全用之；有别症，则据古方加减之；如不尽合，则依古方之法，将古方所用之药，而去取损益之……自然不倍于古人之法，而所投必神效矣。"① 他盛赞："古人制方之义，微妙精详，不可思议。"② 他说："古圣立方，原有定法，最为严谨。至唐人专重药性，规矩略宽，然古法仍不甚失，至宋末仍有存者，自东垣出而法度乃遂荡然。"③ 他还说遣方用药时，"又必先圣方中曾有合用者，乃可加入，否则即为杜撰"④。他主张使用古方，强调"于千变万化之中，实有一定不移之法"，他认为"自南阳夫子以后，此道渐微；六朝以降，传书绝少；迨唐人《外台》《千金》，不过聚集古方，未能原本《内经》，精通病变。……自宋以还，无非阴阳气血，寒热补泻，诸肤廓笼统之谈。……其议论则杂乱无统，其方药则浮泛不经，已如云中望月，雾里看花，仿佛想象而已。至于近世，则唯记通治方之数首，药名数十种，以治万病，全不知病之各有定名，方之各有法度，药之各有专能，中无定见，随心所忆，姑且一试，动辄误人"⑤。教人使用古方，这是他作《兰台轨范》的缘由。

徐大椿与喻昌有一类似之点，是好谈鬼神，在他那里，鬼神既可致病，鬼神又可显灵治病。他在一篇《病有鬼神论》中说："夫鬼神，犹风寒暑湿之邪耳。卫气虚，则受寒；荣气虚，则受热；神气虚，则受鬼。盖人之神属阳，阳衰，则鬼凭之。"并云治鬼之法，"充其神而已"。患有触犯鬼神之病，"则祈祷可愈"。至于冤愆之鬼，"此则非药石祈祷所能免矣"。这里的徐氏，则已不像一个医家，而有点近于巫了，近于谈因果报应的

---

① 徐大椿：《徐大椿医书全集》，北京：人民卫生出版社，1988 年，第 180 页。
② 徐大椿：《徐大椿医书全集》，北京：人民卫生出版社，1988 年，第 179 页。
③ 徐大椿：《徐大椿医书全集》，北京：人民卫生出版社，1988 年，第 132 页。
④ 徐大椿：《徐大椿医书全集》，北京：人民卫生出版社，1988 年，第 137 页。
⑤ 徐大椿：《徐大椿医书全集》，北京：人民卫生出版社，1988 年，第 301 页。

宗教徒了。徐氏不但理论上这么说，他的病案中还有可资参考的实例。在《洄溪医案·祟病》条下，列有三个医案，俱是由鬼神为祟而得，兹举一案供参考："林家巷周宅看门人之妻，缢死遇救得苏，余适寓周氏，随从往看，急以紫金锭捣烂，水灌之而苏。明日又缢亦遇救，余仍以前药灌之。因询其求死之故，则曰：我患心疼甚，有老妪劝我将绳系颈，则痛除矣，故从之，非求死也。余曰：'此妪今安在？'则曰：在床里。视之无有。则曰：相公来，已去矣。余曰：'此缢死鬼，汝痛亦由彼作祟，今后若来，汝即嚼余药喷之。'妇依余言，妪至，曰：尔口中何物，欲害我耶？詈骂而去。其自述如此，盖紫金锭之壁邪神效如此。"[1] 这大概是一位具有幻视的精神病患者，闹得沸沸扬扬，却使徐大椿作出紫金锭可以辟鬼的结论。徐大椿还认为鬼神可以为人治病，他写过一篇《乩方论》，内云，世有书符请仙而求方者，其中有的方"极高、极占、极奇、极稳，以之治病而神效者。其仙或托名吕纯阳，或托名张仲景，其方亦宛然纯阳、仲景之遗法"。他认为这是一种奇而有理的事，并说："夫乩者，机也。人心之感召，无所不通，既诚心于求治，则必有能治病之鬼神应之。"他还说，这些鬼神不一定就是吕纯阳、张仲景，但"必先世之明于医理，不遇于时而死者，其精灵一时不散，游行于天地之间，因感而至，以显其能"，而且于"决生死之处，不肯凿凿言之，此则天机不轻泄之故也"[2]。徐氏对鬼神之轻信态度，与其尊经崇古思想有什么联系呢？为什么喻昌和徐大椿都喜爱谈鬼神呢？我们可再引一个材料，徐大椿在《种痘说》之中指出："种痘之法，此仙传也。"徐大椿认为医学范围，已由古圣人确定，而一些新的妙法，则断不能由人创出，像种痘之法，他就归之为仙传，并有九善。另外，他坚信古圣人之教医者是天生的，"圣人之智，真与天地同体，非人之心思所能及也。"这就把圣人神化了，打通了通向鬼神的道路。他还相信诚则灵一类的观点，在《禁方论》中说："禁方之传，往往出于奇人隐士，仙佛鬼神，其遇之也甚难，则爱护之必至。"而用"禁方之药，其

---

① 徐大椿：《徐大椿医书全集》，北京：人民卫生出版社，1988年，第578页。

② 徐大椿：《徐大椿医书全集》，北京：人民卫生出版社，1988年，第191页。

制法必奇，其配合必巧，穷阴阳之柄，窥造化之机，其修合必虔诚敬慎，少犯禁忌，则药无验。若轻以示人，则气泄而不神，此又阴阳之理也"①。这里所谈的阴阳之柄，造化之机，虔诚敬慎，少犯禁忌，气泄而不神，阴阳之理等都颇像一个宗教徒的言语，给普通事物披上一层神秘的面纱，再加上对古圣毕恭毕敬，加以神化的心情，其通向鬼神之路可谓已经打通。所以，就会把医学这一认识过程，这一普通的不断进化着的对客观事物的认识过程神秘化，看作是千年长夜中点燃的一盏孤灯。

徐氏主张通过考试的方法达到尊经崇古的目的，他主张，"其试题之体有三：一曰论题，出《灵枢》《素问》，发明经络脏腑、五运六气、寒热虚实、补泻逆从之理。二曰解题，出《神农本草》《伤寒论》《金匮要略》，考订药性，病变制方之法。三曰案，自述平日治病之验否，及其所以用此方，治此病之意"②。他认为，只要这样做，"自然言必本于圣经，治必遵乎古法，学有渊源，而师承不绝矣"③。这样一来，天下太平，再无狂妄悖经之徒，以创新来炫人，但也因此，窒息了医学前进的道路。徐大椿对今人虽少所许可，但对御纂《医宗金鉴》却十分推崇，引为同志，这大概是看皇帝的面子吧！他说："御纂《医宗金鉴》，源本《灵》《素》，推崇《伤寒论》《金匮要略》，以为宗旨。后乃博采众论，严其去取，不尚新奇，全无偏执，又无科不备，真能阐明圣学，垂训后人，足征圣朝仁民之术，无所不周"。④徐氏取《医宗金鉴》博采众书，不尚新奇之特点，虽然做了一点妥协，但仍坚持了尊经崇古思想的精髓，即"不尚新奇"，也就是不准创新，这种思想对中医学的发展确实起了阻碍作用。

---

① 徐大椿：《徐大椿医书全集》，北京：人民卫生出版社，1988年，第181页。
② 徐大椿：《徐大椿医书全集》，北京：人民卫生出版社，1988年，第220页。
③ 徐大椿：《徐大椿医书全集》，北京：人民卫生出版社，1988年，第220页。
④ 徐大椿：《徐大椿医书全集》，北京：人民卫生出版社，1988年，第563页。

三、陈修园的思想及其影响

陈念祖（1753—1823 年）字修园，另字良有，号慎修，福建长乐人。少年时家贫，因其先祖半学儒、半学医，20 岁开始为人治病。1792 年中举，曾任直隶威县知县，并在保阳、高阳负责救灾。当时水灾过后，疾疫流行，陈氏选取有效方剂，介绍给当地医生推广应用，获救者甚众。他为官清廉，关心大众疾苦，深得人们好评，县志对他的政绩也有较好的评价。1819 年以老病归故里，于嵩山井山草堂讲医，一时从学者颇多。林则徐在陈氏死后 7 年为其著《金匮要略浅注》作序云："窃谓近世业医者，无能出其右者，今先生捐馆数年矣。"陈氏一生著作颇多，由后人辑成《陈修园医书十六种》，包括：《神农本草经读》《医学三字经》《时方妙用》《时方妙用歌括》《景岳新方砭》《女科要旨》《医学实在易》《医学从众录》《金匮要略浅注》《金匮方歌括》《伤寒论浅注》《长沙方歌括》《灵枢素问集注》《伤寒医诀串解》《伤寒真方歌诀》《十药神书》。其长孙陈心典说："先大父医学宗长沙，一生精力在《伤寒论浅注》《金匮要略浅注》等书。"但在实际影响上，最受学医者欢迎的还是他的《医学实在易》《医学从众录》《时方妙用》及《医学三字经》等书。他的这些书通俗易懂，言简意赅，成为重要的医学入门教材，也被当作自学中医的教科书。我国不少人是以这些著作作为入门书而踏上学医之路的，也有不少人以此作为课徒授业的教材。陈氏在医学普及教育上做出了突出贡献，他把《伤寒论》《金匮要略》《内经》等编成琅琅上口、便于记诵的歌括，并和当时流行的一些诊断治疗方法以及常用的方剂联系起来，使人很容易抓住要点，在这方面，陈修园的贡献是非他人可及的。但从学术思想上来说，他也是清代尊经崇古思想的一个中坚人物，对中医学的发展起了很大的阻碍作用。

陈修园和徐大椿一样，过度推崇《内经》《神农本草》和《伤寒论》，否定后世对医学的发展。他在《本草经读》中说："唐宋以后，诸家之异说盛行，全违经训。"说本草学的发展完全违背了《神农本草》的观点，脱离了正确的发展道路，这不仅不符合事实，也一笔抹杀了《神农本草》之后的学者发展本草学的努力和创新精神。人们对药物的认识不断深化和对新药物及其作用的发现，是本草学发展的一条带规律性的现象，是本草学迅速发展的表现，是一种值得欢迎和推进的科学进步现象。对此，陈氏不但不表欢迎，反说什么"药味日多，而圣经愈晦"，把这看作是一件大逆不道的事。他说自己是"经中不遗一字，经外不溢一词"。在科学上采取了画地为牢，不允许人们前进的极端保守的态度。《本草纲目》的写成，在世界范围内产生了广泛的影响，是本草学发展史上的一项巨大成就。陈修园对此却颇不以为然，他说："明李时珍，字东璧，号濒湖。著《本草纲目》五十二卷，杂收诸说，反乱《神农本经》之旨。"[①]又说："今人辄云，以人参回阳。此说倡之宋、元以后，而大盛于薛立斋、张景岳、李士材辈，而李时珍的《本草纲目》，浮泛杂沓，愈乱经旨，学者必于此等书焚去，方可与言医道。"[②]他还指责李时珍的《本草纲目》"最陋"，"贻害至今弗息"。陈氏和喻昌、徐大椿一样，以《内经》《神农本草》和《伤寒论》作为判断是非的标准，而非以临床新鲜经验作为判断是非的标准。在他看来信古、崇古、尊经就是"是"，而不完全信古、崇今、不迷信经典就是非。

陈修园宣传医学认识退化之说，并通俗加以宣传。他说："医之始，本岐黄；《灵枢》作，《素问》详；《难经》出，更洋洋。越汉季，有南阳，六经辨，圣道彰；伤寒著，金匮藏；垂方法，立津梁。"陈氏认为这是中国医学的顶峰，是后世无法逾越的。并在注中谓，《素问》《灵枢》为"医门之书，即业儒之五经也"。又谓张仲景"其方俱原本于神农、黄帝相传之经方，而集其大成"。其方"非南阳所自造，乃上古圣人所传之方，所谓经方是也。其药，悉本于《神农本经》。非此方不能治此病，非此药不能成此方，所投必效，如桴鼓之相应"。这些论述不但在思想上与徐大椿如出一辙，即是在论述方法及使用字句上，亦呈现出高度的一致。陈氏在

①　陈修园：《医学三字经》，见《传世藏书·子库·医部》，第6册，海口：海南国际新闻出版中心，1995年，第9838页。

②　陈修园：《时方妙用、时方歌括》，北京：人民卫生出版社，1956年，第98页。

以上《三字经》引语中还注云："仲师，医中之圣人也。儒者，不能舍至圣之书而求道；医者，岂能外仲师之书以治疗。"明确把张仲景与儒门之孔丘相对应，认为张仲景之书乃是学习医道医术的方法和津梁，是医门不可违背的圣经。而且，谁要背离了它，另创新说，就是异端邪说，就是大逆不道的事。把医学中的创新精神视为洪水猛兽，而把遵从圣经视为行医的准则，这不是把医学推向科学化，而是把医学推向宗教化。这样，张仲景的形象便不是医学中一位先行的开拓者，而更像是人们向之顶礼膜拜的一个偶像。《医学三字经》接着说："李唐后，有《千金》；《外台》继，重医林。"表面上似乎在褒奖孙思邈和王焘，而实际上却是说，他们比古圣人已差了一截，如在注中说：《千金》二方，较《金匮》已"有浮泛偏杂之处"，已不那么纯了，也就是开始走下坡路了。以后呢，"后作者，渐浸淫；红紫色，郑卫音"。陈氏认为李唐以后，医道越来越衰落了，变色变调了，用他的话说，"等而下之，不足观也已"。医学认识是沿着这样一条退化的道路演变，离古越远，离正规也越远，用靡靡之音替代了大雅之声。这其间，他们虽也各有所长，但只在长沙室外彷徨，所作所为，"理不本乎《内经》，法未熟乎仲景，纵有偶中，亦非不易矩矱"①。陈氏虽未否定金元四大家及以后医家的长处，但把他们都看作小家伎俩，并没有像张仲景那样立下千古不变的规矩。但是，如果真的有一个医家能为后世立下千古不变的规矩，那么，医学也就用不着创新和发展了，只要躺在前人成就的基础上睡大觉就可以了，但医学认识和人类其他认识一样，它既不会永远停留在一点上，也永远不会满足于已有的成就。现实的疾病防治和健康需求不断向它提出要研究的新问题，需要提出新技术和新方法。陈修园以为越古越纯、越古越好，虽然他为了投时好，也不得不顾及时方，不得不注意对魏、晋以后医家的研究，而他的研究结果却是把张仲景抬到至高无上的地位，说什么："仲景为医中之圣，人非至愚，孰敢侮圣。"把不尊经崇古的人，把敢于创新、敢于提出新问题之辈，一律贬为"至愚"，也

① 陈修园：《医学三字经》，见《传世藏书·子库·医部》，第6册，海口：海南国际新闻出版中心，1995年，第9838页。

就是冥顽不可教诲之人。

　　至于他为什么也写时方，宣传时方呢？他说："余读《灵》《素》，宗仲景，向有经方之注，和者寥寥。偶以时方出，纸贵一时，投时好也。好在此，曷弗导之以此。时方固不逮于经方，而以古法行之，即与经方相表里，亦在乎用之之妙而已。"又说："向著歌括，非《内经》，即仲景，恐人重视而畏避之"，他著《时方歌括》是"为中人以下立法，徐可引以语上之道也"。这表明，在医学发展力量的冲击下，陈氏不得不承认时方在治疗中的重要作用，而这与他平素的主张又是矛盾的。所以，他对此解释为是以此切入，引导他们向上。只有这样做，才便于他们的接受和提高，才能引导他们走上尊经崇古之路。因为时方有效，又不是尊崇古圣人之流做出来的，为了对此进行解释，陈氏把医学认识论引向神秘主义。他在当归补血汤的方解中说："元人未读本经，此方因善悟暗合，其效无比。究之天之仁爱斯民，特出此方，而假手于元人，非元人识力所可到也。"[①]陈氏认为此方是老天假元人之手以出之，而天之所以假元人以出此方，又是因为天之仁爱斯民所致。不承认元人创此方是由于临床实践积累的结果，而是老天仁爱的结果，这就把医学认识引向神秘主义。他在圣愈汤后又说："自宋、元以后，无一人能读本草经，此方疑有神助，非制方人识力所到也。"[②]说明陈修园通过尊经崇古，把后世人通过实践所取得的积极成果一律归结为天的意志、归结为神助。我们在分析徐大椿的思想时，已经指出尊经崇古思想可以通向迷信鬼神之说，在陈修园的尊经崇古思想里再次证实了这点。由于尊经崇古，就不得不神化前人，不得不把后人的一些创造看作超乎人的认识得到的结果，即神助的结果。

　　陈修园认为运气说不足凭，指出天元纪大等篇，本非《素问》原文，不过是一种理论，"其实无关于医道"。并指出："百步之内，晴雨不同；千里之外，寒暄各异。岂可以一定之法，而测非常之变耶？……苟奉为

---

①　陈修园：《时方妙用、时方歌括》，北京：人民卫生出版社，1956年，第100页。

②　陈修园：《时方妙用、时方歌括》，北京：人民卫生出版社，1956年，第105页。

治病之法，则执一不通矣。"① 这是很有见解的，但他自己却经常在议论上扯上儒释道三家，把一些"无关于医道"的泛泛之谈，引入论治之中，以示渊博，这正是尊经崇古思想的一种表现。他在黄芪五物汤的方后说："肝属木而主春，阳春有脚，能去而亦能来，别有所以留之之道，吾于邵子之诗悟之。《内经》云：神在天为风。又曰：大气举之。庄子云：万物以气相吹也。孟夫子谓：塞乎天地之间。佛经以风轮主持大地。异同处实有一贯之道焉。兹方也，认定肝为风脏，取桂子通肝阳，芍药滋肝阴。阴阳不偏，是谓和气，亦即和风也。盈天地间，皆风而皆气。气贵善养，黄芪之补，是养气章勿忘工夫，大枣之缓，是养气章勿助工夫，且倍以生姜之雄烈，所以还其刚大浩然之体段。圣贤之一言一字，包罗万有，自可以互证而益明。"② 经过他这么海山雾罩的一番大侃，用儒家圣贤之书解释方剂的组成，不但使人摸不着头脑，于药理、疗效亦无何助益。他之所以这样掉书袋、弄辞藻，无非是炫弄自己既通儒又通医而已，无非是想给崇古尊经思想寻找更有利的根据而已。其实，这适得其反，只表明尊经尊孔的儒家与尊经崇古的医家是在同一封建土壤中产生的孪生兄弟而已。他在此后说得更为明白，他说，"《内经》云：肾者，作强之官。夫曰作强，则为刚大浩然之根本，即孟子所谓夫志气之帅是也。圣贤言包万有，虽养气章主学问而言，而尊生之道，亦在其中。"又说："《内经》云，心藏神，肾藏志。朱子《论语》注云：心之所指，之谓志是也。各家之说不足凭，而《内经》为三坟之一，证之圣经贤训，字字相符。医与儒，原非二道也。"③ 这说得再清楚不过了，医家之尊经崇古与儒家的尊经崇古是一而二、二而一的事，原非二道，是向儒家学习的结果。儒家代圣人而立言，医家也效之代圣人而立说；儒家处处尊重四书五经，经外不敢溢一词，医家也要为医学设立四书五经，使人人神圣而尊重之。

① 陈修园：《医学三字经》，见：《传世藏书·子库·医部》，第6册，海口：海南国际新闻出版中心，1995年，第9883页。
② 陈修园：《时方妙用、时方歌括》，北京：人民卫生出版社，1956年，第17页。
③ 陈修园：《时方妙用、时方歌括》，北京：人民卫生出版社，1956年，第18页。

儒与医这种尊经崇古精神在陈修园身上确实得到了比较完美的结合。所以他自己吹嘘，以上之谈，"自汉医后，无一人谈及，鲜不以念祖之论为创，其实有所本而言。"[①]

陈氏所用的论证方法也来自儒家，如以比喻代替逻辑论证，以类推代替逻辑推理，以释字作为理论解释等。如陈氏谓："阴盛则火动"，其证明是在夜里："不独灯烛之火有光，即腐草萤虫，俱能生光，岂非阴盛火动之一证乎。"[②] 又如谓："人之汗，以天地之雨名之；人之气，以天地之疾风名之"。[③] 这就是一种以类相推的推理方法，把人体比作天地，汗则与天地之雨相当，气则与天地之风相当，诸如此类，既是中医学经常使用的方法，也是陈修园喜用的方法。他用这种方法在医学与儒学中游荡，颇显得游刃有余。而运用这种方法引经据典，证明医儒相通，证明医儒尊经崇古的合理性及其不可动摇性，使陈修园确实成为尊经崇古思潮的一个突出代表。在玩弄字义解释方面，陈修园也有突出的表现，如他在《识一字便可为医说》中论道"人乃阴精阳气合而成之者也"，认为人字的一撇一捺，代表着"阳主乎气""阴主乎精""阴阳对待之道""阴阳不离之道"等含义，[④] 这只能是一种文字游戏，然而陈修园却郑重其事地写成文章，颇为得意。正是这种思维方法，包括把文字神圣化、神秘化，使医学蒙上了一层玄学的面纱，始终未能从自然哲学的体系中脱离出来。

清代中国医学发展明显放缓，这有其社会经济文化及历史原因，封建王朝的八股文士，代圣人立言，使一些知识分子皓首穷经，终生应举，对自然科学不屑一顾。而长期存在的自我满足，难以形成对科学发展强大的推动力量。向往古代盛世，崇尚经典则为尊经崇古思潮的形成创造了良好的土壤。清代考据之风盛行，固然对古代文献整理研究起了巨大的推动

---

① 陈修园：《时方妙用、时方歌括》，北京：人民卫生出版社，1956 年，第 18 页。

② 陈修园：《时方妙用、时方歌括》，北京：人民卫生出版社，1956 年，第 20 页。

③ 陈修园：《时方妙用、时方歌括》，北京：人民卫生出版社，1956 年，第 25 页。

④ 陈修园：《医学三字经》，见：《传世藏书·子库·医部》，第6册，海口：海南国际新闻出版中心，1995 年，第 9880 页。

作用，但伴之而来的尊经崇古思想也逐渐扩大其影响。正是在这种条件下，一些具有浓郁尊经崇古思想的医学家，有了用武之地。喻昌、徐大椿、陈念祖都是当时医家中学识渊博者，他们又都热衷于医学普及工作，课徒讲学，撰写医学普及读物，成为当时医学中很有影响的学者。他们强调在医学中要以"道"统帅"术"，要像儒家崇拜孔孟那样，崇拜《内经》和张仲景。他们这些思想随着他们撰写的读物"不胫而走"，使得一些思想上很革新的人也感受到这种压力，也许这种思想是几千年儒文化的积累，并不能责于此三子的提倡，他们只是这一种思想的典型代表。事实上，明代的吴又可、清代的王清任都有同样的担忧。例如，王清任说："唯恐后人未见脏腑，议余故叛经文。"可见，医学中的尊经崇古思想实质上已成为窒息创新思想、阻碍医学进步的一股巨大的保守力量。

（张文）

第十一章
近代中国的医学思潮

第一节
近代化历程与医学思潮

一、社会思想文化的革新与演进

王云五先生曾经在《商务印书馆三十五周年纪念刊·导言》中这样形容过近代中国社会的变化：

> "乙未（1895 年）以还，中国革新运动若洪水奔冲腾涌，溃决于都市而漂荡于农村，既成巨浸稽天之势，遂自国家而家庭，自日常生活而学术思想，而习惯信仰，而典章文物，腐败者剥落，障壅者崩溃。"并说："中国革新运动，发轫于乙未（1895 年），盛于庚子（1900 年）以后，而收功于辛亥（1911 年）……然语其原因，须远溯于鸦片一役（1840 年）。"

的确，鸦片战争改变了中国社会的历史进程，也改变了中国文化的历史进程，中国由此告别"封建大一统"的时代，告别封建的儒家文化独尊的时代，进入一个新的历史时期。鸦片战争导致了中国近代的革新运动，而这种革新运动又空前地改变了中国的社会与文化。

中国近代史上的革新运动包括洋务运动、维新变法、辛亥革命、五四新文化运动以及中国科学化运动等。这些革新运动的主体内容是学习、引进西方发达国家的现代文明，用这种先进的现代文明来改造本国旧有的政治、军事、经济和文化。中国近代先后向英国、法国、德国、日本、苏联、比利时等国学习，从这些发达国家引进了现代军事和民用工业、科学技术及政治法律制度和社会思想、哲学思想等。通过这种引进和吸收，中国走向了近代化。所以，从某种意义上来说，近代中国的历史就是中国通过学习西方而走向近代化的历史。

文化的近代化是社会近代化的伴随结果，同时又是社会近代化的基础。近代中国文化的历史也就是中国文化近代化的历史。清末以来，通过西方现代文化的引进和吸收，中国文化逐渐向近代化转变，旧有的文化体系解体，新输入和新产生的文化因子与旧文化体系中的遗存因子重新组合为新的文化体系。当然，这种新旧体系的转换过程是渐进的、逐步的，而且新体系本身也处于不断地演进之中。这种新旧文化体系的交替以及新文化体系的演进过程也就是中国文化近代化的过程。

在近代的不同时期，由于西学传入的规模和深度不同，国人对西学的了解程度不同，中国文化界对中西文化的态度也不同。而且在同一时期，对待中西文化的不同认识也导致对待中西文化的不同态度。从逻辑上讲，对待这两种异质文化的可能态度大致有五种：中学独尊，排斥西学；全盘西化，否定中学；中学为主，辅以西学；西学为主，保存中学；中西并重。历史的真实状况基本上也是如此。在中国近代文化的不同时期，这几种态度先后都以某种形式表现出来过。不过，从总的趋势看，随着西学传入的深入，国人对西学接受和肯定的成分是愈来愈多，同时对中学的批判和否定也愈来愈激烈，到新文化运动时发展到全盘西化，否定一切旧学的极端态度。对待中西文化的种种认识和态度汇集成一股股文化思潮，如中体西用、全盘西化、国粹主义、中西调和、文化建设等等。

在这一历史时期，许多新的概念或学说深入到人们的思想中，极大地改变了人们的观念。其中，影响最大的要算"科学""天演竞争""改良"和"革命"。

"科学"的观念："科学"一词在 20 世纪以前，国人称作"格致"之学，当时不少人把它当作西学之本，甚或把它看作西学本身。洋务运动的早期，进步的知识分子及官僚即认识到科学的重要，因而大力加以引进。20世纪前后，人们进一步认识到它的精神或思想方法的重要，这种精神或思想方法即是"物实测"，用现在的话说，就是从对客观事物的实际观察实验中求得认识。如 1935 年 2 月 20 日，顾毓琇博士在《中国科学化的意义》一文中提出："'科学'是根据于自然现象而发现其关系法则的；科学是为知识的、求真理的；科学是圣洁的、忠实的、超然的、创造的，而不为我，不为人，不为一切功利观念的。"并说："凡利用科学使科学与文化、社会、人类相关联的谓之科学化。"1935 年 5 月 7 日，丁文江在中央人民广播电台作题为《科学化的建设》讲演时说："知识界里科学无所不包，所谓'科学'与'非科学'是方法问题，不是材料问题。凡世界上的现象与事实都是科学的材料，只要用的方法不错，都可以认为科学。"并说："所谓科学方法是用理论的方法把一种现象或是事实来做有系统的分类，然后了解它们的相互关系，求及它们的普遍的原则，预料它们未来的结果。"他更精练地说："说一种知识是真的，就等于说这是科学。说一件事业是系统的、合理的，就等于说这是科学化的。"

20 世纪初，"科学"一词由日本传入中国，并很快代替"格致"这一名词。由于新式教育的广泛展开和新学的日益发展，科学的影响日益扩大，到 1915 年新文化运动兴起，科学（"赛先生"）被作为一面大旗而高高举起。陈独秀提出要用科学和民主扫清中国政治上和学术上的一切黑暗，得到了社会的广泛响应。新文化运动是科学与民主的思想在中国广泛传播的结果，同时它的兴起又大大强化了科学和民主对人们思想观念的影响。科学在近代中国的影响可以用胡适在 1923 年所说的一段话来说明，他在《科学与人生观·序》中写道："近 30 年来，有一个名词在国内几乎做到了无上尊严的地位，无论懂与不懂的人，无论守旧和维新的人，都不敢公然对他表示轻视或戏侮的态度。那名词就是科学……我们至少可以说，自从中国变法维新以来，没有一个自命维新人物的人敢公然毁谤'科学'。"

"革命"与"改良"的概念："革命"和"改良"是在 19 世纪末 20 世纪初开始流行的两个重要概念。"革命"一词在中国古已有之，但把用暴力反抗封建统治称作革命，是孙中山进行武装反清时才流行的。"改良"一词是在孙中山等于 1895 年开始自认为是"革命党"以后的岁月里被采用的外来语，如说"政治改良""婚姻改良""社会改良"等等，即《大陆》

杂志 1903 年第 3 期《中国之改造》所谓"输入欧美文明，以谋政治之改良"。"改良"指变革现实、改善现状。20 世纪初，中国社会政治、经济、文化习俗等各个领域都倡导"改良"，"改良"一词成为当时最流行的词语之一。"革命"与"改良"当初在使用时，没有明显的区分，意义上没有对立的痕迹。1906 年 12 月，孙中山在《民报》周年纪念上说："我们实现民族革命、政治革命的时候，须同时想法子改良社会经济组织，防止后来的社会革命，这真是最大的责任。"在这里，改良之于革命既是相向而行的，又略有抵制的意图。在新文化运动中，胡适发表了《文学改良刍议》，陈独秀则发表了《文学革命论》，一个曰"改良"，一个称"革命"，他们论述的趋向，虽有各自标明的改良与革命的意义，但还是各抒所见的倡议，不是两者的对抗。两年以后，李大钊与胡适进行的"问题与主义"的讨论，一个主张大谈主义，也研究问题；一个主张少谈主义，多研究问题；针锋相对地开始了马克思主义的社会主义革命与资产阶级改良主义之争，"改良"与"革命"的意义由此而区分和对立开来。

　　"天演竞争"的概念：19 世纪末，资产阶级启蒙思想家严复向国内介绍了达尔文的进化论思想，并翻译了英国赫胥黎的《天演论》(原名"Evolution and Ethics"，今译作"进化与伦理学")。严复译《天演论》的本意远不在于向国人介绍生物进化学说，而在于用"物竞天择，适者生存""优胜劣败"的原理来激发国民的竞争意识和强国强种的精神。《天演论》在中国社会思想界的巨大震撼作用远远超出了它作为一种生物学理论的作用。它的确激发了国民的竞争意识，加快了中国近代革新的步伐。"天演""竞争""优胜劣败"等名词成为风靡一时的流行语。在 20 世纪初，它们几乎为思想文化界的各个领域所采用。

　　中国医学，或者说它是中国文化的一个侧面或部分，或者说它是中国文化体系中的一个子系统或因子，在近百年的近代中国历史中发生了空前的巨变。然而这种变化不过是中国文化近代化洪流中的一股顺潮而动的小流。从文化整体运动的高度上看，近代中国医学的变化，尽管是空前的、复杂纷繁的，但却是合乎逻辑的、必然的。这种变化是与中国文化近代化运动相一致的中国医学近代化运动的表现。

二、西学东渐与西医的传入

西方文化，近代国人称之为"西学"或"西化"，而西学的传入则相应地称之为"西学东渐"或"西化东渐"。

改变中国近代文化历程的主要而直接的因素是西学的引进。改变中国近代医学历程的主要而直接的因素则是西医的传入。西医的传入以及中国近代医学的变迁与西学的引进以及中国近代文化的变迁在总的进程和特点上是一致的。但医学的变化尚有其特殊性，这是由医学的性质、医学在中国近代文化中的地位以及西医传入的时间和规模所决定的。

中国主动地、大规模地引进西学是从洋务运动开始的，也就是在 1860 年以后。引进西学的直接目的是自强谋富、救亡图存，所以首先被引进的是与"强""富"直接相关的西方军事工业、实业（工、商、矿业等）以及为之服务的工艺学和格致学（自然科学），而这些东西又是中国所缺乏或不及西洋的。相形之下，对西医则没有这样急切的需求，因为医学远不如军事和实业那样与当时的自强求富的国策密切相关。况且当时人们还未觉得在医药方面西洋已长于中国而非得用西医来补充中医不可。因此，在洋务运动的 30 多年里，对西医的引进是很不重视的。

清末官方主持的引进西医措施与军事、实业、格致等方面的西学引进规模相比是很小的。但西医作为西学的一部分，随着中国引进西学规模的扩大和深入，也逐渐被引进并日益受到重视。当时西医传入的主要途径是教会在中国设立医院，招收中国学徒，兴办医学校，发行中文医学报刊以及翻译西医书籍等。清末中国的西医人才主要是教会医学校培养出来的。

译书和报刊传播西医知识的范围更广。传教士医生翻译的西医书不少。清末，特别是 20 世纪以前中国的西医书籍主要是传教士的译著。梁启超在《西学书目表》中收录当时已刊行的 350 多种译著中有医书 39 种，几乎都是传教士翻译的。正如他在序中所说："西人教会所译者，医书类最多，由教士多业医也。"译西医书最多的传教士要数嘉约翰、合信、德贞。其中嘉约翰翻译的西医书籍就达 20 种以上。中国最早的西医报刊是 1880 年嘉约翰主编的《西医新报》，以后的教会医学院校又办了一些西医报刊，以翻译和介绍西医知识为主。

西方传教士和教会团体的上述措施，逐渐扩大了西医学在中国的影响。不仅西医医疗方式被越来越多的中国患者所接受，而且西医学的知识和方法也逐渐为中国文化界，特别是医学界所了解和接受。中医学不能不受其影响。

中国官方兴办西医药事业主要是在民国以后。主要途径包括兴办医学院校和医院，派遣留学生。译书和办报刊亦随之而兴。

西医报刊在引进和传播西医知识上发挥了重要作用。清末由中国人自办的西医报刊有 10 余种，其中以 1886 年尹端模创办的《医学报》为最早。民国以后，西医报刊大量出现。自 1912 年至 1937 年之间出版的西医报刊近 130 种，它们不仅登译述，还发表中国学者的专著、评论及有关医学教育、管理等方面的文章。

如果说清末主要是西医学输入的时期，那么民国期间主要就是西医学根植和发展的时期。全国性的西医教育系统的确定，中央、省、县西医院的建立，西医药研究机构的建立及西医药译著、编著、报刊的大量涌现，表明西医学已在中国根植下来，并作为中国医学事业的一个重要部分而发展。

西医学传入、根植、发展的过程和中国近百年来文化变迁的进程与西学东渐的进程是一致的。清末国人出于强国御侮的急切需要重点引进西方军事和工商业而忽视了西医学，但传教士医生和教会团体的输入西医工作恰好客观上弥补了国人在引进西医方面的不足。民国以后中国政府发展西医学的措施则恰好反映了中国近代化变迁的必然趋势。在近百年的近代中国历史时期中，中国文化的变迁经历了从片面引进西学到全面引进西学，从部分变革固有文化到全面变革固有文化的总的过程。这种进程是必然的，因为文化是整体的，文化的运动变化也有整体性，人为的（虽然这种人往往是不自觉的）割裂只是暂时的。西医学作为西方文化中的一个部分，西医的引进作为中国引进西方文化的一个方面，随着中国近代文化整体运动而受重视是必然的。当中国的政治、经济、军事、科技、道德、艺术等方面都在吸收西学的过程中发生变化的时候，中国的医学不可能不吸收西方的医学而发生相应的变化。许多人把近代中国政府发展西医事业归因于教会在中国办医院、医学校的刺激，这是一种误解。尽管不可否认教会的输入西医措施对中国发展西医有一定的"刺激"作用，但这不是主要因素，即使没有教会和西医的输入活动，中国也会逐渐重视引进和发展西医学，这是由中国近代文化发展的趋势所决定的。

三、文化转型时期的医学思潮

近代中国医学面临着重大的变局，一是西学东渐所导致的中国文化结构和社会思潮的改变，也就是中国医学的社会文化环境发生了改变；二是西医中传导致中国医学界的结构发生改变。中医学独尊的局面被打破而形成中西医二元医学体系并存的形势。对于中医来说，西医的传入等于为它引进了一个参照系和竞争对手。这两种空前的变局无疑要对近代中国医学产生重大影响。在这两种变局的作用下，传统的中医学也必然发生相应的变化。

如果从宏观文化整体的水平上看待中国近代医学，那么就会发现近代中国医学变化的过程和情形与近代中国文化变化的进程和情形是一致的。这种一致性不仅表现在西医学传入、根植和发展的历程与西学传入、根植和发展的进程大体相同，而且更突出地表现在中西医学之间势力的消长、地位的转化以及有关中西医比较和取舍的各种思潮与中学西学之间的势力消长、地位转化和有关中西学比较及取舍的各种思潮基本相同。

中西学和中西医学势力的消长和地位的转化是一个渐进的过程。但大致上可以分为三个阶段。20世纪以前（维新运动以前），中学势力强于西学，中学占主体和统治地位。这时候文化运动的重点在于提倡引进西学而不在破坏中学，文化界虽然不乏对时政时弊的批评，但对中国传统文化（"道""体""本"）是肯定和维护的，而对西学则推崇其"器""用""末"，故而"中体西用""道器兼备"的汇合中西之学的思潮盛行。从 19、20 世纪之交（维新变法）到民国初，西学势力大增，逐渐达到与中学相匹敌的地步，提倡西学的人已开始公然抨击中学，而且直接针对中学的核心——儒家伦理。由于中学的主体地位已经动摇，因而中学的代表人物意识到了维护中学的必要，由此而产生了"国粹主义"思潮。由于中西学势力相当，所以其斗争也就很激烈，而且反复很大。从维新变法的兴起和失败到"新法"的重新施行，从"立宪"运动的兴起到"伪立宪"的失败，再到革命运动的兴起和清廷被推翻，以及以后的袁世凯、张勋复辟及其被粉碎，正是中西新旧之学势力斗争激烈的表现。"革命"和"改良"（或"改进"）的口号在这时被公开提出。在这种斗争中，西学（新学）逐渐取得优势。新文化运动的兴起是西学取得优势的表现，新文化运动的胜利进而又大大加强了西学的优势和主导地位。这一时期（新文化运动以后）的全盘西化思潮盛行。总体上来说，中西学的势力在近代经历了西长中消、西升中降的过程。在这个过程中，伴随着形形色色的中西文化比观和各种各样的对待中西文化取舍问题的种种态度。20 世纪以前的"中体西用"思潮用"道器"观概括中西学，承认中西学各有所长而主张合其所长而臻至善。而 20 世纪以后的全盘欧化的思潮则认为中学根本上劣于西学而主张扫除旧学而全盘西化。中西融合论重提中西学各有长短，但认识比"中体西用"论更全面而深刻，主张融合中西文化并建立新文化。近代的中西文化比观大多论其异，论其同者主要是国粹主义派。他们"借西学以证明中学"实际就是寻找西学与中学的相同相通之处，目的在于借人们对西学的肯定、推崇来肯定中学，保存中学。

医学界的情形大致与此一致。20 世纪以前，中国西医学的势力很弱，中西医之间的接触范围、深度和规模十分有限，尽管到 19 世纪八九十年代已有一些来自西医对中医理论的非议，但西医还远没有形成一支独立的力量来动摇中医学的主体和主导地位。西方传教士医生不属于中国医界，他们在中国兴办西医事业是为了取得中国人的信任和好感，一般不会对中医学有过激的非议。所以这时期中医学是占绝对优势和主导地位的。当时的文化界的倾向是在主体上肯定中学，同时提倡引进西学，他们其中的一些人对中西医学也持这种态度。中医界一些接触到西医学的人士开始注意到中西医学理论之间的不同，并承认西医学的一些长处，特别是解剖（形态）学方面的精确性，但他们从主体上肯定中医学、推崇中医学，而对西医学则也主张吸收其长处。这种中西参合折中，而以中医为主的主张是清末中医界的新思潮。这种思潮与文化界的中体西用的思潮实质上是一致的。汇通的思潮在这时尚未形成，更不存在什么"早期汇通学派"。

进入 20 世纪以后，一方面由于西医势力渐增，另一方面由于文化界对中国传统文化的批判日趋猛烈，欧化之风日盛，医学界（西医和部分接受西医的中医）也开始了对传统中医学，特别是中医基本理论的抨击。鉴于当时中国医学的现状和受社会政治领域"改良"口号的启示，医学界也兴起了改良的思潮。医学改良的基本主张是大力引进西医和改造中医。此时兴起的另一种思潮是"衷中参西"的汇通思潮。汇通思潮力图证明中西医理是相通的，或者说西医之理原寓于中医之中，其目的在于借对西医的肯定来肯定中医。这与"借西学以证明中学"和从传统中学中寻找西学原型的国粹主义思想方法是一致的。所以医学中的汇通思潮是国粹主义思潮在医学界的表现形式。

随着新文化运动兴起和全盘西化的思潮盛行，医学界全盘否定中医、主张废止中医的思潮也很快发展开来。此时中国医界的西医虽然人数少，但由于掌握卫生行政的人是西医，一些西医与社会上层人物关系密切以及当时大多数政府要员都是受西学教育而推崇西学的，他们明确站在支持西医的一面，并且不相信中医的理论，所以西医的地位迅速凌驾于中医之上，中医反而处于被排挤的境地。西医的优势地位是当时西学（新学）取得优势地位的结果。全盘否定中医理论的思潮兴起后，中医界人士奋起反击，形成维护中医的思潮。

此后，融合中西医以建立中国新医学的思潮和中医建设、中医科学化思潮在 20 世纪二三十年代兴起，这无疑是受中西文化融合论和中国文化建设与科学化运动影响的结果。

　　从上面的叙述中可以看出，中西医学经历了与中西学大致相似的西长中消、西升中降的变化过程。在这个过程中也伴随着形形色色的中西医学比观和对待中西医学取舍问题的种种态度。20世纪以前的中西医参合折中论是基于中西医各有长短且各有特色的中西医学比观。20世纪以后废止中医论则是基于中医全面劣于西医的中西医学比观。进行中医西医比较的人多求其异，而汇通派则着重求其同。中西医学比较思想的变化过程与中西文化比较思想的变化过程也是大体一致的。

　　总之，在中国近代医学史上，先后产生了中西医参合折中、中西医汇通、医学改良、废止中医和中医科学化等思潮，这些思潮都基于一定的中西医比观。这些医学思潮的产生都与当时的文化思潮有密切的联系，都可以从社会化思想那里找到根源。

　　医学是文化的一个部分，医学与文化的关系就是部分与整体的关系。部分受控于整体，整体的状态制约着部分的状态。近代中国医学的变化及其种种思潮的一致性正是这种部分与整体的关系的结果和体现。人们或许把这种一致性归因于社会化思潮的直接影响。这种影响确实是存在的，比如医学界的"医学革命""医学改良""中医科学化"等口号，明显是来自于社会文化领域的"革命""改良"和"中国科学化"等时论。但把这种一致性完全归结为文化对医学的影响则是不恰当的。当引进西医，造成中西医并存的局面时，中西医之间的比较和取舍就是不可避免的、自然的，这并不需要在中西文化进行过比较以后，再在其影响下开展中西医学比较。而且由于中西医学与中西文化有其内在联系和共性，因而在中西医学比较和取舍方面得出与中西文化比较和取舍相似的结论也是自然的，这也不必需要以文化比观和抉择来套用于医学的比观和抉择。当中医学受到猛烈抨击，而西医学备受推崇时，一些有深厚中医学知识基础又笃信中医学的人自然要起来回击对中医的攻击，提倡维护中医。而化解对方攻击的最有效办法莫过于证明自己的理论（中医）与对方的理论（西医）是相通的，这是医学中的汇通派。文化中的国粹派也是这样。前者并不一定受后者直接支配。总之，医学的变化和思潮与文化的变化和思潮本身就存在着自然的一致性，医学并不全是处于被动状态。整体虽然制约着部分，但整体是由部分整合而成的。如果部分全是被动，又何以有整体的主动？

以上叙述的是近代中国医学思潮与文化思潮的一致性，这也是本章所要着重讨论的。但不能就此认为近代中国医学的变化和思潮与文化和思潮就完全一致而没有特殊性。医学由于其非生产性实用学科性质而导致了其在近代中国文化变化过程中的特殊性。归纳起来，主要有以下几点：

其一，医学由于不是清末强国御侮之急需，不受国人重视。在 20 世纪以前的几十年里，中国主动引进西医的措施很少，远不及对西方军事工业、实业及格致之学那样重视。此时主要是教会和传教士医生输入西医知识，但传教士一方面由于作为外国人不便评议中医是非，另一方面由于不太了解中医而难以评议之。而中医界人士大多不了解西医，少数接触过西医知识的人对西医的理解也不深，因而与热烈而活跃的文化界相比，医界则显得比较平淡。洋务派与顽固派、维新派与洋务派之间的长时间的激烈斗争在医学界几乎没有相应的反应。文化界大力提倡引进西学、改革中国当时现状的呼声在医学界亦无相应体现。

其二，中西学之争的关键部分是政体和伦理问题，其取舍存废在很大程度上取决于人们观念或信念的转变。近代西方民主制和人权平等思想的传入，使国人觉悟到了中国封建专制的旧政体和三纲五常的旧伦理的极端残酷性和不合理性，由此而兴起了引进西方政体和提倡人权平等的道德规范的思潮。维新运动和革命运动就是一些觉醒者推行新政体和新伦理的政治行为。政治和道德觉悟是政体和伦理规范取舍存废的基础。而这种觉悟可以通过宣传教育、说理启发来实现。医学是一门实用性学科，是一种技艺性很强的学科，其取舍存废的关键在于其实用价值，在于其临床有效性，而不在于其理论性（理论性当然有影响，但不是关键）。中医学的实用价值和临床有效性是显而易见的，这一点连废止中医派也承认。在废止中医思潮兴起的 20 世纪初至二十年代，中医学的临床有效性无疑要优于西医。即使在磺胺药和抗生素广泛应用之后，中医的作用也还远非西医所能代替的。中医学的不可替代的临床有效性维持了它的顽强生命力。通俗地说，只要中医治病有效，那么就有人找中医看病；只要有人找中医看病，中医就能生存。

其三，中医中药是有几十万人从事的专门职业，其存废关系到他们的生计。废止中医的主张必然要受到他们的坚决反对。卫生行政部门不能无视这支强大的力量。而当时的西医人数相对而言很少，1949 年全国西医师才 38000 人，他们无疑远远不能承担 4 亿人口的中国的医疗保健任务，废中存西肯定是行不通的。

上述医学的特殊性导致了它在近代发展变化中的特异性。从而使它与近代中国文化的变化和思潮既有总体上的一致性，又存在局部的特异性。

以下诸节具体论述清末和民国年间的几种主要的中西医学思潮及其社会文化根源。

第二节
洋务时期的中西医学观

洋务时期是中西医开始初步接触的时期，国人主要通过传教士医生翻译的西医书籍而了解到西医学，而传教士医生则也通过阅读中医书籍而了解到中医学。他们以各自的知识为基础来看待对方的医学，并以各自的医学理论为标准来评判对方的医学，由此形成两种迥然不同的中西医学观。

本节着重论述的是西医输入中国后，中国医界对此作出的反应：他们对西医的认识和对待中西医学的关系的态度。由于清末中国医界（不包括在华传教士医师）的西医生很少（开始根本没有），没有形成独立的力量，所以中国医界基本上也就是中医界。中医界对待中西医学的认识和态度就代表了当时中国医界的新思潮。

尽管中医界的中西医学观是本节的中心，但对西医人士（传教士医生）的中西医学观的介绍却也是必要的。这不仅是因为中医人士对中西医学的态度与西医人士对中西医学的态度有关，而且还因为西医人士的中西医学观可以衬托和反证中医人士的中西医学观。

中医界对中西医学的态度与当时的文化思潮有其一致性。文化界人士对中西医学的论述体现了他们的中西文化观。中医界人士对中西医学的论述与文化界人士的认识相似或有联系，这表明中医界的中西医学观与文化界的中西文化观有其共性。为了阐述清末医学思潮与文化思潮的关系，为了论证洋务时期医学思潮的历史必然性，对当时文化界人士的中西医学观的论述也是必要的。

洋务人士和早期维新人士对中西文化的基本主张是"中体西用""道器兼备"，即以中学为主体，兼合中西学，这种思潮在当时的文化界占主导地位。

中医界和文化界人士对中西医学的主张是中西医"参合"或"汇参"，以中医为主体，吸收西医，以西医补中医之短。这与"中体西用""道器兼备"的社会文化思潮实际上是一致的。

"中西医汇通的思潮（或学派）"在清末，至少在庚子（1900年）以前尚未形成。

一、清末在华西医对中医的认识

清末已有不少西方传教士医师来中国行医，他们当中很多人懂得或逐渐学会了汉语，并开始接触到中国的医生和中医知识。清末的中西医比较最先从他们这儿开始。传教士医师的医学观代表了西医的医学观，他们对中医的看法，自然要以西医理论作标准。

英国传教士医师合信可以认为是最早接触到中医，并对中西医有所评判的西医人士。《全体新论》是他翻译的第一本，也是清末出现的第一本西医书籍中译本（1851年译成）。他在该书的序文中说：

　　予来粤有年，施医之暇，时习华文，每见中土医书所载骨

肉脏腑经络，多不知其体用，辄为掩卷欢惜。夫医学一道，工夫
甚钜，关系非轻。不知部位者，即不知病源；不知病源者，即不
明治法……

中医对"骨肉脏腑经络"体用，特别是其"用"的论述实际上是很多
的，合信氏认为中医"多不知其体用"显然是按西医生理解剖学的标准来
衡量的。"不知部位者，即不知病源；不知病源者，即不明治法"则是西
医病理解剖学的，或西医"病灶"理论的疾病观的反映。

在合信氏的另一部译著《西医略论》（1857年译）里，有《中西医学
论》专篇，表明了他的中西医学比观。他认为西学和西医今胜于古，而中
国医学今不如古，其原因有两点，他说：

西国医士，必须屡考，取列有名，方准行世。其贵如中国
举人、进士之名，其法略于中国考取文士之例，所以习之者精益
求精。中国医士人自为之，不经官考，不加荼显，此不精之故一
也。人身脏腑百体如钟表轮机，若不押开拆看无以致知其功用及
致坏之由，是以西国准割验死者……故西医明脏腑血脉之奥。华
人习医不明此事，虽数十老医不知脏腑何形，遇奇险不治之症终
亦不明病源何在，此不精之故二也。余愿中国创设医局，忠心考
试，罪犯判死亡人令医士剖验，则中土之医必精过前人矣。

合信氏的这段话是按西医的标准来说明中医"今不如古"的原因。这
实际上也是认为在医事制度和研究方法两方面中医不如西医。很明显，合
信氏是以机械论或还原论的观点来衡量中西医方法论，以机械论的人体观
和疾病观来评判中西医的人体和疾病理论，其结论自然是西医正确，中医
多错误。

另一位传教士医师柯为良（美国）在1880年译有《全体阐微》一书。
在该书的序文中，他从西医解剖和生理学的角度详细评议了中医之脏腑形

态、位置、功用等的错误和缺漏之处。

按照西医的观点，中医理论缺误很多，但中西医之间也有一些相通或相同的地方。合信氏在《全体新论·例言》中说："是书文义其与中国医书暗合者，间引数语。"他在论述胃时使用了"仓廪之官"，讲小肠时使用了"受盛之官，化物出焉"，论述大肠时使用了"传导之官，变化出焉"等中医术语，这实际等于认为中西医对胃、小肠、大肠功用的认识是相同的。但在他的译著中，中西医之间的这种"暗合"之处并不多见。

还有一些传教士医生对中医做过评议，其观点与合信氏、柯为良氏大致相同。

合信、柯为良对中西医学的评判代表了纯西医的中西医学观。他们相信西医学的理论，更不怀疑西医学的方法。当他们发现另一种与之不同的医学——中医时，很自然地会以西医为基础来比较其异同，并以他们所信奉的西医理论为标准来评判中医。按照这种标准来评判中医，自然也就会得出中医多"缺""误"的结论。

另一方面，他们对中医的了解是通过阅读中医书籍。从他们的论述中可以看出，他们只是理解了中医书籍的字面意义，有些深奥的中医理论，如运气、阴阳五行等，他们也许连字面意义也难以理解清楚。他们并未深入领会中医理论的实质，至于中医的实践，他们更未经历，因而也就无法理解中医理论与实践的关系和中医理论的实际意义。他们对中西医的比较评判，限于中西医的一些具体问题的具体论述，而没有从总体上概括中西医的特点，更没有进一步探究中西医之间差异的产生原因。

这是中西医初步接触时，西医一方所作出的反应。

二、洋务时期文化界人士的中西医学观

洋务时期的文化界的革新和守旧派之分，提倡引进西学的为革新派，反对引进西学的为守旧派（顽固派）。洋务派人士和维新派人士属革新派。革新派代表了中国文化发展的趋向。

　　洋务时期对待中西文化的态度以"中体西用""道器兼备"说占主导地位，主张以中学为基础或主体，汇合中西学。文化界人士对待中西医学的认识和态度虽然未用"中体西用""道器兼备"来表述，但他们的中西医学观与他们的中西文化观实际上是一致的。

　　洋务派的代表人物李鸿章在1890年为《万国药方》所作的序文比较了中西医学思想方法上的不同，即中医"以意进逻病机，凭虚构象，非实测而得其真也"，西医则于"藏真府俞悉由考验，汤液酒醴更极精翔"，"且于草木金石之原则化质，一一格致微妙"，概而言之，就是说中医的方法是臆测虚构，而西医的方法是格致实测。李氏的这种评价与当时洋务人士和维新人士对中西学的评价大体上是一致的。

　　李氏还明确主张"合中西之说而会其通"，并且认为中西医之间有相通之处。这是迄今发现的最早的中西医汇通的主张。

　　李氏这里明显流露出对西医的赞扬和肯定。这一方面是由于他这是为一本西医书所写的序文，称赞之辞在所难免；而更重要的一方面是洋务和维新人士主张引进西学，而对于其所要引进的西学则首先是肯定和赞美的。这一态度自然要表露在医学上。

　　早期维新人士之一郑观应在对中西医评价上更明显地倾向于推崇西医。他在其《盛世危言》卷十四"医道"一节中列举五条中医不如西医的情况。其中第一条是认为中国的医事制度不如西方。第二条言西医明脏腑，而中医虽三世亦不知脏为何形。第三条言西医认为人之思虑智慧在于脑，中医无此说；西医认为心之为用司乎血，脉因心跳而动，中医以切脉为治病之要，强分两手脉为寸、关、尺，配以五脏，实属无理；西医事事征实，中医多模糊印象，贵乎空言。第四条言中医之治法及药物炮制不如西医。第五条言西医论证详，器械精，长于外科。郑氏的观点与合信、柯为良的论述很相似。

　　不过尽管郑氏列举了中医在五个方面不如西医的情况，但并未得出西医全面优于中医的结论。他在文末说：

> 窃谓中西医各有短长。中医失诸虚，西医泥诸实；中医逞
> 其效，西医贵其功。

他对中西医学的这一总评与他对中西文化的总评是一致的。他在《盛世危言·道器》中曾说"我（指中学——引者）堕于虚，彼（指西学——引者）征诸实"。

在洋务运动期间，郑观应对西学的认识和引进西学的主张是比较全面和激进的。尽管他不仅肯定了西学中的格致制造之学，而且还肯定了西方的民主政治制度，但他对中西之学的关系，仍以道器本末概之，主张"中体西用""本末兼赅"。他对中西医学的认识和态度与他的文化观是一致的。在当时的社会状况下，西学的引进仍有阻力，排斥西学势力仍较大，因而为了引进西学，对西学的肯定和赞扬以及对中学的部分批评（当然也涉及对西学的批评）是必要的，"中体西用"作为为西学开辟道路的口号也是必要的。但从当时的认识进程和社会风尚来说，还未形成中国文化全部劣于西方文化和以西方文化代替中国文化的思潮。会合中西之学是当时新学界的通行观点，对中西医学的认识也不会超出这个界线。郑氏盛赞西医的长处，指出中医的短处，意在提倡西医而不在否定中医，而其终极结论还是要参合中西医学，兼而用之、学之。故他说，在临床上要"内证主以中法，外证参以西法"；在教学上要"不分中外，学习数载"；医事制度上也要"参以西法"。这与他对中西文化"合之"的主张是一致的。不过，郑氏只讲到中西医学在临床和教学上的"参""合"，而未讲到学术或学理上的沟通问题。

另一名维新人士陈次亮对中西医学的总评与郑观应的观点基本相同，但他倾向于用中医理论来评判中西医学术。他在《庸书内外篇》（1897年）"西医"篇中写道：

> 窃尝取彼国医书而读之，固亦各有短长矣。西人病死则剖
> 视之，故全体脉络考验最详，然所见者，已死之筋骸脏腑也。至

于生气之流行，化机之运动，尚有非耳目所见闻者，执朽腐以溯
神奇，安必果能吻合。故西医常泥于实而中医常失于虚。西人内
证诸方用金鸡那、阿芙蓉者十居八九，摄邪入胃而使之下行，首
中气素虚，恒以伏留致困。唯外证而兼内证者，则精粗咸备，取
效如神，庶几古人之割皮解肌剔筋搦髓之遗意。故西医之法，参
而用之可也，舍而从之不可也。

陈氏这段话与郑氏所论的主要区别在于陈氏强调了西医解剖在了解生
命物质活动的局限性及西医内治法的不足。也就是说，陈氏和郑氏都认为
中西医各有长短，但郑氏着重道西医之长和中医之短（李鸿章也是如此），
以提倡西医之引进；而陈氏则着意道西医之短（却也未掩其长），以针对
当时某些人对西医的过度褒扬和对中医的过分贬责。陈氏并不是排斥西学
的保守派，相反是积极提倡西学的维新派（早期），他的上述论述正反映
了他的"中体西用"的态度。不过从总体上讲，陈氏和郑氏的中西医学观
还是基本一致的。陈氏也主张临床上的"参用西法"，不过他指明"舍而
从之"（放弃中医、全用西医）是不行的。陈氏也未谈到中西医学学术上
的沟通问题。

上述三人都着重比较了中西医学之间的差异，亦承认中西医各有长
短，内容涉及中西医思想方法、理论、治法和医政几个方面。这可以代表
当时文化界的中西医比观，而且这种中西医比观明显与他们以及当时的中
西文化比观是基本一致的。正是基于他们这种中西医比观，他们才提出了
中西医"参""合"，即中西医并存合用，取长补短，以臻至善的主张。这
与他们的"中体西用""道器兼备"的中西文化观是相符合的，或者说前
者就是后者的直接体现。

三、中医人士的中西医学观

洋务时期中医界人士对中西医学的关系持何种认识和主张呢？考查那

些对西医学有所了解的中医人士的著作无疑有助于澄清这一问题。下面，将着重分析罗定昌、朱沛文和唐容川三位医家对待中西医学的态度。

罗定昌著有《脏腑图说症治要言合璧》，书名已提示这是《脏腑图说》和《症治要言》两书的合辑。但《脏腑图说》和《症治要言》是纯中医书，完全与西医无涉。因为罗氏在作《脏腑图说》时尚未见过西医书，他在书中交代："余未亲见人身脏腑，所述脏腑图说，悉本诸河洛易象，参悟于《素问》《灵枢》。"在作《脏腑图说》十余年后，他才看到合信氏翻译的《全体新论》，同时也看到王清任的《医林改错》，于是他又于1887年补作《中西医士脏腑图说》，将西医合信氏的解剖学与中医王清任的解剖学加以比较。罗氏所比较的虽不是中西医的全体，但却是当时中西医学理论的关键部分。从他的比较中，可以看出他对中西医学的态度（《中西医士脏腑图说》被附于《脏腑图说症治要言合璧》一书中）。

罗定昌在《中西医士脏腑图说·弁言》中对合信氏《全体新论》和王清任的《医林改错》的总体评价是："王勋臣所绘脏腑不及合信氏之祥，合信氏所论病情不及王勋臣之正。然皆各有所得，亦即各有所偏。"因而主张"采中西医士之说而立论"。在对具体的中西医脏腑图说进行比较的过程中，罗氏每每加以评注，或言合信氏西医不及王氏中医，或云王氏逊于合信，或言二者相同。例如他指出王勋臣对肺脏形态功用的论述"此言不及西医"。罗氏所论西医不及中医（王勋臣）的地方主要是脾胃之解剖形态。如他说："勋臣论胃之津门，脾之珑管，诚为西医所不及"。罗氏也指出了中西医相同之处，如他说"西医合信氏所论肺脏，与中国《内经》吻合"，但他所指出的中西医相同之处很少，他发现的更多的还是中西医之间的不同之处。

尽管罗定昌认为中西医有互相逊于对方之处，但他的"西医论形而不论理，终逊中国一筹"之说，明显倾向于中医一方。而且尽管他承认王清任所论有不及合信氏的地方，但他对"内经"是决不怀疑的。他宣称，"天下之医，当以《内经》为准则"，他对合信氏和王清任所论脏腑图说的评注也显然是以他所理解的《内经》理论为标准的。如他对《内经》关于津液运行的理论深信不疑，而王清任关于胃之"津门"、脾之"珑管""出水道"的论述，恰好与《内经》"脾为胃行其津液"的理论相符，因而认为王清任的论述"精确"，并认为合信氏的论述"不足为信"。罗氏对"茶水"在体内流行过程的描述无疑就是《内经》津液理论与王清任解剖学说的结合。

合信氏的论述本来是正确的，王清任的论述是错误的，罗氏颠倒了是非。罗定昌对西医了解不深，更未亲察脏腑，单以《内经》的论述作为信条，得出这样错误的结论是难免的。

概括起来说，罗定昌通过对合信氏和王清任脏腑图说的对比研究，承认中西医各有所得，又各有所偏，主张采中西医士之说以立论，这种态度是比较客观的，但他这种"采中西医之说"是有前提的，即以《内经》为准则，以《内经》理论为标准来评判取舍中西医之说，而不是依据于亲身的实践，这种方法是主观的。以中医经典作标准来评判取舍中西医，其评判的结论自然不可能都是客观的、正确的，其所取自然也不可能都是正确的，其所舍也不可能就是错误的，而且其是非判别、长短取舍肯定是倾向于肯定中医一面的，因为中医书籍肯定比西医书籍更符合《内经》的理论。

罗定昌的《中西医士脏腑图说》作于1887年，在这以前他未接触过西医知识，而且他生活在当时受西学（新学）影响较小的四川，从著作中看不出他受过西学影响。因而他可以说是一个纯中医学家。罗氏仅通过一部分合信氏译述的《全体新论》了解到西医的解剖学知识，并未深入研究西医学的全部，更未经历过西医的实践活动，如解剖、医疗等，因而他可以看作是中医界中初步接触西医知识的中医人士。罗定昌的认识和态度基本上代表着初步接触西医知识的中医人士的认识和态度。这种态度就是不自觉地以自我（中医）为中心来看待与自我不同的事物（西医），以自我固有的标准来评判和取舍与自我不同的事物。罗氏的认识现在看起来很多是错误的，但在当时，从他的知识背景来说却是合理的。

罗氏对西医的认识显然还不及李鸿章、郑观应、陈次亮，这并不奇怪，因为李、郑、陈的西学和西医知识远比罗氏全面而深入，其认识自然也就比罗氏全面而深入。

四川的另一位中医学家唐容川（1862—1918 年）对中西医的认识和态度与罗定昌相似，但唐容川所涉及的范围更广，论述也更具体一些。他著有《中西汇通医书五种》，其中对中西医学问题讨论得最多的是《医经精义》，此书写成于 1892 年。他在该书的"叙"中说："及今泰西各国，通于中土，不但机器矜能，即于医学亦诋中国为非。岂知中国宋、元后医诚可訾议，若秦、汉三代所传《内经》仲景之书，极为精确，迥非西医所及。盖西医初出，未尽周详；中医沿讹，率多差误……因摘《灵》《素》诸经，录其要义，兼中西之说解之，不存疆域异同之见，但求折中归于一是。"

唐氏这段话着重比较了中西医的优劣。在他看来，以《内经》《伤寒杂病论》《神农本草经》等为代表的汉代以前的经典中医学说是西医学远远不及的，西医绝对劣于经典中医。晋、唐，特别是宋、元以后的中医学，由于失了《内经》《伤寒论》的真传，产生了错误，才沦落到与西医互有优劣的地步。唐氏在他的另一部著作《本草问答》中更明确地说："西医与中国近医，互有优劣，若与古圣《内经》《本经》较之，则西洋远不及矣。"

唐氏的上述两段议论不仅反映出他的尊经崇古思想，而且表露出为中医辩护的民族意识。他的这种意识在《本草问答》中的两段话中表现得更加明显：

乃近出西洋医法，全凭剖视，谓中国古人，未见脏腑，托空配复，不足为凭。然欤？否欤？答曰：不然。西人初创医法，故必剖割，方知脏腑。中国古圣，定出五脏六腑诸名目，皎然朗著，何必今日再用剖割之法。当神农时，创立医药，或经剖视，或果圣人调见脏腑，均不必论。然其定出五脏六腑之名目，而实有其物，非亲见脏腑者不能，安得谓古人圣人，未曾亲见脏腑耶？《灵枢》经云：五脏六腑，可剖而视也。据此经文，则知古圣已剖视过来。

西人谓彼用药，全凭试验，中国但分气味，以配脏腑，未能试验，不知西法试验之为得也。其说然欤？答曰：中国神农尝药，定出形色气味，主治脏腑百病，丝毫不差。所谓尝药，即试验也。历数圣人之审定，盖已详矣。岂等今日始言试验哉。

唐容川力图证明中国早在上古时期，古代圣人就进行了人体解剖和药物试验，因而根本用不着现在再用解剖、试验的方法。他进一步提出："且西洋剖视只知层析，而不知经脉；只知形迹，而不知气化。"也就是说，西医所具有的，中国早已就具有；而中国所具有的，则西医并不都具有，因而西医远远不及中国古圣人所创的中医。由此可见，唐氏不仅仅厚古薄今，而且还扬中抑西。

既然西医远远不及《内经》《伤寒论》《神农本草》等经典中医学，晋、唐以后的中医也不如汉以前的经典中医学，那么现在的任务就只是阐发经典中医的"精义"，而且当然不存在用西医来补充中医的问题。尽管唐容川提出要"不存疆域异同之见，但求折中归于一是"，但这只是为了"兼中西之说"来"解"《素》《灵》诸经的"要义"，而不是主张平等地对待中西医。也就是说，唐氏是把西医作为与中国宋、元以后医家（或派）并列（或同等）的一家之说，用以作为注解"医经精义"的参考。至于"折中归于一是"，并不是要将中西医折中以求得到一种正确的医学理论，而是要将宋、元以后医家以及西医的学说折中起来，以求得到对"医经精义"的一种正确解释。这便是他作《医经精义》一书的出发点。该书"例言"中的几段文字最能说明唐氏作此书的动机及其对西医的态度。例如：

是书注释多由心得，实皆以经解经，毫无杜撰，间采西法，或用旧说，总求其是而已。

所采西人脏腑图，非但据西人之说，实则证以《内经》，形迹丝毫不爽。以其图按求经义，则气化尤为着实。

《医经精义》在引述西学和西医的过程中，除指明西医（或西学）之理与中医之理之间的相通之处外，还每每着意强调中医优于西医或西医不及中医之处。例如：

> 夫自古通天者，生之本，本于阴阳"条下注云："西洋化学，言人吸空中养（氧）气而活。所谓养（氧）气，即天阳也。至于饮食五味，不知是地之阴质。虽西医书先有博物一篇，而未将阴阳两字分析，究不得其主宰。""肝"条下注云"西医言肝无所事，只以回血生出胆汁，入肠化物，二说言肝行水化食，不过《内经》'肝主疏泄'之义而已。至肝系之理，尚未详言"等等。

一部《医经精义》，处处给人一种与西医争高低的味道。从上文的引文中可以清楚地看到，唐容川对西医的评判完全是以他所理解的《内经》理论为标准的，他毫不怀疑《内经》理论的正确性，把它奉为至善至美和至高无上的准则。他丝毫不考虑用中医理论来评判西医理论是否合适。按照他的这种评判标准，西医当然不能有高出中医之处，最多只能有与中医相通之处，却常有不及于中医之处。他的这种态度与罗定昌"中西医士当以《内经》为准则"的主张实际上是一致的。

不过，尽管唐氏认为西医远不及中国医经，但他并不主张排斥西医。因为他认为中医到晋、唐时期已逐渐失去了古代医经的"真传"（真实意义），宋、元以后产生的错误更多。目前的中医则更不如宋、元。而西医尽管"略于气化"，但它毕竟详于"形迹"（人体形态结构）。目前要重得医经的"真传"，阐发"医经精义"，可以并也需要参考或利用西医。他在《医经精义脏腑通治》卷下里承认：

"中医少见脏腑，多失其真，而西医笑之。"

"唐、宋后凭空说理，不按实迹。西医虽详形略气，然如此等道路（指脏腑相通之道路——引注者），非借西说，不能发明。西医云，人之脏腑，全有联网相连，其联网中，全有微丝管，行血行气。据此则知心与胆通，其道路亦在膜网之中。"

也就是说，为了发明古圣医经精义，需参用西说。唐氏不仅在《医经精义》中大量引用了西学，而且在其《本草问答》中也引用了西说，甚至在《血证论·凡例》中也有"从西法参得"，在《金匮要略浅注补正·叙》中也有"合中西内经仲景之书而一以贯之"之处。

由于当今之世已不是"古圣"时代，今世之中医已失医经"真传"，唐氏主张要借西医来发明经旨，实际上就是主张今世要参合西医而立论，将当今之中医与西医折中。况且，和以前的很多注家一样，唐氏注解《内经》并不是或实际上并不是解释阐发《内经》的原意，而只是借注解医经的形式来表述或发挥自己的医学思想。前文的很多引文也表明唐氏所注解的《内经》条文并不都符合《内经》原义，而且有些注解明显曲解了"医经精义"。因此，唐容川实际上是以注解《内经》的形式，参合西医或西学，来阐发他的医学思想。

所以，尽管唐氏认为西医远不及中国医经，但从现实来讲，中医西医还是互有优劣长短，主张折中中西医归于一是，即参合中西医。他把西医与宋、元以后的中国近世医学同等看待，表明他实际上是肯定并且主张接受西医的。

唐容川的思想与罗定昌有很多一致之处，他们均生活于清末受西学影响较小的四川。他们著述的年代接近（1892年和1887年），而且他们都是通过传教士翻译的西医书而了解到西医学的，均未经历过西医实践，因而他们对西医的认识以及中西医学的态度有很多相似之处。罗氏和唐氏都非常推崇《内经》等中医经典，毫不怀疑中医经典的正确性，并且都不自觉地以经典中医理论为标准来评判中西医学。罗氏言"西医论形而不论理"，唐氏云"西医详形略气"，实际意思是一致的，即承认西医在对人体形态结构方面的描述精确，但对人体气化的理论认识不足。罗氏主张"采中西医士之说以立论"，唐氏主张"参用西说""中西折中，归于一是"，都主张吸收西医之说。不过前者是著述，后者是注经，形式不同。他们对西医之说的吸收自然也是以《内经》作为标准的。

但唐氏的西学与西医知识较罗氏广。罗氏仅凭一部《全体新论》了解西医，而唐氏读的西医、西学书远不只此一种。从他的著作中可以看出，他至少读过《合信氏医书五种》（其中包括《全体新论》《西医略论》《内科新说》《博物新编》《妇婴新说》），而且不仅有医书，还有科技书籍（《博物新编》），所以罗氏采用西医只限于脏腑图说，而唐氏则不仅参合了西医解剖生理学，还涉及化学、电学、物理学等。唐氏对西医的理解也较罗氏深入。

唐氏与罗氏的另一不同点是，唐氏著作的论争意识很强，他极力反对西医和一些国人对中医的"非议"，反对"西医优于中医"的论调，并力图论证经典中医高于西医。

从本节的第一、二两小节中可以看出，清末一些传教士医生的译著中，已有议论中医学之"缺""误"的文字，并明显表露出中医不如西医，至少在解剖生理学方面中医不如西医的意识。国人当中一些接受西说的人，如郑观应、李鸿章等，也认为中医在一些方面不如西医而表露出对西医的赞赏。唐容川的辩论正是针对西医和文化界人士的这种观点而发的。唐氏针对西医人士所作的书面辩论是近代中国中西医论争之始。

正是由于唐氏的这种论争意识，使他着意于寻找医经与西医的相通之处和医经高于西医之处。因为他要证明医经优于西医，必须论证西医所有的，中医经典也有，而医经尚有西医所不具有的。否则的话，医经便于西医互有优劣——这是唐氏不愿承认的。

唐氏之所以强调中国古圣已进行过解剖和药物"试验"，无非是要证明西医所精的解剖和试验中国古已有之。唐氏指明西医（或西学）的某一论述或学说与《内经》某条经文或理论"相通""义同"或"可证明"某条经文，无非是要说明西医所论及的，中国医经早已论及。这种论争意识使得唐氏远比罗氏勤于寻找或指明西医与医经的相通之处。

这种寻找西医与中医相通之处的倾向，到民国之后发展成为中西医汇通思潮。

也正是因为唐氏着意于论证西医与医经的相通，使得他难免牵强附会，往往既曲解了《内经》原义，也曲解了西医或西学的有关论述。这是"强通"的必然并发症。

合信氏、柯为良氏的中西医学观与唐氏、罗氏的中西医学观形成了鲜明的对比。前者以西医为标准指责中医多"缺""误"，或言中医不明脏腑体用，认为西医优于中医；后者以中医为标准，指责西医"论形不论理""详形略气"，认为西医不如中医。不公正的标准，自然得出不公正的结论；不统一的标准，自然也得出不一致的结论。然而，这在当时却是必然的。当两种异质医学初步接触时，各自的信徒自然要以各自的医学为本体来看待对方的医学。

清末与唐容川大约同时代而受西医影响较大、立论较唐罗二氏公允的中医学家是朱沛文。《华洋脏象约纂》是其兼采中西医"脏象"学说的著作。此书写成于 1892 年（与《医经精义》同年成书）。朱氏生活的广东省是近代中国受西方影响最早最大的地方。这里西方商人和传教士活动活跃，而且当时正值西方教会向中国输入西医的兴盛时期。不少教会医院和医学校在这里建立，朱氏的家乡所在地南海便有教会医院。这使得他不仅容易得到西医人士所翻译的西医书，而且还有条件直接接触到西医生和到教会医院观察西医的实践（解剖、医疗等）。朱氏在《华洋脏象约纂》中称："沛文少承庭训医学，迄今临证垂 20 年，尝兼读华洋医书，并往洋医院亲验真形脏腑。"朱氏出身于中医世家，自幼习医，中医功底深厚，又看过不少西医书籍，并且亲自到西医院检验过脏腑标本，说明他对西医知识有较深入的了解并具有一定的感性经验。他的中西医学观自然要比罗定昌和唐容川深入而全面。

朱氏在"自叙"中对中西医脏腑学说作了如下总评："因见脏腑体用，华洋著说不尽相同。窃意各有是非，不能偏主。有宜从华者，有宜从洋者。大约中华儒者，精于穷理，而拙于格物；西洋智士，长于格物，而短于穷理。华医未悉脏腑之形状，而但测脏腑之营运，故信理太过，而或涉于虚。如以五色五声配五脏，虽医门之至理，乃或泥而不化，则徒障于理，而立论转增流弊矣。洋医但据剖验脏腑之形状，未尽达生人脏腑之运用，故逐物太过，而或流于固。如五脏开窍于五官，五志分属于五脏，本人身之至理，乃或遗而不究，则不忠于理，而陈义未免偏枯矣。"

用"理"与"形"来概括中西（脏腑体用说）之长短，这是朱沛文与罗定昌之所同。但罗氏认为"西医论形而不论理，终逊中国一筹"，明显表露他重"理"轻"形"，重中轻西的倾向（朱沛文所谓"偏主"），罗氏对中医的"理"是深信不疑的。朱氏不仅分别指出中医和西医在"形"和"理"方面的不足，而且还指出中医虽"精于穷理"，但却又"信理太过而或涉于虚"；西医虽然"长于格物"，但却又"逐物太过而或流于固"，即其所长方面的"太过"之处，这表现出朱氏"形""理"并重的态度。在中西医的取舍上，朱氏明确主张"不能偏主，有宜从华者，有宜从洋者"，这是一种公允和客观的态度。罗氏虽然在合信氏与王清任的解剖学之间各有所从，但却强调"天下医士，当以《内经》为准则"，始终以《内经》来评判取舍中西医士之说。朱氏较罗氏有很大进步，因而他的结论也多较罗氏正确（唐容川的态度与罗定昌相似）。

那么，哪些"从华"，哪些"从洋"呢？一般来说，属于"形"的，即有关脏腑官骸形态结构的描述，朱沛文多"从洋"；而属于"理"的，即有关脏腑经络功用及脏腑与体表及外界事物关系的理论性叙述，朱氏则多"从华"。朱氏亲验过脏腑标本，有一定的感性经验，对于直接从解剖中得出的脏器形态知识，自然是相信的。而他作为一个有深厚中医功底的中医生，对中医的理论也是相信的，因而他于"理"从"华"，于"形"从"洋"。但朱氏并不是处处都判明"从华""从洋"的。对于许多是非难以分清的中西医说，他往往采取存疑待考、略而不论的做法，表明了较为严谨的治学态度。

中医的气血经络系统理论与西医的血液循环理论看起来似乎有联系但实际不同。朱沛文对这两种学说的认识，最能反映他的中西医学观。

朱沛文比较详细地引述了中医经络系统理论和西医的循环系统理论以及中西医对血的论述。他在引述中医经络学说时说："按：经脉者，大约如洋之血脉管（即动脉）。络脉者，大约如洋之回血管（即静脉）。孙络者，大约如洋之微血管（即毛细血管）。"

在引述西医循环系统后，朱沛文加按语说：

"绎刘宗厚一段（指朱氏引述中医学家刘宗厚关于血的生成和功用的一段论述——引者注），言血之功用最详；绎洋医血内有明汁粒子一段（指朱氏引述西医关于血液组成成分的一段论述——引者注），言血之形状尤悉，均无疑义。第血脉度，华洋各不相同。所有十二经脉，奇经八脉，十六大络，三百六十五孙络，皆洋书所不著。考之经云：'经脉者，所以行血气而营阴阳，濡筋骨，利关节者也。'又曰：'经脉者，所以能决死生，处百病，调虚实，不可不通。'可知为医门要义矣。夫诸经络运行人身，全凭生气鼓舞，若呼吸一绝，则经络灭然，杳无所睹。苟非服膺岐黄，见道真切者，曷足与谈古义耶！若洋医剖验死人，据有形者而言，故血脉管、回血管、微丝血管，均能确凿有据；而回管紫血等义，尤能补古未备，习华医者，所当兼究也。"

朱氏明确指出中医关于血的功用的论述和西医关于血液形状（构成成分）的论述"均无疑义"，并且既肯定中医经脉学说为"医门要义"，又肯定西医血管论"确凿有据"。他提出经脉靠"生气鼓舞"而运行，人死则"灭然"，由此解释西医尸体解剖不能发现经络的原因（不过他这一解释与他前面把络与西医血管相对应的说法又自相矛盾）。显然，朱沛文对中医经络学说和西医循环理论都持肯定态度而华洋皆从，并且主张中医"当兼究"西医的血液循环学说。

朱氏对西医关于人体形态结构描述的肯定主要出自他的感性经验，或他对西医实测方法（解剖和显微镜观察）的相信；而对中医关于人体生理功能描述的肯定则主要出自于他对中医的信念，因为中医脏腑经络功用的理论往往是难以实测稽查的，因而"苟非服膺岐黄，见道真切者，曷足与谈古义耶"。即只有首先彻底信服岐黄（《内经》或中医的代称）才有进一步讨论具体的中医理论的前提。这无异于以中医理论为标准检验中医理论，其结论当然只能是肯定中医理论。朱沛文虽然不像罗定昌那样以《内经》为准则评判一切中西医说（包括解剖），但他在理论方面基本上仍是以《内经》为标准的。虽然他在评判中西医人体脏器形态结构方面主要依凭感性经验（或实践经验），但最终他还未能跳出评判中医甚或中西医以《内经》为标准的圈子。这表明他对中医理论的信念没有动摇。

朱沛文认为中西医"各有是非，不能偏主，有宜从华者，有宜从洋者"，因而从总体上对中医西医之说持"合而参之"的态度。他在《华洋脏象约纂》卷下《呼吸之气》中提出："有志尊生者，诚能即华洋诸医之说，合而参之，以进窥道德黄庭（指《道德经》《黄庭经》）之旨，庶可悟调养真元之诀而寿命无穷，与天地终也已。"这里"华洋诸医之说合而参之"的主张虽然是针对养生家而言的，但把它看作是朱氏对中西医的总体态度亦似无不可。《华洋脏象约纂》明显就是一部将"华洋诸医之说合而参之"的著作。该书不仅收录了中西医均论述到了的人体解剖生理，如脏腑体用，也收录了中医论述到而西医没有论述到东西，如经络、营卫之气等，以及西医论述到而中医没有论述到的内容，如眼球、耳等的内部构造等，这反映了他试图编成一部参合折中中西医的解剖生理学著作的意图。

朱沛文对中西医的认识和态度基本上可以代表那些对西医学有较深的了解，受西医影响较大而又有执著的中医信念的中医人士之中西医学观。

罗定昌、唐容川、朱沛文对西医的了解程度有所不同，他们的中西医学观有一定的差异。但这种差异只在量上而不在质上。从大体和实质上讲，他们对中西医的评判和态度基本上是一致的。他们都认为中医所长在"理""气"，即关于对人体脏腑功能活动及其联系的认识；西医所精在"形"，即关于对人体形态结构的描述。都主张采西医来补充或阐发中医，参合中西医学。他们都推崇《内经》等中医经典，信奉其理论，并以经典中医理论作标准来衡量中西医学。概而言之，他们都是主张以中医理论为本位参合中西医学，达到形理或形气兼备的理想目标。

他们的思想代表了清末洋务时期中医界对西医输入的反应，代表了当时中医界的新思潮。

罗、唐、朱氏等中医人士与李鸿章、郑观应、陈次亮等文化界人士对中西医的认识和态度大体上是一致的，他们都主张参合中西医学。"参合中西医学"体现了当时中国医学发展变化的趋向。

洋务时期的中医人士虽然没有明确提出"中体西用"的口号，然而他们的"参合中西医"的主张与"中体西用"论实质上都是一致的。"中体西用"是中国文化界在承认中西学互有长短，中学之长在"道"、西学之长在"器"的前提下提出的吸收西学之长，以补中学之短，达到"道器兼备"的完善状态的一种主张。"以中学为体，以西学为用"表明他们以中学为本位或主体来吸收西学的态度。这一口号或主张与当时中学占主导地位，西学势力尚不甚强大的状况和国人尚普遍推崇（或不怀疑）中学的"道"的心态相符合。或者说这一主张本身就是由当时中西学的主客地位和国人的文化心态所决定的。

中国医界通过西医译著而了解到西医学，西医学对人体形态结构描述之清楚明晰、图形之真切详明、方法之信实无虚，足以使之信服，并不得不承认中医在这方面相形见绌。至于中西医理方面的差异，其优劣是非的评判则不同于形态学，因为它不像形态学那样有形可据，对中西医理的理解与接受取决于各人的文化和医学知识背景。中西人士从各自的文化和医学知识背景出发对中西医理的评判自然不同。中医界人士笃信中医理论，对不同于中医医理的西医医理判为"非"，对中医详论而西医不详，中医已论而西医未论的问题判西医为"略""不知"，这是必然的。中国医界（实为中医界）通过中西医的比较得出中医长于论"理"，西医长于论"形"，中西医有长短是非的认识。基于这种认识，他们提出了"兼采""参合"中西医学，以西医之长补中医之短，达到形理兼备的理想状态的主张。作为中医人士，他们"参合"中西医是以中医为主体或本位的，罗定昌、唐容川是如此，朱沛文也是如此。这种以中医为本位参合中西医学的主张，与"中体西用"的主张如出一辙。在参合中西医中以中医为主体的态度一方面是由中医人士的知识背景所决定的，另一方面也是由当时中国医界中西医的主客地位所决定的。

第三节
清末、民初的医学改良思潮

庚子（1900 年）之后，"中国医学改良"的思潮兴起。这一思潮的形成与清末、民初的社会文化背景和中西医学的状况密切相关。

一、清末、民初的文化和医学概况

"庚子"之祸使国人感到了亡国灭种的危险。"救亡图存"的当务之急使人们再次把眼光投向"新学"。国家危亡的严峻局势和朝野上下日益高涨的"兴西学""师西法"的呼声迫使慈禧不得不重新施行被她废除的"新政"。废科举、兴学校、办实业、遣留学和译书办报、预备立宪等"新政"措施得以付诸实施。被压抑的新旧势力重新抬头，并骤然增强，社会思想活跃起来。此时不仅洋务思潮（"中体西用论"）仍然存在，维新思想余热犹存，"革命"的思想也在兴起和发展。严复翻译的《天演论》在社会思想界引起了极大的反响。"优胜劣败，天演公例"的至理名言成为人们力图变革以救危亡的理论依据。改革现状、谋求进步的"改良"口号此时也盛行起来。新学的再兴和发展伴随着对旧学和时弊的批判，这种批判愈演愈烈。这是在惨败（庚子）之后，危亡关头反省、自责和觉悟的表现和结果。新学的势力和影响在这时发展很快，而且咄咄逼人。新学的猛烈冲击使旧学界人士感到了"亡学"的危险。由于一种强烈的民族主义和爱国主义心理，他们高呼"保存国粹"的口号，不甘沦为"学奴"，"国粹主义"思潮由此而兴，并与欧化思想相对立。这是当时社会文化思想界的大致情况。

在医学界，西医的影响和实力也有较大增加。途径主要有四，其一是教会医院增多，就医者日众，西医社会影响扩大。其二是其时已有相当数量的西医书译成中文，更多的国人了解到了西医（包括中医人士），自学西医者日多。其三是教会医学校和中国的西医学校（如北洋医学堂）已培养出一定数量的西医师。其四是新增设了西医学校，如京师大学堂医学馆等，增派了医科留学生，并且留日医科学生通过办报等向国内推广宣传西医学。

当时的社会文化思潮对医界有很大的影响。各种社会思潮在医学界都有相应的变化。文化界对西学（新学）的企求和对中学（旧学）的抨击在医学界表现为对西医的推崇和对中医的批判；国人当中学习西医的人士或接受西说的人士对中医的抨击远较洋务时期传教士医生对中医的批评猛烈；基于对现实的不满而提出的变革现实的"改良""革命"的主张在医学界有相同的表现形式；社会上流行的"天演"论被医界人士用以说明中西医学间的竞争；西医影响和势力的扩大及其对中医抨击日烈，使中医人士感到了中医灭亡的威胁，因而"保存国粹"的主张被明显提出，并为中医界广为响应，这与文化界的"国粹主义"思潮如出一辙；"中体西用"的口号此时被医界明确引用，作为处理中西医关系的一种原则。

清末、民初的种种社会文化思潮大体上可划归欧化和国粹两大阵营。前者力主引进西学西法，并猛烈抨击中国旧学和时弊，后者则力主保存国学。但国粹派并不完全排斥西学，也不乏对旧学的批评和整顿，只是强烈主张保存国学的主体地位和独立性，反对放弃国学、全盘欧化的主张。近代早期的那种彻底的顽固派已为时代所不容，引进西学已是时势之所必然。问题是如何对待中西学，以孰者为主。欧化和国粹是两种倾向性迥异的态度，但介乎二者之间者亦不乏其人。

医学界的种种思潮亦可大体上归为欧化和国粹两大阵营。前者着重于提倡西医，并力诋中医之非；后者侧重于保存中医，使之不为西医所侵夺。医界的国粹派也并不完全排斥西医，也不乏对中医的批评，相反，他们承认中医有其短处或弊端，主张参合或汇通中西医，以西医之长补中医之短，只是不能放弃中医的独立地位而完全依从西医。介乎欧化和国粹之间的人士在医界也大有人在。

"改良"和"革命"是指变革现实而言，尽管它不专为某派所独用，欧化、国粹和中间派都有人用它。但"改良""革命"毕竟是随西学兴起而由接受西学的人士提出的口号，因而它更多更密切地与欧化思潮相联系。"改良""革命"虽然原本是政治性口号，但它很快被应用到文化、生活等各个领域，医学也不例外。20 世纪初的"医学改良"论及其以后的"医学革命论"的兴起即根源于此。

医界的欧化派和国粹派与西医派和中医派大体相当（但并不完全相同）。"医学改良"论是中西医士均提倡的，但它更多地与西医或欧化派相联系。国粹派提倡"改良医学"（中医）是为了保存中医，而欧化派提出"改良医学"则是为了大力引进和发展西医。

二、医学改良论

清末的中国医学界尚未形成明显的中西医界限，中医人士和西医人士尚未形成对立的两派。这一则是因为中医人士占中国医界的绝大多数，而中医人士并不排斥接受西医学，也不把学习和从事西医的人士拒之于中国医界门外；二则是因为国人当中的西医人数很少，尽管他们在学术上可能与中医迥然不同，但他们并不认为中国可以摈弃中医而全用西医。而且当时的中西医人士的分歧主要在学术看法上，并未产生敌对情绪，人数有限的西医不会也不可能形成独立的阵营公开与中医对垒。清末的中国医界无明显中西界限，表现在国人发起的医学团体有西医人士参加（中医人士自然占多数），国人创办的医学报刊一般不冠中西字样。

如何对待中西医学已成为清末中国医界不可回避而又十分尖锐的问题。"中国医学改良"是当时中国医界最盛行的一种主张。

1904 年，周雪樵在上海发起创立医学研究会并创办《医学报》，这是当时中国唯一的一份中文医学报刊。周氏在该报的《发刊辞》中即提出了"爰创为《医学报》，为群学之胚胎，改良之起点"的办报宗旨。1907 年上海著名中医蔡小香创立"中国医学会"，以"改良医学，博采东西国医理，发明新理新法，取集思广益之效"为办会宗旨。1908 年绍兴著名中医何廉臣创办《绍兴医药学报》，在发刊词中谓："其编辑宗旨，于国医学之足以保存者，则表彰之；于西医学之足以汇通者，则进取之；于中西医学之各有短长处，则比勘而厘定之，共襄绵力，力谋进步，或亦社会卫生之一助，医学改良之嚆矢欤！"中国医学会是清末中国最有影响的医学学术团体，《医学报》和《绍兴医药学报》是清末影响最大的中文医学报刊，它们均以改良医学为宗旨，可见当时医界思潮之一般。

"医学改良"论是针对当时中国医学及医界的种种弊端而提出的口号，当时医界把中国医学及医界的弊端统称为"腐败"。"腐败"所指，包括中国医学学术、医界积习和风气以及医事制度等方面。《医学报》的发起人周雪樵力主医学改良，他在《论中国医学急宜改良》一文中说："中国则不然。学术之盛，莫如成周，自汉以后日形退步，越至于今，未之或改。而最为腐败，最为丑陋者，则尤莫如医学……《内经》《难经》思想虽精，哲理虽邃，而质之今日之学，则颇多羌无故实，蹈于虚无缥缈之境而不可捉摸者矣。……而中国三千年医学，大都为此二书所陶铸而成，故五行生克，司天运气等说触目皆是。其最为荒诞者，且以肾为真武神，以龟蛇二将、龙雷二物分属左右肾，尤不值通人之一笑，谓中国道家方士星命相术等皆属于医可也。《内经》《难经》两书，不无精粹可采，然披沙得金，要不过十分之一二。其本既僵，其源复涸，而欲求枝叶之葱茏，支流之洋溢也，其可得乎？"周氏所言的中国医学"腐败"是指中国历代医学拘泥古经、保守退化的陋习和学理上的谬误虚玄。

该文有"桢曰"一段按语（"桢"是何人，待考），云：

中国科学所宜改良者，不仅在医，而唯医则尤为当务之急，不容不改良者也。以今日而论，中国医学之腐败可称极点矣……凡学书不成及游手好闲者，皆得购医书四五种，涉猎七八月，悬牌以行世。假以岁月，衣食足矣；偶愈显者一两人，声名起矣。方其名之未得也，以求名为心，他非所知也；及其名已得也，以保名为心，他亦非所计也。

"桢按"所言"腐败",指中医人士品流之劣及医风之坏。

何廉臣在《绍兴医药学报·发刊辞》中引用华阳曾科进的一段话来形容中国医学之"腐败",其文云:

> 吾国医界之腐败也,以不士、不农、不工、不商之废人,降而学医,以五色、五味、五运、五行之瞽说奉为名言。物理不解,化学不知,生理不明,病理不精,唯凭诊脉以断症,徒诵汤头之歌诀。一见谵狂幻觉,不知其为精神病之现象而以为鬼神作祟;瘟疫疟痢不知为微菌物所传染,而以为气数所关。医者唯以师心自用,病者遂以数尽自甘。甚至灵药仙方,转而乞命于土偶;鬼符神咒,得以流毒于人间。种种荒谬,不胜枚举。

曾氏所论中国医界之腐败重在中医人士知识贫乏等方面。

显然,当时论中国医学及医界之腐败是与西医学及西洋医学界的进步和"美善"相对而言的,或者说是以西医为参照而言的。"中国医学"所指实为中医学。当时正值"天演""竞争"的思想流行,医界人士正是基于中国医学"腐败"和西洋医学"进步"的认识及"天演""竞争"意识而提出改良中国医学的主张的。何炳元在《医学丛编·初集·论说》中所云的"呜呼!外界刺激既如彼,内容腐败又如此,迄今日而中国之医学,犹不改良,尚能逃天演之淘汰乎?"最有代表性。

由于"改良中国医学"是针对中国医学"腐败"而西洋医学"进步"而提出的,因而医学改良的措施自然也就不外引进和吸取西洋医学以改革中国之医学。清除中医学理中的谬误,革除中国医界的陋习和改革中医旧的医事制度(包括中医旧的教育方式),并大力引进西医学,谋求中国医学之进步,构成当时医学改良的基本内容。周雪樵在《论中国医学急宜改良》一文中说:"故生今之世,欲求医学之改良,必拔其本,塞其源("本""源"指《内经》《难经》理论),取古人之谬说一扫而空之,取西说之精理改弦而张之,探原之论莫要于此。"周氏的"医学改良"无异于要取消中医理论而代之以西医理论，这在当时是比较激进的主张。但当时无论是激进的，抑或折中的，或保守的医界人士，都主张引进和吸收西医学（之长）以改良中国医学。

尽管改良中国医学是当时中国医界的一致主张，引进西医学和革除中国医学之"腐败"作为医学改良的基本措施，也是中国医界中西医人士都提倡的，但在如何评判中西医，特别是中西医学理，如何处理中西医学的关系上，中国医界的态度却是多种多样的。大体上，根据对待中西医的态度，可将清末、民初的医学改良主张划分为四个类型：它们分别是中体西用论、中西折中论、欧化论和国粹论。每一种类型的医学改良主张都是取决于一定的中西医学比观，而每一种中西医学比观又与持论者的知识结构或其所受的医学教育有关。中体西用论和国粹论者基本上都是中医人士，欧化论者基本上都是西医人士，而折中论者则主要是中医人士，也有一些西医人士。

三、中体西用论

"中体西用"（及其类似的提法，如"中本西末""中主西辅"等）是洋务时期开始流行的口号。洋务时期的中医人士及文化界人士对中西医学实际上也是持中体西用的主张，但他们尚未明确使用"中体西用"（或类似的词）来表明其对待中西医学的态度。医学界明确主张"中体西用"是在庚子之后的清末。1904 年周雪樵在上海发起的"医学研究会"，在《医学报》第八期《医学研究会章程》中提出"以中学为体，以西学为辅"，这无疑是"中体西用"的翻版。1910 年中国医学会附设医学讲习所，其"简章"第一条云："本所为中国医学会所设，讲习中西医学之学理及技术，以中学为体，西学为用，补助旧学不足为宗旨。"医学研究会和中国医学会是"医学改良"的积极倡导者，"中体西用"表明了他们的医学改良主张，也表明了以"中体西用"的态度来改良中国医学是当时中国医界很有代表性的一种思潮。梅咏仙在《中国医学急宜整顿》一文中说："今我中国诚能以医学一科，速为整顿，设法改良，以中学为基础，以西学为藩篱，且以历代名医之著述，融会而贯通之。""以中学为基础，以西学为藩篱"与"以中学为体，以西学为用"的实际意义是一致的。这里他明确将中体西用作为改良中国医学的基本措施。

医学改良思潮中的"中体西用"论（其提法包括"以中学为体，以西学为用"，"以中学为本，以西学为辅"，"以中学为基础，以西学为藩篱"，"以中学为经，以西学为纬"等等），尽管其各种提法的字面意义不一样，但实际意义是相同的，即主张以中医学为基础或主体吸收西医学，以西医之长补中医之短。医界的"中体西用"论者基本是开明的中医人士，鉴于西医学的长处和中医相应的短处，他们积极提倡引进和吸收西医之长。所以"中体西用"论的着眼点主要在引进西医，它反映了开明中医对待西医学的开明态度，也代表了当时以中医人士占绝大多数的中国医界积极接受西医学的倾向。

"中体西用"论是一种有鲜明的文化（或医学）自我主体意识地引进西学（或西医）的主张。也就是说，这些中学（或中医）人士在接触到西学（西医）时，不自觉地将中学（中医）看作自体文化（医学），而将西学（西医）看作异体文化（医学），或以主体和客体关系看待中西文化（医学）。通过比较，他们意识到了对方的长处和自身的短处，迫于对方的冲击，他们主张引进这种异体文化（医学）。但这只是为求得自身文化（医学）的完善而胜过异体文化（医学）。所以他们所提倡的是取对方的长处以补自体之短处，将对方的长处融于自体之中，而不是要把自体变成亦自亦异而又非自非异的东西，更不是要反客为主。因此，医界的"中体西用"论者的医学改良思想的实质就是取西医之长补中医之短，使中医学自身完善而超过西医，在竞争中取胜。

"中体西用"论者基本上是开明中医人士，其"中体西用"的主张与他们的中西医学观是一致的。王懋吉在宣统元年（1909年）《医学报·乙酉春季课艺》中说：

中西医学互有短长，中医长于理想，西医长于实验，当今谈医者类能言之。愚以为治内症当以中医为主，治外症当以西医为长……若专以内科言，中医长于治伤寒，西医长于治杂症……缠绵久疾，中医所长；危急暴病，西医所长……

至于割症一端，亦古时中医之所素长，惜至失传也……凡今日西医之所长，无一非古时中医之所长。谓中医今不逮古则可，若云中不逮西则非也。

唯用格致诸学治病，则洵为西医之专长而为中医之所短……一曰电学治病……一曰化学治病……一曰光学治病……

夫切脉一端，中医西医长短互见。盖第验脉之至数，当以西医为长；若欲穷脉之精微，仍以中医为主。论营血虽西医为长，而论卫气则以中医之理为长也。

19世纪后，西人招招争先，学术日有进步；中国事事落后，学术日益腐败。不独医学为然，而医学为尤甚。方今为过渡时代，处竞争之漩涡中。业医者苟能保守固有之长而扩张国粹，兼取西人之长而启迪新知，庶几绝尘驰，干霄上，独树一帜，以与西医相抗，而权利亦可收回也夫。

"中西医学互有短长，中医长于理想，西医长于实验"，是当时中医界普遍观点，这也是中医人士主张取西医之长补中医之短的前提。认为"中医今不逮古"，而西医今胜于古，则更是当时医界各派人士的共同看法。不承认"中不逮西"，只承认中医"今不逮古"，认为西医所长本为中国古代所有，并把中医之短归罪于宋元以后中国医学之退步和腐败，持这种态度的人在当时的中医界也大有人在，这与唐容川认为古圣医经远胜于西医，西医只与宋、元以后的中医互有长短的说法一脉相承。

王氏对中西医理法方药各方面长短的具体比较，对于当时的中医界来说也是可以普遍接受的。

王氏在该文中虽然没有明确讲到"中体西用"和"医学改良"，但他主张"保守固有之长"并"兼取西人之长""绝尘驰、干霄上，独树一帜，以与西医相抗"，这显然与"中体西用"的医学改良思想实质是一致的。

王氏的中西医学观在当时的中医界有相当的代表性。他的上述言论出自于他给中国医学会"己酉春季课艺"第一题《中西医学互有短长，孰者为中医所长西医所短，孰者为中医所短西医所长？》的征文。该文被评为第一名，中国医学会会长蔡小香评曰："学贯中西，持平之论，宏文卓识，足为诸卷之冠。"

林大燮则在宣统元年五月中旬《医学报》之《素灵讲义·序》中提出了"以中学为经，以西学为纬"的口号，不过他直诋《内经》之非，并以朱沛文之书为"持平"，而以唐容川之作为"保守"，反映出他有较明显的"折中"倾向。

四、欧化论

"医学改良"中的欧化论是指那种主张大力引进西医学，以西医学取代中医学，或以西医学为主体而将中医方药纳入西医体系，即主张将中国医学西医化的思潮。持这种主张的人基本上都是西医人士（当然，并非所有西医人士都是欧化论者）。欧化论者的中西医学观是认为西医远胜于中医（西优中劣），西医是而中医非，否认保存中医体系的必要。他们评判中西医学的标准自然是西医学。

欧化论者的中西医学观可以从朱笏云氏的一段话中反映出来。他在《中西医学报》第十二期《中国急宜改良医学说》一文中对中医学的解剖生理、病因病机、药性等理论明显持全盘否定的态度，并说："综观古书所论之内脏及药性及病原类多附会，而一孔之儒，方且拘守陈编，罔知变通，其为害苍生，岂浅鲜哉！呜呼，今日欲强种强国，举吾二十行省之众，一切举诸寿域，则改良医学诚为当务之急矣。"朱氏所肯定的，只有中医方剂和药物的功效，他说："我国古医书所载谬误颇多，然亦有极效之方足补西医所不逮者，且本草所载药品可以代西医者亦复不少。"否定其理论而肯定其方药，看来朱氏把中医理论与方药割裂开了，不过他并没有解释为什么中医的理论谬误而方药却有效。这一问题，以后余云岫作了解释。

另一名留学日本的西医人士毕寅谷在《中西医学报》第十四期著《敬告青年之有志学医者》一文云：

> 吾侪所习之医学，实非精神的，而物质的也。必实施生理解剖，而人体之生理的构造乃得明；必实行病理解剖，而人体之病理的变化乃可悉。而证明此构造与变化，其手可触而目可睹者无论已，即手不能触、目不能睹者，亦无不可借显微镜、理化学以阐其隐微。吾观西洋医学之举一病名，列一病症，其原因，其症候，其经过，其疗法，不知经若干人之实地研究，互相讨论，殆垂为定论；安有如中医之凭空想，逞臆想，亘古千秋，奉数人颠倒错乱荒谬诞幻之谈以为圭臬而不思所变计哉。是由西医与中医之根本上言之，固已优绌判然。

他们一般都从西医学的理论和方法出发，认为中非西是、中劣西优。这代表了当时欧化论者的中西医学观。

基于这种认识，西医人士的"医学改良"的主要内容自然就是要大力引进和发展西医，摈弃"谬误"的中医理论或中医理论中的"谬误"。朱筦云在《中国急宜改良医学说》一文中提出"改良医学之策，最要有六"：

> 第一项是"开办医学速成班"，即办短训班，向中医人员讲授西医西学知识，进行知识更新，使中医西化。
> 第二项是"推医院"，即开办西医医院。
> 第三项是"多派中学毕业生赴外国习医"。
> 第四项是"各省宜开办医学专门学堂"，即办西医学校。
> 第五项是"古书中有可采用者宜一一采用也"，即对中医学中可采用的宜采用。不过朱氏所云"可采用者"仅指中医学的方

药而不是理论，故他接着说"凡古方之可用者存之，西药之可以用中药代者，以中药代之"。

第六项是"刊行医学白话报，使下流社会亦备具普通医学知识"，即进行西医知识的推广普及。

朱氏"改良医学"的六条措施中只有一条涉及中医方药的保存，其余五条均是引进和发展推广西医。这实际上是要在中国以西医体系代替中医体系。

另一名倾向于西医的人士张织孙在《中西医学报》第五年第七期《医学改良说》一文中提出三条医学"改良之大纲"：

第一条是"编辑中西医汇通医籍，以为改良之先导也。今欲谋学术之改良，自宜捐除成见，编辑中西汇通之书，以饷国医，以诱后进，其谶纬学说（指运气学说——引者注）则摒而不讲。编辑方法，以西学为经，以中学为纬，举《内经》《难经》精确之学理，概纳入解剖、生理、诊断、病理之范围；举伤寒、杂病、本草、经验之方药，概纳入内外各科药物之范围。另编组织、细菌等书，以补旧说之不逮。"

第二条是"改造医事机关，以实行研究也"。

第三条是"严定医生之规律，免滥售方术之弊也"。

张氏虽然与当时的许多中医人士一样主张中西医汇通，但他的"中西汇通"却明确是"以西学为经，以中学为纬"，将中医理法方药纳入西医体系之中，这与唐容川以《内经》为经、以西医为纬，与梅咏仙"以中学为基础，以西学为藩篱"和张锡纯"医学衷中参西"，纳西医入中医体系的态度恰好相反。同是改良，同是汇通，但以孰为主体，中西医人士的主张则截然对立。

五、国粹保存论

医界的国粹保存论指那种主张保存中国固有医学体系（即中医学）的思潮。持国粹保存论者基本上是中医人士。

国粹保存论兴起的原因有两个方面：第一个方面是清末中西医的接触使中医人士意识到了中医学本身的劣势和西方医学优势。时值"天演竞争"的观念盛行，中医人士担心中医学在竞争中被淘汰而力主改良中医以保存之，使之不被淘汰；另一方面的原因是当时医界欧化之风已起，中医人士担心中医学被西医取代而力主保存国粹以抵抗欧化之风。显然，医界的国粹保存思潮与当时文化界的国粹主义思潮是有着密切关系的，前者是后者的一个侧面，或者是后者在医界的反应。

国粹保存论的基本主张可以从 1906 年成立的上海医务总会宗旨及任务中反映出来。上海医务总会首届总董事为李书平、陈莲舫、黄春甫、蔡小香、余伯陶，他们都是上海著名中医，该会代表了正统中医。该会的宗旨是：中医凌夷腐败极应整顿，外医风樯阵马极应抵制。显然这是在意识到了中医自身的腐败同时又面临西医的猛烈冲击而提出的对内整顿，对外抵制的主张。该会第一次议员会决定办四件事：第一，编辑中医教科书；第二，开办医科学校；第三，提请工部兴办卫生事宜；第四，筹备医院。这四件事体现了该会进行中医自身整顿和抵制西医冲击的宗旨。

"整顿"或"改良"针对中医"腐败"而言，意义是一致的，抵制西医冲击和保存中医的意义也是一致的。由于国粹保存论是在意识到中医自身腐败同时又受西医冲击的情况下而提出的主张，因而整顿（或改良）中医与抵制西医、保存中医便有机地结合为一体。只有改良中医，才能抵制西医，才能最终保存中医。所以国粹保存论亦在医学改良论范畴内。

中医人士承认现实中医界的腐败，注重对中医自身的整顿（改良）。正如李啸云在宣统元年五月上旬《医学报》中之《论太医院不宜改用西医》一文中云：

夫中医之腐败，非古本腐败也，腐败于今日不善学者也，腐败于视为小道而学者少通才也，腐败于卖技者之唯知谋食而胸无点墨也。其腐败之原因，则由于无学堂为之造就，无考试之为甄别，故无论何项人民皆得混于医以谋食，浸至古圣之精义扫地无闻而现为今日之恶象，此中医腐败之实在情形也。故欲整顿医学，莫善于开医校，考医生二者。

李氏在同一期《医学报》的另一篇《改良医学宜先编辑教科书论》又说：

中国医学，垂朽千年矣！岐黄而后，代有发明，著述之书，汗牛充栋，其阅时不可谓不久，其辩论不可谓不详，而腐败至于今日者，皆由无教科书为之模范耳……故改良医学，宜从编辑教科书始。

这两篇表述的是同一思想。前文言"整顿"，后文言"改良"，实际意义无差异。李氏把中医现实的腐败归因于中国没有学校式的正规医学（实为中医）教育和医生考核制度，因而主张编辑教科书，兴办学校，建立考核制度——这显然是要进行中国医学（实为中医）的自身整顿（改良）。李氏的主张和观点与上海医务总会基本相同，并且在当时的正统中医界有相当广泛的代表性。此后陆续出现的许多中医学校和各种各样的中医教科书，与这种思想不无关系。立足于自身的改良，是国粹保存论的主要主张。

国粹保存论者对西医持"抵制"态度，但这种"抵制"只是反对以西医学代替中医学的反客为主的主张，国粹保存论者并不排斥西医学，反而主张吸取西医之长，以西医来证明、补充中医。李啸云在《论太医院不宜改用西医》文末说："今日中医知识渐开，各处医会医报之发达，势力磅礴，凡所以奔走呼号，舌敝唇焦者，无非为发明医学，慎重生命，保存国粹而已。故采取西法以表彰中学则可，尽弃中学而唯学西学则不可，而况于用西医乎？"非常明确地表述了国粹保存论者对待西医学的态度。

由于当时持国粹保存论的中医人士承认中医现实的腐败和相对于西医优势而言的劣势，并面对中西医竞争的严峻事实，和"优胜劣败"的"天演之理"，他们不能置西医而不理。取西医之长而化为己（中医）之长，不失为在竞争中取胜而最终保存自身（中医）之良法。这便是国粹保存论者主张吸取西医之长的原因。对此，蔡小香为宣统二年《医学报》所作的《发刊词》表述得最为明白。他说："天演之源，导于物竞；物竞之极，终于天演。东西之士皆守积极的主义，事事欲今胜于古，故有古人有今人，此进化之机转也。中国之士，皆守消极的主义，事事谓今不如古，故有古人无今人，此退化之现象也。以进化与退化相竞，退化者得不为天演所淘汰？……由是以往，下逮于今，为西医全盛、汉医式微时代，一盛一衰，天渊相判。缅彼扶桑，可为殷鉴。今吾国当新旧交哄之际，诚宜淬厉精神，冒险进取，纳西方之鸿宝，保东国之粹言。岂能故步自封，漠然置之耶？"

国粹保存论有很强的民族意识。它把中医学作为本民族的固有医学而极力主张保存，虽然它也主张采纳西医之长，但这只是为了改进中医以利竞争。对于舍弃中医而代之以西医的欧化论，自然是坚决反对的。

六、中西折中论

中西医折中论是介于国粹和欧化之间的一种思潮。持折中论者一般是对西医有较深入了解、受西医影响较深的中医人士（中学西），和对中医有较深入的了解、受中医影响较深的西医人士。

折中论者在中西医学观上认为中西医各有长短，主张折中中西，择善而从和唯效是求。对于作为"国粹"的中医学，他们主张保存，但只是保存其有价值之处，而不因为中医为中国所固有就着意强调以中医为主，以西医为客，不允许西医与之并列或超过其地位。对于西医学，他们肯定其理论的正确性和诊疗方法上的先进性，但并不因为中医理论多"谬误"而一概抹杀其有用价值和理论上的独特之长处，而弃中从西。折中论者着眼于医学或中国医学的进步而不存中西门户之见。持中西折中论者以"中学西"人士居多。如吴翘云在《医学报·己酉春季课艺》中言：

> 善学医者，无论中西，唯求实效，凡经络脏腑骨骼皮肤气血以及用药，一一为之精验，有时去中之短用西之长，有时以中之长益西之短，如是岂不极医事之能而尽造化之量乎！

吴鹤龄（"中学西"医生）在《中西医学报》第四年第九期《论中西医学之互有关系》一文云：

> 吾愿吾国医界有识之士，发愤振作，既研求实学，势必融会中西，上稽古代，旁及欧西，取其说而相互考证，理法并重，其精粹者存之，其粗泛者去之，熔炼中西医学于一炉，而不存中西医学门户之见，安见吾中国之医学不能驾东西各国而上之哉。

前者主张"无分中西，唯求实效，择长而从"；后者主张"理（中医）法（西医）并重"，存精去粗，融会中西，不分门户，显然都是典型的中西医折中论者。

著名的西医人士当中持中西医折中论者有俞凤宾[①]。俞氏折中中西医的主张可从他在1916年1月《中华医学杂志》上发表的《保存古学之商榷》一文中反映出来。他在该文中明确反对废止中医，认为日本明治之策不可取。文中说："欲废旧医者，泰半为浅尝之西医士，此辈徒学西医之皮毛，学识经验两不足取，而骤然曰中医陈腐当废除之，而将其有价值处一概抹杀焉"，主张"去旧医之短，采西医之长，折中至当，则我国医学行将雄飞于世界矣"。留洋而归的西医人士中大多为欧化论者，像俞氏这样主张保存中医、折中中西的人士实不多见。

---

① 俞氏，1907年毕业于上海圣约翰医学校，后自费留学美国，获博士学位。俞氏是中华医学会第三任会长，并主持《中华医学杂志》的编辑工作多年。

折中论者虽然主张不存在中西医门户之见，但并非没有民族意识。折中论者也是着意于中国医学的进步，只是他们不像国粹论者那样以中医为主而以西医为客，不像中体西用者那样以中医为本、西医为辅。国粹论和中体西用论者实际上是把"中国医学"与中国固有的医学，即中医学等同起来，因而他们的"改良中国医学"实际上也就是改良中医学。而折中论者并不把"中国医学"局限于中医学，而把中国固有的中医学和从西洋传入的西医学不分主客本辅地纳入"中国医学"的范畴，因而他们的"中国医学"实际上是以中医学和西医学为基础的择善而从的原则而重新建立的中国医学体系。

在"医学改良"诸思潮中，中西医折中论是一种比较明智、现实和合理的主张。

第四节
20 世纪二三十年代的主要医学思潮

20 世纪 20 年代以后，经过新文化运动的洗礼，新学的影响和势力大大增强，而旧学则受到极大的打击。科学和民主的思想作为新文化运动的核心精神而得到广泛地传播，并极大地改变了人们的观念。科学不仅在学术领域确立了至高无上的权威，同时也深入到国民的生活当中。此时欧化论盛行于文化界，欧化与国粹主义的对立更加显著。新文化运动在文化和观念方面破旧立新的历史功绩是巨大的，但它对传统文化只有批判而没有肯定，抹杀了传统文化中的有用价值和合理成分。同时，对于东西方文化的比较研究，只注意到其时代性（发展的阶段性）差异，而忽视了文化的民族性（类型）差异。20 世纪 30 年代初"中国科学化"运动兴起，科学进一步向文化、思想、生产、生活、军事等领域全面深入。

20 世纪 20 年代以后的中国医学思潮一方面与当时社会文化思潮保持

一致，另一方面又沿袭和发展了清末、民初的医学思潮。前一方面的表现是在中西医学的比较和抉择的论争中引进了"科学"这一普及化了的和富有权威性的尺度，同时文化界盛行的欧化之风也进一步助长了医界欧化论的气势；医界的欧化思潮与保存国粹思潮之间的截然对立与文化界的欧化与国粹主义更如出一辙。20世纪30年代兴起的"中医科学化"思潮则显然是"中国科学化"运动的一个侧面。后一方面的表现是清末、民初的中西医参合、汇通、改良和国粹论、欧化论、折中论等思潮仍然存在，有的还有所发展。

20世纪20年代以后中国医界关于中西医比较评判和取舍抉择问题的论争比以前更加广泛、激烈和深入，由此而产生的观点和主张也更加纷繁复杂。其中影响最大的要算"废止中医"论、保存中医论和中医科学化三种思潮，本节将对这三种思潮加以分析和叙述，并附带讨论有关"中西医汇通"这一问题。

一、余云岫与"废止中医"论

近代中国医界的欧化思潮到20世纪20年代发展到极端——废止中医。废止中医论的突出代表人物是众所周知的余云岫。余氏的废止中医论无论是从其影响，还是从其论战的力度和深度都达到了欧化论的顶峰。本小节着重讨论余氏废止中医论的基本思想。

在中西医比观上，余氏同一般欧化论者一样认为"中非西是"，但余氏进一步从世界医学总的历史进程的角度论证了他的这种观点。他认为中西医之间的不同在于新与旧、进化与落后、科学与空想哲学之别。余氏在《研究国产药物刍议》中云：

> 医无分中西，但有新旧而已。我国旧医所称道者，五行六气；西方古代之言医者，亦主四大。四大者，地风水火。以为病苦之生，由四大不调所致，颇与我国六气之说相似。唯在西方，

则哲学之空想日渐消灭，科学之实验日渐发达，故其业日新。我国则高言往古，墨守旧章，是以踬步不进，至于今日，犹不脱中古空想哲学之范围……是故今日中西医之所不同者，指不进化之中医与以科学为根基之西医而言。……吾谓医学之名词，虽新旧所同用，然则意义则截然不同。今日吾人所谓医学者，科学也，必先于人类之成立、构造、化学的关系、物理学的现象与夫在动物界的位置，精详讲究，然后以最新最密之见闻，进而探求疾病之本态、原因及其变迁，终则用种种补助品，以立治疗之方式……新医之学，以最新最确之解剖生理为基础，进而推求病理，以定治疗之法；旧医之学，以太古以来经验所得之治疗法为基础，附会以谬误之解剖、空想之哲学推演而成生理病理者也。新旧医学，其本末颠倒如此。

由是，余氏同欧化论者一样，对中医理论持否定态度，并且他对中医理论的否定更加坚决而彻底。他在《医学革命论·初集·驳俞鉴泉经脉血管不同说》中道："阴阳五行之说、脏腑经络之论，荒唐怪诞，无可信从。"在《科学的国产药物研究之第一步》中又说："要晓得阴阳五行、十二经脉等话，都是说谎，是绝对不合事实的，没有凭据的，需要斩钉截铁把这点糊糊涂涂的空套，一切打破。"

余氏认为世界之医学经历了由古代的空想哲学到近现代的自然科学两个阶段，西方医学已由哲学阶段进入到自然科学阶段，而中医学则仍停留在哲学阶段。因而他用新医、旧医来称谓人们通常所说的西医和中医，并进而断言旧医（中医）是未进化的、非科学的，而新医（西医）则是进化了的、科学的。基于这种中西医比观，余氏自然认为旧医（中医）再也没有什么存在的必要，因而要加以废止，用新医（西医）来取代之。余氏力主"医学革命"，其实质就是要废止中医、发展西医。他在《医学之真伪》中说："医学革命扼要之点，在于葆真而去伪。阴阳五行，伪说也；寸口诊脉，伪法也；十二经脉、五脏六腑，伪学也。吾人之所以竭力主张医学革命者，欲祛此伪也。"

由于余氏以新与旧、进化与落后、科学与空想来看待中西医，因而他不仅认为中医完全没有存在的必要，而且认为中西医之间也没有沟通的可能和必要，所以他不仅反对保存中医，而且也反对中西医汇通。他在《旧医学校系统案驳议》中说："新旧两医学，其本末颠倒如此，于此而欲讲沟通之道……所谓倒行逆施者也。"

显然，余氏是把"中西医汇通"作为一种倒退行为来加以反对的。余氏的上述中西医比观，只承认或只认识到中西医之间的时代性差异，而不承认或忽视了中西医之间的民族性或类型性差异。这是当时整个文化界欧化论者的普遍倾向或一般认识水平。

一般的欧化论者都否定中医理论，而对中医的临床疗效尚多持肯定态度，但以前的欧化论者都未能解释中医理论"谬误"与中医治病有效的矛盾，余氏对此作了解答。他在《研究国产药物刍议》中说："今日旧医之所以能疗病者，全恃太古医学发端之治疗法，是盖由经验而生，与后起之学说，毫无关系。"

余氏又在《科学的国产药物研究之第一步》中说："要晓得中医的奏效，断断不是从阴阳、五行、十二经脉等空议论上生出来的。"

> 他们（指中医）的理论和他们的事实（指中医治病有效），是完全两回事。他们的事实，也有从经验得来的，也有从侥幸得来的，也有从错误得来的。他们的理论，并不是从这点事实上细细综合起来，抽出一个真实可信的系统来，乃是三教九流到处用得着，人人会说的笼统烂套，硬把他们的事实，牵强附会上去就是了。

余氏把中医的疗效归因于古人的临床经验以及侥幸巧合，而认为中医的理论是来自于笼统的哲学空想，是从外面硬套到医学上来的，疗效与理论毫无关系，有疗效并不能证明中医理论正确或科学。

由于余云岫否定中医的理论而肯定中医的疗效，因而他在主张废止中医理论的同时，提倡研究中医的经验有效性。他说："知道中医的学问，理论是理论，事实是事实，毫不相干，他的理论差了，我就不去听他；他的事实是了，我就专从事实上研究他。"他进一步把中医的治疗效果归结于经验用药，因而他所主张的对中医经验有效性的研究也就归结于对中药疗效机制的研究。他在《研究国产药物刍议》中说：

> 今日吾人所欲研究者，即此药物主治之本真。诚以国产药物，虽经数千年之沿革，只乃人类本能所发明之旧贯，有经验而无研究，故其理不明。欲凭两千年来经验之事实，本乎科学方法，而进行实验工夫，以阐明其作用所在。一切玄言空言，屏弃不道。

所以，余氏对中医学的态度，即他的"医学革命"的主张，归结起来就是"废医存药"。"废医存药"也是大多数欧化论者对待中医的一致主张。

余云岫于1917年出版《素灵商兑》，开始了他对中医理论的全面批判。1929年在第一届中央卫生委员会上提出"废止旧医以扫除医事卫生之障碍案"并获通过，他的"废止中医"活动至此达到顶峰。余氏是欧化论的中坚，是坚决彻底的"废止中医"论者，他本人也因力主"废止中医"而知名于医界，但"废止中医"并不是他一个人的主张，而是一股思潮。"废止旧医案"能获得通过，国民党政府能一贯推行扬西抑中的医学政策，足以证明"废止中医"思潮根基之深、影响之大。

"废止中医"论者基本上都是西医人士，其著名人物除余云岫外，还有胡定安、汪企张、褚民谊、刘瑞恒等，其观点和认识与余氏接近，无须一一赘述。由于国民党政府卫生当局或卫生决策机关都是由西医人士或倾向于"废止中医"的人士掌握着，因而"废止中医"在新中国成立前得以由一种学术主张成为政府的卫生政策，对中医事业的发展影响很大。

二、"中医科学化"思潮

20 世纪 20 年代末 30 年代初,"中国科学化"运动兴起,"中医科学化"思潮亦应之而兴。朱松在 1931 年《医界春秋》第 66 期的一篇撰文《"中医科学化"是什么》中称:"'中医科学化'一名词,似已普遍于国内,成一时髦名词",表明"中医科学化"思潮此时已盛行于国内。

"中医科学化"是指要用科学方法整理研究中医学。朱松云"'中医科学化'系用科学方法研究中国固有医学之谓",新中国成立前的唯一官办中医学术机构——中央国医馆(1931 年 1 月 15 日成立)在其组织章程草案的第一条中规定:"本馆以采用科学整理中国医药,改善疗病及制药方法为宗旨。"各省、市、县国医分馆、支馆都遵循此旨。1932 年成立"中医研究院",其宗旨也是要以科学方法整理中医。由此可见,"中医科学化"在此时已成为中医界的普遍主张。实际上,从 30 年代初直到解放初,中医界最盛行的思潮也是"中医科学化"。坚持中医科学化的著名中医学家有施今墨、陆渊雷、张赞臣、叶古红、张忍庵等。

"中医科学化"思潮是中医改良(改进、整顿)思潮的继续,所不同的是此时中医界多主张用科学方法来整理中医。所以,"中医科学化"实际上是"改良中医"的途径之一或表现形式之一。张赞臣在《医界春秋》第 81 期《统一病名与改进医学》一文中说:"方今欧美各国换其科学之潮流,澎湃奔腾而演进,国医若不努力本身而创化,适应环境而进化,处此竞优角胜之世界,其能免于自然淘汰之例乎?欲创化,则须应用科学方法以立新说;欲进化,则应批指古书之错误以改旧说,舍此别无途径也。"张氏的这段话与清末、民初开明中医人士有关改良中医言论的基调相差无几,只是明确应以科学方法作为改进中医的必经之途。在"中医科学化"思潮盛行的同时,持"改良(或改进、或整顿)中医"论者仍有人在,而且也并非都主张要采用科学方法,所以,"中医科学化"是 30 年代后中医界"改良中医"的一种主要主张,而不是其全部。

“中医科学化”这一口号本身意味着承认或肯定中医学不是科学，因而要用科学方法加以改造，使之成为一种科学。“中医科学化”论者对待中医学的这种认识和态度可从陆渊雷的下列言论中反映出来，他在《生理补正·绪言》中说：

> 　　国医所以欲科学化，并非逐潮流，趋时髦也。国医有实效，而科学是实理。天下无不合实理之实效，而国医之理论乃不合实理。……今用科学以研求其实效，解释其已知者，进而发明其未知者。然后不信国医者可以信，不知国医者可以知；然后国医之特长，可以公布于世界医学界，而世界医学界可以得此而有长足之进步。

陆氏主张“中医科学化”的关键是他认为中医不是实理，即不是科学。但中医有实效，即客观疗效，因而要用科学方法来研究中医的实效，对中医疗效的机制作出科学的解释。

衡量中医是不是科学，要有一个参照物或标准，陆氏等“科学化”论者明确以西医学作为标准，凡与西医学相符者便是科学，否则便不是。按照这个标准，陆氏认为中医理论多不合西医，因而也多不科学。他曾以西医为标准，对中医理论做了全面的评述，其结论可想而知。

由于陆氏将西医学作为评判中医理论是否科学，或是否合乎事实的标准，因而他的“中医科学化”归根到底也就是中医西医化，或以西医改造中医。

这不仅是陆氏一个人的观点，而是持“中医科学化”论者的普遍认识和态度。例如，代表中医利益、官方的和最权威的中医学术机构——中央国医馆在其整理中医学术的第一步工作——统一中医病名中，即明确规定要以西医病名为标准。其理由见载于《医界春秋》第 81 期：

何故必依傍西医之病名：国医馆不尝揭櫫用科学方式乎？国

医原有之病名，向来不合科学，一旦欲纳入科学方式，殊非少数整理委员于短时期内所能为力：借曰能之，然天下事物，只有一个真是，西医病名既立于科学基础上，今若新造病名，必不能异于西医。能异于西医，即不能合于科学。不然，科学将有两可之"是"矣。西医现行之病名……一切已入科学方式，夫国人与西人疾病犹是此疾病也。整理之目的，欲入于科学方式，非欲立异于西医也。……国医书原有之病名，多不合事实，即多不合科学。

国医馆显然把西医与事实和科学等同起来，并认为中医病名不合事实，即不合于科学，亦即不合于西医，因而它也就干脆把中医病名的科学化归结于西医化，用西医病名来统一中医病名。然而，病名并不仅仅是一个名称问题，它涉及更广泛的理论背景，诸如病因（病原）学和发病学、病理学、生理学等医学基础理论。因而，将中医病名统一于西医必然导致中医理论统一于西医。所以国医馆的"中医科学化"实际上也是将中医西医化，最终将丧失中医理论体系的独立性。

可见"中医科学化"论者与"废止中医"论者对待中医理论的认识和态度有很大的一致性，即否定中医理论的科学性和真理性，否认中医理论存在的价值，并主张用西医理论来代替之。所不同的是，"废止中医"论者主张要强制性地消灭中医的理论和实践，即不仅要取消中医这门学科，还要取消中医这一职业或行业。而"中医科学化"论者虽然否定中医的理论，但承认中医的疗效，因而他主张保存中医的实践，保留中医这一职业或行业；对中医理论则采取改造批判的态度，最终将中医理论纳入科学，即西医学体系中。两种主张的最终结局都是中医学作为一种独立的理论体系将消亡，而只存在西医学一种理论体系。所以，"废止中医"论者与"中医科学化"论者之间的斗争只是行业间的斗争而不是理论上或学科上的斗争。

理解了"中医科学化"的真实意义及其与欧化论的关系，也就不难理解为什么中央国医馆关于统一病名的建议书一公布后便立即遭到许多维护中医理论的正统中医的激烈反对，此建议在中医界行不通因而也就是必然的。

持"中医科学化"论者基本上都是接受了西医学和自然科学的开明中医人士，这一主张的提出表明在此时的开明中医人士中有许多人的中西医学观比他们以前的开明中医人士的观点有了很大改变。以前的中医人士多认为中医长于理或气化，而西医长于形或解剖；对中医理论一般持肯定态度。而"中医科学化"论者则认为中医学从论形到论理均无长于西医，对中医理论持否定态度，他们所肯定的只是中医的疗效。

在中医界也存在着一股既坚决反对"废止中医"论，同时在对中西医的认识和态度上又不同于"中医科学化"论者的力量，这便是以恽铁樵等为代表的保存中医派。

三、保存中医思潮

20世纪30年代以后，西医界及卫生行政当局力主"废止中医"，而中医界内部也盛行以"中医科学化"为名义的中医西医化之风。从维护作为一个独立的理论体系的中医学的角度上讲，后者比前者对中医的威胁性更大。因为前者定会遭到整个中医药界的强烈反对，也会遭到各阶层社会人士的反对，很难行得通。而后者则可借"科学"这面大旗而使中医界和社会各界乐于接受，推行后者的结局将是丧失中医学的理论体系和学科独立性。一些中医人士认识到了这一点，他们从维护中医学术体系的目的出发，奋起反击，不仅力抵"废止中医"之论，同时也抵制中医界内部的"西化"之风，我们将这些人士称之为保存中医派。

"中医科学化"论者显然对中医缺乏自信，在与"废止中医"论者的论战中也显得缺乏勇气。而保存中医论者则对中医学有充分的自信，因而也能理直气壮地与"废止中医"论者和中医界的西化论者论争。从下面的一段引文中可以看出保存中医论者与西化论者的对立。

周叔阜是成都的一位中医师，他在藏于中国第二历史档案馆"中央国医馆"档之给中央国医馆的一篇撰文——《中医之价值及其将来》中说道：

然则中医之不亡，自有其不能亡者在。此则大可寻绎者也。然毕竟科学为世界学者公认之学问，西医为世界学者公共研究之医学，于是中医人士盛倡不废中医而改进中医之说。所谓改进云者，力求中医科学化，竭力以自然科学说明中医部分之学理。试观近来中医书籍中，充满临床、特效药、淋巴腺、加答儿、传染、预后、杀菌、强心、郁血诸西医术语，此固不妨也；又有部分之中医，进而力求西化，甚至欲将中医病名改易西名，如盲肠炎、腹膜炎、胆石病……此亦无妨也。独怪今之中医学者，对阴阳五行、十二经脉、脉学诸术语则自惭形秽，羞而不提。夫中医之基础完全建立于阴阳五行诸说之上，舍阴阳五行则不得称为中医，是消灭中医也。盖中医、西医二者之出发点根本不同，所谓阴阳五行者，乃中医所立之范畴，自有其精确之理论，悠久之实验，不惧任何之反对，不容浅见之轻视。西医余岩氏于《内科全书》序中，有"宜乎为中医所不能见，而以肝脏、阴虚、痰饮、风湿之言糊涂了之也"一语，夫肝脏、阴虚、痰饮、风湿，乃中医之术语，有精确之论据，得实验之证明，为侦探病情之良法，余氏不能了解，遂谓之糊涂，殊失学者之态度。然而余氏不足责，彼固西医也，彼固对中医有成见而轻视也。独怪今之中医，丧失自信心，而唯求削足适履，迎合西医，以求时髦，斯诚大可悲也。中医某氏著《金匮今释》其言曰："愚尝欲退《内经》，黜宋、元以后诸说。"其意盖以《内经》为阴阳五行、十二经脉诸说所从出，而宋元人又专宗《内经》。夫《内经》为中医所祖，退之便灭中医。宋、元人之专宗《内经》，正其是处。至其所言虽不尽有可取，然揆之进化原则，则绝不可废。如古无痘疹，金元以后始立病名与治法；其他麻风、梅毒、白喉诸疾，亦不见于《千金》《外台》以前。某氏之言，亦过于迁就西医矣。又其全书力诋《脉经》，强调："凡病之无关心脏、血液、血管者，脉即不变。"试问濡为湿滞、滑脉痰阻，有关呼吸、消化、排泄诸器官，何见于脉乎？夫人身不外气血，脉象二十余，半以测气，半以测血。三千年试之弗爽，为刺探病情之绝妙方法，今以不合西医而非难之，亦削脚适履之类也。嗟乎，中医学术不亡于西医之责难、政府之漠视，而亡于研究中医之学者！斯真奇异之现象，此吾文之所以不能已也。吾草此文前，提出前提三，愿与海内明达，共商榷之。吾文体裁，并不对此三前提逐一分释，但论整个中医之价值，而此三前提之义自明：

①中医学术自成一系统，只能部分地与西医沟通，绝对不能与西医完全合并。因中医、西医之出发点根本不同，范畴上大异。中医始终有独立存在的价值。

②改进中医者，对中医学说与西医不和部分须完全保存，理直气壮地加以发挥、修正与补充，不能丝毫遗弃，或隐匿不提，以保存整个中医学说之系统。

③中医为中国祖先遗下最有价值之文化，绝不能亡。因其病理、疗法与药物，实有超卓之价值，长久期后，中医终必为世界所采用，否则世界医必始终为显微镜、病菌、专治病灶诸主观所束缚而鲜有进步。

周氏的这一段话，认识并强调了中医学术的相对独立性，在当时欧化之风盛行和国学受到猛烈冲击的背景下，他敢于公然提出阴阳五行不可废，确属有胆有识之举。他对中医界内部西化派及其危险性的分析十分中肯。他所提出的三个"前提"，真正地维护了中医学术体系的独立地位。周氏虽然是一位名不见经传的中医师，但他的上述认识的确深有见地，代表了当时正统中医人士保存中医学的观点和立场。

1933 年在中医界爆发的关于统一病名的大论争充分表明了中医界内部保存中医派与"中医科学化"派（实即西化派）之间在认识和态度上的矛盾。《中央国医馆学术整理委员会统一病名建议书》代表了"中医科学化"人士的主张。此建议书公布后，中医界迅即有两种反应：一种是赞同，一种是反对。持赞同者为"科学化"派，反对者为保存派（赞同与反对，指对以西医病名统一中医病名的主张而言）。兹录几段反对者的言论以表明保存中医派的一般思想。

夏应堂、王仲奇、秦伯未、沈琢如、葛养民、张杏荪等发表于《医界春秋》第 81 期之《对中央国医馆统一病名建议之意见》一文云："国医病名之不能统一，实为不可不整理之重要工作。唯目的在求国医界之统一，非求与西医相统一。建议书之主张，以为与西医相合，即为合于科学……今名词既从西医，则从理论亦必从西医，势至国医之病名亡，而国医之实际亦亡。此根本上之差误，万不能贸然公布者也。"

夏氏等所论，强调了中医学术的统一是在于自身的统一，而不在于与西医的统一，这一点对于维护中医学术的独立地位是至关重要的。夏氏等人以西医病名统一中医病名看到了中医病名亡乃至于中医理论消亡的危险，堪称有识之见。

恽铁樵是近代力主保存中医的著名中医人士，他对国医馆统一病名建议的反驳具有很高的理论水平和很强的说服力。他在发表于《医界春秋》第 81 期《对于统一病名建议书之商榷》一文中说："统一病名当以中名为主。中西医学基础不同，外国以病灶定名、以细菌定名，中国则以脏腑定名、以气候定名。此因中西文化不同之故。建议书第三节（天下事物，只有一个真是，西医病名既定于科学基础上，今若新造病名，必不能异于西医；异于西医，即不能合于科学。不然，科学将有两可之是）此说可商。鄙意以为科学是进步的。昨日之是，今日已非，故不能谓现在之科学，即是真也，西医尽多议论与事实不符之处，是其明证，此其一也。天下之真是原只有一个，但究此真是之方法，则殊途同归，方法却不是一个。譬之算学用数学求得得数，用代数亦求得得数，方法不同，得数同也。如谓数学之得数不是代数之得数，则非确论。故西方科学不是学术唯一之途径，东方医术自有立足点，此其二也。今若以西名为主名，不废中医学说，则名不副实；若废中国学说，则中学即破产。不于此则于彼，更无回旋余地。……是故用中国病名为统一病名，在所必争，事非得已，不止名从主人而已，此其三也。外者实之宾，先有事实，然后有名。鄙意以为整理中医，当先从诠明学理起。今贵馆既从正名着手，自是一种方法；但定名之时，眼光须注重于本身学说，因学说是主，名是宾故。今若不顾一切，唯名是胜，则有宾而无主。改进中医、整理学术，是欲使退化之中医进步，欲使凌乱之学术整齐。今统一病名而用西名为主体，则与本身之学术冲突，与整理改进之初心相背。仅有此统一之名，将来可以步步荆棘，则此审定病名之工作何为者，此其四也。"

恽氏针对中央国医馆以西医病名统一中医病名的提议，提出了与之相反的以中名为主统一中医病名的主张，并提出了相应的四条理由以反驳国医馆所述关于采用西名的理由。恽氏的认识达到了医学哲学、科学哲学乃至文化学的高度，故其所论全面而精辟，恰中要害。在所有的反对中央国医馆以西名统一中医病名的提议的陈述中，以恽铁樵的文章最有力度。恽氏所述四条"理由"，即使现在看来，仍然很有道理。

恽铁樵对维护中医学的另一重要贡献是对中医脏腑和五行概念作了精辟的哲学解释。中医脏腑学说由于与西医解剖生理学相矛盾，在近代最先而且一直受到西医人士猛烈抨击。而五行学说在文化界则更被批驳得体无完肤。不仅力主"科学与民主"的新文化运动者痛击它，而且像梁启超这样的在 20 世纪后沦为维护旧学的著名学者也把五行指为几千年来中国封建迷信的大本营。五行之说，几乎无人不批。而中医理论中恰恰广泛应用了五行学说，这成为西医派攻击中医理论的重要论据。20 世纪 20 年代以后，中医脏腑和五行等学说不仅受到西医人士的攻击，而且相当一部分中医人士也开始怀疑乃至否定之。放弃了脏腑和五行学说，无异于放弃整个中医理论，因而如何回击欧化派对脏腑和五行学说的批驳就成为捍卫中医理论的关键。恽铁樵就是在这样的背景下为中医脏腑和五行学说作了关键性的辩解。

关于中医脏腑概念，恽铁樵在《群经见智录》中指出：

《内经》以肝属之春，以心属之夏，脾属之长夏，肺属之秋，肾属之冬…古人《内经》之五脏非血肉之五脏，乃四时的五脏。

不明此理则触处荆棘,《内经》无一语可通矣。

恽氏在近代中医史上第一个认识到并明确提出中医学的脏腑概念并不是形态学上的实质脏器（"血肉之五脏"），而是代表人体四时的功能状态（"四时之五脏"）。恽氏的这一精辟见解，揭示了中医脏腑学说的实质，对于准确地理解、评价和合理地运用中医理论具有极其重要的意义。

关于"五行"概念，恽氏也在《群经见智录，五行之研究》中指出其实际意义：

> 五行木生火者，谓春既尽，夏当来，夏以春生也；火生土者，谓夏之季月为长夏，长夏从夏生也……春主生，所以能成生之功者，实拜冬日秘藏之赐；夏主长，所以能成长之功者，拜春日发陈之赐……故曰相生也。五行相克之理，春行秋令，勾萌乍达，肃杀之气加之，春之功用败矣；夏行冬令，严寒折盛热，闭不得发，长养之功隳矣。……故曰克也……

恽氏以春、夏、长夏、秋、冬五季气候的常与变解释五行生克胜复的意义。也就是说，恽氏认为五行的实质是代表五季，五行的生克是表示五季气候的常与变。恽氏的解释使得中医学的五行学说得以与术数巫祝的五行分别开来，这对于回击欧化派的攻击和维护中医理论也是非常重要的。

恽铁樵对中医理论基本概念的实质意义的揭示，不仅仅限于脏腑和五行。他对中医术语的字面意义和实质意义所作的区分，使得人们对中医理论的认识大大深化，这不仅有利于回击欧化派对中医理论的指责和捍卫中医学，同时有助于人们正确地理解和运用中医学。

恽氏不单是首先起来正面回击废止中医论者——余云岫的全面批判《内经》理论的中医界中坚人物，而且也是坚决反对中央国医馆以西医病名统一中医病名的西化主张的正统中医人士。他堪称坚决、彻底和强有力地保存中医论者。从学术论争质量的角度讲，他代表了近代维护中医论的最高水平。

以恽铁樵为代表的保存中医派，其中西医比观和对待中西医的态度有其显著的特点。他不像以前的和当时的其他派别的人士那样比较中西医的是非、优劣、长短，而是着意于中西医的文化基础的比较。他认为中西医学分别是两种具有不同的文化基础或学术立足点的相对独立的医学体系，因而，在他看来，中西医之间不存在孰是孰非、孰优孰劣的关系，进而也就不存在孰存孰亡的选择问题和彼此沟通问题。作为两个类型的医学，中西医应当并存且独立地发展下去。尽管并非所有的主张保存中医的人士都达到了恽氏这样的认识高度，但他们一般至少认识到中医是一个与西医学不同的独立的理论体系，中医学应当独立地存在和发展，而不应废弃，亦不能西化。

中央国医馆统一病名建议书公布后，受到了保存中医派的激烈反对，故该馆不得不于同年十一月通电全国中医团体收回原建议书（原建议书于六月公布），并将叶古红、陆渊雷、郭受天等人免职。国医馆统一病名的失败显示了保存中医派在中医界的强大势力。

余云岫、陆渊雷、恽铁樵分别代表着 20 世纪 20 年代以后中国医界的废止中医派、中医科学化派和保存中医派三股主要势力，并分别是这三个派别的中坚人物。这三股势力互相对立，形成鼎足之势。余云岫与陆渊雷展开的近乎谩骂式的唇枪舌剑，表明余氏不仅坚决反对保存中医，同时连与之有某种共性的"中医科学化"也不加容忍，可谓废止中医不留余地。恽铁樵不仅与余氏正面论战，同时也力驳国医馆的西化之论，表明保存中医派面对着两个对立面。而陆渊雷（陆氏为国医馆学术整理委员会委员）既反对废止中医，又与正统中医人士有内部矛盾。这三种派别之间的论争构成了 20 世纪 20 年代以后中国医学思想界的主要画面（有关他们之间的论争情况，可参阅赵洪钧的《近代中西医论争史》）。

20 世纪 20 年代至 1936 年期间是中医学术团体和中医刊物最多的时期，也是中西医及中医内部论争最激烈的时期。自 1937 年抗日战争爆发后，由于大部分国土沦陷和财力等的极端匮乏，绝大多数中医乃至医学杂志被迫停刊，各医学团体也无法开展学术活动。况且举国之心在于抗战，无暇顾及中西医学术之争，故抗战八年间，医界关于中西医比较与抉择之思潮无甚可言。抗战胜利后，百废待兴，医学团体及其报刊和活动开始恢复或创立，医界各种思潮又重新显露，但其内容基本不出二三十年代的范围。不久内战爆发，医学论争受到影响，蒋家王朝的覆灭结束了中国近代的历史，但近代的中国医学思潮并未因此消失。"废止中医""保存中医"和"中医科学化"思潮在解放初期仍然存在。

四、关于"中西医汇通"

谈到近代中国医学史，人们自然会想到"中西医汇通"这一名词，并且往往把近代接受西医学的中医人士归为汇通学派，或把主张吸收西医学的中医思潮称为中西医汇通思潮。新中国成立后的中医史和各家学说教科书及一般医史专著几乎都列有"中西医汇通学派"专章或专节。笔者认为，现行医史和各家学说教科书上对"汇通学派"的划分值得商榷，故在此提出，加以讨论。

北京中医学院主编的《中国医学史》教材（第四版）在《中西汇通派的产生及评价》一节所列举的著名的"中西汇通"派医家及其著作有唐容川及其《中西汇通·医经精义》、朱沛文及其《华洋脏腑图象约纂》、恽铁樵及其《群经见智录》、张锡纯及其《医学衷中参西录》。

任应秋编的《中医各家学说》教材（第四版）列有《汇通学派》专章，曾云："汇通学派者，盖取西方医学与祖国医学汇聚而沟通之义。"该章所列述的汇通派医家有：王宏翰、朱沛文、唐宗海（容川）、张锡纯、恽树珏（铁樵）、陆彭年（渊雷）。

其他个人所著医史著作或文章中对"汇通学派"的描述及划分也大抵如此。

现行的医史教科书、各家学说教科书到一般医史专著几乎都把近代接受或吸收了西医学的中医人士称为"汇通学派"，把近代中医界接受西医学、谋求中医进步的倾向称为"汇通思潮"，并似乎把"汇通思潮"看作是近代中医界主要的或基本的进步思潮。鄙意以为不然。

"汇通"一词含有"汇"与"通"两种含义。"汇"有时又称"会"，指会合或汇聚而言。"通"则指沟通而言。"中西医汇通"则意指将中西医学加以汇聚，并加以沟通。"汇通"合称，重在"通"字。只"汇"不"通"，不可谓"汇通"；而有"通"则必有"汇"。所以在近代中医报刊或书籍中，有时言"汇通"，有时则径言"沟通"。"沟通"是指揭示中医、西医之间在学理或概念上的具体的相同之处或有逻辑联系之处。"沟通"的前提是必须首先肯定中西医在学理上是相同或有逻辑联系的，至少要认为中西医学理有相同或相联系的可能性。所以，"中西医汇通"本身就反映了一种中西医比观和抉择。这种比观就是认为中西医相同，其抉择就是中西医兼收并蓄，加以汇聚和沟通。只有对中西医持这种比观和态度的人才能称为"汇通学派"，只有这种思想才能构成"汇通思潮"。对"汇通学派"或"思潮"的这种解释或规定与教科书上的定义并不矛盾，而且基本一致。

按照上述标准，教科书对于"汇通学派"医家的划分就有很大问题。下面以朱沛文、唐容川、张锡纯、恽铁樵、陆渊雷等几位常被医史和"各家学说"教科书指为"汇通学派"的代表人物为例，分析他们究竟是否该归为"汇通学派"？

朱沛文在其《华洋脏象约纂》中对中西医有关人体脏腑器官的形态功用的学说进行了比较全面的对比性研究，并且得出这样的结论："因见脏腑体用，华洋著说不尽相同。窃意各有是非，不能偏主，有宜从华者，有宜从洋者。大约中华儒者，精于穷理，而拙于格物；西洋智士，长于格物，而短于穷理。华医未悉脏腑之形状，而但测脏腑之营运，故信理太过，而或涉于虚。……洋医但据剖验脏腑之形状，未尽达生人脏腑之运用，故逐物太过，而或流于固……"可见，朱沛文所注意到的是中西医脏腑学说的突出的不同点或特点，而不是相同点。虽然在书中朱氏也指出了一些中西之间的相同之处，但更多的则是指明它们的不同之处。由于他所发现或注意到的主要并不是中西医之间的相同点，因而他的主要工作或目标并不是沟通中西医。他编此书的宗旨是"专为发明脏腑官骸形体功用"，其方法是将"华洋诸医之说合而参之",择是舍非,择长而从。该书的具体内容显然也是"参合"中西医脏象学说,沟通的内容很少。对于大量的朱氏未能辨明孰是孰非的中西医说,朱氏则兼取而存之待研,但并不勉为沟通。这也正是他"参合"中西医的态度的反映。总之,朱氏对待中医、西医的态度是"参合"而不是"沟通",显然他不能归于"汇通学派"。

唐容川著有《中西医汇通医书五种》,似乎他属"汇通派"无疑,但与事实却不尽相符。五种书中,所谓"汇通"的内容主要在《医经精义》中,然而《医经精义》本名为《中西医判》,并未冠以"中西汇通"字样。"中西汇通"是后来他的五种成书合刊时才加上的。唐氏也确曾主张"不存疆域异同之见,但求折中归于一是"。对于经典中医与西医,由于唐氏认为后者远远不及前者,那么二者至多只能部分沟通,而不能全部沟通。《医经精义》中采用了一些西医或西学知识,在一定程度上"沟通"了二者,但唐氏采西说只是为了阐发医经的"精义",用西医西学来印证中医,而本意并不在于沟通中西医。所以,从唐氏对中西医的总的主观认识和态度来说,他不能指为"汇通派"。不过从他的《医经精义》的具体内容来看,他客观上进行了一些中西医汇通的工作,后人也正是根据《医经精义》的内容,将它推为中西医汇通的创始佳作。故此,唐容川可以认为是汇通派的先导,而不是汇通派的典型代表人物。

恽铁樵氏力主保存中医学的理论体系,他着重强调中西医学的文化基础或立足点不同、方法不同、理论体系不同,强调中医学的独立性。尽管恽氏也采用了一些西医名词,但他所注意和反复强调的恰恰是中西医理论上的特异性,而且他并不主张泯灭中西医之间的这种差异,相反他主张中西医这两种互不相同的医学相对独立地发展。由于他所注重的是中西医之间的不同,而不是相同,因而在他这里,沟通中西医自然也就没有实际意义。所以,从恽铁樵的中西医比观及其态度来说,他完全不能划归汇通学派,从逻辑上讲,他甚至可归于"反汇通"之列。

陆渊雷力主"中医科学化",他否定中医理论的正确性、科学性,而将西医等同于科学。正确的与谬误的,科学的与非科学的,不存在沟通之处，只存在取舍关系。陆氏要"从根本上推翻气化"，全面放弃中医理论而采用西医理论，显然他对中西医理论是采取舍中取西的态度，毫无"沟通"可言。所以，陆渊雷无论如何也不能归为"汇通派"。

真正可以列入"汇通学派"，并可以指为"汇通学派"的代表人物的是张锡纯。张氏著有《医学衷中参西录》，该书列有专篇《论中医之理多包括西医之理沟通中西原非难事》，标题的本身即反映了他的中西医比观：中医学理多包括了西医学理，换言之，西医学理与中医学理相同。他说：

> 自成童时即留心医学，弱冠后即为人诊病疏方，年过三旬始见西人医书，颇喜其讲解新异多出中医之外。后又十年，于医学研究功深，乃知西医新异之理，原多在中医包括之中，特古籍语意浑含，有赖后人阐发耳。

正因为张氏认为中医之理多包括西医之理，所以他才提出"沟通中西原非难事"。他对中西医理的沟通工作正是以他的这种中西医比观为认识前提的。以下略举几例，看张氏是怎样沟通中西医的。他说：

> 中医谓人之神明在心，西说谓人之神明在脑，及观《内经》，知中西之说皆涵盖其中也。《内经·脉要精微论》曰："头者精明之府。"为其中有神明，故能精明；为神明藏于其中，故名曰府，此西法神明在脑之说也。《内经·灵兰秘典》曰："心者君主之官，神明出焉。"所谓出者，言人之神明由此而发露也，此中法神明在心之说也。盖神明之体藏于脑，神明之用发于心也。
>
> 西人谓中医不知有水道，不知西医之所谓水道，即中医之谓三焦。《内经》所谓"三焦者，决渎之官，水道出焉"者是也。
>
> 中风证，其人忽然眩仆，更或昏不知人，其剧者即不能苏复，其轻者虽然能苏复，恒至瘫痪偏枯，西人谓此非中风，乃脑充血也，此又中西显然不同处也。不知此证名为中风，乃后世医

> 者附会之说，非古圣相传之心法也。《内经》谓："血之与气，并
> 走于上，则为大厥。气反则生，气不反则死。"夫所谓厥者，即
> 昏厥眩仆之谓也。大厥之证，即由于气血相并上走，必至脑充血
> 可知，此非中西医理相同乎？至谓气反则生，气不反则死者，盖
> 气反则血随气下行，所以可生；若其气上走不反，血必愈随之上
> 行；其脑中血管可至破裂，出血不止，犹可望其生乎？

可见，"沟通中西医"就是寻求中西医在概念和理论上的相同之处，
或揭示中西医在学理上的相通或有逻辑联系之处。张氏的"沟通中西医"
涉及中西医生理、病理、药理和治疗方面的概念，称其为汇通派的代表人
物，实不为过。

综上所述可知，医史和各家学说教科书将朱沛文、唐容川、张锡纯、
恽铁樵、陆渊雷等近代接受或吸收了西医学的中医学家都归于"汇通学
派"是不妥的，以"中西汇通"来概括近代中医的革新改良思潮也是不妥
的。实际上，在唐容川《中西汇通医书五种》之前的接受西医的早期中医
学家，如王宏翰、罗定昌、朱沛文等都只是主张参合中西医，吸收西医中
的长处，并未提倡中西医汇通。所以 20 世纪以前的中医新思潮是"中西
医参合"而不是"中西医汇通"。20 世纪 20 年代末以后，医界思潮以"废
止中医""中医科学化"和"保存中医"最为盛行，言"汇通"者已不多见。
"中西医汇通"作为一种思潮或派别主要存在于 20 世纪初至 20 世纪 20 年
代之间，而且它也只是几种思潮或派别中的一种，当时的思潮还有欧化、
折中、中体西用等。

张织孙在 1914 年《中西医学报》的一篇撰文《中医救亡刍言》中曾
描述当时中医界的学术思潮概况，他说：

> 自泰西医学输入中华，其初国人昧于世界之观念，庞然自
> 大，用夷变夏，悬为厉禁，故教会医院虽遍布各行省，而问津者
> 寥落若星辰焉。自戊戌新政，新学渐露萌芽，迄至近世，民智勃

起，科学昌明，而中西医学之优劣，判若天渊，昭然若揭，于是谋改良者有人，谋会通者有人，兴医报立医会者又有人，皇皇汲汲，不可终日。要其宗旨，不外保存国粹，提倡宗风。

张氏之文将"谋会通"与"谋改良"并提，足见"中西医汇通"是当时的主要思潮之一。正如张氏所云，"改良"和"汇通"的宗旨在于"保存国粹"，中医人士主张"中西汇通"，在很大程度上是出于"保存国粹"的动机。所以，医界的"中西汇通"思潮与文化界的"国粹主义"思潮的兴衰大致相当，并受其影响。

张锡纯的《论中医之理多包括西医之理沟通中西原非难事》很能说明问题。《医学衷中参西录》这一书名的本身表明他是推崇中医，并明确以中医为主体的。《论中医之理多包括西医之理沟通中西原非难事》显然是针对西医或欧化人士对中医学的攻击而作。西医或欧化派人士根据西医理论指责中医学之谬误，而张氏则力论中医之理本身已包括西医之理，这样就很自然地化解了对方的攻击。化解对方批评的最有效的方法莫过于申明自己与对方原是一致的。所以，张氏"沟通中西医"的真实意图在于用西医为中医辩护，用西医印证中医。这与"借西学以证明中学"的"国粹主义"学风是一致的，前者是后者在医界的反映。当然，并非所有主张"中西医汇通"的人都是出于国粹主义心理，但唐容川和张锡纯则确有这种国粹主义倾向。

近代力主"汇通"的著名医家尚有丁福保。丁氏兼通中西医，而主要成就则在西医。他曾撰《论中西医学宜求其会通》一文，云：

> 自道咸以来，海外之医家来吾国者，踵相接不绝；而国人习其术者，或留学东西洋，或肄业教会医院，每岁毕业者颇不乏人。及至为人治病，每与中医相遇，彼此互相非难，若水火、若冰炭、若凿柄之不相入甚矣，夫中西会通之难言也。虽然，吾力求中西医之会通，历有年所，略知一二，有可述者焉……

肠窒扶斯者，旧译着小肠坏热症，为《伤寒论》之"温病"，吴又可谓之"瘟疫"。《素问》曰"热病者伤寒之类也"。发疹肠窒扶斯者，《金匮》谓之"阳毒"，《外台秘要》谓之"斑烂隐疹"。虎列剌者，《万病回春》谓之"湿霍乱"，《温疫论》谓之"瓜瓤瘟"……糖尿病者，仲景、巢氏、《千金》《外台》谓之"消渴"，俗名三消病也。中外病名之可以会通，有如此者。

丁氏不像张锡纯那样认为中医之理已包括西医之理，也不像张氏那样带着明显的以西医印证中医倾向，他是把"汇通"中西医当作一种探索性工作。所以丁氏所述，明显较张锡纯、唐容川所述为中肯，且无张、唐氏那样牵强附会，随文衍义之弊。不过，丁氏虽然主张"汇通"中西医，但他的主要工作并不在此，"汇通"性的著述也不多，因而还不可将他划入"中西医汇通派"中。

进行过中西医汇通工作的人并非皆求全面汇通中西医，而只是力求通其可通者。陈邦贤是其一例，他著有《中西会通素灵摘要》，该书序云：

深知《素》《灵》谬误甚多，然观其有合于新医学上，如解剖、生理卫生、病理、诊断、治疗等者，亦复不少，久思将《素》《灵》一书举其与新说相吻合者，逐条解释，沟通会合，熔冶一炉……

陈氏认为《内经》谬误很多，但也有与西医相吻合之处，故他始作该书，将《内经》与西医相吻合之处，加以沟通会合。实际上像陈氏这样只沟通中西医之可通者的人比像张锡纯那样全面沟通中西医的人士更多。因为毕竟中西医之间是异多于同，根本无法全面沟通。

在主张中西医会通的人当中，有倾向于中医和倾向于西医之别，即有欧化和国粹派之别，前第三、四小节对此有所论述，读者可参阅。

"中西医汇通"，不管是全面的，还是部分的，在 20 世纪初至二十年代曾为医界很多人倡导或赞同，堪称一股思潮。在 20 世纪 20 年代以后它很快衰落，其原因在于人们认识了中西医之间在理论体系、文化基础、方法论等的根本差异或特性，勉强的"沟通"难以服人，多属徒劳。"中西医汇通"的失败是由中西医的本质差异所决定的，而且"汇通思潮"的衰落和被取代，也正反映了人们认识的深化和进步。

（廖果　鄢良）

第十二章
从中西医汇通论到
中西医结合思想之飞跃

　　世界上大多数国家对于历史遗产均持保留态度，因为它是一个国家文明的象征。然而，当一种新的思想占统治地位的时候，由此而产生的科学方法就会给医学带来一场革命，传统医学面临新的挑战。一些人持否定态度，认为一切传统的思想都是落后的，与时代的发展背道而驰，于是就产生了民族虚无主义；一些人肯定它，认为传统的东西之所以存在就是科学，这就是民族至上主义。可是，怎样既能保留传统，又能使其发扬光大呢？从中西医汇通论到中西医结合思想的产生，就是在现代思想的指导下，发展中国传统医学的一种模式。

　　为什么中国会产生中西医结合医学呢？这就要从医学发展的历史谈起。我们人类只有一个地球，在这个地球上，世界各国人民的交往是必然的。中国不仅有悠久的历史和文明，而且有相当长时间的中外文化交流史。作为中国传统文化的重要组成部分，中国的传统医学一直在与外国的医学相互渗透和交流。在明末清初以前，中国的医学整体水平居世界的前列，中外医学交流主要是中国医学传向东方与西方，同时由商人引进的药物正在逐渐地被中国本土化，外国的宗教和哲学思想的传入也影响着中国传统医学的发展。在明清以后，近代医学得到了近代科学的大力支撑，从而逐渐实现了现代化，这就有了与传统医学不同的理论和方法，尤其是近代外科学的发展，为现代医学的产生创造了不可估量的特殊作用。近代医学在中国的传播，使中国有了一支被称为西医的队伍。从它引进之后，就有一部分中医开始学习西医，并试图吸收西医的长处。因此，就有了中西医汇通，也就引起了诸多的争论，这些争论一直持续到中华人民共和国成立以后。然而由于统治者的偏见，中国传统医学在近代遭到了被取缔的命运，失去了实现自身现代化的时机。

新中国的领导人在马克思主义、列宁主义、毛泽东思想的指导下，运用历史唯物主义的观点，成功地解决了如何正确对待中国传统文化遗产的问题，使中医药学在新中国得到了很好的继承和发展。建国 50 年来，由于中国政府推行团结中西医，提倡中西医结合，发展具有中国特色的新医药学的方针，使中医和西医在思想方法论方面的长期争论得以缓解，但中医学与现代医学间在思维论、疾病观、方法论上的争论远没有结束，真正意义上的中西医结合，首先是思想上的统一，然后才是实现基础医学、临床医学、预防医学、康复医学的全面统一。应当看到通过两种医学观的争论，不仅没有激化矛盾，而且更有利于医学的发展。

第一节
科学观之论争

一、"民族虚无主义"思想的影响

科学是什么？科学是关于自然界、社会和思维发展规律的知识体系，是人们在社会实践的基础上产生和发展的，是实践经验的总结，分自然科学和社会科学两大类。"科学"一词最初来自欧洲，中国人使用的"科学"一词，主要借助日文的直译，说的是某一专门学科的学问。后来人们把它扩大化了，并给科学披上了神圣的面纱，一切都要按照是否具有专门学科的特点去衡量中医学，于是就有了中医学是否是科学的观点。

中医是否是科学？现在无须再去争辩，因为现代中医学已经不同于古代的中医学，现代中医学正在按照近代科学对学科划分的方式，重新整理了中医学的学术体系，把中医学变成了具有分门别类的学科体系，从而更容易与现代医学进行对话。之所以产生"民族虚无主义"，不仅是中医学本身的事，而且是一种社会思潮，它是西方文明进入中国以后所产生的结果，整个社会中出现了否定国学的思潮，中医学也深受其害。西方医学对中医学的影响是一个渐进的过程。

西方医学传入中国是从明朝末年开始的，带来西方医学学说的不是真正的西医，而是西方来华的传教士，在十五六世纪间来到中国的传教士很多，其中比较有名的传教士有利玛窦（Matteo Ricci，1552—1610 年）、熊三拨（Sabbationo de Ursis，1557—1620 年）、艾儒略（Julio Aleni，1582—1649 年）、罗雅谷（Diego Rho，1593—1638 年）、日耳曼人邓玉函（Johann Terrentius，1578—1630 年）及汤若望（Johann Adam Schall vonbell，1591—1666 年）。这些传教士来华的主要贡献是在天文历算、地理、水利等方面，医学并不是其专长。传教士所带来的西方哲学思想，受影响最大的是高层人物。西医真正在中国的发展，不仅靠西方的传教士运用西医免费诊病，同时也影响了一些人，使那些人主动学习西医，并通过西医技术获得社会的生存。清代嘉庆十年（1805 年），牛痘术经由澳门进入中国，并被中国的一般百姓所接受，这就促进西医学在中国的传播。与明代西洋医学传入中国不同，清末西洋医学传入的途径主要是从民间开始。

西方医学之所以引起中国人注意，在很大程度上是因为西方的传教士们所开的医院是免费的，并且注意招收当地的中国人作为他们的助手。传教士利用医学扩大传教活动比利用其他活动传教更为方便。1838 年外国传教士在广州成立了"中华医学传教会"，并宣称："利用医学来赢得中国人的信任和尊重，它有助于把我们同中国的贸易及其一切往来置于更想得到的地位。"① 传教士将西方医学带到中国，其目的并不是关心中国人民的医疗保健事业，他们的目的是通过传教和医学的手段取得中国人民的信任，对中国进行经济侵略。经济上的侵略固然是为了获得利润，而政治上的侵略则使中国人的精神被西方人的精神所吞噬。

鸦片战争以后，中国沦为半殖民地半封建社会，一系列不平等条约强加在中国人民的头上。这些不平等条约为传教士涌进中国打开绿灯。各国的传教士在中国建立的教堂、学校和医院等慈善机构越来越多，医术是传教士取信于民的重要手段。当时西医刚刚发明的乙醚麻醉和外科消毒法大大提高了手术的成功率。1946 年伯驾引进乙醚麻醉法，使西洋的手术对中国人更有吸引力，提高了西洋外科手术的声誉。连中国的医生（如朱沛文）也认为西医的外科手术值得学习。尽管如此，西医的长处仍只停留在眼科和外科手术方面，药物治疗内科和传染性疾病方面还无法与当时的中医相比。②

西方医学在中国的进入和传播，并没有从根本上动摇中国人民对中

---

① 廖育群、傅芳、郑金生：《中国科学技术史·医学卷》，北京：科学技术出版社，1998 年，第 424 页。

② 廖育群、傅芳、郑金生：《中国科学技术史·医学卷》，北京：科学技术出版社，1998 年，第 424 页。

医学的信赖，中国广大的农村仍然依靠中医大夫所使用的中医疗法治疗疾病，人民并没有否定中医。随着西方哲学思想的引入，以及清朝政府的倒台，中国处于军阀混战的水深火热之中，统治者开始迷信洋东西。因此，否定国学的思潮兴起，国学不科学的论调抬头，并出现否定中医的倾向。

早在北洋军阀统治时期，歧视、排斥中医药的活动拉开了序幕。1941年在北京开业的中医派代表向北洋政府教育部申请注册中医学会，教育总长汪大燮等以"吾国医术毫无科学依据"为理由，决定禁止中医开业和废除中草药，并把中医排斥于医学课程之外，遭到中医界的反对。到了国民政府时期，在美、英等资本主义文化的影响下，盲目崇尚西方医学的国民政府对中医的歧视达到了高峰，逐步形成了一套消灭中医的政策，其影响最大的就是余云岫等人关于废止中医的提案，这些提案被政府部门当作取消中医的依据。

余云岫（1879—1954年），名岩。浙江镇海人。1905年公费赴日本留学，原攻读物理学，1908年转入大阪医科大学学习，辛亥革命爆发后，曾一度随留日学生组织的"赤十字社"回国参加救护，之后重返日本继续学业，1916年于大阪医科大学毕业回国。根据余的自述，他回国的目的是研究我国的传统医学，"以为中国的医学，是一定有研究价值，一定有很好的成绩可以研究出来"。余氏在日本留学期间，目睹日本明治维新以后学习西方科学技术，国家综合实力日渐强盛，因而极力主张仿效日本，走科学救国的道路，然而他却形而上学地认为西方医学是科学的，中医学是不科学的，主张全盘西化，认为只有抛弃旧有的文化技术，才能取得科学新成果，并照搬日本取缔汉方医学（中医），全盘吸收和引进荷兰医学（西方医学）的"医学革命"的一些做法，成为国民政府中消灭中医的代表人物。[①]

余云岫只是认为中医不科学的代表人物之一，而民族虚无主义思潮是在整个中国处于半殖民地半封建社会背景下产生的社会思潮。这种社会思潮不仅影响了中医学的发展，而且影响了整个中国文化的继承与发扬。人

---

① 甄志亚：《中国医学史》，北京：人民卫生出版社，1991年，第487—488页。

们混乱的思想和对新生活的渴望，正好适应了民族虚无主义思想的存在。

新中国成立以后，余氏仍坚持自己的观点，并影响了一些西医。尤其是对发展传统医学有不同看法的人，在行政执法过程中，也或多或少地出现轻视中医的倾向，在事业经费的调拨方面中医明显少于西医，更有甚者认为中医只用望闻问切就可以了，中医医院的仪器设备严重滞后，严重影响了中医的发展。与此同时，社会上的一些不法分子制造假药劣药坑害普通百姓，在很大程度上影响了中医的声誉。中医学理论中所引证的古代哲学思想也被看成封建的东西；有的人利用中医学与周易的关系，大搞封建迷信活动，也使一些对中医持怀疑态度的人认为中医学不科学。伪气功的泛滥，把中医气功学的原理搞得面目全非。一些中医医生本身素质很低，为了拉拢病人就使用巫术进行行医活动，也在人民群众中产生了不良影响。但是，人们对于中医的信赖是根深蒂固的，这也是中医学能够存在发展的根本所在。

民族虚无主义是在西方哲学思想和西方科学技术传入中国以后的特殊产物，是一种否定中华文化的思潮，这种思潮过去会有，现在会有，将来也会有，批判民族虚无主义是为了继承和发扬中国传统文化的精华。改革开放以后，人们的思想得到了解放，歧视中医的思潮逐渐被回归自然的思潮所取代，中医医院的设备得到了改善，现代中医诊断学得到了发展，中医药学的发展出现了前所未有的大好局面。应当指出，在前进的道路上还有许多问题没有解决，在用现代科学技术手段尚无法解释清楚中医的一些理论问题时，仍然会有民族虚无思想残余的复燃，这是应当经常进行教育的重要内容。

二、"复古主义"思想的影响

与"民族虚无主义"的论点相反，复古主义的思想也确实存在。在中国有相当多的人士及广大中医对中国传统文化有着深厚的感情，这固然是中国的民族精神，也是东方人的特性，应予高度评价。但也不可否认其中有些人在中国固有思想传统的影响下，尤其是受儒家思想比较深的人，沿袭中国古代儒家的传统，认为中医学是完美无缺的，是极力反对中医迈向现代化的。

复古思想与强调继承与发扬中医学的观点是完全不同的两个思想方法，前者强调一切均应遵循古人的教诲，事事引经据典，全盘复古。这种思想在相当长的时间内不能得到彻底的改变，以致形成了当今社会医圈中的"学院派"和"学徒派"。受这种思想的影响，有人提倡中医学应走学徒传授的道路，应当原封不动地学习古代的经典，反对学院式的教学，反对中医学习现代科学（主要是现代医学），影响了中医学术的发展，尤其是中医临床医学的发展。

在"文化大革命"中，由于"左"倾思想的影响，中医学中的复古思想有所抬头，除了以"中西医结合"代替中医学术外，还有一些人利用党和国家对发展传统医学的政策，大搞群众性的"新医药学研究"，其成果鱼目混珠。大搞以师带徒式的教育，否定中医院校的教学成果，否定中医院校对发展中医学的贡献，使中医教育在很大程度上受到了挫折。传统医学的发展受到了"左"倾思想的影响。

复古思想的影响是多方面的，教育尚且如此，临床方面更是变本加厉，一些人反对中医单位引进现代诊断治疗的仪器，反对外科手术治疗，反对西医进入中医单位，在个别地方还对西医进行了不恰当的调动，要求这些人重新从事现代医学，给中医学的发展带来了前所未有的困难。

复古思想对中医科研的影响也是很大的，中医学的科研不是强调创新，而是要求过分继承，在相当长的时间内，中医的科研成果主要是继承性的成果，具有创新性的成果很难入围。

复古思想不仅影响了中医学术的发展，而且限制了中医药学发展的手段，在原有基础上的反复文字推敲，胜过了中医临床基本功能的训练，中医临床医学在现代医学飞速发展面前显得十分被动：中医临床诊治范围正在缩小，中医单位的中药使用率不仅没有升高，反而呈现降低的趋势，中医医院的病员不足。

复古主义的思想和继承发扬中医学的观点是格格不入的，复古主义主张一切以前人的论述为准，继承发扬的观点是指继承前人好的传统和经验，通过结合现代科学的手段，把中医学一些模糊的东西，变成清晰的、可以重复的科学内容。

复古思想是中医现代化道路上的绊脚石，但是，复古主义是不可能被消灭的，有前进，就有复古；有发展，就有争论，只有通过学术争鸣，才能使中医学不断前进。

有一点应当强调，复古并不是要阻滞中医学的发展，复古和继承发扬的观点有相同，也有不同。在批判复古主义的同时，还应当提倡系统学习，全面掌握，整理提高，只有把中医学本身的东西弄明白了才能知道哪些是正确的，哪些是错误的，哪些是需要继承的，哪些是需要发扬的。因此，中西医结合是发展中医学、创新中医学不可缺少的步骤与方法，也可以说是一种好的尝试。

在进行中医药现代化的征程中，既要反对复古主义，又要反对民族虚无主义，对待中华民族的历史文化遗产，只能从客观、求实的观点出发，在尊重历史的前提下不断改革创新，永葆中医学青春。

第二节
中西医结合思想之认识论和方法论

一、团结中西医的思想基础

（一）建国 50 年来，中国传统医学发展的历史回顾

中华人民共和国成立以后，以中医药学为主的中国传统医学得到了迅速发展。党和政府制定了一系列保护和发展中医药学的方针和政策，采取了多种措施，促进了中国传统医学的发展。

50 多年来中国传统医学的发展经历了如下几个时期。

1．第一个时期（1949—1954 年）

根据中华人民共和国第一个五年发展计划，党和政府制定了"团结中西医"的方针。这一时期，针对余云岫等人提出的"废止旧医以扫除医事卫生之障碍案"的错误主张，毛泽东同志和党中央、国务院发出了保护中医、发展中医药事业的指示。1949 年 9 月，毛泽东同志在接见全国卫生行政工作会议代表时说："必须很好地团结中医，提高技术，搞好中医工作，发挥中医力量。"[①] 在中华人民共和国成立之初，中华人民共和国卫生部就设有中医科。1950 年北京中医学会成立，这是新中国成立后最早成立的中医地方性学术团体。根据 1949 年的统计：全国有中医 276000 人，西医 38000 人，西医士 49000 人，护士 32800 人，助产士 13900 人。此外，在农村还有一些具有一技之长的中医药人员。党和国家第一代领导人从关心广大人民群众的健康出发倡导发展中医药学，这在国际上也是很少见的。1950 年，卫生部召开了全国卫生行政工作会议，毛泽东主席为会议题词："团结新老中西医各部分医药卫生人员，组成巩固的统一战线，为开展伟大的人民卫生工作而奋斗。"[②] 这次会议确定了卫生工作的三大方针，即面向工农兵，预防为主，团结中西医。号召中西医团结起来，解决中国落后的卫生面貌。1950 年 9 月中央卫生研究院决定成立中医研究所。1954 年 11 月中共中央批转了文委党组《关于改进中医工作的报告》，针对当时中医工作的状况和存在问题，阐明了党的中医政策，提出了改进中医工作的具体措施，如筹建卫生部中医研究院等，使中医事业得到迅速发展。

2．第二个时期（1954—1965 年）

当中医政策确定之后，中医药学的发展进入了建立组织结构，具体落实"团结中西医"方针的时期。1954 年中华人民共和国卫生部成立中医司，并由一位部领导主管中医工作。全国各地陆续建立了各种中医机构。1954 年 6 月刘少奇同志向中央文委副主任钱俊瑞传达了毛泽东同志对卫生部歧

---

① 钱信忠:《中国卫生事业发展与决策》，北京：中国医药科技出版社，1992 年，第 565—576 页。

② 孟庆云:《中国中医药发展五十年》，郑州：河南医科大学出版社，1999 年，第 59 页。

视中医错误的批评。刘少奇对西医学习中医提出了"首先系统学习，全面接受，然后整理提高"① 的方针。1955 年成立了中医学术研究委员会。与此同时，国家把各地社会上散在的中医药工作人员组织起来建立了数万个中医联合诊所。有 28 万名中医药人员加入了这些医疗机构，改变了中医不能进医院的历史。这是一个了不起的突破。1955 年，创办了中医研究院，周恩来总理题词号召"发扬祖国医药学遗产，为社会主义建设服务"。此后，全国各地相继建立了中医药研究所。1956 年，毛泽东同志在同《医药工作者谈话》中说："要以西方的近代科学来研究中国传统医学的规律，发展中国的新医学。"② 为了统一思想，提高中医工作的认识，贯彻"团结中西医"的方针，纠正轻视中医或不赞成应用现代科学研究中医的倾向，1956 年经党中央、国务院批准创办了成都中医学院、上海中医学院、北京中医学院、广州中医学院，把中医教育纳入国家高等教育的轨道，这是发展中医药学的良好开端。

1956 年以后，各地相继建立了中医学院，成为培养高级中医人才的重要基地。1956 年至 1966 年，中医学院发展到 21 所，在校学生达 10155 人，十年间培养了高级中医毕业生 7100 人，还培养了 2046 名西医学习中医的高级医生。这是中医教育发展较快的时期，使党中央关于"团结中西医"的政策得到了落实。1958 年，毛泽东同志亲自批转了卫生部党组《关于西医离职学习中医班的总结报告》，系统总结了中医研究院所办的首批西医离职学习中医研究班。毛泽东同志强调指出："中国医药学是一个伟大的宝库，应当努力发掘，加以提高。"③ 他认为西医学习中医"是一件大好事"，号召凡有条件的地区都要举办西医学习中医班。希望到 1960 年在全国培养出 2000 名西医学习中医的高级医生，提倡创建适合中国医学发展的新医药学。

---

① 孟庆云：《中国中医药发展五十年》，郑州：河南医科大学出版社，1999 年，第 102 页。
② 钱信忠：《中国卫生事业发展与决策》，北京：中国医药科技出版社，1992 年，第 565—576 页。
③ 钱信忠：《中国卫生事业发展与决策》，北京：中国医药科技出版社，1992 年，第 565—576 页。

3．第三个时期（1966—1976 年）

"文化大革命"期间，中医药事业和其他事业一样，受到了严重的破坏，进而造成中医药事业进一步萎缩，中医队伍后继乏人，从事中医药工作的人员减少 1/3，全国中医医院从 1960 年的 330 所减少到 129 所，中医学院由 21 所减为 11 所。中医基础理论研究被取消，继承和发扬中医学的任务难以进行。继承和发扬祖国医学遗产的工作被污蔑为"复古倒退"，大批中医医院和教学、科研单位的房屋被挤占，教学科研仪器遭到破坏，图书资料被丢弃或损坏。在错误路线指导下，中医学术水平大为降低。对于这种倒行逆施的行为，广大中医、中西医结合工作者，在周恩来总理的关心和重视下，努力克服各种困难，使中西医结合工作仍然取得了一定成绩。在"文化大革命"后期整顿中中医药事业有所恢复，但由于"文化大革命"的余毒尚未完全清除干净，"左"的思想仍影响中医学术的发展。

4．第四个时期（1978—1988 年）

1978 年中国共产党召开了十一届三中全会，在改革开放总方针的指导下，随着党中央工作重点的转移，社会主义现代化建设事业开始走上正轨，党的中医政策得到了落实。1978 年 8 月卫生部党组提出《关于认真贯彻党的中医政策，解决中医队伍后继乏人问题》的报告。报告说，1959 年全国有中医 36.1 万人，西医 24.3 万人；1977 年西医有 73．8 万人，增加 2.2 倍，而中医却减少 24 万人，比 1959 年减少 1/3。

为了发展中医药事业，解决中医队伍后继乏人问题，建议：①进一步重申并落实党的中医政策，纠正对待中医中药人员的错误态度；②认真办好中医院校，积极培养中医中药新生力量；③整顿和办好中医医院；④加强中医药研究机构的建设；⑤继续组织西医学习中医；⑥请国家计委拨给 1 万人的劳动指标，从集体所有制医疗机构和散在城乡的民间医生中，通过考核，选拔一批具有真才实学的中医，充实和加强全民所有制中医机构；⑦建议地在安排基建计划时要优先考虑发展中医机构，在分配经费时重点照顾中医机构；⑧建议各地党委把中医和中西医结合工作列入议事日程。同年 9 月，党中央以〔1978〕年 56 号文件转发了卫生部党组《关于认真贯彻党的中医政策解决中医队伍后继乏人问题的报告》，批语中强调要抓紧解决中医队伍后继乏人的问题，要培养一支精通中医理论和有丰富临床实践经验的高水平中医队伍，造就一支热心于中西医结合工作的西医骨干队伍。邓小平同志在批示中特别强调指出："这个问题应该重视，特别是要为中医创造良好的发展与提高的物质条件。"由于党中央的重视，中国中医研究院、北京中医学院举办了中医研究生班，这是中国恢复研究生制度以来举办的第一批中医研究生班。国家卫生部成立了中医司。各地中医医院陆续恢复，并开始接收病人。

1979年5月，成立了中华全国中医学会，1980年3月，在北京召开了全国中医和中西医结合会议，会议全面总结了新中国成立20年来中医和中西医结合工作的重要经验教训，研究了党的中医政策，分析了当前存在的问题，讨论了今后应当采取的措施。会议强调：①努力继承、发掘、整理、提高祖国的医药学；②团结和依靠中医，发展和提高中医，更好地发挥中医的作用；③坚持中西医结合，组织西医学习和研究中医；④中医中药要逐步实现现代化；⑤为中医的发展与提高创造良好的条件；⑥保护和利用中药资源，发展中药事业。会议还决定中医药人员定职晋升、中西医结合人员定职晋升同西医一样待遇，从此中医药人员评定职称终于同西医等同，这是中医学地位得到改善的一个主要标志。

在此以后，中医学得到了恢复和发展，中医的学术阵地开始得到加强。《中医杂志》《中华医史杂志》相继复刊。《中草药》《中西医结合杂志》《中国针灸》等杂志相继创刊；中国中西医结合研究会成立。1982年4月，卫生部在湖南衡阳召开全国中医医院和高等中医教育工作会议，提出：①中医医院是中医的基地，中西医结合工作不能在中医医院中搞，也不准在西医医院的中医科里搞；②中医院校中现代医学的教学时数由1000小时砍掉一半，把中医院校现代医学的课程和中医课程由原来的3:7改变成1:9；③文件中还提出了中医院校由于办学方向错误，办成了中西医结合的医药院校。经过实际运作，后来证明衡阳会议的有些提法是不恰当的，也不符合客观实际。同年10月，在南京召开了全国高等中医院校教材编审会议，纠正了行政干预的"偏激"思想，合理地对中医院校的教材进行了调整，中医教育仍应按照科学的知识体系进行发展。同年 11 月，又在河北石家庄召开了中西医结合工作会议，不仅解决了中西医结合的方向和任务，而且对否定中西医结合的错误论调（如有人说"中西医结合越多，消灭中医越彻底"）用事实加以驳斥。会议一致公认：中西医结合是发展中国医学科学的重要途径之一。会议肯定了 1958 年开创中西医结合以来所取得的重大成绩。

1983 年在重视中医工作的同时，中国的民族医药工作被提到议事日程上来，中国少数民族医药卫生工作会议在北京召开。会议总结了 20 年来民族地区医药工作的历史经验，提出了开创民族地区医药工作新局面的具体任务和政策措施，讨论了关于继承和发扬民族医药学的意见。为提高在职中医药人员的理论水平，适应卫生事业发展的需要，卫生部印发了《关于加强高等中医院校函授教育工作的意见》；卫生部中医司发布了《中医病例书写格式与要求（试行）》《中药调剂室工作制度》《中药煎熬操作规程》《中药库管理制度》等通知，使中医药管理进一步规范。与此同时，鉴于中国发展传统医学成功的经验，世界各国开始重视传统医学，世界卫生组织为研究、发展、交流世界各国的传统医学，在传统医学基础较好的国家和地区建立了 20 多个"世界卫生组织传统医学合作中心"。其中在中国设立了 7 个合作中心。中医药和中西医结合的科研成果也在当年 11 月得到确认，出台了《中医、中西医结合科研成果评定、奖励办法》。卫生部印发了《关于加强中医、中西医科研工作的意见》《关于加强中医医院急症工作的意见》。

1985 年中央书记处在关于卫生工作的决定中指出："根据《宪法》'发展现代医药和我国传统医药'的规定，要把中医和西医摆在同等地位。一方面，中医药学是我国医疗卫生事业的特点和优势，中医不能丢，必须保存和发展。另一方面，中医必须积极利用先进的科学技术和现代化手段，促进中医药事业的发展。要坚持中西医结合的方针，中医、西医互相配合，取长补短，努力发挥各自的优势。"中共中央的决定，肯定了要坚持中西医结合的方针，以后的发展实践证明，中共中央的方针政策是符合客观实际的，对促进中医药事业的发展起到了重要的作用。

1986 年，国务院撤销卫生部中医司，成立国家中医管理局，使中医工作有了一个独立的机构来管理。1988 年又改名为国家中医药管理局，既管中医，又管中药。

国家中医药管理局的主要任务是：管理中医事业和中医人才的培养，继承发扬中医药学；拟定中医工作条例、法规；制定中医药事业发展规划，安排和建议中医药事业经费与基建投资的使用；管理中医药、中西医结合和民族医药机构；在业务上指导西医机构内的中医和中西医结合工作；制定中医药人员技术职务、任职标准和管理办法；开展国际中医药学术交流与技术合作。

国家中医药管理局成立初期，制定发布了《1988—2000 年中医药事业发展战略规划》，提出到 2000 年，要建立起以全民所有制为主体，多种形式并存，机构比较齐全，人才结构相对合理，学术水平显著提高的中医医疗、保健、教育、科研体系，为 21 世纪中医药事业的全面振兴和进一步走向世界奠定良好的基础。

5．第五个时期（1989—1999 年）

1989 年 1 月，世界银行贷款项目"中医教育研究"经卫生部国外贷款项目办公室批准开始实施。此项目的实施有利于加强中医教育研究，推动中医教育的改革。9 月，国家中医药考试中心、国家国际针灸考试中心正式成立。10 月世界卫生组织在日内瓦召开国际针灸穴名标准化科学组会议。确定了以汉语拼音穴名为国际标准穴名的地位。

1990 年 1 月，国家自然科学基金委员会生命科学部下设中医学和中药学学科，以加强对中医药基础研究的资助。海峡两岸中医药学术交流开始进行。《针灸经穴国家标准》正式颁布，从而表明中医药学校研究有了规范。同年 6 月，人事部、卫生部和国家中医药管理局联合作出"关于采取紧急措施做好老中医专家学术经验继承工作的决定"。决定在全国选 500 名老中医专家为指导老师，每人配备 1—2 名理论与实践均有一定基础的中年助手，以师承面授的方式继承。这是在中国自然科学其他领域所没有的。这一年，全国医药卫生科技成就展览会、首届中国中医药文化博览会、全国老中医药专家学术经验继承大会均在北京召开。

1991 年 3 月，国家中医药管理局组织的"杏林计划"开始在全国实施，本项"全国 100 所示范中医医院建设计划"是"八五"时期中医药事业的一个重点建设项目，对全国中医医院的政策导向和业务建设具有重要意义。同月，国际针灸考试委员会正式成立，这对确保针灸专业人才质量检验的科学化、标准化程度发挥了重要的作用。尤其值得一提的是国家中医药管理局和世界卫生组织联合在北京召开国际传统医药大会，40 多个国家和地区的传统医学专家和 22 个国家的卫生部高级官员参加会议。大会收到 21 个国家和地区的学术论文 2218 篇，从传统医学、非药物疗法、天然药物三大方面进行了广泛的研讨。中国党政领导人为大会题词，江泽民同志的题词是"弘扬民族优秀文化，振兴中医中药事业"；李鹏同志的题词是"发扬传统医药，为人民健康服务"。会议期间，李鹏同志接见世界卫生组织总干事中岛宏及与会的 1000 余名中外代表。会议一致通过了以"人类健康需要传统医学"为主题的北京宣言，并建议每年的 10 月 22 日为世界传统医药日。

1993 年，教育委员会陆续批准北京中医学院、上海中医学院、广州中医学院、成都中医学院更名为北京中医药大学、上海中医药大学、广州中医药大学、成都中医药大学。国家中医药管理局在北京召开毛泽东思想与中医药发展研讨会，纪念毛泽东主席对中医药发展的贡献。同年 11 月，国家中医药管理局重点实验室——P3 级生物安全实验室由国家中医药管理局、中国中医研究院、中国中医研究院基础理论研究所共同投资兴建，计划 2 年完成。这是我国中医界第一个对外开放的实验室。该实验室主要对中医药抗艾滋病作用的理法方药做深入研究，以期找到抗艾滋病病毒的有效方药。

1994 年，中国传统医药学院教育中心大楼奠基仪式在天津中医学院举行，陈敏章部长、张文康副部长等出席了奠基典礼。5 月，国家中医药管理局重点实验室经络研究中心挂靠中国中医研究院针灸研究所，由国家中医药管理局、中国中医研究院、中国中医研究院针灸研究所共同投资建设，计划用两年时间完成，为实施和完成国家攀登计划"经络的研究项目"提供保证。11 月，颁布了《中医病证诊断疗效标准》，这是中国中医药行业的第一个行业标准。

1995 年，反映中国中医基础医学研究动态的科技期刊——《中国中医基础医学杂志》正式创刊，说明国家开始重视中医基础医学学科的建设。同年 10 月，第一批继承名老中医的学员出师。

1996 年，为全面准确贯彻党和国家的中医药方针、政策，进一步实现中医决策的科学化、民主化，促进中医药事业的发展，国家中医药管理局决定成立国家中医药工作专家咨询委员会，该委员会由 48 人组成，崔月犁、胡熙明、吕炳奎为顾问，张文康为主任委员。同年 5 月，国家中医药管理局召开全国中医药科技大会，张文康副部长作了《加速中医药科技进步，为中医药事业全面振兴和走向世界努力奋斗》的报告，会议讨论了《关于加快科学技术进步的意见》。10 月，国家中医药管理局印发《中医药基础研究奖励管理办法》《中医药科技进步奖奖励管理办法》和《中医药科技成果鉴定、软科学研究成果评审规程》，使中医药科技管理走向正轨。

1997 年 1 月，国家中医药管理局召开全国中医药教育座谈会，会议的主要任务是贯彻《中医药教育改革和发展纲要》和全国卫生工作会议精神，总结中医药教育工作的经验，研究"九五"期间至 2010 年中医药教育改革和发展问题。10 月，首届世界中西医结合大会在北京召开，会议由中国中西医结合学会主办。来自世界各地的专家、学者 1100 人参加了大会。大会的主题是"继承、发扬、结合、创新"，展示 40 年来中国中西医结合事业所取得的巨大成就，总结交流中国传统医学与现代医学相互结合的经验。11 月，全国中医药对外交流与合作会议在北京召开。国家中医药管理局将进一步加大宏观管理的力度，切实把中医药对外交流工作的重点放在注重质量效益的轨道上来。确定今后 10 年中医药对外交流与合作的目标是：初步建立起中医药对外联系的网络，基本形成多形式、多渠道、多层

次对外交流与合作的格局；中医药标准化建设和涉外法规的完善；中医药
在世界上的应用范围和使用率大幅度提高；至 2008 年，中医药年出口额
达到 20 亿美元；世界各国对中医药的了解和认同程度大为增加；中医药
在部分国家被纳入医疗保健服务体系。同年 11 月，又召开了中医药现代
化战略研讨会、中医药科技信息工作会议。

1998 年，国家实行机构改革，国家中医药管理局缩编。全国中西医药
统一划归新成立的国家药品检验监督局。这一年，国家颁布《中华人民共
和国执业医师法》，中医医师的管理同样被纳入法治化管理，这对打击假冒
中医非常有利。到 1999 年 5 月 1 日，《中华人民共和国执业医师法》在全
国范围内正式执行，全国数以万计的医生参加了不同类别的执业医师考试。

从 1988 年到 1999 年这十年，是中国改革开放顺利发展的 10 年，中
医药教育、科研、医疗和对外交流等方面均有了明显的进步，中医学新兴
学科开始建立，中医病理学、中医遗传学、中医康复医学、中医睡眠医学
均有所发展，并展现出广泛的前景。

（二）团结中西医思想得以发展的时代基础

团结中西医思想之所以得到发展，固然是毛泽东主席正确对待民族文
化遗产的一贯思想和党中央、国务院的正确领导，同时也是当时社会经济
发展的必然结果。由于中医是扎根于中国大地上的医学，不需要使用大量
的外汇用于购买药物，又有较好的群众基础，这些都是促使中西医团结的
时代基础。从以后的发展来看，这些措施是十分正确的。进入 20 世纪 80
年代中期，随着中国改革开放的加快，人们的思想得到了全面的解放，部
分中医出国，也把中医知识带到了国外，尤其是治好了一些现代医学所不
能解决的疑难病证而赢得了较好的信誉。另一方面，由于化学药物所带来
的副作用日益引起人们的重视，加之西医的昂贵的检查费用，使收入相对
较低的人，更加对中医信赖。20 世纪 90 年代，人们生活水平的改善使保
健医学逐渐提上议事日程，中医药又重新找回其用武之地。

（三）团结中西医思想所带来的成果

团结中西医的思想不仅解放了中医的思想，同时也带来了重要的变

革，尤其是中医学本身发展的变革。中医学校教育，打破了中医学发展缓慢的枷锁，也使学中医的人得到了社会的承认。同时也可以通过自学考试，获得学习中医的机会。经过中西医学家们的共同努力，中药学得到了发展，中药材资源得到了保护和利用。大量的中医古医籍得到了整理和抢救。中医各门学科中好的治疗方法得以重新利用，为国家和人民节省了大量的经费。正是由于中西医团结合作，才使中国在短时间内在某些领域取得了惊人的进步。在中西医结合治疗骨折、急腹症、烧伤和针刺麻醉、经络研究及中药青蒿素的研究与开发等方面均取得了举世瞩目的成就。中医学术体系日趋规范、科学，中医药学逐渐同世界先进科学接轨，一个崭新的中医学时代即将来临，中医药学必将成为人类共享的医学。

二、继承发扬中医学的观点

正确处理继承与发扬的关系，一直是困扰中医学术发展的症结：一些人认为中医学是传统医学，应当以继承为主；一些人认为中医不能离开现实，应当在继承的基础上不断创新。相当多的中青年中医认为：中医应当学习西医，中医应当学习西医的分析方法；从事中西医结合的人认为，中医药的发展应当在继承的基础上有所发扬。

继承发扬中医学的观点，一方面体现了党和国家领导人对中医学发展的重视，另一方面，也是中医学自身发展的需要。

（一）系统的继承与整理提高

世界上没有一个国家的医学像中国传统医学这样有丰富的内涵和系统的理论。历代中医药学家所处的历史背景不同，社会环境不同，疾病的流行程度不同，积累的经验不同，观察问题的角度不同，对人体生理病理的认识也有所差异。这些差异有的形成了不同的医学流派，有的则是补充和完善了中医学理论，历代无数医家学术经验的积累，为当今中医学的发展保存了丰富的可借鉴的资料。但是，对于同一问题的不同看法，甚至是模糊的、错误的论述，给后来学习中医的人带来了很多的难题和困惑。因此，系统研究整理中医学就成为必然。新中国成立 50 余年来，主要从以下几个方面进行了系统的整理提高。这既是一次空前的大继承，同时也是去粗取精的发扬。

1. 编撰高质量的教科书

1956 年，中国中医研究院成立伊始，即组织专家编写了中医教材 9 种，在全国发行，成为中医温课、西医学习中医以及进行中医教育的重要参考书。1960 年由卫生部组织北京、上海、南京、广州、成都五所中医学院在 9 种教材的基础上，编写了《中国医学史讲义》《医古文讲义》《内经讲义》《中医诊断学讲义》《中药学讲义》《中医方剂学讲义》《伤寒论讲义》《温病学讲义》《中医内科学讲义》《针灸学讲义》《中医外科学讲义》《中医妇科学讲义》《中医儿科学讲义》《中医眼科学讲义》《中医各家学说及医案讲义》等中医讲义。这些讲义的编写在中国传统医学发展史上也是一个进步，它第一次将内容丰富而又在某些方面散乱的中医学理论，变成分门别类的学科体系。1963 年，卫生部又组织北京、南京、上海、广州、成都、湖北等全国各省市中医学院的学者以及系统学习过中医的高级西医对以上讲义（还新增加了《金匮要略讲义》）进行修订，使内容更加丰富、条理性更强。1978 年卫生部又组织全国中医学院的学者对以上各科教材进行重新修订，这次修订的教材比 1963 年编写的那套教材又前进了一步，附录的中医古典医籍明显增加，临床各科又加进了中西医结合的科研成果及典型病案。此外，为适应外国人学习中医的需要，中医研究院等单位先后组织有关人员编写了英文版的中医教材和考试用书，为中医走向世界提供了方便。

2. 有计划地整理、出版中医古籍

新中国成立以后，毛泽东主席曾强调要将中医古籍译成白话文，或加现代注释，以便于学习和掌握。卫生部先后以科研任务的形式，面向全国进行招标，并为此多次召开有关中医古籍整理工作会议。在卫生部的组织下有计划地整理和出版了一批古代医学典籍及著名中医学家的学术论著。

3. 建设中医学术园地——编辑出版中医药学术期刊

中医学术发展的主要标志之一，是创办中医药学术期刊。到目前为止，中医药学已经有了较为系统的中医学术期刊体系，形成了以临床医学为主体的中医学术期刊网络。这些期刊尤以中国中医研究院主编的中医药学术期刊为最多，水平相对较高。以临床医学为主体的《中医杂志》是新中国第一本中医药学术期刊，中华医学会医史学分会复刊了《中华医史杂志》，此刊是代表中国医学史研究水平的重要期刊。此后，各省市自治区和各中医药高等院校也创办了相应的中医药学术期刊，如:《中国中药》《中国针灸》《中国骨伤》《中国中医眼科》等。

4．开展学术争鸣——举办各种学术会议

开展学术交流，是促进中医药学术发展的一个重要方面，中国中医药学会和中国中西医结合学会每年均要举办各种学术会议，这些学术会议促进了中医基础医学和临床医学的发展。是中医药学术发展的重要支撑。

5．建立创新的中医学术体系——各种新兴中医学科的建立

在积极发展传统医学政策的激励下，在继承与发扬正确思想方法的指导下，中医学术体系逐渐完善，新兴的中医学科，如中医男科学、中医康复医学、中医心理学、中医时间医学、中医预防医学、中医睡眠医学也逐步建立。

（二）突出重点的发扬

1．根据国家科学发展计划，对适合时代发展的中医药学术研究提供研究资助

在国家科学技术发展计划中中医药科研项目逐步得到了立项，国家先后在国家自然科学基金委员会建立了中医学与中药学学科；在卫生部、国家中医药管理局的科研项目中中医的科研项目得到了立项和资助，符合前沿科学、有创新意识的中医药科研项目正在得到有关科研主管部门的立项和支持，新兴研究领域逐步得到人们的认同，并得到发展。

2．建立各级各类科研基金，有选择地支持学术研究

建立各级科研基金，支持中医学术发展，国家科研基金中有中医药的科研项目，各级科研基金中也有中医药的项目。

3．以临床研究为重点，有侧重地进行中医基础学科的学科建设

中医学的优势在于中医的临床医学，发展中医学就要发展中医的临床医学，同时也不能忽视中医的基础医学研究，临床医学是中医学术发展的突破口。国家中医药管理局为此建立了若干个中医急症科研协作组，以临床研究为突破，先后开发出了一大批用于中医临床的新药。

4．开展经络、中药、方剂的深入研究，寻找中医药学术发展的突破点

国家科学技术委员会先后确立项目对经络进行研究，试图阐明中医针灸学中经络的存在、发生原理。国家各类科研基金积极推进中药的研究，特别是研究中药的治病机制，中药药理学、实验方剂学对阐明中药的作用机制，提出可以被人们认同的新知识，许多中药的单体成分，成为新的治病良药，中医方剂作用的物质基础也正在研究中逐渐阐明。

5．大力推进中药的剂型改革，研制适合时代发展的中药新剂型

时代的发展使传统以煎药为主的中医治病方法得到了新生，新的中药剂型为人民群众的治病提供越来越多的方便。中药的冲剂、口含剂、气雾剂、注射剂等进一步得到了开发，这些新的中药制剂的研制成功，首先得益于人们的思想解放和科学的创新意识。

6．以国内研究为主体，不断推进中医药的对外学术交流

中国是中医药的发源地，中国的中医有能力运用现代科学技术手段发展和研究中医药学，并使中医药学走向世界。中医学的发展只能以国内为主，通过学术交流和对外合作的途径，不断推进中医药学的进步。

（三）用现代科学方法继承发扬中医药学理论

中医药学的发展应当利用现代科学技术，这些技术包括电子技术、生物学技术和现代医学技术等。中医专家诊疗系统的建立为传播名老中医的临床经验提供了可以借鉴的方法。光盘技术的出现使中医药的学术传播进一步加快。互联网的出现使中医远程教育成为现实。现代检测技术为中医辨证论治客观化提供了帮助。

三、关键在于西医学习中医，而不是中医学习西医

1954 年毛泽东主席扭转了号召中医学习西医的方针，强调关键在于西医学习中医，而不是中医学习西医。根据西医在学习中医过程中提出的意见，毛泽东主席又改"首先系统学习，全面接受，然后整理提高"的 16 字方针为"系统学习，全面掌握，整理提高"的 12 字方针，使西医学习中医的指导思想更加科学完善。毛泽东主席的论述为后来中医学术的发展起到了积极的作用。在现代科学和现代医学飞速发展的时期，中国传统文化宝库中的中医学能否得到继承和发扬，关键在于医学界能否对发展传统医学有一个正确的认识：发展传统医学，必须系统学习传统医学。为什么要求西医学习中医，就是要强调中医学的重要性，强调在学习现代医学的同时，不能人为地摒弃传统医学，通过西医学习中医，使从事现代医学的人对中医学有一个基本的了解，这样在实际工作中能够自觉地利用现代医学手段发展中医学，而不是用西医解释中医。

关键在于西医学习中医的认识经过长时间的磨合，现在已经成为一种共识，绝大多数西医相信中医学的治疗方法能够治疗疾病。提倡西医学习中医并不只是停留在口头上，积极而稳妥地采取一些有效措施推进。如在中国中医研究院举办高级西医学习中医班，建立中国中西医结合学会，召开中西医结合学术会议，开办中西医结合学院等。一系列行之有效的措施，使一大批学有成就的西学中专家，运用所学的中医学知识，在医疗实践中取得了较多的科研成果，这些科研成果很快得到了推广和应用，中西医结合治疗疾病的范围不断增大，疗效更加明显。进而改变了人们对西学中的认识，促进了中医学和中西医结合医学的发展。中西医结合在现阶段已经不是西医学习中医的中西医结合专家的专利，许多中医药大学毕业的现代中医学者也做出了许多中西医结合的科研成果。中西医结合的学术成就与现代医学有了共同的语言，促进了中医药学走向世界，促进了中医药学成为人类共享医学的进程。

四、正确对待中医学之认识论和方法论

中医学有其独特的方法论和认识论，中医学强调整体观念，强调辨证论治，强调从外测内，这些认识论是在中国传统文化影响下产生的，中国诸子百家思想时刻都影响着中医学的发展，古代学者进入中医学的领域，更把儒学思想、道家思想、佛学思想、兵家思想一一带到中医学中，创造性地发展了新的医学思想，这些新思想对于推动中医学的进步起到了不可替代的作用，尤其是对中医文献的保留起到了很大的作用，同时也因门户之见使一些有价值的学术思想没有变成可以实现医学研究突破的说理工具。

中医学的认识论主要包括：用阴阳学说说明事物变化的内在机制，说明疾病发生、发展的基本规律，采用五行学说说明人体脏腑之间的内在联系，用经络学说说明脏腑与体表的内在联系，以及重视自然气候的变化与人体内在的联系等。中医学的认识论是中国历代医学家在继承、发扬前人的哲学思想、医学思想基础上发展而来的，它是逐渐形成的，并经医学实践验证是可以行得通的。中医学从自然和社会的整体环境去观察人体；从动态和静态两个方面认识疾病，注重人体内部环境与外部环境的统一，中医学认识人体的核心就是系统和整体地认识动态变化中的人体。这种认识论并不是忽略局部，而是强调局部与整体相结合。

中医学的方法论主要包括：针对疾病表现特征而进行的辨证论治和辨病论治方法；针对疾病发生发展规律而建立的一整套预防医学方法；针对新的疾病在古老学说基础上的创新思想以及人体实验验证方法、理论推理方法等。中医学治疗任何疾病都有很多的方法，这些具体的方法是在中医学方法论体系下衍生出来的，具体的方法解决具体的问题，方法论是解决中医学发展的总问题。

中医学与现代医学同属于自然科学，现代科学所广泛应用的方法，在中医学领域同样应当得到应用，这些方法包括：观察法、实验法、类比法、模型法、分析法、综合法、归纳法、演绎法、逻辑法、假说法等，这些科学

研究公用的方法，是现代社会中科学研究共同的方法。现代中医学所掌握的科研方法除了中医的传统方法以外，还有与现代医学相结合的方法，方法固然重要，而更重要的是有新的科学思想。

当然，中医学的认识论和方法论，并不是十分完善的，它是有不足的，这些不足主要表现在：缺少因历史条件所致的实验方法，缺乏精细的分析方法，以及可以操作的客观指标，不能为思维整合构成清晰的画面提供准确的、精细的材料，从而对医学的对象认识比较模糊，治疗调节显得十分粗糙。另外，由于重视形象思维，而忽视逻辑思维，强调事物内部的矛盾，事物的运动发展变化和概念的灵活性，使抽象思维和逻辑思维没能很好地结合。中医学在治学上，偏重于个人直接经验积累，偏重于悟性的产生，偏重于对经典的阐发，以及个人学术思想的总结等，制约了中医学术的发展。

正确认识中医学说理论和治疗疾病的方法，是要继承中医好的方法。如中医学强调上知天文，中知人事，下知地理。这些要求对中医学继承、创新、避免保守都是很重要的。掌握中医学的方法并不难，理解中医学的方法需要一个过程，而且能够真正运用中医学方法促进中医学进步的人则更少。走进中医学的队伍，常常是兴趣和爱好，甚至是好奇；走出中医学，并取得成就，则需要悟性和大量的临床实践。

正确对待中医学的方法论，要从长远着手，要让古代有价值的东西在今天仍能发光、发热，创造价值，结合现代科学技术手段是极其必要的，由旧方法引出新方法是科学进步的表现。

正确对待中医学的方法论和认识论，不是机械地继承，中医学有很多悬而未决的问题，可以将这些问题悬起来，待条件成熟以后逐渐解决，今人解决不了的，留给后人解决。要想前进就必须不断地学习，学习新的知识，解除旧的迷惑，这样才能促进中医学不断发展。

正确对待中医学的认识论和方法论，在临床实践中解决了很多的问题，提出了很多好的思想，对推动中医学的进步起到了作用，这是今后需要进一步发扬的。

对于中医学的认识论和方法论，应当辩证地看待，既要强调整体，又要重视个体，逐步建立相应的实验科学基础和相应的还原分析方法，进一步研究中医学的认识论和方法论，建立中医学新的认识论和方法论，从而更有效地指导中医临床医学的发展。

五、把中西医放在同等地位——《中华人民共和国宪法》的立论和保证

一门学科的发展是几代人艰苦努力的结果，同时也需要社会环境的认可。能够把中医、中西医结合放在与西医同等的地位，是中西医结合所取得成绩的社会认同，同时也是历史发展的必然。中西医结合是在发展中医、发展西医基础上的结合，是两门学科同时前进的医学体系的结合，它既不能代替中医学的发展，也不能代替西医学的发展，它没有终结，只有发展。

中西医结合医学的发展从根本上动摇了以某种医学模式为主体的问题，当今的中国，没有单纯的中医，也没有单纯的西医。中医学、中西医结合医学、现代医学都有一个共同的目标：发展世界医学，为人类健康服务，使之成为人类共同享用的医学科学。能够把中国传统医学思想以法律的形式固定下来，是新中国历届领导人对中医学重视的结果。

中华人民共和国成立以后，党和国家领导人以辩证唯物主义和历史唯物主义思想为指导，从正确对待中医学的角度为出发点，制定了一系列方针政策，从而使传统医学走上正确的发展道路。

毛泽东主席在接见第一届全国卫生行政会议代表时说："必须很好地团结中医，提高技术，搞好中医工作，发挥中医力量。"[1]

1950年8月，卫生部召开第一届全国卫生工作会议。毛泽东主席题词："团结新老中西医各部分医药卫生工作人员，组成巩固的统一战线，

---

[1]　孟庆云：《中国中医药发展五十年》，郑州：河南医科大学出版社，1999年，第733页。

为开展伟大的人民卫生而奋斗。"

1954 年 9 月，周恩来总理在第一届全国人民代表大会第一次会议的政府工作报告中说："我国有十几万中医散布在全国广大的农村和城市，各级卫生部门应当认真地团结、教育和使用他们，并且同他们合作把中国原有医药中的有用知识和经验加以整理和发扬。"周恩来总理为新创建的中国中医研究院题词："继承祖国医学遗产，为社会主义建设服务。"

1965 年国家科委中医中药专业组成立，标志着中医药研究和事业发展进一步纳入国家科学技术研究和规划的正常轨道。

1978 年 9 月，党中央〔1978〕56 号文件转发了卫生部党组《关于认真贯彻党的中医政策，解决中医队伍后继乏人的报告》。批语中强调要抓紧解决中医队伍后继乏人的问题，要培养一支精通中医理论和有丰富临床实践经验的高水平中医队伍，造就一支热心于中西医结合工作的西医学习中医骨干队伍。邓小平在批语中指出："这个问题应该重视，特别要为中医创造发展的物质条件。"[①]

1982 年 12 月 4 日，全国人民代表大会第五届第五次会议，通过了《中华人民共和国宪法》，其第 21 条规定："国家发展医疗卫生事业，发展现代医药和我国传统医药。"这是第一次以法律的形式，确定了中国传统医学在国家卫生工作中的地位。它是中国法治建设的一个重要进程，是新中国对发展中医药事业的一个总结。把发展我国传统医学列入国家宪法，是中医药学能够顺利发展的可靠保证。它是国家利益和科学利益的有机统一，体现了中医药学要继承、发展、创新等基本的学科思想。此后，国家又根据经济发展的实际情况，建立了一系列有利于中医药学术发展的政策，为中医药学和中西医结合医学的发展指明了方向。

1985 年 6 月，中共中央在对卫生工作的指示中强调："要把中医和西医摆在同等重要的地位""要坚持中西医结合"的方针。这些方针的确立充分反映了各级医药卫生管理人员和医学科学工作者心愿。

---

① 孟庆云：《中国中医药发展五十年》，郑州：河南医科大学出版社，1999 年，第 744 页。

1986 年 1 月，国务院常务会议讨论了中医中药问题，提出了发展中医中药的几点意见，并做出了关于成立国家中医管理局的决定。国家中医管理局的建立使认真履行宪法所制定的内容有了执行机关。此后，国家中医管理局改名为国家中医药管理局，并制定了一系列有利于中医药学术发展的法规和条例，使中医药的学科建设处于宪法的监督之下，这为中医药学者开展学术研究提供了较为宽松的社会环境，也为进一步发展中医药学术，创新中医学提供了保证。

六、继承思想指导下的中医教学、医疗和科研

一百年来，中医学术发展受到了外来文化的很大影响，20 世纪之初，在西学东渐、科学与玄学之争、洋务运动、反对国粹的大环境下，中国曾经有过反对国学的风潮，中医学同样饱受厄运，广大中医及有志之士，奋力抗争，才使中医免于生灵涂炭。20 世纪后半叶，中国日渐强大，中医学迎来大好时光，中医学术日见光明。

学习研究任何一门学问都必须很好地继续承该学科领域已经有的知识和成就，并以之为创新和发展的基础。而这一基础的存在应当得益于党的中医政策，思想方法的确立，却是经过中医学者不断努力探索的结果。中医学的整体观念、调和阴阳、正邪斗争，人与自然相互协调的诸多观点，在中医学术继承中充分体现出来。

（一）在继承指导下的中医教学

中医药的教育工作基本上是以继承为主，在继承为主的前提下，中医药的教育教学工作，围绕如何继承中国传统医学的精华问题，开展了一系列的研究讨论，进行了许多行之有效的工作，中医药的教育从单纯的师带徒，发展到师带徒教育、中等教育、高等教育、研究生教育、各种形式的函授教育、夜大教育、自学考试教育以及逐步发展起来的社会力量办学教育。现有中医药大学、中医学院、中药中等专业学校和专门培养少数民族医药的院校百余所。这些教育工作，充分发挥了中医药教学人员的积极

性，以培养中医药专门人才为己任，通过反复讲解中医药的基本原理，强调全面继承，系统掌握，不断提高。不仅培养了中医药的教学人员，而且还培养了中医药的临床工作者。具体体现在中医的教学工作主要是编写以中医理论为基本内容的教材，在中医院校中西医课程的比例为7:3或6:4。主张应当不断地挖掘中医药传统理论的精华，不断在继承的基础上，充实和完善中医理论，并使之成为科学的知识体系。数十年来，各类各级中医院校已经培养了大批的具有较高理论水平和临床经验的中医药专门人才数十万名。在继承指导下的中医药教育，使以汉族医学为主体的中医学得到了发展，也使中国的少数民族医学得到了发展，藏医、蒙医、维医等少数民族医学也得到了恢复和发展。

（二）在继承指导下的中医临床

在继承指导下的中医医疗工作，强调中医医院是以应用中医药理论和传统的中医药疗法为主体的医院。《全国中医医院工作条例（试行）》指出："中医医院是运用中医药防治疾病，保障人民健康的社会主义医疗事业单位，必须贯彻执行党的卫生工作方针和中医政策，为社会主义现代化建设事业服务。"这是中医医院的基本性质。中医医院是继承中医药的主要执行者。中医医院要广泛使用中药。医疗护理是在中医理论指导下的辨证施护和辨病施护，对中医医院医生的考核以考核中医治病方法为主。中医医院的主要任务是：最大限度地满足人民对中医医疗的需要；进行中医药人员的教学和科研培训，利用中医药的方法开展社区医疗工作。

（三）在继承指导下的中医科研

与现代医学的发展历程不同，中医药的科研是在继承基础上的科研，中医药的科研成果是中医治疗效果的规律总结，把这些经过成百上千病人身上积累的经验，运用现代科学技术手段加以发挥、验证，使之成为中医继承、创新实验研究的基础。在继承基础上的中医药科研主要是发扬古代中医学好的治疗方法，并使之现代化。同时利用中医药的优势，解决现代医学尚不能解决的医疗问题。

七、中西医结合思想指导下的新思维、新构想

经过几十年的中西医论争和中西医结合工作的广泛开展，中西医结合已经成为中国医学的一大特色。中西医结合医学的产生，对 20 世纪以后的医学发展产生了积极的影响，是对人类医学发展的一大贡献。在中西医结合思想的指导下，中国的医学工作者认真学习传统医学理论，并从中医学的某些观点中得到启发，在紧跟现代科学和现代医学飞速发展步伐的同时，充分利用现代科学技术手段，从多学科、多层次的角度，发展和创新了传统医学的理论和方法，尤其是开展了中医的微观辨证，又采用了现代医学的诊断技术，形成了中西医结合医学的特点，并使之成为中国医学在某些方面取得了世界领先的水平。

中医学和现代医学尽管起源不同，发展途径不同，但医学的最终目的相同。中医学和现代医学结合的基础是：利用两种医学技术，不断提高临床疗效，保证人民健康。其次，两种医学的基本目标均是研究人类机体生命活动的客观规律。中西医结合思想的基本点是取两者之长，克服两者之短。中西医医学是在两个不同的历史条件下产生的，受当时社会生产力发展水平的影响、受东西方文化的影响，尤其是东西方哲学思想的影响，观察事物的方法不同，传统的中医学成为以宏观为主体的医学体系，而现代医学则偏重于局部分析的微观医学。宏观与微观的相结合是中西医结合医学发展的基本点。以宏观为主体的中医学要从注意微观的变化，尽可能地打开整体的黑箱进行微观分析，克服笼统不精确的缺点，实现客观化的定性和定量分析。以微观为主体的现代医学，要注意吸收中医学的长处，对微观问题进行整体的考察，克服片面性，进而实现更全面、更有机，更动态与静态相结合分析，以便掌握人体整个的生理和病理变化的机制。

通过近 50 年来的中西医结合研究，不仅丰富了中西医结合的理论和方法，还积累了中西医结合医学特有的科研方法，使其产生科研成果。根据有关资料的统计，全国获省级以上的科研成果达 1100 多项，其中中西

医结合治疗急腹症、中西医结合治疗骨折、中西医结合治疗多脏器衰竭、中西医结合的针刺麻醉研究、经络研究、抗疟新药青蒿素的研究、中药砒霜治疗急性早幼粒细胞白血病的研究等，均达到世界领先水平。中西医结合治疗心血管疾病、中西医结合治疗肿瘤、中西医结合治疗糖尿病、中西医结合治疗艾滋病、中西医结合治疗病毒性疾病、中西医结合治疗皮肤病的研究，也引起了世界各国医学界的重视。在这些研究中，通过对东西方哲学思想的学习、领会，逐渐形成了可以容纳中西医的中西医结合思想。

中西医结合医学的产生，是中医和热爱中医的西医学习中医同志共同努力的结果，它是中医学领域的重要分支。中西医结合医学所开创的"病证结合"的治疗方法，吸取了中医学和现代医学的长处，结合实验室检查，使人们对疾病的认识更加全面，促进了中医辨证论治的客观化、标准化、规范化，为中医实现现代化发展提供了新的思路。

通过中西医结合的研究，不断产生了具有中国特色的新的医学理论，如："病证结合""生理性肾虚""病理性肾虚""高原血瘀证"等新的概念和治疗方法。中西医结合的新的研究专著不断出版，丰富和完善了中西医结合研究的科学实践。中西医结合专业培养研究生，设置中西医结合医学研究机构，促进了中西医结合教育的发展，中西医结合的研究成果在世界各地的广泛交流，以及中西医结合相关专业委员会的建立，相关学术期刊的创办，标志着中西医结合事业的繁荣。

第三节
回归论、替代论的影响

20 世纪 70 年代以后，随着大量化学药物的广泛使用，越来越多的医源性、药源性疾病不断出现，在某些程度上使人们对现代医学产生了不信任感和对大量使用化学疗法的恐惧。发生在日本的水俣病和发生在欧洲的服用溴隐停引起胎儿畸形的诸多报告，更加改变了发达国家对长期使用化学药物治疗的担心。20世纪80年代以后，随着冷战的结束，东西方的交流日趋活跃，西方人开始接触传统医学，并从接受传统疗法治疗中得到好处。因此，有些西方学者就主张用原始的方法进行治疗，其中对西方人影响最大的是中医学。

随着中医药在美国的蓬勃发展，中医药受到美国人的欢迎。根据美国哈佛医学院替代医学中心大卫·艾根伯格（Davi Eisenberg）调查，美国每年用在替代医学中的花费在1990至1997年中增长了45.2％，即1997年增加为212亿美元，成年人一年中至少用过16种替代疗法之一者从1991年的33.8％增至1997年的42.1％。1992年，美国国立卫生研究院（NIH）成立了替代医学办公室（Office of Alternative Medicine），这是美国第一个由政府部门设立的专管中医药及其他传统医学事务的办公室。同时于1993年，政府财政拨款200万元用于替代医学的研究，以后逐年增加，1994年为350万，1995年为550万，1996年为780万，1997年为1200万，1998年为2000万，至1999年则猛增至5000万美元。每个项目的资助额也由最初的3万美元增加至现在的100万美元，并逐步在一些著名的学府成立了替代医学研究中心，目前已分别在哈佛大学、斯坦福大学、加州大学、哥伦比亚大学等成立了12个国家互补替代医学研究中心（NCCAM）。这12个研究中心为NIH重点资助的替代医学研究中心，平均每个中心大约可获85万美元的资助，主要任务是评估替代疗法对于以下疾病的疗效：癌症、药物依赖、哮喘、过敏及免疫系统疾病、心血管疾病、小儿疾病、妇科病、内科病、老年病、中风及神经系统疾病，以及不同原因引起的痛证。这些中心将有效地评估一些有前途的替代疗法，每个中心第一年的主要目标为设立机构和实验方案，第二、第三年则集中在实施与评估项目，每个中心将评估他们各自专门领域的研究方向，并提出较好的研究课题。这些中心还允许替代医学从业者与他们进行特殊的合作研究，他们的研究成果将公布于大众。①

替代医学的疗法主要是指用化学药物以外的传统疗法，这种疗法往往具有简单、方便、容易、可行的特点。在替代医学中使用传统疗法治疗受到了重视，传统的药物，主要是中草药引起了人们的关注。1977 年第30 届世界卫生大会通过决议（WTO 30. 49）要求感兴趣的政府，"重视使用他们的传统医学（包括药物）体系。WTO 30、33 号决议提醒发展中国家药用植物在卫生保健中的重要性"。有的药学家还以"回归自然"为题，来讨论现代药学的发展问题。到 20 世纪 80 年代的中后期这已经演变成为世界性的新潮流。

一、发展现代医学、中医学和中西医结合医学的指导思想

（一）现代医学发展的基本趋势

当今现代医学发展的趋势主要是：

1．医学研究投入加大、设备更新

随着医学研究投入的加大，设备进一步更新，今后在世界各国将要建立若干个医学研究中心，规模之大，耗资之大，令今人望尘莫及。现代化的医疗管理手段日趋完善，全自动的监护病房、高档化的单人住院房间和家庭式的医疗单元房间，高难度的手术和器官移植等越来越普遍，一次性的医疗用品增加，应用范围越来越广泛。医院已经不是单纯的医疗机构，而是基本医疗与保健服务的高消费场所，特殊医疗费用将大幅度增加。

2．重视基础医学和临床医学的研究

现代医学的发展途径与传统医学有着明显的不同，它从一开始就比较重视基础医学的研究，并逐步建立基础医学的专门学科，今后将更加重视。高等医学院校将是一个综合性的医学研究中心，它除了设有门类齐全、设备精良的基础研究科室外，还设有更多的专门研究室及临床实验

---

① 张群豪：《当前美国 12 个国家互补替代医学研究中心简介》，《中国中西医结合杂志》2000 年第 9 期。

室。现代医学将充分利用现代科学的新技术、新方法研究各种疑难病证。

3．开展继续教育和终身教育

医学教育是提高医疗技术的重要手段。现代医学教育不是单纯的医学内容，而是更多地融合现代科技的教育。鉴于医学科学的飞速发展，医学专业人员的继续教育将深入到各个专业。对于住院医师和初级科研人员的培训将更加严格，经过长期积累经验而形成的现代医学培训制度，会使人才竞争上岗更加规范。对于高级人员的选拔尤为严格，竞争也会十分激烈，这样有利于高级人才保持较高的学术水平。21 世纪的医学教育不仅只限于学校教育，非学校的在职教育将是终身的教育。

4．建立多元化的医疗体系

由于经济发展的不平衡，新的医疗体系也将是多元化的。大型综合医院将更加完善；中型医院将逐步走向专业化，成为专科医院或医学研究中心；小型医院会以社区为中心，形成医疗辐射网，成立面向多个小区的社区医疗中心。

5．完善医疗保险制度、杜绝浪费

医疗保险制度是西方各国很早就开始使用的一项医疗制度，尽管发达国家的医疗保险制度还不够完善，但对于保证人的基本医疗费用和防止医疗资源的浪费，还是起到一定的双向监督作用。属于发展中国家的中国要想设计好医疗保险制度，离不开传统医学的参与。①

6．开创新的医学研究领域

科学技术的发展，使医学研究的范围不断拓展，新的医学研究领域如宇航医学、环境医学、探险医学、保健医学、生殖医学、睡眠医学以及器官移植医学等专门学科将有所突破。

（二）现代医学飞速发展背景下的中医学和中西医结合医学发展的趋势

面对现代医学飞速发展带来的诸多问题，现代中医学可以充分利用中国传统医学的资源，有效地解决现代医学发展过程中诸多深层次的矛盾。

---

① 吴咸中：《再论中西医结合医学在我国医学发展中的地位和作用》，见：中国中西医结合学会编：《面向 21 世纪的中西医结合》，北京：中国医药科技出版社，1991 年，第 42—43 页。

中西医结合医学是中国两种医学同时存在情况下的历史产物。两种医学体系相互并存，取长补短，对于继承和发扬传统医学的精华，更好地为人民的健康保健事业服务。在现代医学飞速发展背景下的中医学和中西医结合医学，只有努力发展，积极进取，才能有所发展。综观 20 世纪后半期中国传统医学发展的整体态势，我们可以预测 21 世纪的中国传统医学，将会在某些方面取得令人瞩目的成就。

当今中医学和中西医结合医学的发展基本趋势是：

1．传统的理论得到认同，并在科学研究中得到发扬

中医的传统理论，通过生物医学研究各个领域研究人员的努力，将会用一种新的医学语言得到认同，某些非实验可以证明的理论和实践经验，将会通过有关的实验方法得以验证。

中医学将在某些新兴的研究领域取得进展，中医学关于时间医学、心理学、睡眠医学、康复医学、护理医学等方面有新的认识。对于经气、脉气、时气、脏气等与生物节律有关的中医学理论，可以通过现代生物学的研究得到印证。

2．中医学和中西医结合医学的医学教育走向正规

继承和发扬传统医学，需要一大批德才兼备的高素质人才，在现代科学飞速发展背景下的中医学和中西医结合医学，同样需要现代科学的帮助，同样需要有符合新时代的中医教学理念。这样一来，中医学和中西医结合医学的教育将逐渐同现代教育融为一体，并形成多层次、多级别的现代中医和中西医结合医学的教育体系。具有中等教育、专科教育、本科教育、研究生教育、继续教育、海外教育等多方面的人才培养模式，为中医学和中西医结合医学事业的进一步发展创造必要的条件。

3．中医学和中西医结合医学的临床研究成果得到应用

在整体思想指导下的中医学和中西医结合医学的临床医学，将在全国的中医院和中西医结合医院得到进一步应用，加强中医药的科学规范，提高验证临床疗效的可重复性，认真继承中医辨证论治的精华，运用现代医学诊断技术的新进展、新观察指标，做到师古而不泥古，发扬而不离其

宗，不断创新和改进。

4．中医学和中西医结合医学的基础建设得到加强

发展中医学的思想基础，在于不失时机地发展传统医学。中医医院和中西医结合医院是中医学术发展的基地，它有利于集中人力和物力，对某一研究方向进行科研。21世纪中医学和中西医结合医学将在治疗心血管疾病、肿瘤、免疫性疾病、精神障碍、睡眠障碍等方面取得新的成果，对于某些疑难疾病将取得突破。中西医结合急救医学将进一步降低某些危重疾病的死亡率，提高人的生存能力。

5．中医学和中西医结合医学的研究方法广泛应用于其他生命科学领域

中医学和中西医结合医学的研究方法，将广泛应用于航天医学、航空医学、科学探险医学、农业科学等方面。其他生命科学学科中的新理论和新方法，也将在中医药研究中得到应用。

（三）发展中医学和中西医结合医学的指导思想

在《中华人民共和国宪法》的有力推动下，采取积极的措施，努力发展适合中国国情的传统医学，使其能够解决14亿人口的医疗保健问题，并且使医疗费用明显低于发达国家的基本水平，这是摆在中医学和中西医结合医学面前的一项重要任务。

二、中国发展传统医学获得成功

在历史唯物主义的科学观指导下，正确评估现代医学与传统医学，科学处理其关系的认识论和方法论，是人类医学科学发展的创造性贡献，必将对人类医疗保健事业发挥越来越大的作用。中国传统医学的发展，是在党和国家重视下实现的，没有国家的重视，发展传统医学的思想就不可能得到落实。

中国发展传统医学获得成功具体体现在：

（1）前已述及，在中国这样一个发展中国家中，要想使医学适应经济的发展，确保人民群众能够得到基本的医疗保障，仅靠现代医学是不够

的。中国的传统医学蕴藏着丰富的科学内涵，具有现代医学所没有的理论思维和实践经验。为了解决中国人的基本医疗需要，在发展现代医学的同时，必须重视发展传统医学，中国之所以能够在发展传统医学上获得成功，最主要的原因得益于党和国家的重视及人民群众对中医的信赖。

（2）传统医学在医疗、教学、科研等方面发挥不可替代的作用。

在中国政府的大力扶持下，中国的传统医学得到了迅速的发展。在西方医学没有进入中国之前中国只有中医医疗，在宫廷有太医院、在民间有坐堂医生和个体诊所，这些政府和民间的医疗机构为中国人民的保健事业作出了不可磨灭的贡献。新中国成立以后，中医机构从数量上、规模上都有了很大的发展，通过中医专科医院的建设，中医学的特色日见明显，中医在攻克疑难病症方面的水平得到了提升，通过中西医结合医学的发展，急诊医学得到了恢复和发展。通过组织中医进入综合医院，使中医能够很好地和西医一起开展中西医结合性的工作，提高了医疗效果。中医医院在发展过程中增添了必要的现代诊断和治疗方法，从而更有利于中国传统医学和世界各国传统医学间的交流。

三、世界关注中国传统医学

中国发展传统医学的思想已经得到了世界的认同，中国的成功极大地鼓舞了世界各国从事传统医学研究的人们。目前，世界上有传统医学的国家都在逐步地建立传统医学的研究组织，建立使用传统疗法治疗疾病的医院，没有传统医学的国家则积极派专家来中国学习中医的理论和医疗技术，世界卫生组织所设立的传统医学合作中心均是在传统医学发展较好的国家。

中医药的国际交流在民间往来的基础上得到进一步加强。20世纪50年代苏联曾经派医学专家来中国学习针灸技术。改革开放以后先后有许多发达国家的人员来中国学习中医，中国已经同美国、英国、日本、法国、加拿大、意大利、韩国、马来西亚、埃及等40多个国家和地区开展了政府间的传统医学交流与合作。1990年中国先后同新加坡卫生部和美国FDA、NHI、OAM等部门以及越南、澳大利亚等国家的卫生部，通过签署协议的形式，在中医药交流合作方面建立了较稳定的关系。通过合作办医、派出医疗劳务等形式，在一些国家，如美国、德国、意大利、日本等国家建立了医疗网点，并逐渐在某些国家建立了中医医院。此外，还在一些国家开办了中医药学历教育，举办了传统医药国际学术交流大会，建立了相应的科学数据库。受中国发展传统医学的影响，世界各国开始重新评价本国的传统医学。

世界各国关注中国传统医学的途径和方法：

（1）对中医文献的研究。

中国古代的中医文献不仅存在于中国，同时也因历史的原因而散在于世界各地。在日本、英国、美国、俄罗斯、法国等国家广泛存在，在这些国家的图书馆中存在大量亟待研究的中医文献。因此，世界上一些发达国家对中医药学的研究，一方面大量引用中国的中医文献，同时也研究存放在本国的中医文献。日本已经研究整理了已经散失的中医文献有数百种之多，德国汉学家满晰博以英文编辑了大量的中医教材，在欧洲一些国家使用。美国各大图书馆存放的中医古籍，不仅品种众多，而且还不乏善本图书。

（2）对中国医学史的研究。

中国科学技术史的研究，为世界上许多国家了解中医学提供了窗口，中医学在历史上的许多发明和科学创新的经验，对世界医学科学的发展是一个很好的借鉴。以研究中国科学技术史著称英国的科学家李约瑟、鲁桂珍等，以及他们所领导的研究所均对中医学的历史有所研究。日本的薮内清、矢数道明也著有大量的中医学术专著和对古代医学的整理研究性著作。此外，法国的黄明光、美国的席文、德国的文树德等对中国医学的研究也颇有建树。

（3）对针灸经络的研究。

由于针灸的治疗作用被世界各国所认同，针灸用于止痛、通经活络、调和阴阳、行气活血等，世界各国相继立法承认中国针灸治病的科学性。

在世界针灸联合会的旗帜下，世界各国有很多针灸的学术团体，并定期在世界各国举办学术会议，广泛交流用针灸治疗疾病的学术经验。

经络作为中医针灸的基础，应当受到全世界的重视。很多国家从事生理学研究的科学家都曾为经络的研究提出过许多假说，虽然经络的本质至今尚未阐明，但由针刺麻醉研究而发展起来的疼痛机制研究，则为现代医学研究开辟了新的研究领域。

（4）对中西医结合医学治疗骨折的研究。

与单纯性应用石膏对骨折进行固定相比，中西医结合应用小夹板固定骨折的方法，使世界医学界大开眼界，中西医结合治疗骨折的方法很快得到认同。尤其是中西医治疗骨折的思想，动静结合，内外结合，功能锻炼等基本原则的提出，可以说是治疗骨折思维方法的一次革命。

（5）对中西医结合治疗急腹症的研究。

由中国天津南开医院、遵义医学院等单位开始的中西医结合治疗急腹症的研究，为应用中药保守治疗急腹症，避免手术创伤，提供了坚实的理论基础和实践经验。由此，挑战了传统治疗急腹症的思维方法，使人们对急腹症的产生机制有了更新的认识，并对传统治疗急腹症方法进行了开拓性的研究。

（6）对中西医结合治疗妇科疾病的研究。

很多妇科疾病通过中医药的治疗，避免了长期应用激素所带来的副作用，成功地解决了闭经、不孕症以及产后保健等方面的问题。中医药妇科保健产品的广泛应用，有效地控制了妇科常见病、多发病、慢性病对妇女身心健康的危害，减少了妇女因生产和手术等造成的死亡。

（7）对中西医结合治疗多脏器衰竭的研究。

多脏器衰竭历来是医学界的一个重大难题，应用中西医结合的方法治疗多脏器衰竭获得了突破性的进展。

世界各国对中西医结合事业的关注，还体现在世界开始注意中国出版的传统医学杂志，注意中国人应用中药治病的思维方法，并将这些方法进行比较。有的国家鼓励本国的学者在中国的传统医学刊物上发表论文，或者与中国的学者合作进行传统医学方面的研究。

四、联合国世界卫生组织创设传统医学处促进传统医学发展

中国发展传统医学的成功经验影响着世界，20 世纪 80 年代世界卫生组织（WHO）开始关注中国在继承发扬传统医学方面取得的成绩和经验。为了在存在传统医学的国家和地区推广中国发展传统医学的经验，联合国世界卫生组织专门设立了传统医学处，旨在促进各国传统医学的发展。传统医学处开展多方面工作推广传统医学，如建立传统医学合作中心，举办有关的国际会议，介绍中国发展传统医学的经验。

受医学模式改变的影响，以及人类要求回归自然的渴望，对自然疗法、天然药物的追求，使人们认识到保障人类的健康需要传统医学。世界卫生组织于 1977 年作出了"促进和发展传统医学"的决议，决议指出："传统医学与现代医学相结合，有可能在不久的将来成为现实。有效的结合是现代科学技术将两者的优点加以综合……结合的办法，首先是对教育体系进行基本的研究。"世界卫生组织认真讨论和推广了中国针灸疗法。世界卫生组织西亚办事处提出了"针灸穴名需要国际化、标准化"和"针灸穴名统一"的问题。经过 20 世纪 80 年代多次国际会议审定，终于在 1991年由世界卫生组织出版了《国际标准针灸穴名——WHO 科学组报告》，为国际针灸教育和国际针灸交流提供了标准化、规范化的名词术语，成为世界针灸发展史上的一大成就。

中国发展传统医学的经验，首先得益于中国政府的重视。其次，就是有众多热爱中国传统医学的人们，在努力为中医学术的发展尽心尽力。第三，20 世纪后半叶，世界倡导传统医学的态度，给了中医学术发展一个良好环境。

五、传统医学为世界各国所关注

中国发展传统医学所取得的成绩，以及世界卫生组织的号召与推动，使世界各国开始重视传统医学，不再把传统医学当作古董来研究。缺乏传统医学的国家对中国传统医学发生了浓厚的兴趣。中华人民共和国成立以后，随着国际交往的增多，中医药科研成果在国际上的影响日益增大，不少国家开始派人学习中国的传统医学。尤其是 1971 年中国正式向全世界公布针刺麻醉的成果后，掀起了全球针灸热。日本科技厅 1979 年开始着手组织人员研究汉方、经穴的科学原理。100 多个汉方经过整理研究被日本厚生省列为健康保健用药。应用汉方进行实验研究和临床研究的报告越来越多，在经典的西医杂志上发表应用传统医学的报告已经不再是新闻。1984 年日本自民党成立了以中曾根为首的"振兴汉方议员联盟"。著名汉方医家大芳敬节在弥留之际说："今后 10 年你们要向中国学习中医，10 年之后中国一定要向我们学习中医。"[1] 遗憾的是中国很快学会了日本研究中医的方法，而日本并没有赶上中国的中医。中医学术的根源在中国，这是改变不了的事实，中国人对于中医的热爱是根深蒂固的。长期担任日本医师会长的武见太郎说："全世界都应重视新中国正在完成着的中医学现代统一这一伟大事业。"学者们认为"确定中国医学教育体制是日本医学燃眉之急"。日本的汉方学者大多是家传师承的西医，人数不多，72 万余名西医中使用汉方药的占 50% 至 60%，有针灸学院约 40 所；一些名牌医科大学还开了汉方医学讲座，设立了东洋医学研究所，医疗保险药品目录采用汉方约有 150 个，全国有 4 万余家药店经营中草药和中成药，每年的销售额达 500 亿日元。而且对中医制剂的研究采用保密的态度，把四物汤的提取物命名为 NST，治疗多种虚证，风靡于世，直到 10 年之后才公布于世，日本的草药经营额已经在某些方面超过了中国。韩国于 1952 年建立

---

① 黄党发：《中西医结合是历史发展的必然》，见：陈可冀，《迈向 21 世纪的中西医结合》，北京：中国医药科学技术出版社，1991 年，第 120 页。

了东医制度，现有东医 5 000 至 7 000 余人，约占全国医师总数的 20％，有两所大学设有中医学院。[①]新加坡有 2 所四年制的中医学院，使用自编教材和上海中医学院的教材。马来西亚有 5 所中医学院和 1 所中医药学院。美国在 20 世纪 80 年代开始设立中医学院和针灸学院。前美国药理学会会员认为："中国传统医学的整体观是现代医学必须学习的内容。"德国、英国、法国、加拿大都设有 3 至 4 年制的针灸学院，经中国留学回国的德国人不仅开设了中医或针灸诊所，而且还建立了中医医院。

中医之所以能够在国际上产生较大的影响，与中医临床医学家对疑难病症的解决有关。中华医学会副会长岳美中曾长期担任重要外宾的保健任务，先后 9 次到国外执行治疗和学术交流工作，圆满地完成了任务，并赢得了很高的声望。

中医药学的发展引起了 WHO 的重视，WHO 总干事布伦特兰博士在访问中国时特别提道："中医药应当为世界人民的健康作出贡献。"[②]1972 年第 25 届世界卫生大会通过了恢复中华人民共和国在 WHO 的合法地位，改革开放以来，中国与 WHO 在各个方面加强了合作，其中中医药日益受到 WHO 的关注。自 1983 年起中国先后与 WHO 合作建立了 7 个传统医学合作中心，占全球传统医学合作中心的 1/4（全球共有 27 个），在中药药理、免疫、毒理等研究方面取得了可喜的成绩。中国编辑的英文版《中国药用植物》在 WHO 发行，成为亚太地区最畅销的中医书籍。中国与 WHO 建立了卓有成效的中医学信息交流网。在 WHO 的支持下举行了中医疗法、草药不良反应检测等各种讲习班 10 余个，并联合召开了一些国际会议，扩大了中医药的影响。1985 年 10 月中国与 WHO 合作在广州召开了"传统医学在初级卫生保健中的作用"区域性研讨会。从 1989 年开始，国家中医药管理局与 WHO 驻华代表处建立例会制度。1991 年国家中医药管理局与 WHO 联合在北京举行了世界传统医药大会，通过了旨在推动传统医

---

① 黄党发：《中西医结合是历史发展的必然》，见：陈可冀：《迈向 21 世纪的中西医结合》，北京：中国医药科学技术出版社，1991 年，第 120 页。

② 孟庆云：《中国中医药发展五十年》，郑州：河南医科大学出版社，1999 年，第 720 页。

药在世界各国发展的"北京宣言"。1981年总部设在北京的世界针灸联合会，作为NGO的非政府组织与WHO建立了正式关系。WHO为实现"2000年人人享有卫生保健"的目标，积极向世界各国推荐使用中医药，并正式建议世界各国对43种疾病采用针灸疗法，中医药在国际上的影响日益扩大。2000年中国在北京召开第二届世界传统医药大会，进一步推动中医学走向世界。

六、发展传统医学对世界各国医学界的启发和选择

中国发展传统医学的成功经验，尤其是从卫生经济学方面所得到的好处，引发人们对发展传统医学的浓厚兴趣。中国用低于发达国家几倍的医疗成本，保证了中国人的健康问题，最主要的是发挥了传统医学的作用。

面对如此巨大的市场需求，世界各国除了派留学生来中国学习传统医学外，更多的国家则是引进智力资源，建立中医教育机构，美国、日本、加拿大、意大利、澳大利亚、英国等发达国家纷纷成立中医学院、针灸学院，以及中医研究所或传统医学研究所，创办中医药学术期刊，培养本国的传统医学人才，积极开展中西医结合的研究。根据有关资料的统计，中国的针刺疗法已经传播到世界120多个国家和地区，每年到中国学习自然科学的外国留学生中，选择学习中医和针灸的学生占首位。1994年美国加利福尼亚大学洛杉矶分校医学院批准将中西医结合正式列入医学生选修课程；1995年澳大利亚墨尔本理工大学正式开办中医学系，开创了西方国家开设传统医学课程的先例。在日本不仅有传统的汉方医学研究所，而且在综合大学也部分开设了中西医结合课程，创建了"第三医学"和"新的世界医学"。美国国立卫生研究院1991年经政府批准设立了"替代医学"办公室，相继成立了替代医学研究中心。1994年举办了国际针灸学术研讨会，1997年又召开了针刺疗法听证会，发表了肯定针刺疗法有效的可以应用的总结报告，在国际上产生了很大的影响。中医和中西医结合的治疗正在成为世界各国减少卫生经费投入的一个有效的手段。

与国际上对中医药的重视相比，中国的中医药经济也得到了重新的认识，很多省市的卫生主管领导都明确表示愿意将发展中医药作为发展本省经济的重要手段。与之相应的是促进中医药产业的结构调整，进一步适应国际化发展。

七、中国发展传统医学对世界各国的示范作用

许多国家之所以陆续承认中国传统医学的合法性，一方面是他们看到中医学的治疗方法的确能够改变疾病的进程，并治愈某些疾病；一方面是中医学的治疗成本较低。中国政府一贯重视传统医学的方针是其他任何国家所没有的，中国发展传统医学所取得的成就，对世界各国发展传统医学是一个很好的示范。学习他人的长处，发展本国的医学事业，是世界各国政府发展本国医学事业的共同要求。世界各国注意从中国发展传统医学的成功经验中提取适合本国发展传统医学的思路，可以带动本国传统医学的发展。

发展传统医学的思想，是适合中国国情的。同样，发展世界各国的传统医学，也会给人类带来好处。1972 年美国总统尼克松访问中国，曾专门派基辛格博士和黑格将军参观考察了著名中西医结合专家运用针刺麻醉进行的肺部切除手术。1980 年日本制定了发展汉方基础临床综合研究的长期发展规划，并组织东洋医学研究所和 20 多处现代医学研究机构、医药科大学进行协作攻关。经意大利教育部和卫生部批准，于 1983 年在意大利著名的帕维尔大学成立了中医研究院，其宗旨是"探索中西医结合的途径"。除此之外，一些民间机构高薪聘请中国的学者到其他国家进行学术交流，或建立中医药联合诊所、联合医院，利用当地的条件发展传统医学。

中国发展传统医学的示范作用还在于中国政府对发展传统医学进行立法，使传统医学在中国的发展得到法律的支持。美国的一些州政府仿效中国也以立法的形式，确定中医药在该地区的合法地位。韩国和朝鲜在其国家设有传统医学的学校和研究生院，出版韩文的中医药书刊。在亚洲国

家中的越南、柬埔寨、斯里兰卡、印度、巴基斯坦、菲律宾、新加坡、马来西亚；在欧洲国家中的英国、奥地利、罗马尼亚、比利时、意大利、荷兰、匈牙利、法国等；在大洋洲国家中的澳大利亚、新西兰；在美洲国家中的加拿大、美国、阿根廷、墨西哥等；在非洲国家中的尼日利亚、乌干达、坦桑尼亚等国家，中国中医为世界医疗事业提供更多服务，作出更大的贡献。

（刘艳骄）

第十三章
"道法自然"——中医学术思想的内核

　　尽管中医学在形成和发展中，曾经受到各种各样哲学思想的影响，甚至产生了许多不同流派，各有其主，别有所长，但都遵循着"道法自然"的道家哲学思想。"天地大宇宙，人体小宇宙"，大小宇宙有其同一性，有其共通的规律。把这些规律具体化应用于中医理论建构，是它的最大成功之处。

　　本章拟在其他各章条分缕析的基础上，集中探讨"道法自然"的哲学思想在中医学思想形成过程中的作用和主要特点。

第一节
宏观思维从神秘论向唯物论转化

一、认识世界的方法论

人们认识世界，主要有三种方法：一曰冥想，一曰观察，一曰实验。冥想一般人会称之为"唯心论"，进而斥之为"反动"。然而人类，尤其是古代一些杰出思想家、哲学家，总是离不开"冥想"的，他们留给我们大量的知识财富，至今有用；或许也留下了许多糟粕，成为荒唐故事和笑柄，但这也是一种思想财富，使后世之人免蹈覆辙。"科学需要幻想"（郭沫若）是从正面肯定了科学家思维中的冥想因素；"人有多大胆，地有多大产"（1958 年"大跃进"时的口号）是一种过于急躁、求其短期效应的幻想，被后来的事实所击破，这是留给我们的反面例证。从现代农业科学发展的现实及从长远效果来评估，农业产量也确实还大有潜力。所以，"冥想"作为一种思维的形式，一种思维的方法，我们持"一分为二"的态度，不宜全盘否定。从创造学的角度论，"创造"是需要冥想的。

观察的方法。自从人类睁开具有智慧的眼睛，就已经开始了对这个世界的观察。这种肉眼的直接观察，即通常所称的"直观"或"宏观"的观察方法。观察所得的是经验事实。这些经验事实可以为"冥想"服务，从个别的经验可以使思想家展开想象的翅膀，飞到更高、更广的冥想世界，创造出一套新的冥想理论来。这套理论如果又得到后来经验的证实，就很容易被后人接受，继续存在和发展。反之，冥想理论那一套会自动消失。但也有一些，始终在两可之间存亡游移。然而，经验事实从宏观中得到，更多地因受益于"归纳法"和"推理法"的逻辑学原理，而成为历史上人类思想进步的根本柱石和阶梯。归纳法使经验事实集中，易于排除或然性和偶然性的事例，使对于此类事实的解释比较容易明朗化，比较容易趋于真理的原貌。而由此获得的大前提、小前提，遂使人们能够推理出一个可能出现（或必然出现）而尚未出现的事实（或接近事实的结论）来。这就大大提高了观察方法的科学性和实用性。我们的大部分人、大部分时间，都是在这样的经验事实中度过的。"眼见为实"是我们判断问题的方法。"实践是检验真理的唯一标准"，对于大部分人来说，"实践"就是从宏观或直观的方法得到的经验事实。"事实证明""经验证明"从另一意义上来说，就是指"实践证明"。

可是，这种肉眼的观察是不够的。"眼见为实，耳闻为虚"这一信条受到挑战。一方面，有肉眼所见不到的东西；另一方面也有肉眼观察误认的东西。自从伽利略发明望远镜，雷文虎克发明显微镜，肉眼的视力视线得到大大的扩充和延长。望远镜开辟了一个"宇观世界"，现在的天体物理学、黑洞、大爆炸理论等等，皆是拜此之赐；显微镜展示出一个"微观世界"，那些分子原子在显微镜、电子显微镜下原形毕露。作为现代实验科学的基础，显微镜及其后发展起来的理化分析方法，使我们得以认识事物的许多本质——理化性质。也因此，现代科学固执地认为，只有经过实验证明的事实才是事实，经过实验证明的理论，才是科学理论。"实验证明"也被纳入"实践检验"的范畴。但从社会科学的角度论，"实践检验"依然以"经验事实"作为主要的测试标杆。实际上，就生命科学（包括医学）的范畴论，从最与人们普通生活贴近的认识机制论，"实验证明"并非是最切实可用的方法。许多生命现象目前尚无法从实验中得到结论——无法证实，无法否定，又无法从分析中得到新的结论。现有的实验科学并非科学的顶点，此其一；实验分析及统计分析的方法并非是科学的唯一方法，方法学本身还需发展，还要拓展空间，此其二。在实验科学充分完善之前，我们是无法承认其为"唯一标准"的。

所以，我们从思想史和方法论史的角度来考察医学的历史，来考察中医学和西医学，可以认为作为现代科学分支及组成部分的西医学，不具有绝对的"检验标准"的功能，这一点是肯定的。当然其所取得的成就和对人类健康而作出的贡献,仍是世界所公认的。

当今世界对中医学的研究,实际上仍然是综合"冥想、观察、实验"三种方法在进行探讨,唯其"冥想者"并无突破性的新结论可供临床实践以为指导;"实验者"以实验证明的正面结论沾沾自喜,而以负面结论攻讦中医却未能动摇中医学的实际地位以分毫。

二、冥想的神秘主义时代留下了什么

上面说到的认识世界三大基本方法——冥想、观察和实验,也可以说是人类认识世界三大阶段的主要方法所在。在原始文明的神秘主义时代,冥想是最基本的方法,它显得愚昧可笑,却是人类思想智慧之始;后续的实验时代,其实是直观方法能力范围的扩大和延长,科学变得精致和严密,科学(实验)成为主宰现代社会进步的主要因素。但冥想和宏观观察继续大量存在,可以并行不悖,或者在摩擦和攻讦中相辅相成、相反相成,共处于现今这个时代共同体之中。人们是不会轻易抛弃历史上作出过贡献的认识方法。

对于中医学思想的主流,我们大体也可按以上三个阶段的脉络加以考察。现在先来看看神秘主义时代发生了什么?

我们可以说,自从中国大地出现了人类,一直到殷商时期的巫史时代,都属于神秘主义时代。这是一个漫长的蒙昧时代,时间持续了200万年以上。我们无法重见这个时代,但我们可以从人类学的角度研究这个时代,知道一些这个时代的基本特征。从考古发掘的文化遗存,到对现存原始部落文化的研究以及对动物(特别是高等灵长类动物)行为的考察,是可以知道上古社会思想文明发展过程的一些蛛丝马迹的。

原始人出现在这个世界之初,就像婴儿呱呱坠地,张开眼睛看到的世界,一切都是未知的,也是不可知的。这是人类区别于动物的最基本特点,人类开始思想,人类从利用工具进化到可以制造工具,也即是说人类是有能力逐步认识这个外在世界的。但未知和不可知即是"神秘"。他们的最初感受，是认为自身一切都是被动的，被制约的。冥冥之中，有一股不可测知、无法抗拒的力量在支配着他们的身体。他们唯有依从、顺服，受到那股外在力量的照顾方得生存。因此他们崇拜这股外在力量。他们崇拜天，崇拜地；崇拜太阳，崇拜月亮；崇拜山川树石，崇拜花鸟虫鱼……他们崇拜的是一切自然力，哪怕只是偶然地显示过一次，或误以为显示过的那种自然力的依附物，都可以成为他们崇拜的对象。这就是原始崇拜和图腾的起源。按人类学家的分析，当时这些原始人的思维形式是"集体表象"，即没有独立个性的、以表面印象为基础的集体盲目崇拜趋向。这是"互渗律"在起着主导作用。这种集体表象和互渗，是人类原始的朦胧意识，是集体的无意识（下意识）的感受，并产生人与人、物与物、物与人之间性质的"挪移"（搬用或借用，一种不同的性质就那么转移过去带过来了）。它根本模糊了事物的界线，对因果关系胡拉乱扯，对偶然和意外事件特别重视或过分重视，但却对经验十分漠视，或干脆就忘记了。所以，在原始人那里，没有经验的累加或堆积这回事。这也许与大脑的记忆系统不发达相关。在他们眼中无所谓"矛盾"，因此当然对矛盾现象、矛盾状态罔于一顾。这世界对于他们而言是混沌一片。中国神话传说中的混沌时代，实际上就是上古人思维上的混沌，而不是指人类出现之前，甚至地球产生之前宇宙大爆炸时的那种"混沌"，从而使世界开始变得清晰起来。

"天地剖判"应是巫术时代的开始。前述的原始崇拜，只有在此一时期才有个性上区别的意义。巫术思维的特征是"交感律"，肯定了自然秩序的不变性，从而排除太多的不确定、偶然和意外因素，开始注意到某些逻辑矛盾，重视起经验的积累和证实作用。但他们的主要支配点仍在"万物有灵"。所以虽然区分出"神—人—鬼"世界，但显然地，把"神"与"鬼"视为冥冥中给予支配的力量的来源。他们发现这种支配的方式是可以因模拟相似（相似律），或互相接触（接触律），以及信息传化（传化律）而为他们中杰出的一群——巫师所掌握和运用的。这样的思维，实质上有了两点巨大进步：意识到外部世界的作用方式是有规律的；事件的发展方向是可以作适当控制和改变的。以此而言，英国著名人类学家弗雷泽说"巫术是科学的近亲",不无道理。问题是：巫术把外部世界的变化规律仅仅认为是"远距离交感"的结果,未得其详,且不知尚另有规则存在；而且将控制之权归为神灵之手。巫师的本事,只是借占卜、释梦、占星等术来加以预测；用厌胜、厌殃、能染等方法来控制那个神灵（还多半只是控制小神灵）。在他们心目中,神灵是至高无上的,大神灵是主宰一切的,人们只能俯首帖耳地顺从,最多可以用祈祷、牺牲等办法去感化。

于是产生了宗教。宗教是将崇拜对象和仪式的具体化和规范化。很奇怪的是,在中国古代并未形成像佛教、基督教、伊斯兰教那样一类的庞大宗教体系。不过有一些原始的宗教,但还称不上真正宗教。道教也只是到东汉末年借鉴于佛教的形式而形成的中国土生宗教。弗雷泽有关"巫术—宗教—科学"的三段论格式对中国古代文明过程并不适用。

中国的殷商之朝,是巫史时代。巫术盛行,卜筮之风弥漫。巫师被认为是通灵人物。在昆仑山上,十巫上下以沟通天人之间的联系。他们负责把"天"的意志传达于人间,又把人间的信息传告于天。著名的大巫"重"与"黎"绝地天通,是将"家有巫史"的巫术行为权力集中化,由专门的巫史负责与神灵交流。不管如何,这就是最原初的"天人感应"的面目。这样就形成了一个二元世界,一面是天,一面是人。换言之,人的主体是站立起来了,唯其他控权仍操之于天。"天"作为人这个主体的外在物,外部力量,"人"对之表示敬畏、顺从,祈求天之护佑。这就是后来原始哲学家"天命观"的雏形。

三、天命观与自然观的分野

在古代,"巫师"是知识人士,权威人士,实际也占据掌握大权的朝臣地位,他们传达的"天命"便成了治国的准则。但是这些准则对不对,执行起来又何如,人们无法评判。延续到了商纣王手上,终于垮台。周武王克殷,基本结束了殷商巫史时代的神权统治,代之以带有某些巫术因素,但毕竟是比较理性的王道统治。关键的转变来自周武王问天道于箕子而留下的《洪范》。《洪范》是箕子对殷商亡国的历史总结，指出了统治国家应奉行的"天道"规律。他提出的 9 条原则，有 8 条是讲自然规律、社会规律和政权统治原则的，另有一条是说在有疑问时可以卜筮稽疑。他认为前面 8 条就是天命、天道，卜筮稽疑是最后的补充，即在无法顺行天道而求得最佳效果时，求卜问卦以决定行事方向。

而占卜的形成也从简单的龟卜发展成八卦。八卦以天、地、雷、火、风、泽、水、山为卦名，已赋以自然的性质；又用"分二""挂一""揲四"等方法作数学的排列组合，用 64 卦、384 爻标示诸所不同的变化及其趋向，这就大大区别于只有两三种选择余地的龟卜。而此种卦爻与阴阳结合，并演化出"河图""洛书"那样复杂的图形和数字系统来，其哲学思辨的意味已经十分明显，绝非可与一般鬼神迷信相提并论了。

这时候人们更相信的是"天道"主宰世界。"天道"来自天命，然而天命即是天道的外象。天命实际上只是冠冕而已。《左传·泰誓》因之说："民之所欲，天必从之。"即反映社会民众的要求，即"天命"。《孟子·万章上》说"天视自我民视，天听自我民听"，实际等于说所谓"天命"不过是"民命"的代言人。显然，"天"作为神秘控制力量的地位已经下降，"天命"从不可知变成可知（不靠巫术形式），"天道"作为自然和社会运行的基本规律被人认知。

最主要的代表性的哲学家即老子。《老子》书中已撇开一切神秘观念，以"道"作为社会、自然的最高主宰。这里没有"天命"、没有"上帝"，唯有至高无上的"道"。"道可道，非常道；名可名，非常名。无名，天地之始；有名，万物之母。"清楚地说明了天地万物并没有另外的创造主，而是因于"道"（规律）而自然产生的。"人法地，地法天，天法道，道法自然"，是说一切都来自自然。这一自然之道，即系"有物混成，先天地生。寂兮寥兮，独立而不改，周行而不殆"的那样一种变化规律。此一规律可被认识，却又不易被认识，故曰"道之为物，唯恍惟惚。惚兮恍兮，其中有象；恍兮惚兮，其中有物；窈兮冥兮，其中有精。其精甚真，其中有信。"如果能够从恍惚中观察外"象"，由"象"而认识到"物"，由"窈冥"之物，看出其"精"，即精华的部分，那么什么事都好办了。这正是一种对自然进行观察、推理从而认识事物本质的一个思维过程。

老子比较注意的是自然、自然之道，他认为以自然之道治理社会，即可"治大国为烹小鲜"。但他的书中未曾给予更多篇幅去谈这些社会政权之事。故他的道，简言之可称为"自然之道"。另一位古代伟大的哲学家孔子，则是以治理国家社会、人生伦理之常为标的，最后成了中国社会伦理道德制度和传统的祖师爷。他虽然不太谈"自然天道"，但也不相信"神鬼之道"。他说"敬鬼神而远之"。"未知生，焉知死！"可见他是讲求人道，而不讲求鬼神之道的。从这个意义上说，孔子和老子一样，都是唯物论者，至少是很有唯物论倾向的。

在自然之道方面有杰出贡献的同期哲学家及学派中突出的还有管子及稷下阴阳五行学派。《老子》云："道生一，一生二，二生三，三生万物。万物负阴而抱阳，冲气以为和。"这里讲的阴阳、一二三万物生成模式，都有很深的哲理。其中提出"气"的概念，实际上为后世阴阳五行哲学找到了一个物质变化基础和中介。"气"在自然哲学中通行无阻。相对而言，管子给了一个"水"观念，但"水"的中介作用和表达方式不如"气"之可以挥洒自如。"气"与"水"都是变动不居的，可以在气体、液体、固体三界中通行。但毕竟气的常态为无形之物，拂动而为风，凝结而为云，下降即是雨，润地即为水，冻结乃成冰，透于日月而为光，乃成"力"，如此等等，"气"流通万物，渗透内外，中介一切，可以作为所有变化的物质基础看。虽不可见而犹可感可知，其灵活性是无可取代的。老子因之以阴阳变化归为气之冲和结果之冲，一言虽微，而精华尽出矣。水则有形，常态可视，变而为气，毕竟为非常态，至少例如人之呼吸，生命所系，不能用水来诠释。所以"气"哲学比"水"哲学的生命力要强盛得多。《国语》有曰："幽王三年，西周三川皆震。伯阳父曰：周将亡矣！夫天地之气，不失其序。若过其序，民之乱也。阳伏而不能出，阴迫而不能烝，于是有地震。今三川皆震，是阳失其所而镇阴也。"这段话多么逻辑巧妙地用哲理解释了地震这一自然现象的原理，读之令人信服，足见"气"与"阴阳"

作为哲学论说工具之价值，不可小觑。所以稷下学派倡行的阴阳五行学说，就是发挥了老子等的原初理论，用以解释自然、社会规律。虽然诸如"大九州论""五行循环论"等有所偏颇，但也说出一些规律；尤其他们的"精气学说"，颇给医学理论的创建以很大启发。

总之，先秦的伟大的哲学家们，从巫师手中接过"神道天命观"，将之改造成为"天道观"；将"神秘观念"白化为"自然观念"，确立了以阴阳、五行、气为核心的"自然天道观"，即自然规律阴阳五行气理论，其贡献是非常巨大的，其影响是非常深远的，乃至至今犹有未逮者。

自然天道观给予中国医学所带来的影响是：医学从此与巫术决裂，抛弃神鬼迷信、祝由占卜之类的"治疗"方法，而步入以客观观察为唯物基础，以阴阳五行气为核心的中医理论构成阶段，将自然规律与医学规律融合起来，一下子把医学提升到一个高级层次。

第二节
自然规律论融入医学理论

一、从巫术医学中脱颖而出的扁鹊

中国上古时代的医学，同样曾经控制在巫师的手中。"醫"之别体为"毉"，其字形虽并不早于"醫"之从"酒"而存在，但反映出医学曾经是巫师手中的技术，还是符合事实的。

著名的巫师即"十巫"，《山海经》中有记载："大荒之中……有灵山，巫咸、巫即、巫盼、巫彭、巫姑、巫真、巫礼、巫抵、巫谢、巫罗，十巫从此升降，百药爰在。"可见是十巫操控百药。另又提到"开明东，有巫彭、巫抵、巫阳、巫履、巫凡、巫相，夹窫、窳之尸，皆操不死之药以拒之"。除二巫之名同前，有四巫是不同的，可见共有著名的十四巫师操控医药。另外著名的巫术医师为苗父（茅父）、踰跗，详见后述。

其他巫师医学的历史记述种种不一。他们所使用的方法，则不外乎占卜、祝禁、占星、占梦、占筮等，基本的巫术原理即"相似律""接触律"和"传化律"。在弗雷泽等人的书中，只提到"相似律"和"接触律"，前者为"模拟巫术"，即以模拟相似之形而将巫术特性挪移；后者为"染触巫术"，是通过染触过程，将巫术特性转移出去，例如西方人相信病者经圣者之手触碰，或病者触摸圣者脚趾之类即可将病魔祛除，就是一种"接触巫术"。"传化律"首在《中国医学文化史》中作出描述，认为此系中国古代常用的巫术方法，"不通过模拟、不通过接触，而以冥冥神鬼世界中信息的获得和显化而指导人按神示去操作，达到巫术目的的巫术原理。龟甲卜、星占、禁占等以及看相、算命，都是为了获得或解释来自神的信息。后世的抉箕（扶乩）降神，更是直接请神的化身下达神的指示，告诉事情发展的走向，显化出趋吉避凶的具体途径。在这一巫术行为过程中，是信息在起作用，而不是通过接触或某一模拟物……'传化巫术'在思维层次上毕竟比作为技艺的相似和接触两种巫术高了一些。"[1]

扁鹊故事生动地体现出巫医的模拟巫术方法，曾经如何深入人心，而扁鹊的非巫术方法，是如何战胜巫术之信仰者，而最后确立起真正的自然医学的地位的。

扁鹊故事详细记述于《史记·扁鹊仓公列传》。但司马迁在引用有关资料时，显然有许多错讹遗漏。参考相似记载的《韩诗外传》和《说苑》，可以互相校正补苴。此在《中国医学文化史》中已作初步整理澄清。现则进一步整理出完整的扁鹊治虢太子故事如下，以正视听：

> 扁鹊过虢。虢太子死，扁鹊至虢宫门下。中庶子之好方者
> 出应之。扁鹊问曰：太子何病，国中治穰过于众事？中庶子曰：
> 太子病血气不时，交错而不得泄，暴发于外，则为中害。精神不

---

[1]　马伯英：《中国医学文化史》，上海：文汇出版社，1992年，第145—146页。

能止邪气，邪气积蓄而不得泄，是以阳缓而阴急，故暴蹶而死。扁鹊曰：其死何时？曰：鸡鸣至今。曰：收乎？曰：未也。其死未能半日也。扁鹊曰：请报虢君，言臣齐渤海秦越人也，家在于郑，未尝得望精光，侍谒于前也。闻太子不幸而死，臣能生之。中庶子曰：先生得无诞之乎！何以言太子可生也？吾闻上古医曰苗父。苗父之为医也，以菅为席，以刍为狗，北面而祝之，发十声耳。诸扶舆而来者，皆平复如故。子之方岂能若是乎？扁鹊曰：不能。又曰：吾闻中古之医者曰俞跗，治病不以汤液醴酒，镵石挢引，案扤毒熨。一拨见病之应，因五脏之输，乃剥皮解肌，抉脉结筋，搦髓脑，揲荒爪幕，湔浣肠胃，漱涤五藏，练精易形，死者复生。子之方岂能若是乎？先生之方能若是，则太子可生也。扁鹊曰：不能。越人之为方也，必待切脉、望色、听声、写形，言病之所在。闻病之阳，论得其阴；闻病之阴，论得其阳。病应见于大表，不出千里，决者至众，不可曲止也。中庶子曰：苟如子之方，譬如以管窥天，以锥刺地。所窥者大，所见者小；所刺者巨，所中者少。如子之方，岂足以变驻童子哉！扁鹊仰天叹曰：不然。事故有昧投而中蠹头，掩目而别黑白者。子以吾言为不诚，试入诊太子，当闻其耳鸣而鼻张。循其两股以至于阴，当尚温也。若此者，皆可活也。中庶子闻扁鹊言，目眩然而不瞚，舌挢然而不下。乃以扁鹊言入报虢君。虢君闻之大惊，足跣而起。出见扁鹊于中阙，曰：窃闻高义之日久矣，然未尝得拜谒于前也。先生远辱，幸临寡人，偏国寡臣幸甚。先生幸而治之，则粪土之息，得蒙天载地长为人。先生弗治之，则先犬马捐填沟壑，长终而不得返矣。言未卒，因嘘唏服臆，魂精泄横，流涕长潸，忽忽承睫，悲不能自止，容貌变更。扁鹊曰：若太子病，所谓尸蹶者也。夫以阳入阴中，动胃缠缘，中经维络，别下于三焦膀胱。是以阳脉下遂，阴脉上争，会气闭而不通。阴上而阳内引，下内鼓而不起，上外绝而不为使。上有绝阳之络，下有破阴之纽。破阴绝阳之色已废，脉乱，故形静如死状。太子未死也。夫以阳入阴支气藏者生，以阴入阳支气藏者死。凡此数事，皆五脏蹶中之时暴作也。良工取之，拙者疑殆。扁鹊乃使弟子子阳厉针砥石，以取外三阳五会。子同捣药，子明炙阳，子游按摩，子仪反神，子越扶形。有间，太子苏。乃使子豹为五分之熨，以八减之齐和煮之，以更熨胁下。太子起坐，更适阴阳，但服汤二旬而复故。故天下尽以扁鹊为能生死人。扁鹊曰：越人非能生死人也，此自当生者，越人能使之起耳。

以上是一个比较完整而接近原貌的扁鹊治虢太子故事叙述。从中我们看到扁鹊与中庶子的辩论，实质上是一位信巫术的医方爱好者与一位不信巫术的真正医生之间的辩论。中庶子所描述的是一段古代医史，以上古苗父（又称茅父）和中古踰跗为不同时代杰出巫医的代表。他自己讲的一套医理，并非巫术之理，但他相信如欲起死回生，非用巫术不可。不过他认为近世已无此类能人了，如扁鹊不能作巫术，也就不可能救虢太子。很明显，苗父的祝由术，即为传化巫术。所用的稻草编成的狗形，是模拟巫术。踰跗之治，似乎是一个手术过程。但以那时的条件，"割皮解肌、扶脉结筋"或犹可之，可"搦髓脑，揲荒爪幕，湔浣肠胃，漱涤五藏"，则恐未能也。根据他书记载，踰跗是名巫医。推测上述操作过程，应是在一模拟人体（稻草人之类）身上施行的，故亦属模拟巫术。但扁鹊明言其治不用这巫术的一套，而用阴阳离决，经络闭塞，脉乱气绝这些阴阳与气的自然哲学理论解释病理，以热熨、按摩、针石、汤药之法调理治疗，终得起死回生，完全是与今之中医理论及临床方法一致的，以事实宣告了医学与巫术关系的解离。这场医巫之辩，为中国医学的发展史树立了一座丰碑：中国医学从此脱离了巫术的阴影，而向着科学的道路发展了。对此，太史公总结的"六不治"中有一条："信巫不信医，六不治也。有此一者，重难治也"是十分正确的。他已意识到扁鹊代表了医巫分裂，医与巫不能共存，医术与巫术截然为两码事。

列宁说过，"打倒神，就剩下自然界了"。同样的道理，在医疗操作中驱除了巫术，就留下了真正的医术，这在医学思想史上，无疑是划时代的巨大进步。范文澜先生指出，"扁鹊是中国第一位真正的医生"，这是很有道理的。

二、医学理论和实践的自然哲学化

有趣的是，信巫的中庶子在解释虢太子病情时，所用的解释理论与扁鹊所述几乎完全一致。中庶子说"太子病血气不时，交错而不得泄，暴发于外，则为中害。精神不能止邪气，邪气积蓄而不得泄，是以阳缓而阴急，故暴蹶而死"。扁鹊则谓"若太子病，所谓尸蹶者也。夫以阳入阴中，劫胃缠缘，中经维络，别下于三焦膀胱。是以阳脉下遂，阴脉上争，会气闭而不通。阴上而阳内引，下内鼓而不起，上外绝而不为使。上有绝阳之络，下有破阴之纽。破阴绝阳之色已废，脉乱，故形静如死状。太子未死也。夫以阳入阴支气藏者生，以阴入阳支气藏者死。凡此数事，皆五脏蹶中之时暴作也。良工取之，拙者疑殆。"

他们都是用阴阳气血的理论来解释病理的，唯前者简而后者以更多细节讲病理变化状态；前者结论诊断为已死，后者结论诊断为"未死"。扁鹊实际上斥责中庶子为"拙者"。而扁鹊用热熨、针砭、汤药等使虢太子复苏，是以临床实践证实了他的判断正确，从而也证明了他的理论和临床均甚高明。

中庶子毕竟只是个"好方者"。他的诊断实不足为训。但"好方者"居然也能讲一套"阴阳气血"的理论，可见当时这套理论已相当深入人心。他没有举证当时巫师的名字，只是以"上古医""中古医"来举证"起死回生"之不易。可见他也不知道有什么高明巫师行医于其时。这从反面帮助我们判断，那正是一个巫术渐趋衰微、自然哲学正趋崛起的时代。扁鹊则成为这个时代的杰出代表人物。

这里所说"自然哲学医学"，是因为"阴阳—气—五行"这一学说原本是一种哲学学说,是当时古代哲学家们在观测自然变化之后得出的一种理论,用以解释变化之所以出现的原理。它不讲超自然力量或神鬼等的控制力量,而只是埋首于自然变化规则本身。这样的哲学当然是自然哲学。医学是将此自然哲学的理论吸收、借用来阐明医学原理,故而可称为"自然哲学的医学理论"。当此之时,医学本身并无理论,而是借用外在的哲学理论来说明自身。这并不奇怪,因为即使是现代医学,它本身至今并无自己的理论,而只是借用生理学、病理学等一套自成体系的理论来解释临床,这道理是一样的。中医学后来将外来的阴阳、五行、气这套哲学与医学实践本身完全融为一体了,并且加以发展,大大有别于自然哲学原形,从而变成了中医学自身的一整套医学理论,它与生态、生命关系密切,从而可将之更称为"自然生态医学的理论"。

这一"自然生态的医学理论",是自然哲学与医学结合的结果。其集中与完整的阐述见于《黄帝内经》。也许当时还有另几家学说,《汉书》上称为《白氏内外经》《扁鹊内外经》,但因为我们现时完全看不到这些著作或经典的遗迹,因而也就无从论起。不过,通观《黄帝内经》,是可知这一"自然生态医学理论"是完全立足于对自然规律的运用之上的一个反巫术的医学理论体系。

首先我们翻遍《内经》,其中并无赞赏巫术、顺服鬼神一类的词语,相反强调"拘于鬼神者不可与言至德";认为"小病必甚,大病必死,故祝由不能已也"。上古苗父用的是祝由之术并被传为十分灵验而可起死回生。《内经》却说不但不能起死回生,相反只能造成悲剧,"小病必甚,大病必死"的局面,完全否定了"祝由"的所谓疗效。可见其唯物主义立场是何等坚定。

其次我们看到《内经》作者将阴阳五行理论引入医学,在某些地方是十分质朴稚拙的,后人常予诟病。例如《素问·阴阳应象大论》中有这样一段话:"天不足西北,故西北方阴也,而人右耳目不若左明也。地不满东南,故东南方阳也,而人左手足不如右强也。"于今观之,以地理地貌比喻耳目、五官、肢体,确有不伦不类之感。但细思之,则一般人多有左右耳目肢体功能上的差别，古人观察及此而作出比喻，亦不能完全斥为荒诞。

然则古人所用的方法论，主要是"类比"。此种类比或许也有可能系脱胎于巫术的"相似律"，但却又有本质的不同。相似律讲的是外表的"相似"和内在性质的"挪移"，是即时性的、主观性地将一种力量转移（或以为已经转移）。而"类比"仅仅保留了"相似"，而不讲"挪移"，唯认为有外在的相似，也就可知有内在性质的共通点，但并不认为可以因此而有力量地转移。这种性质的共通点，即是《内经》立论的基础，即人体与自然的同一性。矛盾的两方面，既对立又统一，而这种对立统一规律的内在依据即矛盾双方有同一性。无同一性基础，构不成矛盾，矛盾也便有向对立面转化的可能。故而"类比"在哲学方法论上讲虽显得粗糙，却离唯物辩证法原理并不太远。"人与天地相参也"，这是《内经》自然生态医学理论构成的最基本原则、最主要方法。"相似"就是讲一致性、共同点。

"天覆地载，万物悉备，莫贵于人。人以天地之气生，四时之法成。"这里阐述的是"人类发生学"，其物质基础为"天地之气"，其性质和行为规范是"四时之法"。这里所说"行为规范"，主要是讲生理学的规律，是与四时阴阳五行气变化的规律一致。你要知道人体生命运行的规律吗？请参照天地大自然变化的规律吧！"夫五运阴阳者，天地之道也。万物之纲纪，变化之父母，生杀之本始，神明之府也。可不通乎！"可见《内经》作者的逻辑，是何等明晰而简单：自然之道即为医学之道。因此，以自然之道解释医学之道，乃是天经地义的。

但是《内经》绝不是停留于简单的类比之上而辄止的。它认为："善言天者，必应于人；善言古者，必验于今；善言气者，必彰于物；善言应者，同天地之化；善言化言变者，通神明之理。""善言天者，必有验于人；善言古者，必有合于今；善言人者，也有厌于己。如此则道不惑而要数极，所谓明也。"请看，这些话里强调的"道""理"必须要经过检验。经不起检验者不可称之为"道"，更不被作为应用之法则。这与"实践是检验真理的标准"何其相似乃尔！《内经》的医学理论绝不是玄学思辨的结果，绝不是任意想象的胡说八道，而是建筑在实践检验基础上的理论。人与自然界之间具有同一性，自然界的规律与人体生理、病理规律有同一性，这就像"马克思主义是放之四海而皆准的普遍真理"这一判断一样，是对世界事物规律的共同性、同一性的肯定。

当然，有同一性也有特殊性，有共性也有个性，所以医学理论有很多自己的特殊规律。这也从另一个方面显示出中国古代医学理论家的伟大，是辩证法的杰出实践者。此为后话，另当别论。

三、社会和心理情志因素的纳入

在中国古代，气、阴阳和五行等这些哲学理论，是得之于对自然的观察和对规律的总结。但它并不限制于对自然现象的解释。在古代哲学家的心目中，"天—地—人"是一个整体，而"人"居于"天""地"之间。"人"是指人类这个群体及其所组成的社会。如果说"天地"为"人"这个群体的外环境（自然环境），人类社会本身即构成"内环境"。在迷信天命的时代，是天命控制着人类社会；在天命观褪色之后，以天地自然观为优先的哲学家们就认为，是天地大自然的规律在控制人类社会群体的运作。换言之，人类社会的发生、发展、变化等等，是与大自然规律的律动相一致的。例如邹衍提出的"五行循环论"，就将历史时序、朝代的更替与"五德终始"相对应。

这在今人看来多少显得可笑与牵强附会。黄帝以土德胜，秦始皇以水德显，汉高祖当为土德以克水运。如此一个朝代以金木水火土排比，实有许多无法自圆其说之处。任继愈教授在研究了阴阳五行哲学之后曾经指出：阴阳五行学说在社会观方面并不足取，其成功之处在自然观——解释自然现象方面。

在上述含义上，任继愈教授的论断无疑是正确的。不过，我们在这儿要强调的是古人所持的这一"统一规律论"的立场和方法论。他们把自然规律看成是至高无上的、渗透一切的，因此可以解释一切。

　　显然，医学理论家们是接受"统一论"的。依据此立场，"天—地—人"为一整体，人类社会群体结构当然服膺于"气—阴阳—五行"这一统一规律之下，由其统驭而运行。《内经》的《五运行大论》《天元纪大论》等7篇大论，就是讲这一整体的运行过程和具体环节的。这里面，天地大自然、人类社会、人体的生理病理变化规律，全都融为一体了。"气交变大论"中黄帝问："五运更治，上应天期，阴阳往复，寒暑迫随，真邪相薄，内外分离，六经波荡，五气倾移，太过不及，专胜兼并，愿言其始，而有常名，可得闻乎？"对于不明规律之人，这个"天地人"的整体，简直是混沌一片，麻烦得很。岐伯答道："《上经》曰：夫道者，上知天文，下知地理，中知人事，可以长久。此之谓也。"至此黄帝还是不明白，于是岐伯进一步解释："本气位也。位天者，天文也。位地者，地理也。通于人气之变化者，人事也。故太过者先天，不及者后天。所谓治化而人应之也。"突出了天地之道以气为本位，而太过不及实可由"治化而人应之"的道理。换言之，自然之道是一种客观外界的变化过程，人类无法控制。但人类并非全无能力去改变自己而求适应。这就是指社会应当去适应自然变化之道。在于医学，也就是人体要能够适应自然；医生要善于运用自然变化规律，防治太过与不及，而求病体平衡康复，把天地自然、社会人事与疾病规律合在一起看待。后来的著名医学家徐大椿所著《医学源流论》中有《病随国运论》一篇，是比较典型地反映出"自然—社会—人体"三者之间统合关系的中医理论本质的文章。其曰：

　　天地之气运，数百年一更易，而国家之气运亦应之。上古无论，即以近代言。如宋之末造，中原失陷，主弱臣弛。张洁古、李东垣辈立方，皆以补中宫、健脾胃，用刚燥扶阳之药为主；局方亦然。至于明季，主暗臣专，膏泽不下于民，故丹溪以下诸医，皆以补阴益下为主。至我本朝，运当极隆之会，圣圣相承，大权独揽，朝纲整肃，惠泽滂流，此阳盛于上之明徵也；又冠缨朱饰，口燔烟草，五行唯火独旺。故其为病，皆属盛阳上越之症。数十年前，云间老医知此义者，往往专以芩、连、知、柏，挽回误投温补之人，应手奇效。此实与运气相符。近人不知此理，非唯不能随症施治，并执宁过温热、毋过寒冷之说，偏于温热，又多矫枉过正之论。如中暑一症，或有伏阴在内者，当用大顺散、理中汤，此乃千分之一；今则不论何人，凡属中暑，皆用理中等汤，我目睹七窍皆裂而死者，不可胜数。至于托言祖述东垣，用苍术等燥药者，举国皆然。此等恶习，皆由不知天时国运之理，误引旧说以享人也。故古人云：不知天地人者，不可以为医。

徐大椿的这一论列，不能说全无道理。在此引用，也不在于其论证之正确与否，而在于古代之医学理论，是将"社会生态"这一因素计入在内的。也即是说：自然生态、社会生态与人体共处于一个整体之中，服膺于同一的"阴阳—五行—气"规律。

"人"作为社会群体，置于天地大自然之间而共为一整体；那么"人"作为一个个体又如何呢？"人"这一个体，又可从"生理的个体"与"心理的个体"两方面来看。生理的个体，可谓与花鸟虫鱼、草木玉石、禽畜走兽一样，是自然界存在物的一个部分，人有生命，因而有生理。生理发生病变，是为病理。病理生理，其变化规律在古代医学家看来，是与自然变化之理完全一致的。《旧唐书·孙思邈传》中引用唐代名医孙思邈一段话，实乃精辟之论。他说：

吾闻善言天者，必质之于人；善言人者，亦本之于天。天有四时五行，寒暑迭代，其转运也，和而为雨，怒而为风，凝而为霜雪，张而为虹蜺，此天地之常数也。人有四肢五脏，一觉一寐，呼吸吐纳，精气往来，流而为荣卫，彰而为气色，发而为音声。此人之常数也。阳用其形，阴用其精，天人之所同也。及其失也，蒸则生热，否则生寒，结而为瘤赘，陷而为痈疽，奔而为喘乏，竭而为焦枯。诊发乎面，变动乎形。推此以及天地，亦如之。故五纬盈缩，星辰错行，日月薄蚀，孛彗飞流，此天地之危诊也；寒暑不时；天地之蒸否也；石立土踊，天地之瘤赘也；山崩地陷，天地之痈疽也；奔风暴雨，天地之喘乏也；川渎竭涸，天地之焦枯也。良医导之以药石，救之以针剂；圣人和之以至德，辅之以人事。故形体有可愈之疾，天地有可消之灾。

至哉言也。寥寥数语，道出《内经》以至整个中医理论的主旨，既说明了方法论，又说明了医学完全有战胜疾病的能力。要害即在于对自然规律、人体生理病理规律统一性的准确认识和适当处置。其中社会（人事）也已包括在内。《内经》中关于"生理个体"的种种论述，其实皆不出自然生态规律的范畴。

至于"心理个性"，是人类独具的特征，有别于禽兽之类。其实社会人事，主要是因人的心理作用外化而彰显出来的。换言之，社会结构即心理结构的外化表现。不过，社会结构毕竟是群体心理结构的外化，所以"个体"的人，仍然可以拥有自己独特的"个体心理"。喜怒忧思悲恐惊七情，当然可以是集体的表情，但更多是个体的表现。"独乐乐，不如同乐乐"，毕竟首先是"独乐乐"。而此种"七情"心理，在中医学中即已纳入五行、五脏的规范之内，并且用之以治病。有著名的文挚为齐王治病的故事，见于《吕氏春秋·至忠》：

齐闵王疾痏，使人之宋迎文挚。文挚至，视王之疾。谓太子曰：王之疾必可已也。虽然，王之疾已，则必杀挚也。太子曰：何故？文挚对曰：非怒王，则疾不可治。怒王则挚必死。太子顿首强请曰：苟已王之疾，臣与臣之母以死争之于王，王必幸臣与臣之母。愿先生之勿患也。文挚曰：诺。请以死为王。与太子期，而将往不当者三。齐王固已怒矣。文挚至，不解屦登床，履王衣，问王之疾。王怒而不与言。文挚因出陋辞以重怒王。王叱而起，疾乃遂已。王大怒不悦，将生烹文挚。太子与王后急争之而不能得。果以鼎生烹文挚。爨之三日三夜，颜色不变。文挚曰：诚欲杀我，则胡不覆之，以绝阴阳之气。王使覆之，文挚乃死。

此故事接近神话，然而其所宗者，乃阴阳五行理论。阴阳之气绝而文挚死；齐王病痏，即今之忧郁症一类也，五行中"怒胜思"，故以激怒之法以治之，齐王乃愈。在《内经》中，有这样的对应、排列：

肝——木——怒

心——火——喜

脾——土——思

肺——金——悲

肾——水——恐

五行以"木—火—土—金—水—木"的次序相行，而以"水—火—金—木—土—水"的次序相克，而以"怒胜思"即"木克土"的原因。类似的故事还见于张从正、朱丹溪、叶天士等案例故事中。例如戴良《九灵山房集》载朱丹溪故事：

一女子病不食，面壁卧者且半载，医告术穷。（丹溪）翁诊之，肝脉弦出寸口。曰：此思男子不得，气结于脾故耳！叩之，则许嫁丈夫入广且五年。翁谓其父曰："是病唯怒可解。"盖怒之气击而属木，故能冲其脾土之结。

今宜触之使怒耳。父以为然。翁入而掌其面者三，责以不当有外思。女子号泣大怒，怒已进食。翁复潜谓其父曰："思气虽解，然必得喜，则庶不再结。"乃诈以其夫有书，旦夕且归。后三月，夫果归而病不作。

此为"怒胜思"（木克土）及"喜胜悲"（火克金）的治例。《儒林外史》中有范进中举，喜极而疯，得其屠夫岳父怒骂殴打而醒，则是"恐胜喜"（水克火）。人们或以此类故事荒诞不经，然行之于实，确有效也。医理实非荒诞。

要之，人之心理归为七情，七情对应于阴阳五行，纳入理论范畴，由是自然、社会、心理与人体的生理病理规律统一起来，"气—阴阳—五行"这一最早从自然现象总结出来的自然哲学理论，最后又统驭了人体的一切。

第三节
中医学理论彰显的生态规律

一、中医学的整体观

过去人们常常批评西医学是没有整体观的，"头痛医头，脚痛医脚"，"只见树木，不见森林"。这种批评有一定道理，却并不完全符合事实。其实，西医也有整体观，唯其只着重于人体的分解，从器官到组织到细胞到亚细胞乃至分子，层层分析剥离，认识其分布和不同层次的规律（生理与生化学即如此阐述），然后返归合并，得出一个"科学的"但却是拼图式的人体整体观。这是与现代医学根植于原子论的分析论方法学有关的。

中医学的整体观则是系统论的哲学产物。它不依赖于对局部的认识然后返回加和，而是将宇宙大系统、自然大系统、社会大系统与人体小宇宙、心理内环境放在一起考察，将人体内外环境各种变化、生成因素纳成一个普遍适用的规律系统，以此阐释生理、病理和治疗、预防规律。这个规律系统的核心理论即阴阳、气、五行学说。

以病因学论，张仲景在《金匮要略》中说："千般疢难，不越三条：

一者经络受邪入脏腑,为内所因也;二者四肢九窍,血脉相传,壅塞不通,为外皮肤所中也;三者房室、金刃、虫兽所伤。以此详之,病由都尽。"这是在《内经》"夫百病之所始生者,必起于燥湿、寒暑、风雨、阴阳、喜怒、饮食、居处"基础上的发挥,宋代陈言则撰专著《三因极一病证方论》阐述内因、外因、不内外因三因学说:

夫人禀天地阴阳而生者。盖天有六气,人以三阴三阳而上奉之;地有五行,人以五脏六腑而下应之。于是资生皮肉、筋骨、精髓、血脉、四肢、九窍、毛发、齿牙、唇舌,总而成体。外则气血循环,流注经络,喜伤六淫;内则精神魂魄志意思,喜伤七情。六淫者,寒、暑、燥、湿、风、热是也;七情者,喜、怒、忧、思、悲、恐、惊是也。若将护得宜,怡然安泰;役冒非理,百疴生焉。……然六淫天之常气,冒之则先自经络流入,内合于脏腑,为外所因;七情人之常性,动之则先自脏腑郁发,外形于肢体,为内所因;其如饮食饥饱,叫呼伤气,尽神度量,疲极筋力,阴阳违逆,乃至虎狼毒虫、金疮踒垎、疰忤附着、畏压溺等,为不内外因。……如欲救疗,就中寻其类例,别其三因,或内外兼并,淫情交错,推其深浅,断其所因与病源,然后配合诸症,随因施治,药石针艾,无施不可。

由上可知,中医学的病因理论,是将天地大自然、社会、心理因素综合在一起的整体观理论。六淫、七情等等都是"常气""常性",人生活于此,必不得冒犯,否则导致经络、脏腑、肢体、气血、阴阳不和,其病自来。这与西医只寻求具体病因,以点到点的看法有很大区别。中医的病因观,是从大系统和子系统的关系着眼的。

中医的病机学说,是十分复杂的。但即使以《素问·至真要大论》的病机十九条为例来看病机的系统整体观,亦可见一斑:

帝曰：愿闻病机何如？岐伯曰：诸风掉眩，皆属于肝；诸寒收引，皆属于肾；诸气膹郁，皆属于肺；诸湿肿满，皆属于脾；诸热瞀瘛，皆属于火；诸痛痒疮，皆属于心；诸厥固泄，皆属于下；诸痿喘呕，皆属于上；诸禁鼓栗，如丧神守，皆属于火；诸胀腹大，皆属于热；诸躁狂越，皆属于火；诸痉项强，皆属于湿；诸逆冲上，皆属于火；诸暴强直，皆属于风；诸病有声，鼓之如鼓，皆属于热；诸病胕肿，疼酸惊骇，皆属于火；诸精反戾，水液浑浊，皆属于热；诸病水液，澄澈清冷，皆属于寒；诸呕吐酸，暴注下迫，皆属于热。故《大要》曰：谨守病机，各司其属。有者求之，无者求之，盛者责之，虚者责之，必先五胜，疏其血气，全其调达，而致和平。

我们不能一一解释以上文字，以上文字也不能完全概括中医的全部病机学说。但是很明显的一点是：病机是将五脏、六淫、气血等等联系在一起来说明病证的产生和形成机制的，并且"有者求之，无者求之，盛者责之，虚者责之"，要求不以表面现象为满足，而要从整体状况来作推求判断。天地大宇宙与人体小宇宙是作为一个整体来看待的。

继此而来的"四诊八纲"，通过望、闻、问、切寻获症状、体征，"求之、责之"而将病机归于阴、阳、表、里、寒、热、虚、实八纲，或者作六经辨证，脏腑经络辨证，三焦或卫气营血辨证，六淫病因辨证等等，最后作出一个中医的诊断来。这一诊断包括辨病和辨证两部分，所指示的是病者的整体状态。人们常常诧异于中医师以舌脉作为诊断的手段，感到不可思议。其实舌诊犹如照镜子，镜子中反映出五脏六腑的变化；脉诊犹如电磁波，从脉搏跳动的信息中得知气血运行周身的状况。而解释这些信息的原理即辨证纲领，不同的辨证纲领、方法可以迅速将全身症状归纳到一个统一的诊断上来，于是乎患者的整体状况就在医者心目中了如指掌了；而根据病机传变规律，医家对病情的预后也就心中有数了。这样的整体诊断和预后判断，当然不是"只见树木，不见森林"的只重局部、不重整体的诊断可相比拟的。

与现代医学也开始讲求的"生物、社会、心理医学模式"相比，西医师现在对病人作诊断时，也会将心理因素考虑在内。但是他们将之作为一个附加因素或附属诊断提出。似为整体，但却仍然处于游离或拼合状态。中医的诊断却不是如此，比如诊断为"肝火旺"就包括了病人可有高血压、胃痛等症状，谓之"肝火上炎""肝气横逆犯胃"；同时也包括了病人可有烦躁易怒、失眠紧张等心理情志症状。中医的"肝"概念，不是西医解剖生理学意义上的"肝"，而是一个将"魂之居也，其华在爪，其气在筋，以生血气，其味酸，其色苍，此为阳中之少阳，通于春气"这些功能与外华、阴阳、四季联系在一起看待的子系统概念。余脏准此。这是现代西医即使讲求"生物、社会、心理"医学新模式，也无法达到的整体论概念。

所以，什么是中医的整体观？中医的整体观是将天地大宇宙、人体小宇宙融合在一起考察人体和疾病的整体观，是将自然生态系统、社会生态系统和人体心理环境生态系统联合在一起成为一个整体的整体观。故曰：中医学理论是一种自然、社会、心理生态医学整体观学说。

由此亦可知道，中医哲学是一种宏观生态整体论哲学。

二、中医学的生态适应调节原理

中医学的整体观既然视天、地、人、自然、社会、心理为一个综合的整体，是一个密不可分的生态系统，那么，在中医学的预防和治疗思想方面，必然要贯彻这一整体论的原则和方法，这是丝毫毋庸感到意外的。

人居天地大宇宙之中，几乎是微不足道的一个分子。在那样一个古朴的社会，人能做些什么，能改造自然吗，能违逆自然吗，能主宰自然吗？回答是"不能"。但是，人能改变一些自然、社会、心理环境因素吗，人能改变人体本身的状况吗，人能顺应自然、适应自然吗，人能调节和控制自然、社会、心理生态环境的某些方面而使自己和谐生活吗？回答是"可能"。

首先是顺应自然。此诚如《素问·上古天真论》所言：

上古之人，其知道者，法于阴阳，和于术数，食饮有节，起居有常，不妄作劳，故能形与神俱，而尽终其天年，度百岁乃去。

夫上古圣人之教下也，皆谓之虚邪贼风，避之有时；恬淡虚无，真气从之；精神内守，病安从来！是以志闲而少欲，心安而不惧，形劳而不倦，气从以顺，各从其欲，皆得所愿。故美其食，任其服，乐其俗，高下不相慕，其民故曰朴。是以嗜欲不能劳其目，淫邪不能惑其心，愚智贤不肖不惧于物，故合于道。所以能年皆度百岁，而动作不衰者，以其德全不危也。

这是顺应自然、适应自然的养生、保健、预防疾病的根本原则。其中包括了对自然、社会生态的适应和心理环境的自我调节。其实，文中还进一步将之分成四个不同等级：

（1）上古真人："提挈天地，把握阴阳，呼吸精气，独立守神，肌肉若一，故能寿敝天地，无有终时，此其道生。"这里似乎能控制自然，实则指同化于自然，与自然同寿，为过分理想化之层次也。

（2）中古至人："淳德全道，和于阴阳，调于四时，去世离俗，积精全神，游行天地之间，视听八达之外，此盖益其寿命而强者也，亦归于真人。"这种"圣人"虽不能同化于自然，但对自然的适应能力特强，对于社会、心理环境因素的干扰能完全控制或置之不顾，所以虽然未必能与自然同寿，但也是相当高层次的修养了。

（3）其次圣人："处天地之和，从八风之理，适嗜欲于世俗之见，无恚嗔之心，行不欲离于世，被服章，举不欲观于俗，外不劳形于事，内无思想之患，以恬愉为务，以自得为功，形体不敝，精神不散，亦可以百数。"这是一种把自然、社会生态环境与自身心理状态协调到最谐和的程度的典范。它不像前二者可以高于社会层次，游离于上，却能在社会环境中控制身体不劳不敝，心理不嗔不怒，思想精神一直处于健强状态，实为一般人之可追求模仿者也。

（4）再次贤人："法则天地，象似日月，辨列星辰，逆从阴阳，分别四时，将从上古合同于道，亦可使益寿而有极时。"似此则主要是能够认识自然法则，模仿而后适应之，尽量争取"合同于道"，亦使健康、寿命臻于化境。

然则此四类不同层次的"人"，普通最能仿效的是"贤人"。少数修道者趋于"圣人"。

比较起来，后世的养生功夫可谓"等而下之"了。从马王堆出土的"导引图"到华佗发明的"五禽戏"，以至现在流行的太极拳等，基本上是模仿动物形体动作，加上一些呼吸吐纳功夫，亦可谓"气功"之一种。而另一发展方向为炼丹术。外丹是借自然炼煅之品以调节体内阴阳，内丹则有些像真人、至人，呼吸精气，独立守神，此为气功真功夫，今之自诩"气功"者，百中不能求一也。

如果不能适应自然又将如何呢？正常的自然次序状态，异常的自然状况，以及社会、心理因素，都可致病。此种病因论，上节已述。然则人体内部的病理机理如何？《素问·生气通天论》如是说：

> 夫自古通天者，生之本，本于阴阳。天地之间，六合之内，其气九州，九窍，五藏，十二节，皆通乎天气。其生五，其气三，数犯此者，则邪气伤人，此寿命之本也。
>
> 阴者，藏精而起亟也；阳也，卫外而为固也。阴不胜其阳，则脉流薄疾，并乃狂。阳不胜其阴，则五藏气争，九窍不通。是以圣人陈阴阳，筋脉和同，骨髓坚固，气血皆从。如是则内外调和，邪不能害，耳目聪明，气立如故。

原来适应自然，就是适应阴阳、气的和调。身体各种官能、气血运行，都要与自然界之阴阳调适。阴阳气的平衡一旦失调，就无法与外界适应，"邪"便乘虚而入矣，乃有"病"。具体的过程，可如下之说：

苍天之气，清净而志意治。顺之则阳气固，虽有贼邪，弗能害也。此因时之序。……失之则内闭九窍，外壅肌肉，卫气散解，此谓自伤。气之削也。阳气者若天与日，失其所则折寿而不彰，故天运当以日光明。是故阳因而上，卫外者也。……阳气者，大怒则形气绝，而血菀于上，使人薄厥。有伤于筋，纵，其若不容，汗出偏沮，使人偏枯……阳气者，一日而主外，平旦人气生，日中而阳气隆，日西而阳气已虚，气门乃闭。是故暮而收拒，无扰筋骨，无见雾露，反此三时，形乃困薄。

凡阴阳之要，阳密乃固。两者不和，若春无秋，若冬无夏。因而和之，是谓圣度。故阳强不能密，阴气乃绝；阴平阳秘，精神乃治；阴阳离决，精气乃绝。……四时之气，更伤五脏。阴之所生，本在五味。阴之五宫，伤在五味。是故味过于酸，肝气以津，脾气乃绝；味过于咸，大骨气劳，短肌，心气抑；味过于甘，心气喘满，色黑，肾气不衡；味过于苦，脾气不濡，胃气乃厚；味过于辛，筋脉沮弛，精神乃央，是故谨和五味，骨正筋柔，气血以流，腠理以密，如是则骨气以精，谨道如法，长有天命。

由上可知，自然外界与人体体内生理病理及病因致病之由的相连链条，其联系环节即"阴阳"。外界的四时五味阴阳不平衡，可导致体内五脏气血阴阳的不平衡，病乃产生；若体内阴阳固密，能顺应外界环境的变化，乃可不病。顺应不顺应、和调不和调，其结果即在病与不病。

那么，人体得了病以后，又该如何使之恢复正常呢？这就是个治疗问题，即将不平衡的阴阳状态如何调节、控制，使之重新归于平衡和谐状态的问题。《素问·阴阳应象大论》曰：

治不法天之纪，不用地之理，则灾害至焉。故邪风之至，疾如风雨。故善治者治皮毛，其次治肌肤，其次治筋脉，其次治六腑，其次治五脏。治五脏者，半死半生也。故天之邪气，感则害人五脏；水谷之寒热，感到害人六腑；地之湿气，感则害皮肉筋脉。故善用针者，从阴引阳，从阳引阴，以右治左，以左治右，以我知彼，以表知里，以观过与不及之理，见微得过，用之不殆。善诊者，察色按脉，先别阴阳；审清浊而知部分；视喘息，听音声，而知所苦；观权衡规矩，而知病所主；按尺寸，观浮沉滑涩，而知病所生。以治无过，以诊则不失矣。故曰：病之始起也，可刺而已；其盛，可待衰而已。故因其轻而扬之，因其重而减之，因其衰而彰之。形不足者，温之以气；精不足者，补之以味。其高者，因而越之；其下者，引而竭之；中满者，泻之于内；其有邪者，渍形以为汗；其在皮者，汗而发之；其慓悍者，按而收之；其实者，散而泻之。审其阴阳，以别柔刚，阳病治阴，阴病治阳，定其血气，各守其乡，血实宜决之，气虚宜掣引之。

　　这就很明确地把诊断疾病和治疗疾病的原理说清楚了。原来人体疾病的阴阳不平衡状态，是可以通过"察色按脉""视喘息""听声音"等来诊治；治疗则可用"阳病治阴，阴病治阳"，以针刺、温补、汗泻等法来祛除邪气、补养正气，而使机体恢复正常的。此种调控方法，即是"太过"者，引导而消减之；"不足"者，增强而补充之，即所谓"补不足、损有余"也。在《素问·至真要大论》中，这些治法说得更加详细。其中有曰：

　　寒者热之，热者寒之；微者逆之，甚者从之；坚者削之，客者除之；劳者温之，结者散之；留者攻之，燥者濡之；急者缓之，散者收之；损者温之，逸者行之，惊者平之。上之下之；摩之浴之，薄之劫之，开之发之，适事为故。

　　治法充满了辩证法。而且并不是仅仅"逆者正治"，以相反对相反的简单相对治疗，更有所谓"从者反治"的"反治法"：

热因热用，寒因寒用，塞因塞用，通因通用。必伏其所主，而先其所因，其始则同，其终则异。可使破积，可使溃坚，可使气和，可使必已。……逆之，从之，逆而从之，从而逆之，疏气令调，则其道也。

总之，"调气之方，必别阴阳，定其中外，各守其乡，内者内治，外者外治，微者调之，其次平之，盛者夺之，汗之下之，寒热温凉，表之以属，随其攸利，谨道如法，万举万全，气血正平，长有天命。"

至若"标本先后""扶正祛邪""君臣佐使""大毒小毒""大小奇偶"等等，此不——。都是先人教导的具体调节、控制以求阴阳平衡恢复的方法、原则，"无代化，无违时，必养必和，待其来复"，如此而已！我们看自古以来的中医治疗，无论针灸方药、按摩推拿、气功食疗，其原则都是一样的：调控阴阳，协和内外，整体适应，生态平衡。所有后世的方药、针灸、按摩、推拿、气功、食疗等等中医疗法，万变不离其宗，都是贯彻了此一原则而衍化出来的。

三、生态适应规律理论的现代意义

在《中国医学文化史》中，马伯英对中医学曾给出了这样一个定义："中医学是以自然和社会的生态状况以及个体自身的心理变化影响于人体健康和疾病的规律为研究对象，并从而指导临床诊断、治疗及预防的科学。"

过去长期以来，对中医学是否科学，是"前科学"（"准科学"）还是超前科学（属于未来医学范畴），是自然哲学的科学还是一般经验的科学等等，争论不休。其争论的焦点，是中医学的阴阳、气、五行这一套理论应定位于何处。一度有人认为这一套理论是迷信。后来则有人认为可以"存阴阳废五行"。再后则认为这一套理论是古代自然哲学理论，有其可取之处，但嫌朴质而粗陋。继之则认为与现代系统论比较相近，可称为"朴素系统论"。而后又将中医学理论看成是生态规律适应理论，是完全科学的理论，虽然还有待于用现代科学语言作重新阐释。由上述定义来看，中医学之富于生命力是必然的。

西方世界近些年来对中医也有全新的观察和结论。英国最新版的《医学历史百科全书指南》，由美国加州大学的白馥兰教授（Prof. Fracesca Brany）撰写《中国医学》一章，她指出：

> 传统的中医学通常被描绘为古老的、无变化的、整体和自然的医学……这是从严格意义上与西方的生物医学比较而言，中国医学是温和的，单单使用自然的物料并将身体、精神和灵魂作为一个总体加以治疗的医学。[①]

她认为这一观念在西方是在市场竞争中形成的，区别于现代西方医学的职业化、科学化的生物医学，并引用她所接触到的病人的话说，病人选择中医，"因为它是温和的和无副作用的"。

白馥兰教授的论述反映了中医在西方人观念中的实际情况。在西方，中医学的特点就在于整体论、自然疗法和没有什么副作用（比较现代医学的药物如激素之类而言）。

在现代医学统治和盛行了三四百年以后，人们开始对中医学作出重新审视，看到了中医学有西医学所不具备的、难以比拟的优点，这不仅是一种医疗效果的比较结论，而且是一种文化现象。这种文化现象的出现，与中国国际地位的提高，中医学和中西医结合医学在中国、日本及东南亚各国有新的巨大发展有关。其影响之扩大的导火线是 1972 年美国尼克松总统访华参观了针灸手术，记者做了广泛报道，世界社会为之震动。西方的科学传统中有一种敏锐的"嗅觉因素"，他们对新的（对于他们而言）、有效的东西绝不采取保守和排斥的态度，不少先进的医学家、科学家乐于加

---

① 白馥兰：《医学史百科全书指南·中国医学》（英文版），伦敦：罗德里奇出版社，1999 年，第 728—754 页。

以接受，但同时用自己的方法加以考察、评价。在民间则引发了原有的草医、草药传统的复活。尤其是二次世界大战以后出现的反科学主义浪潮、移民文化融合浪潮、复归自然浪潮等等，使中医文化在西方的传播有宽广的落脚之地。诸如查尔斯王子、戴安娜王妃等对中医药、针灸的青睐，更起了推波助澜的作用。现在中医诊所在英国遍地开花，在美国、澳大利亚、加拿大等西方主要国家都有广阔市场。中医学从来没有像今天这样大踏步地走向世界。

中医走向世界，这是几百年来中医所不敢有的梦想。在历史上，中医很早就传播到朝鲜、日本、越南等国，但亦仅仅限于中国的周边国家而已。自从西医大规模传入中国，中医一直处于被动抗争的地位，并曾多次处于被废止、消灭的命运边缘。中国共产党的"团结中西医"和"中西医结合"政策，才使中医免于灭亡，而且从一个新的角度、新的起点，使中医有了大幅度发展进步。但是，在西医为主体的情况下，西医仍然主宰了中医研究的命运，一定程度上，是用西医或现代科学的标准为标准作为取舍，符合者被大力表彰、提倡，不符合者则被摒斥或舍弃。中西医结合也因此苦于找不到迅速发展的出路，在经费、人才等方面屡屡受到牵制，未能有进一步重大突破，有时且经常陷于停顿，受到挫折。

现在在西方，中医师不准用西药，不准做手术，连注射方法也不能用。这也就是说，中西医结合在临床上几乎成为不可能。唯一可做的是西医辨病与中医辨证相结合，治疗则完全单纯用针灸或中药。一些西方研究机构，包括西药公司对中药的有效性研究感兴趣，但他们使用的研究方法则仍然是西医药那一套，他们希望从中药或复方中能提纯有效单体，从而进行合成生产，实际上是为了把中药变成西药。然而这一套研究方法处处碰壁，他们找不到那样一种单体，无法投入工业化生产程序。所以现代科学（医学）研究中医中药，基本上是在一个死胡同中徘徊。

然而，越是不准中医用西药或中西医结合的治疗方法，就越是迫使中医师在纯粹使用针灸和中药的方法上努力，提高中医疗效。现在在西方的中医，正是以其疗效而得生存和发展的。

以此而言，中医学的生态规律适应理论应受重视，并且可以认为是指出了中医学今后生存、发展、研究的新方向，也是走向中西医真正结合、融合道路的指南理论。

现在西方医学也强调生态医学，它能改善生态环境，防止各种污染，以求减少人为因素造成的疾病。然而这种生态医学不像中医把自然生态与人体看成一个完全的整体，而仍旧是将不同生态状况与机体关系的局部图像拼合。因此西方的生态医学与中医大小宇宙统一论的生态医学，仍旧大相径庭。西方的生态医学理论应当逐步向中医生态医学理论靠拢，而在最后求得一个统一理论，而不再需要用阴阳、五行这些术语来作阐释，这样更加明晰、简单，现代科学与古老科学都能接受，这才是统一的生态医学理论。

现代西方医学的实验方法尚不足以发现中药或中药复方的有效成分。这种有效成分肯定是存在的，但现代科学的仪器、方法、技术水平尚不敷应用。这种有效成分的结构形式肯定与现已所知的化学结构形式不同，而以现代仪器、实验方法无从认识、无从鉴定。它可能是在炮制、煎煮等过程中形成的特殊结构，尤其可能是在人体内部与生命活动分子临时耦合产生的结构，存在时限可能很短，在非生命状态下可能根本不能出现，不在活体上做实验检验可能根本查不出来。可见现代生命科学研究的手段相较之下仍显得多么滞后。我们常说对生命科学，我们的知识可能还不到万分之十，此话有理。

现代西方医学的统计学理论也不适合于中医研究。现代统计学理论检测的标本对象，是以西医的病作为基础标准的。而中医治疗的是病人个体状态，是以辨证的"证"作为标准的。同病可以异治，异病可以同治，出发点是"证"。但具体到病人，每个人的证都有其独特性。可以有大体的相同的"证"表现，但不可能有完全相同的"证"诊断。这样，现代科学要求的"理想化""单一化""纯化"的实验前提条件就不存在，因此难以进行"科学实验"。模型动物所模拟的"证"，例如将甲状腺切除造成的"阳虚"动物模型，其实质仍旧仅仅是甲状腺素的缺乏。如果使中药治疗有效，也仅仅是证明某些中药有类似甲状腺素的作用或有促使甲状腺素生成的作用。而中医的阳虚证病人可能根本不是甲状腺素缺乏造成的。很多错综复杂的因素，不能用单纯一个因素造成的动物模型来代替。同理，在临床研究中，病人的"证"都是非常个体化的，无法用统计学的方法来计算出疗效概率、卡方值等等。统计方法常常证明"中药治疗没有统计学价值"，是一把否定中药作用的利刃。像这样的方法，又怎能帮助中医、中药研究发展呢？

概而言之，现代科学（医学）的方法，在目前条件下，只可利用其正面证实的结论，而不可相信其反面否定的结论。换句话说，如果现代科学研究发现或证实了中医中药的作用、价值，这是足以纳入现代医学范畴的成果，自然值得欢迎；但是，如果现代实验或统计学说中医某方某药或某法无效，则且慢相信它，不要因之据以否定中医中药，因为它们的否定不是中医中药本身的问题，而是实验方法、仪器、技术水平的问题，应当检讨的是实验一方，而非实验对象。

现在对生态规律还没有一种可行的实验方法来做研究。中医生态学规律理论，就如当今的天体物理学理论、黑洞理论、宇宙大爆炸理论等那样，尚无法用实验室的方法来加以证实或分析。这些理论至今也还只是"假说"而已。但这不妨碍天文学、气象学、天体物理学等作为科学，黑洞理论、宇宙大爆炸理论等作为科学、科学理论而存在。我们需要努力的是去探寻一种合乎实际的研究方法，而不是粗糙地、轻率地现在就下结论。

古老的中医理论有如此顽强的生命力，而且能在当今科学十分发达的世界居一席之地，我们不能不由衷佩服《黄帝内经》时代医学家们的伟大、那个时代自然哲学思想的伟大。

（马伯英）

再版后记

　　《中医学思想史》是《学科思想史文库》中的一种。是由主编完成提纲设计、积众长而制定的研究论述专题计划。集中了当时国内外各相关领域的十五名学者，根据各自在本领域的专长，进行分工合作，各按计划要求做了有系统相关联的论述，在各自论述中尽量做到相互照应，最后由主编统稿成书。各有关学者都能按计划要求结合自己之专长进行论述，唯有一位老专家在自己分工负责的一章中洋洋十余万言，大大超出了原计划之要求，为了全书各章节之间的协调，我们不得不忍痛割爱，删减了大半，以适应本书统一的体例。

　　因此，《中医学思想史》可以说是一项集全国有关学者，在统一计划要求下进行紧密合作的硕果。该书出版以来，经近 20 年之检验，我们收到了许多国内外同行及朋友的祝贺与赞誉。他们认为这是一项富有学术价值的创新性研究，是一次有利于中医学发展的重要尝试。他们称赞《中医学思想史》之撰著出版是较成功的，值得充分肯定。

　　关于《中医学思想史》出版后及本次再版的相关情况，我们想在此对读者朋友们作一点补充说明。

　　2006 年 4 月《中医学思想史》由湖南教育出版社出版；2008 年获首届中国出版政府图书提名奖；2010 年入选国家新闻出版署广电总局"经典中国"出版工程，需要翻译成英文在国外出版；2011 年获"经典中医"英译资助 18.8 万。2015 年由湖南中医药大学萧平教授完成全书英译，并请外国专家审稿，由英国欧若拉出版社出版发行。

2020年，青海人民出版社与中国中医科学院中国医史文献研究所"李经纬人文学术传承工作室"农汉才主任联系，称他们计划出版李经纬教授的系列著作，将本书列入其中，希望作者同意并进行修订，由他们重新出版。农汉才主任同我们联系，询问是否同意，对此，我们当然是同意的。

稍后，青海人民出版社副总编辑戴发旺、编辑部负责人李兵兵与我们直接交换意见，很快达成共识。并于2021年3月签订了出版合同。由于时隔20年，作者们的情况有了很大的变化，当时的年轻学者也均已退休，有的作者已经出国，有的作者已经作古。找原作者进行修订，客观上已不可能。所幸《中医学思想史》当时撰著工作相当扎实，出版以来反响良好，故这次我们仅作了一些微小修改，特此向读者朋友作一交代。

编　者

2023 年 6 月 29 日